Petra Högger · Egid Strehl (Hrsg.)

Repetitorium Klinische Pharmazie

Arbeitsbuch für Prüfung und Praxis

D1725544

Petra Högger · Egid Strehl (Hrsg.)

Repetitorium
Klinische Pharmazie

Arbeitsbuch für Prüfung und Praxis

2., überarbeitete Auflage

Mit Beiträgen von

Ulrich Berger (Marburg)
Jacobus R. B. J. Brouwers (Groningen)
Georg Engel (Greifswald)
Peter Findeisen (Mannheim)
Matthias Freiwald (Würzburg)
Otto Roman Frey (Heidenheim)
Alexandra Göbel (Freiburg)
Sebastian Härtter (Biberach)
Georg Hempel (Münster)
Andreas Hetzel (Freiburg)
Burkhard Hinz (Rostock)
Petra Högger (Würzburg)
Heasook Kim-Berger (Marburg)
Irene Krämer (Mainz)
Lydia Linse (Essen)
Hans-Peter Lipp (Tübingen)
Ludwig Maier (Ulm)
Eric Martin (Marktheidenfeld)
Wiltrud Probst (Heidenheim)
Regina Rasenack (Freiburg)
Constanze Rémi (München)
Egid Strehl (Freiburg)
Katja Taxis (Groningen)
Katja De With (Freiburg)

Govi-Verlag

Bibliografische Information der Deutschen Bibliothek

Die Deutsche Bibliothek verzeichnet diese Publikation in der Deutschen Nationalbibliografie; detaillierte bibliografische Daten sind im Internet über

http://dnb.ddb.de

abrufbar.

Wichtiger Hinweis

Medizin als Wissenschaft ist ständig im Fluss. Forschung und klinische Erfahrungen erweitern unsere Kenntnisse, insbesondere was Behandlung und medikamentöse Therapie anbelangt. Soweit in diesem Werk eine Dosierung oder eine Applikation erwähnt wird, darf der Leser zwar darauf vertrauen, dass Autoren, Herausgeber und Verlag größte Mühe darauf verwandt haben, dass diese Angabe genau dem Wissensstand bei Fertigstellung des Werkes entspricht. Dennoch ist jeder Benutzer aufgefordert, die Beipackzettel der verwendeten Präparate zu prüfen, um in eigener Verantwortung festzustellen, ob die dort gegebene Empfehlung für Dosierungen oder die Beachtung von Kontraindikationen gegenüber der Angabe in diesem Buch abweichen. Das gilt besonders bei selten verwendeten oder neu auf den Markt gebrachten Präparaten und bei denjenigen, die von zuständigen Behörden in ihrer Anwendbarkeit eingeschränkt worden sind.

Geschützte Warennamen (Warenzeichen) werden nicht besonders kenntlich gemacht. Aus dem Fehlen eines solchen Hinweises kann also nicht geschlossen werden, dass es sich um einen freien Warennamen handelt.

Die erwähnten Handelspräparate wurden lediglich beispielhaft bzw. aus didaktischen Überlegungen heraus gewählt.

ISBN-13: 978-3-7741-1129-5

© 2010 Govi-Verlag Pharmazeutischer Verlag GmbH, Eschborn

Titelbild: Fotolia

Satz, Druck und Verarbeitung: FUCK, Druckerei und Verlag, Koblenz

Printed in Germany

Inhaltsverzeichnis

B Spezieller Teil

C   Anhang

Die Autoren

Dr. Ulrich Berger
Apotheke der Universitätsklinikum
Gießen und Marburg GmbH
Conradistraße
35033 Marburg

Prof. Dr. Jacobus R. B. J. Brouwers
Graduate School for Drug Exploration
Department of Pharmacotherapy
and Pharmaceutical Care
University of Groningen
Ant. Deusinglaan 1
NL – 9713 BZ Groningen

Dr. Dr. Georg Engel
Universitätsapotheke
Universitätsklinikum Greifswald
Friedrich-Ludwig-Jahn-Straße 20
17487 Greifswald

Dr. Peter Findeisen
Institut für Klinische Chemie
Universitätsklinikum Mannheim
Theodor Kutzer Ufer 1–3
68167 Mannheim

Dr. Matthias Freiwald
Boehringer Ingelheim GmbH
88397 Biberach/Riss

Dr. Otto Roman Frey
Apotheke der Kliniken des
Landkreises Heidenheim gGmbH
Schlosshausstraße 100
89522 Heidenheim

Dr. Alexandra Göbel
Apotheke
Universitätsklinikum Freiburg
Hugstetter Straße 55
79106 Freiburg

PD Dr. Sebastian Härtter
Boehringer Ingelheim GmbH
Abt. Drug Metabolism
and Pharmacokinetics
88397 Biberach/Riss

PD Dr. Georg Hempel
Institut für Pharmazeutische und
Medizinische Chemie
Westfälische Wilhelms-Universität
Hittorfstraße 58–62
48149 Münster

Prof. Dr. Andreas Hetzel
Abt. Neurologie und Neurophysiologie
Universitätsklinikum Freiburg
Hugstetter Straße 55
79106 Freiburg

Prof. Dr. Burkhard Hinz
Institut für Toxikologie und
Pharmakologie
Schillingallee 70
18055 Rostock

Prof. Dr. Petra Högger
Institut für Pharmazie und
Lebensmittelchemie
Am Hubland
97074 Würzburg

Dr. Heasook Kim-Berger
Zentrum für Kinder- und Jugendmedizin
Universitätsklinikum Gießen und Marburg GmbH
Conradistraße
35033 Marburg

Prof. Dr. Irene Krämer
Apotheke des Klinikums der
Johannes-Gutenberg-Universität
Langenbeckstraße 1
55131 Mainz

Dr. Lydia Linse
Apotheke
Universitätsklinikum Essen
Hufelandstraße 55
45122 Essen

Dr. Hans-Peter Lipp
Universitätsapotheke
Universitätsklinikum Tübingen
Röntgenweg 9
72076 Tübingen

Dr. Ludwig Maier
Apotheke
Universitätsklinikum Ulm
Staudinger Straße 5
89081 Ulm

Dr. Eric Martin
Hubertus-Apotheke
Luitpoldstraße 31
97828 Marktheidenfeld

Dr. Wiltrud Probst
Apotheke der Kliniken des
Landkreises Heidenheim gGmbH
Schlosshausstraße 100
89522 Heidenheim

Dr. Regina Rasenack
Frauenklinik
Universitätsklinikum Freiburg
Hugstetter Straße 55
79106 Freiburg

Constanze Rémi
Apotheke des Klinikums der
Universität München
Marchioninistraße 15
81377 München

Prof. Dr. Egid Strehl
Apotheke
Universitätklinikum Freiburg
Hugstetter Straße 55
79106 Freiburg

Prof. Dr. Katja Taxis
Department of Pharmacotherapy
and Pharmaceutical Care
University of Groningen
Ant. Deusinglaan 1
NL – 9713 BZ Groningen

Dr. Dr. Katja de With
Abteilung Innere Medizin II
Universitätsklinikum Freiburg
Hugstetter Straße 55
79106 Freiburg

Vorwort

Wir freuen uns, Ihnen, unseren Kollegen/-innen und Studenten/-innen die nunmehr zweite, komplett überarbeitete Auflage unseres Lehr- und Arbeitsbuches präsentieren zu können. Neben der Aktualisierung aller Kapitel und Anpassung an geänderte Leitlinien haben wir auch eine Fülle neuer Aspekte aufgenommen. Beispielsweise gibt es neue Kapitel über Besonderheiten der Arzneimitteltherapie in der Palliativmedizin und zur Allergischen Rhinitis, einen zusätzlichen Kapitelteil zur Tonsillopharyngitis sowie eine Übersicht über häufig verwendete statistische Signifikanztests.

Wie schon in der ersten Auflage war es besonderes Anliegen der Herausgeber und Autoren, einerseits ein kompaktes Lehrbuch für Studierende zu schaffen, andererseits aber auch ein praxisbezogenes Nachschlagewerk für berufstätige Apotheker zu erstellen. Dabei erfolgte die Auswahl der exemplarischen Lehrinhalte in enger Anlehnung an den Gegenstandskatalog Klinische Pharmazie der Approbationsordnung für Apotheker. Bewährt haben sich die »Fragen zur Repetition/Vertiefung«, die sich an jedes Kapitel anschließen. Sie dienen einerseits zur Lernkontrolle, sollen andererseits aber auch Anregungen geben, sich weitergehende inhaltliche Zusammenhänge selbstständig zu erschließen.

Ein Buch lebt zu einem beträchtlichen Anteil von den Interaktionen zwischen Autoren und Lesern. Daher bedanken wir uns herzlich für die Rückmeldungen und zahlreichen Anregungen, die wir zur ersten Auflage bekommen haben. Sie haben dazu beigetragen, die vorliegende zweite Auflage so entstehen zu lassen. Wir danken auch Herrn PD Dr. Helmstädter und den Mitarbeiterinnen und Mitarbeitern des Govi-Verlages für die gelungene Umsetzung unserer Wünsche für ein noch übersichtlicheres Layout des Buches. Dieses ermöglichte es, das Werk trotz der zahlreichen Ergänzungen noch kompakter und damit lesefreundlicher erscheinen zu lassen.

Im Mai 2010
Prof. Dr. Petra Högger
Prof. Dr. Egid Strehl

A   Allgemeiner Teil

1 Klinische Pharmakokinetik

1.1 Wichtige pharmakokinetische Parameter

1.1.1 Bioverfügbarkeit (f)

Die Bioverfügbarkeit beschreibt den Anteil einer oralen, rektalen oder auch intramuskulären Dosis, der den systemischen Kreislauf erreicht. Bei intravasaler Gabe setzt man eine Bioverfügbarkeit von 100 Prozent (f = 1) voraus. Die Bioverfügbarkeit nach oraler Gabe ist von verschiedenen Faktoren abhängig. Dazu zählen die physikochemischen Eigenschaften des Wirkstoffs (z.B. Molekülgröße, Lipophilie), aktive Transportmechanismen, das Ausmaß der Verstoffwechslung während der ersten Leberpassage und die Arzneiform. Wird nach oraler Gabe nur die Hälfte resorbiert, ist die Bioverfügbarkeit 50 Prozent (f = 0,5). Wird dieser Arzneistoffanteil noch bei der ersten Leberpassage zu 50 Prozent verstoffwechselt (First-pass-Effekt), ist die Bioverfügbarkeit nur noch 25 Prozent (f = 0,25). Zu den Arzneistoffgruppen mit zum Teil geringer Bioverfügbarkeit zählen z.B. β-Lactamantibiotika, Opiate und alle Arzneistoffe mit quartärem Stickstoff (z.B. Butylscopolaminiumbromid).

✗ Fallbeispiel Ein Patient mit Tumorschmerzen, der mit Morphin parenteral 10 mg alle 6 Stunden gut eingestellt ist, soll auf eine orale Arzneiform umgestellt werden. Die Bioverfügbarkeit nach oraler Gabe ist unabhängig von der Arzneiform ca. 33 Prozent. Folglich kann eine Umstellung auf Morphin Tropfen 30 mg alle 6 Stunden oder Morphin retard 60 mg alle 12 Stunden empfohlen werden.

1.1.2 Salzfaktor (S)

Bei einigen Arzneimitteln ist zusätzlich zur Bioverfügbarkeit der Salzfaktor zu berücksichtigen. So enthält z.B. eine Hartkapsel Orfiril® 300 mg Natriumvalproat entsprechend 260,28 mg Valproinsäure (S = 0,87). Die Bioverfügbarkeit der Valproinsäure aus Orfiril® muss also noch mit dem Salzfaktor 0,87 multipliziert werden. Während eine Tablette Decortin® H 50 mg reines Prednisolon enthält (S = 1), finden sich in einer Ampulle Solu-Decortin® H 50 Prednisolon-21-hydrogensuccinat-Natriumsalz 50 mg (entspricht 37,4 mg Prednisolon; S = 0,75).

1.1.3 Absorptionskonstante (Absorptionsgeschwindigkeitskonstante = k_a)

$$t_{\frac{1}{2}a} = \frac{\ln 2}{k_a}$$

Wird ein Arzneistoff nicht direkt in die Blutbahn injiziert, muss bei der Betrachtung der Blutspiegelverläufe das Ausmaß (f) und die Geschwindigkeit der Resorption/Absorption berücksichtigt werden. Bei oraler Gabe kann die Absorptionskonstante als Eliminationskonstante/Freisetzungskonstante für den Arzneistoff aus dem Magen-Darm-Trakt beschrieben werden. Je besser die Retardierung einer Arzneiform ist, desto länger dauert die Elimination aus dem Magen-Darm-Trakt, desto kleiner ist die Absorptionskonstante k_a. Je kleiner k_a ist, desto geringer sind bei mehrmaliger Gabe die Schwankungen um die mittlere Steady-state-Konzentration. Sinnvoll ist eine Retardierung nur bei Arzneistoffen mit einer Halbwertszeit deutlich unter 24 Stunden und wenn keine akute Wirkung innerhalb der ersten Stunde nach Gabe gefordert ist. Zusätzlich muss die Resorption in unteren Darmabschnitten gewährleistet sein. Durch die begrenzte Zeit, die der Arzneiform für die Passage durch den Gastrointestinaltrakt zur Verfügung steht, sind der Retardierung natürliche Grenzen gesetzt. Werden diese Grenzen überschritten, wird ein Teil des Arzneistoffs ausgeschieden, bevor er freigesetzt wird.

Fallbeispiel ✗

Nimmt ein Patient eine Lösung mit 500 mg Theophyllin ein, wird die Hälfte dieser Menge innerhalb von ca. 15 Minuten resorbiert. Der Arzneistoff wird also mit einer Halbwertszeit ($t_{\frac{1}{2}a}$) von ca. 15 Minuten aus dem Magen-Darm-Trakt in die Blutbahn eliminiert (s. Anhang I Gleichung 7). Die k_a für eine Theophyllin-Lösung ist dann entsprechend 2,77 h^{-1}. Durch Retardierung (langsame Freisetzung des Arzneistoffs aus der Arzneiform) kann diese Elimination des Arzneistoffs aus dem Magen-Darm-Trakt verlangsamt werden, sodass von den 500 mg einer Retardkapsel die Hälfte erst nach 2,5 Stunden vom Magen-Darm-Trakt in das Blut abgegeben wird. Für diese retardierte Kapsel berechnet sich die k_a auf 0,277 h^{-1}. Schnell freisetzende Theophyllin-Lösungen müssen in der Regel in 6- oder 8-stündlichen Dosisintervallen verabreicht werden, Retardpräparate können auf 2 Einzeldosen pro Tag aufgeteilt werden.

1.1.4 Verteilungsvolumen (V_d)

$$V_d = \frac{f \cdot S \cdot D}{C_0}$$

Das *(scheinbare)* Verteilungsvolumen ist eine arzneistoffspezifische <u>Größe</u>, die aus der Arzneistoffkonzentration im Serum nach Gabe einer definierten Dosis berechnet wird. Es wird entweder in Liter oder in Liter pro kg Körpergewicht angegeben. In der Realität liegt <u>ein Arzneistoff in unterschiedlichen Geweben und Organen in ganz unterschiedlichen Konzentrationen vor</u>, das Verteilungsvolumen hat also keine direkte Entsprechung im Organismus, sondern ist als rein rechnerische Größe zu verstehen (Umrechnungsfaktor zwischen Dosis und Serumkonzentration).

ⓘ Modell zur Erklärung des Verteilungsvolumens

In einem Gefäß mit unbekanntem Volumen (Patient) werden 5000 mg Arzneistoff gelöst (entspricht der applizierten Dosis) und 1 ml zur Analyse abgenommen (entspricht der Blutentnahme). In dieser Probe wird eine Konzentration von 1 mg/ml gemessen. Der Analytiker berechnet daraus ein Gesamtvolumen des Gefäßes von 5000 ml (s. Anhang I Gleichung 1). Das Verteilungsvolumen ist in diesem Fall 5 l (entspricht dem Blutvolumen). In einem zweiten Experiment wird in das Gefäß Aktivkohle eingebracht, die 99 Prozent des Arzneistoffs irreversibel an sich bindet (entspricht der Verteilung in tiefere Kompartimente). Wieder wird eine Probe von 1 ml gezogen, in dieser Probe wird dann eine Konzentration von 0,01 mg/ml gemessen. Aus dieser Konzentration berechnet der Analytiker folgerichtig ein Verteilungsvolumen für seine 5000 mg Arzneistoff von 500 l. Das scheinbare Verteilungsvolumen des Arzneistoffs in diesem System ist also 500 l, obwohl das Gefäß in Realität nur 5 l fasst.

5000 mg Arzneistoff A   5000 mg Arzneistoff B

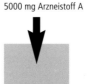
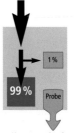

Konzentration in entnommener Probe: 1 mg/l ergibt ein scheinbares Verteilungsvolumen von 5 l

Konzentration in entnommener Probe: 0,01 mg/l ergibt ein scheinbares Verteilungsvolumen von 500 l

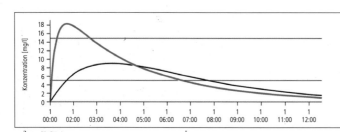

Serumspiegelverlauf nach Gabe von Theophyllin:
Tropfen (k_a = 2 h^{-1}; f = 1, blau) und Retardkapsel
(k_a = 0,25 h^{-1}; f = 0,85, schwarz)

Hydrophile Arzneistoffe, z.B. Gentamicin und Vancomycin haben Verteilungsvolumina von 0,25 bis 0,5 l/kg Körpergewicht. Für andere Stoffe, die sich in bestimmten Geweben anreichern, werden weitaus höhere Werte erreicht (Imipramin 18 l/kg, Azithromycin 31 l/kg, Amiodaron 66 l/kg). Für einen Patienten mit 70 kg erreicht das scheinbare Verteilungsvolumen dann mehrere hundert bis tausend Liter. Das Verteilungsvolumen ist neben der Clearance der entscheidende Parameter für die Dosierung eines Arzneistoffs. Interindividuelle Unterschiede im Verteilungsvolumen können sich z.B. durch große Fettdepots, abweichende Flüssigkeitsräume (Exsikkose, Aszites, Ödeme, Überwässerung, bei Neugeborenen und alten Patienten) ergeben. Klinisch relevant wird dies z.B. bei Theophyllin. Ein höherer Anteil an extrazellulärem Wasser zeigt sich in einem höheren Verteilungsvolumen bei Neugeborenen (0,8 l/kg) gegenüber dem bei Erwachsenen (0,5 l/kg).

Eine Initialdosis kann einfach berechnet werden, indem ein angestrebter Arzneistoffspiegel mit dem scheinbaren Verteilungsvolumen multipliziert wird. Umgekehrt ergibt der Quotient aus Dosis und Volumen die resultierende Arzneistoffkonzentration (s. Kap. 1.5.3).

1.1.5 Clearance (Cl)

Die Clearance charakterisiert die Fähigkeit des Organismus, sich von einem körpereigenen Stoff oder einem Arzneistoff, z.B. durch Metabolisierung in der Leber oder Ausscheidung über die Niere, zu befreien. Damit ist die Clearance kein rein arzneistoffspezifischer Parameter, sondern sehr starken interindividuellen Schwankungen unterworfen. Wichtige Einflussfaktoren sind das Alter des Patienten, Erkrankungen von Leber und Niere oder Wechselwirkungen mit anderen Pharmaka.

ⓘ Modell zur Erklärung der Clearance

An einem Gefäß mit 1 l Arzneistofflösung (entspricht dem Verteilungsvolumen) ist eine Pumpe mit einem Filter angeschlossen (entspricht der Niere). Dieser Filter filtriert den Arzneistoff vollständig aus der Lösung.

Das filtrierte reine Lösungsmittel wird dabei ständig in das Gefäß zurückgeführt und verdünnt somit kontinuierlich die Lösung. Fördert diese Pumpe 1 l pro Stunde durch den Filter, ist die Clearance 1 l/h. Die Halbwertszeit für die Elimination des Arzneistoffs in diesem System berechnet sich auf 0,693 Stunden (s. Anhang I Gleichung 5). Ist die Ausgangskonzentration an Arzneistoff z.B. 10 mg/l, ergibt sich bei dieser Anordnung Gefäß/Pumpe/Filter nach 0,693 Stunden eine Konzentration von 5 mg/l, nach 1,386 Stunden 2,5 mg/l usw. Würde man an dieses System nun statt dem 1-l-Gefäß ein Gefäß mit einem Fassungsvermögen von 10 l anschließen, würde sich die Clearance von 1 l/h nicht verändern. Durch das um den Faktor 10 höhere Verteilungsvolumen wird die Eliminationshalbwertszeit jedoch auf 6,93 Stunden verlängert sein. Würde sich die Leistung des Systems Pumpe/Filter durch einen Schaden auf die Clearance von 0,1 l/h verringern, wäre bei einem Verteilungsvolumen von 1 l die Halbwertszeit ebenfalls auf 6,93 Stunden verlängert.

1.1.6 Halbwertszeit und Eliminationskonstante ($t_{1/2}$ und k_e)

$$t_{1/2} = \frac{\ln 2 \cdot V_d}{Cl}$$

$$t_{1/2} = \frac{\ln 2}{k_e}$$

$$k_e = \frac{\ln{}^{c_1}\!/\!{c_2}}{\Delta t}$$

Die Halbwertszeit eines Arzneistoffs gibt die Zeitspanne an, die notwendig ist, um eine initiale Arzneistoffkonzentration C_0 um die Hälfte zu reduzieren (s. Anhang I Gleichungen 3 und 4). Diese Geschwindigkeit lässt sich auch mit der Eliminationskonstante k_e beschreiben. Die beiden Größen sind umgekehrt proportional zueinander und können parallel verwendet werden. Die Halbwertszeit eines Arzneistoffs ist von zwei Fak-

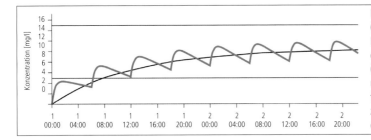

Kumulation von Theophyllin
($t_{\frac{1}{2}}$ = 9 Stunden):
Dauerinfusion (schwarz) und
orale Gabe alle 6 Stunden
(blau). Der Steady-state wird
unabhängig von der Arzneiform nach 4 bis 5 Halbwertszeiten (knapp 2 Tagen)
erreicht.

toren abhängig, zum einen von der Clearance Cl und zum anderen von dem Verteilungsvolumen V_d. Bei Arzneistoffen, die über die Niere ausgeschieden werden, bedeutet das:

- Wird die Niere geschädigt, z.B. durch Erkrankungen oder durch nierentoxische Arzneistoffe, verlängert sich die Halbwertszeit.
- Vergrößert sich das Verteilungsvolumen, z.B. durch Aszites, verlängert sich auch bei gleicher Nierenfunktion und Clearance die Halbwertszeit.
- Vor allem bei Intensivpatienten addieren sich diese beiden Effekte sehr häufig mit der Folge einer starken Verlängerung der Halbwertszeit.

Fallbeispiel

✗ Ein Frühgeborenes hat durch die Unreife der Nieren eine um den Faktor 3 verringerte Clearance und gleichzeitig durch ein relativ hohes Körperwasser ein um den Faktor 2 höheres Verteilungsvolumen. Die Folge ist eine um den Faktor 5 verlängerte Halbwertszeit. Diese Überlegung für Frühgeborene gilt prinzipiell für alle hydrophilen Arzneistoffe, die primär über die Niere ausgeschieden werden. Dosisvorschläge für diese Patienten zeichnen sich folglich durch eine Verlängerung der Dosisintervalle im Vergleich zur Dosierung bei älteren Kindern aus.

1.1.7 Steady-state oder Fließgleichgewicht

$$C_{pss} = \frac{f \cdot S \cdot D/\tau}{Cl}$$

Die einmalige Bolus-Gabe eines Arzneimittels ist im Rahmen einer Arzneimitteltherapie die absolute Ausnahme, normalerweise werden die Arzneimittel über einen längeren Zeitraum in mehreren Dosen oder als Dauerinfusion verabreicht. Da die Arzneistoffmenge der ersten Dosis zum Zeitpunkt der zweiten Gabe nicht vollständig ausgeschieden ist, kommt es zu einer Anreicherung des Arzneistoffs im Körper (Kumulation). Die Konzentration im Serum steigt dabei so lange an, bis die zugeführte Menge genau der Menge entspricht, die im gleichen Zeitraum ausgeschieden wird. Die Zeit bis der Steady-state erreicht ist, hängt dabei nur von der Halbwertszeit des Arzneistoffs ab. Der Steady-state ist immer nach ca. 4 bis 5 Halbwertszeiten erreicht. Die einzige Möglichkeit, diesen Zeitraum zu verkürzen, ist die Gabe einer Initialdosis (s. Kap. 1.5.3). Für die Höhe der Steady-state-Konzentration sind die Dosis/Zeiteinheit, der Salzfaktor, die Bioverfügbarkeit, die Clearance und das Verteilungsvolumen verantwortlich (s. Anhang I Gleichung 6). Die Menge, die bei einer Einzeldosis zugeführt wird, hat dabei nur einen Einfluss darauf, wie stark die Schwankungen um diese mittlere Konzentration sind (große Schwankung bei Gabe von 1-mal 400 mg alle 24 Stunden, geringere Schwankung nach Aufteilen der Dosis auf 100 mg alle 6 Stunden).

Fragen zur Repetition / Vertiefung

▶ Von welchen Faktoren hängt die orale Bioverfügbarkeit eines Arzneimittels ab?

▶ Welche individuellen Parameter beeinflussen die Clearance von Arzneistoffen?

▶ Erläutern Sie die Zusammenhänge zwischen Halbwertszeit, Clearance und Verteilungsvolumen

▶ Welche pharmakokinetischen Parameter haben einen Einfluss auf die erreichte Steady-state-Konzentration? ~~~~ Höhe

▶ In welcher Zeit nach Beginn einer Dauertherapie ist ein Steady-state erreicht?

W. Probst / O. R. Frey

1.2 Pharmakokinetische Besonderheiten bei Kindern und Neugeborenen

Bei der Betrachtung der pharmakokinetischen Besonderheiten bei Kindern und Neugeborenen muss man sich vergegenwärtigen, dass menschliches Wachstum kein linearer Prozess ist, Kinder also keine kleinen Erwachsenen sind und dass altersbedingte Veränderungen in der Körperzusammensetzung und der Organfunktion einen dynamischen Prozess darstellen, der pharmakokinetische Betrachtungen erschwert.

Wichtig ist die Einteilung in die fünf Entwicklungsstadien:

▶ das extrem kleine Frühgeborene
(unter der 36. Schwangerschaftswoche),
▶ das Termingeborene (0 bis 27 Tage),
▶ der Säugling und das Krabbelkind
(bis zum Ende des zweiten Lebensjahres),
▶ das Kindergarten- und Schulkind
(bis zum vollendeten 11. Lebensjahr),
▶ der Jugendliche.

Bei Kindern ist die Pharmakokinetik vieler Medikamente gegenüber Erwachsenen wesentlich verändert. Hauptsächlich ist dies durch deutliche Unterschiede im Verteilungsvolumen und den unterschiedlichen Reifegraden von Leber und Niere bedingt.

Absorption

Bei Neugeborenen (insbesondere Frühgeborenen) ist die Säuresekretion stark vermindert. Auch ist die Entleerung des Magens in den ersten sechs Monaten verzögert. Daraus ergibt sich beispielsweise eine verbesserte intestinale Resorption von Penicillinen. Von praktischer Bedeutung ist dies allerdings nur in der ersten Lebenswoche.

Die rektale Resorption ist im Allgemeinen gering und stets schwankend. Dennoch hat sich für die Behandlung akuter Krankheitsbilder die rektale Applikation folgender Arzneistoffe bewährt: Diazepam als Miniklistier, Paracetamol und Prednison als Suppositorium.

Bei Neu- und Frühgeborenen ist die Resorption durch die Haut verbessert, da das Stratum corneum beim Frühgeborenen dünner ist und die Epidermis bei Kindern im Vergleich zu Erwachsenen besser durchblutet und hydriert ist. Dies ist im Hinblick auf mögliche Vergiftungen (z. B. durch Desinfektionsmittel) und Überdosierungen (z. B. bei Corticoiden) relevant.

Verteilung

Die Extrazellulärflüssigkeit macht beim Frühgeborenen 50 Prozent des Körpergewichts, beim reifen Neugeborenen 45 Prozent, bei Kindern ab dem zweiten Lebensjahr 25 Prozent und beim Erwachsenen 20 bis 25 Prozent aus. Der Fettgehalt ist beim Frühgeborenen etwa 3 Prozent des Körpergewichts, beim Neugeborenen 12 Prozent, beim einjährigen Kind 30 Prozent und beim Erwachsenen durchschnittlich 18 Prozent.

Die bei Kindern eingesetzten, meist wasserlöslichen Arzneistoffe verteilen sich im relativ großen Extrazellulärraum; damit therapeutische Plasmaspiegel erreicht werden, müssen sie bei Therapiebeginn im Vergleich zu Erwachsenen auf das Körpergewicht bezogen höher dosiert werden. Das große Verteilungsvolumen führt zu einer Verlängerung der Plasmahalbwertszeit und damit zu längeren Dosierungsintervallen, sofern nicht die Elimination beschleunigt ist.

Elimination
Hepatischer Metabolismus
Vor allem bei Frühgeborenen, aber auch bei Neugeborenen ist die hepatische Biotransformation stark verringert. Dies betrifft insbesondere die Hydroxylierungs- und Glukuronidierungsreaktionen; Methylierungs- und Sulfatierungsreaktionen sind weniger betroffen. Im Alter von einem Monat hingegen ist die hepatische Biotransformation gegenüber dem Erwachsenen bereits gesteigert. Bei hepatisch eliminierten Arzneistoffen ergibt sich somit, dass Früh- und Neugeborene nur einen Bruchteil der Erwachsenendosis benötigen, Kleinkinder jedoch häufig eine höhere Dosis.

Ein Beispiel ist Theophyllin (Indikationen: Neugeborenen-Apnoe; Asthma bronchiale), das bei Frühgeborenen mit 4 mg/kg KG, beim Kleinkind mit 25 mg/kg KG, beim Erwachsenen mit 15 mg/kg KG pro Tag dosiert wird. Weitere überwiegend hepatisch eliminierte Arzneistoffe sind Carbamazepin, Diazepam, Phenobarbital, Paracetamol, Valproinsäure.

Renale Elimination
In der ersten Lebenswoche ist die Plasmahalbwertszeit renal eliminierter Arzneistoffe stark verlängert. Die renale Exkretion steigert sich jedoch schnell, sodass am Ende des ersten Lebensmonats Erwachsenen-Halbwertszeiten erreicht werden. Vom 5. Monat bis zum 10. Lebensjahr ist die renale Clearance vieler Arzneistoffe im Vergleich zu Erwachsenen erhöht.

Je geringer das Gestationsalter ist, desto schwächer ist die renale Exkretion; der Rückstand wird innerhalb eines Monats wieder aufgeholt.

Beispiele für renal eliminierte Arzneistoffe sind Aminoglykoside und Penicilline. Das Aminoglykosid Gentamicin wird beispielsweise in der ersten Lebenswoche mit 2,5 mg/kg KG alle 48 Stunden, in der zweiten Woche alle 24 Stunden dosiert.

Die Kreatinin-Clearance Cl_{Krea} als Maß für die Glomeruläre Filtrationsrate lässt sich aus dem Serumkreatininwert über die sogenannte Schwartz-Formel (s. u.) bestimmen.

Voraussetzung ist ein stabiler Serumkreatininwert; er sollte daher nach 24 Stunden noch einmal bestimmt werden. Diese Bestimmung der Kreatinin-Clearance ist in der Praxis eher von untergeordneter Bedeutung.

Schwartz-Formeln

Reife Neugeborene und Säuglinge im ersten Lebensjahr:

$$Cl_{Krea} \text{ (ml/min / 1,73 m}^2) = \frac{0{,}45 \cdot \text{Körperlänge (cm)}}{\text{Serumkreatinin (mg/dl)}}$$

Kinder ab erstem Lebensjahr:

$$Cl_{Krea} \text{ (ml/min / 1,73 m}^2) = \frac{0{,}55 \cdot \text{Körperlänge (cm)}}{\text{Serumkreatinin (mg/dl)}}$$

Normdosis für Kinder nach Körperoberfläche:

$$\text{Normdosis Kind} = \text{Normdosis Erwachsene} \cdot \frac{\text{Körperoberfläche Kind}}{1{,}73 \text{ m}^2}$$

Dosierung

In der Praxis werden Dosierungen von Arzneimitteln mit größerer therapeutischer Breite von der Erwachsenendosierung auf Körpergewichtsbasis auf die Kinderdosierung umgerechnet.

Wichtig bei Neu- und Frühgeborenen ist es, wegen des großen Extrazellulärraumes und der geringen Arzneimittel-Clearance zwischen einer relativ hohen Sättigungsdosis und einer relativ niedrigen Erhaltungsdosis zu unterscheiden. In der Akutmedizin ist eine ausre... gungsdosis besonders wichtig.

Eine Alternative in der Dosi... ab dem ersten Lebensjahr ist di... der Körperoberfläche, die prop... trazellulärraum ist (vgl. Formel, ...

Daraus resultieren im Allgen... gen von $\frac{1}{4}$ der Erwachsenendos... gen, $\frac{1}{3}$ beim 3-Jährigen und $\frac{2}{3}$ be...

Nicht berücksichtigt werden ... rung nach Körperoberfläche Verä... Extrazellulärraumes (bedingt du... Exsikkose, Ödembildung) und die ... tersbedingten Veränderungen in ... Nierenfunktion.

Es empfiehlt sich daher, sofern möglich, auf schriftliche Dosierungsanleitungen der Arzneimittelhersteller und die Standardwerke zur Arz-

neimitteldosierung bei Kindern (s. Literaturangaben) zurückzugreifen.

Bei Arzneimitteln mit geringer therapeutischer Breite ist es dringend anzuraten, dass durch Bestimmung der Serumspiegel eine individuelle Dosisanpassung im Sinne eines Therapeutischen Drug-Monitoring erfolgt.

... tric Dosage Handbook, 6ᵗʰ ed. Hudson, Ohio, Lexi-Comp 2000

Thomas, L.: Labor und Diagnose, Frankfurt 2007

? **Fragen zur Repetition / Vertiefung**

▶ Wie entwickelt sich die renale Exkretion vom Neugeborenen zum Schulkind?

▶ Welche Möglichkeiten gibt es, um von der Erwachsenendosierung eine Kinderdosierung abzuleiten?

▶ Warum benötigen Neu- und Frühgeborene im Allgemeinen eine hohe Sättigungsdosis, aber nur eine geringe Erhaltungsdosis?

U. Berger

1.3 Pharmakokinetische Besonderheiten bei Senioren

Mehr als die Hälfte aller verwendeten Arzneimittel in Deutschland werden an über 60-jährige Patienten verabreicht. Sie nehmen im Durchschnitt drei und mehr Arzneimittel regelmäßig ein. Bei dieser Patientengruppe treten 7-mal häufiger unerwünschte Arzneimittelwirkungen auf als bei jüngeren Patienten. Das Risiko von arzneimittelbedingten Krankenhauseinweisungen ist 2- bis 3-mal so hoch. Die Arzneimitteltherapie bei Senioren verlangt ganz besondere Aufmerksamkeit, nicht zuletzt wegen des stark zunehmenden Anteils der Älteren in unserer Bevölkerung.

Altern geht mit physiologischen Veränderungen des Körpers einher, die die Pharmakodynamik und Pharmakokinetik von Arzneimitteln verändern. Altern ist aber auch mit Multimorbidität, Polypharmakotherapie und Einschränkungen im Umgang mit Arzneimitteln (Motorik, Sensorik, kognitive Fähigkeiten) assoziiert (s. Kap. 14.4). Vor allem sind es pharmakokinetische Veränderungen, die die Arzneistoffkonzentrationen am Wirkort und infolgedessen die pharmakologischen Wirkungen – erwünscht wie unerwünscht – verändern. Sich daraus ergebende Dosisanpassungen und Konsequenzen für die Arzneimittelauswahl leisten einen wertvollen Beitrag zu einer größeren Arzneimittelsicherheit bei Senioren.

Altersbedingte physiologische Veränderungen betreffen alle vier pharmakokinetischen Phasen: Absorption, Verteilung, Metabolisierung und Elimination. Die klinische Datenlage bei älteren Patienten ist jedoch begrenzt. Pharmakokinetische Parameter werden vorwiegend an jungen Probanden oder Patienten unter 55 Jahren erhoben. Ältere Patienten zeigen zudem stärkere interindividuelle Variabilitäten als jüngere.

Tabelle 1.1 gibt eine Übersicht zu den physiologischen Veränderungen im Alter und den Einflüssen auf die pharmakokinetischen Parameter.

Absorption

Mit zunehmendem Lebensalter werden weniger Säure- und Magensaft produziert. Der Magen-pH-Wert steigt. Dies kann die Löslichkeit und Freisetzung von Arzneistoffen verändern. Aktive Transportmechanismen zur Resorption von Zuckern (Galactose), Vitaminen (Thiamin) und Mineralien (Calcium, Eisen) können reduziert sein. Verminderung von Magenmotilität und Dünndarmperistaltik verzögern die Geschwindigkeit der Magen-Darm-Passage. Aus diesen Veränderungen ergeben sich für die Absorption folgende Konsequenzen bei älteren Patienten:

▶ Das Ausmaß der Absorption ist im Alter etwa gleich demjenigen bei jungen Patienten.
▶ Die Geschwindigkeit der Absorption kann im Alter verringert sein.

Tabelle 1.1: Altersbedingte physiologische Veränderungen mit Einfluss auf pharmakokinetische Parameter

Parameter	Folgen mit Beispielen	Klinische Relevanz
Absorption (Bioverfügbarkeit, First-pass-Effekt)	Verminderte Resorption von Eisen, Calcium Höhere systemische Verfügbarkeit von Propranolol und Opioiden	In der Regel gering
Verteilung (Proteinbindung, Verteilungsvolumen)	Stärkere Anreicherung von Diazepam im Fettgewebe Kleineres Verteilungsvolumen von Digoxin Erhöhter freier (= wirksamer) Anteil von Phenytoin und Phenprocoumon durch verminderte Proteinbindung	In Einzelfällen hoch
Metabolisierung (Clearance, First-pass-Effekt, Bioverfügbarkeit)	Verlängerte Halbwertszeit von Diazepam, Theophyllin, Propranolol und Opioiden	Häufig hoch
Elimination (Clearance)	Verlängerte Halbwertszeit von Gentamicin, Ofloxacin, Aciclovir, Lithium, Digoxin	Häufig hoch

▶ Arzneimittel mit hohem First-pass-Effekt können hingegen in höherem Maße in den Körper aufgenommen werden (z.B. Propranolol, Nifedipin).

Die Effekte können individuell sehr variieren. Insgesamt sind die Veränderungen mit Auswirkungen auf die Absorption von geringer klinischer Relevanz.

Verteilung

Die Proteinbindung eines Arzneistoffs und die Verteilung in die verschiedenen Kompartimente des Körpers unterliegen physiologischen Veränderungen des Alterns. Die Albuminproduktion der Leber lässt nach, sodass das wichtigste plasmatische Transportprotein nicht mehr in üblichem Maße zur Verfügung steht. Das Risiko krankheitsbedingter verminderter Albumin-Serumkonzentrationen steigt im Alter (Leberzirrhose, Niereninsuffizienz, Mangelernährung). Bei Hypoalbuminämie vermindert sich der proteingebundene, erhöht sich der freie, pharmakologisch wirksame Anteil. Dies kann in Einzelfällen bei Arzneistoffen mit Proteinbindungen von über 90 Prozent klinisch relevant werden.

Bei folgenden Arzneistoffen wurde eine verminderte Proteinbindung im Alter beobachtet: Coumarine, Pethidin, Salicylate, Phenytoin, Valproinsäure, Diazepam, Ceftriaxon.

✗ Fallbeispiel

Phenytoin ist ein Arzneistoff mit geringer therapeutischer Breite und liegt im Plasma in der Regel zu 90 Prozent an Protein, vorwiegend Albumin gebunden vor. Bei Patienten mit niedrigem Albumin-Serumspiegel ist ein engmaschiges Therapeutisches Drug-Monitoring von Phenytoin unter Bestimmung des freien Anteils notwendig. Erhöht sich der freie Anteil durch reduzierte Albuminkonzentrationen z.B. von 10 auf 20 Prozent, so können routinemäßig bestimmte Gesamtkonzentrationen von Phenytoin von 10 bis 20 mg/l eine Konzentration von 2 bis 4 mg/l an freiem Phenytoin verbergen. Der wirksame Anteil würde damit weit oberhalb des therapeutischen Bereichs (1 bis 2 mg/l) liegen und möglicherweise zu Sedierung, Nystagmus, Krampfanfällen führen.

Altern verändert die Gewebezusammensetzung des Körpers und beeinflusst darüber die Verteilung der Arzneistoffe in den unterschiedlichen Kompartimenten. Das Körperwasser und die Muskelmasse nehmen ab, der Fettanteil zu. Vom 20. bis zum 80. Lebensjahr sinkt das Gesamtkörperwasser um 17 Prozent, der Fettanteil steigt um 20 bis 40 Prozent. Stark lipidlösliche Arzneistoffe wandern entsprechend stärker ins Fettgewebe und zeigen ein höheres Verteilungsvolumen (z.B. Diazepam, Amitriptylin, Phenothiazine). Da das Verteilungsvolumen der Halbwertszeit proportional ist, verlängert sich diese entsprechend. Dies kann den Eintritt der Wirkung verzögern, die Wirkdauer verlängern und bei Dauertherapie auch zur verstärkten Kumulation des Arzneistoffs führen. Stoffe, die sich vorwiegend im Körperwasser oder der Muskulatur aufhalten, wie Lithium, Morphin, Alkohol oder Digoxin zeigen im Alter eher niedrigere Verteilungvolumina. Eine nicht angepasste Initialdosis zeigt höhere Serumspiegel, die vermehrt zu Nebenwirkungen führen können.

Metabolisierung

Mit zunehmendem Alter reduziert sich das Herzzeitvolumen. Dies vermindert im Alter von 25 bis 65 Jahren die Durchblutung der Leber um 40 bis 50 Prozent. Gleichzeitig sinkt die Leberzellmasse, sowie die intrinsische Aktivität der mikrosomalen Leberenzyme. Die hepatische Metabolisierung kann bei folgenden Arzneistoffen im Alter deutlich reduziert sein:

▶ Arzneistoffe, die durch die Leberpassage in hohem Maße aus dem Blut abgebaut werden (»high extraction drugs«), wie Propranolol, Isosorbiddinitrat, Pethidin, Nifedipin stehen bei verminderter Leberdurchblutung in höherem Maße dem Körper zur Verfügung.

▶ Arzneistoffe, die mithilfe des mikrosomalen Enzymsystems der Leber verstoffwechselt werden, können langsamer abgebaut werden. Dies gilt aber nur für die Phase-I-Reaktionen (Oxidation, Hydroxylierung, Demethylierung, Reduktion usw.). Die einzelnen Enzyme des Cytochrom-P-450-Systems sind in unterschiedlichem Maß betroffen. Phase-II-Reaktionen (Glucuronidierung, Sulfatierung, Acetylierung usw.) zeigen im Alter keine Veränderungen (z. B. Paracetamol).

In der Substanzklasse der Benzodiazepine beeinflussen diese altersbedingten Veränderungen der Leber wesentlich die Auswahl und Dosis bei älteren Patienten. Benzodiazepine, die vorwiegend oxidiert werden (Diazepam, Desmethyldiazepam, Flurazepam, Bromazepam, Chlordiazepoxid) zeigen im Alter wesentlich längere Halbwertszeiten. Die Halbwertszeit von Diazepam beträgt beim 20-Jährigen 20 Stunden, beim 70-Jährigen 80 Stunden. Die Anwendung bei älteren Patienten über Tage und Wochen führt nicht selten zur Kumulation mit überhöhtem Serumspiegel und entsprechender Sedierung, Muskelschwäche und erhöhtem Sturzrisiko. Andere wie die 3-hydroxylierten Benzodiazepine Oxazepam, Lorazepam, Temazepam werden primär durch Glucuronidierung abgebaut, ihre Halbwertszeit ist im Alter weitgehend unverändert. Derartige Benzodiazepine eignen sich eher für Senioren. Für die Verträglichkeit spielt die erhöhte Sensitivität älterer Patienten gegenüber Benzodiazepinen zusätzlich eine wesentliche Rolle (Veränderungen der Rezeptoren).

Auch eine im Alter häufig vorliegende Herzinsuffizienz kann die Leberdurchblutung weiter vermindern und darüber die hepatische Metabolisierung verringern. Im Fall einer dekompensierten Herzinsuffizienz zeigt Theophyllin einen verzögerten Abbau und einen Anstieg der Serumkonzentrationen.

Das Ausmaß der Beeinflussung der hepatischen Metabolisierung lässt sich schwer abschätzen, zumal die Variabilität der Leberfunktion bereits in jungen Jahren groß ist, im Alter dann aber noch größer wird.

Aufgrund der im Alter zunehmenden Polypharmakotherapie ist besonders auf Arzneimittelinteraktionen auf der Ebene der Metabolisierung zu achten.

Elimination

Die Einschränkung der Nierenfunktion im Alter ist für die Elimination zahlreicher Arzneistoffe von ganz zentraler Bedeutung und die wichtigste pharmakokinetische Veränderung. Mit Blick auf die klinische Relevanz ist der ältere Patient vor allem ein regelhaft auftretender niereninsuffizienter Patient, bei dem je nach Arzneistoff die Dosis angepasst werden muss (vgl. Kap. 1.4.4). Bedingt durch das verminderte Herzzeitvolumen sinkt die Durchblutung der Niere, die Anzahl und Größe der Nephrone nimmt ab, die tubuläre und glomeruläre Exkretionskapazität sinkt. Als Maß der Nierenfunktion im Alter gilt die Glomeruläre Filtrationsrate (GFR) bzw. die entsprechende Kreatinin-Clearance. Die durchschnittliche Nierenfunktion eines 80-Jährigen beträgt lediglich ca. 50 Prozent der eines 20-Jährigen. Bei Arzneistoffen, die in hohem Maße unverändert über die Niere ausgeschieden werden, und bei renal eliminierten aktiven Metaboliten korrelieren erhöhte Wirkstoffspiegel direkt mit der Kreatinin-Clearance des Patienten. Diese lässt sich mithilfe der Formel von Cockroft und Gault abschätzen oder empirisch bestimmen (s. Kap. 1.4.2). So muss bei älteren Patienten z. B. bei Aminoglycosiden, Vancomycin, einigen Cephalosporinen (Cefotaxim, Cefuroxim), Ofloxacin, Aciclovir, Digoxin immer eine Dosisanpassung über die Kreatinin-Clearance des Patienten erfolgen.

Merke
Ein »normaler« Serumkreatininwert ist im Alter kein Maß mehr für eine »normale« Nierenfunktion, da er mit zunehmendem Alter aufgrund der reduzierten Muskelmasse nicht mehr die Glomeruläre Filtrationsrate abbildet. Die Dosierung vorwiegend renal ausgeschiedener Arzneistoffe bzw. aktiver Metabolite muss bei älteren Patienten mithilfe der Kreatinin-Clearance angepasst werden.

Der in der Leber gebildete Hauptmetabolit Morphin-6-glucuronid ist pharmakologisch stärker aktiv als Morphin selbst und wird vorwiegend renal eliminiert. Ohne Dosisanpassung führen die höheren Serumspiegel des aktiven Metaboliten vermehrt zu Übelkeit, Sedierung, Verwirrtheit. In der chronischen Schmerztherapie bei älteren Patienten sollte daher Morphin beginnend mit 30 bis 50 Prozent der üblichen Startdosis nur langsam hochtitriert werden.

Fragen zur Repetition / Vertiefung

▸ Nennen Sie Arzneimittel, die aufgrund von altersbedingten Einschränkungen der Leber im Alter als »Risikoarzneimittel« gelten und gegebenenfalls einer Dosisanpassung bedürfen.

▸ Nennen Sie Arzneimittel, die aufgrund von altersbedingten Einschränkungen der Niere im Alter als »Risikoarzneimittel« gelten und gegebenenfalls einer Dosisanpassung bedürfen.

▸ Aufgrund welcher pharmakokinetischer Besonderheiten eignet sich Oxazepam eher in der Therapie älterer Patienten als Diazepam?

1.4 Dosisindividualisierung bei Organinsuffizienzen

1.4.1 Renale und nichtrenale Arzneistoffelimination

Die Clearance charakterisiert die Fähigkeit des Organismus, sich von einem körpereigenen Stoff oder einem Arzneistoff zu befreien. Damit ist die Clearance kein rein arzneistoffspezifischer Parameter, sondern sehr starken interindividuellen Schwankungen unterworfen. Wichtige Einflussfaktoren sind das Alter des Patienten, Erkrankungen von Leber und Niere oder Wechselwirkungen mit anderen Pharmaka. Im Allgemeinen wird zwischen der renalen Clearance (Cl_R) und der nichtrenalen Clearance (Cl_{NR}) unterschieden, bei der die Metabolisierung in der Leber die größte Rolle spielt. Die Ausscheidung über die Galle, die Lunge oder andere Eliminationswege haben mit wenigen Ausnahmen (z. B. Inhalationsnarkotika) eine geringere Bedeutung.

1.4.2 Abschätzung der Kreatinin-Clearance

Während die Kreatinin-Serumkonzentration altersunabhängig ist, kann die Kreatinin-Clearance, und damit die renale Clearance von Arzneistoffen, mit zunehmendem Alter oder bei Nierenschädigung abnehmen. Die Kreatinin-Clearance ist der in praxi wichtigste Parameter zur Charakterisierung der aktuellen Nierenfunktion eines Patienten. Kreatinin entsteht aus dem Energie-

speicher des Muskels (Kreatin und Kreatinphosphat). Es wird bei Patienten mit normaler Nierenfunktion fast vollständig durch glomeruläre Filtration ausgeschieden. Neben der aufwendigen experimentellen Bestimmung (Sammelurin) kann die Kreatinin-Clearance auch auf Basis eines stabilen Kreatinin-Serumwerts und des Körpergewichts berechnet werden. Da das Fettgewebe nicht zur Produktion von Kreatinin beiträgt, kann bei Übergewichtigen die Berechnung der Kreatinin-Clearance zu einer Überschätzung der aktuellen Nierenfunktion und damit leicht zu einer Überdosierung führen. Deshalb sollte bei Übergewichtigen (> 20 Prozent) das ideale, bei Normalgewichtigen das aktuelle oder das ideale und bei Untergewichtigen das aktuelle Körpergewicht zugrunde gelegt werden.

In der Literatur ist eine Vielzahl von Methoden zur Berechnung der Kreatinin-Clearance beschrieben, mit Abstand am weitesten verbreitet ist die Methode nach Cockroft und Gault. Die Berechnung (Abschätzung) nach Cockroft und Gault ist relativ zuverlässig. Jedoch müssen die Ergebnisse bei Übergewichtigen, Kachektischen und Patienten mit instabiler Nierenfunktion sehr vorsichtig interpretiert werden. Die Kreatinin-Clearance ist die Basis zur individuellen Dosisanpassung von Arzneimitteln, die primär über die Niere ausgeschieden werden. Der Normalwert liegt bei ca. 120 ml/min/1,73 m^2, bei der Berechnung nach Cockroft und Gault ist der Wert bereits auf 1,73 m^2 normiert.

Berechnung des idealen Körpergewichts (IKG) [kg]

$IKG_{Mann} = 50 + (Größe\ [cm] - 152,4) \cdot 0,89$
$IKG_{Frau} = 45,5 + (Größe\ [cm] - 152,4) \cdot 0,89$

Berechnung (Abschätzung) der Kreatinin-Clearance (Cl_{Krea} [ml/min]) nach Cockroft und Gault auf der Basis von Geschlecht, Alter, Körpergewicht (KG) und Serumkreatinin

▶ Untergewichtige: Aktuelles Körpergewicht
▶ Normalgewichtige: Aktuelles oder ideales Körpergewicht
▶ Übergewichtige: Ideales Körpergewicht

$$Cl_{Krea}\,Mann = \frac{(140 - Alter\ [Jahre]) \cdot KG\ [kg]}{72 \cdot Serumkreatinin\ [mg/dl]}$$

$Cl_{Krea}\,Frau = 0,85 \cdot Cl_{Krea}\,Mann$

Patienten können anhand der Kreatinin-Clearance in die Gruppen milde (20 bis 50 ml/min), moderate (10 bis 20 ml/min) und schwere (< 10 ml/min) Einschränkung der Nierenfunktion eingeteilt werden.

1.4.3 Individuelle Ausscheidungskapazität

Die totale Arzneimittel-Clearance entspricht meist der Summe der renalen und hepatischen Clearance. Der nichtrenal ausgeschiedene bioverfügbare Dosisanteil bei normaler Nierenfunktion wird als Q_0 bezeichnet. Der Anteil der Niere an der Gesamt-Clearance ist substanzspezifisch, wobei $1 - Q_0$ den bioverfügbaren Dosisanteil bei normaler Nierenfunktion, welcher in aktiver Form renal eliminiert wird, ausdrückt. Die renale Clearance eines Arzneistoffs korreliert mit der Kreatinin-Clearance. Für alle Arzneistoffe mit einem Q_0-Wert < 0,7 (= renale Elimination > 30 Prozent) wird bei eingeschränkter Nierenfunktion eine Dosisanpassung empfohlen. Dazu wird die Normdosis für nierengesunde Patienten mit der berechneten individuellen Ausscheidungskapazität Q multipliziert.

Berechnung der individuellen Ausscheidungskapazität Q für ein Arzneimittel aufgrund von Q_0 (extrarenal ausgeschiedener bioverfügbarer An-

teil eines Arzneistoffs) und der individuellen Kreatinin-Clearance [ml/min]

$$Q = (1 - Q_0) \cdot \frac{Kreatinin\text{-}Clearance}{100} + Q_0$$

✕ Fallbeispiel

R. A., eine 85-jährige Patientin (161 cm, 79 kg KG, Serumkreatinin 1,4 mg/dl) mit Herpesenzephalitis soll mit Zovirax® (Aciclovir, $Q_0 = 0,1$) behandelt werden. Welche individuelle Ausscheidungskapazität hat die Patientin?

R. A. ist übergewichtig, zur Berechnung der Kreatinin-Clearance sollte das ideale Körpergewicht verwendet werden. Trotz des Serumkreatinins im Normbereich ist die Nierenfunktion deutlich eingeschränkt (Kreatinin-Clearance 25 ml/min). Die individuelle Ausscheidungskapazität Q für Aciclovir beträgt demnach lediglich 33 Prozent ($Q = 0,33$).

1.4.4 Dosisanpassung bei eingeschränkter Nierenfunktion

Nierenfunktionsstörungen sind vor allem bei älteren und multimorbiden Patienten sehr häufig anzutreffen. Grundsätzlich muss bei jedem Patienten mit eingeschränkter Nierenfunktion die Medikation systematisch auf Kontraindikationen und erforderliche Dosisanpassungen überprüft werden. Die wichtigste und erste Quelle ist dabei die Fachinformation. So dürfen einige auch sehr häufig angewendete Arzneimittel ab einer bestimmten Einschränkung nicht mehr angewendet werden (z.B. Cotrimoxazol < 15 ml/min). Bei einer Vielzahl von Arzneimitteln, jedoch nicht in allen Fällen, sind an dieser Stelle konkrete Empfehlungen zur Dosisreduktion zu finden. Sind die Angaben der Fachinformation unzureichend oder wird eine Dosisanpassung lediglich aufgrund der Kreatinin-Konzentration empfohlen, ist die individuelle Dosierung über die berechnete Ausscheidungskapazität eine gute Alternative. Die Tagesdosis für einen nierengesunden Patienten wird dann mit dem berechneten Q-Wert multipliziert und die Dosis und das Dosisintervall je nach verfügbarer Stärke adaptiert. Allerdings ist bei dieser Vorgehensweise eine kritische Analyse erforderlich. So werden z.B. Schleifendiuretika bei eingeschränkter Nierenfunktion aus pharmakologischen Gründen sehr viel höher dosiert. Obwohl Carbamazepin als primär über die Leber ausgeschiedene Substanz scheinbar keine Dosisanpassung bei Niereninsuffizienz erfordert, muss in diesem Fall die Konzentration des renal eliminierten aktiven Metaboliten Carbamazepinepoxid berücksichtigt werden.

Eine Besonderheit sind auch Patienten mit terminaler Niereninsuffizienz, die auf Nierenersatzverfahren (in Deutschland in der Regel intermittierende Hämodialyse) angewiesen sind. Während nierenpflichtige Substanzen bzw. der nierenpflichtige Anteil in der dialysefreien Zeit praktisch nicht ausgeschieden werden, werden sie mit wenigen Ausnahmen (z.B. Vancomycin aufgrund der Molekülgröße) durch die Dialyse eliminiert. Neben der Fachinformation müssen häufig weiterführende Informationsquellen zurate gezogen werden. Die Dosierungen entsprechen häufig denen der Patienten mit stark eingeschränkter Nierenfunktion. An Dialysetagen wird die Dosis dann nach der Dialyse appliziert, um die sofortige Elimination zu umgehen.

✗ Fallbeispiel

W. M., eine Typ-2-Diabetikerin (80 Jahre, 168 cm, 83 kg KG, Serum-Kreatinin 1,4 mg/dl, HbA_{1c} 10,0) wird wegen eines tiefen Ulcus mit schwerer Infektion unter Knochenbeteiligung in die Klinik eingewiesen. Eine Therapie mit Tarivid® (Ofloxacin) und Sobelin® (Clindamycin) soll begonnen werden, welche Dosierung kann empfohlen werden? Zum Zeitpunkt der Aufnahme wird sie zusätzlich mit Pethidin-Tropfen 4-mal 50 mg, Allopurinol 1-mal 300 mg, Metformin 2-mal 1000 mg und Acarbose 2-mal 100 mg behandelt. Was ist zu beachten?
Für W. M. kann eine Kreatinin-Clearance von 30 ml/min berechnet werden. Die Fachinformation von Tarivid® (Ofloxacin, $Q_0 = 0,1$) gibt zum einen für ein Serumkreatinin < 1,5 mg/dl keine Dosisanpassung an, auf der anderen Seite wird bei einer Kreatinin-Clearance von 20 bis 50 ml/min eine Erhaltungsdosis von lediglich 100 bis 200 mg/Tag empfohlen. Bei schweren Knocheninfektionen ist bei Nierengesunden eine Dosie-

rung von 2-mal 400 mg möglich, die individuelle Ausscheidungskapazität Q beträgt bei W. M. 0,37 oder 37 Prozent. Eine adäquate Dosierung beträgt also 300 mg alle 24 Stunden.
Für Sobelin® (Clindamycin, $Q_0 > 0,8$) als primär über die Leber metabolisierte Substanz ist keine Dosisanpassung notwendig. Obwohl der Q_0-Wert von Pethidin ($Q_0 = 0,9$) hoch ist, ist wegen der Bildung des vorwiegend renal eliminierten aktiven Metaboliten Norpethidin, der bei Akkumulation zu schweren Krampfanfällen führen kann, die Gabe bei W. M. kontraindiziert. Eine gute Alternative ist z.B. Buprenorphin.
Der aktive Metabolit von Allopurinol (Oxypurinol, $Q_0 = 0,1$) wird vorwiegend renal ausgeschieden. Die Angaben der Fachinformation sind wenig hilfreich, da auf der einen Seite bei älteren Patienten zur vorsichtigen Dosierung geraten wird, andererseits eine Dosisreduktion auf 100 mg/Tag erst bei einer Clearance < 20 ml/min empfohlen ist. Eine Dosisreduktion aufgrund der individuellen Ausscheidungskapazität Q = 0,37 (37 Prozent) auf 100 mg alle 24 Stunden ist zu empfehlen.
Metformin ist aufgrund der erhöhten Gefahr einer Laktatazidose bei einer Kreatinin-Clearance < 60 ml/min kontraindiziert.

1.4.5 Dosisanpassung bei eingeschränkter Leberfunktion

Lebererkrankungen können unter anderem als Cholestase, Zirrhose, Hepatitis oder Porphyrie in Erscheinung treten. Durch Cholestase können biliär ausgeschiedene Arzneistoffe akkumulieren, durch den Rückstau kann gleichzeitig die Leber geschädigt werden. Die meisten Daten zum Einfluss auf die Pharmakokinetik von Arzneistoffen sind zur Leberzirrhose verfügbar. Die verminderte Metabolisierungskapazität und eine reduzierte Leberdurchblutung führen zu einer herabgesetzten hepatischen Clearance. Leider kann diese Funktionseinschränkung (im Gegensatz zur Nierenfunktion) im klinischen Alltag nicht quantifiziert werden. Gleichzeitig ist über eine verminderte Proteinproduktion eine reduzierte Plasmaeiweißbindung der Arzneistoffe zu beachten. Für Patienten mit einer klinisch relevanten Leberzir-

Tabelle 1.2: Einfluss einer Leberinsuffizienz auf die Dosierung von Arzneistoffen

	Geringe hepatische Extraktion $E_h < 0,3$ und Proteinbindung $< 90\,\%$	Geringe hepatische Extraktion $E_h < 0,3$ und Proteinbindung $> 90\,\%$	Mittlere hepatische Extraktion $E_h\ 0,3 - 0,6$	Hohe hepatische Extraktion $E_h > 0,6$
Beispiele	Bromazepam, Citalopram, Carbamazepin, Theophyllin	Diazepam, Valproinsäure, Clindamycin, Phenprocoumon	Midazolam, Amitriptylin, Ciprofloxacin, Erythromycin	Sertralin, Morphin, Metoprolol, Verapamil
Orale Bioverfügbarkeit	Hoch	Hoch	Mittel	Niedrig
Einfluss der Leberinsuffizienz				
Bioverfügbarkeit	Unverändert	Unverändert	Gering erhöht	Erhöht
Effekt eines portosystemischen Shunts	Nicht relevant	Nicht relevant	Gering	Hoch
Clearance	Reduziert	Meist reduziert	Reduziert	Reduziert
Dosierung oral				
Initial	Normal	Normal	Reduziert	Stark reduziert
Erhaltungsdosis	Ca. 50 % – 25 %	Ca. 50 % – 25 %	Ca. 50 % – 25 %	Ca. 25 %
Dosierung i.v.				
Initial	Normal	Normal	Normal	Normal
Erhaltungsdosis	Ca. 50 % – 25 %	Ca. 50 % – 25 %	Ca. 50 % – 25 %	Ca. 50 % – 25 %

rhose muss das Risiko der Akkumulation für jeden Arzneistoff individuell abgeschätzt werden. Dabei spielen neben der extrarenalen Ausscheidungsfraktion die Proteinbindung und bei oraler Gabe die Bioverfügbarkeit bzw. der First-pass-Effekt eine entscheidende Rolle. Zusätzlich ist zu berücksichtigen, dass bei Patienten mit Leberversagen oder Leberzirrhose häufig auch die Nierenfunktion eingeschränkt ist. Bei allen Arzneistoffen mit einer extrarenalen Ausscheidungsfraktion über 50 Prozent ist bei Leberinsuffizienz eine Dosisanpassung angezeigt. Die Arzneistoffe können dazu noch je nach hepatischer Extraktionsrate in verschiedene Gruppen eingeteilt werden (s. Tabelle 1.2).

Arzneistoffe mit einer hohen Extraktionsrate werden zu über 60 Prozent ($E_h > 0,6$) in der ersten Leberpassage metabolisiert und haben somit eine orale Bioverfügbarkeit < 40 Prozent. Dabei ist es unerheblich, ob sie eine hohe oder niedrige Plasmaeiweißbindung besitzen. Bei einer ausgeprägten Leberinsuffizienz ist die hepatische Clea-

rance deutlich reduziert. Durch die bei Leberzirrhose meist vorhandenen portosystemischen Shunts wird gleichzeitig ein Teil des Arzneistoffs nicht zu den Leberenzymen transportiert. Die Bioverfügbarkeit nach oraler Gabe kann auf über 90 Prozent ansteigen. Die Initialdosis ist bei oraler Gabe deshalb zu reduzieren, ein konservativer Ansatz ist, eine Bioverfügbarkeit von 100 Prozent anzunehmen. Die Erhaltungsdosis ist dem verminderten hepatischen Blutfluss anzupassen.

Arzneistoffe mit mittlerer Extraktionsrate (E_h 0,3 bis 0,6) haben eine Bioverfügbarkeit > 40 Prozent. Der Effekt portosystemischer Shunts bzw. der Einfluss der Leberdurchblutung auf die Bioverfügbarkeit und Clearance ist deutlich weniger ausgeprägt. Die Initialdosis kann im niedrigen Normbereich gewählt werden, die Erhaltungsdosis sollte initial 25 Prozent bis 50 Prozent der normalen Dosierung nicht überschreiten.

Arzneistoffe mit einer niedrigen Extraktionsrate werden zu weniger als 30 Prozent ($E_h < 0,3$) in der ersten Leberpassage metabolisiert und haben häufig eine orale Bioverfügbarkeit > 70 Prozent. Die orale Bioverfügbarkeit wird weder durch die Leberzirrhose noch durch portosystemische Shunts in relevantem Ausmaß beeinflusst. Initial kann unabhängig von der Applikationsform eine Normdosis verabreicht werden. Die Elimination hängt weniger von der Leberdurchblutung, sondern vor allem von der Enzymaktivität ab. Die Erhaltungsdosis sollte bei weniger ausgeprägter Zirrhose (z. B. Child-Pugh A) auf ca. 50 Prozent und bei ausgeprägterer Symptomatik (z. B. Child-Pugh B) auf ca. 25 Prozent reduziert werden.

Eine Sonderstellung nehmen Arzneistoffe mit einer $E_h < 0,3$ und einer hohen Plasmaeiweißbindung ein. Patienten mit Leberzirrhose haben häufig ein erniedrigtes Serumalbumin. Während auf der einen Seite die Leberenzyme in ihrer Funktion eingeschränkt sind, ist der freie, für die Metabolisierung zur Verfügung stehende Anteil deutlich erhöht. Im Extremfall kann dadurch die Clearance nicht nur unverändert, sondern sogar etwas erhöht sein. Durch den erhöhten freien Anteil hat die daraus resultierende geringere Gesamtarzneistoffkonzentration trotzdem eine höhere Wirksamkeit/Toxizität. Werden die Dosierungen aufgrund gemessener Serumspiegel (TDM) angepasst, ist bei diesen Patienten der freie, ungebundene Anteil zu bestimmen.

Wie schon erwähnt, gibt es keinen verlässlichen Parameter, der eine zufriedenstellende Dosisanpassung an die eingeschränkte Leberfunktion ermöglicht. Deshalb ist es bei Leberinsuffizienz besonders wichtig, die Arzneistoffe hinsichtlich ihrer Kinetik und ihrer Monitoringparameter genau zu kennen. Auf Basis einer vorsichtigen Dosierung muss dann nach Wirkung, Nebenwirkung und, wenn indiziert, aufgrund von Serumspiegelbestimmungen die Dosierung individuell festgelegt werden.

✗ Fallbeispiel

S. A., eine 56-jährige Patientin (165 cm, 63 kg KG, Kreatinin-Clearance 30 ml/min) mit bekannter Alkoholabhängigkeit und Leberzirrhose wird in schlechtem Allgemeinzustand, mit Fieber und Verdacht auf Pneumonie in das Krankenhaus eingewiesen. Bei der Aufnahme fallen eine erkennbare Gelbsucht und ein mäßiger Aszites auf. Im Labor zeigen sich eine INR von 1,6, ein reduzierter Albuminwert (3,0 g/dl) und erhöhte Bilirubinwerte (3 mg/dl). Die ambulant erworbene Pneumonie soll aufgrund einer bekannten Penicillinallergie mit Clindamycin und Gentamicin behandelt werden. Was ist hinsichtlich der Dosierung der Antibiotika zu beachten?

Clindamycin wird hauptsächlich über die Leber metabolisiert, die Plasmaeiweißbindung ist dosisabhängig und liegt bei ca. 60 bis 95 Prozent. Clindamycin hat eine hepatische Extraktionsrate < 0,3 und eine orale Bioverfügbarkeit > 60 Prozent. Die Therapie kann also sowohl oral als auch parenteral mit der üblichen Initialdosis von 600 mg begonnen werden, die verminderte Leberdurchblutung und die reduzierte Plasmaeiweißbindung sollten keinen klinisch relevanten Einfluss haben. Aufgrund der deutlich reduzierten Leberfunktion ist eine Reduktion der Erhaltungsdosis auf maximal 50 Prozent der Normdosis zu empfehlen, in diesem Fall zum Beispiel auf 300 mg alle (6 bis) 8 Stunden. Gentamicin wird praktisch vollständig über die Niere eliminiert. Die reduzierte Leberfunktion hat also primär keinen Einfluss auf die Ausscheidung. Jedoch ist durch den Aszites ein erhöhtes Verteilungsvolumen und eine Verlängerung der Halbwertszeit (verstärkt, durch die eingeschränkte Nierenfunktion) zu erwarten. In diesem Fall kann mit einer Initialdosis von 280 mg (anstatt 200 mg) und einer Erhaltungsdosis von 240 mg alle

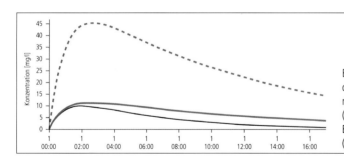

Einfluss einer Leberinsuffizienz auf den Serumspiegelverlauf nach einmaliger oraler Gabe: Normalpatient (schwarz) und bei Leberinsuffizienz $E_h < 0,3$ (blau) und $E_h > 0,6$ (blau unterbrochen)

24 Stunden (anstatt 160 mg alle 12 Stunden) begonnen werden. Die Kontrolle des Spitzenspiegels eine Stunde nach Gabe und eines Talwerts nach 24 Stunden ist zu empfehlen (s. a. Kap. 1.5.2). Bei längerer Therapie kann zusätzlich eine Akkumulation von Clindamycin über die Bestimmung des Serumspiegels ausgeschlossen werden.

1.4.6 Dosisanpassung bei Herzinsuffizienz

Die Herzinsuffizienz wird im Rahmen der Dosierung von Arzneimitteln in der Praxis bisher wenig beachtet, obwohl die Hauptsymptome venöse Stauung und verminderte Organperfusion relevante Einflüsse auf die Pharmakokinetik vieler Arzneistoffe ausüben. So können gastrointestinale Ödeme und eine verminderte Durchblutung die Resorption von Arzneistoffen beeinträchtigen. Die Verteilung in das periphere Gewebe ist vermindert und eine Umverteilung in gut durchblutete Organe (z. B. Gehirn) mit dem Risiko erhöhter Organtoxizität ist zu beobachten. Durch die verminderte Durchblutung von Leber und Niere kann die Metabolisierung und Ausscheidung reduziert sein. Systematische Untersuchungen, valide Daten zur Pharmakokinetik oder konkrete Empfehlungen zur primären Dosisadaption bei Herzinsuffizienz liegen jedoch nur für vereinzelte Arzneistoffe vor. So wurde bei Patienten mit Herzinsuffizienz nach einer zweiwöchigen Behandlung mit 5 mg Ramipril eine Erhöhung der Ramiprilat-Plasmakonzentrationen sowie der AUC-Werte um das 1,5- bis 1,8-fache beobachtet. Eine reduzierte Initialdosis und eine vorsichtige Dosistitration wird empfohlen.

Bei Patienten mit dekompensierter Herzinsuffizienz wurde teilweise eine verminderte Resorption von Digoxin und damit eine Abschwächung der Wirkung beobachtet, gleichzeitig kann aber auch eine verminderte Durchblutung der Niere zu einer Verminderung der renalen Ausscheidung führen. Die hepatische Clearance von Theophyllin ist durch die reduzierte Leberdurchblutung deutlich vermindert. Die Folge ist eine Kumulation und Zunahme der dosisabhängigen Nebenwirkungen bis hin zur Intoxikation.

Grundsätzlich ist bei Patienten mit ausgeprägter Herzinsuffizienz seltener eine reduzierte Wirkung, weitaus häufiger eine Wirkungsverstärkung bis hin zur Toxizität möglich. Eine individuelle Dosiseinstellung unter genauer Beobachtung von Wirkung und Nebenwirkung ist daher unbedingt notwendig. Bei einigen Arzneistoffen mit enger therapeutischer Breite ist die Dosierung unter Berücksichtigung der Serumspiegel (TDM) zu empfehlen.

 Fragen zur Repetition / Vertiefung

▶ Berechnen Sie die aktuelle Kreatinin-Clearance für A. S., m, 24 Jahre, 190 cm, 133 kg KG, Serumkreatinin 1,5 mg/dl und J. H., w, 87 Jahre, 155 cm, 47 kg KG, Serumkreatinin 1,5 mg/dl. Wie sind die großen Unterschiede in der Nierenfunktion zu erklären und zu bewerten?

▶ Berechnen Sie die individuelle Ausscheidungskapazität Q für die Arzneistoffe Levofloxacin ($Q_0 = 0,2$), Ampicillin ($Q_0 = 0,1$), Clavulansäure ($Q_0 = 0,55$), Sulbactam ($Q_0 = 0,13$) bei beiden Patienten.

▶ Würden Sie Clavulansäure oder Sulbactam als Kombinationspartner von Ampicillin bevorzugen?

▶ Beide Patienten haben eine schwere Pneumonie und sollen mit der Kombination Levofloxacin, Ampicillin, Sulbactam behandelt werden. Empfehlen Sie eine konkrete initiale Dosierung, vergleichen Sie die Dosierungen nach Q-Werten mit der in der Fachinformation (www.fachinfo.de) der jeweiligen Präparate empfohlenen Dosierung.

▶ Welche Patientenparameter und Arzneistoffeigenschaften sind bei der Behandlung von Patienten mit Leberzirrhose im Hinblick auf die Arzneimitteldosierung relevant?

1.5 Therapeutisches Drug-Monitoring (TDM)

Ziel jedes Therapeuten ist es, Arzneimittel so auszuwählen und zu dosieren, dass ein maximaler therapeutischer Erfolg bei minimalem toxischen Risiko erreicht wird. Dies ist umso schwieriger, je näher diese Grenzen zusammenliegen. Arzneistoffe mit einer solchen »geringen therapeutischen Breite« müssen sorgfältig überwacht werden anhand klinischer Symptome oder zuverlässiger Parameter. So erfolgt die Dosisanpassung oraler Antikoagulanzien über den INR-Wert. Gibt es keine spezifischen Parameter für den Therapieerfolg, können Arzneistoffkonzentrationen im Blut ein wichtiger Baustein in der Kontrolle und Optimierung der Therapie sein. Ein gemessener Arzneistoffspiegel steht in engerem Zusammenhang mit den pharmakologischen Effekten als eine verordnete Dosis, denn zahlreiche Faktoren (unterschiedliche Funktionen der Ausscheidungsorgane, Interaktionen, genetische Polymorphismen, Nahrungsmittel, Non-Compliance) können den Arzneistoffspiegel deutlich beeinflussen. Der reine Messwert einer Arzneistoffkonzentration gewinnt aber erst seine Bedeutung, wenn er mit patientenindividuellen Parametern in einen Zusammenhang gestellt wird. Dieses sind Größe, Gewicht, Alter, Kreatinin-Clearance, vorausgegangene Dosierung, Indikation, Zeitpunkt der Blutabnahme, Komedikation, klinisches Bild des Patienten. Aus der Interpretation dieser Faktoren lässt sich dann eine individuell gesteuerte Therapie optimieren.

Therapeutisches Drug-Monitoring (TDM) ist die Messung von ausgewählten Arzneistoffkonzentrationen im Blut und ihre Beurteilung als Hilfsmittel in der Kontrolle des klinischen Ansprechens auf eine Therapie.

Rolle des Apothekers

Die Messung der Arzneistoffspiegel erfolgt meist routinemäßig in klinischen Labors, manchmal wird sie auch von der Apotheke ausgeführt. Es werden immunologische (FPIA, Enzymimmunoassay) und chromatografische (HPLC) Verfahren verwendet. Wissen in pharmazeutischer Analytik, Pharmakokinetik und Pharmakotherapie sind Grundbausteine für das Therapeutische Drug-

Monitoring und prädisponieren den Apotheker, seine Kenntnisse in die Messung und Beurteilung der Arzneistoffspiegel einfließen zu lassen. Therapeutische Schlussfolgerungen lassen sich nur mit dem behandelnden Arzt im Zusammenhang mit dem klinischen Bild des Patienten entwickeln.

1.5.1 Indikationen für ein Therapeutisches Drug-Monitoring

Voraussetzung für ein Therapeutisches Drug-Monitoring ist, dass für den Arzneistoff eine klare Beziehung zwischen der Arzneistoffkonzentration im Blut (selten in anderen Körperflüssigkeiten) und einem therapeutischen Effekt bzw. unerwünschten oder toxischen Effekten bekannt ist. Die Konzentration im Blut (Serum oder Vollblut) wird dabei als Maß für die Konzentration am Wirkort verwendet. Der Konzentrationsbereich, in dem der therapeutische Effekt erwartet wird und das Risiko toxischer Wirkungen gering ist, ist der »therapeutische Bereich«. Dabei handelt es sich um empirisch ermittelte Werte, die fließende Grenzen haben. Das individuelle Ansprechen des Patienten ist maßgeblich. Auch bei Arzneistoffen mit erheblicher interindividueller Variabilität der pharmakokinetischen Parameter ist TDM ein wertvolles Instrument zur Dosisoptimierung. Lassen sich hingegen Arzneistoffe mit geringer therapeutischer Breite mit klarem medizinischem Endpunkt bzw. spezifischen Parametern monitoren, wie z.B. die oralen Antikoagulanzien durch den INR-Wert, ist diese Methode vorzuziehen. Im klinischen Alltag hat sich die Dosisoptimierung mithilfe des TDM für eine Reihe an Arzneistoffen etabliert (eine Auswahl im Anhang):

- ▶ Antikonvulsiva: Carbamazepin, Valproinsäure, Phenytoin, Lamotrigin
- ▶ Antibiotika: Aminoglykoside, Vancomycin
- ▶ Broncholytika: Theophyllin
- ▶ Digitalisglykoside: Digoxin, Digitoxin
- ▶ Immunsuppressiva: Ciclosporin, Tacrolimus, Sirolimus
- ▶ Zytostatika: Methotrexat (Hochdosistherapie)

▶ Psychopharmaka: Clozapin, Trizyklische Antidepressiva, Lithium

Therapeutisches Drug-Monitoring ist in folgenden Situationen indiziert:
▶ wenn Krankheitssymptome so selten oder so
risikoreich sind, dass eine Dosiseinstellung
vorwiegend mithilfe der Arzneistoffkonzentration im Blut erfolgt (Abstoßungsreaktionen
bei Transplantationspatienten, Epilepsien, Arrhythmien)
▶ bei Verdacht auf Non-Compliance
▶ bei unerwartet fehlender oder unzureichender Wirkung
▶ wenn Symptome auftreten, die im Zusammenhang mit einem entsprechenden Arzneimittel stehen können (Tachykardie bei Patienten mit Theophyllin),
▶ bei besonderen Stoffwechselsituationen: Niereninsuffizienz, Leberinsuffizienz, Schwangerschaft
▶ bei Therapiebeginn in der Phase einer Dosistitration
▶ bei Verdacht auf Intoxikation
▶ bei unsicherer Resorption (Erbrechen, Durchfall, Gabe über Ernährungssonde)
▶ bei fortschreitender Entwicklung von Säuglingen, Kleinkindern, Kindern
▶ bei Änderung der Komedikation oder anderer
Einflüsse (Stopp des Rauchens), welche zu
pharmakokinetischen Interaktionen führen
können

Merke
Dosisanpassungen haben in erster Linie nach
dem klinischen Bild zu erfolgen, Arzneistoffkonzentrationen können eine sinnvolle Hilfe
sein.

1.5.2 Zeitpunkt und Häufigkeit der Probennahme

Um einen therapeutischen Effekt einer verabreichten Dosis vollständig beurteilen zu können,
sollte die Probennahme stattfinden, wenn ein

Steady-state erreicht ist. Dies dauert 4 bis 5 Halbwertszeiten. Ist bei Theophyllin mit einer Halbwertszeit von 10 Stunden der Steady-state nach
2 Tagen erreicht, kann es z.B. bei Digoxin ($t_{1/2}$ =
36 Stunden) eine Woche dauern. Es gibt aber
auch einige klinische Situationen, in denen die
Kontrolle vor Erreichen des Steady-states erfolgen muss: Intoxikationsverdacht, bei rascher
Aufdosierung, bei Intensivpatienten mit instabilen Stoffwechsellagen.

Im Tagesverlauf empfiehlt sich in der Regel
die Abnahme morgens vor der Einnahme einer
Dosis (= Talspiegel). Der Talspiegel unterliegt
den geringsten Schwankungen und schließt
falsch hohe Arzneistoffspiegel aus, die durch unzureichend abgeschlossene Verteilungsvorgänge
auftreten können. So sollen Blutproben für Digo-
xin-, Lithium- und Clozapin-Spiegel frühestens 6
bis 12 Stunden nach der letzten Gabe abgenommen werden. Bei Paracetamol-Intoxikationen ist
der Arzneistoffspiegel vollständig bewertbar,
wenn mindestens 4 Stunden seit der Einnahme
verstrichen sind. Erst danach ist sichergestellt,
dass die Resorption vollständig abgeschlossen
ist. Bei Antibiotika, wie den Aminoglykosiden
gibt die Messung der Spitzenspiegel nach parenteraler Gabe Auskunft, ob eine angestrebte Wirk-
konzentration erreicht wird. Blutabnahme ist hier
30 bis 60 Minuten nach Beendigung der Infusion, wenn die Verteilungsphase abgeschlossen
ist. Um das Risiko von nephro- und ototoxischen
Nebenwirkungen der Aminoglykoside zu minimieren, sollten die Arzneistoffkonzentrationen
innerhalb eines Dosierintervalls auf einen definierten Talspiegelbereich abfallen. Diese Talspie-
gelkontrolle erfolgt kurz vor einer erneuten Gabe.

Bei jeder Blutabnahme muss bekannt sein,
wann die letzte Arzneimittelgabe zuvor stattgefunden hat und seit wann mit der aktuellen Dosis
therapiert wird.

1.5.3 Initial- und Erhaltungsdosis

Ist bei Therapiebeginn aus klinischen Gründen
erwünscht, möglichst schnell einen wirksamen
Arzneistoffspiegel zu erreichen oder diesen bei
laufender Therapie akut anzuheben, empfiehlt
sich die Gabe einer Initial- oder Sättigungsdosis.

Phenytoin kann mit der Gabe von bis zu 17 mg/kg/Tag einen Status epilepticus oder Anfallsserien durchbrechen. Diese Sättigungsdosis wird z.B. aufgeteilt in Portionen zu 250 mg alle 1,5 bis 6 Stunden. Ist der therapeutische Serumspiegel bzw. die gewünschte Wirkung erreicht, kann die Therapie mit einer Erhaltungsdosis in Form einer Dauerinfusion oder einer intermittierenden Gabe fortgeführt werden, die zunächst bei 5 bis 7 mg/kg/Tag liegt.

Die Initialdosis berechnet sich aus dem Verteilungsvolumen des Patienten und der angestrebten Serumkonzentration unter Berücksichtigung der Bioverfügbarkeit (f) und des Salzfaktors (S) (Anhang I, Gleichung 1).

$$C_0 = \frac{f \cdot S \cdot D}{V_d}$$

$$D = \frac{C_0 \cdot V_d}{f \cdot S}$$

✗ Fallbeispiel

Soll ein 80 kg schwerer Patient in kurzer Zeit auf einen Theophyllin-Serumspiegel von 12 mg/l aufdosiert werden, ist dies bei einem Verteilungsvolumen von 40 l (Vd-Theophyllin: 0,5 l/kg KG) mit einer Initialdosis von 480 mg Theophyllin i.v. möglich. Ausgehend von den Populationsdaten für einen Nichtraucher (Cl = 0,04 l/h/kg), ergibt sich für einen 80 kg schweren Patienten eine orale Erhaltungsdosis von 32 mg/h bzw. von 384 mg alle 12 Stunden, um einen mittleren Steady-state-Theophyllinspiegel von 8 mg/l zu erhalten (Bioverfügbarkeit 80 Prozent, Salzfaktor 1). Eine übliche Theophyllin-Dosis ist 350 mg eines Retardpräparates alle 12 Stunden.

Die Erhaltungsdosis für einen angestrebten mittleren Steady-state-Serumspiegel kann nach Anhang I Gleichung 6 berechnet werden. Dieser Serumspiegel wird bestimmt von der Dosis pro Dosierintervall (D/tau), von dem bioverfügbaren Anteil des gemessenen Arzneistoffs (Produkt aus Bioverfügbarkeit und Salzfaktor) und der Clearance.

$$C_{pss} = \frac{f \cdot S \cdot {}^{D}/\tau}{Cl}$$

$${}^{D}/\tau = \frac{Cl \cdot C_{pss}}{f \cdot S}$$

Literatur

Bertsche, T.; Haefeli W. E.: Individualisierte Arzneimitteltherapie bei Patienten mit Niereninsuffizienz. Pharmazeutische Zeitung 2006, 151(8): 718–723

Buclin, T.; Desmeules, J.; Fattinger, K., Krähenbühl, S., Kupferschmidt, H.: Grundlagen der Arzneimitteltherapie, 16. Aufl., Documed AG Basel 2005

Burmeister, H. O.; Frey, O. R.; Probst, W.; Immel-Sehr, A.: Rechnen in der Pharmazie, Govi-Verlag Eschborn 2002

Delò, F.; Tschambaz, L.; Schlienger, R. et al.: Dose adjustment in patients with liver disease. Drug Safety 2005, 28(6): 529–545

Dhillon, S.; Kostrzewski, A.: Clinical Pharmacokinetics, Pharmaceutical Press London 2006

Felis, W.; Probst, W.; Frey, O. R.: PHARKIN 3.0 (Software zur Darstellung von Serumspiegelkurven). Heidenheim, 2000

Frey, O. R.; Probst, W.: Pharmakokinetik in der täglichen Praxis. PZ Prisma 1999, 6: 5–21

Hämmerlein, A.; Derendorf, H.; Lowenthal, D. T.: Pharmacokinetic and pharmacodynamic changes in the elderly. Clin Pharmacokinet 1998, 35: 49–64

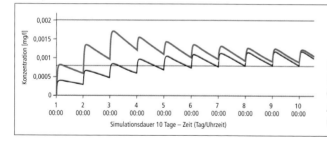

Einstellung eines Patienten auf Digoxin: Beginn mit der Erhaltungsdosis 0,25 mg/Tag (schwarz) und schnelle Aufdosierung mit 0,5 mg/Tag über 3 Tage (blau)

Jinks, M. J.; Fuerst, R. H.: Geriatric drug use and reha-
    bilitation, In: Applied Therapeutics: The clinical use
    of drugs, Young, L. Y., Koda-Kimble, M. A. (Edit.),
    9th ed., Applied Therapeutics Vancouver WA, 2008
Koch, H. J.: Herzinsuffizienz beeinflusst das Schicksal
    von Arzneistoffen. Pharmazeutische Zeitung 2000,
    145(15): 1163–1167
Murphy, J. E.: Clinical Pharmacokinetics, 4th ed., Ame-
    rican Society of Health-System Pharmacists Bethes-
    da Maryland, 2008

Platt, D.; Mühlberg, W.: Bedeutung der Pharmakoki-
    netik für die medikamentöse Behandlung multi-
    morbider Alterspatienten in: Platt, D., Mutschler,
    E.: Pharmakotherapie im Alter, 2. Aufl., Wissen-
    schaftliche Verlagsgesellschaft Stuttgart 1999, S.
    3–20
Sexton, J.: Drug use and dosing in the renally impaired
    adult. The Pharmaceutical Journal 2003, 271:
    744–746
Winter, M. E.: Basic Clinical Pharmacokinetics, 5th ed.,
    Lippincott Williams & Wilkins Philadelphia 2009

 Fragen zur Repetition / Vertiefung

▸ Ein 54-jähriger Patient (56 kg) hat bei der Aufnahme in der Klinik bereits einen
  Theophyllin-Serumspiegel von 5,4 mg/l. Welche Dosis ist noch zu injizieren, um einen
  Plasmaspiegel von 12 mg/l zu erreichen ($Vd_{Theophyllin} = 0,5$ l/kg)?

▸ Eine 75-jährige Patientin (84 kg) mit Vorhofflimmern soll rasch mit einem oralen
  Digoxin-Präparat aufdosiert werden. Wie hoch sollte die Aufsättigungsdosis sein,
  um einen Digoxin-Serumspiegel von 1,5 µg/l zu erreichen? Gehen Sie aus von:
  $Vd_{Digoxin} = 6,7$ l/kg, Bioverfügbarkeit 84 Prozent. Vergleichen Sie Ihr Ergebnis mit den
  Empfehlungen in einer Fachinformation eines Digoxin-Präparates.

W. PROBST / O. R. FREY

1.6 Populationspharmakokinetik

Mit dem Begriff Populationspharmakokinetik
werden Methoden zur Auswertung von pharmakokinetischen Untersuchungen in einer Serie von
Individuen zusammengefasst. Ziele der Auswertung sind

▸ die Bestimmung der pharmakokinetischen
  Parameter und deren Variabilität,
▸ die Identifizierung von möglichst allen mess-
  baren Einflussfaktoren auf die Pharmakokinetik (Kovariaten),
▸ die Erarbeitung von Dosierungsempfehlungen unter Berücksichtigung der Kovariaten.

Bis vor wenigen Jahren gab es nur Zweistufen-
verfahren, bei denen eine größere Anzahl von
Messwerten pro Individuum notwendig ist, um
verlässliche Ergebnisse zu bekommen. Dann
wurden die unten beschriebenen Einstufenverfahren mit dem Ziel entwickelt, auch in Situationen mit wenigen Proben pro Individuum die

pharmakokinetischen Parameter berechnen zu
können. Dies ist z.B. beim Therapeutischen
Drug-Monitoring (TDM) der Fall. Heute werden
die Verfahren hauptsächlich in der pharmazeutischen Industrie während der klinischen und prä-
klinischen Entwicklung angewendet.

1.6.1 Einteilung der Verfahren

Präklinische und klinisch-pharmakokinetische
Untersuchungen können durch folgende Methoden ausgewertet werden:

Naives Zweistufen-Verfahren

In einer homogenen Gruppe von Probanden, Patienten oder Versuchstieren werden nach Gabe
der gleichen Menge eines Arzneistoffs die Messwerte für jeden Messzeitpunkt als Mittelwerte
zusammengefasst. Anschließend erfolgt die An-

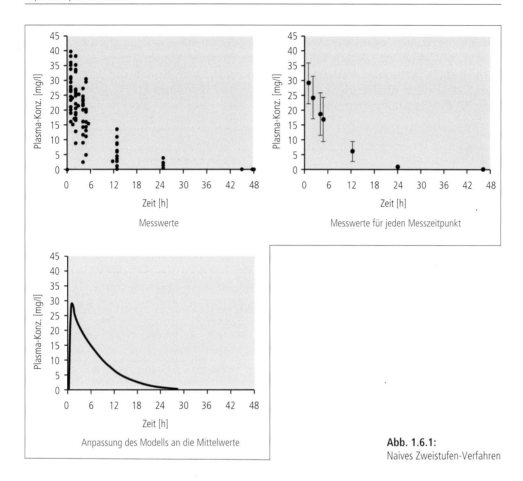

Abb. 1.6.1:
Naives Zweistufen-Verfahren

passung des pharmakokinetischen Modells an die Mittelwerte. Die Variabilität bleibt dabei unberücksichtigt (Abb. 1.6.1).

Standard-Zweistufen-Verfahren

Bei jedem Probanden, Patienten oder Versuchstier werden pro Individuum so viele Proben entnommen, dass die Berechnung der pharmakokinetischen Parameter für jedes Individuum möglich ist (d. h. Anzahl der Proben mindestens Anzahl der Parameter plus eins). Wie auch beim naiven Zweistufen-Verfahren müssen alle Patienten oder Individuen die gleiche Anzahl von Proben einbringen. Das Vorgehen ist in Abb. 1.6.2 skizziert. Anschließend wird jeder pharmakokinetische Parameter (z.B. Clearance Cl, Verteilungsvolumen V_d) für die Population in Form von Mittelwert und Standardabweichung zusammengefasst. Sind die Parameter nicht normalverteilt,

können nur Median bzw. Minimal- und Maximalwert angegeben werden.

Allerdings hat sich gezeigt, dass Parameter wie Clearance und Verteilungsvolumen in aller Regel log-normalverteilt sind. In diesen Fällen sollten der geometrische Mittelwert und die geometrische Standardabweichung angegeben werden. Sofern die pharmakokinetischen Parameter von Kovariaten, z.B. dem Alter der Patienten abhängen, sind die Parameter unregelmäßig verteilt, da auch die Altersverteilung in aller Regel nicht normal- oder log-normalverteilt ist (Tabelle 1.6.1).

Einstufen-Verfahren

Einstufen-Verfahren sind die populationskinetischen Verfahren im engeren Sinn. Man bezieht hierbei direkt alle verfügbaren Messwerte in die Auswertung ein und passt ein pharmakokineti-

sches Modell an. Daraus erhält man die pharmakokinetischen Parameter und deren inter- und in-
traindividuelle Variabilität. Danach kann man
durch spezielle statistische Methoden (z.B.
Bayes-Statistik) auch Abschätzungen der Parameter für die einzelnen Patienten erhalten. Das

Vorgehen ist in Abb. 1.6.3 skizziert. Außerdem
erhält man eine Abschätzung für den sogenannten Restfehler, der ein Maß für den Messfehler
der analytischen Methode und Ungenauigkeiten
bei der Probennahme ist.

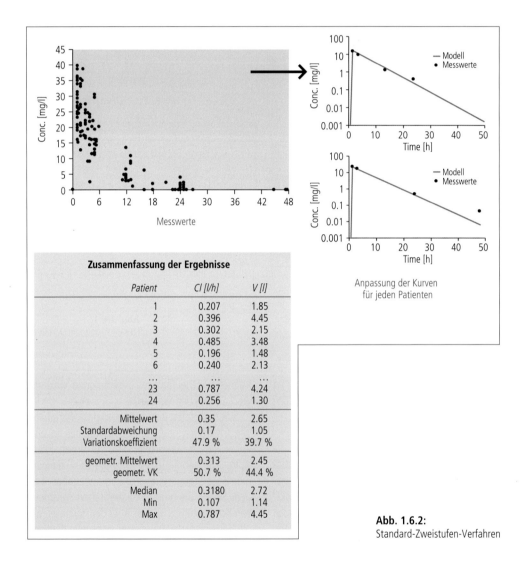

Anpassung der Kurven
für jeden Patienten

Zusammenfassung der Ergebnisse

Patient	Cl [l/h]	V [l]
1	0.207	1.85
2	0.396	4.45
3	0.302	2.15
4	0.485	3.48
5	0.196	1.48
6	0.240	2.13
...	...	...
23	0.787	4.24
24	0.256	1.30
Mittelwert	0.35	2.65
Standardabweichung	0.17	1.05
Variationskoeffizient	47.9 %	39.7 %
geometr. Mittelwert	0.313	2.45
geometr. VK	50.7 %	44.4 %
Median	0.3180	2.72
Min	0.107	1.14
Max	0.787	4.45

Abb. 1.6.2:
Standard-Zweistufen-Verfahren

Tabelle 1.6.1: Maßzahlen bei verschiedenen Verteilungen der Daten

Verteilung der Messdaten	Maßzahl zur Häufigkeitsverteilung	Streuungsmaß
Normalverteilung	arithmetischer Mittelwert	Standardabweichung
log-Normalverteilung	geometrischer Mittelwert	geom. Standardabweichung
Unregelmäßige Verteilung	Median	Minimal- und Maximalwert

Die beiden am häufigsten verwendeten populationskinetischen Einstufen-Verfahren sind:

*Nichtlineare Regression
mit gemischten Effekten (NONMEM)*

Der Name der Methode erklärt sich dadurch, dass man feste Effekte (fixed effects), also die pharmakokinetischen Parameter und deren Zusammenhang mit den Kovariaten sowie zufällige Effekte (random effects), mit denen die verschiedenen Arten von Variabilität (interindivuell, intraindividuell und Restfehler) beschrieben werden, unterscheidet. Unter Effekt versteht man in diesem Zusammenhang einen Vorgang, der sich durch eine Zahl beschreiben lässt. Die Ausscheidung eines Arzneistoffs kann man z.B. mithilfe des festen Effekts Clearance (in ml/min) beschreiben. Für eine Gruppe kommt der zufällige Effekt Variabilität (in Prozent) dazu.

Bei der Modellentwicklung wird zunächst das beste pharmakokinetische Modell (z.B. Ein-Kompartiment-Modell) ausgewählt. Anschließend werden, wie in Abb. 1.6.4 gezeigt, Zusammenhänge zwischen den pharmakokinetischen Parametern und den Kovariaten gesucht. Diese Kova-

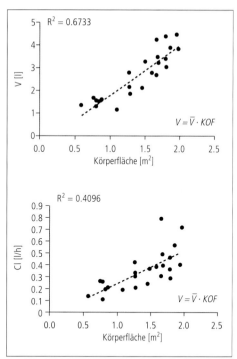

Abb. 1.6.4: Kovariate Körperoberfläche vs. pharmakokinetische Parameter. $\bar{V}$, $\bar{Cl}$: Populationsmittelwerte für V und Cl

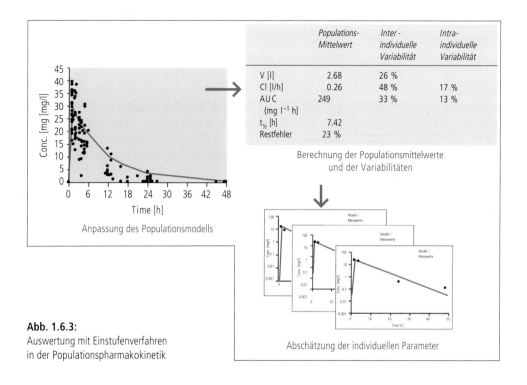

	Populations-Mittelwert	Inter-individuelle Variabilität	Intra-individuelle Variabilität
V [l]	2.68	26 %	
Cl [l/h]	0.26	48 %	17 %
AUC (mg l⁻¹ h)	249	33 %	13 %
t₁/₂ [h]	7.42		
Restfehler	23 %		

Berechnung der Populationsmittelwerte und der Variabilitäten

Anpassung des Populationsmodells

Abschätzung der individuellen Parameter

Abb. 1.6.3:
Auswertung mit Einstufenverfahren
in der Populationspharmakokinetik

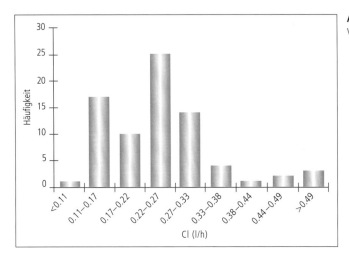

Abb. 1.6.5: Unregelmäßige Verteilung der Clearance [l/h]

riaten, z.B. die Körperoberfläche (KOF), können dann in das Modell integriert werden, indem man z.B. einen linearen Zusammenhang zwischen KOF und Verteilungsvolumen annimmt. Durch die Integration der Kovariaten wird das Modell prädiktiv, d.h. man kann bei bekannten Kovariaten für einen bestimmten Patienten die pharmakokinetischen Parameter vorhersagen und daraus Dosierungsempfehlungen ableiten. In dem Beispiel aus den Abbildungen konnte z.B. gezeigt werden, dass es sinnvoll ist, den Arzneistoff nach der Körperoberfläche der Patienten zu dosieren.

Die Methode der nichtlinearen Regression mit gemischten Effekten (NONMEM) hat in der pharmazeutischen Industrie im Bereich der Arzneistoffentwicklung große Verbreitung erlangt. Das Verfahren wird in den klinischen Studien der Phasen I bis III angewendet, um die Anzahl der Patienten und Probenentnahmen gering zu halten und Kovariaten möglichst früh zu identifizieren. Auch für präklinische Untersuchungen an Tieren ist das Verfahren sehr nützlich.

Nichtparametrische Maximum-Likelihood-Methode (NPML)

NONMEM liefert nur dann sinnvolle Ergebnisse, wenn die pharmakokinetischen Parameter (log-)normalverteilt sind. Beim Therapeutischen Drug-Monitoring (TDM, s. a. Kap. 1.5) hat man es im Gegensatz zu klinischen Studien häufig mit heterogenen Patientenkollektiven zu tun, bei denen diese Voraussetzung zur Anwendung von NONMEM nicht erfüllt ist (Abb. 1.6.5).

Deshalb sind für das TDM die nichtparametrischen Methoden wie das NPML optimal. Das Verfahren berechnet, basierend auf Daten aus einer größeren Population, Abschätzungen für die pharmakokinetischen Parameter für jeden Patienten aus wenigen, im Extremfall nur einer Plas-

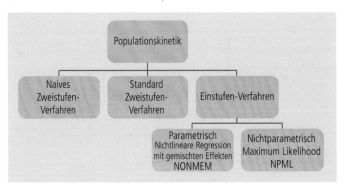

Abb. 1.6.6: Systematik der populationskinetischen Verfahren

maprobe. Nichtparametrisch bedeutet also nicht, dass bei dem Verfahren keine pharmakokinetischen Parameter angepasst werden. Aus den berechneten Parametern kann man dann eine Dosierungsempfehlung für die folgende Gabe des Arzneistoffs berechnen. Ein gewisser Nachteil des Verfahrens ist neben dem größeren Rechenaufwand, dass der Restfehler, d. h. der Messfehler der Methode, für den gesamten Konzentrationsbereich bekannt sein muss.

Zusammenfassend zeigt das Diagramm (Abb. 1.6.6) die Systematik der wichtigsten populationskinetischen Verfahren. Durch die Entwicklung der Einstufenverfahren wie NONMEM und NPML konnte erreicht werden, dass

▶ unser Verständnis von Einflussfaktoren auf die Pharmakokinetik verbessert werden konnte,

▶ genauere Dosierungsempfehlungen für bestimmte Patienten, z. B. mit eingeschränkter Nierenfunktion, erstellt werden konnten,

▶ die Anzahl der Proben pro Patient in pharmakokinetischen Untersuchungen deutlich reduziert werden konnte,

▶ dadurch pharmakokinetische Untersuchungen auch bei schwer kranken Patienten sowie Kleinkindern und Säuglingen ermöglicht werden.

Literatur

Derendorf, Gramatte, Schäfer: Pharmakokinetik, Wiss. Verlagsgesellschaft, Stuttgart 2003

Mandema, J. in G. L. Welling, F. L. S. Tse (eds.) Pharmacokinetics: Regulatory, industrial, academic, perspectives. MarcelDekker Inc. New York 1995

Sheiner. L.; Beal, S.: NONMEM V Users guide, University of California 1998

Jelliffe, R. in Hempel, G. (ed.): Drug Monitoring and Clinical Chemistry, Handbook of Analytical Separations Vol. 5, 2004, Elsevier B.V., Amsterdam

Fragen zur Repetition / Vertiefung

▶ Welche Parameter sollte man bei Zusammenfassung von nicht normalverteilten Daten angeben?

▶ Welche Vorteile hat nichtlineare Regression unter Berücksichtigung gemischter Effekte gegenüber der Standard-Zweistufen-Methode?

▶ Sie wollen die pharmakokinetischen Parameter eines Arzneistoffs bei einem Patienten bestimmen. Die Substanz zeigt lineare Kinetik in einem Ein-Kompartiment-Modell und wird als Infusion gegeben. Wie viele Messpunkte brauchen Sie, um die Parameter zu bestimmen?

▶ Wo liegt der Hauptanwendungsbereich von nichtparametrischen Methoden?

▶ Nennen Sie Beispiele für Kovariaten, die häufig Einfluss auf die Pharmakokinetik haben.

G. HEMPEL

1.7 Pharmakogenetik

Mehr als 5 Prozent aller Patienten erleiden durch ihre Pharmakotherapie schwerwiegende Nebenwirkungen. Bei anderen Patienten spricht die Therapie gar nicht an (s. a. Kap. 3). Häufig hat diese Variabilität genetische Ursachen. Unterschiede in der genetischen Ausstattung können, wie in Abb. 1.7.1 dargestellt, Konsequenzen für die Pharmakokinetik haben. Bei Gabe der gleichen Dosis eines Arzneistoffs können unterschiedliche Plasmakonzentrations-Zeitverläufe

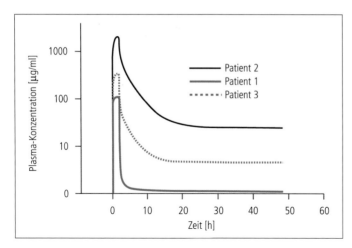

Abb. 1.7.1: Variabilität in der Pharmakokinetik: Plasmaspiegelverläufe bei Gabe der gleichen Dosis des Arzneistoffs an verschiedene Patienten

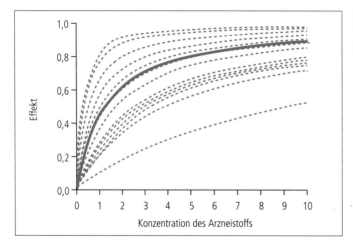

Abb. 1.7.2: Variabilität in der Pharmakodynamik: Konzentration eines Arzneistoffs im Plasma vs. Effekt in einer Serie von Patienten

auftreten. Die Ursache sind häufig Unterschiede in der Expression oder Funktion der arzneistoffmetabolisierenden oder -transportierenden Enzyme.

Ebenso kann bei gleichen Plasmakonzentrations-Zeitverläufen verschiedener Patienten der Effekt trotzdem völlig unterschiedlich sein (Abb. 1.7.2). Eine mögliche Ursache hierfür sind Unterschiede in Funktion und Expression von Zielstrukturen der Arzneistoffe, z.B. der Rezeptoren. Mit diesen Phänomenen beschäftigt sich die Pharmakogenetik mit dem Ziel, Ursachen für Variabilität in der Arzneitherapie zu erkennen und für Patienten genauere Dosierungsempfehlungen zu erarbeiten.

Definition

Die Pharmakogenetik untersucht, inwieweit Polymorphismen oder seltene genetische Varianten für die interindividuellen Unterschiede in der Wirkung und in dem Auftreten von Nebenwirkungen verantwortlich sind. *Polymorphismen* sind monogen vererbte Merkmale, die in der Bevölkerung in mindestens 2 Phänotypen und Genotypen auftreten. Keines der Allele darf eine Häufigkeit unter 1 bis 2 Prozent aufweisen. Ansonsten spricht man von *seltenen genetischen Varianten*.

Polymorphismen können in Form von Deletionen oder Insertionen von Basen auftreten. Häufig beruhen Polymorphismen auf dem Austausch nur eines Nukleotids, sogenannte single nucleotide polymorphisms (SNPs). Diese können in dem für das Protein kodierenden Bereich (Exon), im nicht kodierenden Bereich (Intron) oder in der Promotorregion vorkommen. Dies kann folgende Effekte haben:

Promotorregion
▶ Veränderung der Transkriptionsrate

Intron
▶ Beeinflussung der RNA-Stabilität
▶ Beeinflussung des Spleißens

Exon
▶ Beeinflussung der RNA-Stabilität
▶ Austausch von Aminosäuren im Protein (Beeinflussung der Proteinfunktion)

Auch ein Basenaustausch, der nicht zu einem Aminosäureaustausch im Protein führt, kann also erheblichen Einfluss auf die Aktivität haben, z.B. durch Änderung der RNA-Stabilität.

1.7.1 Methoden

Grundsätzlich gibt es zwei verschiedene Verfahren, bei Patienten Polymorphismen zu untersuchen: die *Phänotypisierung*, bei der die Aktivität eines Enzyms bestimmt wird, und die Untersuchung auf DNA- oder RNA-Ebene, die als *Genotypisierung* bezeichnet wird.

Phänotypisierung
Durch die Phänotypisierung bestimmt man die Aktivität oder das Vorhandensein bestimmter Enzyme bei einem Patienten. Das bedeutet, dass nicht nur Unterschiede aufgrund der genetischen Ausstattung, sondern auch Aktivitätsunterschiede durch Enzyminduktion oder Enzyminhibition erfasst werden.

In den meisten Fällen muss eine Testsubstanz (s. Tab. 1.7.1) gegeben werden. Anschließend erfolgt die Bestimmung eines Metaboliten oder eines Quotienten Arzneistoff/Metabolit nach einem definierten Zeitpunkt im Blut, Urin oder anderem Patientenmaterial. Hierzu sind chromatografische oder elektrophoretische Trennmethoden notwendig. Neuere Ansätze beschäftigen sich mit der Möglichkeit, mit einem Cocktail von mehreren sehr niedrig dosierten Testsubstanzen und einer aufwendigen Analytik (LC-MS), Patienten schneller und einfacher auf verschiedene Isoenzyme zu phänotypisieren.

Da das Verfahren durch Gabe der Substanz und Probenentnahme invasiv ist, wird die Methode nicht häufig in der klinischen Routine angewendet. Lediglich bei klinischen Studien im Rahmen der Arzneistoffentwicklung oder in spezialisierten Kliniken wird das Verfahren regelmäßig eingesetzt. Von Bedeutung für die Pharmakotherapie sind die verschiedene Enzyminduktoren (s. tabellarischer Anhang).

Tabelle 1.7.1: Testsubstanzen für die Phänotypisierung

Isoenzym	Testsubstanz	Metabolit
CYP 1A2	Coffein	Paraxanthin
CYP 2D6	Dextrometorphan	Dextrorphan
CYP 2C9	Tolbutamid	4-Hydroxytolbutamid, Carboxytolbutamid
CYP 2C19	Mephenytoin	S-Mephenytoin/4-OH-Mephenytoin
CYP 3A4	^{14}C-Erythromycin	$^{14}CO_2$ in Atemluft
N-Acetyltransferase	Coffein	5-Acetylamino-6-formyl-amino-3-methyluracil (5-AFMU)
Thiopurin-Methyl-transferase (TPMT)	6-Mercaptopurin	erythrozytäre Thioguanin-Nukleotide

Tabelle 1.7.2: Vergleich von Phänotypisierung und Genotypisierung

Phänotypisierung	Genotypisierung
zeitaufwendig	einfach, schnell
invasiv (Testsubstanz)	nur wenig Probe notwendig
Bestimmung der Enzymaktivität	nur genetischer Status
Enzyminduktion	Enzyminduktion
detektierbar	nicht erfasst
chromatografisch	molekularbiologisch

Genotypisierung

Durch die Weiterentwicklung molekular-biologischer Messmethoden, insbesondere der Polymerasekettenreaktion (PCR), ist die Genotypisierung heute ein einfach durchzuführendes Verfahren, wofür nur wenig Patientenmaterial notwendig ist. Aus einer Blutprobe werden üblicherweise die Leukozyten abgetrennt, die DNA isoliert und die Bereiche von Interesse mithilfe der PCR amplifiziert. Die Identifizierung der amplifizierten Fragmente kann dann durch elektrophoretische Trennmethoden erfolgen. Für bekannte Mutationen, z.B. im Gen von CYP 2D6, sind spezielle Sonden im Handel, die durch Ausnutzen von Fluoreszenz-Resonanz Energietransfer (FRET) nur Signale liefern, wenn eine bestimmte Gensequenz vorhanden ist. Damit wird die Trennung der PCR-Produkte überflüssig und die Methode dadurch sehr schnell. Die Vor- und Nachteile der Methoden sind in der Tabelle 1.7.2 dargestellt.

1.7.2 Klinisch relevante Polymorphismen

Obwohl die Pharmakogenetik bislang hauptsächlich wissenschaftliche Bedeutung hat, gibt es einige Beispiele, in denen pharmakogenetische Methoden auch in der klinischen Praxis angewendet werden.

CYP 2D6

Polymorphismen im CYP 2D6-Gen wurden zuerst bei der Behandlung mit dem Antiarrhythmikum Spartein beobachtet (deshalb findet man in manchen Büchern noch die Bezeichnung Spartein/Debrisoquin-Polymorphismus). Etwa 92 Prozent der europäischen Bevölkerung sind schnelle Metabolisierer (*extensive metaboliser*, EM) und 8 Prozent schlechte Metabolisierer (*poor metaboliser*, PM). Selten findet man auch Personen mit sehr großer Enzymaktivität, sogenannter *ultrarapid metaboliser* (UM). Die Verteilung ist schematisch in

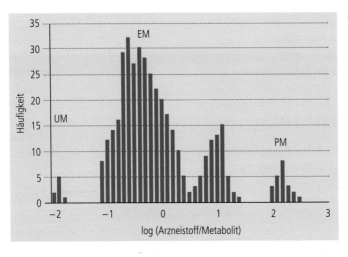

Abb. 1.7.3: Verteilung von CYP 2D6 in einem Probandenkollektiv

Tabelle 1.7.3: Mögliche Konsequenzen des CYP-Phänotyps bei Gabe eines Arzneistoffs oder Prodrugs (Dingermann/Zündorf 2004)

CYP-Phänotyp	Definition	Mögliche Konsequenz bei Einnahme einer aktiven Substanz	Mögliche Konsequenz bei Einnahme eines Prodrugs
Langsame Metabolisierer (PM)	Keine Enzymaktivität, zwei inaktive Allele	Mehr Nebenwirkungen bei normaler Dosis, da reduzierter Metabolismus und erhöhte Plasmakonzentration	Kein Ansprechen auf die Therapie, da weniger aktiver Metabolit als erwartet
Extensive Metabolisierer (EM)	Normale Enzymaktivität, zwei Wildtyp-Allele	Erwartetes Ansprechen auf die Standarddosis	Erwartetes Ansprechen auf die Standarddosis
Ultraschnelle Metabolisierer (UM)	Sehr hohe Enzymaktivität, duplizierte aktive Allele	Wegen verstärktem Metabolismus werden therapeutische Plasmakonzentrationen mit der Standarddosis nicht erreicht	Mehr Nebenwirkungen bei der normalen Dosis, da erhöhte Plasmakonzentrationen des aktiven Metaboliten

Abb. 1.7.3 dargestellt. Man erkennt, dass die Aktivität auch innerhalb der drei Gruppen recht heterogen ist.

Hunderte von Arzneistoffen werden über CYP 2D6 abgebaut. Probleme mit den PM in Form von Überdosierungen gab es vor allem mit trizyklischen Antidepressiva, Haloperidol sowie Analgetika vom Morphintyp. Ebenso kann es bei UM zu Therapieversagern kommen. Obwohl der klinische Nutzen der Genotypisierung unbestritten ist, wurde der pharmakoökonomische Vorteil einer Genotypisierung vor Therapiestart noch nicht gezeigt. Dieser Nutzen muss aber bewiesen sein, bevor ein solches Verfahren in der klinischen Routine angewendet wird.

Thiopurin-Methyltransferase (TPMT)

Die Thiopurin-Methyltransferase (TPMT) ist verantwortlich für wichtige Inaktivierungswege von Azathioprin, Thioguanin und Mercaptopurin, die als Immunsuppressiva, in der Rheumatherapie und als Zytostatika große Bedeutung haben. Für TPMT sind elf Allele bekannt, die mit einer deutlichen Reduktion der TPMT-Aktivität verbunden sind. Davon kommen die mit *2, *3A und *3C bezeichneten Allele relativ häufig vor. Etwa 0,3 Prozent der Bevölkerung hat eine sehr geringe Aktivität. Diese Patienten erleiden bei der üblichen Dosierung eine starke Myelosuppression mit extremer Infektionsgefahr. Tödliche Ereignisse im Zusammenhang mit der Überdosierung von TPMT-defizienten Patienten sind in der Literatur berichtet worden.

Für die Bestimmung der TPMT-Aktivität kann man Patienten Erythrozyten entnehmen und diese dann ex vivo (d. h. im Reagenzglas) mit der Testsubstanz umsetzen. Untersuchungen haben gezeigt, dass die Aktivität in den Erythrozyten sehr gut mit der Aktivität in der Leber korreliert.

In der Behandlung von Kindern mit akuter lymphatischer Leukämie, die in der Dauertherapie über viele Monate 6-Mercaptopurin bekommen, hat die Genotypisierung auf TPMT vor der Behandlung Eingang in die klinische Routine gefunden.

N-Acetyltransferase Typ 2

Unterschiede in der Acetylierungskapazität bei verschiedenen Patienten wurden schon vor mehr als vierzig Jahren bei der Behandlung mit Isoniazid beobachtet. Ursache sind Polymorphismen in dem Gen NAT2, das für das Enzym Arylamin N-Acetyltransferase Typ 2 codiert. Insgesamt sind heute 35 Allele bekannt. Klinisch kann man schnelle und langsame Acetylierer unterscheiden, wobei diese Gruppen aufgrund der vielen genetischen Varianten heterogen sind. Genotypisierung auf 6 SNP erlaubt es aber, 99,9 Prozent der langsamen Acetylierer zu identifizieren. Die Phänotypisierung kann über Coffein erfolgen.

Bedeutung hat die Acetylierung in der Tuberkulosetherapie mit Isoniazid, wobei der klinische Nutzen bisher noch nicht in vergleichenden Studien eindeutig gezeigt wurde. In der Behandlung mit Sulfinpyrazon bei chronisch entzündlichen Darmerkrankungen konnte in klinischen Studien durch Genotypisierung die Inzidenz von Nebenwirkungen deutlich reduziert werden.

P-Glykoprotein

P-Glykoprotein (PGP) ist ein membranständiges Protein, das für den Transport und die Elimination von potenziell toxischen, lipophilen Substanzen verantwortlich ist. Es ist in der Darmwand und vielen anderen epithelialen Geweben lokalisiert (Tabelle 1.7.4). PGP wird durch das MDR-1 Gen codiert. Der Name MDR steht für *multidrug resistance*, da Krebszellen durch Überexpression von MDR-1 Resistenzen gegen verschiedene Zytostatika entwickeln können.

Tabelle 1.7.4: Lokalisation und Richtung des Transports von PGP

Ort	Richtung
Darm	→ Darmlumen
Leber	→ Galle
Gehirn	→ Blut
Niere	→ Harn
Plazenta	→ mütterliches Blut

Verschiedene Polymorphismen im MDR-1 Gen sind bekannt, wobei interessanterweise der Basenaustausch C3435T ohne Aminosäureaustausch die größten klinischen Konsequenzen hat. Patienten mit diesem Basenaustausch haben eine doppelt so hohe Expression von PGP im Darm, wodurch die Bioverfügbarkeit von Digoxin deutlich reduziert wird. Ebenso spricht bei diesen Patienten eine antiepileptische Therapie schlechter an, da die Antiepileptika von PGP aus dem Gehirn wieder in Richtung Blut zurückgepumpt werden. Für diese Patienten könnte eine Genotypisierung von MDR-1 von Nutzen sein.

Weitere klinisch relevante Polymorphismen

UDP-Glucuronosyltransferase 1A1 (UGT1A1) ist ein Enzym, das für die Glucuronidierung vieler Arzneistoffe verantwortlich ist, unter anderem für die Inaktivierung des aktiven Metaboliten von Irinotecan, einem Zytostatikum aus der Gruppe der Topoisomerase-I-Inhibitoren. Patienten mit reduzierter Aktivität des Enzyms haben ein sehr hohes Risiko, Nebenwirkungen wie Myelosuppression und schwere Diarrhöen zu erleiden. Sowohl bei Europäern als auch bei Asiaten findet man die Variante UGT1A1*28 recht häufig, die mit einer reduzierten Aktivität des Enzyms assoziiert ist.

CYP 2C9 hat Bedeutung für den Abbau von Warfarin, Phenytoin, Losartan und einiger nichtsteroidaler Antiphlogistika. Etwa 3 Prozent der europäischen Bevölkerung zeigen aufgrund verschiedener SNP deutlich reduzierte Aktivität des Enzyms. Für Arzneistoffe wie Warfarin könnte eine Genotypisierung sinnvoll sein.

CYP 2C19 wurde intensiv im Zusammenhang mit dem Antiepileptikum Mephenytoin untersucht. Neben der oben genannten Möglichkeit der Phänotypisierung kann man die beiden häufigsten Mutationen auch durch einen einfachen genetischen Test erfassen. Etwa 3 Prozent der Europäer und über 20 Prozent der Japaner zeigen deutlich reduzierte Enzymaktivität. Dieser Polymorphismus hat Bedeutung in der Eradikationstherapie von Helicobacter pylori, da Omeprazol über CYP 2C19 hydroxyliert wird.

Etwa 10 Prozent der Schwarzafrikaner sind defizient an *Glucose-6-phosphat-Dehydrogenase*, einem Enzym, das indirekt für den Schutz der Erythrozyten vor oxidativem Stress verantwortlich ist. Bei Gabe vieler Medikamente, z. B. des Antimalariamittels Primaquin, kann es bei betroffenen Patienten zur hämolytischen Anämie kommen. Dieser Polymorphismus betrifft also die Pharmakodynamik und nicht die Pharmakokinetik.

Pharmakogenomik

Durch die Verfügbarkeit sogenannter Genchips, mit deren Hilfe die Expression von mehreren tausend Genen innerhalb kürzester Zeit gelingt, kann in absehbarer Zeit das gesamte Genom auf mögliche Varianten und deren Zusammenhang mit Ansprechen und Nebenwirkungen der Pharmakotherapie untersucht werden. Man erhofft sich, dadurch die Therapie in Zukunft individualisieren zu können. Diese Individualisierung betrifft sowohl die Auswahl der Arzneistoffe als auch die Dosis und den Einnahmezeitpunkt. Zu bedenken ist allerdings, dass auch posttranslationale Ereignisse großen Einfluss auf die Pharmakotherapie haben können. Daher bleibt es abzuwarten, inwieweit die Betrachtung der Gene allein zu einer individualisierten Therapie führen kann.

Literatur

Guttmacher, A. E.; Collins, F. S.: Genomic Medicine. New England Journal of Medicine, 2002, 347: 1512–1520

Evans, W. E.; McLeod, H. L.: Pharmacogenomics-Drug Disposition, and Side Effect. New England Journal of Medicine, 2003, 348: 538–549

Lazar, A.; Tomalik-Scharte, D.; Fuhr, U.: In: Hempel, G. (ed.): Drug Monitoring and Clinical Chemistry, Handbook of Analytical Separations Vol. 5, 2004, Elsevier B.V., Amsterdam

Lee, W.; Lockhart, C.; Kim, R. B.; Rothenberg, M. L.: Cancer Pharmacogenomics: Powerful Tools in Cancer Chemotherapy ans Drug Development. The Oncologist, 2005, 10: 104–111

Dingermann, T.; Zündorf, J.: Prädiktive Gendiagnostik in den Händen des Apothekers. Pharm. Ztg. 2006, 151: 608–619

 Fragen zur Repetition / Vertiefung

▶ Nennen Sie Beispiele genetischer Polymorphismen, die die Wirksamkeit oder die Sicherheit von Arzneimitteln beeinflussen können.

▶ Welchen Effekt hat eine erhöhte Aktivität von PGP auf die Bioverfügbarkeit von Digoxin?

▶ Was versteht man unter Genotypisierung und Phänotypisierung?

▶ Nennen Sie eine Standardmethode der Genotypisierung.

▶ Bei welchen Enzymen ist eine Genotypisierung zur Bestimmung der Enzymaktivität nicht geeignet?

▶ Bei welchen Arzneistoffen spielt der Polymorphismus von TPMT eine Rolle?

▶ Welche Enzyme sind für den Metabolismus von Coffein wichtig?

G. HEMPEL

2 Bedeutung von Darreichungsform und -weg für die Therapie

Arzneimittel werden auf unterschiedliche Art und Weise angewendet. Die häufigsten Applikationswege sind die orale und die parenterale Applikation. Neben diesen spielen die rektale, die transdermale und die inhalative Applikation in der Arzneimitteltherapie eine Rolle. Die Applikationsart eines Arzneimittels wird bestimmt durch seine physicochemischen Eigenschaften und durch den Verwendungszweck.

2.1 Resorptionsoberflächen der Darreichungswege

Die wesentlichen Resorptionsoberflächen für die Resorption von Arzneistoffen stellen die Schleimhäute dar. Sie sind dadurch gekennzeichnet, dass sie im Gegensatz zur Haut keine Hornschicht tragen und von einem wässrigen Medium bedeckt sind. Aber auch die Haut kann mit einer Fläche von ca. 1,8 m² für die Resorption von Arzneistoffen eine Rolle spielen. Hier wird die Resorptionsgeschwindigkeit in der Regel durch die Größe des Therapeutischen Systems (Pflaster) bestimmt und nicht durch die zur Verfügung stehende gesamte Körperoberfläche.

2.2 Verfügbare Flüssigkeitsvolumina unterschiedlicher Darreichungswege

Vor der Resorption muss ein Arzneistoff aus seiner Arzneiform freigesetzt werden und in Lösung gehen. Bei schwerlöslichen Arzneistoffen kann die für die Lösung zur Verfügung stehende Flüssigkeit eine Rolle spielen.

In der Mundhöhle stehen für das Auflösen eines Arzneimittels wenige Milliliter zu Verfügung. Im Magen und im Dünndarm ist mehr Flüssigkeit vorhanden. Für die Resorption ist zu beachten, dass die Flüssigkeit im Dünndarm, dem wichtigsten Resorptionsort, durch ständige Sezernierung und Absorption einem starken Wechsel (turnover) unterliegt. Es steht daher ein relativ großes Volumen für das Auflösen eines Arzneistoffs zur Verfügung. Das Volumen freier Flüssigkeit im Rektum beträgt nur wenige Milliliter.

Der dünne Flüssigkeitsfilm in der Lunge ergibt trotz der großen Oberfläche der Alveolen nur ein Volumen von einigen Millilitern. Die Tränenflüssigkeit, die das Auge benetzt, hat ein Volumen von etwa 10 µl.

Die Löslichkeit stellt nur einen Aspekt der Resorption von Arzneistoffen dar. Für die passive Diffusion ist der Konzentrationsgradient entlang der Resorptionsfläche wichtig. Eine hohe Konzentration extern und eine niedrige Konzentration in der Haut oder Schleimhaut beschleunigen die Resorption. Eine hohe externe Konzentration wird durch eine gute Löslichkeit des Arzneistoffs und durch ein niedriges Flüssigkeitsvolumen erreicht. Für eine niedrige Konzentration in Haut oder Schleimhaut ist eine gute Durchblutung wichtig, da der resorbierte Arzneistoff so rasch abtransportiert wird.

Tabelle 2.1: Charakteristik der an der Resorption von Arzneistoffen beteiligten Schleimhäute

Ort	Epithelart	Oberfläche (m²)	Blutversorgung	Kontaktzeit
Mundhöhle	mehrschichtiges Plattenepithel	~ 0,02	dichte Kapillarnetze	kurz, willkürlich beeinflussbar
Magen	einschichtiges Zylinderepithel, Falten	0,1–0,2	reichlich	wenige Minuten bis wenige Stunden
Dünndarm	einschichtiges Zylinderepithel, Zotten, Mikrovilli	~ 100	dichtes Kapillarnetz, besonders in den Zotten reichlich	mehrere Stunden
Dickdarm	einschichtiges Zylinderepithel, Falten	0,5–1,0	reichlich	wenige Stunden
Rektum	einschichtiges Zylinderepithel, einschichtiges Plattenepithel, mehrschichtiges Plattenepithel	0,04–0,07	reichlich	wenige Stunden
Nase	mehrschichtiges Flimmerepithel	~ 0,01	gut	stark wechselnd
Bronchioli und Alveolen	einschichtiges zylindrisches bis kubisches (Flimmer-)Epithel, in Alveolen überwiegend unmittelbarer Kontakt Alveolarluft – Kapillarwand	70	sehr innige Verbindung von Kapillar- und Alveolarsystem	Sekunden bis Stunden, abhängig von der Exposition (kurz bei der Anwendung eines Asthmasprays, lang bei einer Inhalationsnarkose)

Tabelle 2.2: Flüssigkeitsbilanz des Gastrointestinaltrakts (Volumen pro Tag)

	Flüssigkeitsvolumen (statisch)	Einstrom (kumulativ)	Ausstrom (kumulativ)
Zufuhr		1 – 2 l	
Mundhöhle	~ 1 – 2 ml	1 l	
Magen	15 – 70 ml nüchtern	2 – 3 l	
Dünndarm	20 – 300 ml		7 – 10 l
Galle		0,6 – 0,8 l	
Pankreassaft		1 – 1,5 l	
Jejunumsekret		2,5 – 3 l	
Kolon	1 – 100 ml		0,35 – 1 l
Rektum	~ 2 – 3 ml		
Ausfuhr			0,1 l

2.3 First-pass-Effekt

Nach oraler Applikation und Resorption aus dem Darm passieren Arzneistoffe die Darmwand und die Leber. Die Menge des Arzneistoffs, der in den Blutkreislauf gelangt, kann durch Biotransformation in der Darmwand und der Leber oder einen aktiven Transport aus den Zellen der Darmwand zurück in das Lumen vermindert werden. Dies nennt man First-pass-Effekt.

Der First-pass-Effekt kann ein erhebliches Ausmaß annehmen. Er ist eine wesentliche Determinante für die Bioverfügbarkeit (F) eines Arzneistoffs. Er wird definiert durch die Extraktionsrate (ER), die angibt, welcher Anteil eines Arzneistoffs von der Leber aus dem Blut entfernt wird, und durch die Absorption (f).

$$ER = \frac{Cl_{hepatisch}}{Leberblutfluss\ (Q)} = \frac{(C_{arteriell} - C_{venös})}{C_{arteriell}}$$

$$F = f \cdot (1 - ER)$$

Arzneistoffe, die einem hohen First-pass-Effekt unterliegen, haben eine geringe und meist stark variierende Bioverfügbarkeit. Ein hoher First-pass-Effekt bedingt auch eine besondere Empfindlichkeit für Arzneimittelwechselwirkungen, da bereits eine kleine Abnahme des First-pass-Effekts durch eine Hemmung der Biotransformation oder des intestinalen Auswärtstransports eine dramatische Änderung der Bioverfügbarkeit zur Folge haben kann. Dies hat für das Verständnis von Arzneimittelinteraktionen eine große Bedeutung.

Orale Arzneimittel, die einem hohen First-pass-Effekt unterliegen sind z. B.: Amiodaron, Ciclosporin, 6-Mercaptopurin, Metoprolol, Midazolam, Morphin, Nifedipin, Nimodipin, Norfenefrin, Propafenon, Propranolol, Saquinavir, Tacrin, Tacrolimus, Terbutalin, Venlafaxin, Verapamil, Aliskiren.

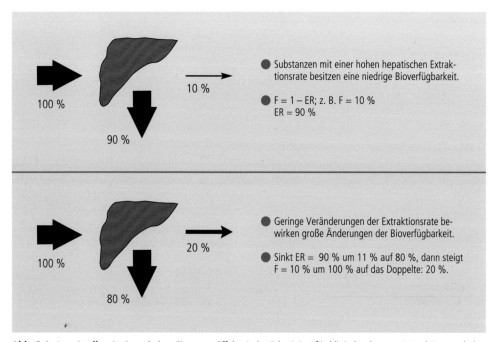

- Substanzen mit einer hohen hepatischen Extraktionsrate besitzen eine niedrige Bioverfügbarkeit.
- F = 1 − ER; z. B. F = 10 %
  ER = 90 %

- Geringe Veränderungen der Extraktionsrate bewirken große Änderungen der Bioverfügbarkeit.
- Sinkt ER = 90 % um 11 % auf 80 %, dann steigt F = 10 % um 100 % auf das Doppelte: 20 %.

Abb. 2.1: Arzneistoffe mit einem hohen First-pass-Effekt sind prädestiniert für klinisch relevante Interaktionen, da bereits eine geringe Abnahme des First-pass-Effekts von 90 auf 80 Prozent zu einer dramatischen Steigerung der Bioverfügbarkeit führt.

2.4 Wirkeintritt und Wirkdauer in Abhängigkeit von Darreichungsform und -weg

Allgemein kann man sagen, dass Arzneimittel wirken, sobald der Arzneistoff sein Ziel – einen Rezeptor oder ein Enzym – erreicht hat. Ihre Wirkung dauert an, solange ausreichend hohe Arzneistoffkonzentrationen an der Zielstruktur verfügbar sind.

Da eine Bestimmung der Konzentration am Enzym oder am Rezeptor schwierig ist, betrachtet man die Konzentrationsänderung im Blut. Manche Arzneistoffe lösen komplexe biologische Reaktionen aus, sodass keine enge Beziehung zwischen der Konzentration im Blut und dem Effekt besteht. Dies gilt z. B. für Granulozyten-Kolonie-stimulierende Faktoren, für Erythropoetin aber auch für die initiale Phase einer Antidepressivatherapie.

In der Praxis beschreibt man die Geschwindigkeit der Resorption mit der Geschwindigkeit der Aufnahme des Arzneistoffs in das Blut als dem zentralen Kompartiment. Die Wirkdauer hängt in erster Linie von der Halbwertszeit des Arzneistoffs ab, die durch das Verteilungsvolumen und die Clearance bestimmt wird.

Tabelle 2.3: Applikationswege mit abnehmender Resorptionsgeschwindigkeit

Art	Wirkungseintritt	Wirkungsdauer	Bemerkungen
intravenös	unmittelbar	kurze Dauer	beliebiges Volumen
subkutan	weniger schnell	etwas länger	kleines Volumen, Resorption abhängig von der Lösungsgeschwindigkeit des Arzneistoffs und von der Durchblutung
intramuskulär	schnell, abhängig von der Durchblutung	etwas länger	größeres Volumen als bei der subkutanen Gabe möglich, Durchblutung höher, Resorption abhängig von der Lösungsgeschwindigkeit des Arzneistoffs und von der Muskelgruppe und der Durchblutung
sublinguale/ bukkale Gabe	schnell	kurz	Vermeidung des First-pass-Effekts, kleine Menge
orale Gabe	schnell, einfache Applikation	siehe unten	größere Menge möglich, Stabilität im Magen-Darm-Kanal ist zu beachten
Inhalation	schnell	kurz	Erzielung lokaler und systemischer Effekte, Menge von Feststoffen begrenzt, Partikelgröße bestimmt den Ort der Deposition, ein Teil des Arzneistoffs wird verschluckt
rektale Gabe	mittel	mittel	Menge begrenzt, unsichere Absorption
transdermal	langsam	lang	lipophile Arzneistoffe mit mittlerer molarer Masse

Tabelle 2.4: Perorale Applikationsformen mit abnehmender Freisetzungsgeschwindigkeit

Arzneiform	Wirkbeginn	Wirkdauer
Lösung	schnell	rel. kurz
Suspension	schnell	kurz
Tablette – Kapsel	schnell (min. 0,5 h)	etwas länger
retardierte Arzneiform	langsamer (2 h)	deutlich länger

Der Applikationsweg und die Arzneiform beeinflussen die Geschwindigkeit der Resorption
und bei manchen Arzneiformen auch die Wirkdauer. Die schnellste Wirkung erzielt man durch
die intravenöse Gabe. Nach intramuskulärer oder
subkutaner Injektion erfolgt die Wirkung nach
Übertritt des Arzneistoffs ins Blut. Der Wirkungseintritt nach oraler Gabe erfordert den Zerfall der
Arzneiform, das Auflösen des Wirkstoffs und die
Resorption aus dem Darm. Eine lange Latenz tritt

auf, wenn ein Arzneistoff durch die intakte Haut
resorbiert werden muss, was bei transdermalen
therapeutischen Systemen eine Rolle spielen
kann. Eine verlängerte Wirkung über die durch
die Halbwertszeit bedingte Dauer kann man erzielen, wenn der Arzneistoff über einen längeren
Zeitraum aus der Arzneiform abgegeben wird.
Dies wird bei der Verwendung von retardierten
Arzneiformen ausgenutzt.

2.5 Absolute und relative Bioverfügbarkeit

Die Bioverfügbarkeit gibt an, in welchem Umfang
ein Arzneistoff für die erwünschte Wirkung zur
Verfügung steht. Sie wird durch das Ausmaß und
die Geschwindigkeit der Resorption und durch
die Ausscheidung determiniert. Diese bestimmen
die Menge an Arzneistoff, die im Körper vorhanden ist. Ausmaß und Geschwindigkeit der Resorption und die Ausscheidung können mithilfe
der Fläche unter der Plasmakonzentration-Zeit-
Kurve (AUC) beschrieben werden.

Die Bioverfügbarkeit wird nicht als ein absoluter Wert, sondern als Quotient bezogen auf einen
Standard angegeben.

$$F = \frac{AUC_{test}}{AUC_{referenz}}$$

Wird als Standard die AUC bei intravenöser
Injektion verwendet, so spricht man von der *absoluten* Bioverfügbarkeit, da die Verfügbarkeit
nach intravenöser Applikation definitionsgemäß
100 Prozent beträgt.

$$F = \frac{AUC_{test}}{AUC_{intravenös}}$$

Die systemische Bioverfügbarkeit (F) einer oralen
Gabe wird bestimmt durch das Ausmaß der Ab-
sorption (f) und die Extraktionsrate der Leber
(ER).

Die AUC wird beeinflusst durch die Absorpti-
onsrate (f), die Dosis (D) und die Clearance (Cl),
die über verschiedene Wege erfolgen kann. Die
Clearances der einzelnen Eliminationswege (Cl$_{ren}$:
renale Elimination, Cl$_{hep}$: hepatische Elimination,
Cl$_{...}$: Elimination über andere Wege) addieren
sich.

$$AUC = f \cdot D \cdot \frac{1}{Cl_{ren} + Cl_{hep} + Cl_{...}}$$

$$= f \cdot D \cdot \frac{1}{Cl_{total}}$$

Untersucht man die Bioverfügbarkeit zweier Arzneiformen, so ist ein Versuchsdesign zu wählen,
das sicherstellt, dass die Clearance während des
Versuchs konstant ist. Da man die Dosis kennt,
spiegelt der Quotient der Flächen unter der Kurve
die relative Bioverfügbarkeit der untersuchten
Arzneiform wider.

$$F = \frac{AUC_{test}}{AUC_{referenz}}$$

$$= \frac{\dfrac{f_{test} \cdot D_{test}}{Cl_{test}}}{\dfrac{f_{referenz} \cdot D_{referenz}}{Cl_{referenz}}}$$

$$= \frac{f_{referenz} \cdot D_{test} \cdot D_{referenz}}{f_{referenz} \cdot D_{referenz} \cdot Cl_{test}}$$

Die *relative* Bioverfügbarkeit bezieht die AUC der
Arzneiform auf einen anderen Standard als die
intravenöse Injektion, in der Regel eine orale Lösung, eine schnell freisetzende orale Arzneiform
oder ein Referenzpräparat. Sie wird vor allem
dann zur Beschreibung der Bioverfügbarkeit verwendet, wenn eine intravenöse Applikation nicht
möglich ist oder wenn die Bioäquivalenz zu einem Referenzpräparat gezeigt werden soll.

2.6 Beeinflussung der Bioverfügbarkeit (Interaktionen, CYP-Polymorphismen)

Die Größen, die unmittelbaren Einfluss auf die Bioverfügbarkeit eines Arzneistoffs haben, sind in der folgenden Gleichung dargestellt:

$$AUC = f \cdot D \cdot \frac{1}{Cl_{rel} + Cl_{hep} + Cl_{...}}$$

Die absolute Bioverfügbarkeit eines Arzneistoffs wird in erster Linie durch die Eigenschaften des Arzneistoffs beeinflusst. Auch die Arzneiform wirkt sich auf die Bioverfügbarkeit aus.

Beeinflussung der Absorptionsrate f

Um in den Körper zu gelangen und damit systemisch verfügbar zu sein, muss der Arzneistoff aus der Arzneiform freigesetzt werden, in Lösung gehen, resorbiert werden und durch Darmwand und Leber in den Kreislauf gelangen. Interaktionen sind auf allen Ebenen der oben genannten Schritte möglich. Bedeutung haben Interaktionen auf der Ebene der Resorption durch Beeinflussung von Transportern in der Darmwand und bei der Biotransformation in Leber und Darmwand.

Die Lösungsgeschwindigkeit eines Arzneistoffs und damit die Geschwindigkeit der Resorption hängen auch von der Beschaffenheit der Arzneiform ab. Eine Arzneiform, die schnell zerfällt und den Wirkstoff schnell und gut löslich mit großer Oberfläche freisetzt, bedingt eine größere Bioverfügbarkeit.

Bei der Resorption gelangt der gelöste Arzneistoff durch die Darmwand in das venöse Blut der Mesenterialgefäße. Arzneistoffe können durch passive Diffusion durch die Lipidmembran der Darmzelle oder durch Poren ins Blut gelangen. Durch aktiven Transport können sie auch entgegen eines Konzentrationsgrandienten aus dem Darm aufgenommen oder in den Darm sezerniert werden.

Bereits in der Darmwand kann Biotransformation stattfinden. Der resorbierte Arzneistoff wird mit dem Blut vom Darm über die Pfortader und die Leber in die obere Hohlvene transportiert. Damit hat er den Kreislauf erreicht und ist systemisch verfügbar. Vor allem in der Leber werden Arzneistoffe biotransformiert und in die Galle ausgeschieden.

Verteilung

Die Durchblutung des Darms und der Leber können einen Einfluss auf das Ausmaß der Biotransformation und damit auf die Bioverfügbarkeit haben. Bei stärkerer Durchblutung sinkt der Anteil des biotransformierten Arzneistoffs in der Leber, sodass die Bioverfügbarkeit ansteigt.

Mit dem Blut wird der Arzneistoff – häufig an Proteine gebunden – im Organismus verteilt und erreicht die Zielgebiete. Interaktionen auf der Ebene der Proteinbindung sind seltener als früher angenommen, da sich – nach Einstellung eines Gleichgewichts – die Konzentration des freien Anteils, der für die Wirkung verantwortlich ist und der für die Biotransformation zur Verfügung steht, kaum ändert. Die meisten Interaktionen, von denen man glaubte, dass sie auf eine Verdrängung aus der Plasmaeiweißbindung bedingt waren, wurden tatsächlich durch eine Enzyminhibition verursacht.

Beeinflussung der Clearance

Ein Arzneistoff kann durch Biotranformation, Filtration in der Niere, Exkretion in den Harn oder in den Darm oder auch exhalativ eliminiert werden. Am wichtigsten ist die Elimination durch Biotransformation und durch die glomeruläre Filtration.

Die Bioverfügbarkeit eines Arzneimittels kann durch Interaktionen mit anderen Arzneistoffen, die das biotransformierende Enzym hemmen, durch eine Veränderung der glomerulären Filtrationsrate (GFR) und durch genetische Polymorphismen dramatisch verändert werden.

Löslichkeit

Beispiel für die Bedeutung der Löslichkeit eines Arzneistoffs für die Bioverfügbarkeit ist die Verminderung der Löslichkeit von Ketoconazol, das im Sauren löslich ist, durch starke pH-Erhöhung bei Gabe von Antazida, H_2-Antagonisten oder Protonenpumpenblockern. Ein klassisches Beispiel für die Verminderung der Resorption durch Komplexbildung stellt die Interaktion von Tetrazyklinen mit zweiwertigen Ionen dar.

Tabelle 2.5: Physiologisches Vorkommen von P-Glykoprotein

Organ	Lokalisation	Funktion
Blut-Hirn-Schranke	Gliazellen	Exkretion ins Blut
Darmschleimhaut	Enterozyten	Exkretion ins Darmlumen
Leber	Hepatozyten	Exkretion in den Gallengang
Niere	Tubulusepithelien	Sekretion in den Tubulus

P-Glykoprotein

An der Resorption von Arzneistoffen sind auch membranständige Transporter beteiligt, z. B. das P-Glykoprotein (P-Gp), das zur Gruppe der ABC-Transporter (ATP-binding cassette transporter) gehört. Diese haben die Funktion, Fremdstoffe (Xenobiotika) in einem energieabhängigen, gerichteten Transport aus der Zelle herauszubefördern. Das P-Glykoprotein wurde erstmals im Zusammenhang mit der Resistenz gegen Zytostatika beschrieben (Multi Drug Resistance) als Enzym, das ganz unterschiedliche Zytostatika aus der Krebszelle befördert und so zum Misserfolg einer Zytosatikatherapie beiträgt. P-Gp ist in vielen Organen lokalisiert (Tabelle 2.5).

Eine Hemmung der Exkretion in den Darm oder in den Harn führt zu einer gesteigerten Bioverfügbarkeit. Die Exkretion kann gehemmt werden, wenn zwei Arzneistoffe um den Transporter konkurrieren. Wird die Aktivität des Transporters gesteigert, so nimmt die Exkretion zu und als Konsequenz die Bioverfügbarkeit ab.

Die Bioverfügbarkeit des herzwirksamen Glykosids Digoxin nimmt bei gleichzeitiger Gabe des Antiarrhythmikums Chinidin zu. Digoxin wird erheblich über P-Gp eliminiert. Ursache für die Interaktion ist eine Hemmung des P-Gp durch Chinidin. Rifampicin induziert die Expression von P-Gp. Für die Bioverfügbarkeit von Digoxin bedeutet dies, dass die Bioverfügbarkeit bei Komedikation von Rifampicin abnimmt. Ursache ist die erhöhte Expression von P-Gp unter Rifampicin.

Weitere Substrate für P-Gp sind: Talinolol, Celiprolol, Paclitaxel, Saquinavir, Anthrazykline, Ciclosporin, Vincaalkaloide.

Cytochrom P 450

Die Biotransformation, die im Wesentlichen durch Cytochrom P 450-Enzyme im Darm und in der Leber stattfindet, kann durch Arzneistoffe gehemmt werden. Sie kann auch durch Arzneistoffe, die die Bildung von arzneistoffmetabolisierenden Enzymen induzieren, gesteigert werden. Eine Enzymhemmung führt zu einer erhöhten Bio-

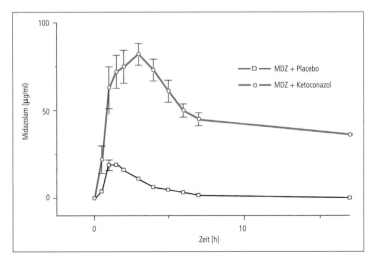

Abb. 2.2: Zunahme der Bioverfügbarkeit von Midazolam (MDZ) infolge Hemmung der Biotransformation durch Ketoconazol ($\bigcirc$) im Vergleich mit Placebo ($\square$).
$Cl_{placebo}$: 1923 ml/min,
$AUC_{placebo}$:
$3{,}9\ \mu g \cdot ml^{-1} \cdot min$;
$Cl_{ketoconazol}$: 121 ml/min,
$AUC_{ketoconazol}$:
$62\ \mu g \cdot ml^{-1} \cdot min$

verfügbarkeit, eine Enzyminduktion zu einer Abnahme.

Klassisches Beispiel für die Enzymhemmung ist die Hemmung von Cytochrom P450 1A2 durch Gyrasehemmer wie Ciprofloxacin. Die Entwicklung des Antiasthmatikums Furafyllin wurde aufgrund der starken Hemmung des CYP 1A2 und damit der Biotransformation von Coffein abgebrochen. Eine deutliche Erhöhung der Bioverfügbarkeit von Midazolam tritt bei der Komedikation von Ketoconazol auf. Ketoconazol hemmt die Biotransformation von Midazolam durch das CYP 3A4. Die AUC von Midazolam nimmt um den Faktor 16 zu (Abb. 2.2).

Klinisch bedeutsam ist die Hemmung des CYP 3A4 durch eine Vielzahl von Arzneistoffen. Diese Interaktion ist deshalb besonders wichtig, weil viele Arzneistoffe über CYP 3A4 biotransfor-

miert werden: Ciclosporin, HMGCoA-Reduktase-Hemmer, Midazolam. Mibefradil musste nach kurzer Zeit wieder vom Markt genommen werden, weil die Substanz einer nichtlinearen Pharmakokinetik unterlag, selbst über CYP 3A4 biotransformiert wurde und auch die Biotransformation von anderen Arzneistoffen hemmte. Die Biotransformation von Terfenadin wird durch Ketoconazol gehemmt, was zur Entwicklung des aktiven Metaboliten Fexofenadin als Antihistaminikum geführt hat.

Klinisch relevant sind auch die Hemmung des CYP 3A4 durch Grapefruit und die Induktion des gleichen Isoenzyms durch Johanniskraut. Die Hemmung von CYP 3A z. B. durch Grapefruit kann zu einer starken Zunahme der Bioverfügbarkeit führen. Die Induktion von CYP 3A4 durch Johanniskraut kann die Bioverfügbarkeit von

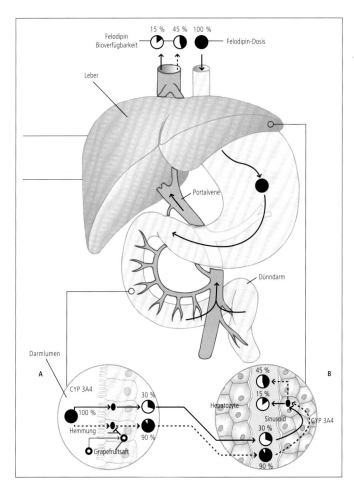

Abb. 2.3: First-pass-Effekt durch Biotransformation des Calciumantagonisten Felodipin in der Darmwand und bei der Leberpassage.
Die Bioverfügbarkeit beträgt ohne Inhibitor 15 %. Durch Grapefruitsaft kommt es zu einer Hemmung der Biotransformation in der Darmwand und damit zu einer Abnahme des First-pass-Effekts. Es resultiert eine deutliche Zunahme der Bioverfügbarkeit von

Tabelle 2.6: Cytochrom P 450 Enzyme: Relativer Anteil am Cytochrom-P450-Gehalt, ausgewählte Substrate, Inhibitoren und Induktoren. Eine umfangreiche Übersicht finden Sie am Ende des Buches.

Enzym	relativer Anteil (% ± SD)	Substrat	Inhibitor	Induktor
CYP 1A2	12,7 ± 6,2	Theophyllin	Fluvoxamin Furafyllin	aromatische Kohlenwasserstoffe
CYP 2C8	18 ± 7	Omeprazol Diazepam	Cimetidin	Phenobarbital Rifampicin
CYP 2C9		Omeprazol Tolbutamid Phenytoin Diclofenac	Cimetidin Fluconazol Sulfaphenazol	Rifampicin
CYP 2C19		Mephenytoin Omeprazol Diazepam Propranolol Imipramin Citalopram	Sulfaphenazol Felbamat	Phenobarbital Rifampicin
CYP 2D6	1,5 ± 1,3	Spartein Debrisoquin Metoprolol Propranolol Ondansetron Antiarrhythmika	Chinidin Fluoxetin Cimetidin	
CYP3A	29 ± 10	Ciclosporin Dihydropyridine Verapamil Midazolam Taxol Simvastatin Lovastatin Atorvastatin	Cimetidin Erythromycin Troleandomycin Ketoconazol Grapefruit	Steroide Rifampicin Phenobarbital Johanniskraut

Tabelle 2.7: Genetische Polymorphismen bei der Arzneistoffbiotransformation

Enzym	Häufigkeit des Polymorphismus	betroffenes Substrat	klinischer Effekt
N-Acetyltransferase	ca. 50 %	Isoniazid	Zunahme der Toxizität
CYP 2C9	0,2 bis 1,0 %	Phenytoin	Zunahme der Wirkung/Toxizität
CYP 2C19	ca. 5 %; bis ca. 20 % bei Japanern	Mephenytoin	Zunahme der Wirkung/Toxizität
CYP 2D6	ca. 10 %	Spartein Debrisoquin	Zunahme der Wirkung/Toxizität
Thiopurin-Methyl-transferase (TPMT)	< 1 %	6-Mercaptopurin, Azathioprin	Zunahme der Toxizität

Arzneistoffen reduzieren und zu einem Wirkungsverlust führen. Dies hat bei Ciclosporin klinisch relevante Interaktionen bedingt, die zu akuten Abstoßungsreaktionen geführt haben.

Die Bioverfügbarkeit von teuren Arzneistoffen wie Ciclosporin kann durch Komedikation eines Enzyminhibitors erhöht werden. Wegen der Variabilität der Interaktion und der unsicheren Zunahme der Bioverfügbarkeit hat dieser Ansatz bislang aber keine klinische Bedeutung gefunden.

Polymorphismus

Arzneistoffmetabolisierende Enzyme können in einzelnen Individuen über- oder unterdurchschnittlich aktiv sein. Sie können einem Polymorphismus unterliegen. Bekannte Beispiele sind die N-Acetyltransferase und das CYP 2D6, das bei etwa 10 Prozent der Bevölkerung nicht aktiv ist. Der Polymorphismus der N-Acetyltransferase fiel anhand der Nebenwirkungen von Isoniazid auf. Der CYP 2D6-Polymorphismus wurde entdeckt, als Spartein bei einem Probanden einer klinischen Studie Nebenwirkungen hervorrief, die auf eine stark erhöhte Bioverfügbarkeit bei diesem Probanden zurückgeführt werden konnten. Näheres siehe Kapitel 1.7 (Pharmakogenetik) und Tabelle 2.7.

Literatur

Evans, D. A.; Manley, K. A.; Mckusick, V. A.: Genetic control of isoniazid metabolism in man. Br Med J 1960, 5197: 485–591

Evans, W. E.; McLeod, H. L.: Pharmacogenomics – Drug disposition, drug targets, and side effects. N Engl J Med 2003, 348: 538–549

Kämmerer, W.: Klinisch wichtige Interaktionen von Antimykotika. Arzneimitteltherapie 2005, 23: 72–79

Katzung, B. G. (ed.): Basic & clinical pharmacology, Lange Medical Books / McGraw Hill; 9th ed., New York, 2004

Olkkola, K. T.; Backman, J. T.; Neuvonen, P. J.: Midazolam should be avoided in patients receiving the systemic antimycotics ketoconazole or itraconazole. Clin Pharmacol Ther 1994, 55: 481–485

Paneitz, A.; Meissner, K.; Kroemer, H. K.: Arzneimittelinteraktionen: Neue Mechanismen und Klinische Relevanz. Internist 2000, 41: 338–343

Pfeifer, S.; Pflegel, P.; Borchert, H. H.: Biopharmazie, 3. Aufl., Ullstein/Mosby, Berlin/Wiesbaden, 1995

Schiller, C. et al.: Intestinal fluid volumes and transit of dosage forms as assessed by magnetic resonance imaging. Aliment Pharmacol Ther 2005, 22: 971–979

Shargel, L.; Yu, A.: Applied Biopharmaceutics and Pharmacokinetics. 4th Edt., Appleton & Lange Stamford, 1999

Scheler, W.: Grundlagen der allgemeinen Pharmakologie 3. Aufl., VEB Gustav Fischer Verlag, Jena,1989

Shimada, F. et al.: Interindividual variations in human liver cytochrome P-450 enzymes involved in the oxidation of drugs, carcinogens and toxic chemicals: Studies with liver microsomes of 30 Japanese and 30 Caucasians. J Pharmacol Ex. Ther 1994, 270: 414–423

Wilkinson, G. R.: Drug metabolism and variability among patients in drug response. N Engl J Med 2005, 352: 2211–2221

 Fragen zur Repetition / Vertiefung

▶ Welche Organe spielen die wichtigste Rolle für die Resorption von Arzneistoffen?

▶ Wie bestimmt die Applikationsart den Wirkeintritt und die Wirkdauer einer Arzneimitteltherapie?

▶ Was ist ein First-pass-Effekt?

▶ Wie beeinflusst der First-pass-Effekt die Wirksamkeit und die Sicherheit einer Arzneimitteltherapie?

▶ Welche Faktoren bestimmen die Bioverfügbarkeit?

▶ Gibt es Gründe für eine extrem hohe interindividuelle Variabilität des Arzneistoffmetabolismus?

▶ Wie kann der Arzneistoffmetabolismus durch Arzneimittel beeinflusst werden?

G. Engel

3 Bezug zwischen Pharmakokinetik und Pharmakodynamik

3.1 Pharmakokinetische-Pharmakodynamische Modelle

Die *Pharmakokinetik* (PK) beschreibt die Veränderungen der Konzentration eines Arzneistoffs im Organismus (s. Kapitel 1.1). Für die Beschreibung der PK eines Arzneistoffs wird häufig ein Ein-Kompartiment-Modell mit einer Eliminationskinetitik 1. Ordnung verwendet.

Die *Pharmakodynamik* (PD) beschreibt die Wirkung eines Arzneistoffs in Abhängigkeit von der Konzentration. PK/PD-Modelling verknüpft pharmakokinetische mit pharmakodynamischen Modellen, um die Wirkung eines Arzneistoffs in Abhängigkeit von der Zeit zu beschreiben.

Pharmakodynamische Modelle

Die Beziehung zwischen der Konzentration und dem Effekt eines Arzneistoffs lässt sich mit verschiedenen Modellen beschreiben.

Das lineare Modell beschreibt zwischen dem Effekt (E) und der Konzentration (C) eine lineare Beziehung:

$$E = a \cdot C$$

Dieses Modell bietet nur ein sehr grobes Modell. Es definiert keine maximale Wirkung und gilt nur in den Konzentrationsbereichen, in denen die lineare Beziehung experimentell nachgewiesen ist.

Das log-lineare Modell beschreibt den Effekt abhängig vom Logarithmus der Konzentration. Es ist als Sonderfall des E_{max}-Modells zu betrachten.

$$E = a \cdot \ln C$$

Der rezeptorvermittelte Effekt eines Arzneistoffs lässt sich mit dem E_{max}-Modell beschreiben.

$$E = \frac{E_{max} \cdot C}{E_{50} + C}$$

Das E_{max}-Modell beschreibt die Wirkung eines Arzneistoffs über die Dissoziation des Arzneistoff-Rezeptor-Komplexes. Es ist analog den Grundlagen der Enzymkinetik (Michaelis-Menten-Kinetik) abzuleiten.

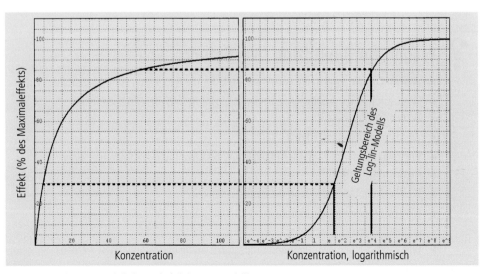

Abb. 3.1: Log-lineares Modell als Sonderfall des E_{max}-Modells

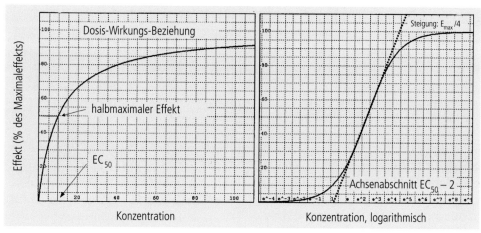

Abb. 3.2: Konzentrations-Wirkungs-Beziehung nach dem E_{max}-Modell und die Darstellung des Effekts in Abhängigkeit vom Logarithmus der Konzentration. $EC_{50} = 10$ µmol/l; $E_{max} = 100$ Prozent

Allosterische Effekte können über den sogenannten Hill-Koeffizienten berechnet werden. Dies bezeichnet man auch als das sigmoide E_{max}-Modell. Bei einem Hill-Koeffizienten von 1 erhält man das E_{max}-Modell.

$$E = \frac{E_{max} \cdot C^N}{E_{50}^N + C^N}$$

Die Interaktion zwischen einem Arzneistoff und einem Rezeptor kann zu einer schnellen Antwort über eine zelluläre Reaktion mit Bildung eines Second-messengers (z. B. Neurotransmitter) oder zu einer langsameren Antwort durch Induktion von Transkriptionsprozessen (z. B. Steroidhormone) führen.

PK/PD-Modelle

Pharmakokinetisch-pharmakodynamische Modelle verknüpfen Pharmakokinetik und Pharmakodynamik, um den Zeitverlauf der Wirkung eines Arzneistoffs zu beschreiben.

Direkte PK/PD-Modelle erlauben eine Vorhersage unmittelbar auf der Grundlage der Plasmakonzentration eines Arzneistoffes. Um eine zeitliche Beziehung zwischen der Plasmakonzentra-

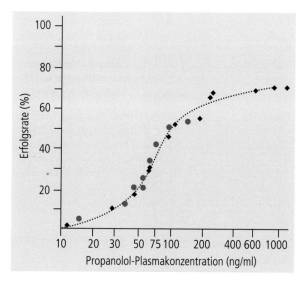

Abb. 3.3: Konzentrations-Wirkungs-Beziehung zwischen der Plasmakonzentration von Propranolol und der prozentualen Erfolgsrate der Unterdrückung von Arrhythmien bei ambulanten ● und stationären ◆ Patienten.

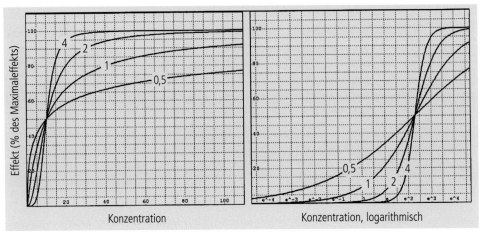

Abb. 3.4: Konzentrations-Wirkungs-Kurven nach dem sigmoiden E_{max}-Modell mit verschiedenen Hill-Koeffizienten. $EC_{50} = 10$ µmol/l; $E_{max} = 100$ Prozent

tion und der Wirkung eines Arzneistoffs zu beschreiben (indirektes PK/PD-Modell), wird ein weiteres, theoretisches Kompartiment, das Effekt-Kompartiment, verwendet.

Wenn ein hypothetisches Effekt-Kompartiment angenommen werden muss, berechnet sich bei Gabe eines i.v.-Bolus und bei Anwendung eines offenen Ein-Kompartiment-Modelles mit dem scheinbaren Verteilungsvolumen (V) die Konzentration im Effekt-Kompartiment (C_E) zu:

$$C_E = \frac{D_{i.v.} \cdot k_{E0}}{v}\left[\frac{e^{-k_{el}t}}{(k_{E0} - k_{el})} + \frac{e^{-k_{E0}t}}{k_{el} - k_{E0}}\right]$$

Hysterese

Verzögerungen in der Wirkung eines Arzneistoffs können zu einer Hysterese-Kurve führen, die gegen den Uhrzeigersinn gerichtet ist. Dies ist zum Beispiel bei einer verzögerten Verteilung des Arzneistoffs in das Effekt-Kompartiment oder bei der

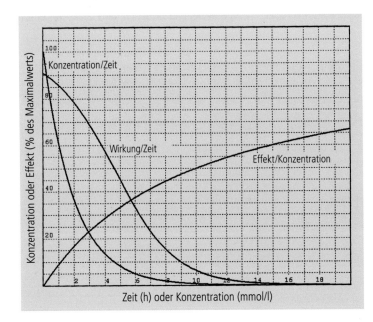

Abb. 3.5: PK/PD-Modelling: Zeitabhängige Änderung der Wirkung eines Arzneimittels, das nach intravenöser Gabe mit einer Kinetik 1. Ordnung eliminiert wird und dessen konzentrationsabhängiger Effekt mittels eines E_{max}-Modells beschrieben werden kann.
$C_0 = 100$ mmol/l,
$EC_{50} = 10$ mmol/l, $k_e = 0,5$

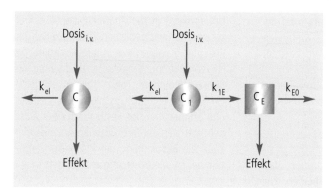

Abb. 3.6: Direkte (links) und indirekte (rechts) PK/PD-Modelle zur Beschreibung von zeitabhängigen Arzneimittelwirkungen; k repräsentiert Geschwindigkeitskonstanten zwischen den einzelnen Verteilungsräumen bzw. die Eliminationskonstanten aus den beiden hypothetischen Kompartimenten; C bzw. C_1 stellt die gemessene Konzentration im Plasma (Blut) und C_E die berechnete Konzentration im Effektkompartiment dar.

Bildung aktiver Metaboliten der Fall. Eine Hysteresekurve im Uhrzeigersinn findet man bei Toleranzentwicklung oder Bildung von antagonistisch wirkenden Metaboliten.

PK/PD-Modelling kann helfen, geeignete Substanzen in frühen Phasen der klinischen Forschung für die weitere Entwicklung von Arzneistoffen auszuwählen und ihre Anwendung zu optimieren.

3.2 Ursachen der Variabilität im Erfolg einer Arzneimitteltherapie

Im Allgemeinen nimmt die Wirkung eines Arzneimittels mit der Dosis zu. Dies betrifft sowohl die erwünschte Hauptwirkung als auch die nicht erwünschten Nebenwirkungen (unerwünschte Arzneimittelwirkungen; UAW). Gelegentlich reagieren Individuen ungewöhnlich stark auf eine Arzneimittelgabe (Idiosynkrasie). Dies ist meist durch genetische Besonderheiten oder Immunreaktionen, wie z. B. bei Allergien bedingt.

Quantitative Unterschiede in der Reaktion auf eine Arzneimittelgabe sind häufig. Man spricht von Hyper- und Hyporeaktivität, was bedeutet, dass ein Patient stärker oder weniger stark als der Durchschnitt reagiert. Bei manchen Arzneistoffen kommt es während der Anwendung zu einer Abnahme des Effekts bei lang dauernder Anwendung, den man als Toleranz bezeichnet (Nitrate, Sedativa). Tritt die Abnahme des Effekts

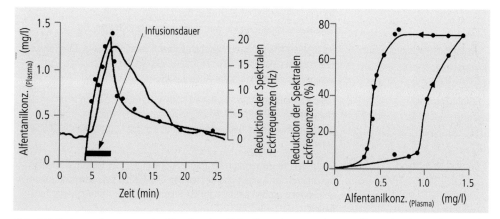

Abb. 3.7: Hysterese-Kurve gegen den Uhrzeigersinn. Links: Plasmakonzentration von Alfentanil und Veränderungen des EEG in Abhängigkeit von der Zeit. Rechts: Veränderung des EEG in Abhängigkeit von der Plasmakonzentration von Alfentanil. Die Wirkung läuft der Plasmakonzentration hinterher.

schnell ein, spricht man von Tachyphylaxie, die z. B. bei der Anwendung von indirekt wirkenden Sympathomimetika als Psychostimulans bekannt ist.

Für die Variabilität der Arzneimittelwirkung können folgende Ursachen verantwortlich sein:

▶ Veränderung der Konzentration des Arzneistoffs am Rezeptor

Patienten können sich hinsichtlich der pharmakokinetischen Parameter Resorption, Verteilung und Elimination unterscheiden. Die

Unterschiede in der Pharmakokinetik führen zu einer unterschiedlichen Konzentration am Rezeptor. Faktoren wie Alter (Abnahme der Nierenfunktion), Krankheiten (Abnahme der Biotransformation bei Leberinsuffizienz), Größe, Gewicht und Geschlecht sind bekannt und können bei der Festlegung einer Dosis beachtet werden. Bei kritischen Arzneistoffen kann die Bestimmung der Plasmakonzentration helfen, die Dosierung anzupassen.

Tabelle 3.1: Ursachen der Variabilität im Erfolg einer Arzneimitteltherapie

Faktor	Hinweise und Bemerkungen
Noncompliance	Häufiges Problem in der klinischen Praxis, kann durch eine ausreichende Patientenaufklärung vermieden werden.
Arzneiform	Die Arzneiform und eine einzelne Herstellungscharge können einen Einfluss auf Geschwindigkeit und Ausmaß der Arzneistoffabsorption haben.
Applikationsart	Die Wirkung kann von der Art der Applikation abhängen. Es kann zu Veränderungen der Pharmakokinetik des Arzneistoffs wie seiner Metaboliten kommen.
Alter	Pharmakokinetik und Pharmakodynamik verändern sich mit dem Alter.
Arzneimittelinteraktionen	Eine Komedikation kann zu Veränderungen der Pharmakodynamik und der Pharmakokinetik aufgrund einer Interaktion führen.
Nahrungsmittel	Geschwindigkeit und manchmal das Ausmaß der Absorption werden durch die Einnahme von Mahlzeiten beeinflusst. Der Effekt ist von der Zusammensetzung der Nahrung abhängig. Schwerer Proteinmangel kann zu Störungen der Biotransformation führen.
Umweltgifte	Die Arzneimittelwirkung ist bei Rauchern häufig vermindert. Dies wird auch nach Kontakt mit Pestiziden beschrieben. Eine Induktion arzneistoffmetabolisierender Enzyme wird dafür verantwortlich gemacht.
Genetischer Polymorphismus	Die Bildung eines aktiven Metaboliten kann vermindert sein. Dies führt zu einer subtherapeutischen Konzentration des aktiven Metaboliten und unzureichender Wirkung des Arzneimittels.
Zeitabhängigkeit	Tagesabhängigkeit und saisonale Einflüsse werden für Veränderungen der Pharmakokinetik und der Wirkung von Arzneimitteln verantwortlich gemacht. Aus diesen Beobachtungen hat sich die Chronopharmakologie entwickelt.
Gesundheitszustand	Störungen der Absorption bei Darmerkrankungen, der Biotransformation bei Lebererkrankungen und der renalen Elimination bei Nierenerkrankungen können großen Einfluss auf die Pharmakokinetik von Arzneistoffen haben.
Genetik	Genetische Ursachen für Unterschiede in der Biotransformation von Arzneimitteln

▶ Variation der Konzentration eines endogenen Wirkstoffs

Ein β-Rezeptorblocker wie Propranolol senkt dann besonders stark die Herzfrequenz, wenn diese durch erhöhte Katecholamin-Konzentration verursacht ist. Bei einem durchtrainierten Sportler bleibt er in Ruhe ohne Wirkung.

▶ Änderung der Anzahl oder Funktion von Rezeptoren

Es gibt experimentelle Belege dafür, dass eine Veränderung der Anzahl von Rezeptoren die Antwort auf einen Arzneistoff beeinflussen kann. Auch kann ein Rezeptor desensibilisiert werden.

Eine anhaltend hohe Konzentration eines Agonisten kann zur Abnahme der Rezeptorzahl führen. Als Beispiel seien genannt: die Abnahme der Zahl der β-Rezeptoren durch erhöhte Katecholaminkonzentrationen bei Herzinsuffizienz, die eine starke Empfindlichkeit gegenüber β-Rezeptorblockern bedingen kann, und die Abnahme präsynaptischer α-Rezeptoren nach Clonidin, die zu überschießenden Blutdruckreaktionen nach Absetzen des Arzneistoffs führen kann.

Die Therapie mit β-Rezeptorblockern führt zu einer Zunahme der Zahl an Betarezeptoren (β-Adrenozeptoren) mit gesteigerter Empfindlichkeit gegenüber Katecholaminen. Ein abruptes Absetzen ist daher zu vermeiden.

Die Funktion eines Rezeptors kann bei anhaltender Stimulation verändert werden. Die Stimulation des β-Rezeptors mit β-Adrenozeptoragonisten führt zur Aktivierung der β-Adrenozeptorkinase und u. a. zur Phosphorylierung des G-Rezeptorproteins und anschließender Bindung eines inhibierenden Proteins (β-Arrestin), das die Interaktion zwischen Rezeptor und G-Protein unterbindet. Dies führt zu einer Abnahme der Antwort auf einen Reiz.

Hormone können auch die Rezeptorzahl und -funktion anderer Transmitter beeinflussen: Schilddrüsenhormone führen zu einer Zunahme der Anzahl von β-Rezeptoren am Herzen und zu einer Steigerung ihrer Empfindlichkeit.

▶ Veränderungen unabhängig von der Rezeptorbindung

Eine Bindung des Arzneistoffs an einen Rezeptor muss nicht unbedingt eine entsprechende Antwort hervorrufen, dies geschieht nur, wenn die physiologischen Gegebenheiten dies ermöglichen. So kann eine Herzinsuffizienz, die durch eine Mitralklappenstenose bedingt ist, nicht durch die Gabe eines inotrop wirkenden Arzneistoffs behandelt werden. Zunächst ist die Ursache der Erkrankung, d. h. die Mitralklappenstenose, zu beseitigen.

 Fragen zur Repetition / Vertiefung

▶ Von welchen Faktoren hängt die Wirkung eines Arzneimittels ab?

▶ Mit welchen Modellen kann der Zusammenhang zwischen Konzentration und Wirkung eines Arzneimittels beschrieben werden?

▶ Wie lässt sich der Zusammenhang zwischen Dosis und Wirkung eines Arzneimittels beschreiben?

▶ Welche Gründe gibt es für einen Zeitunterschied zwischen der Plasmakonzentration eines Arzneistoffs und seiner Wirkung?

▶ Woran liegt es, dass ein Arzneimittel bei verschiedenen Individuen unterschiedlich stark wirken kann?

▶ Woran liegt es, dass ein Arzneimittel bei ein und demselben Individuum unterschiedlich stark wirken kann?

Literatur

Evans, W. E.; McLeod, H. L.: Pharmacogenomics – Drug disposition, drug targets, and side effects. N Engl J Med 2003, 348: 538–549

Gugler, N.; Klotz, U.: Einführung in die Pharmakokinetik, 2. Aufl., Govi-Verlag, Eschborn, 2000

Katzung, B. G. (ed.): Basic & clinical pharmacology, Lange Medical Books / McGraw Hill; 9th ed., New York, 2004

Meibohm, B.; Derendorf, H.: Basic concepts of pharmacokinetic/pharmacodynamic (PK/PD) modelling. Int. J Clin Pharmacol Ther 1997, 35: 401–413

Rowland, M.; Tozer, T. N.: Clinical Pharmacokinetics: Concepts and Applications, 3rd ed., Lippincott Williams & Wilkins, Baltimore, 1995

Scott, J. C.; Ponganis, K. V.; Stanski, D. R.: EEG-quantitation of narcotic effect: The comparative pharmacodynamics of fentanyl and alfentanil. Anesthesiology 1985, 62: 234–241

Wilkinson, G. R.: Drug metabolism and variability among patients in drug response. N Engl J Med 2005, 352: 2211–2221

Woosley, R. L. et al.: Suppression of chronic ventricular arrhythmias with propranolol. Circulation 1979, 60: 819–827

G. ENGEL

4 Studientypen zur Untersuchung klinischer Fragestellungen

Klinische Fragestellungen können sich auf die *Therapie* beziehen, zum Beispiel auf die Wirksamkeit und Sicherheit einer medikamentösen Behandlung (Klinische Prüfung von Arzneimitteln) oder auch einer anderen Maßnahme. Daneben können klinische Fragestellungen die Bereiche der *Diagnose*, d. h. der Untersuchung der Validität und Zuverlässigkeit diagnostischer Tests, der *Prognose*, d. h. der Untersuchung und Validierung von Parametern zur Vorhersage der Entwicklung einer Erkrankung betreffen. Der Wert von Untersuchungen zur Erkennung bestimmter Erkrankungen in breiten Bevölkerungsschichten *(Screening)* oder die Definition des Zusammenhangs des Auftretens einer Erkrankung mit der Exposition mit einem potenziell schädigenden Faktor *(Ätiologie)* können ebenfalls Gegenstand einer klinischen Fragestellung sein.

Man unterscheidet grundsätzlich zwischen experimentellen oder Interventionsstudien und beobachtenden oder deskriptiven Studien. Die deskriptiven Studienkonzepte spielen in der *Pharmakoepidemiologie* eine zentrale Rolle.

4.1 Formulierung klinischer Fragestellungen

Eine hochwertige klinische Studie sollte zu neuen Erkenntnissen oder zur Erweiterung bestehender Kenntnisse führen (Neuigkeitswert), sie sollte relevant für den wissenschaftlichen Erkenntnisstand, für klinische oder gesundheitspolitische Vorgehensweisen und für zukünftige Forschungsansätze sein. Grundlage einer guten klinischen Studie ist eine präzise Fragestellung. So ist beispielsweise die Frage »Sollten Frauen nach der Menopause Hormone substituieren?« nicht hinreichend konkretisiert, um wissenschaftlich beantwortbar zu sein. Essenzielle Bestandteile einer guten Fragestellung sind die Definition der Patientengruppe, die betrachtet werden soll, die Beschreibung der geplanten Intervention, z. B. eine bestimmte Medikation, und gegebenenfalls einer Vergleichsbehandlung, z. B. Placebo. Weiterhin muss das Ziel der Intervention bzw. der Endpunkt (Erfolgsvariable) festgelegt sein. Dies kann die Vermeidung eines unerwünschten Ereignisses, wie frühzeitiges Versterben oder Endorganschäden (z. B. Herz, Niere), sein oder aber ein erwünschtes Ereignis wie verbesserte Lebensqualität. Hilfreich für die Formulierung einer klaren Fragestellung ist das PICO-Schema:

P **Patient**
→ Welche Gruppe von Patienten wird
   betrachtet?
I **Intervention**
→ Welches Vorgehen ist geplant?
C **Comparison (Vergleich)**
→ Welcher Vergleich soll durchgeführt werden?
O **Outcome (Erfolgsvariable)**
→ Welches ist das Ziel des Vorgehens?

4.2 Studienteilnehmer

Die Teilnehmer einer Studie sollten repräsentativ für die interessierende Patientenpopulation sein. Daher werden in der Planungsphase einer Studie Ein- und Ausschlusskriterien für die Teilnahme an der Untersuchung definiert. Die *Einschlusskriterien* spezifizieren demografische (z. B. Alter, Geschlecht) und klinische Charakteristika (z. B. Begleiterkrankungen, Stadium/Schweregrad der zu therapierenden Erkrankung). *Ausschlusskriterien* spezifizieren, welche Personengruppe aus ethischen (z. B. hohes Risiko für Nebenwirkungen aufgrund einer Begleitmedikation, Vorenthalten einer Verum-Medikation unethisch) oder organisatorisch-formalen Gründen (z. B. fehlende Sprachkenntnisse oder Lesefertigkeit, geplanter Umzug) nicht an der Studie teilnehmen sollen. Die Definition der Ein- und Ausschlusskriterien beeinflusst die externe Validität der Studie (s. 4.5).

Teilnehmer klinischer Studien müssen über den Hintergrund, die Durchführung, mögliche Nutzen und Risiken der Studie sowie über die Handhabung der gewonnenen Daten detailliert aufgeklärt werden. Sie müssen ihre freiwillige Bereitschaft, an der Studie mitzuwirken, schriftlich bekunden, wobei diese Einverständniserklärung jederzeit ohne Angabe von Gründen widerrufbar ist. Eine Ethikkommission muss das Vorhaben genehmigen.

4.3 Definition der Erfolgsvariablen (Endpunkte) einer Studie

Die Erfolgsparameter oder -variablen (*engl.* outcome parameters, endpoints) einer Studie ermöglichen die Beschreibung und Quantifizierung des Ausgangs der Studie, z. B. einen Therapieerfolg. Für die Auswahl der Messgröße spielen deren klinische Relevanz, die Durchführbarkeit der Messung (Organisation und Ethik) und die damit verbundenen Kosten eine Rolle. Man unterscheidet zwei Arten von Erfolgsparametern:

▶ Klinische Endpunkte
(»harte« Erfolgsparameter)
z. B. Tod, Infarkt, Knochenbruch,
▶ Surrogatendpunkte
(»weiche« Erfolgsparameter)
z. B. Herzrhythmusstörungen, Plasmacholesterol, Knochendichte.

Harte Endpunkte sind klinische Ereignisse von eigentlichem Interesse für das Wohlergehen des Patienten. Es handelt sich hierbei um eindeutig bestimmbare physiologische Funktionen, die das

Ergebnis z. B. einer therapeutischen Intervention klar belegen. *Surrogatendpunkte* sind Erfolgsparameter, die frühzeitig und klinisch leicht zugänglich messbar sind und die das Ergebnis einer Intervention vorhersagen sollen, wobei sie selbst in der Regel kein direkter Beleg für den klinischen Nutzen oder Schaden sind. Häufig handelt es sich hierbei um klinisch-chemische Untersuchungen, wie z. B. Konzentrationsveränderungen von Krankheitsmarkern (Tumormarker, C-reaktives Protein etc.). Die Erfassung von Arzneistoff-Konzentrationsprofilen im Blut oder die *In-vitro*-Bestimmung der MHK antimikrobieller Substanzen zählen ebenfalls zu Surrogatparametern. Surrogatendpunkte sollten folgende Bedingungen erfüllen:

▶ Surrogatendpunkt und klinischer Endpunkt müssen physiologisch plausibel und kausal miteinander korreliert sein.
▶ Surrogatendpunkte müssen bezüglich ihres Vorhersagefaktors für den klinischen End-

Tabelle 4.1: Surrogatendpunkte, die den klinischen Endpunkt *nicht* reflektierten

Surrogatendpunkt	Klinischer Endpunkt	Referenz
Knochendichte	Knochenfraktur	New England Journal of Medicine 1990; 322: 802–809
Ventrikuläre Extrasystolen	Tod durch Arrhythmien	New England Journal of Medicine 1991; 324: 781–788
Anzahl CD4-Zellen im Blut	Überlebensdauer nach HIV-Infektion	Lancet 1994; 343: 871–881
Antibiotika-konzentration im Blut	Heilung einer Infektion	Clinical Pharmacokinetics 1995; 28: 143–160

punkt validiert worden sein, d. h. Veränderungen der Surrogatparameter müssen eine Veränderung klinischer Parameter korrekt vorhersagen können.

▶ Surrogatparameter müssen zuverlässig, reproduzierbar, sensitiv und spezifisch messbar sein.

Eine weitere Limitierung krankheitsbezogener Surrogatendpunkte liegt darin, dass sie selten sowohl den Nutzen als auch das Risiko einer therapeutischen Modalität widerspiegeln. Daher sollten immer mehrere Surrogatendpunkte, z. B. solche, die die erwünschten und die unerwünschten Effekte reflektieren, parallel betrachtet werden.

In der medizinischen Literatur finden sich zahlreiche Beispiele für die Verwendung von Surrogatendpunkten, die kein Maß für den klinischen Endpunkt waren (Tabelle 4.1).

4.4 Studienstatistik und Fallzahlschätzung

4.4.1 Datencharakteristik

Die Messdaten, die in einer Studie erhoben werden, können wie in Tabelle 4.2 dargestellt charakterisiert werden. Bei den nominalen Daten kennt man als Sonderfall noch die dichotomen (binären) Daten, die nur zwei Kategorien aufweisen (z. B. Geschlecht). Sowohl der *Informationsgehalt* als auch die *Empfindlichkeit gegenüber Messfehlern* vergrößert sich in der Reihenfolge: nominale Daten → ordinale Daten → metrisch intervallskalierte Daten → metrisch verhältnisskalierte Daten.

4.4.2 Auswahl statistischer Tests

Mithilfe eines statistischen Tests kann eine Hypothese geprüft und entweder bestätigt oder verworfen werden. Die Ausgangshypothese (Nullhypothese), die zur Beantwortung klinischer Fragestellungen aufgestellt wird, lautet »Es gibt keinen Unterschied zwischen den beiden Therapieoptionen«. In der Regel soll mittels eines statistischen Verfahrens die Überlegenheit einer Therapiemodalität gegenüber einer anderen Option belegt werden (*Wirksamkeitsprüfung*, z. B. Testung Verum gegen Placebo; *Überlegen-*

Tabelle 4.2: Charakteristik der Variablen, die in einer Studie erhoben werden können

Variable (Merkmale, Daten)	Beschreibung	Interpretation	Beispiel
nominal	ohne Reihenfolge, Abstände nicht interpretierbar	Verschiedenheit	Blutgruppe (A, B, AB, 0)
ordinal	mit Reihenfolge, Abstände nicht interpretierbar	Verschiedenheit Rangordnung	Stadium (leicht, moderat, schwergradig)
metrisch diskret (intervallskaliert)	mit Reihenfolge, Abstände interpretierbar	Verschiedenheit Rangordnung Abstand	Anzahl Kinder
metrisch stetig, kontinuierlich (verhältnisskaliert)	mit Reihenfolge, Abstände interpretierbar	Verschiedenheit Rangordnung Abstand Verhältnis	Blutdruck

heitsprüfung, z. B. Testung neue Medikation gegen Standardtherapie). Es gibt jedoch auch den Sonderfall, in dem nicht der Unterschied, sondern eine Äquivalenz zwischen zwei Verfahren nachgewiesen werden soll (*Unbedenklichkeitsprüfung, Gleichwertigkeitsprüfung*, z. B. Vergleich zweier aktiver Medikationen). In letzterem Fall gelten besondere Annahmen und Rahmenbedingungen, so wird beispielsweise häufig eine »irrelevante Differenz« zwischen den Effektgrößen der Standardtherapie und der neuen Therapie definiert. Es gibt jedoch keine globale Definition dieser nicht bedeutsamen Differenz.

Die Prüfung der Nullhypothese ist fehlerbehaftet, es kann aufgrund der physiologischen Variabilität und Messfehlern zu zwei Fehlerarten kommen. Der Fehler 1. Art beschreibt ein falschpositives Resultat, d. h. irrtümlicherweise wird angenommen, dass eine neue Therapie besser sei. Das Signifikanzniveau α gibt die Wahrscheinlichkeit an, den Fehler 1. Art zu begehen (Zufallswahrscheinlichkeit). Der Fehler 2. Art beschreibt ein falsch negatives Ergebnis, d. h. das Übersehen einer tatsächlich vorhandenen Überlegenheit der neuen Therapie. Die *Power* gibt die Wahrscheinlichkeit an, den Fehler 2. Art *nicht* zu begehen, also das korrekte Erkennen der Überlegenheit der neuen Therapie (Tabelle 4.3).

Willkürlich festgelegt, aber allgemein akzeptiert, wurde ein Signifikanzniveau von 5 Prozent ($\alpha = 0{,}05$). Ist das Ergebnis eines Signifikanztests, das als p-Wert angegeben wird, kleiner als das festgelegte Signifikanzniveau ($p < 0{,}05$), so liegt statistische Signifikanz vor.

Die Power einer Studie sollte ebenfalls immer angegeben sein, ein Wert von 80 Prozent (0,80) gilt als annehmbar.

Nach Festlegung der akzeptablen Wahrscheinlichkeiten für Entscheidungsfehler (α- und

β-Fehler) hängt die Auswahl eines geeigneten statistischen Tests ab von

▶ Datencharakteristik der Messwerte

Auf Daten einer Nominal- und Rangskala (Ordinalskala) (Tab. 4.2) dürfen nur verteilungsunabhängige Tests (nicht-parametrische Tests) angewendet werden, die sich nach der Rangordnung der Werte richten, wobei dem absoluten Abstand zwischen den Werten keine Bedeutung zugemessen wird (Tab. 4.4).

Für metrisch diskrete oder stetige Daten dürfen auch parametrische Tests Anwendung finden, sofern geprüft wurde oder davon ausgegangen werden kann (z. B. bei sehr großen Stichprobenumfängen), dass die Messwerte eine Normalverteilung (Gauss-Verteilung) aufweisen. Diese parametrischen Tests (z. B. t-Test) sind aussagekräftiger, d. h. trennschärfer als nicht-parametrische Tests (z. B. Wilcoxon-Test) (Tab. 4.4). Nicht normalverteilte metrische Werte können manchmal durch Transformation (mathematische Umwandlung, z. B. durch Logarithmieren, Ziehen der Quadratwurzel, Bildung des reziproken Wertes) in Daten mit Normalverteilung umgewandelt werden.

▶ Studiendesign

Werden mehrere Messungen am gleichen Individuum vorgenommen, so spricht man von abhängigen oder verbundenen Stichproben (Tab. 4.4). In klinischen Studien ist dies z. B. bei einem Cross-over-Design oder Prä-Post-Messungen (Messwerterhebung vor und nach einer Intervention) der Fall. Andere Signifikanztests finden hingegen bei unabhängigen (unverbundenen) Stichproben Anwendung. Solche Daten könnten z. B. bei einem Parallelgruppendesign erhoben werden.

Tabelle 4.3: Darstellung der Fehler, die in einer Studie auftreten können (Vierfeldertafel)

	Studie zeigt, dass die neue Therapie besser ist	Studie zeigt, dass die neue Therapie NICHT besser ist
Die neue Therapie ist tatsächlich besser	Richtig positives Ergebnis (Power: $1-\beta$)	Falsch negatives Ergebnis (β-Fehler, Fehler 2. Art)
Die neue Therapie ist in Wirklichkeit NICHT besser	Falsch positives Ergebnis (α-Fehler, Fehler 1. Art)	Richtig negatives Ergebnis

Tabelle 4.4: Beschreibung einiger Charakteristika statistischer Tests

Parametrischer Test	Statistischer Test, der nur bei Normalverteilung, metrisch diskreten oder stetigen Messdaten (evtl. auch nach vorheriger Transformation) verwendet werden darf
Nichtparameterischer Test	Statistischer Test, der verwendet werden muss, wenn die Daten nicht normalverteilt sind → weniger trennscharf
Einseitiger Test	Statistischer Test, der nur verwendet werden darf, wenn der gemessene Effekt ausschließlich in eine Richtung gehen kann (z. B. wenn nur eine Hemmung, keine Steigerung möglich ist)
Zweiseitiger Test	Statistischer Test, der verwendet werden muss, wenn der gemessene Parameter sich in beide Richtungen verändern kann (Erhöhung und Erniedrigung) → weniger trennscharf
Abhängige Stichproben (verbundene Stichproben)	Daten, die durch mehrere Messungen am selben Individuum gewonnen wurden
Unabhängige Stichproben	Daten, die durch Messungen an verschiedenen, unabhängigen Individuen gewonnen wurden

Die Anzahl der betrachteten Stichproben (Gruppen) in einer Studie hat ebenfalls Einfluss auf die Auswahl eines statistischen Tests. Werden nur zwei Behandlungsgruppen betrachtet, kommen andere Testverfahren zum Einsatz als bei der Auswertung von drei oder mehr Gruppen.

Eine Übersicht über häufig verwendete statistische Signifikanztests für eine gegebene Datencharakteristik bzw. ein Studiendesign findet sich im Anhang II.

4.4.3 Auswertung multipler Endpunkte (Erfolgsvariablen)

Die primären und sekundären Erfolgsvariablen, die in einer Studie erhoben und ausgewertet werden, sollten vor Beginn der Studie klar definiert werden. Die Versuchung, bei nichtsignifikanten Ergebnissen weitere Endpunkte einem statistischen Test zu unterwerfen, ist jedoch gegeben. Werden nur ausreichend viele Variablen getestet, so steigt die kumulative Wahrscheinlichkeit für zumindest ein zufällig signifikantes (d. h. falsch positives) Ergebnis, d. h. durch mehrfaches Testen steigt der Fehler 1. Art.

Daher sollte die Anzahl der getesteten Hypothesen gering gehalten werden. Die Aussage-kraft einer klinischen Untersuchung ist mit vielen Studienteilnehmern und einer geringen Anzahl an Messvariablen (Erfolgsparametern) höher als umgekehrt mit wenigen Teilnehmern und vielen Messvariablen.

Die Statistik bietet jedoch noch weitere Möglichkeiten an, nämlich beispielsweise eine Anpassung der Gesamtwahrscheinlichkeit für ein falsch positives Ergebnis an die Zahl der untersuchten Endpunkte. Die sogenannte Bonferroni-Korrektur ist eine einfache Rechenoperation, bei der das vorgegebene Signifikanzniveau durch die Anzahl an Erfolgsparametern dividiert wird. Das heißt, bei einem α-Fehler von 0,05 und zehn untersuchten Variablen würde das angepasste Signifikanzniveau $\alpha = 0,005$ betragen. Es ist jedoch zu beachten, dass der β-Fehler durch die Bonferroni-Korrektur erhöht wird. Alternativ zur Bonferroni-Korrektur können zur statistischen Auswertung mehrerer Endpunkte auch multivariate Methoden wie die multivariate Varianzanalyse (MANOVA) angewendet werden.

Eine besondere Schwierigkeit bei der Beurteilung von Studienergebnissen liegt darin, dass die Studienleiter möglicherweise zahlreiche Parameter auf eine statistische Signifikanz getestet haben, jedoch nur über die signifikanten Ergebnisse berichten. Eine bessere Beurteilung der Ergebnisse erlauben die Konfidenzintervalle der erhobenen Messwerte.

4.4.4 Konfidenzintervalle (Vertrauensbereiche)

Die Angabe von Konfidenzintervallen der gemessenen Erfolgsvariablen gehört zu den Merkmalen einer qualitativ hochwertigen Studie.

Konfidenzintervalle sind aus den Messwerten der Erfolgsvariablen berechnete Intervalle, innerhalb derer der wahre, aber unbekannte Wert mit einer vorgegebenen Wahrscheinlichkeit liegt. Üblich sind Vertrauenswahrscheinlichkeiten von 95 Prozent.

Das herkömmliche Testen von Hypothesen mittels statistischer Tests führt entweder zur Annahme oder Ablehnung der Nullhypothese. Das Konfidenzintervall liefert zusätzliche Informationen über die Variabilität des Zielparameters, wobei ein breiter Vertrauensbereich Ausdruck einer geringen Präzision ist. Der Vertrauensbereich beschreibt somit die Größe und Wahrscheinlichkeit des Effektes einer Behandlung oder eines anderen Effektes. Daher sollte neben dem Signifikanzniveau p immer zusätzlich der Vertrauensbereich der Werte betrachtet werden.

Das Konfidenzintervall wird in der gleichen Einheit wie die gemessene Erfolgsvariable ausgedrückt. Das Konfidenzintervall eignet sich sowohl für parametrische als auch für nichtparametrische Datenanalysen einzelner Studien oder kumulierter Daten (Meta-Analyse).

4.4.5 Die Relevanz eines statistisch nicht signifikanten Ergebnisses

Ein nicht signifikantes (»negatives«) Ergebnis einer Studie kann bedeuten, dass es entweder tatsächlich keinen Unterschied zwischen den Therapiemodalitäten gibt oder dass die Stichprobenanzahl zu gering war. Ein nicht signifikantes Resultat aufgrund einer zu geringen Anzahl an Studienteilnehmern kann somit zu der Fehlinterpretation verleiten, dass die untersuchten Therapieoptionen äquivalent seien.

Die Wahrscheinlichkeit, einen tatsächlich vorhandenen Unterschied festzustellen, hängt ab von

▶ der Größe des Unterschieds,
▶ der Wahrscheinlichkeit für den Fehler 1. und 2. Art,
▶ Anzahl der Patienten in der Studie.

Die Interpretation einer Studie ohne nachweisbare statistisch signifikante Effekte kann durch die Betrachtung der Konfidenzintervalle dahingehend beurteilt werden, ob eine deutlich größere Studie möglicherweise einen statistisch signifikanten Nutzen erbracht hätte. Falls die Grenze des Konfidenzintervalls eine klinisch bedeutsame Grenze zwischen den Behandlungsgruppen ausmacht, ist die Studie wahrscheinlich nicht definitiv, obwohl sie negativ ausgefallen ist.

4.4.6 Statistische Signifikanz versus klinische Relevanz

Eine statistische Signifikanz eines Therapieeffektes ist nicht gleichbedeutend mit einer klinischen Relevanz. So kann ein statistisch signifikantes Ergebnis unter Umständen klinisch irrelevant sein oder umgekehrt. Während ein großes und oft blindes Vertrauen in Signifikanztests besteht, ist wenig bekannt über Kriterien im Zusammenhang mit klinischen Parametern, die einen klinisch signifikanten Effekt reflektieren. Diskutiert werden zur Beurteilung von klinisch signifikanten Effektgrößen die NNT (*number needed to treat*, s. Kapitel 5 und 12) und die MCE (*minimum clinical efficacy*, s. Kapitel 5).

Es existiert jedoch keine allgemein anerkannte Definition der klinischen Signifikanz. Eine klinische Relevanz muss klinisch bedeutsam und sollte mit einer zukünftigen Änderung der Behandlung von Patienten assoziiert sein. Die Beurteilung oder Definition einer klinischen Signifikanz ist stark von der Perspektive abhängig. So würden Kliniker, Patienten, Forscher, Industrierepräsentanten und Krankenkassen einen Schwerpunkt auf unterschiedliche Kriterien legen, z. B. Effektgröße, Kosten, Therapiedauer, Patientenakzeptanz. Trotz dieser Schwierigkeiten gibt es zunehmend Bestrebungen, eine klinische Relevanz zu definieren und auf eine wissenschaftliche Basis zu stellen, z. B. bei der Erfolgsvariable Lebensqualität.

4.4.7 Fallzahlschätzung: benötigter Stichprobenumfang an Studienteilnehmern

Fallzahlschätzung für randomisiert-kontrollierte Studien

Der für eine Interventionsstudie benötigte Stichprobenumfang hängt ab von der

▶ *Variablencharakteristik*
Daten mit hohem Informationsgehalt und die Erhebung verbundener Stichproben erlauben kleinere Stichprobenumfänge.

▶ *Präzision der Messungen*
Reproduzierbarkeit von Wiederholungsmessungen der Erfolgsvariablen, eine hohe Variabilität der Messungen bedeutet, dass mehr Teilnehmer rekrutiert werden müssen, um einen Behandlungseffekt zu sehen.

▶ *zu erwartetenden Effektgröße*
Je deutlicher der Effekt einer therapeutischen Intervention, desto weniger Studienteilnehmer sind erforderlich, um ihn aufzuzeigen.

▶ *akzeptablen Wahrscheinlichkeiten für α- und β-Fehler*
Unter Annahme eines α-Fehlers von 5 Prozent und einer Power von 80 Prozent ergeben sich in Abhängigkeit des zu erwartenden Effektes angenähert die in Tabelle 4.5 angegebenen erforderlichen Gesamtzahlen an Studienteilnehmern, die nachfolgend gleichmäßig auf die Behandlungsgruppen aufgeteilt werden.

Da die Größe des Behandlungseffektes in der Regel unbekannt ist, erfolgt mittels verschiedener statistischer Verfahren eine *Schätzung* des erforderlichen Stichprobenumfangs. Diese Berechnung und die ihr zugrunde liegenden Überlegungen sollten vor Studienbeginn durchgeführt und berichtet werden.

In der Praxis ergibt sich häufig die Schwierigkeit, dass nicht so viele Patienten rekrutiert werden können, wie eigentlich erforderlich gewesen wären. Die Studie wird dann als *underpowered* oder *low powered* bezeichnet. Falls die Studie ansonsten methodisch einwandfrei ist und die Konfidenzintervalle der Messwerte dokumentiert sind, kann sie dennoch zur Verwendung in einer späteren Meta-Analyse dienlich sein.

Fallzahlschätzung für deskriptive Studien

Der für eine Beobachtungsstudie benötigte Stichprobenumfang hängt ab von

▶ dem Anteil der Bevölkerung, die dem Risikofaktor ausgesetzt (exponiert) ist,
▶ dem Anteil der Bevölkerung, die an einer bestimmten Erkrankung leidet,
▶ der auf den Risikofaktor zurückzuführenden Erkrankungswahrscheinlichkeit bzw. dem expositionsbedingten Anteil Erkrankter,
▶ akzeptablen Wahrscheinlichkeiten für α- und β-Fehler oder der Breite des Konfidenzintervalls.

Mithilfe von Berechnungen oder Tabellen kann der erforderliche Stichprobenumfang *geschätzt* werden.

Tabelle 4.5: Erforderliche Anzahl an Studienteilnehmern zum Nachweis bestimmter Therapieeffekte unter Vorgabe eines α-Fehlers von 5 Prozent und einer Power von 80 Prozent

Nachweisbarer Unterschied im Therapieeffekt zwischen zwei Behandlungsgruppen	Gesamtzahl der benötigten Patienten
5 Prozent	2800
10 Prozent	720
15 Prozent	320
20 Prozent	180
40 Prozent	45

4.5   Interne und externe Validität einer Studie

Die *interne Validität* beschreibt die Verlässlichkeit, mit der die Studie die Studienfrage wahrheitsgemäß beantwortet.

Die interne Validität ist vom Design der Studie abhängig; so ist bei randomisiert-kontrollierten Interventionsstudien die interne Validität des Behandlungsvergleichs durch die Randomisation hoch. Leitlinien zur guten Klinischen Praxis oder auch das CONSORT Statement (s. 4.6.4) zielen auf die Gewährleistung einer hohen methodischen Qualität einer randomisiert-kontrollierten Studie, wodurch in erster Linie die interne Validität erhöht wird. Die interne Validität einer Studie ist die unabdingbare Voraussetzung für ihre externe Validität.

Die *externe Validität* beschreibt die Übertragbarkeit der Studienergebnisse auf die Gesamtpopulation, d. h. auf andere Patienten.

Die externe Validität ist von der Auswahl der Studienteilnehmer abhängig, sie kann durch ein multizentrisches Design einer randomisiert-kontrollierten Studie (d. h. die Studie wird national oder international an mehreren Kliniken durchgeführt) verbessert werden, da hierbei eine Wiederholung der Messungen mit anderen Personen, an einem anderen Ort und zu einer anderen Zeit stattfindet.

4.6   Interventionsstudien: Randomisiert-kontrollierte Studien

Randomisiert-kontrollierte Studien werden bevorzugt für klinische Fragestellungen aus dem Bereich der *Therapie* eingesetzt. Obwohl sie als der »Goldstandard« in der medizinischen Forschung gelten, können nicht alle klinischen Fragestellungen mit diesem Studienkonzept beantwortet werden.

4.6.1   Studiendesign

Eine randomisiert-kontrollierte Studie ist vom Konzept her immer prospektiv. Eine Gruppe von Teilnehmern (Patienten) wird rekrutiert und gleichmäßig und zufällig (randomisiert) zwei verschiedenen Therapieoptionen zugeordnet (Parallelgruppendesign; Abb. 4.1). So wird ein neues Therapiekonzept mit einer herkömmlichen Op

tion oder einer Scheinbehandlung als Kontrolle verglichen. Um auszuschließen, dass die Erwartungshaltung des Patienten oder Arztes an die neue Therapieoption zu einer Beeinflussung der Ergebnisse führt, wird zudem in der Regel verblindet behandelt. Falls sowohl der Arzt als auch der Patient die Identität der jeweils verabreichten Medikation nicht kennen, spricht man von einer *Doppelblind-Studie*. In *einfach blinden* Studien

× Fallbeispiel
Eine Gruppe postmenopausaler Frauen wird randomisiert mit einer Hormontherapie oder einer Placebotherapie behandelt. Beide Gruppen werden über mehrere Jahre betrachtet, erfasst wird die Inzidenz von Herzinfarkten (Abb. 4.2).

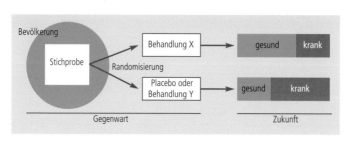

Abb. 4.1: Schematische Darstellung eines randomisiert-kontrollierten Studiendesigns

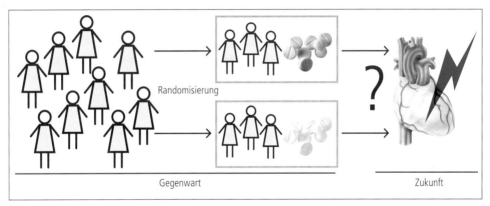

Abb. 4.2: Untersuchung der Effekte einer Hormontherapie auf die Häufigkeit von Herzinfarkten bei postmenopausalen Frauen mittels eines randomisiert-kontrollierten Studiendesigns

kennt entweder nur der Prüfarzt oder nur der Patient die Identität der Medikation nicht. Nicht verblindete Untersuchungen werden als *offene Studien* bezeichnet.

Durch diese Maßnahmen sollen in randomisiert-kontrollierten Studien Struktur-, Behandlungs- und Beobachtungsgleichheit der Gruppen gewährleistet werden.

Randomisierung

Da die Randomisierung die Basis für einen validen Therapievergleich ist, muss diese korrekt durchgeführt werden. Es soll die bewusste oder unbewusste Auswahl von Patienten für die Zuordnung in eine Therapiegruppe vermieden werden. Vielmehr sollen sowohl die bekannten als auch unbekannten Prognose- und Risikofaktoren der Teilnehmer ausgeglichen auf die Gruppen verteilt werden. So sollte die Randomisierung von einer anderen Person durchgeführt werden als der, die die Studienteilnehmer rekrutiert oder anderen Kontakt zu ihnen hat. Die Zuordnung eines Teilnehmers zu einer Behandlungsgruppe sollte erst nach Beendigung der Studie offengelegt werden.

Es gibt verschiedene Prinzipien der Randomisierung:

▶ *Einfache Randomisierung*
Eine einfache Randomisierung kann z. B. mit einer Zufallszahltabelle erreicht werden. Eine gleichmäßige Verteilung der Studienteilnehmer in Bezug auf ihre Basischarakteristika (z. B. Alter, Geschlecht, Schweregrad der Er-

krankung) auf die Behandlungsgruppen ist jedoch nur bei sehr großen Patientenzahlen sichergestellt.

▶ *Blockrandomisierung*
Eine Ausgewogenheit der Teilnehmergruppengröße wird durch eine Blockrandomisierung ermöglicht. Eine vorgegebene Anzahl an Patienten wird zu gleichen Teilen zufällig einer Behandlungsgruppe zugewiesen, was zur Folge hat, dass in allen Behandlungsgruppen nach einer gewissen Zeit gleich viele Patienten sind.

▶ *Stratifizierte Blockrandomisierung*
Um eine Gleichverteilung der Patienten bezüglich ihrer Basischarakteristika sicherzustellen, erfolgt eine »Schichtenbildung« (Stratifizierung) nach Prognose- oder Risikofaktoren (z. B. Stadium einer Erkrankung). Die Patienten eines Stratums werden dann mittels Blockrandomisierung den Therapieoptionen zugeordnet. Eine stratifizierte Blockrandomisierung erlaubt die Berücksichtigung von höchstens zwei oder drei Basischarakteristika. Insbesondere kleinere Studien profitieren von dieser Methode.

Spezielle Terminologie in randomisiert-kontrollierten Studien

Bei der Konzeption und Durchführung von Therapiestudien hat sich eine eigene international anerkannte englischsprachige Terminologie entwickelt, deren Begriffe oft nur schwer zu übersetzen sind (Tabelle 4.6).

Spezielle Studienformen: klinische Phasen der Arzneistoffentwicklung

Bei der Entwicklung neuer Arzneistoffe stellen die klinischen Phasen Interventionsstudien mit besonderem Design dar (Tabelle 4.7).

4.6.2 Vor- und Nachteile des Studiendesigns

Randomisiert-kontrollierte Studien erlauben eine klare Aussage zur Kausalität zwischen Exposition und Resultat der Exposition. Verzerrungen sind durch die randomisierte und nach Möglichkeit auch verblindete Intervention theoretisch ausge-

Tabelle 4.6: Erläuterung häufig verwendeter Begriffe in randomisiert-kontrollierten Studien

Begriff	Erläuterung
Run-in period	Einige Studien sind so konzipiert, dass vor der Randomisierung der Teilnehmer für die Behandlungsgruppen eine mehrwöchige Phase der Beobachtung stattfindet. In dieser Zeit erhalten die Teilnehmer entweder keine (Placebo) oder eine einheitliche Therapie. Ziel dieser Beobachtungsperiode ist die Identifizierung derjenigen Patienten, die die Medikationsvorschriften nicht einhalten (Non-Compliance), bzw. derjenigen Patienten, die unter einheitlicher Therapie entweder unerwünschte Wirkungen erfahren oder nicht auf die Therapie ansprechen. Diese werden dann in der Regel vor Studienbeginn ausgeschlossen. Dies beeinflusst die externe Validität der Studie.
Cross-over	Spezielles Design, bei dem es nach einer Behandlungsphase zu einem kreuzweisen Wechsel der Therapien zwischen den beiden Behandlungsgruppen kommt. Es findet dann eine zweite Behandlungsphase mit der anderen Medikation statt. Damit erhält jeder Studienteilnehmer beide Behandlungen, nur die Reihenfolge der Verabreichung wird zufällig festgelegt. Mit diesem Design kann die Anzahl der benötigen Studienteilnehmer reduziert werden, da jeder Patient als seine eigene Kontrolle fungiert und die intraindividuelle Variabilität kleiner als die interindividuelle Variabilität sein wird. Das Studiendesign eignet sich nur für chronische Erkrankungen, die symptomatisch behandelt werden. Weitere Anwendung findet das Design in der Arzneistoffentwicklung klinische Phase I.
Carry-over	Überhangeffekte; in Studien mit Cross-over-Design können Therapieeffekte von der ersten in die zweite Behandlungsperiode übertragen werden, falls keine hinreichend lange Wartezeit (s. Wash-out) vor Beginn der zweiten Periode eingehalten wird.
Wash-out	Behandlungsfreie Auswaschphase, die in Studien mit Cross-over-Design zwischen den Behandlungsperioden eingehalten wird, damit die Wirkung der vorangegangenen Behandlung abklingen kann.
Follow-up	Nachkontrolle, Nachbeobachtung von Teilnehmern einer Studie. Dies ist eine wichtige Datenquelle für Langzeiteffekte einer Therapie.
Double dummy	Technik, die bei verblindeten Studien mit zwei aktiven Medikationen angewendet wird. Zu jeder aktiven Therapie wird ein identisches Placebo hergestellt und jede Gruppe erhält sowohl eine aktive Substanz als auch ein Placebo. Dies ist insbesondere dann wichtig, wenn Medikationen verglichen werden, die unterschiedlich appliziert werden, z. B. inhalativ und peroral. In dem Fall würde eine Gruppe ein perorales Verum und ein inhalatives Placebo erhalten, die andere Gruppe ein perorales Placebo und ein inhalatives Verum.
Allocation concealment	Geheimhaltung der Zuweisung zu einer Behandlungsgruppe; die Sequenz der Zuordnung zu einer Therapie soll von der Person, die die Patienten rekrutiert, nicht vorhersehbar sein.
Competing interests	Möglicher Interessenkonflikt der Studienleiter, z. B. durch Sponsoring der Studie durch eine Firma.

Tabelle 4.7: Klinische Phasen der Arzneistoffentwicklung

Phase I	*Ziel:* Ermittlung der maximal verträglichen Dosis, Sicherheit und Pharmakokinetik
	Teilnehmer: eine kleine Anzahl gesunder Freiwilliger (Probanden); Ausnahme: im Bereich der Onkologie wird aus ethischen Gründen auch in der Phase I an Patienten getestet
	Design: in der Regel offene Studie, häufig Cross-over-Design
Phase II	*Ziel:* Erste Wirksamkeitsprüfung, Findung der Therapiedosis, Ermittlung der Sicherheit, Verträglichkeit, Dosis-Wirkungs-Beziehung, Pharmakokinetik und -dynamik
	Teilnehmer: bis zu 300 Patienten mit der Erkrankung, die mit dem neuen Arzneimittel therapiert werden soll
	Design: offenes nicht kontrolliertes oder randomisiert-kontrolliertes Design; in der Onkologie meistens randomisiert-kontrolliertes Design
Phase III	*Ziel:* Ermittlung der Wirksamkeit und Sicherheit
	Teilnehmer: ca. 500 bis 3000 Patienten
	Design: randomisiert-(placebo-)kontrolliertes Design, in der Regel doppelblind

Zulassung/Markteinführung des Arzneimittels

Phase IV	*Ziel:* Ermittlung der Wirksamkeit und Sicherheit, Identifizierung seltener unerwünschter Wirkungen (UAW), Anwendungsoptimierung
	Teilnehmer: alle Patienten, die das neue Arzneimittel nach seiner Markteinführung verschrieben bekommen
	Design: häufig ein deskriptives Studiendesign; Fallberichte können Hinweise auf seltene UAW geben

schlossen. Da lediglich eine eng umgrenzte klinische Fragestellung angesprochen werden kann und die Teilnehmer der Studie durch die Intervention einer potenziellen Schädigung ausgesetzt werden können, eignet sich dieser Studientyp nur für sehr ausgereifte Fragestellungen. Aus ethischen Erwägungen können nicht alle interessierenden klinischen Fragestellungen in einer randomisiert-kontrollierten Studie untersucht werden. Die Vor-und Nachteile des Studiendesigns sind in Tabelle 4.8 aufgeführt.

Weitere Einschränkungen von randomisiert-kontrollierten Studien sind, dass die Einschlusskriterien in der Regel sehr eng gefasst sind, sodass kaum sehr junge oder sehr alte Patienten eingeschlossen werden und die Teilnehmer sel-

Tabelle 4.8: Vor- und Nachteile randomisiert-kontrollierter Studien

Vorteile des Studiendesigns	Nachteile des Studiendesigns
Eingehende Untersuchung einer Variablen in einer definierten Patientengruppe	Teuer und zeitaufwendig, daher:
	▶ oft zu wenige Patienten eingeschlossen, zu kurzer Beobachtungszeitraum
Vergleich identischer Patientengruppen → potenziell werden Fehlschlüsse und voreingenommene Beurteilungen ausgeschlossen	▶ Verwendung von Surrogatendpunkten anstatt klinischer Endpunkte
	▶ Mögliche Interessenskonflikte aufgrund Sponsoring durch Firmen
Gute Kontrolle über Patientenauswahl und Studienverlauf aufgrund prospektiven Designs	Versteckte Ergebnisverzerrung bei:
	▶ unzureichender Randomisierung
Spätere Meta-Analyse ist möglich: Kombination numerischer Daten aus mehreren ähnlichen Studien	▶ Selektion von Patienten, die die Einschlusskriterien erfüllen, für die Randomisierung
	▶ Studienauswertung durch Personen, denen die Randomisierung bekannt ist

ten Co-Morbiditäten aufweisen. Dies macht die Übertragbarkeit der Ergebnisse auf Alltagsbedingungen oft schwierig (Tab. 4.10).

4.6.3 Informationsertrag

Das Ergebnis einer randomisiert-kontrollierten Studie erlaubt eine Aussage über die Größe von Therapieeffekten und die Kausalität.

Die Auswertung ist geradlinig durch statistische Analyse der primären Studienhypothese. Jedoch muss bedacht werden, wie mit Studienteilnehmern verfahren wird, die die Studie abgebrochen haben oder sich nicht gemäß Studienprotokoll verhalten haben, z. B. nicht compliant waren. Es stehen verschiedene Auswertungsmöglichkeiten zur Verfügung (Tabelle 4.9).

Der Ausschluss von Studienteilnehmern, die die Studie nicht protokollgemäß durchgeführt oder vorzeitig beendet haben, kann zu Verzerrungen führen, die fast immer zugunsten der Intervention ausfallen. Werden beispielsweise alle Patienten von der Auswertung ausgeschlossen, die die Studienmedikation aufgrund von unerwünschten Wirkungen nicht weiter eingenommen haben, so erscheint diese Medikation als zu gut verträglich. In gleicher Weise erscheint die Medikation als zu wirksam, wenn die Patienten, die aufgrund einer nicht verspürten Wirkung nicht compliant waren, nicht in die Effektanalyse einbezogen werden.

Es gehört daher zum Standard einer guten Studie, eine Auswertung »intention-to-treat« vorzunehmen, auch wenn dadurch der Behandlungseffekt möglicherweise unterschätzt wird.

4.6.4 Beurteilung der methodischen Qualität

Valide Schlussfolgerungen über Behandlungseffekte können nur bei hoher methodischer Qualität einer Studie gezogen werden. Eine Einschätzung der methodischen Qualität einer randomisiert-kontrollierten Studie im Parallelgruppendesign kann mithilfe des CONSORT Statements (CONSORT: *Consolidated Standards of Reporting Trials*) vorgenommen werden. Diese Erklärung wurde von einer internationalen Gruppe aus Wissenschaftlern und Herausgebern biomedizinischer Zeitschriften konzipiert und weiterentwickelt. Seit der Veröffentlichung ist die Berichtsqualität randomisiert-kontrollierter Studien gestiegen, sie ist jedoch immer noch suboptimal. Das CONSORT Statement soll

▶ die Berichtsqualität randomisiert-kontrollierter Studien verbessern,

▶ dem Leser das Verständnis der Studie erleichtern,

▶ eine Einschätzung der Verlässlichkeit und Relevanz der Ergebnisse ermöglichen.

Das Statement enthält eine *Checkliste* mit 22 Punkten, die essenzielle Bestandteile und Qualitätsmerkmale einer Studie spezifizieren. Diese Merkmale beziehen sich auf Titel und Zusammenfassung, Einleitung, Methoden, Ergebnisse und ihre Diskussion. Ein Fehlen dieser Informationen ist erfahrungsgemäß mit verzerrten Einschätzungen der Behandlungseffekte assoziiert. Weiterhin kann anhand eines *Flussdiagramms* die in die Studie ein- und ausgeschlossenen Patienten in den Phasen der Rekrutierung und Randomisierung, der Nachbeobachtung *(follow-up)*

Tabelle 4.9: Auswertungsmöglichkeiten randomisiert-kontrollierter Studien

Intention-to-treat (as randomized)	Es erfolgt eine Auswertung aller Daten gemäß Studienplan, d. h. auf der Basis der Gesamtzahl der ursprünglich in die Behandlungsgruppe eingeschlossenen Teilnehmer, auch wenn es bekanntermaßen zu Protokollverstößen gekommen ist.
Per protocol	Es werden nur die Daten der Patienten ausgewertet, die sich an das Protokoll gehalten haben.
As treated	Es erfolgt eine Auswertung gemäß der Medikation, die die Patienten tatsächlich erhalteen haben; es wird damit ein Wechsel von Patienten zwischen den Behandlungsgruppen berücksichtigt.

und Datenanalyse eine Bilanzierung der Patientenzahlen vorgenommen werden. Dies ermöglicht eine Einschätzung, ob eine Auswertung *intention-to-treat* durchgeführt wurde. Die aufgelisteten Qualitätsmerkmale zielen schwerpunktmäßig auf die Verbesserung der *internen Validität* randomisiert-kontrollierter Studien.

Die *externe Validität* ist oft limitiert, da dieser Studientyp nicht darauf abzielt, den Nutzen durch die Medikation in der klinischen Praxis nachzuweisen. Die externe Validität randomisiert-kontrollierter Studien wird generell durch jeden Unterschied zwischen dem Studienprotokoll und der Routinepraxis beeinflusst (Tabelle 4.10).

Tabelle 4.10: Faktoren, die die externe Validität einer randomisiert-kontrollierten Studie beeinflussen können

Umfeld der Studie	▶ Organisation des Gesundheitssystems in dem Land, in dem die Studie stattfindet ▶ Spezialisierung teilnehmender Studienzentren und Kliniken kann Erfolgsraten in der Studie verbessern
Auswahl/Charakteristika der Patienten	▶ Studienteilnehmer oft nicht repräsentativ für alle Patienten mit der Erkrankung von Interesse (Alter, Geschlecht, Schweregrad der Erkrankung, Begleiterkrankungen und -medikationen, sozioökonomischer Status) ▶ Selektion von Studienteilnehmern durch die run-in period (s. 4.6.1)
Erfolgsvariablen und Nachkontrolle	▶ klinische Relevanz der Erfolgsvariablen (s. 4.3) ist nicht immer gegeben ▶ patientenbezogene Erfolgsvariablen spielen in der Studie oft eine geringe, in der Praxis jedoch eine große Rolle ▶ Behandlungsdauer oft zu kurz, der initiale Therapieerfolg ist nicht zwangsläufig ein guter Prädiktor für den Langzeiterfolg
Unerwünschte Arzneistoffwirkungen	Stringente Auswahl der Studienteilnehmer, Behandlung in spezialisierten Zentren und intensive Überwachung erniedrigen das Risiko für unerwünschte Arzneistoffwirkungen im Vergleich zur Routinepraxis

4.7 Beobachtende Studien: Kohortenstudien

Kohortenstudien werden bevorzugt für klinische Fragestellungen aus dem Bereich der *Prognose* oder der *Ätiologie* eingesetzt. Der Begriff Kohorte wurde bei den Römern für eine Gruppe von Soldaten, die gemeinsam marschiert, verwendet. In der klinischen Forschung wird in einer Kohortenstudie eine Patientengruppe über einen Zeitraum betrachtet. Eine Kohortenstudie verfolgt zwei Ziele, zum einen die *Beschreibung* der Inzidenz eines bestimmten Ereignisses in einem Zeitraum, zum anderen die *Analyse* der Assoziation zwischen einem potenziellen Risikofaktor und dem betrachteten Ereignis.

4.7.1 Studiendesign

Vom Konzept her können Kohortenstudien sowohl *prospektiv* als auch *retrospektiv* angelegt

sein. Bei einem prospektiven Design definiert der Studienleiter die zu betrachtende Patientengruppe und erfasst potenzielle Risikofaktoren, bevor das Ereignis von Interesse eingetreten ist. Bei einem retrospektiven Design erfasst der Studienleiter nach Definition der zu betrachtenden Patientengruppe das Ereignis von Interesse, nachdem es eingetreten ist, und sammelt Informationen über eine mögliche Risikoexposition in der Vergangenheit (Abb. 4.3).

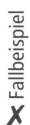

✗ Fallbeispiel

Eine Kohorte (Gruppe) von postmenopausalen Frauen wird über einen Zeitraum betrachtet. Erfasst wird die Inzidenz von Herzinfarkten bei Anwenderinnen von Hormonen und bei solchen, die keine Hormone substituiert haben (Abb. 4.4).

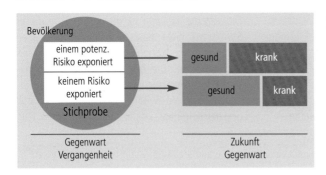

Abb. 4.3: Schematische Darstellung des Designs einer Kohortenstudie

4.7.2 Vor- und Nachteile des Studiendesigns

Kohortenstudien haben verschiedene Vor- und Nachteile, die es sorgfältig abzuwägen gilt, wenn dieses Studiendesign gewählt werden soll. Der Beobachtungszeitraum kann unter Umständen sehr lang sein, was bei prospektiv gestalteten Studien die Gefahr eines hohen Verlustes an Studienteilnehmern mit sich bringt. Die Vor- und Nachteile des Studiendesigns sind in Tabelle 4.11 aufgeführt.

Bei Kohortenstudien ist Vorsicht geboten bei der Verwendung oder Auswertung »historischer Daten«, d. h. Daten, die Jahre oder Jahrzehnte zuvor erhoben wurden, da diesen unter Umständen andere Therapieschemata, pharmakotherapeutische oder diagnostische Möglichkeiten zugrunde lagen.

4.7.3 Informationsertrag

Eine Kohortenstudie erlaubt primär eine Aussage über die Korrelation zweier Parameter. Eine Kor-relation ist aber nicht gleichbedeutend mit einer kausalen Verknüpfung der erhobenen Größen. So kann in einem Zeitintervall ein vermehrtes Auftreten von Weißstörchen mit einer erhöhten Geburtenrate korreliert sein, eine kausale Verknüpfung ist jedoch nicht anzunehmen.

Wird ein kausaler Zusammenhang zwischen einer Exposition und einem Ereignis vermutet, so können die von Bradford Hill postulierten Kriterien zur Prüfung auf Kausalität herangezogen werden (Tab. 4.12).

Aus dem Ergebnis einer Kohortenstudie können folgende Parameter berechnet werden (Methode der Berechnung siehe Kap. 12):
- *Inzidenz* einer Erkrankung,
- *Relatives Risiko* für das Auftreten eines Ereignisses (Krankheit).

4.7.4 Beurteilung der methodischen Qualität

Valide Schlussfolgerungen sind von der methodischen Qualität einer Kohortenstudie abhängig. Analog zu den definierten Qualitätskriterien ran-

Tabelle 4.11: Vor- und Nachteile einer Kohortenstudie

Vorteile des Studiendesigns	Nachteile des Studiendesigns
Mehrere Endpunkte können gleichzeitig untersucht werden	Hohe Anzahl an Studienteilnehmern erforderlich
Gute Kontrolle über Patientenauswahl bei prospektivem Design	Nicht geeignet für selten auftretende Parameter (Krankheiten)
	Lange Dauer und hohe Kosten bei prospektivem Design

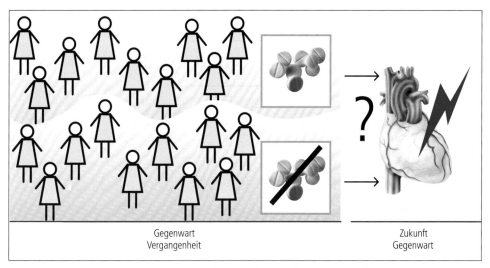

Abb. 4.4: Untersuchung der Effekte einer Hormontherapie auf die Häufigkeit von Herzinfarkten bei postmenopausalen Frauen mittels einer Kohortenstudie

domisiert-kontrollierter Studien existiert eine junge Initiative, die sich mit Qualität der Berichterstattung deskriptiver Studien beschäftigt. Das STROBE Statement (STROBE: *Strengthening the Reporting of Observational Studies in Epidemiology*) hat ein Instrument zur Beurteilung der Qualität der Berichterstattung von Kohortenstudien, Fall-Kontrollstudien und Querschnittsstudien erarbeitet. Dieses Statement enthält eine *Checklis-te* mit 22 Punkten, die essenzielle Bestandteile und Qualitätsmerkmale einer Studie spezifizieren. Diese Merkmale beziehen sich auf Titel und Zusammenfassung, Einleitung und Hintergrund, Methoden, Ergebnisse und ihre Diskussion. Diese Checkliste ist ein wertvolles Hilfsmittel, sie kann kostenlos von der entsprechenden Website heruntergeladen werden.

Tabelle 4.12: Kausalitätskriterien nach Bradford Hill

Stärke der Korrelation	Eine schwache Assoziation könnte auch Zufall sein
Konsistenz der Beziehung	Der Effekt ist reproduzierbar in anderen Studien, unter anderen Bedingungen
Spezifität des Effektes	Der Effekt ist klar abgrenzbar, ist mit einem spezifischen Ereignis/Krankheit verknüpft
Zeitliche Sequenz	Die postulierte Ursache geht der postulierten Wirkung voraus
Dosis-Wirkungsbeziehung	Eine stärkere Exposition führt zu einem stärkeren Effekt
Biologische Plausibilität	Kausalbeziehung ist biologisch plausibel
Kohärenz	Übereinstimmung mit aktuellem Wissensstand zur Ätiologie und Pathogenese einer Erkrankung
Experimentelle Evidenz	Belege aus experimentellen Studien liegen vor
Analogie zu ähnlichen Kausalzusammenhängen	

4.8 Beobachtende Studien: Fall-Kontrollstudien

Fall-Kontrollstudien werden bevorzugt für klinische Fragestellungen aus dem Bereich der *Ätiologie* eingesetzt.

4.8.1 Studiendesign

Fall-Kontrollstudien sind vom Konzept her immer retrospektiv. Es werden zwei Patientengruppen parallel untersucht, eine Gruppe, in der ein bestimmtes Ereignis (Erkrankung) aufgetreten ist (»Fälle«) wird mit einer anderen Gruppe, in der das Ereignis nicht aufgetreten ist (»Kontrollen«) verglichen. Ermittelt wird, ob die Studienteilnehmer in der Vergangenheit potenziellen Risikofaktoren ausgesetzt waren (Abb. 4.5).

✗ Fallbeispiel Eine Gruppe von postmenopausalen Frauen, die einen Herzinfarkt erlitten hat (Fälle) wird mit einer Gruppe gesunder postmenopausaler Frauen vergleichen (Kontrollen). Erfragt wird die Anwendung von Hormonen (Abb. 4.6).

4.8.2 Vor-und Nachteile des Studiendesigns

Eine große Stärke der Fall-Kontrollstudie ist, dass – im Vergleich zu anderen Studiendesigns – nur relativ wenige Patienten für die Erhebung benötigt werden. Die größte Herausforderung liegt in der sorgfältigen Auswahl der Kontrollen. Bei Fall-

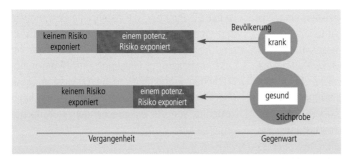

Abb. 4.5: Schematische Darstellung des Designs einer Fall-Kontrollstudie

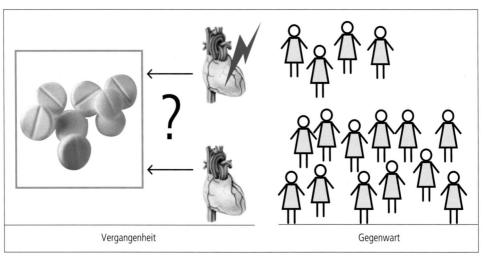

Abb. 4.6: Untersuchung der Effekte einer Hormontherapie auf die Häufigkeit von Herzinfarkten bei postmenopausalen Frauen mittels einer Fall-Kontrollstudie

Tabelle 4.13: Vor- und Nachteile einer Fall-Kontrollstudie

Vorteile des Studiendesigns	Nachteile des Studiendesigns
Gut geeignet für ▸ selten auftretende Parameter (Krankheiten) ▸ Erkrankungen, die mit sehr langer Latenzzeit nach Exposition mit einem potenziellen Risikofaktor auftreten ▸ Fragestellungen, für die ein anderes Studiendesign aus ethischen Gründen nicht infrage kommt (z. B. teratogene Effekte von Arzneistoffen)	Nur jeweils ein Endpunkt (Ereignis, Krankheit) kann untersucht werden
Kurze Dauer, geringe Kosten	Anfällig für Verzerrungen (Bias)

Kontrollstudien muss man sich zudem bewusst machen, dass auch die Auswahl der Fälle nicht repräsentativ für alle Erkrankten ist, da nur diejenigen in die Studie eingeschlossen werden können, deren Krankheit richtig diagnostiziert wurde und die sich in ärztlicher Behandlung befinden oder befanden. Die Vor- und Nachteile des Studiendesigns sind in Tabelle 4.13 aufgeführt.

4.8.3 Informationsertrag

Fall-Kontrollstudien erlauben, die Stärke der Assoziation zwischen der Exposition mit einem potenziellen Risikofaktor und dem Auftreten eines Ereignisses (Erkrankung) zu berechnen. Aus dem Ergebnis einer Kohortenstudie können die sogenannte Odds Ratio (Chancenverhältnis, Kreuzproduktverhältnis) für das Auftreten eines Ereignisses (Krankheit) berechnet werden (s. a. Kapitel 12).

4.8.4 Beurteilung der methodischen Qualität

Siehe STROBE Statement (STROBE: *Strengthening the Reporting of Observational Studies in Epidemiology*), Beschreibung 4.7.4.

4.9 Beobachtende Studien: Querschnittsstudien

Querschnittsstudien (*engl.* cross-sectional surveys) werden bevorzugt für klinische Fragestel-

lungen aus dem Bereich *Diagnose* und *Screening* eingesetzt. In einer Querschnittsstudie wird eine definierte Gruppe aus einer festgelegten Zielpopulation zu einem festgelegten Stichtermin betrachtet.

4.9.1 Studiendesign

Eine Querschnittsstudie ähnelt von der Konzeption der Kohortenstudie mit dem Unterschied, dass die Erhebung der Daten unmittelbar und nicht nach einer Beobachtungsperiode erfolgt (Abb. 4.7).

4.9.2 Vor- und Nachteile des Studiendesigns

Querschnittsstudien können in einer definierten Population einen raschen Einblick über Gesundheitsstatus und Exposition mit verschiedenen potenziellen Risikofaktoren geben. Querschnittsstudien sind ebenfalls zur Hypothesengenerierung geeignet. Die Vor-und Nachteile des Studiendesigns sind in Tabelle 4.14 aufgeführt.

✗ Fallbeispiel

Eine Gruppe von postmenopausalen Frauen wird zu einem Zeitpunkt betrachtet. Erfragt wird die Vorgeschichte eines Herzinfarktes (Prävalenz) bei Anwenderinnen von Hormonen und bei solchen, die keine Hormone substituiert haben (Abb. 4.8).

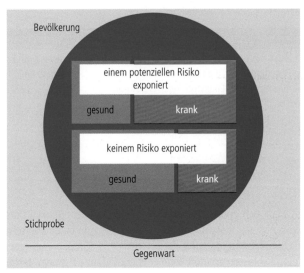

Abb. 4.7: Schematische Darstellung des Designs einer Querschnittsstudie

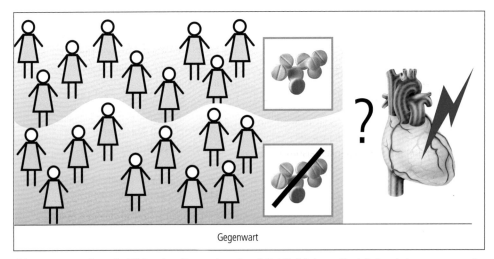

Abb. 4.8: Untersuchung der Effekte einer Hormontherapie auf die Häufigkeit von Herzinfarkten bei postmenopausalen Frauen mittels einer Querschnittsstudie

Tabelle 4.14: Vor- und Nachteile einer Querschnittsstudie

Vorteile des Studiendesigns	Nachteile des Studiendesigns
Mehrere Erfolgsvariablen können gleichzeitig untersucht werden	Nicht geeignet für selten auftretende Parameter (Krankheiten)
Guter Vorläufer einer Kohortenstudie	

4.9.3 Informationsertrag

Eine Querschnittsstudie erlaubt ebenfalls die Untersuchung von Assoziation zwischen einer Exposition und dem Auftreten einer Erkrankung. Die Studienform eignet sich für Aussagen über Erkrankungen, die sich langsam entwickeln. Der Nachweis einer Kausalität ist jedoch schwächer als bei einer Kohortenstudie, da aufgrund des Zeitrahmens nicht sichergestellt ist, dass die postulierte Ursache der Wirkung (z. B. Erkrankung) vorangegangen ist. Aus dem Ergebnis einer Querschnittsstudie kann die Prävalenz einer Erkrankung oder eines potenziellen Risikofaktors berechnet werden (s. a. Kap. 12).

4.9.4 Beurteilung der methodischen Qualität

Siehe STROBE Statement (STROBE: *Strengthening the Reporting of Observational Studies in Epidemiology*), Beschreibung 4.7.4.

Sofern eine Querschnittsstudie zur Etablierung oder Validierung eines diagnostischen Verfahrens eingesetzt wird, kann eine weitere Erklärung die Beurteilung des Verfahrens unterstützen und das Auffinden der Quellen möglicher Verzerrung (Bias) erleichtern, das STARD Statement (STARD: *Standards for Reporting Studies of Diagnostic Accuracy*).

 Fragen zur Repetition / Vertiefung

▶ Handelt es sich bei der Messung a) des Blutdrucks, b) der Nierenfunktion um klinische Endpunkte oder Surrogatendpunkte?

▶ Um welchen Typus einer Variablen handelt es sich bei: Geschlecht, Blutglucosekonzentration, Größe, Temperatur in °C, Temperatur in K, Zeit?

▶ Wie lautet die präzise klinische Fragestellung für die folgende Untersuchung? Welches Studiendesign wurde angewendet? Welche Maßzahl eignet sich zur Beschreibung des Ergebnisses?
Um zu untersuchen, ob sedierende Effekte psychotroper Arzneistoffe im Zusammenhang mit Oberschenkelhalsbrüchen stehen, wurden die Daten von 1176 Männern und Frauen, die eine Fraktur erlitten hatten, und 5739 Personen ohne Fraktur untersucht. Personen, die mit kurz wirksamen Tranquillantien behandelt wurden, hatten kein erhöhtes Risiko für einen Oberschenkelhalsbruch. Demgegenüber war eine Risikoerhöhung bei Personen, die mit Tranquillantien mit einer Halbwertszeit von mehr als 24 Stunden behandelt wurden, festzustellen.

▶ Nennen Sie Beispiele für Situationen, in denen die Durchführung einer randomisiert-kontrollierten Studie a) unnötig, b) undurchführbar, c) unangemessen wäre.

▶ Bei welchen Erkrankungen sollte kein Cross-over-Design für eine Therapiestudie gewählt werden?

▶ Welches Studiendesign hat eine Kontrollgruppe, aber weder ein prospektiv geplantes Follow-up noch randomisierte Patienten?

▶ Wie kann eine Verblindung in randomisiert-kontrollierten Studien realisiert werden? Wie kann der Erfolg einer Verblindung überprüft werden?

▶ Muss das Votum einer Ethikkommission auch für eine Studie mit deskriptivem Design eingeholt werden?

Literatur

Greenhalgh, T.: Einführung in die Evidencebased Medicine, 2. Aufl., Verlag Hans Huber Bern 2003

Schumacher, M.; Schulgen, G.: Methodik klinischer Studien, Springer Verlag Berlin 2002

Hulley, S. B.; Cummings, S. R.; Browner, W. S.; Grady, D.; Hearst, N.; Newman, T. B.: Designing Clinical Research, 2nd ed., Lippincott Williams & Wilkins Philadelphia 2001

Sackett, D. L.; Straus, S. E.; Richardson, W. S.; Rosenberg, W.; Haynes, R. B.: Evidencebased Medicine, 2nd ed., Churchill Livingstone Edinburgh 2000

Sachs, L.: Angewandte Statistik, 11. Aufl., Springer Verlag Berlin 2004

Cooper, R.; Kaanders, J.: Biological surrogate endpoints in cancer trials: potential uses, benefits and pitfalls. Eur J Canc 2005, 41: 1261–1266

Mills, E. J.; Wu, P.; Gagnier, J.; Devereaux, P. J.: The quality of randomized trial reporting in leading medical journals since the revised CONSORT statement. Contemp Clin Trials 2005, 26: 480–487

Rothwell, P. M.: External validity of randomized controlled trials: »To whom do the results of this trial apply?«. Lancet 2005, 365: 82–93

Schulz, K. F.; Grimes, D. A.: Multiplicity in randomized trials I: endpoints and treatments. Lancet 2005, 365: 1591–1595

Schulz, K. F.; Grimes, D. A.: Sample size calculations in randomized trials: mandatory and mystical. Lancet 2005, 365: 1348–1353

Altman, D. G.; Bland, J. M.: Absence of evidence is not evidence of absence. BMJ 1995, 311: 485

Lange, S.; Freitag, G.: Therapeutic equivalence – clinical issues and statistical methodology in noninferiority trials. Biom J 2005, 47: 12–27

Greenstein, G.: Clinical versus statistical significance as they relate to the efficacy of periodontal therapy. Am J Dent Assoc 2003, 134: 583–591

Wyrwich, K. W.; Bullinger, M.; Aaronson, N.; Hays, R. D.; Patrick, D. L.; Symonds, T.: Estimating clinically significant differences in quality of life outcomes. Qual Life Res 2005, 14: 285–295

Beck-Bornholdt, H. P.; Dubben, H. H.: Multiple Signifikanztests und ihre Bedeutung bei der Beurteilung von Resultaten. Strahlenther Onkol 2000, 176: 344–349

Hill, A. B.: The environment and disease: association or causation? Proc R Soc Med 1965, 58: 295–300

Raabe, A.; Dubben, H. H.; Beck-Bornholdt, H. P.: Der Fehler zweiter Art und seine Bedeutung bei der Beurteilung von Resultaten. Strahlenther Onkol 2000, 176: 491–497

STROBE Statement, [http://www.strobe-statement.org/], Version 3 September 2005

STARD Statement, [http://www.consort-statement.org/ stardstatement.htm], November 2001

CONSORT Statement, [http://www.consort-statement.org/Statement/revisedstatement.htm], 2001

P. Högger

5 Nutzen-Risiko-Bewertung einer Arzneimitteltherapie

Jede Arzneimitteltherapie ist neben dem Nutzen auch mit einem potenziellen Risiko behaftet. Für eine verlässliche Einschätzung der Relation aus Nutzen und Risiko (therapeutischer Index) ist eine breite Basis verlässlicher Daten aus diversen Studien erforderlich.

5.1 Hierarchie der Beweiskraft von Studientypen

Zur Bewertung der Aussagekraft von Untersuchungen zu klinischen Fragestellungen und zur Entscheidungsfindung für Interventionen wird die folgende Reihenfolge angenommen. Die höchste Aussagekraft wird damit den systematischen Reviews und Meta-Analysen zugesprochen, die geringste Beweiskraft den Fallberichten (Abb. 5.1).

Diese Hierarchie der Beweiskraft gilt nur für jeweils methodisch einwandfrei durchgeführte Untersuchungen. Fallberichte erlauben keine überzeugenden Empfehlungen für therapeutische Interventionen. Sie haben jedoch schon öfter eine wichtige Rolle gespielt bei der Entdeckung seltener oder bei speziellen Personengruppen (z. B. Schwangere) auftretenden unerwünschten Arzneimittelwirkungen.

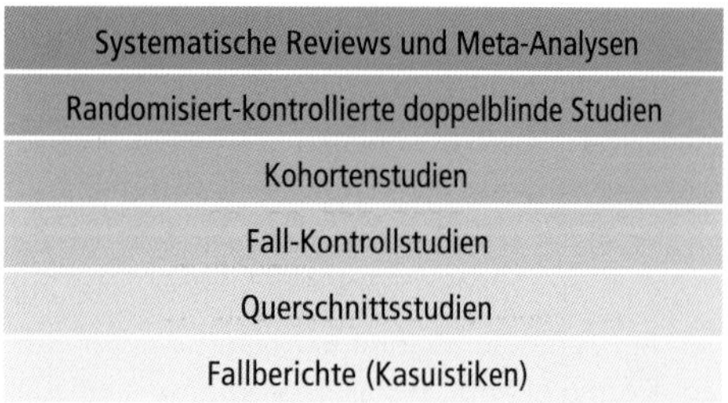

| Systematische Reviews und Meta-Analysen |
| Randomisiert-kontrollierte doppelblinde Studien |
| Kohortenstudien |
| Fall-Kontrollstudien |
| Querschnittsstudien |
| Fallberichte (Kasuistiken) |

Abb. 5.1: Schematische Darstellung der Hierarchie der Beweiskraft für Aussagen zu klinischen Fragestellungen

5.2 Systematische Reviews und Meta-Analysen

5.2.1 Definitionen

Die Begriffe »systematische Reviews« und »Meta-Analysen« werden häufig synonym verwendet, was jedoch nicht ganz korrekt ist:

Ein *Review* (Rückblick) ist ein Übersichtsartikel, der zu einem ausgewählten Thema publizierte Studienergebnisse zusammenfasst und bewertet. Bei der Erstellung eines klassischen, erzählenden (narrativen) Reviews ist der Prozess der Literaturauswahl und -auswertung nicht formalisiert und folgt keinen festen Regeln. Daher sind diese narrativen Reviews immer mehr oder weniger stark von der persönlichen Meinung des Autors geprägt. Im Gegensatz dazu findet bei einem *systematischen Review* eine systematische und dokumentierte Literatursuche statt, die Analyse folgt formalen und detailliert beschriebenen Regeln. Der Analyse- und Bewertungsprozess wird unter Umständen von mehreren Autoren unabhängig voneinander vorgenommen, um eine höchstmögliche Objektivität zu gewährleisten.

Eine *Meta-Analyse* ist ein statistisches Verfahren, das die numerischen Ergebnisse verschiedener Studien (Interventionsstudien oder Beobachtungsstudien), die die gleiche Fragestellung untersucht haben, quantitativ zu einem Gesamtergebnis zusammenfasst. Eine Meta-Analyse kann im Rahmen eines systematischen Reviews durchgeführt werden.

Sowohl ein systematischer Review als auch eine Meta-Analyse sollte einer *Sensitivitätsanalyse* standhalten. Bei einer Sensitivitätsanalyse werden nach dem Motto »Was wäre wenn …?« kleine Variationen bei der Studienauswahl und -analyse durchgeführt, z. B. Überlegungen dazu angestellt, was wäre, wenn Studien minderer methodischer Qualität eingeschlossen worden wären. Wenn diese Variationen nichts an dem Gesamtergebnis des Reviews oder der Meta-Analyse ändern, kann davon ausgegangen werden, dass die Schlussfolgerungen auf einer stabilen, robusten Basis stehen.

5.2.2 Methoden

Das Vorgehen zur Anfertigung eines systematischen Reviews sollte vor Beginn in einem *Protokoll* festgehalten werden. Zu definieren sind die zu untersuchende Fragestellung, Kriterien zur Auswahl geeigneter Studien (Ein- und Ausschlusskriterien), Beschreibung der Literatursuche (Datenbanken, Suchkriterien etc.), Bewertung der methodischen Qualität der Studien.

Der erste Schritt einer Meta-Analyse ist die Auswahl geeigneter Erfolgsparameter, die aus den betrachteten Studien extrahiert werden sollen. Für die quantitative Datensynthese sind zum einen die Schätzung des Behandlungseffektes, zum anderen die Zusammenfassung der Effekte der einzelnen Studien und ihre (grafische) Darstellung erforderlich.

Für Meta-Analysen werden die in den Studien beobachteten Effekte in dimensionslose einheitliche Maßzahlen konvertiert, die als Mittelwert mit Konfidenzintervallen dargestellt werden. Die Größen, die am häufigsten zur Darstellung des Behandlungseffektes gewählt werden, sind die *Odds Ratio* und das *relative Risiko* (s. a. Kapitel 12). Als weitere mögliche Effektgrößen können der Abstand zwischen zwei Gruppenmittelwerten im Verhältnis zu ihrer gemeinsamen Standardabweichung (d-Index) oder der Pearson Korrelationskoeffizient (r-Index) dienen.

Die für die einzelnen Studien berechneten Effektgrößen werden gewichtet, häufig dadurch, dass der inverse Wert der Varianz (1/Varianz) mit der logarithmierten Maßzahl der Effektgröße multipliziert wird. Da große Studien Ergebnisse mit kleinerer Varianz produzieren, erhalten sie somit in der Meta-Analyse ein größeres Gewicht. Bei der Zusammenfassung aller Behandlungseffekte (Summeneffekt) kann mit dem Problem der Heterogenität der Behandlungseffekte auf zwei Arten umgegangen werden. Heterogene Effekte werden entweder ignoriert (*fixed-effect model*; die Varianz des Summeneffektes wird basierend auf dem inversen Wert der zusammengefassten Wichtungen individueller Studien berechnet) oder sie wird in die Berechnung einbezogen (*random-effect model*; dem Summeneffekt wird eine Varianz in Proportion der Variabilität der individuellen Studien hinzugefügt).

Für jede Studie wird der Unterschied der Behandlungsgruppen (Abb. 5.2) als Symbol (hier Quadrat) mit 95 Prozent Konfidenzintervall (waagerechter Strich) dargestellt. Die Größe des Symbols reflektiert die Wichtung der Studie. Der vertikale Strich, der die Odds Ratio von 1,0 markiert, steht für den nicht vorhandenen Effekt der Intervention (»Gerade ohne Wirkung«; kein Vorteil Behandlung A oder B zu Odds Ratio vgl.

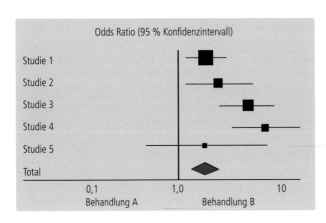

Abb. 5.2: Grafische Darstellung des Ergebnisses einer Meta-Analyse (Forest-Plot)

Kap. 12). Wird dieser vertikale Strich vom 95 Prozent Konfidenzintervall gekreuzt, so gibt es keinen signifikanten Unterschied zwischen den Therapieoptionen. Der Summeneffekt aus allen Studien wird als Raute dargestellt. Sie symbolisiert die zusammengefassten Daten aller Studien und hat ein neues, kleineres Konfidenzintervall für die Odds Ratio. Überlappt die Raute die »Gerade ohne Wirkung«, so gibt es keinen signifikanten Vorteil einer der beiden Therapieoptionen. In dem Abb. 5.2 zugrunde liegenden Fall wäre Behandlung B signifikant der Behandlung A in Bezug auf den gewählten Erfolgsparameter überlegen.

Diese Art der grafischen Darstellung bezeichnet man als »Forest-Plot«.

5.2.3 Vor- und Nachteile von Meta-Analysen

Meta-Analysen aus randomisiert-kontrollierten Studien fassen die Effekte von Interventionen bei zahlreichen Patienten zusammen. Wie alle methodischen Ansätze zum Erkenntnisgewinn haben auch die Meta-Analysen Vor- und Nachteile (Tabelle 5.1).

5.2.4 Methodische Qualität von Meta-Analysen

Wie bei einzelnen Studien können valide Schlussfolgerungen über Behandlungseffekte nur bei hoher methodischer Qualität der Meta-Analyse gezogen werden. Eine Einschätzung der methodischen Qualität einer Meta-Analyse aus randomisiert-kontrollierten Studien mithilfe des QUOROM Statements (QUOROM: *Quality of Reporting of Meta-analyses*) vorgenommen werden. In Analogie zum CONSORT Statement können auch hier in einer Checkliste mit 18 Punkten Qualitätsmerkmale bezüglich Titel und Zusammenfassung, Einleitung, Methodik, Ergebnisse und Diskussion erfasst werden. Ein Flussdiagramm ermöglicht die Bilanzierung der in die

Tabelle 5.1: Vor- und Nachteile einer Meta-Analyse

Vorteile der Methode	Nachteile der Methode
Sehr große Anzahl betrachteter Patienten	Wert der Analyse kann durch Einschluss nicht begutachteter Arbeiten (*non peer-reviewed*) oder niemals veröffentlichter Arbeiten (*publication bias*) beeinträchtigt werden
Erlaubt eine objektivere Einschätzung von Behandlungseffekten	
Reduktion falsch-negativer Ergebnisse; Beschleunigung der Anwendung effektiver Behandlungen in der klinischen Praxis	Eine relevante Heterogenität in Bezug auf die Charakteristika der Studienteilnehmer, Umstände, Durchführung und Einflussvariablen der Intervention, kann maskiert werden
Typische Fehler herkömmlicher Studienevaluierungen werden vermieden: ▶ selektive Studienauswahl ▶ subjektive Wertung und Interpretation von Studien ▶ unzureichende Analyse von Studiencharakteristika als Quelle widersprüchlicher oder konsistenter Ergebnisse verschiedener Studien ▶ unzureichende Analyse von Einflussgrößen auf die Ergebnisse	Die mathematisch-statistische Auswertung der Analyse kann einen falschen Eindruck hoher Gewissheit in einem Prozess mit vielen Unsicherheitsfaktoren erwecken Anwendung der Ergebnisse von Meta-Analysen auf den individuellen Patienten bleibt schwierig
Kann zu einer präzisen Fallzahlberechnung für zukünftige Studien beitragen	
Kann eine Grundlage für sinnvolle zukünftige Studien liefern	

Analyse ein- und ausgeschlossenen Studien. Für Meta-Analysen basierend auf Beobachtungsstudien wurde ebenfalls eine Checkliste zur Qualitätssicherung vorgeschlagen, die im MOOSE Consensus Statement (MOOSE: *Metaanalysis of observational studies in epidemiology*) zu finden ist.

5.2.5 Bedeutung von Meta-Analysen für die Therapie des individuellen Patienten

Meta-Analysen randomisiert-kontrollierter Studien fassen Behandlungseffekte zahlreicher Patienten zusammen und liefern wertvolle Aussagen zur generellen Bewertung verschiedener therapeutischer Optionen. Meta-Analysen beantworten jedoch selten die Frage, welche Patientengruppe am meisten von einer Behandlungsmodalität profitiert. Es existieren verschiedene Ansätze, die versuchen, den Behandlungsnutzen in Relation zu den Patientencharakteristika zu setzen:

Bei der *Meta-Regression* werden die in den einzelnen Studien gezeigten Behandlungseffekte in Bezug zu den Gesamtcharakteristika der Patienten gesetzt, z. B. die Odds Ratio der Studien in Bezug auf den Anteil Frauen, die an der jeweiligen Studie beteiligt waren. Die Interpretation

dieser Ergebnisse ist jedoch schwierig. Die Regression beschreibt einen Zusammenhang, der zufällig sein kann und nicht kausal sein muss. Zudem ist die Bandbreite der Patientencharakteristika innerhalb der Studie meistens nicht sehr groß, was die statistische Aussagekraft über einen möglichen Zusammenhang weiter schwächt. Eine Meta-Regression sollte daher nur verwendet werden, wenn Unterschiede zwischen Studien untersucht werden sollen, die mit dem Studienkonzept zusammenhängen, z. B. ein Therapieregime.

In manchen Studien werden *Subgruppenanalysen* durchgeführt, das heißt, es wird separat dargestellt, welcher Behandlungseffekt z. B. in bestimmten Altersgruppen oder bei Männern/Frauen zu registrieren war. Diese Subgruppenanalysen sollten schon vor der Randomisierung der Patienten geplant sein und nicht erst nachträglich aufgrund nicht eindeutiger Studienergebnisse durchgeführt werden.

Oft sind die einzelnen Gruppen zu klein, um statistisch valide Aussagen zu treffen. Fasst man jedoch die Ergebnisse der einzelnen Untergruppen von Patienten in Meta-Analysen zusammen, so können wertvolle Schlussfolgerungen für individuelle Patientengruppen entstehen. Erforderlich und wünschenswert wären daher detaillierte und konsistente Daten in den Publikationen einzelner Studien.

5.3 Evidence-based Medicine (EBM)

»Evidence-based Medicine« wird häufig mit »evidenzbasierte Medizin« übersetzt, was auch schon gleich zum ersten Missverständnis führen kann, denn »evidence« und »Evidenz« haben unterschiedliche Bedeutungen:

► evident (*engl.*): bewiesen oder belegt nach den Regeln des wissenschaftlichen Zweifels,
► evident (*deutsch*): unmittelbar einleuchtend, klar auch ohne expliziten Beweis.

Das Gegenteil von *evidence-based* ist demzufolge meinungsbasiert *(opinion-based)*. Da die Übersetzung somit missverständlich sein kann, wird im Folgenden die Abkürzung EBM verwendet. Beschrieben wurde EBM von David Sackett und Mitarbeitern:

Evidenzbasierte Medizin (EBM) ist der gewissenhafte, ausdrückliche und abwägende Gebrauch der gegenwärtig besten wissenschaftlichen Beweise für Entscheidungen in der Behandlung individueller Patienten. Die Praxis der EBM beinhaltet die Integration individueller klinischer Expertise mit den besten verfügbaren externen Nachweisen aus systematischer klinisch relevanter Forschung.

Damit fußt die EBM auf den wichtigen Prinzipien der wissenschaftlichen Validität und der ärztlichen Erfahrung, die neben gereiftem klinischem Urteilsvermögen auch die Präferenzen der Patienten mit einbezieht. Eine kritische Beurteilung klinischer Studien soll Basis einer rationalen Medizin werden.

Die Anwendungsmöglichkeiten der EBM umfassen die Bereiche Therapie, Diagnose, Prognose und gesundheitspolitische Aspekte. Die Anwendung der EBM erfolgt in fünf Teilschritten:

▸ Formulierung einer beantwortbaren klinischen Fragestellung (s. a. 4.1),
▸ Effizientes Auffinden der besten Belege (Literaturrecherche),
▸ Kritische Bewertung der Belege (Validität, Anwendbarkeit; s. a. 5.1),
▸ Entscheidung und Anwendung in der klinischen Praxis,
▸ Selbstkontrolle (Evaluierung).

Für einige Fragestellungen können die wissenschaftlichen Ausarbeitungen in Fachzeitschriften oder elektronischen Quellen zurate gezogen werden. So erstellt, aktualisiert und publiziert die *Cochrane Collaboration* regelmäßig hochqualitative systematische Reviews. Die Cochrane Collaboration ist ein internationales Netzwerk von Wissenschaftlern und Ärzten. Repräsentant der weltweit tätigen Cochrane Collaboration im deutschsprachigen Raum ist das Deutsche Cochrane Zentrum in Freiburg.

Eine systematisch praktizierte EBM ist auch die Grundlage der Erstellung nationaler oder internationaler *Behandlungsleitlinien* (Guidelines), die im Kapitel 16 Erwähnung finden.

Die EBM nutzt dem *Arzt und anderen Heilberuflern*, die durch die Anwendung auf dem neuesten Wissensstand bleiben, *dem Patienten*, weil er bestmöglich behandelt wird und der *Gesellschaft*, weil unnötige und teure Behandlungen, die zu keinem nachweisbaren Erfolg führen, vermieden werden.

5.4 Quantifizierung der Nutzen-Risiko-Relation

Während verlässliche Aussagen zum Nutzen einer Arzneimitteltherapie aus systematischen Reviews und Meta-Analysen abgeleitet werden können, findet man Definitionen und Anwendungen verschiedener Risikobegriffe auch in der Pharmakoepidemiologie (s. Kapitel 12).

Eine Betrachtung beider Aspekte, die *Nutzen-Risiko-Analyse*, ist jedoch häufig deskriptiv und selten quantitativ-statistisch. Obwohl ein Bedarf an standardisierten, quantitativen und vergleichbaren Analysedaten besteht und von den Zulassungsbehörden zunehmend gefordert wird, gibt es kein allgemein gebräuchliches formales und rationales Methodenspektrum. Kürzlich wurden zwei Parameter zur quantitativen Nutzen-Risiko-Analyse vorgeschlagen.

5.4.1 Analysen auf Basis der number needed to treat (NNT) (s. a. Kapitel 12)

Die NNT erfreut sich großer Beliebtheit, da sie in ganzen Zahlen angegeben wird und leicht zu merken ist. Die Größe hat jedoch auch einige Nachteile, denn ein nicht vorhandener Behandlungserfolg kann nicht ausgedrückt werden und Konfidenzintervalle können nur als inverse untere und obere Grenze des Vertrauensbereiches der AAR (absolute Risikoreduktion) beschrieben werden.

Eine modifizierte NNT stellt neben dem therapeutischen Erfolg auch die unerwünschten Effekte (UAW) in der Behandlungs- und Kontrollgruppe in Rechnung. Dieser Ansatz ermöglicht jedoch immer nur die Berücksichtigung einer UAW von Interesse und setzt voraus, dass UAW und Erkrankung unabhängig voneinander sind.

Eine weitere Methode auf Basis der NNT ist die Berechnung der NNH (*number needed to harm*), also die Anzahl der Personen, die behandelt werden muss, damit eine Schädigung auftritt. Die NNT sollte deutlich kleiner als die NNH sein, d. h. der Quotient NNT/NNH sollte kleiner als 1 sein. Eine Schwäche der Methode ist, dass die relative Wichtigkeit der UAW in Bezug auf den erwünschten Effekt nicht von vornherein einbezogen wird. Dies kann jedoch in Form einer Wichtung der UAW und der Erkrankung durch den Patienten erfolgen.

5.4.2 Analyse der minimalen klinischen Effizienz (MCE, minimum clinical efficacy)

Die Analyse der MCE zielt auf die Verbesserung der Patientenversorgung durch Abwägen des erwiesenen oder potenziellen Nutzens gegenüber dem erwiesenen oder potenziellen Schaden durch eine bestimmte Behandlung. Es soll der minimale therapeutische Nutzen ermittelt werden, der eine Behandlung noch nützlich erscheinen lässt. Dieser Ansatz berücksichtigt nicht nur vergleichend die erwünschten und unerwünschten Wirkungen verschiedener Therapieoptionen, sondern auch die natürlichen Charakteristika bzw. den Verlauf der Erkrankung in der Bevölkerung, die durch eine Gruppe nicht behandelter Personen repräsentiert wird. Es können zudem einzelne oder mehrere unerwünschte Wirkungen und deren relative Bedeutung in die Berechnung eingehen. Die MCE kann einer grafischen Darstellung (MCE-Kurven) entnommen werden, die basierend auf dem verfügbaren Wissen berechnet wurde. Eine Schwäche der MCE-Analyse sind die unzureichend untersuchten statistischen Eigenschaften. So ist beispielsweise ungeklärt, ob Konfidenzintervalle der MCE berechnet werden können.

Literatur

Greenhalgh, T.: Einführung in die Evidence-based Medicine, 2. Aufl., Verlag Hans Huber Bern 2003

Sackett, D. L.; Straus, S. E.; Richardson, W. S.; Rosenberg, W.; Haynes, R. B.: Evidencebased Medicine, 2. Edt., Churchill Livingstone Edinburgh 2000

Sackett, D. L.; Rosenberg, W. M.; Gray, J. A.; Haynes, R. B.; Richardson, W. S.: Evidence-based medicine: what it is and what it isn't. BMJ 1996, 312: 71−72

Noble, J. H.: Meta-analysis: methods, strengths, weaknesses, and political uses. J Lab Clin Med 2006, 147: 7−20

Hojat, M.; Xu, G.: A visitor's guide to effect sizes. Adv Health Sci Edu 2004, 9: 241−249

Holden, W. L.; Juhaeri, J.; Dai, W. D.: Benefit-risk analysis: a proposal using quantitative methods. Pharmacoepidemiol Drug Saf 2003, 12: 611−616

Thompson, S. G.; Higgings, J. P.: Can meta-analysis help target interventions at individuals most likely to benefit? Lancet 2005, 365: 341−346

Stroup, D. F.; Berlin, J. A.; Morton, S. C.; Olkin, I.;, Williamson, G. D.; Rennie, D.; Moher, D.; Becker, B. J.; Sipe, T. A.; Thacker, S. B.: Meta-analysis of observational studies in epidemiology. JAMA 2000, 283: 2008−2012

Deutsches Cochrane Zentrum [http://www.cochrane.de/de/index.htm]

QUOROM Statement, [http://www.cochrane.de/de/quorom.htm], 2005

 Fragen zur Repetition / Vertiefung

▶ Bei Meta-Analysen wird meistens die Odds-Ratio mit dem 95-Prozent-Konfidenzintervall für die einzelnen Studien dargestellt. Warum ist die verwendete Skala logarithmisch?

▶ Beruht eine Meta-Analyse prinzipiell auf einem systematischen Review?

▶ Nennen Sie Faktoren, die zu Verzerrungen (Bias) in Meta-Analysen führen können.

▶ Mit welchen Argumenten wird EBM von Klinikern häufig abgelehnt?

▶ Weshalb können aus einer nachträglich in einer Studie durchgeführten Subgruppenanalyse unzuverlässige Ergebnisse resultieren?

P. Högger

6 Beurteilung der klinischen Relevanz von unerwünschten Arzneimittelwirkungen

6.1 Pharmakovigilanz

6.1.1 Begriffe

Die Anwendung jeder Substanz, die therapeutische Effekte hervorruft, bringt das Risiko mit sich, unerwünschte Effekte zu verursachen. Pharmakovigilanz beschäftigt sich mit der Erfassung, der Bewertung und der Abwehr unerwünschter Arzneimittelereignisse. Unter unerwünschten Arzneimittelereignissen versteht man unerwünschte Arzneimittelwirkungen (UAW) und Medikationsfehler (Abb. 6.1).

► *Unerwünschte Arzneimittelwirkung:* Schädliche unbeabsichtigte Reaktion auf ein Arzneimittel, welche bei einer Dosierung auftritt, die üblicherweise zur Prophylaxe, Diagnose oder Therapie einer Erkrankung oder zur Modifizierung physiologischer Funktionen eingesetzt wird.

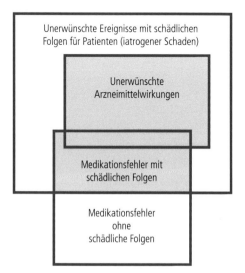

Abb. 6.1: Zusammenhang zwischen unerwünschten Arzneimittelwirkungen und Medikationsfehlern. Der blau schattierte Bereich umfasst die unerwünschten Arzneimittelereignisse.

► *Medikationsfehler:* Vermeidbares Ereignis, das durch falsche Anwendung eines Arzneimittels entsteht. Medikationsfehler treten auf bei der Verordnung, der Abgabe, der Verabreichung und dem Monitoring von Arzneimitteln. Im Gegensatz zu den UAW können jedoch auch Fehler auftreten, ohne dass sie eine Schädigung hervorrufen (z. B. eine einmalige doppelte Dosis eines Arzneimittels mit geringer Toxizität).

Eine Abgrenzung zwischen UAW und Medikationsfehlern ist nicht immer eindeutig möglich. Beispielsweise wenn bei einem Patienten nach Penicillingabe eine allergische Reaktion auftritt, handelt es sich um eine UAW, wenn die Penicillinallergie nicht bekannt war und um einen Medikationsfehler, wenn die Penicillinallergie bekannt war, aber übersehen wurde oder beim Patienten nicht danach gefragt wurde.

Weitere Arzneimittelrisiken, auf die in diesem Kapitel nur am Rande eingegangen wird, umfassen Wechselwirkungen (s. Kap. 7), Missbrauch (Abweichung vom bestimmungsgemäßen Gebrauch durch den Patienten, inklusive Intoxikation mit der Absicht der Selbsttötung), Gewöhnung, Abhängigkeit, Qualitätsmangel pharmazeutischer Produkte (Arzneimittel, Behältnisse, Kennzeichnung, Packungsbeilagen usw.).

6.1.2 Post-Marketing-Surveillance

In vielen Ländern wurden in den 1960er-Jahren, infolge der Katastrophe mit dem Hypnotikum Thalidomid (Contergan), Systeme eingerichtet, die eine Post-Marketing-Surveillance von Arzneimitteln ermöglichen. Diese sind notwendig, da die zur Marktzulassung notwendigen klinischen Studien aus folgenden Gründen nur eingeschränkt Informationen über UAW enthalten:

▶ Relativ geringe Anzahl exponierter Personen. Daher kaum Aussagen über seltene UAW und nur eingeschränkte Aussagen über die Inzidenz häufiger UAW möglich.

▶ Zumeist Untersuchung einer relativ gesunden Patientengruppe (Ausschluss von Patienten mit mehreren Komorbiditäten, Polypharmazie, Kinder, Ältere und Schwangere). Daher sind die Daten häufig nicht repräsentativ für die nach der Zulassung behandelten Patienten.

▶ Begrenzte Expositionsdauer. Daher können die Langzeitfolgen von Arzneimittelgebrauch nicht erfasst werden (z. B. Krebsrisiko).

Das Ziel der Post-Marketing-Surveillance ist es, die Anzahl häufiger UAW zu quantifizieren und seltene UAW zu identifizieren. Tabelle 6.1 fasst die wichtigsten Methoden dafür zusammen.

6.1.3 Spontanberichtssysteme

Spontanberichtssysteme sind eines der wichtigsten Instrumente der Post-Marketing-Surveillance. Die jeweiligen Berufsordnungen verpflichten Ärzte und Apotheker, UAW und andere, Arzneimittelrisiken zu melden. Gemeldet werden

Tabelle 6.1: Methoden zur Detektion und Untersuchung von UAW

Methode	Vorteil	Nachteil
Fallberichte (z. B. in Zeitschriften)	Einfach, kostengünstig	Abhängig davon, dass UAW erkannt werden und darüber berichtet wird; evtl. nur bei häufig vorkommenden UAW; kausaler Zusammenhang ist in Einzelfällen meist nicht beweisbar
Spontanberichts-systeme	Einfach	Geringe Meldebereitschaft, nur ein Bruchteil der relevanten Ereignisse wird berichtet (under-reporting, reporting Bias); mangelnde Dokumentation einzelner Berichte
Intensiviertes Monitoring	Einfach zu organisieren	Selektierte Population über kürzere Zeiträume
Kohortenstudien (s. Kap. 4)	Prospektives Studiendesign möglich; gut, um Effekte zu detektieren	Große Anzahlen notwendig; sehr teuer
Fall-Kontroll Studie (s. Kap. 4)	Sehr geeignet für die Validierung und Evaluierung	Keine Detektion neuer Effekte; sehr teuer
Fall-Kohortenstudie*	Gut für die Untersuchung seltener Effekte mit hoher Power	Wie bei Fall-Kontrollstudien und Kohortenstudien; komplizierte Statistik
Populationsstatistik	Große Anzahlen können untersucht werden	Schwierig in der Koordination; evtl. schlechte Datenqualität
Record-Linkage**	Exzellent bei Vollständigkeit der Daten	Zeitintensiv; teuer; retrospektiv; abhängig von guter Dokumentation
Meta-Analyse (s. Kap. 5)	Analyse bereits vorhandener Daten	Nicht publizierte Daten müssen eingeschlossen werden; Heterogenität der verschiedenen Studien

* Fall-Kohortenstudie (case cohort study): Variation der Kohortenstudie. Im Gegensatz zur Kohortenstudie werden die Grunddaten (z. B. Arzneimittelexposition) nur bei einer Stichprobe der Kohorte (Subkohorte) erhoben, Daten zu Ereignissen (z. B. UAW) jedoch für die gesamte Kohorte (case finding).

** Unter Record-Linkage versteht man die Koppelung unterschiedlicher Datensätze; z. B. bei Krankenkassen können die Daten der Patienten zu Arzneimittelverordnungen, Arbeitsunfähigkeit, stationären Krankenhausaufenthalten und demografischen Daten zusammengeführt werden (unter Beachtung datenschutzrechtlicher Regelungen).

kann an die Arzneimittelkommission der deutschen Ärzteschaft (AKdÄ), die Arzneimittelkommission der deutschen Apotheker (AMK) und das Bundesinstitut für Arzneimittel und Medizinprodukte (BfArM), bzw. auch an den Hersteller. Berichtsbögen werden regelmäßig in der Fachpresse veröffentlicht und sind im Internet (www.akdae.de oder www.abda.de) erhältlich. In einigen Ländern gibt es gute Erfahrungen, Berichte direkt von Patienten entgegenzunehmen. Die Berichte werden bewertet (siehe 6.4 Schweregrad und Kausalität) und in Datenbanken gesammelt. Mittlerweile gibt es einen intensiven Datenaustausch auf internationaler Ebene:

▶ EudraVigilance ist seit 2001 die zentrale Datenbank der Europäischen Arzneimittelbehörde (EMEA), die Meldungen der Behörden der einzelnen europäischen Länder sowie der pharmazeutischen Unternehmen zentral auswertet.
(http://eudravigilance.emea.europa.eu)

▶ Das WHO Collaborating Centre for International Drug Monitoring (The Uppsala Monitoring Centre) (www.who-umc.org) ist das Pharmakovigilanzzentrum der WHO in Uppsala, Schweden, das eine weltweite Datenbank zu UAW unterhält.

Bei bisher unbekannten UAW wird ein *Signal* generiert, wenn es sich um eine schwerwiegende UAW handelt und/oder es sich um mehrere gleichartige plausible Berichte handelt.

Bei bekannten UAW wird durch *Trendanalysen* festgestellt, ob bestimmte UAW über die Zeit hinweg zunehmen. Für die Auswertung ist es wichtig, die Ursachen für den Trend zu kennen. Eine Zunahme an Meldungen kann auch verursacht werden durch:

▶ vermehrten Einsatz des Arzneimittels,
▶ Änderungen in der Anwendungspraxis (z. B. dem Einsatz bei anfälligen Patientengruppen, Fehlgebrauch oder Missbrauch),
▶ erhöhte Aufmerksamkeit und damit einhergehende verstärkte Meldebereitschaft.

Bei einer hinreichend großen Anzahl von Berichten kann für das betreffende Arzneimittel ein *UAW-Profil* aufgestellt werden. Die Inzidenz/Prävalenz der UAW kann im Allgemeinen nicht geschätzt werden, da weder Zähler (Anzahl UAW) noch Nenner (Anzahl exponierter Personen) genau bekannt sind.

6.1.4 Intensiviertes Monitoring von UAW

Prescription Event Monitoring (PEM) versucht, sämtliche UAW neu zugelassener Arzneimittel zu verfolgen. In England ist dieses System in den 1980er Jahren von der Drug Safety Research Unit entwickelt worden. Für ausgewählte Arzneimittel wird aus zentral verfügbaren, elektronischen Apothekendaten für ganz England erhoben, welche Patienten die Arzneimittel erhalten haben (Expositionsdaten). Die verordnenden Ärzte erhalten in Folge (meist nach 6 Monaten) einen standardisierten Fragebogen, der Details über mögliche UAW bei den jeweiligen Patienten erfragt. In den Niederlanden wird derzeit ein ähnliches System entwickelt, wobei Patienten via Internet direkt nach möglichen UAW befragt werden (www.lareb.nl).

Ein Beispiel für das Monitoring spezifischer UAW ist die Erhebung zu schweren arzneimittelbedingten Hautreaktionen durch das Dokumentationszentrum schwerer Hautreaktionen am Universitätsklinikum in Freiburg. Dort werden, durch engen Kontakt mit Intensivstationen und Hautkliniken bundesweit nahezu vollständig u. a. Stevens Johnson Syndrom, toxische epidermale Nekrolyse, Erythema exsudativum multiforme majus erfasst. Die Ergebnisse werden zumeist durch Publikationen bekannt gemacht.

Im Rahmen von Studien werden *UAW, die zu Krankenhausaufnahme* führen, nachverfolgt. Diese Daten zeigen, dass 2 bis 6 Prozent aller Krankenhausaufnahmen durch UAW bedingt sind. Die zugrunde liegenden Arzneimittel sind häufig Antikoagulanzien und NSAIDs (gastro-intestinale Blutungen), Diuretika und ACE-Hemmer (Elektrolytstörungen, Niereninsuffizienz), Betablocker (kardiale UAW), Antidepressiva und Arzneimittel mit schmaler therapeutischer Breite wie Digoxin.

Die Daten des intensivierten Monitorings und anderer epidemiologischer Studien sind meist dazu geeignet, die Inzidenz oder Prävalenz von UAW abzuschätzen (s. Kap. 4 und 12).

6.2 Stufenplan

Ein Stufenplanverfahren wird eingeleitet, wenn eine erneute Nutzen-Risiko-Abwägung eines Arzneimittels erforderlich erscheint. Im Allgemeinen geschieht dies bei einer Häufung von UAW-Meldungen zu einem Arzneimittel (auch aus dem internationalen Datenaustausch) oder wenn neue Erkenntnisse aus toxikologischen oder klinischen Prüfungen vorliegen. Grundlage des Stufenplanverfahrens ist das Arzneimittelgesetz (AMG). Die für Arzneimittel und Medizinprodukte zuständige Bundesoberbehörde ist das BfArM (www.bfarm.de). Für Sera, Impfstoffe und Blutprodukte ist das Paul-Ehrlich-Institut (PEI) und für Tierarzneimittel das Bundesinstitut für gesundheitlichen Verbraucherschutz und Veterinärmedizin (BGVV) zuständig.

Gefahrenstufe I
Bei *Hinweisen auf die Möglichkeit von Arzneimittelrisiken* (ausreichend ist der assoziationsweise Bezug zwischen Ereignis und Arzneimittelgabe). Der pharmazeutische Unternehmer muss Informationen über die Häufigkeit der Arzneimittelrisiken, mögliche Ursachen und den Gefährdungsgrad geben (u. a. sämtliche gemeldeten UAW, die Abgabezahlen, Plan eigenverantwortlicher Maßnahmen). Das BfArM schließt das Verfahren ab, wenn sich der Verdacht als unbegründet erweist oder wenn der pharmazeutische Unternehmer bereits eigenverantwortlich adäquate Maßnahmen zur Abwehr der Risiken ergriffen hat (z. B. Änderung der Produktinformation oder Marktrücknahme). Ergibt sich ein begründeter Verdacht, wird Gefahrenstufe II eingeleitet.

Gefahrenstufe II
Bei einem begründeten Verdacht auf ein gesundheitliches Risiko. Dieser Verdacht gründet sich auf die Ergebnisse der Prüfung bei Gefahrenstufe I oder auf Meldungen und sonstige Informationen (der Stufe II muss nicht zwangsläufig eine Stufe I vorangegangen sein). Nach Anhörung der pharmazeutischen Unternehmer (schriftlich oder in Form einer öffentlichen Sondersitzung) entscheidet das BfArM über die zu treffenden Maßnahmen:

▶ Widerruf, Rücknahme oder Ruhen der Zulassung oder

▶ Auflagen wie beispielsweise die Änderung oder Ergänzung des Wortlautes der äußeren Umhüllung/Gebrauchs-/Fachinformation, die Anordnung einer therapiegerechten Packungsgröße oder eines bestimmten Behältnisses, die Aufnahme von Warnhinweisen, die Anordnung einer systematischen Sammlung und Dokumentation von Erkenntnissen nach der Zulassung (z. B. Phase-IV-Studien), die Anordnung des Rückrufs etc.

Es gibt eine Reihe anderer rechtlicher Regelungen, die in den vergangenen Jahren eingeführt wurden, um die Arzneimitteltherapiesicherheit zu erhöhen. Ein Beispiel ist der *Risk Management Plan*, den ein pharmazeutisches Unternehmen zum Zeitpunkt der Zulassung vorlegen muss. Dieser Plan besteht im ersten Teil aus einer Analyse möglicher Probleme der Arzneimittelsicherheit bei der Anwendung des Arzneimittels einschließlich der Aspekte, zu denen noch unzureichende Daten vorliegen. Im zweiten Teil beinhaltet er eine Bewertung der Aktivitäten, die zur Anwendungssicherheit notwendig sind, und falls notwendig einen Risikominimierungsplan *(Risk Minimisation Plan)*, der über bestehende Routineaktivitäten hinausgeht. Beispiele sind verstärkte Arzneimittelinformation von Fachkreisen oder Registrierung von Verordnern und abgebenden Apotheken für teratogene Arzneimittel.

Eine weitere Maßnahme sind die regelmäßigen aktualisierten Berichte über die Unbedenklichkeit von Arzneimitteln (genannt: periodischer Bericht, *Periodic safety update report* (PSUR)), die die pharmazeutische Industrie bei der zuständigen Arzneimittelbehörde abgeben muss. Sie enthalten eine systematische Aufzeichnung über alle UAW, auch Verdachtsfälle. Innerhalb der ersten zwei Jahre nach dem ersten Inverkehrbringen sind diese Berichte sechsmonatlich abzugeben, danach jährlich, nach vier Jahren nur noch in Drei-Jahres-Abständen.

Die pharmazeutischen Unternehmer werden direkt vom BfArM informiert. Die Fachkreise (z. B. Ärzte, Apotheker) werden durch die zuständigen Kammern der Heilberufe (z. B. auch über telefonische Rundrufe), durch die Fachpresse oder durch die pharmazeutischen Unternehmer (z. B. durch »Rote Hand-Briefe«) informiert.

Gegenwärtig erhält das BfArM den Großteil der Informationen über UAW von den Pharmazeutischen Unternehmern (70 Prozent). Nur 10 Prozent der Meldungen stammen direkt von Ärzten/Apothekern und ca. 20 Prozent von Ärzten/ Apothekern über die AKdÄ/AMK. Dieses System wird kritisiert, da bei Unternehmen die kommerziellen Interessen gegenüber der Transparenz von Arzneimittelrisiken abgewogen werden. Es entsteht immer wieder der Verdacht, dass Arzneimittelrisiken bei den pharmazeutischen Unternehmen bereits bekannt waren, die erforderlichen Maßnahmen jedoch verzögert ergriffen wurden.

6.3 Klassifikation der UAW

Es gibt verschiedene Klassifikationssyteme für UAW. Gebräuchlich ist noch immer die Unterscheidung von Typ-A- und -B-Reaktionen. Die Klassen C bis F sind später hinzugefügt worden (Tabelle 6.2). Am häufigsten treten UAW vom Typ A auf. Nicht jede UAW lässt sich in diesem System exakt zuordnen. Es ist daher zu erwarten, dass die Einteilung verändert wird, wenn es mehr

Tabelle 6.2: Klassifikationssystem für unerwünschte Arzneimittelwirkungen

Typ	Englische Merkhilfe	Charakteristika	Beispiele
A: Dosis-abhängig	Augmented	Häufig Abzuleiten vom pharmakologischen Wirkungsmechanismus Vorhersehbar Geringe Mortalität	Toxizität: Digoxin Nebenwirkungen: Anticholinerge Effekte Trizyklische Antidepressiva
B: Dosis-unabhängig	Bizarre	Selten Nicht aus dem pharmakologischen Wirkungsmechanismus abzuleiten Nicht vorhersehbar Hohe Mortalität	Immunologische Reaktionen: Penicillinhypersensitivität Idiosynkratische Reaktionen: Akute Porphyrie, Maligne Hyperthermie, Pseudoallergie (z. B. Hautausschlag bei Amoxicillin)
C: Dosis-abhängig und zeitabhängig	Chronic	Selten Abhängig von der kumulativen Dosis	Störung der Hypothalamus-Hypophysen-Nebennierenrinden-Achse durch Corticosteroide
D: Zeit-abhängig	Delayed	Selten Meist dosisabhängig Tritt meist nach einiger Zeit des Arzneimittelgebrauchs auf	Teratogenese (z. B. vaginales Adenocarcinom bei Diethylstilbestrol) Karzinogenese Tardive Dyskinesie
E: Entzug	End of use	Selten Tritt direkt nach dem Absetzen des Arzneimittels auf	Opiatentzugserscheinungen Myokardiale Ischämie nach Absetzen von Betablockern
F: Unerwartetes Therapie-versagen	Failure	Häufig Dosisabhängig Häufig durch Arzneimittelinteraktionen verursacht	Unterdosierung oraler Kontrazeptiva z. B. bei gleichzeitiger Anwendung von Enzyminduktoren

Kenntnisse über die den UAW zugrunde liegenden Mechanismen gibt.

DoTS ist ein alternatives System der Klassifizierung von UAW (*The dose, time, and susceptibility (DoTS) classification of adverse drug reactions*). Für jede UAW werden die folgenden drei Faktoren beschrieben.

1. Dosisabhängigkeit:
   toxische Reaktion: bei supratherapeutischen Konzentrationen
   kollaterale Reaktion: bei üblichen therapeutischen Konzentrationen

Hypersensibilitätsreaktion: bei subtherapeutischen Konzentrationen

2. Zeitabhängigkeit:
   zeitunabhängig
   zeitabhängig (z. B. bei der ersten Dosis, verzögert etc.)

3. Sensibilisierende Faktoren
   Genetik, Alter, Geschlecht, geänderte Physiologie, exogene Faktoren, Krankheitsfaktoren

6.4 Risikobewertung

6.4.1 UAW-Schweregrad

BfArM, AMK und AKdÄ fordern dazu auf, insbesondere schwerwiegende (mögliche) UAW zu melden. Es gibt allerdings keine einheitliche Definition dieses Begriffs. Als *schwerwiegend* gelten die folgenden Ereignisse:

a. tödliche oder lebensbedrohliche Ereignisse,
b. andauernde oder erhebliche Behinderung oder Arbeitsunfähigkeit,
c. stationäre Behandlung oder Verlängerung einer solchen,
d. Krebs oder eine kongenitale Anomalie,
e. »Beinahe-UAW«, d. h. Fälle, die bei unzureichender medizinischer Vorsicht oder Behandlungsmaßnahmen zu einer der gelisteten Situationen geführt hätten.

Alle übrigen Ereignisse werden als *nicht schwerwiegend* eingestuft.

Der *Schweregrad* einer UAW sollte nicht mit der *Intensität* einer UAW verwechselt werden. Eine UAW kann mit großer Intensität auftreten und nicht schwerwiegend sein (z. B. stark ausgeprägte Farbveränderung des Urins nach Rifampicingabe). Eine UAW kann mit geringer Intensität auftreten und trotzdem schwerwiegend sein (z. B. eine ventrikuläre Tachykardie ist stets als schwerwiegend zu betrachten).

6.4.2 Kausalität

Mit den folgenden Fragen wird geprüft, ob zwischen dem klinischen Ereignis (der möglichen UAW) und der Arzneimitteleinnahme ein kausaler Zusammenhang besteht:

▶ Stehen die Einnahme des Arzneimittels und das Auftreten der möglichen UAW in zeitlichem Zusammenhang?
▶ Gibt es alternative Ursachen, die das Auftreten der möglichen UAW erklären könnten (z. B. der Krankheitsverlauf)?
▶ Ist die mögliche UAW pharmakologisch plausibel entsprechend den Erkenntnissen, die über den Arzneistoff (evtl. auch Hilfsstoff) vorliegen?

Für eine systematische Beurteilung der Kausalität werden häufig Algorhythmen eingesetzt (z. B. Naranjo-Algorhythmus). Bei der Beurteilung des kausalen Zusammenhangs ist es wichtig zu wissen, wie häufig das klinische Ereignis bei nicht exponierten Personen vorkommt (Tabelle 6.3).

Das Ergebnis der Kausalitätsprüfung wird häufig wie folgt kategorisiert (Einteilung des BfArM):

▶ *Gesichert:* Mit an Sicherheit grenzender Wahrscheinlichkeit. Diese Annahme wird nur gemacht, wenn beispielsweise ein mehrfach gesehener deutlicher zeitlicher Zusammenhang besteht (z. B. bei positivem Rechallenge), die UAW pharmakologisch gut erklär-

Tabelle 6.3: Die Inzidenz klinischer Ereignisse bei exponierten und nicht exponierten Personen bestimmt, inwieweit sich ein kausaler Zusammenhang nachweisen lässt

Inzidenz des klinischen Ereignisses bei exponierten Personen	Inzidenz des klinischen Ereignisses bei nicht exponierten Personen	Beispiel	Wie lässt sich ein kausaler Zusammenhang nachweisen?
Häufig	Selten	Phocomelie bei Thalidomid	Einfach: klinische Beobachtungen
Sehr selten	Sehr selten	Acetylsalicylsäure und Reye's Syndrom	Schwieriger: klinische Beobachtungen
Häufig	Häufig	ACE-Hemmer und Husten	Schwierig: große observationelle Studie
Selten	Mittlere Häufigkeit	Hormonersatztherapie und Brustkrebs	Sehr schwierig: große Studie
Sehr selten	Häufig	Nicht bekannt	Unmöglich

bar ist und keine anderen Faktoren zur Erklärung herangezogen werden können.

▶ *Wahrscheinlich:* Die Kriterien für sicher sind nicht vollständig erfüllt, es besteht aber die Wahrscheinlichkeit für eine Kausalität von über 50 Prozent.

▶ *Möglich:* Die Wahrscheinlichkeit für eine Kausalität liegt bei unter 50 Prozent.

▶ *Unwahrscheinlich:* Mit an Sicherheit grenzender Wahrscheinlichkeit besteht kein kausaler Zusammenhang.

▶ *Nicht zu beurteilen:* Es sind zu wenig Informationen für eine Bewertung vorhanden.

6.4.3 Vorhersehbarkeit und Vermeidbarkeit

Im Folgenden ist eine Reihe von Parametern aufgelistet, die berücksichtigt werden sollten, um UAW zu vermeiden bzw. frühzeitig zu erkennen (für weitere inhaltliche Vertiefung siehe entsprechende Kapitel).

▶ Arzneimittelallergie: Der anaphylaktische Schock infolge einer Arzneimittelallergie ist durch die mögliche Letalität eine gefürchtete UAW. Um diese Komplikation zu vermeiden, muss vor der Verordnung und Verabreichung eine sorgfältige Anamnese erfolgen. Bekannte

Arzneimittelallergien sind sorgfältig zu bewerten und zu dokumentieren.

▶ Eingeschränkte Organfunktionen (Nierenfunktion, Leberfunktion, Herzfunktion etc.) erhöhen das Risiko für UAW.

▶ Genetik: In einigen Bereichen wird bereits pharmakogenetisches Monitoring ausgeführt, um beispielsweise patientenindividualisiert zu dosieren und dadurch UAW aufgrund von Überdosierungen zu vermeiden

▶ Polypharmazie (u. a. erhöhtes Risiko, dass Wechselwirkungen auftreten).

▶ Lebensalter: Höheres Lebensalter steht häufig in Zusammenhang mit einer altersbedingten eingeschränkten Organfunktion, schlechterem Allgemeinzustand und Polypharmazie. Neugeborene sind gefährdet, da sie noch nicht alle Arzneistoffe vollständig metabolisieren können.

▶ Geschlecht

6.4.4 Abschätzung der Häufigkeit

Die Häufigkeit von UAW (Inzidenz/Prävalenz) lässt sich nur abschätzen, wenn sowohl die Anzahl der mit dem Arzneimittel behandelten Personen in der Gesamtpopulation bzw. einer repräsentativen Stichprobe, als auch die Gesamt-

Tabelle 6.4: Verbale Umschreibung der Häufigkeit unerwünschter Arzneimittelwirkungen entsprechend europäischer Empfehlungen

Anzahl UAW bei allen Arzneimittelanwendern	Häufigkeit in %	Verbale Umschreibung
> 1 von 10	>10	Sehr häufig
1 – 10 von 100	> 1–10	Häufig
1 – 10 von 1000	> 0,1–1	Gelegentlich
1 – 10 von 10 000	> 0,01–0,1	Selten
< 1 von 10 000	< 0,01	Sehr selten
Häufigkeit kann aufgrund der Datenlage nicht bestimmt werden		Unbekannt

zahl der aufgetretenen UAW in dieser Population bekannt ist. Zumeist können nur für die häufiger auftretenden UAW genauere Angaben gemacht werden, denn bei selten auftretenden UAW sind sehr umfangreiche Studien erforderlich. Eine Faustregel besagt, dass eine UAW durchschnittlich seltener als einmal in einer Anzahl Exponier-

ter auftritt, wenn sie in einer dreimal so großen Stichprobe nicht beobachtet wurde. Beispielsweise darf eine UAW bei 30 000 exponierten Patienten nicht aufgetreten sein, um festzustellen, dass sie seltener als 1 : 10 000 auftritt.

Es ist gebräuchlich, Häufigkeiten verbal zu umschreiben (Tabelle 6.4).

6.5   Rolle der Apotheker bei der Erfassung von UAW

Die Arzneimittelkommission der Deutschen Apotheker erhielt im Jahr 2008 nahezu 7000 Meldungen zu Arzneimittelrisiken aus Offizin- oder Krankenhausapotheken. 25 Prozent der Berichte betrafen Beobachtungen zu UAW oder Arzneimittelmissbrauch bzw. -fehlgebrauch. Der größere Teil der Berichte bezog sich auf Beanstandungen der pharmazeutischen Qualität, z. B. galenische Mängel (23 Prozent), Verpackungsfehler (30 Prozent) und mechanische Probleme bei Do-

sieraerosolen (10 Prozent). Diese Zahlen zeigen, dass Apotheker relativ wenige UAW (im engeren Sinne) melden. Im Kontakt mit Patienten, insbesondere in der öffentlichen Apotheke, erhalten die Apotheker jedoch viele Informationen über mögliche UAW (insbesondere auch UAW nichtverschreibungspflichtiger Arzneimittel), die mit dem Patienten und dem behandelnden Arzt weiter abgeklärt werden sollten. Apotheker sollten ihre Kompetenz in diesem Bereich ausbauen.

6.6   Medikationsfehler

6.6.1   Medikationsfehlerarten und Abschätzung der Häufigkeit

UAW sind bedingt durch die Eigenschaften und Wirkungen eines Arzneistoffs bzw. Arzneimittels, während Medikationsfehler durch Probleme beim Arzneimittelgebrauch entstehen. Abb. 6.2 zeigt schematisch und vereinfacht den Prozessablauf von der ärztlichen Verordnung bis zum Monitoring der Wirkung. Monitoring umfasst in

diesem Zusammenhang alle Maßnahmen, die zur Beurteilung und Bewertung der Wirksamkeit der Arzneimitteltherapie notwendig sind, abhängig vom verabreichten Arzneimittel und der Indikation, beispielsweise Blutdruckmessung, Blutglucosekonzentrationsmessung, Befragung des Patienten über mögliche Symptome von Nebenwirkung etc. Die Einzelschritte variieren stark in unterschiedlichen Bereichen. Beispielsweise nehmen Patienten zu Hause eigenverantwortlich ihre

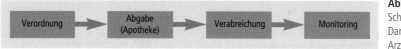

Abb. 6.2:
Schematische
Darstellung des
Arzneimittelgebrauchs

Medikation ein, während Arzneimittel im stationären Bereich vom Pflegepersonal verabreicht werden.

Medikationsfehler können bei jedem der Einzelschritte auftreten.

▶ 0,3 bis 1,9 Prozent Medikationsfehler bei der Verordnung von Arzneimitteln im Krankenhaus

▶ 5 bis 50 Prozent Medikationsfehler bei der Verabreichung von Arzneimitteln im Krankenhaus. Die hohen Medikationsfehlerraten finden sich vor allem bei der Zubereitung und Verabreichung intravenöser Arzneimittel.

▶ Die sehr unterschiedlichen Fehlerraten sind dadurch bedingt, dass es kaum Standarddefinitionen gibt, was als fehlerhaft eingeschätzt wird. In vielen Studien unterliegt dies subjektiver Einschätzung.

▶ Erhebliche Datenlücken gibt es über Medikationsfehler im ambulanten Bereich sowie über Fehlerraten bei der Abgabe von Arzneimitteln durch Apotheken (öffentliche Apotheken oder Krankenhausapotheken) und fehlerhaftes Monitoring.

▶ Bei der Bewertung dieser Daten ist es wichtig zu wissen, dass ein Teil der Medikationsfehler keine schädlichen Folgen nach sich zieht (Abb. 6.1). Bei systematischen Untersuchungen wurde geschätzt, dass die Hälfte der Fehler eine potenzielle Gefahr für die Patienten darstellt.

6.6.2 Forschungsmethoden

Tabelle 6.5 gibt eine Übersicht gängiger Methoden zur Untersuchung von Medikationsfehlern. In Analogie zur Methodik der UAW-Erfassung ist auch bei der Medikationsfehlerforschung das

Tabelle 6.5: Übersicht von Forschungsmethoden zur Erfassung von Medikationsfehlern

Methode	Vorteile	Nachteile
Fallberichte (z.B. in Zeitschriften)	Einfach, kostengünstig	Abhängig davon, dass Medikationsfehler erkannt werden und darüber berichtet wird
Spontanberichtssystem	Einfach	Geringe Meldebereitschaft, nur ein Bruchteil der relevanten Ereignisse wird berichtet
Direkte Beobachtung der Praxis (z.B. Verabreichung der Medikamente)	Umfassende Fehlererfassung auch nicht dokumentierter Fehler möglich; Fehlerumstände/-ursachen können untersucht werden; Genaue Fehlerrate kann berechnet werden	Möglicherweise beeinflusst die Präsenz des Beobachters die Ergebnisse; Sehr aufwendig; Seltene Fehler / schwerwiegende Fehler werden kaum erfasst
Analyse von Patientenakten (u. a. relevante Dokumenten)	Daten wiederholt einsehbar; Objektive und unbeeinflusste Auswertung möglich	Nicht dokumentierte Fehler nicht erfassbar; Dokumentation entspricht nicht immer der »wahren Situation«; Fehlinterpretation der Dokumentation möglich
Pathologische Untersuchung / Analytik von Körperflüssigkeiten	Sehr genaue und objektive Methode	Nur in Einzelfällen möglich; Sehr aufwendig; Rückschlüsse nicht immer eindeutig

Spontanberichtssystem ein wichtiges Instrument. Einige Systeme konzentrieren sich auf Medikationsfehler (z. B. www.adka.de), während andere sämtliche Arten von Behandlungsfehlern erfassen (www.jeder-fehler-zaehlt.de oder http://www.cirsmedical.ch). Wie bereits bei den UAWs dargestellt, lassen sich auf der Basis dieser Daten Inzidenz oder Prävalenz nicht abschätzen. Eine Variante des Spontanberichtssystems, die im Rahmen von Studien eingesetzt wird, ist die systematische und regelmäßige Befragung von Mitarbeitern zu Medikationsfehlern. Intensivierte Methoden sind die direkte Beobachtung oder die Analyse von Patientenakten. In Zeitschriften veröffentlichte Berichte von Medikationsfehlern spielen ebenso eine wichtige Rolle.

6.6.3 Vermeidungsstrategien

Elektronische Verordnungssysteme konnten in Studien nachweislich die Fehlerrate reduzieren. Sie sind insbesondere geeignet, »triviale« Fehler wie falsches Abschreiben zu verhindern. Einige dieser Systeme sind mit Datenbanken gekoppelt *(decision support)*, sodass beispielsweise automatisch die Dosierung kontrolliert wird, um Dosierungsfehler zu vermeiden. Weitere Möglichkeiten sind die Kopplung der Verordnungsdaten mit Labordaten. Damit kann beispielsweise kontrolliert werden, ob eine Dosisanpassung aufgrund einer eingeschränkten Nierenfunktion notwendig ist. Weitere Verbesserungen erhofft man sich aus der elektronischen Übertragung von Verordnungsdaten über die Sektorengrenzen hinweg, sodass beispielsweise bei der Krankenhausaufnahme bereits eine komplette Übersicht der ambulant verordneten Medikation verfügbar ist (ähnliche Verbesserungen soll auch die Speicherung solcher Daten auf einer Patientenchipkarte bringen).

Die *multidisziplinäre Zusammenarbeit* zwischen Arzt, Apotheker und Pflegepersonal bei den Prozessen rund um die Arzneimitteltherapie ist sehr wichtig. In einigen Studien konnte gezeigt werden, dass durch die aktive Zusammenarbeit von Arzt und Apotheker bei der Verordnung und dem Monitoring die Anzahl Medikationsfehler reduziert werden konnte. Ein weiterer

wichtiger Bereich ist die Zubereitung und Verabreichung von Arzneimitteln, insbesondere der Parenteralia, im Krankenhaus. Auch hier sollten Apotheker eine wesentlich aktivere Rolle einnehmen, um die Arzneimittelsicherheit zu gewährleisten (z. B. durch Informationsmaterial und Schulungen über korrekte Zubereitung und Verabreichung von Parenteralia oder eine vermehrte zentrale Zubereitung von Parenteralia in Apotheken oder durch Apothekenpersonal auf den Stationen, wie das bei Zytostatika bereits üblich ist).

Daneben gibt es noch eine Vielzahl anderer Möglichkeiten, um die Arzneimittelsicherheit zu verbessern, wie die Optimierung von Arzneimittelverpackungen, um Verwechslungen ähnlich aussehender Verpackungen auszuschließen, die Standardisierung von Abläufen, die Kontrolle von Abläufen usw.

Literatur

Aronson, J. K.; Ferner, R. E.: Joining the DoTS: new approach to classifying adverse drug reactions. BMJ 2003, 327: 1222–1225

Aronson, J. K.; Ferner, R. E.: Clarification of terminology in drug safety. Drug Saf 2005, 28:851–870

Dean Franklin, B.; Vincent, C.; Schachter, M.; Barber, N.: Prescribing errors – an overview of research methods. Drug Safety 2005, 28: 891–900

Edwards, I. R.; Aronson, J. K.: Adverse drug reactions: definitions, diagnosis and management. Lancet 2000, 356: 1255–1259

Kaboli, P. J.; Hoth, A. B.; McClimon, B. J.; Schnipper, J. L.: Clinical pharmacists and inpatient medical care: a systematic review. Arch Intern Med 2006, 166: 955–964

Krähenbühl-Melcher, A.; Schlienger, R.; Lampert, M.; Haschke, M.; Drewe, J.; Krähenbühl, S.: Drug-related problems in hospitals: a review of the recent literature. Drug Saf. 2007, 30(5): 379–407

Mann, Ronald D.; Andrews, Elizabeth B. (ed.): Pharmacovigilance, 2. Auflage – Januar 2007, John Wiley & Sons

Müller-Oerlinghausen, B.; Düppenbecker, H.; Munter, K. H.: Handbuch unerwünschter Arzneimittelwirkungen. München: Urban, Fischer 1999

Naranjo, C. A.; Busto, U.; Sellers, E. M.; Sandor, P.; Ruiz, I.; Roberts, E. A.; Janecek, E.; Domecq, C.; Greenblatt, D. J.: A method for estimating the probability of adverse drug reactions. Clin Pharmacol Ther 1981, 30: 239–245

Fragen zur Repetition / Vertiefung

▶ Klassifizieren Sie die folgenden UAW entsprechend der zwei vorgestellten Systeme (Typ A, B, C usw. und DoTS):
– durch Corticosteroideinnahme verursachte Osteoporose
– durch Penicillin verursachte Anaphylaxie
– Hepatoxizität nach Einnahme von Isoniazid

▶ Eine jüngere Frau kommt in die Apotheke und berichtet, dass sie seit ungefähr zwei Wochen vermehrt blaue Flecken am Körper habe. Sie nimmt seit sechs Wochen Paroxetin zur Behandlung ihrer Depression ein. Könnte es sich um eine UAW handeln? Worauf stützen Sie sich bei der Beurteilung des möglichen kausalen Zusammenhangs?

▶ Ein älterer Mann kommt in die Apotheke und fragt nach einem Schlafmittel. Er erzählt, dass er seit einigen Tagen schlecht schlafe, häufig aufwache und sehr schlecht träume. Auf Nachfrage erklärt er, dass er aufgrund seines hohen Blutdrucks seit einigen Wochen mit Metoprolol 100 mg ret. behandelt wird. Seine übrige Arzneimitteltherapie umfasst Furosemid, Omeprazol und Acetylsalicylsäure 100 mg. Was raten Sie in diesem Fall?

▶ Welche Arzneistoffe sollten Neugeborenen nicht gegeben werden, da aufgrund eines unvollständigen Arzneistoffmetabolismus schwere UAW zu erwarten sind?

▶ Bei welchen Arzneistoffen ist es sinnvoll, ein pharmakogenetisches Monitoring auszuführen, um UAW zu vermeiden?

▶ Bei welchen Arzneistoffen sind geschlechtsabhängig UAW zu erwarten?

▶ Eine Mutter kommt mit einem Rezept über 300 mg Amoxicillin, 3-mal täglich, für ihre 6 Monate alte Tochter in die Apotheke. Was machen Sie?

Pirmohamed, M.; James, S.; Meakin, S.; Green, C.; Scott, A. K.; Walley, T. J.; Farrar, K.; Park, B. K.; Breckenridge, A. M.: Adverse drug reactions as cause of admission to hospital: prospective analysis of 18 820 patients. BMJ 2004, 329: 15–19

Schneeweiss, S.; Hasford, J.; Göttler, M.; Hoffmann, A.; Riethling, A. K.; Avorn, J.: Admissions caused by adverse drug events to internal medicine and emergency departments in hospitals: a longitudinal population-based study. Eur J Clin Pharmacol 2002, 58: 285–291

Taxis, K.; Wild, R.: Medikationsfehler in deutschen Krankenhäusern. Krankenhauspharmazie 2004, 25: 465–470

van Grootheest, K., de G. L.; de Jong-van den Berg, L. T.: Consumer adverse drug reaction reporting: a new step in pharmacovigilance? Drug Saf 2003, 26: 211–217

World Health Organisation. Safety of medicines. Geneva: World Health Organisation 2002.

K. TAXIS / J. R. B. J. BROUWERS

7 Beurteilung der klinischen Relevanz von Wechselwirkungen

7.1 Inzidenz von Interaktionen

Das Auftreten von Arzneimittelinteraktionen ist ein wichtiges klinisches Problem. Ihre Inzidenz wird beeinflusst von der Anzahl Arzneimittel, die ein Patient einnimmt. Daher ist die Inzidenz, die in Studien berichtet wird, abhängig von der untersuchten Patientengruppe. Bei ambulant behandelten Patienten findet man bei 9 bis 70 Prozent der Patienten Interaktionen und davon sind 1 bis 23 Prozent klinisch relevant. Bei stationär aufgenommenen Patienten findet man Interaktionen bei 2 bis 30 Prozent. Klinisch relevante Reaktionen treten hier bei 1 von 70 Verordnungen auf. Bei älteren Patienten mit Polypharmazie besteht ein besonders hohes Risiko, dass Arzneimittelinteraktionen auftreten. Obwohl potenzielle Arzneimittelinteraktionen sehr häufig sind, treten ernste unerwünschte Arzneimittelwirkungen (UAW) selten auf. Ernste UAW führen allerdings häufig zur Aufnahme ins Krankenhaus.

Arzneimittelinteraktionen können pharmakokinetischer oder pharmakodynamischer Art sein (Tabelle 7.1).

7.2 Pharmakokinetische Interaktionen

7.2.1 Interaktionen bei der Absorption

Komplexbildung
Komplexbildung kann auftreten zwischen Metallionen und Arzneistoffen, wodurch die Absorption des Arzneistoffs beeinflusst werden kann (Tabelle 7.2).

Klinische Beispiele:
▶ Aluminiumionen werden unter Einfluss der Magensäure aus aluminiumhaltigen Antazida

Tabelle 7.1: Übersicht der Mechanismen von Arzneimittelinteraktionen

Art der Interaktion	Mechanismus der Interaktion
Pharmakokinetik	Interaktionen bei Absorption durch ▶ Komplexbildung ▶ Adsorption ▶ Beeinflussung der physiologischen Darmflora ▶ Änderungen im pH-Wert des Magens und oberen Darmbereichs Interaktionen bei der Verteilung durch Verdrängung aus der Eiweißbindung Interaktionen beim Metabolismus über Leberenzyme (CYP-System) Interaktionen bei der renalen Elimination durch: ▶ Beeinflussung der Nierenfunktion ▶ Änderung des pH-Werts des Urins
Pharmakodynamik	Synergistische oder antagonistische Interaktionen durch Angriff am selben Rezeptor oder Wirkung über unterschiedliche biologische Systeme mit gleichartigen Effekten Interaktionen durch Beeinflussung von Transportmechanismen (teilweise auch kinetische Interaktionen) Interaktionen durch Störungen der Flüssigkeits- und Elektrolytbilanz

Tabelle 7.2: Übersicht wichtiger Arzneistoffe, die durch Komplexbildung interagieren

Arzneistoff	Interaktion mit Arzneistoffen, die die folgenden Ionen freisetzen
Tetrazykline	Al, Ca, Fe
Fluorchinolone	Al, Ca, Fe, Bi, Mg
Bisphosphonate	Al, Ca, Fe, Mg
Natriumfluorid	Ca
Methyldopa	Fe
Levodopa	Fe

freigesetzt. Die Absorption der Fluorchinolone bei gleichzeitiger Gabe von aluminiumhaltigen Antazida sinkt um 90 Prozent (möglicherweise Therapieversagen).

▶ Ähnliche Interaktionen sind bei Eisenionen, Bismuthionen, Calcium- und Magnesiumionen zu erwarten.

Vermeidung der Interaktion:

▶ Gabe der interagierenden Arzneistoffe durch ein Intervall von minimal 2 Stunden, vorzugsweise 4 Stunden trennen.

Adsorption

Arzneistoffe mit adsorbierenden Eigenschaften können die Absorption anderer Arzneistoffe reduzieren (eingeschränkter therapeutischer Erfolg/Therapieversagen).

Klinische Beispiele:

▶ Adsorbierende Arzneistoffe sind unter anderem: Aktivkohle, Sucralfat, Cholestyramin, Colestipol, Kaolin und bestimmte amorphe Aluminiumhydroxide.

▶ Die adsorbierten Arzneistoffe sind zumeist niedrig dosierte Arzneistoffe mit einem hohen Molekulargewicht. Beispielsweise: Digoxin, Thyroxin, Cumarine, Estrogene.

Vermeidung der Interaktion:

▶ Gabe der interagierenden Arzneistoffe durch ein Intervall von 2 bis 4 Stunden trennen. Bei einmal täglich gegebenen Arzneimitteln ist ein Intervall von vier Stunden zu bevorzugen.

Beeinflussung der Darmflora

Bei einigen Arzneistoffen spielt die physiologische Darmflora bei der Absorption eine große Rolle. Eine Störung der Darmflora beispielsweise durch Antibiotikagabe kann daher die Absorption stark beeinflussen (eingeschränkter therapeutischer Erfolg/Therapieversagen).

Klinische Beispiele:

▶ Sulfasalazin und Olsalazin sind Prodrugs, die durch Darmbakterien in die aktive Form, 5-Aminosalicylsäure, umgesetzt werden. Sie werden unter anderem bei inflammatorischen Darmerkrankungen wie Morbus Crohn eingesetzt. Diese Patienten erhalten häufig Breitspektrumantibiotika wie Ciprofloxacin. Daher sollte in diesen Fällen 5-Aminosalicylsäure gegeben werden und nicht die Prodrugs.

▶ Estrogene unterliegen einem enterohepatischen Kreislauf. Nach der Absorption werden sie in der Leber konjugiert, in den Darm ausgeschieden, dort durch die Darmflora teilweise hydrolysiert und wieder absorbiert. Dieser Kreislauf ist für die zuverlässige Wirksamkeit beispielsweise der hormonellen Kontrazeptiva notwendig. Bei einer Beeinträchtigung der Darmflora sind daher zusätzliche Verhütungsmaßnahmen notwendig.

Änderungen im pH-Wert im Magen und im Dünndarm

Antazida, H_2-Blocker und Protonenpumpenhemmer erhöhen den pH-Wert im Magen und im oberen Dünndarm. Interaktionen treten auf bei der Gabe von Arzneistoffen, deren Absorption pH-abhängig ist.

Klinische Beispiele:

▶ Antimykotika: Ketoconazol, Itraconazol werden nur gut absorbiert bei einem Magen-pH-Wert unter 3. Sie werden bei einem pH-Wert von 6 nicht mehr absorbiert (eingeschränkter therapeutischer Erfolg/Therapieversagen). Arzneimittel, die den pH-Wert erhöhen, dürfen daher nicht eingenommen werden. In einer neuen Applikationsform wurde Itraconazol als Suspension in einer Cyclodextrinmatrix »verpackt«. Die Absorption soll in geringerem Maß durch den pH-Wert beeinflusst werden.

▶ Bei Arzneimitteln mit einer magensäureresistenten Umhüllung kann eine Erhöhung des pH-Werts im Magen bewirken, dass sich die Umhüllung auflöst und die Arzneistoffe ihre magenirritierende Wirkung entfalten. Ein Beispiel hierfür sind Bisacodyl-Dragees (Laxans).

▶ Im Gegensatz dazu wird bei Pankreasenzympräparaten der pH-Wert des Magens und des Dünndarms bewusst erhöht, da dadurch die Wirkung der Pankreasenzyme zunimmt.

7.2.2 Interaktionen durch Verdrängung aus der Proteinbindung

Wenn mehrere Arzneistoffe gegeben werden, die stark an Plasmaeiweiß binden, verdrängt der Arzneistoff mit der stärkeren Affinität andere Arzneistoffe aus der Plasmaeiweißbindung. Damit erhöht sich die freie Konzentration des verdrängten Arzneistoffs, die den Effekt eines Arzneistoffs bestimmt. Dies ist jedoch zumeist klinisch irrelevant, denn die Zunahme an freiem Arzneistoff wird durch Anpassungen im Metabolismus und/oder der Elimination rasch kompensiert. Klinisch relevante Interaktionen können jedoch auftreten bei:

▶ Patienten mit starker Störung der Leber und/oder Nierenfunktion

▶ Arzneistoffen, bei denen kurzzeitige hohe Plasmakonzentrationen toxische Reaktionen hervorrufen. Ein Beispiel ist die Verdrängung von Methotrexat aus seiner Eiweißbindung durch Salicylate oder NSAIDs. Ab einer Dosierung von Methotrexat von 25 mg pro Woche kann es bei dieser Interaktion bereits zu stark erhöhten Methotrexatkonzentrationen kommen. Damit erhöht sich das Risiko, dass Toxizität, z. B. eine Neutropenie, auftritt.

7.2.3 Interaktionen beim Metabolismus

In der Leber ist das Cytochrom P 450 (CYP) System verantwortlich für die oxidativen Reaktionen von Arzneistoffen (Phase-I-Metabolismus). Die wichtigsten dabei beteiligten Enzyme sind CYP 1A2, 3A4, 2D6, 2C9 und 2C19. Eine hohe Prävalenz an Polymorphismen (> 10 Prozent) findet sich bei CYP 2D6, 2C9 und 2C19. Daher besteht für die letztgenannten Enzyme ein noch höheres Risiko, dass Arzneimittelinteraktionen auftreten. Die Arzneistoffe, die über das CYP-System interagieren, lassen sich in *Substrate, Inhibitoren* und *Induktoren* unterteilen (s. Kap. 2.6 und tabellarischer Anhang).

▶ *Substrate* besetzen ein bestimmtes CYP-Enzym und werden davon enzymatisch umgesetzt. Wenn zwei (oder mehr) Arzneistoffe gegeben werden, die über dieselben CYP-Enzyme metabolisiert werden, kann es zu einer kompetitiven Interaktion kommen. Bei den polymorphen Enzymen 2D6, 2C9 und 2C19 tritt diese Art der Interaktion häufig auf. Möglicherweise tritt Toxizität auf.

▶ *Inhibitoren* hemmen das gesamte CYP-System oder einzelne CYPs. Durch die Hemmung setzen die CYPs weniger oder keine Arzneistoffe mehr enzymatisch um. Wenn ein Patient einen CYP-Inhibitor einnimmt und zusätzlich ein Substrat dieses CYPs, steigt die Konzentration des Substrats. Der Effekt des Arzneistoffs wird verstärkt und es steigt das Risiko, dass Toxizität auftritt.

▶ *Induktoren* erhöhen die Kapazität des CYP-Systems. Wenn zusätzlich zum Induktor ein Substrat dieses CYPs eingenommen wird, erhöht sich die Metabolisierungsrate des Substrats und damit sinkt die Arzneistoffkonzentration rascher ab (und damit auch der Effekt, Folge: eingeschränkter therapeutischer Erfolg/Therapieversagen), sodass (zeitlich) eine höhere Dosis gegeben werden muss.

7.2.4 Interaktionen bei der renalen Elimination

Arzneistoffe, die zum großen Teil renal eliminiert werden, akkumulieren, wenn die Nierenfunktion durch andere Arzneistoffe beeinflusst wird. Dieser Mechanismus ist besonders relevant für Arzneimittel mit einer geringen therapeutischen Breite.

Klinische Beispiele:

▶ Digoxin ist ein Substrat des P-Glykoproteins (P-gP). Die über P-gP ablaufende renale Exkretion von Digoxin wird durch P-gP-Inhibitoren wie Chinidin, Verapamil und Amiodaron vermutlich gehemmt (s. 7.3.3 Interaktionen aufgrund von Beeinflussung der Transportmechanismen). Damit besteht die Gefahr, dass Digoxin akkumuliert und Toxizität auftritt.

▶ Die Rückresorption von Lithium im proximalen Tubulus wird erhöht durch Thiaziddiuretika und in geringerem Ausmaß auch durch Schleifendiuretika. Dadurch erhöht sich die Blutkonzentration von Lithium. Die klinische Bedeutung dieser Interaktion ist allerdings noch nicht ausreichend untersucht. In ähnlicher Weise wird die Lithiumkonzentration auch durch NSAIDs erhöht (mögliche Toxizität).

Der pH-Wert des Urins liegt im neutralen oder sauren Bereich (bei vegetarischer Ernährung auch im schwach alkalischen). Die renale Ausscheidung von Arzneistoffen kann durch Änderungen dieses pH-Werts beeinflusst werden. Dieser Effekt wird teilweise therapeutisch genutzt.

Klinische Beispiele:

▶ Die Gabe von Natriumbicarbonat (4 g/Tag) (Alternative: Kaliumcitrat) erhöht den pH-Wert des Urins in den alkalischen Bereich. Dadurch wird die Ausscheidung von Methotrexat beschleunigt. Derselbe Effekt wird zur Beschleunigung der Ausscheidung der Salicylate bei Salicylatintoxikationen benutzt.

▶ Zu Beginn der Therapie von Gichtpatienten wird viel Harnsäure freigesetzt, die in der Niere auskristallisiert und Steine bilden kann. Durch Alkalisieren des Urins erhöht sich die Löslichkeit des Harnstoffs, was der Bildung von Steinen vorbeugt.

7.3 Pharmakodynamische Interaktionen

Pharmakodynamische Interaktionen spielen sich häufig auf der Ebene der Rezeptoren ab. Dies erschwert es, diese Interaktionen zu entdecken und zu untersuchen. Pharmakogenetische Unterschiede (Polymorphismen) können die Interaktionen zusätzlich verstärken oder abschwächen. Über pharmakodynamische Interaktionen ist bislang weit weniger bekannt als über pharmakokinetische.

7.3.1 Synergistische Interaktionen

Arzneistoffe mit demselben Angriffspunkt können bei gleichzeitiger Anwendung zu einem verstärkten pharmakologischen Effekt führen und/oder UAW verursachen. Selbst bei unterschiedlichen Angriffspunkten können Interaktionen auftreten.

Klinische Beispiele:

▶ Acetylsalicylsäure und die meisten NSAIDs vermindern die Thrombozytenaggregation. Durch einen additiven Effekt steigt bei gleichzeitiger Anwendung das Blutungsrisiko.

▶ Viele Antipsychotika und Antidepressiva greifen an denselben Rezeptoren an, daher sind Interaktionen zu erwarten.

▶ Die obstipierende Wirkung von Butylscopolamin wird durch die Gabe von Verapamil verstärkt.

7.3.2 Antagonistische Interaktionen

Interaktionen, die auf einem Antagonismus beruhen, spielen sich ebenfalls auf der Ebene der Rezeptoren ab.

Klinische Beispiele:

▶ Werden Dopamin-D2-Antagonisten wie das Antimimetikum Metoclopramid in hoher Dosierung bei Parkinsonpatienten eingesetzt, die mit Dopaminagonisten therapiert werden, kann es zu einer Verschlechterung des Parkinson kommen.

▶ Wenn Opioide mit dem zentral wirksamen Opioidantagonisten Nalorphin kombiniert werden, nimmt der schmerzstillende Effekt der Opioide ab.

▶ Bei der Kombination von einem Opioid mit Naltrexon oder Methylnaltrexon (periphere Opioidantagonisten) nimmt der schmerzstillende Effekt nicht ab. Diese Kombination wird therapeutisch eingesetzt, um den peripheren µ-Opioid-Effekt zu antagonisieren, damit Obstipation als Nebenwirkung der Opioide nicht auftritt.

7.3.3 Interaktionen aufgrund von Beeinflussung der Transportmechanismen

Die bekanntesten Arzneistofftransporter gehören zur Familie der *ATP-binding cassette (ABC-)proteins*:

▶ P-Glykoprotein (P-gP), MDR1,
▶ *Multidrug resistance associated proteins MRP1/MRP2*,

Weitere Transportersysteme sind:
▶ Organic anion and cation transporter (OAT/OCT) und organic anion transport proteins (OATP),
▶ *H(+)-coupled peptide transporters* (PEPT1, PEPT2),
▶ *Nucleoside transport system,*
▶ Monocarboxylate transporter (MCT).

Die meisten Untersuchungen auf dem Gebiet der Transporter gibt es zu Zytostatika und antiviralen Arzneistoffen. Diese Interaktionen können sowohl pharmakodynamischer als auch -kinetischer Natur sein. Es gibt eine Anzahl Arzneistoffe, die das P-gP-System inhibieren und damit Efflux, Aufnahme, Verteilung oder Elimination von anderen Arzneistoffen verändern. Die bekanntesten P-gP-Inhibitoren sind hohe Dosierungen von Verapamil und Makroliden. Demzufolge können Interaktionen mit Arzneistoffen auftreten, deren Transport von P-gP abhängig ist.

7.3.4 Interaktionen aufgrund von Störungen der Flüssigkeits- und Elektrolytbilanz

Veränderungen in der Elimination von Elektrolyten kann die Wirkung/Toxizität von einigen Arzneistoffen beeinflussen.

Klinische Beispiele:

▶ Hypokaliämien können auftreten bei der Therapie mit Thiazid- und Schleifendiuretika, da beide die Kaliumausscheidung erhöhen. Eine Hypokaliämie kann auch bei exzessiver Anwendung von Laxanzien auftreten. Eine Hypokaliämie verstärkt die Toxizität von Digoxin.

▶ Die Kombination eines kaliumsparenden Diuretikums mit einem ACE-Inhibitor erhöht das Risiko, dass eine Hyperkaliämie auftritt. Eine Hyperkaliämie beispielsweise reduziert die Wirkung von Digoxin.

▶ SSRI verursachen gelegentlich eine Hyponatriämie, die durch die Gabe von Diuretika noch weiter verstärkt werden kann.

Literatur

Brouwers, J. R.: Drug interactions with quinolone antibacterials. Drug Saf 1992, 7: 268–281

Glintborg, B.; Andersen, S. E.; Dalhoff, K.: Drug-drug interactions among recently hospitalised patients-frequent but mostly clinically insignificant. Eur J Clin Pharmacol 2005, 61: 675–681

Juurlink, D. N.; Mamdani, M.; Kopp, A.; Laupacis, A.; Redelmeier, D. A.: Drug-drug interactions among elderly patients hospitalized for drug toxicity. JAMA 2003, 289: 1652–1658

Obach, R. S.; Walsky, R. L.; Venkatakrishnan, K.; Houston, J. B.; Tremaine, L. M.: In vitro cytochrome P450 inhibition data and the prediction of drug-drug interactions: qualitative relationships, quantitative predictions, and the rank-order approach. Clin Pharmacol Ther 2005, 78: 582–592

Rettie, A. E.; Jones, J. P.: Clinical and toxicological relevance of CYP2C9: drug-drug interactions and pharmacogenetics. Annu Rev Pharmacol Toxicol 2005, 45: 477–494

Wilkinson, G. R.: Drug metabolism and variability among patients in drug response. N Engl J Med 2005, 352: 2211–2221

Wilting, I.; Movig, K. L.; Moolenaar, M.; Hekster, Y. A.; Brouwers, J. R.; Heerdink, E. R.; Nolen, W. A.; Egberts, A. C.: Drug-drug interactions as a determinant of elevated lithium serum levels in daily clinical practice. Bipolar Disord 2005, 7: 274–280

 Fragen zur Repetition / Vertiefung

▶ Ein Patient kommt in die Apotheke mit einem Rezept für Clarithromycin. Sie kennen den Patienten und wissen, dass er auch Carbamazepin einnimmt. Warum ist Clarithromycin kein geeignetes Arzneimittel in diesem Fall? Gibt es eine Alternative für Clarithromycin?

▶ Welcher Interaktionsmechanismus liegt den folgenden Arzneistoffkombinationen zugrunde?
Amiodaron und Phenprocoumon
NSAID und Phenprocoumon
Glibenclamid und Propranolol oder Metoprolol
Ketoconazol und Omeprazol
Paroxetin und Ritonavir
Fluoxetin und Tramadol
Eisenpräparat und Methyldopa

▶ Geben Sie für jede Arzneistoffkombination an, was die klinischen Folgen einer gemeinsamen Gabe sein könnten, ob diese absolut zu vermeiden ist (Dosisanpassung, TDM usw.) oder unter bestimmten Voraussetzungen doch gegeben werden kann.

▶ Ein Patient soll Amitriptylin und Erythromycin erhalten. Beide Arzneistoffe verlängern bekanntlich das QT-Intervall. Welche patientengebundenen Risikofaktoren spielen noch eine Rolle bei der Abwägung, ob diese Arzneistoffkombination gegeben werden kann oder nicht?

▶ Welche Arzneistoffe mit schmaler therapeutischer Breite haben ein großes Potenzial für Interaktionen und sollten daher nur unter sorgfältiger Beobachtung gegeben werden?

J. R. B. J. Brouwers / K. Taxis

7.4 Klinische Evidenz für Wechselwirkungen

Wechselwirkungen sind immer dann zu erwarten, wenn die Pharmakokinetik eines Arzneistoffs durch einen zweiten verändert wird oder wenn sich die pharmakodynamischen Wirkungen zweier Arzneistoffe gegenseitig verstärken oder aufheben. Im Gegensatz zu einer Vielzahl theoretisch möglicher Interaktionen ist die Zahl der klinisch relevanten Interaktionen begrenzt. Nicht jede theoretisch mögliche Interaktion ist in der Praxis bedeutsam. Viele Interaktionen spielen erst dann eine Rolle, wenn bestimmte Konstellationen zusammentreffen. Konstellationen, die das Auftreten klinisch relevanter Interaktionen begünstigen, sind in Tabelle 7.3 aufgeführt.

Wissenschaftliche Evidenz

Die Zulassungsbehörden fordern für die Entwicklung neuer Arzneimittel die Identifikation der wesentlichen Stoffwechselwege und der beteiligten Enzyme. Sind Interaktionen aufgrund der In-vitro-Untersuchungen wahrscheinlich, so sind In-vivo-Untersuchungen an gesunden Probanden mit Modellsubstanzen der entsprechenden Stoffwechselwege durchzuführen.

Die klinische Prüfung von Arzneimitteln wird an streng ausgewählten, exakt definierten Populationen durchgeführt. Der experimentelle Charakter einer klinischen Prüfung impliziert, dass andere Erkrankungen als die untersuchte weit-

Tabelle 7.3: Eigenschaften, die zum Auftreten von Arzneimittelinteraktionen prädisponieren

Eigenschaften des Arzneistoffs	
Pharmakokinetik	
Nichtlineare Pharmakokinetik	In der Nähe der Sättigung führt eine geringe Dosiserhöhung zu einem starken Anstieg der Plasmakonzentration.
Elimination über einen Weg, ein Enzym	Blockade des Eliminationswegs führt zu einem deutlichen Anstieg der Plasmakonzentration.
Hoher First-pass-Effekt	Geringe Änderungen der Elimination haben deutliche Auswirkungen auf die Bioverfügbarkeit.
Hohe Eiweißbindung	Verdrängung aus der Plasmaeiweißbindung kann zu einem vorübergehenden, deutlichen Konzentrationsanstieg im Plasma führen.
Pharmakodynamik	
Geringe therapeutische Breite	Ein geringer Anstieg der Konzentration führt zu einer deutlichen Zunahme unerwünschter Arzneimittelwirkungen.
Lockere Konzentrations-Wirkungs-Beziehung	Ein Anstieg der Plasmakonzentration schlägt sich nicht unmittelbar in einer messbaren physiologischen Wirkung nieder.
Klinische Umstände	
Neugeborene	Die Unreife der Blut-Hirn-Schranke erleichtert den Übertritt von Arzneimitteln ins ZNS.
	Die glomeruläre Filtration und damit die renale Exkretion sind deutlich vermindert. Entsprechend nimmt die Clearance einzelner Substanzen ab und ihre Halbwertszeit zu. Veränderungen der Biotransformation können sich stärker auswirken.
	Die Biotransformation durch Cytochrom-P450-Enzyme und durch Glukuronidasen ist in der Neonatalperiode vermindert. Auch hier nimmt die Clearance ab.
	Eine niedrige Konzentration an Plasmaproteinen verstärkt die Effekte einer Verdrängung aus der Plasmaeiweißbindung.
Ältere Patienten	Abnahme der renalen Elimination, Abnahme der hepatischen Elimination, mangelnde Kompensationsmöglichkeiten.
Erkrankungen	Nierenfunktionsstörungen, Leberfunktionsstörungen, Leukopenie, Herzinsuffizienz, Elektrolytstörungen (Hypokaliämie).
Anzahl der Medikamente	Die Zahl möglicher Interaktionen steigt mit der Anzahl der gleichzeitig verabreichten Arzneimittel stark an.

gehend ausgeschlossen sind. Zusätzliche Arzneimittel dürfen nur in beschränktem Umfang eingenommen werden. Durch diese Maßnahmen werden während der Entwicklung eines Arzneimittels Interaktionen außerhalb der bewusst untersuchten Standardreaktionen normalerweise nicht gefunden. Sie treten in der Regel erst während der breiten Anwendung in der klinischen Praxis auf.

Informationen zu bislang unbekannten Interaktionen und unerwünschten Arzneimittelwirkungen ergeben sich aus verschiedenen Maßnahmen der Pharmakovigilanz (vgl. Kap. 6.1).

Klinische Evidenz
Klinisch kann sich eine Interaktion als ein vermindertes oder verstärktes Ansprechen auf eine Therapie bemerkbar machen. Unerwünschte Arzneimittelwirkungen können verstärkt auftreten oder als toxische Nebenwirkungen in den Vordergrund treten.

Interaktionen werden leicht bemerkt und können durch Dosisanpassungen vermieden werden, wenn sich die Wirkung der betroffenen Arzneimittel durch physiologische Parameter wie Blutdruck oder Herzfrequenz unmittelbar äußert. Besteht keine enge Beziehung zwischen Plasmakonzentration und der Wirkung eines Arzneimittels, kann eine Interaktion unerkannt bleiben und erst durch toxische Wirkungen auffallen.

In der Praxis kommt dem Apotheker bei der Vermeidung von Wechselwirkungen eine besondere Rolle zu, da er die gesamte Medikation eines Patienten überblickt. Dies erfordert eine profunde Kenntnis der Mechanismen, die beim Auftreten von Interaktionen eine Rolle spielen. Wachsam sollte man immer dann sein, wenn eine der oben genannten Eigenschaften vorhanden ist. Wachsamkeit ist auch bei einer Kombination vieler Arzneimittel angezeigt, da die Anzahl theoretisch möglicher Interaktionen mit der Zahl der Kombinationspartner steil ansteigt.

7.5 Relevanz der Interaktionen und Maßnahmen

Interaktionen werden dann als relevant betrachtet, wenn bei Verwendung der zugelassenen Dosierung zweier gleichzeitig gegebener Arzneimittel die therapeutische Wirkung oder die Toxizität eines oder beider Arzneimittel in solch einem Ausmaß verändert werden, dass eine Dosisanpassung erforderlich ist (s. Tabelle 7.4).

Mibefradil – Simvastatin
Bei Kombination von Mibefradil mit Simvastatin traten Rhabdomyolysen infolge einer Interaktion beider Verbindungen auf. Mibefradil wird über CYP 1A2, CYP 2D6 und CYP 3A4 biotransformiert. Mibefradil unterliegt einer nichtlinearen Pharmakokinetik, das bedeutet, dass die Plasmakonzentration der Substanz bereits bei Monotherapie in höherer Dosierung nichtlinear ansteigt. Beide Arzneistoffe werden über CYP 3A4 biotransformiert. Die Gefahr für das Auftreten einer Rhabdomyolyse nimmt mit dem Anstieg der Plasmakonzentration von Simvastatin zu.

Mechanismus der Interaktion
▶ Hemmung der Biotransformation von Mibefradil durch Simvastatin,
▶ überproportionaler Anstieg der Mibefradilkonzentration,
▶ Hemmung der Biotransformation von Simvastatin durch Mibefradil,
▶ Anstieg der Konzentration von Simvastatin,
▶ erhöhte Hemmung der Cholesterinsynthese → Rhabdomyolyse.

Mibefradil – Dihydropyridine
Bei Umstellung von Mibefradil auf Dihydropyridin-Calciumantagonisten in Kombination mit Betablockern kam es zu extremem Blutdruckabfall, der in einem Fall zum Tode führte.

Mechanismus der Interaktion
▶ Hemmung der Biotransformation von Mibefradil durch Dihydropyridine mit einer Verminderung der Elimination,

▶ Hemmung der Biotransformation von Dihydropyridinen durch Mibefradil. Dihydropyridine unterliegen einem hohen First-pass-Effekt → unproportionaler Anstieg der Bioverfügbarkeit,

▶ Anstieg der Plasmakonzentration der Dihydropyridine → Blutdruckabfall.

Das Interaktionspotenzial von Mibefradil führte zur freiwilligen Marktrücknahme der Substanz ein Jahr nach der Einführung.

Simvastatin – Grapefruit

Unter oraler Dauermedikation mit Simvastatin wurde auf Empfehlung eines Gesundheitsmagazins täglich eine Grapefruit verzehrt. Nach vier Tagen kann es zu zunehmender Muskelschwäche und Muskelschmerzen mit Einweisung in die Klinik.

Mechanismus der Interaktion

Simvastatin wird über CYP 3A4 biotransformiert. Die Bioverfügbarkeit von Simvastatin beträgt ca. 5 Prozent. In Grapefruit enthaltene Furanokumarine inaktivieren CYP 3A4 in der Darmwand. Der First-pass-Effekt von Simvastatin nimmt ab → deutlicher Anstieg der Simvastatinkonzentration → toxische Effekte, Rhabdomyolyse.

Zur Vermeidung der Interaktion muss auf den Konsum von Grapefruit verzichtet werden.

Terfenadin – Erythromycin

Bei Kombination von Terfenadin mit Hemmstoffen des CYP 3A4 traten lebensbedrohliche und tödliche Herzrhythmusstörungen auf.

Tabelle 7.4: Beispiele wichtiger pharmakokinetischer Arzneimittelinteraktionen

1. Arzneimittel	2. Arzneimittel	Interaktion	Maßnahme
Allopurinol	Mercaptopurin	verminderter Mercaptopurin-Abbau, erhöhte Toxizität	Dosisreduktion auf ein Drittel
Orale Antikoagulanzien	Sulfonylharnstoffe Cimetidin Trimethoprim-Sulfamethoxazol	verminderte Biotransformation, erhöhte Wirksamkeit	Kombination vermeiden, Dosisreduktion unter engmaschiger Überwachung
Cholesterinsynthesehemmer (Simvastatin, Lovastatin, Atorvastatin)	Itraconazol, Eryhthromycin, Ciclosporin, Virusproteaseinhibitoren	verminderte Biotransformation, Rhabdomyolyse	Kombination vermeiden
Cholesterinsynthesehemmer (Cerivastatin, Lovastatin)	Fibrate (Gemfibrozil)	Rhabdomyolyse	Kombination vermeiden, strenge Überwachung
Ciclosporin	Aminoglykoside	erhöhte Nephrotoxizität	Kombination vermeiden, TDM
Digoxin	P-Glykoprotein-Substrate	verminderte Absorption	TDM
5-Fluorouracil (5-FU)	Brivudin	verminderte Biotransformation von 5-FU durch Hemmung der Dihydropyrimidin-Dehydrogenase	Anstieg der Toxizität, Kombination kontraindiziert
Clopidogrel	Omeprazol	Hemmung der Bioaktivierung von Clopidogrel, Wirkverlust	Kombination vermeiden, anderen Protonenpumpeninhibitor einsetzen

Mechanismus der Interaktion

Terfenadin wird durch CYP 3A4 in zwei Schritten zum wirksamen Metaboliten Fexofenadin biotransformiert. Terfenadin wirkt arrhythmogen. Es verlängert die Repolarisation des Herzens, was an einer Verlängerung der QT_C-Zeit erkenntlich ist. Eine Verlängerung der Repolarisation des Herzens kann das Auftreten von Herzrhythmusstörungen vom Typ »Torsade de pointes« begünstigen.

Komedikation mit Inhibitoren des CYP 3A4, z. B. Ketoconazol, Erythromycin oder Grapefruitsaft, erhöht die Konzentration des Antihistaminikums mit der Folge, dass Rhythmusstörungen auftreten.

Das Interaktionspotenzial von Terfenadin führte in den USA zur Marktrücknahme. In Deutschland wurde der Arzneistoff wieder der Verschreibungspflicht unterstellt. Als Antihistaminikum wurde der aktive Metabolit Fexofenadin eingeführt.

Ciclosporin – Johanniskraut

Die Selbstmedikation von depressiven Verstimmungen mit Präparaten, die Johanniskraut enthielten, führte bei organtransplantierten Patienten, die auf Ciclosporin eingestellt waren, zu Abstoßungsreaktionen.

Mechanismus der Interaktion

Ciclosporin wird durch CYP 3A4 biotransformiert und unterliegt einem Transport durch P-Glykoprotein. Johanniskraut induziert die Expression von CYP 3A4 und P-Glykoprotein. Die Biotransformation von Ciclosporin in Darm und Leber und die Elimination in den Darm nehmen zu, die Bioverfügbarkeit nimmt ab. Es werden keine therapeutisch wirksamen Konzentrationen von Ciclosporin mehr erreicht.

Die Kombination von apothekenpflichtigen Johanniskrautpräparaten mit Ciclosporin ist zu vermeiden.

5-Fluorouracil – Brivudin

Therapeutische Dosen von Capecitabin, einem Prodrug von 5-Fluorouracil (5-FU), das zur Behandlung eines Kolonkarzinoms gegeben wurde, wurden wegen eines Herpes zosters mit einer Tagesdosis Brivudin kombiniert. Die betroffene Pa-

tientin verstarb drei Wochen nach der Gabe an der erhöhten Toxizität von 5-FU.

Mechanismus der Interaktion

5-FU wird im Wesentlichen durch die Di-hydropyrimidin-Dehydrogenase (DPD) zu Dihydro-5-FU biotransformiert. Brivudin wird durch die Pyrimidinnucleosidphosphorylase zu Bromvinyluracil metabolisiert. Bromvinyluracil hemmt irreversibel die DPD, was zu einem massiven Anstieg von 5-FU mit entsprechend gesteigerter Toxizität führt.

Die Kombination von 5-FU oder seinen Prodrugs mit Brivudin ist absolut kontraindiziert.

Clopidogrel – Omeprazol

Clopidogrel wird in Kombination mit Acetylsalicylsäure bei Patienten mit Herzinfarkt zur Prävention von atherothrombotischen Ereignissen eingesetzt. Häufig werden die Medikamente auch noch mit Protonenpumpeninhibitoren kombiniert, um gastrointestinale Blutungen zu vermeiden. Unter Kombination mit Omeprazol kommt es zu einer erhöhten Rate von Reinfarkten.

Mechanismus der Interaktion

Clopidogrel ist ein Prodrug, dessen Metabolit nach zweistufiger Biotransformation über CYP 2C19 die Bindung von Adenosindiphosphat (ADP) an den P 2Y12-Thrombozytenrezeptor und damit die Aktivierung des GPIIb/IIIa-Rezeptorkomlexes verhindert. Die Hemmung von CYP 2CV19, aber auch das Fehlen des Enzyms bei entsprechend disponierten Patienten, führt zu einer unzureichenden Bioaktivierung von Clopidogrel. Omeprazol hemmt in klinisch relevanter Dosierung CYP 2C19.

Die Kombination von Clopidogrel mit Omeprazol ist zu vermeiden. Gastrointestinale Blutungen können durch Komedikation mit Pantoprazol vermieden werden.

Die wichtigste Maßnahme zur Vermeidung von Arzneimittelwechselwirkungen ist die sorgfältige Auswahl und Dosierung von Arzneimitteln. Das bedeutet, dass immer, wenn mehr als ein Arzneimittel angewendet wird, die Möglichkeit einer Interaktion erwogen werden muss. Dies gilt insbesondere bei Arzneimitteln mit einem vermehrten Interaktionspotenzial oder bei schwerkranken Patienten.

Bei Kombination kritischer Arzneimittel muss – wenn möglich – die Wirkung durch die Bestimmung von physiologischen Zielgrößen wie Herzfrequenz, Blutdruck, EKG, Glukosekonzentration oder die Arzneimittelkonzentration im Plasma überwacht werden (Therapeutisches Drug-Monitoring).

Beim Auftreten schwerer, lebensbedrohlicher Zustände auf der Grundlage einer Interaktion sind zunächst lebenserhaltende Maßnahmen zu ergreifen und Störungen der Vitalfunktion symptomatisch zu behandeln.

Ist eine Interaktion wahrscheinlich, sollte Blut abgenommen werden, um die Plasmakonzentration der beteiligten Arzneimittel zu bestimmen. Die betreffenden Arzneimittel werden abgesetzt. Eventuell reicht es aus, die Dosierungen zu überprüfen und zu reduzieren.

Literatur

Arzneimittelkommission der deutschen Ärzteschaft, Drug Safety Mail 2009-062 vom 24.04.2009: Die Gabe von Protonenpumpeninhibitoren kann die präventiven Effekte von Clopidogrel bei Patienten mit akutem Koronarsyndrom vermindern

Note for Guidance on investigation of drug interactions, 1997 (http://www.emea.eu.int/ pdfs/human/ ewp/056095en.pdf)

Hinweis des BfArM auf Interaktionen mit Terfenadin http://www.bfarm.de/nn_711020/DE/ Pharmakovigilanz/asi/bis-2002/terfenadin-astemizol-proarrhythmisch-wirkung.html

Bistrup, C. et al.: Effect of grapefruit juice on Sandimmun Neoral® absorption among stable renal allograft recipients. Nephrol Dial Transplant 2001, 16: 373–377

Dreier, J. P.; Endres, M.: Statin-associated rhabdomyolysis triggered by grapefruit consumption. Neurology 2004, 62: 670–671

Juurlink, D. N. et al.: A population-based study of the drug interaction between proton pump inhibitors and clopidogrel. CMAJ 2009. 180: 713–718

Keizer, H. J. et al.: Inhibition of fluorouracil catabolism in cancer patients by the antiviral agent (E)-5-(2-bromovinyl)-2'-deoxyuridine. J Cancer Res Clin Oncol 1994, 120: 545–549

Marston, A. et al.: Eine tödliche Arzneimittelinteraktion. Schweiz Med Forum 2006 6: 350–352

Mullens, M. E. et al.: Life-threatening interaction of mibefradil and -Blockers with dihydropyridine calcium channel blockers. JAMA 1998, 280: 157–158

Paneitz, A.; Meissner, K.; Kroemer, H. K.: Arzneimittelinteraktionen: Neue Mechanismen und Klinische Relevanz. Internist 2000 41: 338–343

Ruschitzka, F. et al.: Acute heart transplant rejection due to Saint John's wort. Lancet 2000, 355: 548–549

Wolff, H. P.; Weihrauch, T. R.: Internistische Therapie 2006/2007, 16. Auflage, Urban & Fischer bei Elsevier, 2006

 Fragen zur Repetition / Vertiefung

▶ Welche pharmakokinetischen Eigenschaften sind ungünstig im Hinblick auf das Auftreten von Interaktionen?

▶ Nennen Sie erwünschte und nicht erwünschte pharmakodynamische Interaktionen!

▶ Bei welchen Arzneimitteln sollte man immer an Interaktionen denken?

▶ Sind Interaktionen, die bei oraler Gabe auftreten, im gleichen Umfang auch bei intravenöser Applikation der Arzneimittel zu sehen?

G. ENGEL

8 Beurteilung der klinischen Relevanz von Inkompatibilitäten

Inkompatibilitäten bezeichnen Unverträglichkeitsreaktionen durch Wechselwirkungen von zwei oder mehreren Bestandteilen eines oder mehrerer Arzneimittel. Der Mechanismus kann physikalischer, physikochemischer oder chemischer Art sein. Sie führen in der Regel zu Wirkungsverlusten. Zur Unterscheidung von Interaktionen aufgrund pharmakokinetischer oder pharmakodynamischer Wechselwirkungen spricht man in diesem Fall auch von pharmazeutischen Wechselwirkungen.

In der klinischen Praxis treten die wichtigsten Inkompatibilitäten beim Mischen von Infusionslösungen mit anderen Infusionslösungen oder bei Zusatz von Injektionslösungen zu Infusionen auf. Auch bei der Herstellung von Dermatika treten Inkompatibilitäten auf.

Folgende Mechanismen sind für Inkompatibilitäten verantwortlich zu machen:

▶ Verminderung der Löslichkeit durch Verdünnen eines Lösungsvermittlers, durch pH-Veränderungen, Esterspaltungen und durch Bildung schwerlöslicher Salze.
▶ Verminderung der Wirksamkeit durch Komplexbildung, durch Esterspaltungen oder andere chemische Reaktionen.

Die Folge einer Inkompatibilitätsreaktion ist in erster Linie ein Wirkungsverlust, der vor allem dann kritisch ist, wenn die Reaktion nicht erkannt wird. Theoretisch vorstellbar ist auch die Auslösung einer Lungenembolie durch eine Aggregatbildung, insbesondere bei der Gabe von Fettemulsionen.

Ausfällungen von schwerlöslichen Salzen treten in der Regel in den Infusionssystemen auf. Bei der Behandlung von Früh- und Neugeborenen mit höherkonzentriertem Calciumgluconat können sich aber auch im Kreislauf Calciumsalze des Ceftriaxons bilden, selbst dann, wenn Ceftriaxon mit zeitlichem Abstand über einen anderen Zugang infundiert wird. Die Ausfällungen reichern sich in Lunge und Niere an.

Zu beachten ist auch, dass manche Infusionslösungen nur über bestimmte Infusionsbestecke und Filter appliziert werden dürfen. Ein wichtiges Beispiel ist die Gabe von Paclitaxel (Taxol®). Der in der Zubereitung enthaltene Lösungsvermittler Poly(oxyethylen)-35-Rizinusöl löst den Weichmacher Bis(2-ethylhexyl)phthalat (DEHP) aus Infusionsbestecken und -gefäßen. Paclitaxel darf daher nur über PVC-freie Infusionsbestecke appliziert werden und muss in PVC-freien Behältnissen zubereitet werden.

Auffällige Symptome einer Inkompatibilitätsreaktion sind: Ausfällungen, Aufrahmung einer Emulsion und Farbveränderungen. Inkompatibilitäten müssen nicht mit dem bloßen Auge erkennbar, sie können auch larviert sein.

Ein in der Praxis wichtiges Symptom für Inkompatibilitätsreaktionen ist der Verschluss von Kathetern. Katheter oder In-line-Filter können verstopfen, wenn inkompatible Arzneimittel ohne einen ausreichenden Waschschritt durch dasselbe Lumen appliziert werden.

Eine Inkompatibilität stellt im Prinzip auch die Reaktion von Heparin mit Protamin dar. Man nutzt die Salzbildung von Heparin mit Protamin, um am Ende des Einsatzes der Herz-Lungen-Maschine die gerinnungshemmende Wirkung von Heparin aufzuheben.

Zur Vermeidung von Inkompatibilitätsreaktionen ist zu fordern, dass Infusionslösungen nur gemischt werden dürfen und Injektionslösungen nur dann zu Infusionen gegeben werden dürfen, wenn nachgewiesen ist, dass keine Inkompatibilität besteht. Dazu können die Fachinformationen der betreffenden Arzneimittel, die eine sehr wichtige Informationsquelle darstellen, die Hersteller oder Tabellenwerke konsultiert werden.

Tabelle 8.1: Inkompatibilitäten verschiedener Infusionslösungen

Infusionslösung	Eigenschaften	Unverträglichkeiten
Glucose-Lösung	sauer, pH kann 3,5 sein	Benyzlpenicillin, Aminophyllin, Ampicillin, Hydrocortison, Heparin
Isotonische Kochsalzlösung	neutraler pH oder leicht sauer, als Träger für viele Lösungen geeignet	Norepinephrin, Amphotericin B, Amiodaron
Elektrolytlösung (Na, K, C, Mg, Cl, Laktat)	leicht sauer oder neutral	Amphotericin B
Dextrane	leicht sauer	Ampicillin, Ascorbinsäure, Chlorpromazin, Barbiturate, Promethazin, Streptokinase
Aminosäuren		Zufügen von Arzneimitteln vermeiden (Abbau säurelabiler Substanzen, allergene Wirkung)
Fettemulsionen		Zufügen von Arzneimitteln vermeiden (Brechen der Emulsion)
Blut und Blutprodukte		keine Arzneimittel zugeben
Mannitol-Lösung		Mischung der 20-prozentigen Lösung mit Arzneistoffen und Elektrolyten vermeiden. Imipenem-Cilastin, Dopamin

Tabelle 8.2: Inkompatibilitäten ausgewählter Arzneimittel. Die Arzneiformen verschiedener Hersteller können unterschiedliche Eigenschaften haben

Arzneimittel	besondere Eigenschaft/ Lösungsvermittler	inkompatible Arzneimittel	Ereignis
Aminophyllin	Ethylendiamin	Betalaktamantibiotika, saure Lösungen	
Amphotericin B	Na-desoxycholat/ Phosphate	Elektrolytlösungen	Ausfällungen
Diazepam	Propylenglykol, Ethanol, Benzylalkohol	Elektrolytlösungen, viele Arzneimittel	Ausfällungen
Gentamicin		Heparin	Ausfällung
Midazolam	saurer pH der Lösung	alkalische Lösungen	Ausfällungen
Propofol	Fettemulsion	viele außer Glucose 5 Prozent	Brechen der Emulsion
Thiopental-Na	alkalischer pH der Lösung	saure Lösungen	Ausfällungen
Furosemid	alkalischer pH der Lösung	saure Lösungen	Ausfällungen
Adrenalin	saurer pH der Lösung	alkalische Lösungen	Ausfällungen
Ceftriaxon	schwerlösliches Ca-Salze	Ca-haltige Lösungen	Ausfällungen

Literatur

Arzneimittelkommission der deutschen Ärzteschaft, Bekanntgaben 2007: Ceftriaxon-Unverträglichkeiten bei Neugeborenen und Kindern (UAW-News – International) http://www.akdae.de/20/20/Archiv/2007/738-20070907.html

Fachinformation Taxol®, Stand August 2005

Hintzenstern, U. (Hrsg.): I. v. 3. Aufl. Urban & Fischer, München, 2004

KiK (2006) Kompatibilität im Katheter, http://www.kik-service.de/

Trissel, L. A.: Handbook on Injectable Drugs, American Society of Health-System Pharmacists, Bethesda, 1998

Vogel Kahmann, I. et al.: Inkompatibilitätsreaktionen auf der Intensivstation. Anaesthesist, 2003 52: 409–412

 Fragen zur Repetition / Vertiefung

▶ Wie macht sich eine Inkompatibilitätsreaktion in einer gemischten Injektionslösung bemerkbar? Wann kann man sie ausschließen?

▶ Kann man schwach saure Injektionslösungen eher mit anderen schwach sauren Injektionslösungen mischen oder mischt man sie besser mit schwach alkalischen Lösungen?

▶ Was passiert, wenn man eine Injektionslösung, die einen Lösungsvermittler enthält, verdünnt?

G. ENGEL

9 Grundlagen und Methoden der Pharmazeutischen Betreuung

9.1 Definition und Abgrenzung zur Beratung

»Pharmaceutical Care is the responsible provision of drug therapy for the purpose of achieving definite outcomes that improve a patient's quality of life.«

HEPLER & STRAND 1990

Pharmazeutische Betreuung unterscheidet sich von engagierter Beratung weniger in der grundsätzlichen Intention als vielmehr in dem sehr viel umfassenderen und methodisch-strukturierteren Ansatz. Bei der Beratung steht der konkrete Einzelfall im Vordergrund, bei der Pharmazeutischen Betreuung der Prozess, die dauerhafte und konsequente pharmazeutische Begleitung der Therapie. Betreuung beschränkt sich nicht auf isolierte Einnahme- und Anwendungshinweise. Vielmehr soll der Therapieerfolg durch die Erkennung und Vermeidung arzneimittelbezogener Probleme (z. B. Neben- und Wechselwirkungen) gesichert und dadurch auch die Lebensqualität des Patienten verbessert werden.

Die Rahmenbedingungen für Pharmazeutische Betreuung sind nicht einfach. Die öffentliche Apotheke ist eine datenarme Umgebung (nur beschränkter Zugriff auf Patientendaten, Anamnese oder Laborparameter, Überwiegen subjektiver, d. h. aus der Sicht des Patienten wiedergegebener, Informationen). Die Erstellung und Pflege von Medikationsprofilen sowie die Dokumentation der Interventionen ist trotz verfügbarer Programme noch immer zeit- und personalintensiv. Defizite bestehen schließlich sehr häufig bei der interdisziplinären Zusammenarbeit mit dem Arzt und bei der Kommunikation mit dem Patienten.

9.2 Grundlagen

9.2.1 Patientenstammdaten

Die wichtigsten personenbezogenen Daten (Name, Anschrift, Telefonnummer, Alter, Geschlecht, behandelnde Ärzte; bestehende Erkrankungen nach Angabe des Patienten) sind in der Patientenakte zu hinterlegen. Eine angemessene Beurteilung möglicher arzneimittelbezogener Probleme und der gezielte Einsatz von Datenbanken (z. B. CAVE-Modul der ABDA-Datenbank) setzt zusätzliche, mit Zustimmung des Patienten zu ermittelnde Informationen voraus: bekannte Allergien, Nahrungs- oder Arzneimittelunverträglichkeiten, Rauchverhalten, Körpergewicht oder BMI, Kreislauf- oder Stoffwechselparameter (Blutdruck, Blutzucker, Lipidwerte), körperliche Aktivität.

9.2.2 Medikationsdaten

Voraussetzung jeder Pharmazeutischen Betreuung sind weiterhin möglichst umfassende Daten zur Medikation des Patienten (alle dauerhaft oder bei Bedarf eingesetzten Arznei- bzw. Hilfsmittel, Medizinprodukte oder Nahrungsergänzungen, möglichst konkrete Angaben zur Dosierung). Grundlagen für die Sammlung und Auswertung der Patienten- und Medikationsdaten sind die datenschutzrechtliche Einwilligung des Patienten und eine möglichst EDV-gestützte Kundendatei.

▶ Für einen schnellen Einstieg können Medikationsdaten *retrospektiv* erhoben werden. Hierzu werden zu einem Stichtag alle eingesetzten Medikamente erfasst (vom Patient mitbringen oder aufzählen lassen: Wie dosiert? Wofür eingesetzt? Wie vertragen?). Der retrospektive Ansatz bietet einen sofortigen Überblick über Art und Umfang der Medikation, über Patientenkenntnisse, mögliche Wissensdefizite oder Handhabungsprobleme, aber keine Gewähr für Vollständigkeit der Daten.

▶ Bei der *prospektiven* Ermittlung der Medikationsdaten wird jedes neu oder erneut verordnete bzw. erworbene Präparat zum Zeitpunkt der Abgabe zusammen mit den Dosisinformationen erfasst (vollständiger, keine Überforderung des Patienten, aber zeitintensiv).

Aufbereitung bzw. Darstellung der Medikationsdaten:

▶ Als *Medikationshistorie* wird die tabellarische, nach dem Verordnungsdatum gegliederte Auflistung der prospektiv ermittelten Medikationsdaten bezeichnet.

▶ Übersichtlicher und für die Beurteilung der Compliance besser geeignet ist das *Medikationsprofil*, die grafische Darstellung der über einen bestimmten Zeitraum gleichzeitig eingesetzten Medikamente. Dabei werden Arzneimittel des gleichen Indikationsgebiets zusammengruppiert und die theoretische Reichdauer (verordnete Menge/Tagesdosis) durch Balken wiedergegeben. Werden die Folgeverordnungen in derselben Zeile eingetragen, legen Lücken oder Überlappungen der jeweiligen Reichdauer eine mögliche Non-Compliance nahe (s. Abb. 9.1). Bei allen Bedarfsmedikamenten sind die Reichdauerberechnung und auch die grafische Darstellung problematisch. Hier besteht die Möglichkeit, durch Zugrundelegung der Verordnungsfrequenz die tatsächliche Reichdauer darzustellen oder die Verordnungsfrequenz in Beziehung zu einer theoretischen Reichdauer zu setzen (Standarddosierung laut Beipackzettel).

9.3 Arzneimittelbezogene Probleme

Durch pharmazeutische Betreuung sollen arzneimittelbezogene Probleme erkannt und gelöst werden. Hierzu müssen die Medikationsdaten aus unterschiedlichem Blickwinkel analysiert werden (Abb. 9.2).

9.3.1 Arzneimittelauswahl und -gebrauch

Gegenstand der Prüfung ist die Frage, ob ein verordnetes Präparat zu der gestellten Indikation

Arzneimittel	Rp./OTC	Dosierung	1. Monat	2. Monat	3. Monat	4. Monat	5. Monat	6. Monat	Anmerkungen
Theophyllin 350 Nr. 1000	Rp.	2 x 1							Verordnet 2.4., 15.5., 22.6., 29.7.
Flutide Diskus 60 Dosen	Rp.	2 x tgl. 1 Hub							Verordnet 2.4., 5.6., 27.8.
Berotec 100 200 Hub	Rp.	Bei Bedarf							Verordnet 2.4., 22.4., 2.5., 25.5., 27.6., 19.7., 14.8.

Abb. 9.1: Medikationsprofil

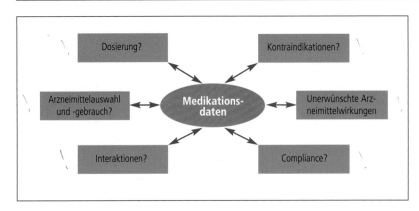

Abb. 9.2:
Medikations-
daten: Zentraler
Ausgangspunkt
für die
Pharmazeutische
Betreuung

passt, ob Doppelverordnungen vorliegen und ob alle dokumentierten medizinischen Probleme auch behandelt werden. Zu einem früheren Zeitpunkt verordnete Präparate können aktuell ohne bestehende Indikation eingenommen werden. Im Rahmen der Selbstmedikation betrifft die Prüfung die Plausibilität der Eigendiagnose (Selbstbehandlung sinnvoll?) sowie den konkreten Arzneimittelwunsch (gibt es bezogen auf Komorbidität oder Begleitmedikation geeignete oder verträgliche Alternativen?). Darüber hinaus ist der korrekte Gebrauch der Arzneimittel zu kontrollieren. Insbesondere bei erklärungsbedürftigen Darreichungsformen ist eine derartige Prüfung nicht nur bei der erstmaligen Abgabe, sondern im Rahmen eines Monitorings auch bei den Folgeverordnungen sinnvoll.

Die Prüfung der Arzneimittelauswahl wird dadurch erschwert, dass die Diagnose auch bei pharmazeutisch betreuten Patienten nicht immer offenliegt. Im Hinblick auf die zahlreichen Überschneidungen (z. B. Bronchodilatatoren bei chronisch-obstruktiven Atemwegs- und Lungenerkrankungen) ist ein Erschließen der Diagnose aus den verordneten Medikamenten problematisch. Die Patienten sollen angeben, wofür ein Medikament verordnet wurde, ob es sich um eine Erst- oder eine Folgeverordnung handelt und ob ein Präparat möglicherweise abgesetzt und durch ein anderes mit ähnlicher Indikation ersetzt wurde (vermeintliche Doppelverordnung). Offene Fragen müssen mit dem Arzt besprochen werden.

9.3.2 Unerwünschte Wirkungen (UAW, Nebenwirkungen NW)

Bei jeder Abgabe sollte routinemäßig nach der Verträglichkeit gefragt werden. Soweit möglich, Patienten für relevante UAW sensibilisieren, die eine zügige Intervention erforderlich machen (z. B. Myopathien unter Statinen: Auf welche Symptome achten? Wann zum Arzt?; z. B. späte Manifestation gastrointestinaler Unverträglichkeit unter einer bisher gut tolerierten Metformin-Therapie: Laktatazidose-Ausschluss). Jede vom Patienten spontan beschriebene oder vermutete Nebenwirkung ist auf Plausibilität zu prüfen (Literaturangaben, Datenbanken). Dabei Zeitpunkt der Erstmanifestation, Begleitmedikation und Komorbidität berücksichtigen. In begründeten Fällen direkte Rücksprache mit dem Arzt. Alternativ Patient an Arzt verweisen (Bewertung möglichst schriftlich begründen).

Kasuistik:

Patient, m., Zustand nach Apoplex, Prophylaxe zerebraler Krampfanfälle mit Valproinsäure (Tagesdosis aktuell 1300 mg), unklare dauerhafte Atemwegsobstruktion (pneumologische Verordnung von Salmeterol/Fluticason 1-mal tgl. wird auch nach Jahren noch fortgeführt). Im Rahmen der KHK- bzw. Hypertonie-Therapie Metoprolol-Succinat (95 mg/die). Patient klagt über zunehmenden und bei Alltagsaktivitäten behindernden Tremor (insbesondere Intentionstremor).

Bewertung:

Extrapyramidalmotorische Störungen als gut dokumentierte UAW von Valproinsäure (dosisabhängig, reversibel). Patient jahrelang anfallsfrei: Dosisreduktion oder Absetzen möglich?

Als weitere Ursache solllte jedoch auch Salmeterol berücksichtigt werden (eher Ruhetremor, zeitlicher Bezug zur Medikation?): Inhalationstechnik prüfen! Indikation aus pneumologischer Sicht noch gegeben? Wenn ja, Umstellung auf Tiotropium erwägen (Salmeterol in Kombination mit Metoprolol?).

9.3.3 Interaktionen (IA)

Interaktionskontrollen werden zumeist automatisch über die Apotheken-EDV durchgeführt. Dabei muss die Fülle von Verdachtsfällen durch ein genügend strenges Filterkriterium (Beschränkung auf mittelschwere und schwerwiegende IA) eingegrenzt werden. Für einen sicheren Ausschluss von Interaktionen ist der Zugriff auf die Medikationshistorie und die möglichst vollständige Berücksichtigung der Selbstmedikation sowie von Nahrungsergänzungsmitteln und Medizinprodukten zu fordern.

Wesentliche, nicht durch den Rechner zu leistende Aufgabe bleibt die Beurteilung der klinischen Relevanz:

▸ Theoretisch als schwer eingestufte IA können erwünscht (Wirkverstärkung bei Kombination verschiedener Antihypertonika) oder nur in der Einstellungsphase einer Therapie relevant sein (z. B. ACE-Hemmer-Gabe bei Patienten unter Diuretika-Prämedikation).

▸ Bestimmte IA sind nur bei parenteraler Gabe zu berücksichtigen (ASS bei parenteraler vs. peroraler Methotrexattherapie).

▸ Auch eine topische oder intermittierende Gabe kann eine andere Bewertung begründen.

▸ Für andere Stoffe ist das Interaktionspotenzial von der Dosis (bei Patienten mit Hyperurikämie wirken ASS-Dosen > 3 g durch Konkurrenz um die tubuläre Harnsäurerückresorption urikosurisch, Dosen < 1,5 g können dagegen durch Konkurrenz um die tubuläre Harnsäuresekretion Gichtanfälle auslösen) bzw. Dosierungsfrequenz abhängig (eine zeit-

nahe Gabe von Ibuprofen kann bei Patienten, die niedrigdosierte ASS zur Hemmung der Thrombozytenaggregation erhalten, den Langzeitschutz vor Herzinfarkt oder Schlaganfall beeinträchtigen. Relevant nur bei regelmäßiger Gabe des Analgetikums, bei sporadischer Gabe ist es ausreichend, Ibuprofen frühestens zwei Stunden später zu geben).

▸ Eine Begleittherapie mit Enzyminduktoren (Rifampicin, Johanniskrautextrakte) schließt auch bei Wirkstoffen mit enger therapeutischer Breite (z. B. Phenprocoumon) nicht automatisch eine stabile Einstellung aus, erfordert jedoch besondere Aufmerksamkeit bei jeder Dosisanpassung oder beim Absetzen eines Interaktionspartners.

Tabellen von Substraten bzw. Inhibitoren der relevanten Cytochrom-Isoenzyme erleichtern die Vorhersage einer möglichen Interaktion und die Auswahl potenzieller Therapiealternativen.

Die Mehrzahl die Invasionsphase betreffender pharmakokinetischer Interaktionen kann durch eine Präzisierung der Einnahmemodalitäten vermieden werden (Verhütung einer Komplexbildung oder Absorption durch zeitversetzte Einnahme). Im Rahmen der Selbstmedikation stehen zumeist weniger interaktionsträchtige Alternativen zur Verfügung. Eine Rücksprache mit dem Arzt ist bei mittelschweren und schweren IA erforderlich, wenn diese unter Berücksichtigung der Begleitumstände (Dosis, Organfunktion, therapeutische Breite) als relevant eingestuft werden. Dies gilt insbesondere bei Verordnungen verschiedener Ärzte, bei Einflüssen der Selbstmedikation (Einverständnis des Patienten?) sowie bei Verdacht unerwünschter Arzneimittelwirkungen oder einer Unwirksamkeit der Therapie. Die betreuende Apotheke kann auf Wunsch des Arztes in die Patientenüberwachung eingebunden werden. Wird die Therapie auf Anweisung des Arztes beibehalten, sollte die ärztliche Bewertung in der Patientenakte dokumentiert werden.

9.3.4 Kontraindikationen (KI)

Im Gegensatz zur Selbstmedikation, von der der Arzt meist weder in qualitativer noch in quantitativer Hinsicht Kenntnis hat, liegt die Berücksichtigung von Kontraindikationen bei allen verordneten Präparaten in der Verantwortung des Arztes. Ein zusätzlicher Ausschluss potenzieller Kontraindikationen in der Apotheke ist sinnvoll, gestaltet sich aber wegen der zumeist fehlenden objektiven Daten schwierig:

▶ *Off-Label-Use:* Nicht nur in der pädiatrischen Therapie wird der Arzt in Einzelfällen Präparate trotz bestehender Warnhinweise oder KI einsetzen, wenn therapeutische Alternativen fehlen oder das Risiko einer Nichtbehandlung als größer eingestuft wird als potenzielle Arzneimittelnebenwirkungen oder -risiken.

▶ *Ermessensspielraum:* Nur eine Minderheit von KI bestehen ohne Einschränkung. In vielen Fällen hat der Arzt dagegen einen Ermessenspielraum, d. h. die Therapie ist im Einzelfall bei Beachtung bestimmter Kautelen (engmaschigere Kontrollen etc.) möglich.

▶ *Risikofaktoren:* Ein im Beipackzettel pauschal ausgewiesener Warnhinweis kann durch Befragung des Patienten oft auf wenige relevante Fälle eingegrenzt werden. So werden Asthma und Allergien als KI nichtsteroidaler Antirheumatika gelistet. Relevant ist dies jedoch nur bei Vorliegen von Risikofaktoren für eine Analgetika-Intoleranz (diffuse Sekretproduktion, urtikarielle Reaktionen bzw. Atemnot oder Husten nach Schmerzmitteleinnahme in der persönlichen oder Familien-Anamnese, Nasenpolypen).

▶ *Fortschreiten von Grund- oder Begleiterkrankungen:* Umgekehrt kann eine aus Erfahrung bei diesem oder bei anderen Patienten jahrelang komplikationslos vertragene Therapie zu einem leichtfertigen Einsatz trotz bestehender KI verleiten (z. B. Betablocker-Einsatz bei Asthmatikern). Auch muss der Ausschluss von KI bei jeder Verordnung erneut erfolgen, da progredient verlaufende chronische Erkrankungen oder akute Ereignisse die Risikobewertung modifizieren können (z. B. Absetzen von Metformin vor elektiver OP bzw. im Rahmen schwerwiegender Infekte).

Eine Klärung sollte primär durch Rücksprache mit dem verordnenden Arzt erfolgen, auch wenn es im Einzelfall sinnvoll sein kann, den Patient im Vorfeld zu dem Sachverhalt zu befragen (wurde eine bestehende Grunderkrankung beim Facharztbesuch erfragt oder angesprochen: z. B. Asthma bronchiale beim Glaukompatienten?). Dezidiert im Beipackzettel oder in der Fachliteratur ausgewiesene Gegenanzeigen (z. B. Altersbeschränkung) müssen rückbestätigt werden. Wird eine Therapie trotz bestehender Kontraindikation beibehalten, ist der Gesprächsinhalt in der Patientenakte zu dokumentieren und der Arzt zusätzlich zu befragen, ob die Apotheke an einem Monitoring des Patienten beteiligt werden kann oder soll.

9.3.5 Dosierung

Eine korrekte Dosierung ist zentral wichtig für die Wirksamkeit und die Verträglichkeit einer Therapie. Bei der Beurteilung der Compliance ist die Dosierung weiterhin Grundlage für die Berechnung der Reichdauer. Mit dieser großen Bedeutung kontrastiert die oft unzureichende Transparenz bei der ärztlichen Therapie. Nur auf einer Minderheit der Rezepte ist die Dosierungsanweisung ausgewiesen. Viele Patienten verfügen darüber hinaus nicht über schriftliche Einnahmepläne oder können die mündlich in der Sprechstunde gegebenen Einnahmehinweise nicht vollständig und präzise wiedergeben. Zum korrekten Zeitpunkt der Einnahme oder möglichen Nahrungseinflüssen (vor, zu, nach oder unabhängig von einer Mahlzeit) werden in der Regel gar keine oder eher kontraproduktive Angaben (NSAR in magensaftresistenter Formulierung nach dem Essen) gemacht. Das Teilen von Tabletten wird nicht nur aus Gründen der Dosisindividualisierung, sondern zur Kostenersparnis vorgesehen, oft ohne konkrete Überprüfung der Voraussetzungen und möglicher Folgen.

Die Patientenkenntnisse zur korrekten Dosierung der Arzneimittel müssen bei jeder Abgabe überprüft und im Bedarfsfall präzisiert und erläutert werden (wie viel? Dosierungsintervall? Dosissteigerung oder ausschleichendes Absetzen in welchem Zeitraum?). Bei allen Bedarfspräparaten müssen für das Absetzen Fristen gesetzt oder die Umstände konkretisiert werden, die eine ärztliche Überprüfung notwendig machen.

Liegen keine ärztlichen Anweisungen vor oder sind diese dem Patienten nicht bekannt, sollte primär eine Klärung über die Fachliteratur (Fachinformation, Rote Liste, Datenbanken u. a.) bzw. im Gespräch mit dem Patienten versucht werden. Eine Rücksprache mit dem Arzt ist erforderlich,

▶ wenn für die Dosierung ein breiter, ggf. von der Indikation abhängiger Ermessensspielraum besteht (z. B. Antibiotika),

▶ wenn für die Einleitung der Therapie üblicherweise eine allmähliche Dosissteigerung vorgesehen ist (z. B. Acarbose),

▶ bei Verdacht einer Unter- oder Überdosierung (Unwirksamkeit der Therapie, eingetretene UAW),

▶ wenn vorhandene Dosierungsvorschriften erheblich von Literaturangaben abweichen (Einstellungsphase? Folge eingeschränkter Organfunktion?),

▶ wenn eine alters- oder gewichtsbezogene Dosierung bei dem Präparat nicht umgesetzt werden kann (Dimensionierung von Messlöffeln oder -bechern, Aufbrauchfrist nicht einzeldosierter Darreichungsformen).

▶ wenn vorgesehene Einnahmemodalitäten (Teilen, Zermörsern etc.) bei der konkreten Darreichungsform (Kapseln, Dragees, bestimmte Retardformulierungen) oder bei dem Patienten (ergonomische Probleme, z. B. infolge von Arthrose, Rheuma, Gicht, Parkinson, Apoplex) nicht möglich sind bzw. zu einer Beeinträchtigung von Wirksamkeit bzw. Verträglichkeit führen würden.

9.3.6 Compliance

Als Compliance wird die Fähigkeit und der Wille des Patienten bezeichnet, eine verordnete Therapie gemäß Anweisung durchzuführen. Unterschieden werden eine *primäre* (Einlösen von Verordnungen) und eine *sekundäre Compliance* (Einnahme der Medikamente).

Eine gute Compliance, die regelmäßige, korrekte Anwendung der Arzneimittel, ist insbesondere bei allen chronischen Erkrankungen für das Erreichen der gesteckten Therapieziele essenziell. Umgekehrt nimmt das Risiko einer Non-Compliance mit zunehmender Komplexität der Therapie,

mit der Zahl der eingesetzten Arzneimittel und der vorgesehenen Tagesdosen sowie mit der Erfordernis einer aktiven, eigenverantwortlichen und aufgeklärten Einbindung des Patienten zu. Non-Compliance ist wahrscheinlicher bei *Erkrankungen ohne Leidensdruck* (z. B. Hypertonie, Diabetes mellitus) als bei Erkrankungen, die den Patienten dauerhaft bzw. intermittierend einschränken oder belasten. Auch bei *Erkrankungen mit Leidensdruck* wie z. B. Asthma bronchiale kann Non-Compliance vielgestaltig sein und die Arzneimitteltherapie in unterschiedlichem Maß beeinträchtigen:

▶ *Controller* (insbesondere Glucocorticoide): Non-Compliance = Untertherapie (keine Akutwirkung, negativer Diskurs über Verträglichkeit, fehlende Einsicht in die Erfordernis einer Dauertherapie). Risiken/Folgen: Akutkomplikationen, Krankheitsprogression.

▶ *Reliever* (insbesondere kurz wirksame Bronchodilatatoren): Over-Compliance (zuverlässig einsetzende Akutwirkung begünstigt Vernachlässigung der Dauertherapie). Risiken/Folgen: UAW, Krankheitsprogression.

Auch die mangelnde Umsetzung nichtmedikamentöser Vorgaben (Ernährung, Allergenkarenz, Selbstkontrolle, Kontrolluntersuchungen) sowie die Nichtbeachtung von Behandlungsfristen oder der Empfehlung einer ärztlichen Abklärung ist im weiteren Sinne unter dem Begriff Non-Compliance einzuordnen.

Wichtigstes Instrument zur Beurteilung der Patienten-Compliance ist das korrekt geführte *Medikationsprofil* (Lücken in der grafischen Darstellung lassen eine Non-Compliance, Überschneidungen eine Over-Compliance vermuten, Abb. 9.1). Dabei ist zu beachten, dass nicht nur bei den Bedarfsmedikamenten z. T. keine einheitliche Tagesdosis zugrunde gelegt werden kann. Bei einigen nicht einzeldosierten Darreichungsformen wie treibgasbetriebenen Dosieraerosolen scheitert die Reichdauerberechnung zusätzlich an der Überbefüllung der Kartuschen und dem »Tail-Off-Phänomen«. Da auch Manipulationen vonseiten des Patienten denkbar sind (Wegwerfen von Tabletten, Inhalationskapseln, Versprühen nicht inhalierter Dosieraerosoldosen. Nicht möglich bei Pulverinhalatoren mit Reservoir), sollte eine Non-Compliance auch bei unauffälligem Medikationsprofil erwogen werden, wenn die Therapieziele dauerhaft nicht erreicht werden oder sich Akutkomplikationen häufen (alternative Ursachen berücksichtigen: Handhabungsdefizite, Auslöser etc.).

Auffälligkeiten sind primär mit dem Patienten, im Bedarfsfall und mit Zustimmung des Patienten auch mit dem behandelnden Arzt abzuklären (zwischenzeitliche Änderung des Dosierungsschemas? Präparat vorübergehend oder dauerhaft abgesetzt? Änderung vom Arzt veranlasst?). Eine vermeintlich zu geringe Reichdauer oder eine zu hohe Verordnungsfrequenz kann z. B. auf eine vorzeitige Verordnung wegen Urlaubs von Patient oder Arzt oder auf eine Verwechslung bei der Nachverordnung zurückzuführen sein. Bei der Insulintherapie können scheinbar zu hohe Dosen die Folge von Spritzproblemen (Abspritzen

von mehr Insulin zur Blasenentfernung) oder interkurrenten Infekten sein.

Eine dauerhafte Lösung von Compliance-Problemen gelingt nur bei sorgfältiger Ursachenanalyse. Wird die Einnahme von Einzeldosen vergessen (Alter! Komplexität des Therapieschemas! Zahl der Einzeldosen!), können übersichtliche Einnahmepläne, Dosieretiketten auf der Packung und Dispenser bei der vollständigen Einnahme helfen (Dispenser erschweren umgekehrt die differenzierte Einnahme und beeinträchtigen die Lagerstabilität: maximal Wochenbedarf auseinzeln!). Eine absichtlich praktizierte Non-Compliance macht dagegen meist Wissens- oder Verständnisdefizite offensichtlich, die gezielt korrigiert werden müssen (Schulung, Indikation erläutern, Ängste des Patienten offensiv ansprechen und Risiken objektivieren).

9.4 Methoden: Problemorientierte Aufzeichnungen (SOAP-Notes)

Arzneimittelbezogene Probleme, die durch die Analyse der Medikationsdaten erkannt oder vermutet werden, sollen in einem nächsten Schritt (i) bewertet und (ii) durch pharmazeutische Betreuung dauerhaft gelöst werden (Abb. 9.3). Um dieser Aufgabe möglichst umfassend, effektiv und nachhaltig gerecht zu werden, ist ein strukturiertes Vorgehen notwendig.

▶ *Aufstellen einer Problemliste:* Zu dem betreuten Patienten werden alle medizinischen bzw.

arzneimittelbezogenen Probleme gelistet und die Medikamente zugeordnet.

▶ *Sammlung von Informationen:* Zu allen gelisteten Problemen werden die zur Bewertung erforderlichen Informationen gesammelt. Diese gliedern sich in **s**ubjektive (vom Patienten geäußerte bzw. wahrgenommene Beschwerden, Symptome) und **o**bjektive Daten (Laborparameter, Messwerte, Untersuchungsbefunde, Medikation, Dosierung etc.).

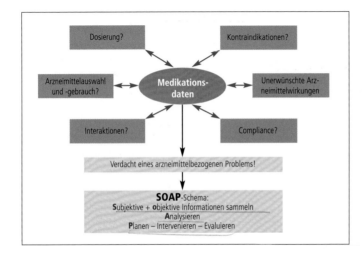

Abb. 9.3: Ableitung von Maßnahmen aus den Medikationsdaten

▸ *Analyse bzw. Bewertung (assessment):* Auf der Basis der gesammelten Daten wird das Problem beurteilt und beschrieben. Die vermuteten Sachverhalte können zusätzlich durch Rückfrage beim Patienten, durch Rücksprache mit dem Arzt bzw. durch Literaturstudium verifiziert werden.

▸ *Betreuungsziel und Plan für die Umsetzung:* Im Betreuungsplan wird nicht nur das angestrebte Ziel beschrieben, sondern auch die hierfür erforderlichen Schritte. Der Betreu-

ungsplan umfasst in der Regel eine Aufgabenteilung:

– *Aufgaben des Arztes:* z. B. Zielwertkorrektur, Therapieumstellung, Dosisanpassung, Untersuchungsplan

– *Aufgaben des Apothekers:* z. B. Schulung, Optimierung des Arzneimitteleinsatzes

Im Betreuungsplan werden Kriterien für eine erfolgreiche Lösung des Problems und Fristen für eine Prüfung der Nachhaltigkeit der Intervention definiert.

Kasuistik

Patient: 46, m., Asthma bronchiale

Probleme/Befunde: Anhaltend schlechte Peak-Flow-Werte (Varianz, morning dip), Verordnungsfrequenz Pulmicort® entspricht theoretischer Reichdauer, Anwendungsfrequenz Berotec® vermutlich > 10 Hübe/Tag

Patientenbefragung: Pulmicort® regelmäßig angewandt. Sinn bezweifelt (»wirkt nicht!«, »kommt nichts raus!«)

Problemliste

Medizinische Probleme	Zugehörige Medikation/Folgen
Asthma bronchiale	Arzneimittel A = Budesonid
	Arzneimittel B = Fenoterol

Therapiebezogene Probleme	
Mangelnde Asthma-Kontrolle	Schlechte Peak-Flow-Werte
	(häufig Atemnot)

Arzneimittelbezogene Probleme	
Mangelnde Handhabungskompetenz oder Non-Compliance	Eingeschränkte Entzündungskontrolle

Subjektiv: Befinden des Patienten; Asthma-Anfälle, Belastbarkeit? »Medikament wirkt nicht«

Objektiv: Peak-Flow-Werte (Varianz, Minima), Reliever-Verbrauch, Dosierung, Reichdauer, Verordnungsfrequenz

Assessment: Mögliche Unwirksamkeit des Controllers durch Fehlgebrauch des Pulverinhalators (Inhalationstechnik). Paralleleinsatz zweier Inhalatoren mit deutlich abweichendem Atemmanöver begünstigt Fehlgebrauch.

Plan: Dauermedikation mit vertrauten Präparaten. Alleinige Demonstration und Erläuterung greift nicht.

– *Monitoring* zur Erfassung des Status quo: Patient demonstriert Gebrauch mit Placebogerät. Befund unkontrolliert dokumentieren und anschließend gezielt intervenieren (Fehler mit Patienten analysieren).

– *Nachhaltigkeit* der Intervention kontrollieren: Inhalationstechnik bei Folgetermin erneut überprüfen. Verbesserung der Inhalationstechnik objektivierbar? Einfluss auf Asthmakontrolle fassbar? (Abb. 9.4)

Pulverinhalator: Turbohaler®	Datum 26.11.	Datum 18.12.	Datum 14.1.
Vorbereitung			
Gerät senkrecht halten	—	✗	✗
Pulverinhalator öffnen	✗	✗	✗
Restmengenanzeige prüfen	—	—	—
Dosierrad einmal hin und zurück drehen	—	✗	✗
Inhalation			
Ausatmen (normal)	✗	✗	✗
Inhalator zur Inhalation waagerecht halten	—	✗	—
Mundstück mit Lippen dicht abschließen	—	✗	✗
Inhalation: *kräftiger* Atemzug	—	✗	—
Inhalation tief	—	✗	✗
Inhalator absetzen	✗	✗	—
Atempause > 5 Sekunden	—	✗	✗
Ausatmen (rasch, vorzugsweise über die Nase, *nicht ins Gerät!*)	✗	✗	✗
Beenden			
Pulverinhalator verschließen	—	—	✗
Auswertung			
Score (max. 12)	4	11	8

Abb. 9.4: Protokoll zum Monitoring der Inhalationstechnik

9.5 Praxis: Wie implementieren und praktizieren?

Räumlich und zeitlich begrenzte Pilotstudien (Hamburger Asthma-Studie, Trier-Studie) haben den Nutzen Pharmazeutischer Betreuung eindrucksvoll dokumentiert. Dies kann nicht darüber hinwegtäuschen, dass Pharmazeutische Betreuung noch immer vorzugsweise Anspruch und Konzept und weniger flächendeckend gelebte Berufspraxis ist.

Für die erfolgreiche Implementierung pharmazeutischer Aspekte sind daher insbesondere die folgenden Gesichtspunkte von Bedeutung:

▶ *Motivation:* Alle Beteiligten müssen motiviert und für eine dauerhafte Mitwirkung überzeugt werden. Angesichts immer noch bestehender Defizite der EDV-Programme bleibt der Zeit- und Personalaufwand pharmazeutischer Betreuungspraxis groß und dies im Kontext ständig steigender wirtschaftlicher Pressionen. Viele Ärzte reagieren abwehrend und nehmen die Aktivitäten der Apotheke in erster Linie als Kontrolle und Einmischung wahr, das Delegieren von Schulungsinhalten an Dritte außerhalb der Praxis ist zumindest ungewohnt. Auch für die Patienten liegen die Vorteile nicht automatisch auf der Hand. Gerade chronisch Kranke haben aufgrund langjähriger Erfahrungen mit wechselnden Therapien oft die subjektive Sicherheit, ihre Erkrankung zu kennen und keiner zusätzlichen fachlichen Unterstützung zu bedürfen.

▶ *Dokumentation* und *QMS:* Strukturierte Patentendaten sind unabdingbare Voraussetzung für Pharmazeutische Betreuung. Auch der Betreuungsplan, die Ergebnisse und das Monitoring zur Kontrolle der Nachhaltigkeit sind im Interesse einer Einbindung Dritter schriftlich zu fixieren. Die Verantwortlichkeiten und die praktizierten Methoden zur Pharmazeutischen Betreuung sind in Betriebsanweisungen niederzulegen, ebenso das Prüf- und Wartungsprocedere für Messgeräte, die Organisation des Beratungsplatzes und die relevanten Beratungs- und Schulungsinhalte.

▶ *Materielle Voraussetzungen:* Materialien für die indikationsbezogene Pharmazeutische Betreuung (Demogeräte, Blutdruck-, Blutzucker- bzw. Peak-Flow-Messgeräte, Test-lösungen, Formulare) müssen in ausreichen-der Menge vorgehalten und regelmäßig ge-wartet werden. Weiterhin werden direkt mit der Apotheken-Software vernetzte Pro-gramme zur Patientendateiverwaltung sowie zur Pharmazeutischen Betreuung benötigt.

▶ *Vorgehensweise:* Für eine erfolgreiche Zu-sammenarbeit mit dem Arzt ist es wichtig, bereits im Vorfeld über die geplanten Aktivi-täten zu sprechen und Formen einer Aufga-benteilung zu diskutieren (z. B. Schulung in der Praxis, Monitoring in der Apotheke). Eine weitgehende Beschränkung auf die pharma-zeutischen Kernkompetenzen erleichtert den Dialog ebenso wie ein Argumentieren auf der Basis sauberer Dokumentation. Auch wenn die Zeit knapp bemessen ist, sollte sich der Dialog, wenn möglich, nicht nur auf Problem-fälle (und damit eine implizite Kritik an der ärztlichen Therapie) beschränken. Dies ge-lingt leichter durch die Gründung interdiszi-plinärer Qualitätszirkel oder Gesprächskreise, an denen auch Vertreter anderer Gesund-heitsberufe oder von Patientenorganisatio-nen beteiligt werden können.

Apothekenintern sollten regelmäßig ausge-wählte Fallbeispiele besprochen und an die-sen die Eignung bzw. Defizite der Betreuung diskutiert werden. Mit Rücksicht auf die knappen Ressourcen sollte die Implementie-rung bewusst in möglichst kleinen Schritten erfolgen, da eine zu große Patientenzahl oder ein zu breiter Ansatz rasch zu Überforderung und zu qualitativen Abstrichen führt (unter-schiedliche Schwerpunkte und Aufgaben für die Mitarbeiter). So ist es z. B. im Bereich Dia-betes sinnvoll, zunächst Kernaufgaben wie die Wartungsroutine für Mess- und Injekti-onsgeräte zum Laufen zu bringen, weil diese als organisatorischer Rahmen für regelmä-ßige Patientenkontakte benötigt werden. Die Inhalte und das Tempo sollten gemeinsam von den an der Betreuung beteiligten Mitar-beitern festgelegt und im Bedarfsfall revidiert werden.

▶ *Kommunikation:* Viele arzneimittelbezogene Probleme können nur dann aufgedeckt wer-den, wenn der Patient Handhabungsschritte

oder Abläufe demonstriert. Beim Dialog (!) *mit dem Patienten* ist es insofern zentral wichtig, diesen zu Wort kommen zu lassen und sich selbst so weit wie möglich zurückzu-nehmen. Ermüdende Wiederholungen dersel-ben Sachverhalte sind zu vermeiden, eine vollständige Erläuterung und Demonstration etwa der Gerätebedienung ist nur bei der Ersteinweisung angezeigt. Bei einem Monito-ring sollte dagegen primär der Patient sein Gerät vorführen, um im Anschluss gezielt die beobachteten Handhabungsdefizite bespre-chen zu können. Patientengespräche sollten zeitlich knapp bemessen sein, aber ungestört verlaufen (ggf. Terminvereinbarung). Viele chronisch Kranke fühlen sich aufgrund der langjährigen Erfahrung subjektiv sicher im Umgang mit ihrer Erkrankung und deren The-rapie. Das individuelle Informationsbedürfnis muss berücksichtigt werden, damit sich der Einzelne nicht belehrt oder kontrolliert fühlt. Für die Aufdeckung der dennoch oft vorhan-denen Defizite hat es sich bewährt, regelmä-ßige Kontakte durch das Anbieten von War-tungsroutinen (z. B. für Insulinpens oder Blut-zuckermessgeräte) sicherzustellen, die als technische Dienstleistungen meist gut ange-nommen werden. Diesen Rahmen kann man nutzen, um die eigentlichen Fragen beiläufig anzusprechen (z. B. Frequenz des Kanülen-wechsels, richtige Kanülenlänge) oder den Patienten aufzufordern, die wichtigsten Be-dienungsschritte mit dem zuvor gewarteten Gerät zu demonstrieren.

▶ *Vertrauen und Konsequenz:* Die Umsetzung eines Betreuungszieles ist nicht möglich ohne die Einbindung und das Vertrauen des Patien-ten. Sollen Sachverhalte mit Dritten bespro-chen werden, darf dies nur mit seiner Zustim-mung erfolgen (Selbstmedikation, Miss-brauchsverdacht etc.). Die Sicht und Wünsche des Patienten müssen respektiert werden. Insofern ist es meist nicht zielfüh-rend, Änderungen einfach vorzuschreiben. Sachverhalte müssen begründet werden. Im Zweifelsfall sollte man den Patienten auffor-dern, die Auswirkungen und den Nutzen ge-änderter Abläufe durch Selbstkontrolle zu do-kumentieren. Selbst erhobene Werte überzeugen mehr als Worte. Verteilte Aufgaben und Verantwortlichkeiten müssen umgekehrt auch konsequent besprochen werden. So ist Desinteresse und die ausbleibende Analyse der Patientenaufzeichnungen die wichtigste Ursache für eine Non-Compliance bei der Peak-Flow-Messung. Der Patient wird nur dann Interesse an einer retrospektiven Auswertung eingetretener Akutkomplikationen (Hypoglykämie, Atemnotanfälle) haben, wenn sich der Gesprächspartner auch konsequent Zeit für die Besprechung nimmt.

Literatur

Hepler, C. D.; Strand, L. D.: Opportunities and responsibilities in pharmaceutical care. Amer. J. Hosp. Pharm. 1990 47: 533–543

Schaefer, M.; Schulz, M.: Manuale zur Pharmazeutischen Betreuung. Band 1 Grundlagen der Pharmazeutischen Betreuung. Eschborn: Govi 2000

 Fragen zur Repetition / Vertiefung

▶ Was versteht man unter arzneimittelbezogenen Problemen? Nennen Sie konkrete Beispiele.

▶ Welche Merkmale haben Erkrankungen, die sich eher für eine Pharmazeutische Betreuung bzw. eher für eine Beratung eignen?

▶ Welche Methoden zur a) direkten, b) indirekten Einschätzung bzw. Bestimmung der Compliance gibt es?

▶ Welche Faktoren fördern die Compliance des Patienten?

▶ Eine Non-Compliance hat nicht nur für den individuellen Patienten Konsequenzen, wer ist außerdem betroffen?

E. MARTIN

10 Grundlagen der Ernährung

10.1 Energie- und Nährstoffbedarf

Um den täglichen Energiebedarf zu decken, benötigt der Organismus eine ausreichende Zufuhr an Kalorien. Normalerweise wird dieser Bedarf beim Gesunden durch die tägliche Nahrungsaufnahme in Form von Proteinen, Kohlenhydraten und Fetten gedeckt. Im Magen, Dünn- und Dickdarm wird die Nahrung unter der Einwirkung von Verdauungssäften in die Nährstoffe gespalten. Die Resorption der Substrate erfolgt über die Darmwand ins Blut.

Unterernährung ist ein häufiges Problem in unseren Krankenhäusern, das besondere Aufmerksamkeit verdient, weil Unter- und Mangelernährung eine erhöhte Morbidität und Mortalität der Patienten zur Folge haben (siehe Tabelle 10.1). Auch bei einer akuten oder chronischen Erkrankung ist eine adäquate Zufuhr von Nährsubstraten zwingend notwendig. Eine ausreichende und zugleich rationale Ernährungstherapie ist daher wichtiger Bestandteil der Gesamttherapie der Patienten. Die Durchführung einer künstlichen Ernährung hat zum Ziel, die mit einer unzureichenden Energiezufuhr assoziierte Morbidität und Mortalität zu verhindern.

Ziele für die Ernährung kritisch kranker Patienten:

▶ Eine der Situation der Patienten angepasste Form der Ernährungstherapie unter Berücksichtigung der Zugangswege soll durchgeführt werden.
▶ Defizite an Makro- und Mikronährstoffen sollen vermieden werden.
▶ Die Substratzufuhr soll an den Stoffwechsel adaptiert sein.
▶ Der Behandlungsverlauf einer Erkrankung des Patienten soll günstig beeinflusst werden.

Die Entscheidung für eine künstliche Ernährung (enteral/parenteral) ist von folgenden Parametern abhängig:

▶ Voraussichtliche Dauer, für die ein Patient nicht ausreichend orale Nahrung aufnehmen kann,
▶ Ernährungszustand,

Tabelle 10.1: Auswirkungen der Unterernährung auf physiologische Funktionen

Kardiovaskuläres System	Abnahme von Herzvolumen und Auswurffraktion Bradykardie, Hypotension EKG-Veränderungen
Respiratorisches System	Reduktion der Muskelkraft durch die Abnahme der Zwerchfellmasse Abnahme der Vitalkapazität
Gastrointestinaltrakt	Atrophie der Mukosazellen Malabsorption Abnahme der Magensäure-, Pankreas-, Gallensekretion
Immunsystem	Immunschwäche
Thermoregulation	Hypothermie
Wundheilung	Verzögerte Wundheilung Druckulcera
Zentrales Nervensystem	Angst Depressive Verstimmung

▶ Ausmaß des Hyperkatabolismus (unbeabsichtigte Gewichtsabnahme, Stickstoffausscheidung),

▶ Stressfaktoren.

10.1.1 Methoden zur Abschätzung des Ernährungszustandes

Um den momentanen Ernährungszustand und den Energiebedarf eines Patienten beurteilen zu können, stehen einige Methoden zur Verfügung (siehe Tabelle 10.2):

▶ Ernährungsanamnese (ein signifikanter Gewichtsverlust besteht, wenn die Gewichtsabnahme 10 Prozent des Ausgangsgewichtes in einem Zeitraum von 6 Monaten überschreitet),

▶ Körperliche Untersuchung,

▶ Anthropometrische Parameter (Broca-Index, Body-Mass-Index (BMI) als ein indirektes Maß der Fettmasse, Trizepshautfaltendickemessung, Oberarmmuskelumfang),

▶ Bioelektrische Impedanzanalyse (einfaches, nichtinvasives Verfahren zur Erfassung der Körperzusammensetzung durch elektrische Widerstandsmessung im menschlichen Körper),

▶ Laborparameter (z. B. Serumproteine, Albumin, Transferrin, Präalbumin und retinolbindendes Protein, Stickstoffbilanz, Kreatinin),

▶ Indirekte Kalorimetrie (nicht-invasive Messung des Gasaustausches zur Bestimmung des Energieverbrauches).

Von Hackl et. al. wurde ein einfacher und schnell zu handhabender Score (s. Abb. 10.1) aufgestellt, der es ermöglicht, die Indikation zur Ernährungstherapie zu stellen. Die Indikation zur Ernährungstherapie ist erst bei 5 und mehr Punkten unabdingbar. Das bedeutet, dass nach gesicherten wissenschaftlichen Erkenntnissen eine entsprechende Ernährungstherapie durchzuführen ist.

Der Energiebedarf eines Patienten hängt von folgenden Faktoren ab:

▶ Grundumsatz,

▶ Aktivitätsfaktor,

▶ Ernährungszustand,

▶ Art der Krankheit oder des Traumas.

Der geschätzte Energiebedarf von 24 kcal/kg Körpergewicht/Tag entspricht dem Energiebedarf bei körperlicher Ruhe. Dieser Ruheenergiebedarf erhöht sich durch körperliche Aktivität mobiler Patienten. Daher sollte ein Aktivitätsfaktor von 1,2 bis 1,3 berücksichtigt werden. Für mobile Patienten ergibt sich daraus ein errechneter Energiebedarf von circa 30 kcal/kg Körpergewicht pro Tag.

Faustregel für den Energieumsatz beim stoffwechselstabilen Patienten (Bezugsgröße ist das Ist-Gewicht):

▶ Immobiler Patient   20 bis 25 kcal/kg KG/Tag

▶ Mobiler Patient   25 bis 35 kcal/kg KG/Tag

Adipöse Patienten (BMI > 30) werden nach Normalgewicht (Körperlänge in cm −100) ernährt. Extrem kachektische Patienten (BMI < 16) und Patienten nach längerer Nahrungskarenz sind zu Beginn mit maximal 50 Prozent der nach Istgewicht berechneten Zufuhrrate zu ernähren (Phosphat und Kaliumspiegel überwachen). Die Zufuhr größerer Mengen an Kohlenhydraten führt sonst zu einer Stoffwechselentgleisung (Refeeding-Syndrom).

Tabelle 10.2: Methoden zur Abschätzung des Ernährungszustandes

BMI	Eiweiß (g/l)	Albumin (g/l)	Präalbumin (mg/l)	Lymphozytenzahl pro mm^3	Mangelernährung
> 19	67 – 83	> 35	> 160	> 2000	keine
17 – 19	60 – 66	30 – 35	140 – 160	1200 – 2000	leicht
16 – 16,9	50 – 59	25 – 29	110 – 139	800 – 1199	mittelgradig
< 16	< 50	< 25	< 110	< 800	schwer

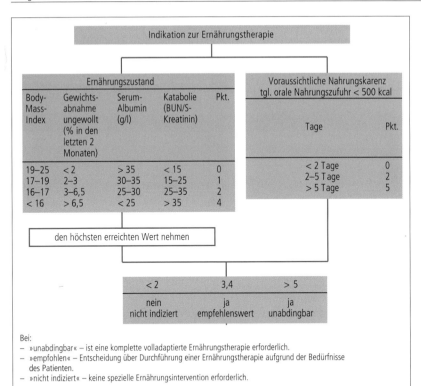

Abb. 10.1: Innsbrucker Ernährungs-Score (nach Prof. Hackl, AKE-Richtlinien)

10.1.2 Energiebedarf bei kritisch Kranken

Bei kritisch kranken Patienten kann der Energieumsatz im Krankheitsverlauf starken Schwankungen unterliegen. Der individuelle Energiebedarf kann mithilfe verschiedener Formeln unter Einbeziehung von Körpergröße, Gewicht und Alter berechnet werden. Zusätzlich beeinflussen die Schwere des Krankheitszustandes und die körperliche Aktivität, die in diesem Zusammenhang eine untergeordnete Rolle spielt, den Bedarf an Kalorien. Der Ruheenergiebedarf (REE = Resting Energy Expenditure) umfasst die Energie, die zur Aufrechterhaltung der physiologischen Homöostase erforderlich ist, und kann mit der Harris-Benedict-Formel geschätzt werden:

REE [kcal/Tag] Männer
= 66,5 + (13,8 · Körpergewicht in kg)
+ (5,0 · Größe in cm) − (6,8 · Alter)

REE [kcal/Tag] Frauen
= 655,1 + (9,6 · Körpergewicht in kg)
+ (1,8 · Größe in cm) − (4,7 · Alter)

Der Grundumsatz Gesunder kann mit einer Genauigkeit von ±20 % geschätzt werden. Als grobe Richtwerte für den Ruheenergieumsatz können gelten (Leitlinie dgem)

▶ 20–30 Jahre: 25 kcal/kg KG/Tag
▶ 30–70 Jahre: 22,5 kcal/kg KG/Tag
▶ > 70 Jahre: 20 kcal/kg KG/Tag

Die Berechnung ist nur zuverlässig bei einem Gewicht von ±20 Prozent des Normalgewichtes, sonst muss das Gewicht korrigiert werden. Bei einem davon abweichenden Übergewicht wird mit dem Normgewicht +20 Prozent, bei Untergewicht mit dem Normgewicht −20 Prozent gerechnet.

Der Gesamtenergieverbrauch (EE) wird unter Berücksichtigung von Aktivitäts- und Krankheitsfaktoren (s. Tabelle 10.3) berechnet:

Gesamtenergieverbrauch (EE)
= REE × Aktivitätsfaktor × Krankheitsfaktor

Oft ist bei kritisch kranken Patienten keine exakte Messung des tatsächlichen Energieumsatzes möglich, daher sollte man nach folgender Faustregel verfahren: Bei einer Verbesserung des klinischen Zustandes sollte mehr, bei einer Verschlechterung des Zustandes des Patienten weniger Energie zugeführt werden.

Die Zufuhr der Nährstoffe darf die Verwertungsmöglichkeit des Organismus nicht überschreiten (s. Tabelle 10.4). Oft gibt es Patienten, bei denen eine ausreichende Ernährungstherapie trotz hoher Insulingaben (bis 10 bis 20 IE/h) nicht

Tabelle 10.3: Aktivitäts- und Krankheitsfaktoren

Wacher, ruhender Patient	1,2
Ambulanter Patient mit leichter körperlicher Aktivität	1,6
Fieber	1,1 pro °C
Verbrennung	1,0 – 2,0
Polytrauma	1,4 – 2,0
Wahloperation	1,0 – 1,1
Sepsis	1,4 – 1,6
Hyperthyreose	1,2 – 1,5
Malabsorption	1,2 – 1,5
Künstliche Beatmung	0,8 – 0,9
Koma	0,9

Tabelle 10.4: Substrat- und Flüssigkeitszufuhr für Erwachsene

	Anteil an Gesamt-energie	Energie-gehalt in g	Parenterale Zufuhr	Enterale Zufuhr	Respiratorischer Quotient	Prinzipielle Zufuhr
Amino-säuren	15–20 Prozent	4 kcal (= 16,7 kJ)	Amino-säuren, Dipeptide	intaktes Protein Polypeptide Oligopeptide selten freie AS	0,8	0,8–1,5 g/kg KG/Tag max. 2 g/kg KG/Tag (Ausnahme bei Leber- und Nieren-insuffizienz)
Kohlen-hydrate	35–60 Prozent	4 kcal (= 16,7 kJ)	Glucose	Poly-saccharide Disaccharide selten Mono-saccharide	1,0	3 bis max. 5 g/kg KG/Tag
Fett	30–50 Prozent	9,1 kcal (= 38 kJ)	Trigyceride (LCT, MCT) strukturierte Lipide	Triglyceride (LCT, MCT)	0,7	0,8–1,5 g/kg KG/Tag bis max. 1,8 g/kg KG/Tag
Flüssigkeit						20–40 ml/kg KG/Tag

Tabelle 10.5: Grenzen für Blutwerte (unter laufender Infusion)

Parameter	Grenzwerte	Maßnahmen
Blutglucose	80–110 mg/dl (4,4 bis 6 mmol/l), max. 130 mg/dl (7,2 mmol/l)	Insulingabe (ca. 4 IE/h, in der Akutphase bis 10 bis 20 IE/h) Glucosezufuhr reduzieren Unter parenteraler Ernährung ist der Insulinbedarf um ca. 25 Prozent höher im Vergleich zu enteraler Ernährung
Triglyceride	um 350 mg/dl (4,2 mmol/l)	Fettzufuhr reduzieren
Blut-Harnstoff-N (BUN) Anstieg	um > 30 mg/dl/Tag (10 mmol/l)	Aminosäurenzufuhr reduzieren

möglich ist. Eine Hyperglykämie > 110 mg/dl führt insbesondere bei Intensivpatienten zu einer Verschlechterung der Prognose. Wird auch durch eine maximale Insulindosis (etwa 20 IE Insulin/h) keine Normoglykämie (idealerweise < 110 mg/dl) erreicht, sollte man die Kohlenhydratzufuhr reduzieren bis der Zielwert des Blutzuckers erreicht wird. Fallen die Blutzuckerwerte auf Werte < 80 mg/dl ab, wird die Kohlenhydratzufuhr wieder gesteigert, bis wieder euglykämische Verhältnisse erreicht werden. Ein Monitoring von Blutzucker, Triglyceriden, Blut-Harnstoff-N, Elektrolyten etc. ist meist erforderlich (s. Tabelle 10.5).

Die *Vitaminsupplementierung* soll frühzeitig begonnen werden, da besonders bei der Behandlung der Sepsis Vitamine durch ihre antioxidative Wirkung von Bedeutung sind. Mit Beginn der parenteralen Ernährung sollen Spurenelemente sowie wasser- und fettlösliche Vitamine zugeführt werden. Die im Handel befindlichen Vitamin- und Spurenelementpräparate zur intravenösen Anwendung beinhalten die empfohlenen Tagesmengen. Bei enteraler Ernährung enthalten ungefähr 1500 ml industriell gefertigter Sondennahrung den empfohlenen Tagesbedarf an Spurenelementen und Vitaminen.

Klinische Überwachung der künstlichen Ernährung (mindestens täglich):

▶ Zufuhr an Nährstoffen und Energie,
▶ Zufuhrgeschwindigkeit der Nährlösungen parenteral/enteral,
▶ Soll/Ist-Vergleich zwischen geplanter Zufuhr und tatsächlicher Verabreichung,
▶ zusätzliche orale, enterale und/oder parenterale Ernährung,
▶ zusätzliche Flüssigkeitsmenge/Flüssigkeitsbilanz bzw. Elektrolytmenge/Elektrolytbilanz,
▶ Gewichtskontrolle – wenn möglich,
▶ Hautturgor/Ödeme,
▶ Bewusstseinslage,
▶ Refluxmenge (bei gastraler Sondenlage),
▶ Stuhlfrequenz,
▶ Stuhlkonsistenz.

10.2 Mangelernährung

Die Beurteilung des Ernährungszustandes soll als Ziel die Patienten mit einer Mangelernährung (s. Tabelle 10.6) erfassen, da gerade diese Patienten im Krankheitsfall gehäuft Komplikationen zeigen. Grenzwertig ist für Erwachsene z. B. ein BMI von 18,5.

Ursachen für das Entstehen einer Mangelernährung
▶ Erhöhter Substratbedarf (z. B. bei Fieber, Infektionen und konsumierenden Erkrankungen),
▶ Erhöhter Substratverlust (z. B. Fisteln, Wunden, Blutverluste),

Tabelle 10.6: Definitionen

Unterernährung	Depletion der Energiespeicher, charakterisiert durch BMI und/oder die Fettmasse
Malnutrition	Alle Zustände des Nährstoffmangels, außer dem Verlust der Energiespeicher
Kachexie	Untergewicht, Anämie, Inappetenz
Sarkopenie	Verlust an Muskelmasse
Marasmus (Energie-Malnutrition)	Kalorienmangel Untergewicht, Verlust an Fett- und Muskelmasse, noch normale viszerale Proteinsynthese, Serumalbumin > 28 g/dl
Kwashiorkor (Protein-Energie-Malnutrition)	Protein- und Kalorienmangel Verminderte viszerale Proteinsynthese bei noch nahezu normalem Körpergewicht, relativ hoher Ruheenergieverbrauch

▶ Inadäquate Substratzufuhr (z. B. bei Obstruktionen des Gastrointestinal-Traktes, Appetitlosigkeit, Anorexie oder Schmerzzuständen).

Klinisch bedeutsame Folgen einer Mangelernährung

▶ Erhöhtes Infektionsrisiko,
▶ Verzögerte Wundheilung,
▶ Proteinmangelödeme,
▶ Eingeschränkte Atemfunktion.

In einer Hungerphase ist für das Überleben die Unversehrtheit der Funktions- und Strukturproteine von Bedeutung, daher reduziert der Organismus bei einer fehlenden Substratzufuhr durch entsprechende hormonelle und metabolische Reaktionen den Proteinabbau. Energie kann im menschlichen Körper als Glykogen, Fett oder Protein gespeichert werden (s. Tabelle 10.7). Als

Tabelle 10.7: Energiespeicher eines 70 kg schweren Mannes

	in g	kcal
Fettgewebe	15 000	141 000
Muskelprotein	6 000	24 000
Glykogen (Muskel)	150	600
Glykogen (Leber)	75	300

quantitativ wichtigster Energieträger in Zeiten verminderter Energiezufuhr steht das Fettgewebe zur Verfügung.

Bei einer traumatischen Einwirkung auf den Organismus versucht der Körper als Gegenreaktion, durch eine Bereitstellung von Energie und Substraten das Überleben zu sichern. Der Organismus kann in dieser Situation seine Fettspeicher nicht verwerten. Im Unterschied zum Hungerstoffwechsel ist der sogenannte Postaggressionsstoffwechsel mit einem Hypermetabolismus des körpereigenen Proteins verbunden.

Kennzeichen für den Postaggressionsstoffwechsel

▶ Hyperglykämie und Gluconeogenesesteigerung,
▶ Hypermetabolismus,
▶ Erhöhte Stickstoffverluste,
▶ Lipolyse, Glykogenolyse und Proteolyse.

Die Indikation für eine Ernährungstherapie ist bei jenen Patienten gegeben, die durch eine normale Ernährungszufuhr nicht bedarfsadaptiert ernährt werden können. In der klinischen Ernährung werden dem Applikationsweg entsprechend die parenterale und enterale Ernährung unterschieden (s. Abb. 10.2).

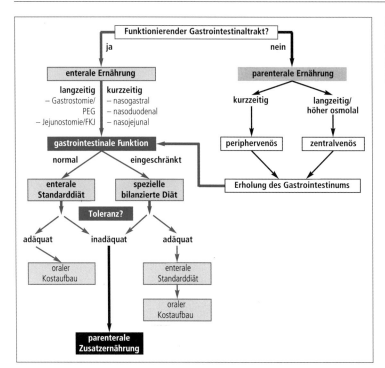

Abb. 10.2:
Entscheidungshilfe für
die Applikation einer
künstlichen Ernährung
(Hartig et al.)

10.3 Enterale Ernährung

Enterale Ernährung ist die Zufuhr von flüssigen Nährsubstraten als Trink- und Sondennahrung unter Einbeziehung des Magen-Darm-Traktes, während die parenterale Ernährung die Verdauungsorgane umgeht. Die enterale Ernährung ist physiologischer, weil dabei die Stimulation der Darmmukosa erhalten bleibt. Dadurch lässt sich das Risiko der bakteriellen Translokation vermindern, da durch die gastrointestinale Applikation der Nährstoffe die physiologischen Regelmechanismen des Körpers genutzt werden und erhalten bleiben.

Die enterale Ernährung über Sonde ist indiziert bei der Unfähigkeit des Patienten zur oralen Aufnahme der Nahrung bei noch intakter Resorptionsfähigkeit des Darmes. Die »minimale enterale Ernährung« deckt nicht den Nährstoffbedarf des Patienten, sondern soll ein Minimum an Nährsubstraten zu Erhaltung der intestinalen Funktion bereitstellen. Auch mit der enteralen Ernährung muss der Nährstoff- und Energiebedarf des Patienten gedeckt werden, dabei geht man

von den empfohlenen Richtwerten aus. Die Dosierung erfolgt nach dem Körpergewicht, der Aufbau der enteralen Ernährung beginnt stufenweise und kann daher keine vollständige Deckung des Energiebedarfes vom ersten Tag an leisten. In der Aufbauphase wird zunächst mit einer langsamen Zufuhr von ca. 500 ml begonnen. Die Zufuhrgeschwindigkeit von etwa 20 ml/h sollte dabei nicht überschritten werden. Bei komplikationsfreier Ernährung kann die Zufuhrrate alle 24 h um jeweils 20 ml/h bis maximal 120 ml/h erhöht werden. Patienten, die künstlich ernährt werden, sind nicht in der Lage, den Flüssigkeitsbedarf selbständig auszugleichen. Sondennahrungen enthalten pro 100 ml Substrat circa 80 ml Flüssigkeit, es muss daher zusätzlich Flüssigkeit substituiert werden. Empfohlen wird eine Flüssigkeitsaufnahme von etwa 40 ml/kg KG. Die Präparate für die enterale Ernährung enthalten Nährstoffe in weitgehend natürlichen Verbindungen bzw. in leicht modifizierter Form (z. B. Oligopeptide).

Voraussetzungen für die enterale Ernährung

▶ Patient befindet sich in stabiler Stoffwechsellage,
▶ Motilität und Resorption des Gastrointestinaltraktes sind weitgehend intakt.

Vorteile der enteralen Ernährung

▶ Aufrechterhaltung der Mucosa-Barriere gegen bakterielle Translokation,
▶ Verbesserung der Immunkompetenz,
▶ Verbesserte Perfusion im Splanchikusgebiet,
▶ Stimulation der Darmmotilität,
▶ Stressulcusprophylaxe bei gastraler Applikation,
▶ Reduktion der bakteriellen Besiedlung mit pathogenen Keimen,
▶ Erhaltung der hepatoportalen Achse,
▶ Stimulation der gastrointestinalen Hormone,
▶ Kostenvorteil gegenüber der parenteralen Ernährung.

Absolute Kontraindikationen für die Zufuhr enteraler oder parenteraler Ernährung
▶ Akutphase einer Erkrankung (unmittelbar nach OP oder Trauma),
▶ Schockgeschehen jeder Genese,
▶ Serum-Laktat > 3 mmol/l,
▶ Hypoxie – pO_2 < 50 mmHg,
▶ bei schwerer Acidose – pH < 7,2,
▶ Hyperkapnie – pCO_2 > 75 mmHg,
▶ ethische Aspekte.

Kontraindikationen gegen eine enterale Ernährung
▶ Kreislaufinstabiler Patient,
▶ Intestinale Ischämie,
▶ Akutes Abdomen,
▶ Intestinale Perforation,
▶ Akute gastrointestinale Blutung,
▶ Mechanischer Ileus.

Relative Kontraindikationen für eine enterale Ernährung (oft »minimale enterale« Ernährung möglich)
▶ Paralytischer Ileus,
▶ Hohe Refluxrate (evtl. Legen einer jejunalen Sonde),

Tabelle 10.8: Richtwerte

Normokalorische Ernährung	30 kcal/kg KG
Postoperative Ernährung	27–33 kcal/kg KG
Multiple Frakturen	33–40 kcal/kg KG
Schwere Infektionen/Sepsis	40–58 kcal/kg KG
Hochkalorische Ernährung	40–50 kcal/kg KG

▶ Unbeherrschbares Erbrechen (evtl. Legen einer jejunalen Sonde),
▶ Schwere Diarrhöen,
▶ Enterokutane Fistel mit hoher Sekretion,
▶ Bei MODS (Multiple Organ Dysfunction Syndrom) mit intestinalem Versagen,
▶ Intraabdominelle Hypertension > 15 mmHG,
▶ Akute Pankreatitis.

Eine normokalorische Ernährung der Patienten bedeutet eine Zufuhr von ca. 30 kcal/kg KG, von hochkalorischer Ernährung spricht man bei einer Energiezufuhr von 40 bis 50 kcal/kg KG. Im klinischen Alltag genügen häufig sogenannte Richtwerte (Tabelle 10.8).

Die Verabreichung der Diäten erfolgt als orale Trinknahrung oder über enterale Ernährungssonden. Hinweise zur Auswahl eines geeigneten Applikationssystems gibt das Schema in Abb. 10.3. Für Patienten mit einem speziellen Krankheitsbild stehen Spezialdiäten (Diabetikernahrungen, fettreiche Diäten bei respiratorischer Insuffizienz oder Nahrungen mit immunstimulierenden Substanzen) zur Verfügung.

Die bilanzierten Sondennahrungen werden in zwei große Gruppen eingeteilt, man unterscheidet je nach Abbaugrad der Nährstoffe zwischen hochmolekularen, nährstoffdefinierten Diäten (NDD) und niedermolekularen, chemisch definierten Diäten (CDD).

Nährstoffdefinierte hochmolekulare Diäten (NDD)

Eiweiß, Fett und Kohlenhydrate liegen in weitgehend natürlicher Form vor. Zur Verdauung und Resorption muss der Patient über ausreichende Sekretion von Enzymen und eine genügend große Resorptionsfläche verfügen. Diese Nahrungen können Patienten ohne gastrointestinale Störungen verabreicht werden. Innerhalb der NDD-Diä-

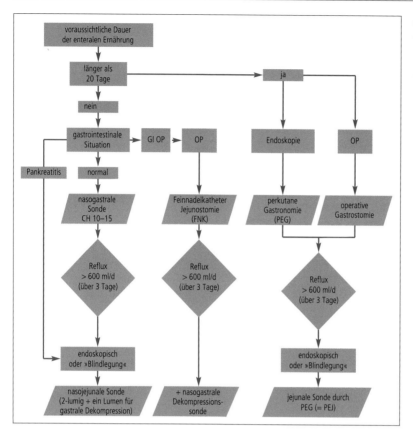

Abb. 10.3:
Auswahl eines geeigneten Sondensystems (AKE-Richtlinien)

ten werden die Standard- und Spezialdiäten unterschieden.

▶ *Standarddiät:* Intaktes Protein, Poly- und Oligosaccharide, LCT-Fette, mit und ohne Ballaststoffe (die standardmäßig angewendeten Nahrungen sollten Ballaststoffe enthalten), Energiedichte 1 kcal/ml, Osmolarität < 400 mosmol.

▶ *Modifizierte NND:* Adaptierte Diäten bei speziellen Stoffwechsellagen (z. B. keine leicht verfügbaren Kohlenhydrate bei Diabetes mellitus, adaptierte Aminosäurenmuster bei Lebererkrankungen, angereichert mit MCT-Fetten bei Fettverwertungsstörungen), Energiedichte 1 bis 2 kcal/ml.

▶ Mit einer Zufuhr von ca. 1500 kcal wird der *empfohlene Tagesbedarf* an Vitaminen, Spurenelementen und Elektrolyten gedeckt.

▶ *Nährstoffzusammensetzung:* Eiweiß 15 bis 20 Prozent, Fett 25 bis 35 Prozent, KH 45 bis 65 Prozent.

Chemisch definierte niedermolekulare Diäten (CDD)

In niedermolekularen Diäten sind die Nährstoffe so weit aufgespalten, dass eine unmittelbare Resorption möglich ist. Die Proteinkomponenten sind als freie Aminosäuren und Oligopeptide in der Nahrung enthalten und daher für die jejunale Ernährung geeignet. Verwendet werden diese Diäten auch zum Kostaufbau nach längerfristiger parenteraler Ernährung und für Patienten mit eingeschränkter Digestions- und Resorptionsfähigkeit oder Nahrungsmittelallergien.

▶ *Oligopeptiddiät:* Enthält Oligopeptide, Poly- und Oligosaccharide, MCT-Fette, Energiegehalt 1 kcal/ml, ohne Ballaststoffe

▶ *Modifizierte chemisch definierte niedermolekulare Diäten (CCD):* krankheitsadaptiert durch Modifikation der Nährstoffkomponenten, z. B. bei ausgeprägter Malassimilation.

Tabelle 10.9: Therapie der Diarrhö während der Sondenernährung

Etabliert	Reduktion der Volumenflussrate
	Temperatur der Lösung bei Bolusgabe korrigieren
	Laktosefreie Diät einsetzen
	Übergang auf kontinuierliche Nahrungszufuhr
	Antibiotika absetzen, Stuhluntersuchung auf pathogene Keime
Ungesichert	Osmolarität der Nahrung durch Verdünnen bis etwa 200 mosmol/l vermindern
	Probiotikagabe
	Natriumchloridzufuhr erhöhen (80 bis 90 mmol/l)
	Teepause für etwa 2 Tage
	Loperamid 3- bis 4-mal 20 Tropfen

Trinknahrungen

Bilanzierte Trinklösungen zur ausschließlichen oder supportiven Ernährung und an bestimmte Krankheitsbilder adaptierte Trinklösungen sind verfügbar. Ist eine vollständige Ernährung über Trinknahrungen nicht möglich, ist eine Ernährung über Sonde das Mittel der Wahl.

Komplikationen bei der enteralen Ernährung

▶ Reflux (gastrale Entleerungsstörung, mögliche Therapieansätze sind die Gaben von Metoclopramid oder i.v.-Erythromycin),

▶ Obstipation (auf ballaststoffreiche Ernährung und ausreichende Flüssigkeitszufuhr achten),

▶ Erbrechen, Aspirationsgefahr,

▶ Verstopfte Sonde durch ungenügende Spülung,

▶ Intestinale Obstruktion durch Sondenfehllage oder anatomische Probleme,

▶ Diarrhö (s. Tabelle 10.9).

10.4 Parenterale Ernährung

Unter einer totalen parenteralen Ernährung (TPE) versteht man die komplette Ernährung eines Patienten unter Umgehung einer oralen Nahrungsaufnahme. Das Ziel der totalen parenteralen Ernährung ist die Zufuhr von Kohlenhydraten, Aminosäuren, Fetten, Mineralstoffen, Vitaminen und Spurenelementen in bedarfsdeckenden Mengen. Damit wird versucht, den katabolen Zustand des Körpers zu minimieren, ohne ausgeprägte Hyperglykämien zu erzeugen. Eine parenterale Ernährung ist bei einer Nahrungskarenz von weniger als 5 bis 7 Tagen nicht erforderlich und sollte unterbleiben, es sei denn, der Patient befindet sich in einer hyperkatabolen Stoffwechselsituation oder weist bereits Symptome einer Mangelernährung auf.

Eine Indikation zur parenteralen Ernährung besteht nur, wenn eine enterale Zufuhr nicht oder nicht ausreichend möglich ist. Durch die Versorgung mit Energie- und Baustoffen sollen Eiweißmangelzustände und der Abbau der Muskulatur verhindert sowie die Wundheilung und Infektabwehr verbessert werden.

Postaggressionsstoffwechsel
(siehe Tabelle 10.10)

Jede Erkrankung führt zu einer Stressreaktion des Körpers. Auf Ereignisse wie Operationen, Trauma, Sepsis, Schmerz etc. antwortet der Organismus mit einer Stoffwechselreaktion, dem sogenannten Postaggressionsstoffwechsel. Der Stoffwechsel des akut kranken Patienten wird von

Tabelle 10.10: Phasen des Postaggressionsstoffwechsels

Phase	Metabolismus	Ernährung
Ebb-Phase	Reduzierter Energiebedarf Reduzierter Metabolismus	Keine
Flow-Phase	Hypermetabolismus Katabolie Reduzierte Verstoffwechslung exogener Substrate	Hypokalorisch Stoffwechseladaptiert
Reparationsphase	Anabolie Verbesserte bis normale Verstoffwechslung exogener Substrate	Bedarfsdeckend Hyperkalorisch Stoffwechseladaptiert

Stresshormonen und Stoffwechselmediatoren beherrscht. Es kommt dabei zu Verschiebungen im Gleichgewicht des Kohlenhydrat-, Fett- und Eiweißstoffwechsels sowie zu Hormonreaktionen, die auf Energiebereitstellung ausgerichtet sind. In der Muskulatur findet ein gesteigerter Eiweißabbau statt, ferner wird die Lipolyse gesteigert, die Gluconeogenese ist maximal gesteigert. In der Akutphase (Ebbphase) des Stress-Stoffwechsels, die bis zu 24 Stunden dauern kann, benötigt der Patient nur Flüssigkeit und Elektrolyte. An die Akutphase schließt sich die meist mehrere Tage dauernde Übergangsphase (Flowphase) an. In dieser Phase oxidiert der Organismus hormonell bedingt Lipide besser als Glukose. Die Verstoffwechslung der exogen zugeführten Substrate ist noch eingeschränkt, eine bedarfsdeckende Ernährung ist in dieser Phase noch nicht möglich. Erst in der Reparationsphase normalisiert sich der Metabolismus und ermöglicht eine bedarfsdeckende Zufuhr der Substrate.

Vor der Verordnung einer parenteralen Ernährung müssen die Indikation und das Ausmaß der individuellen Ernährungstherapie abgeklärt werden (siehe Algorithmus nach Hackl, Abb. 10.1), da parenterale und enterale Ernährung einander ergänzende Verfahren der Ernährungstherapie sind.

Üblicherweise wird 12 bis 24 Stunden nach der Operation oder einem Trauma bzw. nach der Stabilisierung der Vitalfunktionen mit der parenteralen Ernährung begonnen. Man beginnt mit einer niedrigen Zufuhrrate und steigert schrittweise bis zur geplanten Zufuhrrate (am 1. Tag 50 Prozent, am 2. Tag 75 Prozent und am 3. Tag 100 Prozent der Soll-Zufuhrrate).

Zur parenteralen Ernährung müssen Aminosäurelösungen mit einem möglichst vollständigen Spektrum an essenziellen und nicht-essenziellen Aminosäuren stets in Kombination mit Glucose verabreicht werden. Die Kohlenhydrate stellen nicht nur die nötige Energie für die Proteinsynthese zur Verfügung, sondern schützen die Proteinbestände vor katabolen Prozessen, da sie obligat glucoseabhängige Organe mit Glucose versorgen und damit die Gluconeogenese aus glukoplastischen Aminosäuren vermindern. Als Kohlenhydrat zur parenteralen Ernährung wird Glucose verwendet, das Monosaccharid ist der bedeutsamste Baustein zur Energiebereitstellung. Als Zuckeraustauschstoff wird noch Xylit angewendet, Präparate mit Zuckeraustauschstoffen Fructose und Sorbit sind nicht mehr im Handel.

Zur Fettzufuhr sind LCT-Fette (meist Sojabohnenöl und/oder Olivenöl), LCT/ MCT-Mischungen oder strukturierte Lipide im Einsatz. Lipide sind zur Applikation über einen peripheren Zugang geeignet.

Tabelle 10.11: Empfohlene Zufuhr an Elektrolyten und Flüssigkeit pro Tag

Natrium	0,5−1,5 mmol/kg KG/Tag
Kalium	0,3−1,0 mmol/kg KG/Tag
Phosphat	0,2−0,6 mmol/kg KG/Tag
Magnesium	0,1−0,3 mmol/kg KG/Tag
Calcium	0,1−0,3 mmol/kg KG/Tag
Flüssigkeit	30−40 ml/kg KG/Tag

Kontraindikationen gegen eine Applikation von Lipiden:
► Hyperlipidämie,
► Jede Art von Schock,
► Störungen der Mikrozirkulation,
► schwere Acidose (pH < 7,2),

► Hypoxämie,
► disseminierte intravasale Gerinnung.

Im Postaggressionsstoffwechsel ist die Flüssigkeits- und Elektrolytzufuhr im Gegensatz zu stoffwechselstabilen Patienten (siehe Tabelle 10.11) meist nicht standardisierbar.

10.5 Medizinprodukte in der enteralen und parenteralen Ernährung

Die Größenangabe von Kathetern und Sonden erfolgt im Gauge-Maß und bezieht sich auf den Außendurchmesser.

Periphervenöse Verweilkanülen (PVK) haben nur eine begrenzte Liegedauer je nach Venensituation. Sie sind geeignet zur kurzfristigen Applikation (meist < 4 Tage) von Infusionslösungen mit einer Osmolarität < 850 mosmol/l.

Zur längerfristigen Applikation von Infusionslösungen mit Osmolaritäten > 850 mosmol benötigt man *Zentrale Venenkatheter (ZVK)*. Die Liegedauer des Katheters ist prinzipiell unbegrenzt, daher ist kein routinemäßiger Katheterwechsel notwendig. Mehrlumenkatheter mindern das Risiko von Inkompatibilitätsreaktionen bei gleichzeitiger Verabreichung von Medikamenten und Ernährungsregimen. Man unterscheidet zwischen partiell (z. B. Hickman-Katheter) und vollständig implantierten Kathetern (Portkatheter).

Infusionsmethoden
Schwerkraftinfusion
Die Infusion mittels Schwerkraft aus einer erhöht angebrachten Infusionslösung ist die häufigste Anwendungsform. Die Infusionsgeschwindigkeit wird in der Tropfkammer des Infusionsbesteckes in Tropfen pro Minute (20 Tropfen entsprechen etwa 1 ml) gemessen. Achtung: Bei höheren Tropfraten vergrößert sich das Volumen des einzelnen Tropfens.

Die Höhendifferenz zwischen Infusionsbehälter und Patient ist konstant zu halten, da jede Veränderung der Höhendifferenz zu Veränderungen der Tropfenzahl führt.

Die Bildung eines »Syphons« mit dem Infusionsschlauch (Infusionsschlauch patientennah unter Herzniveau fixieren) beugt einer Luftinfusion vor.
Infusion über Infusionspumpe
oder Infusionsspritzenpumpe
Mit Infusionspumpen bzw. Infusionsspritzenpumpen werden durch einen aktiven Pumpenmechanismus definierte Fördermengen infundiert.

Infusionspumpen verfügen über folgende Techniken und bieten dadurch gewisse Schutz- und Alarmvorrichtungen:
► Volumenvorwahl (Fördergenauigkeit ca. ±5 Prozent bei Pumpen und ±2 Prozent bei Spritzenpumpen),
► Keep-vein-open-Betrieb (KVOB, Pumpe behält nach Infusionsende eine bestimmte Flussrate bei, um einen Verschluss des Zuganges zu verhindern),
► Batteriebetrieb,
► Lufterkennung durch Tropfsensor,
► Okklusionsalarm (bei Überschreiten eines eingestellten Förderdruckes),
► Free flow-Sicherung (Verhinderung einer unkontrollierten Flüssigkeitsabgabe).

Infusionsbestecke
Standardinfusionsbestecke bestehen aus Einstechdorn, Tropfkammer mit Belüftungs- und 15 µm Partikelfilter, Rollenklemme und mind. 1,5 m Infusionsschlauch. Infusionsbestecke mit dem Buchstaben »G« hinter der Bestecknummer dürfen nur für Schwerkraftinfusionen verwendet werden. Druckfeste Infusionsbestecke sind mit dem Buchstaben »P« gekennzeichnet.

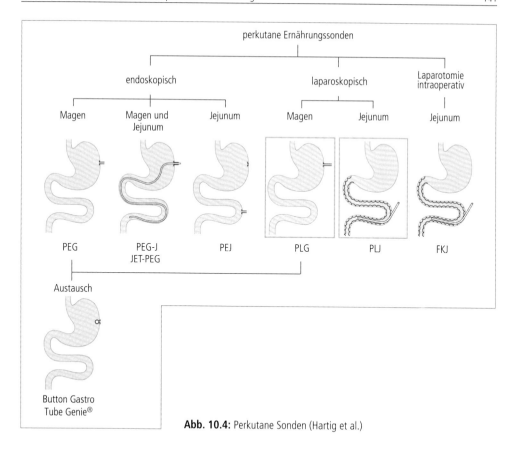

Abb. 10.4: Perkutane Sonden (Hartig et al.)

Enterale Applikation

Man unterscheidet gastrale, duodenale und jejunale Ernährungssonden (s. Abb. 10.4). Je nach Applikationsort, Zustand des Patienten und Dauer der enteralen Ernährung können ein- oder mehrlumige Sonden verwendet werden. Den einfachsten Zugang stellen transnasale Sondensysteme dar. Eine Indikation für den Einsatz transnasaler Sonden besteht bei einer kurzzeitigen Ernährungstherapie oder bei schweren Gerinnungsstörungen, da in diesem speziellen Fall die Anlage einer PEG-Sonde kontraindiziert ist.

Bei Wandveränderungen der Speiseröhre, Magenausgangsstenosen und unstillbarem Erbrechen sind nasale Sonden kontraindiziert. Zur enteralen Langzeiternährung wurde die perkutane endoskopische Gastrostomie (PEG, s. Abb. 10.5) entwickelt. Die PEG ist heute das Verfahren der Wahl bei Patienten, die längere Zeit (> 6 Wochen) enteral ernährt werden müssen. Eine sehr frühe postoperative Ernährung ist durch die int-

raoperative Anlage einer Feinnadelkatheterjejunostomie (FNKJ) möglich.

PEG

▶ Langzeiternährung,
▶ Sondengröße zwischen 14 und 22 CH,

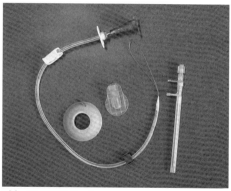

Abb. 10.5: PEG-Sonde

▶ Bei Peritonitis und Gerinnungsstörungen kontraindiziert.

Feinnadelkatheterjejunostomie (FNKJ)
▶ Intraoperative oder laparaskopische Anlage,
▶ Sondengröße zwischen 7 und 9 CH.

Sondenlagen
Gastrale Sondenlage
▶ Bevorzugte Sondenlage, da physiologische Zufuhr der Diäten,
▶ Sowohl für Bolus als auch für die kontinuierliche Applikation geeignet,
▶ PEG (Perkutane endoskopische Gastrostomie) oder nasale Sonde,
▶ Bei PEG großes Sondenlumen (Größe: 14 bis 16 CH),
▶ Sicherer und direkter Magenzugang,
▶ Einfache Pflege,
▶ Ernährungsbeginn bei PEG 12 bis 24 Stunden nach dem Legen der Sonde.

Duodenale Sondenlage
▶ Bei Störungen der Magenentleerung,
▶ Bei erhöhter Aspirationsgefahr,
▶ Bei Pylorusstenosen.

Jejunale Sondenlage
▶ Für Patienten mit hohem Reflux und hoher Aspirationsgefahr, isolierten gastralen Motilitätsstörungen,
▶ Bei Pankreatitis,
▶ Immer kontinuierliche und pumpengesteuerte Nahrungszufuhr.

Auswahl der richtigen Applikationstechnik bei der enteralen Ernährung

Blasenspritzen eignen sich zur portionsweisen Applikation von Nahrung über eine gastrale Sonde. Aber auch bei der Bolusgabe sollte eine Geschwindigkeit von ca. 13 ml/min zur Vermeidung von gastrointestinalen Nebenwirkungen nicht überschritten werden.

Schwerkraftüberleitsysteme können direkt an die Flaschen oder Beutel angeschlossen werden, dadurch wird die mikrobielle Kontaminationsgefahr gesenkt und das Handling deutlich vereinfacht.

Ernährungspumpen (Pumpenüberleitsysteme) ermöglichen eine exakte und sichere Dosierung, vor allem sind gleichmäßige und sehr langsame Zufuhrraten möglich.

Literatur

Ahnefeld, F. W.; Schmitz, J. E.: Infusions- und Ernährungstherapie in Gegenwart und Zukunft, Zuckschwerdt Verlag, 1. Auflage 2000

Brandstätter, M.: Parenterale Ernährung, Urban & Fischer Verlag, 1. Auflage 2002

Bischoff, S. C.; Ockenga, L.; Manns, M. P.: Künstliche Ernährung in der internistischen Intensivmedizin: Chancen und Probleme. Internist 2000; 41; 1041–1054, 1056–1061

Cerra et al.: Applied nutrition in ICU patients. A consensus statement of the American College of Chest Physicians. Chest 1997; 111; 769–78

Druml, W.; Jadrna, K.; Roth, E.: Empfehlungen für die enterale und parenterale Ernährung des Erwachse-

 Fragen zur Repetition / Vertiefung

▶ Wie hoch ist der durchschnittliche Bedarf an Kohlenhydraten, Fett und Eiweiß bei einer parenteralen Ernährung?

▶ Welche Möglichkeiten zur Evaluierung des Ernährungsstatus eines Patienten gibt es?

▶ Wie erfolgt die Überleitung von einer parenteralen zu einer enteralen Ernährungstherapie?

▶ Welche Blutwerte müssen unter parenteraler Ernährung überwacht werden und wie sind die Grenzen der Blutwerte?

nen. Arbeitsgemeinschaft für Klinische Ernährung (AKE), 3. Auflage, Wien 2004

Hackl, J. M.: Leitfaden Künstliche Ernährung, Zuckschwerdt Verlag, 3. Auflage 1999

Hackl et al.: Akt. Ernähr. Med 1997; 22: 146

Hartig, W.; Richter, U.; Thul, P.: Home Care-Konzepte für Infusionstherapien, Zuckschwerdt Verlag, 1. Auflage 1999

Hartig, W.: Ernährungs- und Infusionstherapie, Thieme Verlag, 8. Auflage 2004

Hintzenstein, U. v.: i. V. Infusion, Transfusion, Parenterale Ernährung, Urban & Fischer Verlag, 3. Auflage 2004

Imoberdorf, R.; Rühlin, M.; Ballmer, P. E.: Unterernährung im Krankenhaus, Häufigkeit, Auswirkungen und Erfassungsmöglichkeiten, Klinikarzt 2004; 33: 342–245

Jochum, F.: Infusionstherapie und Diätetik in der Pädiatrie, Springer Verlag, 1. Auflage 2005

Lübke, H. J.; Niemann, G.: Enterale Ernährung als Langzeittherapie, Klinikarzt 2004 12: 346–352

Leitlinie Parenterale Ernährung der Deutschen Gesellschaft für Ernährungsmedizin e.V. Aktuel Ernaehr Med 2007; 32, Supplement 1: S1–S2

Müller, M. J.; Bosy-Westphal, A.: Wie beurteile ich den Ernährungszustand bei kranken Menschen? Aktuel Ernaehr Med 2003; 28: 66–71

Stein, J.; Jauch, K.-W.: Praxishandbuch klinische Ernährung und Infusionstherapie, Springer Verlag, 1. Auflage 2003

L. MAIER

11 Durchführung und Interpretation klinisch-chemischer Untersuchungen in der Apotheke

In der Apotheke durchgeführte klinisch-chemische Untersuchungen können zwei Funktionen haben. Sie können dem Screening, also dem breit angelegten Testen von Personen zum Erfassen subklinischer Erkrankungen dienen. Sie können auch das Monitoring des Krankheitsverlaufs oder des Behandlungserfolges unterstützen. Damit lassen sich solche Messungen als eine Tätigkeit im Sinne der Prävention und Gesundheitsberatung beschreiben. Für den Patienten ist die Hemmschwelle für einen Schnelltest in der Apotheke unter Umständen niedriger als ein Besuch beim Arzt. Patienten mit auffälligen Ergebnissen können frühzeitig an den Arzt verwiesen werden.

11.1 Qualitätssicherung

Eine klinisch-chemische Analyse unterteilt sich in den präanalytischen und analytischen Teilschritt sowie die Beurteilung des Ergebnisses. Der präanalytische Teilschritt umfasst die Gewinnung des Untersuchungsgutes (Spezimen), den Probentransport oder -lagerung sowie die Probenvorbereitung. Bei der Gewinnung des Spezimen spielen neben der Sauberkeit und korrekten Entnahmetechnik (bei Kapillarblut: kein Pressen der Fingerbeere, kein Restdesinfektionsmittel am Finger) für einige klinisch-chemische Parameter auch der Ernährungszustand der Patienten (z.B. Glucosebestimmung), der Zeitpunkt der Entnahme (bei Parametern mit circadianer Rhythmik, z.B. Hormone) oder die Körperlage (z.B. bei Noradrenalinbestimmung) ein Rolle. Werden die präanalytischen Umstände nicht berücksichtigt, so können trotz bester Analytik keine interpretierbaren Ergebnisse resultieren.

Neben den bekannten analytischen Zuverlässigkeitskriterien (Richtigkeit, Präzision, analytische Spezifität und Sensitivität) werden für klinisch-chemische Tests zusätzliche Qualitätskriterien definiert (Tabelle 11.1).

Tabelle 11.1: Diagnostische Zuverlässigkeitskriterien

Sensitivität	Sicherheit des Tests, Erkrankte richtig als krank zu erkennen (»richtig positiv«)
Spezifität	Sicherheit des Tests, Gesunde richtig als gesund zu erkennen (»richtig negativ«)
Positiv-prädiktiver Wert	Der positive Vorhersagewert beantwortet die Frage, wie wahrscheinlich es ist, dass jemand tatsächlich krank ist, wenn er positiv getestet wurde. Er berechnet sich aus den Personen, die richtig positiv getestet wurden, dividiert durch alle positiv getesteten Personen. Er ist direkt proportional zur *Spezifität* des Tests und direkt proportional zur *Prävalenz* der Erkrankung in der Bevölkerung
Negativ-prädiktiver Wert	Der negative Vorhersagewert beantwortet die Frage, wie wahrscheinlich es ist, dass jemand tatsächlich gesund ist, wenn er negativ getestet wurde. Er berechnet sich aus den Personen, die richtig negativ getestet wurden, dividiert durch alle negativ getesteten Personen. Er ist direkt proportional zur *Sensitivität* des Tests und umgekehrt proportional zur *Prävalenz* der Erkrankung in der Bevölkerung

Zu den wichtigsten Instrumentarien der externen Qualitätssicherung gehören Ringversuche. Ein Ringversuch ist ein Experiment, bei dem in verschiedenen Laboratorien ein identisches Material bzw. eine Probe auf die gleiche Messgröße hin untersucht wird. Die Resultate werden zentral gesammelt und vergleichend beurteilt. Solche Ringversuche für Parameter, die in Kapillarblutproben in der Apotheke untersucht werden können, werden regelmäßig vom Zentrallaboratorium Deutscher Apotheker (ZL) in Eschborn organisiert und ausgewertet.

11.2 Blutglucosebestimmungen

Blutglucosebestimmungen können als Screening von Patienten, z.B. mit Diabetes-Risikofaktoren, oder zum Monitoring bei diagnostizierten Diabetikern durchgeführt werden.

Reflektionsphotometrische Messung
Gebräuchlich ist die Glucoseoxidase-Methode, bei der Glucose zu Gluconsäure und Wasserstoffperoxid oxidiert wird. In einer nachfolgenden Peroxidase-katalysierten Indikatorreaktion oxidiert Wasserstoffperoxid ein reduziertes Chromogen unter Bildung eines Farbkomplexes.

Amperometrische Messung
Bei der Umsetzung von Glucose durch Glucoseoxidase werden Elektronen auf einen Akzeptor (z.B. Kaliumhexacyanoferrat) übertragen, der als Mediator zwischen dem Enzym und der Graphitableitung für den Elektronenfluss sorgt. Der entstehende Strom an der Elektrode ist der Glucosekonzentration proportional.

Referenzbereiche
Der Referenzbereich für die Blutglucosebestimmung aus Kapillarvollblut bei nüchternen Erwachsenen beträgt 70 bis 100 mg/dl [3,9 bis 5,5 mmol/l] Glucose.

Die Werte in mg/dl und mmol/l stehen im Verhältnis 18:1 (180 mg/dl = 10,1 mmol/l).

Stör- und Einflussmöglichkeiten
Die Blutglucosespiegel unterliegen ausgeprägten intraindividuellen Schwankungen durch den Abstand und die Zusammensetzung der letzten Mahlzeit oder auch Muskelarbeit. Zu beachten ist, dass die Glucose-Referenzwerte für kapilläres Vollblut, venöses Vollblut, kapilläres Plasma und venöses Plasma unterschiedlich sind. Im (arteriellen) Kapillarblut kann der Wert, vor allem postprandial, deutlich (bis 60 mmol/l) höher liegen als im venösen Blut. Plasma und Serum zeigen gegenüber venösem Vollblut um 10 bis 15 Prozent höhere Nüchternglucosewerte.

Bewertung
Zur Bewertung der Ergebnisse der Blutglucosebestimmung können die genannten Angaben herangezogen werden (Tabelle 11.2). Spontan gewonnene Kapillarblutproben bedeuten nicht standardisierte Bedingungen, der Patient ist nicht nüchtern. Zu beachten ist, dass *keine diagnoseähnliche Äußerung* dem Patienten gegenüber erfolgen darf.

Bei diagnostizierten Diabetikern können die genannten Zielwerte für die Einstellung der Blutglucose angenommen werden (Tabelle 11.3).

Tabelle 11.2: Bewertung der Blutglucose aus Kapillarblut

Bewertung	12 Stunden nüchtern	1 bis 2 Stunden postprandial	spontan
Nicht diabetisch	< 100 mg/dl	< 130 mg/dl	< 80 mg/dl
Verdachtsbereich	101–120 mg/dl	130–179 mg/dl	81–199 mg/dl
Pathologisch	> 120 mg/dl	> 180 mg/dl	> 200 mg/dl

Tabelle 11.3: Zielwerte bei Diabetes mellitus; Blutglucose aus Kapillarblut

Blutglucose	Einstellung des Diabetes mellitus		
	gut	mittel	schlecht
Nüchtern/präprandial	80–110 mg/dl	111–140 mg/dl	> 140 mg/dl
Postprandial	100–145 mg/dl	146–180 mg/dl	> 180 mg/dl

11.3 Bestimmung von Fettstoffwechselparametern

Fettstoffwechselparameter im Kapillarblut können als Screening oder zum Monitoring bestimmt werden. Ein Screening kann auch schon bei jungen Menschen sinnvoll sein, da angeborene Störungen des Fettstoffwechsels (z.B. primäre Hypercholesterinämien basierend auf einem LDL-Rezeptordefekt) verbreitet sind und symptomlos verlaufen.

Neben der Bestimmung des Gesamtcholesterinspiegels können bei Auffälligkeiten auch einzelne Lipoproteinfraktionen bestimmt werden. Die Konzentration an LDL-Cholesterin kann basierend auf den Resultaten für Gesamt- und HDL-Cholesterin sowie den Triglyceriden berechnet werden (Friedewald-Formel).

Prinzip der Bestimmung

Die Bestimmung des *Gesamtcholesterins* erfolgt vollenzymatisch, Cholesterinester werden unter Katalyse einer Esterase in freies Cholesterin und freie Fettsäuren gespalten. Das Cholesterin wird mithilfe der Cholesterinoxidase zum Cholestenon oxidiert, wobei Wasserperoxid entsteht, das nachfolgend in einer Peroxidase-katalysierten Redox-Farbreaktion umgesetzt wird.

Die Bestimmung von *HDL-Cholesterin* erfolgt prinzipiell wie beim Gesamtcholesterin, andere Lipoproteine *(VLDL, LDL)* werden jedoch zuvor durch Zusatz von Polyanionen in Gegenwart divalenter Kationen (z.B. Dextransulfat/Magnesiumchlorid) präzipitiert.

Die *Triglyceride* werden enzymatisch durch Lipase und Esterase hydrolysiert, das freie Glycerin

Tabelle 11.4: Referenzbereiche für Fettstoffwechselparameter

Parameter	Konzentration	Bewertung
Gesamtcholesterol	< 200 mg/dl 200–239 mg/dl > 240 mg/dl	wünschenswert grenzwertig hoch
LDL-Cholesterol	< 100 mg/dl 100–129 mg/dl 130–159 mg/dl 160–189 mg/dl > 190 mg/dl	optimal nahezu optimal grenzwertig hoch sehr hoch
HDL-Cholesterol	< 40 mg/dl > 60 mg/dl	niedrig hoch
Triglyceride	< 150 mg/dl 150–199 mg/dl 200–499 mg/dl > 500 mg/dl	normal grenzwertig hoch sehr hoch

Tabelle 11.5: Physiologische und externe Einflüsse auf Plasmalipoproteine

Variable	HDL-Cholesterol	LDL-Cholesterol	Triglyceride
Geschlecht	W > M	W = M	W < M
Alter	leicht ↓ bei W	↑	↑
Körperliche Aktivität	↑	↓	↓
Übergewicht	↓	–	↑
Alkoholkonsum	↑	–	↑
Exogene Estrogene	↑	↓	↑

wird nach Umsetzung mit ATP unter Katalyse der Glycerokinase zum Glycerin-3-phosphat und ADP mittels verschiedener Methoden bestimmt.

Stör- und Einflussmöglichkeiten

Die Bestimmung der Fettstoffwechselparameter sollte unter möglichst konstanten Ernährungsbedingungen vor der Blutentnahme vorgenommen werden. Zur Erfassung der Triglyceride empfiehlt sich eine Nüchternbestimmung, Gesamt- und HDL-Cholesterol können auch spontan bestimmt werden (Tabelle 11.5).

Hohe Konzentrationen an freiem Hämoglobin (> 200 mg/dl) und Bilirubin (> 42 mg/dl) stören die enzymatische Endpunktsbestimmung, eine kinetische Messung ist weniger störanfällig.

Bewertung

Die Bestimmung der Gesamtcholesterinkonzentration liefert eine Basisgröße, die eine Entscheidung über die Notwendigkeit der Erfassung weiterer Parameter erlaubt. Mit 200 mg/dl wurde ein Schwellenwert festgelegt, jenseits dessen das Risiko für koronare Herzerkrankungen zunächst mäßig, ab ca. 250 mg/dl stärker ansteigt.

Die Bewertung der Fettstoffwechselparameter, insbesondere des LDL-Cholesterols, erfolgt in Abhängigkeit von gleichzeitig vorliegenden Risikofaktoren und Begleiterkrankungen (Tabelle 11.6).

Die Grenzwerte werden umso niedriger angesetzt, je mehr Risikoäquivalente der Patient aufweist. Die Grenzwerte, ab denen eine Änderung der Lebensführung (z.B. Bewegung, Reduktion der Fettaufnahme) oder eine pharmakotherapeutische Intervention erforderlich wird, sind in Tabelle 11.7 dargestellt.

Tabelle 11.6: Risikofaktoren, die die LDL-Zielkonzentration modifizieren

Alter	Männer: > 45 Jahre; Frauen: > 55 Jahre (oder bei frühzeitiger Menopause)
(Familien-)Anamnese	Koronare Herzkrankheit (KHK) oder Herzinfarkt bei Vater oder anderen männlichen Verwandten ersten Grades jünger als 55 Jahre; desgleichen für weibliche Verwandte ersten Grades jünger als 65 Jahre
Begleitrisiken	Diabetes mellitus (wird als KHK-Äquivalent gewertet) Hypertonie (nicht therapiert > 140/90 mmHg) Niedriges HDL-Cholesterol (< 40 mg/dl)
Lebensweise	Rauchen

Tabelle 11.7: Grenzwerte der LDL-Konzentrationen in Abhängigkeit von verschiedenen Risikofaktoren

Risiko	LDL-Zielwert	Änderung der Lebensführung	Erwägung einer therap. Intervention
KHK oder Risikoäquivalent	< 100 mg/dl	> 100 mg/dl	> 130 mg/dl
Zwei oder mehr Risikofaktoren (außer KHK)	< 130 mg/dl	> 130 mg/dl	> 130–160 mg/dl
0–1 Risikofaktor	< 160 mg/dl	> 160 mg/dl	> 190 mg/dl

11.4 Bestimmung von Leberenzymen

Bestimmungen von leberspezifischen Enzymen in Kapillarblutproben werden im Rahmen von Screeninguntersuchungen durchgeführt.

Lebererkrankungen oder -schädigungen können sich in veränderten Aktivitäten diverser Enzyme und Proteine widerspiegeln. Aus der Vielfalt der Möglichkeiten zu betrachtender Analyten hat sich für eine rationelle Diagnostik ein Enzymfahndungsraster für Lebererkrankungen bewährt. Hierbei werden zunächst *Suchenzyme* betrachtet, bei auffälligen Aktivitätsveränderungen werden sukzessiv weitere Enzyme untersucht. So zählen die am häufigsten in Kapillarblut mit Schnelltests bestimmten Leberenzyme zu den Suchenzymen: γ-Glutamyltransferase (γ-GT) und die leberspezifische Alaninaminotransferase (ALT, früher als Glutamylpyruvattransferase, GPT, bezeichnet). Häufig bestimmt wird auch die Aspartataminotransferase (AST, früher Glutamyl-oxalacetataminotransferase, GOT, bezeichnet), die in einer Vielfalt von Geweben vorkommt, z.B. Leber, Herz, Skelettmuskulatur. Für die ärztliche Differenzialdiagnostik der Lebererkrankung spielen zudem verschiedene Quotienten von Enzymaktivitäten eine wichtige Rolle.

γ-GT

Die γ-GT katalysiert die Übertragung von Aminosäuren von einem Peptid zu einem anderen. Sie reagiert nur mit Peptiden oder Peptidomimetika, die am carboxyterminalen Ende einen Glutamatrest tragen. Für die Aktivitätsbestimmung sind verschiedene Substrate einsetzbar, z.B. γ-Glutamyl-3-carboxy-4-nitroanilid oder γ-Glutamyl-p-phenylendiamin-3-carbonsäure. Die γ-Glutamyl-

Gruppe wird in der Regel auf Glycylglycin übertragen, wobei entweder direkt oder in einer Folgereaktion ein farbiges Produkt entsteht.

ALT

Die ALT katalysiert die Übertragung der 2-Aminogruppe des Alanins auf 2-Oxoglutarat unter Bildung von Pyruvat und Glutamat.

$$\text{L-Alanin} + \text{2-Oxoglutarat}$$
$$\xrightarrow{\text{ALT}} \text{Pyruvat} + \text{L-Glutamat}$$

Pyruvat wird in einer Indikatorreaktion durch Lactatdehydrogenase umgesetzt, was durch eine Abnahme des zugesetzten NADH oder in einer Farbreaktion sichtbar gemacht wird.

AST

Die AST katalysiert die Übertragung der 2-Aminogruppe des Aspartats auf 2-Oxoglutarat unter Bildung von Oxalacetat und Glutamat.

$$\text{L-Aspartat} + \text{2-Oxoglutarat}$$
$$\xrightarrow{\text{AST}} \text{Oxalacetat} + \text{L-Glutamat}$$

Oxalacetat wird in einer Indikatorreaktion durch Malatdehydrogenase reduziert, was durch eine Abnahme des zugesetzten NADH oder in einer Farbreaktion sichtbar gemacht wird.

Referenzbereiche

Die Referenzbereiche für Enyzmaktivitäten werden gemäß einer neuen Vereinbarung alle für eine Messtemperatur von 37 °C angegeben (Tabelle 11.8).

Tabelle 11.8: Referenzbereiche der Leberenzyme in IFCC-Einheiten (International Federation of Clinical Chemistry and Laboratory Medicine) bei 37 °C

Enzym	Männer	Frauen
γ-GT	< 60 U/L	< 40 U/L
ALT (GPT)	< 50 U/L	< 35 U/L
AST (GOT)	< 50 U/L	< 35 U/L

Stör- und Einflussmöglichkeiten

Die Transaminasen können sowohl nach längerem Fasten als auch durch die Zufuhr größerer Proteinmengen ansteigen. Zwei Stunden nach einer großen Mahlzeit kann ein Anstieg der Aktivität von ALT um 10 Prozent, von AST um 20 Prozent beobachtet werden (Tabellen 11.9 und 11.10).

Bewertung

Die Erhöhung der γ-GT im Serum kann auf Zellmembranschäden in Leber oder Gallengängen hinweisen oder auf eine vermehrte Neusynthese infolge Enzyminduktion durch Arzneistoffe oder auch Alkohol. Die γ-GT ist einer der sensibelsten Indikatoren für Leber- und Gallenwegserkrankungen. Der positiv-prädiktive Wert beträgt 24 Prozent, der negativ-prädiktive Wert 99 Prozent. Das heißt, dass normale Aktivitätswerte der γ-GT eine Erkrankung fast sicher ausschließen, während nur jeder vierte Patient mit pathologischer Aktivität eine Lebererkrankung hat. Viele Personen mit einer isolierten γ-GT-Erhöhung haben keine Leber- oder Gallengangserkrankung, während eine gleichzeitige Erhöhung anderer leberspezifischer Enzyme (z. B. ALT) immer auf eine Leberschädigung hindeutet.

Die Transaminasen ALT und AST sind sensible Indikatoren für Leber- und Gallenwegserkrankungen. Der positiv-prädiktive Wert beider Enzyme beträgt 31 Prozent, der negativ-prädiktive Wert 98 Prozent. Das heißt, dass lebergesunde Patienten gut abgegrenzt werden, während von den Patienten mit pathologischer ALT-Aktivität nur jeder Dritte eine eigenständige Lebererkrankung hat. Eine isolierte Erhöhung der Transami-

Tabelle 11.9: Einflussgrößen und Störfaktoren auf Leberenzyme

Variable	γ-GT	ALT (GPT)	AST (GOT)
Ernährung	(+)	+	(+)
Alkoholkonsum	++	+	+
Muskelarbeit	–	–	+
Physiologische Schwankungen	+	–	–
Schwangerschaft	–	–	(+)
Hämolyse	–	–	+
Medikamente	+	+	+

Tabelle 11.10: Pharmaka als Einflussgrößen auf Leberenzyme

Enzym	Aktivitätserhöhung	Aktivitätsminderung
γ-GT	Carbamazepin, Erythromycin Heparin, Phenytoin	Clofibrat
ALT (GPT) / AST/ALT AST (GOT)	Amiodaron, Salicylsäure Carbamazepin, Heparin Oxacillin, Paracetamol Phenytoin, Ranitidin, Rifampicin Trimethoprim/Sulfamethoxazol Valproinsäure	

nasen ohne Erhöhung der γ-GT ist sehr selten, sie ist eventuell Zeichen einer chronisch-persistierenden Hepatitis.

Literatur

Marshall, W. J.: Clinical Chemistry, 4th ed., Mosby Edinburgh 2000

Bruhn, H. D.; Fölsch, U. R.: Lehrbuch der Labormedizin, Schattauer Stuttgart 1999

Guder, W. G.; Nolte, J.: Das Laborbuch, Urban & Fischer Verlag München 2005

Thomas, L.: Labor und Diagnose, 5. Aufl., TH-Books Verlagsgesellschaft Frankfurt 1998

Kuntz, E.: Rationelle Diagnostik von Leberkrankheiten. Fortschr Med 1987, 105: 410–420

National Cholesterol Education Program (NCEP) Expert Panel on Detection, Evaluation, and Treatment of High Blood Cholesterol in Adults (Adult Treatment Panel III): Third Report of the National Cholesterol Education Program (NCEP) Expert Panel on Detection, Evaluation, and Treatment of High Blood Cholesterol in Adults (Adult Treatment Panel III) final report. Circulation 2002, 106: 3143–421

 Fragen zur Repetition / Vertiefung

▸ Wie ändern sich die Referenzintervalle für Enzymaktivitäten, wenn die Messtemperatur nur 25 °C beträgt?

▸ Warum wird zur Bestimmung der Enyzmaktivitäten meistens eine kinetische Messung durchgeführt?

▸ Welche Maßnahmen eignen sich zur internen Qualitätssicherung von klinisch-chemischen Bestimmungen aus Kapillarblut in der Apotheke?

▸ Die Beurteilung der Ergebnisse klinisch-chemischer Untersuchungen (pathologisch, nicht pathologisch) erfolgt basierend auf festgelegten Referenzintervallen. Wie wird ein Referenzintervall definiert?

▸ Welche diätetischen Empfehlungen sind Patienten mit erhöhten LDL-Cholesterolwerten neben einer Einschränkung der Fettzufuhr zu geben?

P. HÖGGER

12 Epidemiologische Grundbegriffe

12.1 Pharmakoepidemiologie

Unter dem Begriff »Epidemiologie« findet sich in allgemeinbildenden Lexika die Definition »Lehre von der Verteilung der Krankheiten im Raum und Zeit und von den Faktoren, die diese Verteilung beeinflussen«.

Epidemiologie befasste sich ursprünglich nur mit übertragbaren Krankheiten (Seuchenlehre) einschließlich der Differenzierung und Lebensweise der Erreger, der Übertragungsweise und Seuchenstatistik, der Erkennung von Risikofaktoren und anderem mehr.

Das Roche-Lexikon® beschreibt »Epidemiologie« folgendermaßen: »Lehre von der Häufigkeit (Prävalenz und Inzidenz) und Verteilung von Krankheiten und Gesundheitsstörungen sowie von deren Ursachen und Risikofaktoren in Bevölkerungsgruppen verglichen mit der Gesamtbevölkerung (und anderen Gruppen), deren Verlauf und deren sozialen und volkswirtschaftlichen Folgen. Epidemiologie umfasst ferner Untersuchungen über den Wert diagnostischer Methoden und Vorbeugemaßnahmen und deren statistische Darstellungen«. Letzteres berührt auch die Begriffe »Prävention« und »Präventivmedizin«.

Motiv für epidemiologische Forschungen ist die Vorgabe, dass Krankheiten nie zufällig auftreten und dass ihre Ursachen sowie mögliche Vermeidungsstrategien (Prävention) durch systematische Untersuchungen konkretisiert werden können. Gegenstand epidemiologischer Studien ist somit auch die Untersuchung der Bedingungen von Gesundheit sowie von Ursachen, Auftreten, Verlauf und Folgen von Erkrankungen in menschlichen Populationen beziehungsweise in definierten Bevölkerungsgruppen. Epidemiologische Untersuchungen haben also primär einen beobachtenden Charakter und sind insofern von randomisierten Interventionsstudien in der klinischen Forschung zu unterscheiden.

Epidemiologische Forschung geht im Wesentlichen folgenden Fragen nach:

▶ Wie häufig ist eine bestimmte Erkrankung?
▶ Welche Verbreitungsmuster weist eine Erkrankung auf?
▶ Unter welchen Voraussetzungen befällt sie einen konkreten Menschen?

Von diesen Fragestellungen lassen sich auch die konkreten epidemiologischen Forschungsansätze ableiten:

Die *Outcome-Forschung* befasst sich mit den Krankheitsfolgen auf verschiedenen Ebenen, das heißt den physischen, sozialen, psychischen und ökonomischen Auswirkungen einer Krankheit.

Die *ätiologische Forschung* befasst sich mit dem Nachweis möglicher Risikofaktoren, die zur Entstehung beziehungsweise zum klinischen Verlauf einer Erkrankung beitragen.

Das Ziel der *Prävalenz- und Inzidenz-Forschung* ist die statistische Schätzung des Ausmaßes der Krankheit in der Bevölkerung sowie der Zahl der Neuerkrankungen.

Die *Versorgungsepidemiologie* untersucht die Inanspruchnahme der einzelnen Komponenten des Versorgungssystems (Nutzungsverhalten) sowie deren Kosten-Nutzungs-(nicht Nutzen-)Verhältnis.

Zur Begriffsbestimmung der »Pharmakoepidemiologie« findet sich in demselben Nachschlagewerk überhaupt kein Eintrag. Dies belegt, dass die Erkenntnis »je moderner und effektiver die Arzneimitteltherapie, desto größer auch die möglichen Risiken«, durchaus erst im Wachsen begriffen ist.

Im Sinne einer Definition könnte speziell die Pharmakoepidemiologie auch erweiternd so charakterisiert werden: »Pharmakoepidemiologie ist eine integrative Wissenschaftsdisziplin, die den Gebrauch von Arzneimitteln und die Effekte ihrer Anwendung nach unterschiedlichen Kriterien (Exposition, Kausalität) in größeren Bevölkerungsgruppen untersucht und im Sinne einer rationalen Pharmakotherapie bewertet. Darüber hinaus werden strukturelle Veränderungen des Arzneimittelverbrauchs, bezogen auf definierte

Grundeinheiten und Zeiträume, auf nationaler und internationaler Ebene analysiert, verglichen und interpretiert.«

Als besonders kurz gefasste Definition kann gelten: Pharmakoepidemiologie ist die Lehre von den Effekten, die in der Bevölkerung durch Arzneimittel ausgelöst werden.

Damit kann die Pharmakoepidemiologie auch als eine Grundlagenwissenschaft innerhalb der Pharmakovigilanz begriffen werden. Sie hält nahen Kontakt mit der sogenannten Arzneimittel-Anwendungsforschung, die ganz allgemein untersucht:

▶ die Verschreibung von Arzneimitteln,
▶ das Verhalten der Patienten bei Selbstmedikation,
▶ das Anwendungsverhalten der Patienten, also ihre Compliance sowohl bei verordneten als auch bei selbst ausgewählten Medikamenten,
▶ die professionelle Beratung des Patienten durch Arzt und Apotheker hinsichtlich des korrekten und effektiven Einsatzes von Arzneimitteln.

Die Pharmakoepidemiologie steht aber auch in Beziehung zur Arzneimittelevaluation. Darunter versteht man die Bewertung von Arzneimitteln auf der Basis ihres Nutzen-Risiko-Profils. Die Pharmakoepidemiologie ist also eine multidisziplinäre Wissenschaft, die sich unter anderem der Pharmakologie, der praktischen Arzneimitteltherapie, der medizinischen Statistik und allgemeinen Epidemiologie sowie breitgefächerter klinischer Forschungsansätze bedient. Pharmakoepidemiologisch arbeitende Wissenschaftler untersuchen dementsprechend mit einem breiten Spektrum von Forschungsmethoden und -diszip-

linen die erwünschten und unerwünschten Effekte einer breiten Arzneimittelanwendung in verschiedenen Bevölkerungsgruppen mit dem Ziel, die Einflüsse von Exposition und Wirkung von Pharmaka zu erkennen, deren therapeutischen Nutzen zu erhöhen und unerwünschte Arzneimittelwirkungen möglichst prophylaktisch auszuschließen. Im Fokus pharmakoepidemiologischer Untersuchungen stehen somit in erster Linie Patienten unter Alltagsbedingungen.

Entsprechend den vorstehenden Ausführungen lassen sich pharmakoepidemiologische Untersuchungen gut von klassischen klinischen Arzneimittelprüfungen abgrenzen. Pharmakoepidemiologische Untersuchungen liefern gegenüber randomisierten kontrollierten Studien meist zusätzlichen Erkenntnisgewinn aufgrund

▶ der vielfach größeren Zahl von behandelten Personen,
▶ der in der Regel länger dauernden Anwendung von Pharmaka,
▶ des weitgehenden Wegfalls von Ein- und Ausschlusskriterien für die Arzneimittelanwendung,
▶ der völlig inhomogenen Anwendergruppe, die weitgehend die Durchschnittsbevölkerung repräsentiert, mit der vielfach nicht fach- und sachgerechten Arzneimittelanwendung,
▶ von vermehrten und erweiterten Erkenntnissen zu Unter- und Überdosierung (wohl um den Preis einer vielfach unzureichenden Dokumentation),
▶ von Informationen zum Einfluss einer vielfach beachtlichen Anzahl zusätzlich konsumierter Pharmaka auf die Wirkung der eigentlich interessierenden Arzneistoffe.

12.2 Spezifische epidemiologische Termini

Inzidenz: Mit Inzidenz wird die Rate der Neuerkrankungen in einem bestimmten Zeitraum bezeichnet. Es kommt darauf an, dass eine Erkrankung in der betrachteten Periode beginnt. Als Zeitraum wird hierbei häufig ein Jahr gewählt.

Prävalenz: Prävalenz bezeichnet die Häufigkeit oder den Anteil der an einer bestimmten Krankheit erkrankten Personen an der Gesamtbevölke-

rung beziehungsweise an einer definierten Population. Es ist hierbei zu unterscheiden zwischen einer Punktprävalenz (z. B. Anteil Erkrankter am 1.1.2009) und einer Periodenprävalenz (z. B. im gesamten Jahr 2009 an einer bestimmten Krankheit leidende Personen). Auch hier umfasst der Betrachtungszeitraum meist ein Jahr. Die Prävalenz (P) lässt sich auch ausdrücken mit der Formel:

Tabelle 12.1: Unterscheidung Inzidenz – Prävalenz

	Inzidenz	Prävalenz
Zähler	Neue Fälle, die anfänglich nicht das interessierende Merkmal aufwiesen	Alle Fälle, die während der betrachteten Zeitperiode das Merkmal aufwiesen
Nenner	Alle dem Risiko ausgesetzten Personen ohne das interessierende Merkmal in der betrachteten Zeitperiode	Alle Personen, die während der betrachteten Zeitperiode erfasst wurden (also Erkrankte und Nicht-Erkrankte)

$$P = \frac{\text{Anzahl der bestehenden Krankheitsfälle}}{\text{Gesamtzahl der untersuchten Population}}$$

Prävalenz markiert somit den »Krankenstand« oder »Ereignisstand«. Tabelle 12.1 stellt Inzidenz und Prävalenz gegenüber.

Personenzeit: Personenzeit bezeichnet die Größe der Population in der ausgewählten Beobachtungsperiode. Werden beispielsweise 50 Personen je zwei Jahre beobachtet beziehungsweise einem Risiko exponiert, errechnen sich 100 Personenjahre.

Inzidenzdichte: Die Inzidenzdichte ist ein Maß für die durchschnittliche Häufigkeit, mit der eine Erkrankung oder ein Ereignis während einer definierten Zeitspanne innerhalb einer Population auftritt. Die Formel für die Inzidenzdichte ID lautet:

$$ID = \frac{\text{Anzahl neuer Ereignisse während einer Zeitspanne}}{\text{Population pro Beobachtungszeit (Personenzeit)}^*}$$

* Wird im Nenner auf 100 Personenjahre erweitert und auch der Zähler mit demselben Faktor multipliziert, so kann die Inzidenzdichte in Prozent ausgedrückt werden.

Beispiel:

$$ID = \frac{3 \text{ Fälle}}{20 \text{ Personenjahre}}$$

$$= \frac{15 \text{ Fälle}}{100 \text{ Personenjahre}} = 15\,\%$$

12.3 Demografische Kennzahlen

Nach den Berechnungen des Statistischen Bundesamtes wird sich die Bevölkerungsstruktur in Deutschland von 2000 bis 2050 erheblich verändern. Aufgrund einer eher zurückhaltenden Einwanderungspolitik wird es 2050 gegenüber 2005 zu einem Bevölkerungsrückgang um etwa 14 Mio. von 82 auf ungefähr 68 Mio. kommen. Da die *Fruktualität* in der Bundesrepublik Deutschland mit 1,4 (Kinder pro Familie/Paar) zu den niedrigsten in der Europäischen Union zählt, ist dieser ca. 17-prozentige Bevölkerungsschwund unausweichlich. Für eine vollständige Reproduktion in einer Population ist grundsätzlich eine Fruktualität von 2,1 erforderlich. Gleichzeitig wird sich der *Altenquotient* von 0,4 auf etwa 0,8 verdoppeln. Es wird somit in der Mitte dieses Jahrhunderts pro erwerbstätigem Menschen im Alter von 20 bis 60 Jahren einen alten Menschen (Definition: > 60 Jahre) geben. Das *Durchschnittsalter* in Deutschland wird sich damit von etwa 40 Jahren um 2000 auf mindestens 48 Jahre erhöhen. Wegen der geburtenstarken Jahrgänge in den 1960er-Jahren wird der Anteil der über 60-Jährigen zwischen 2020 und 2030 besonders stark steigen. Verschärfend wird sich auf die Umkehrung der *Alterspyramide* unserer Gesellschaft die deutlich erhöhte *Lebenserwartung* aufgrund des eindrucksvoll gestiegenen Lebensstandards sowie des beeindruckenden Fortschritts unserer Gesundheitsversorgung auswirken. Die statistischen Berechnungen prognostizieren einem männlichen Bürger von 60 Jahren im Jahre 2050 eine Lebenserwartung von nahezu 82 Jahren und damit einen Altersgewinn von fast 3 Jahren sowie einer 60-jährigen Frau eine Lebenserwartung von fast 87 Jahren bei einem Zu-

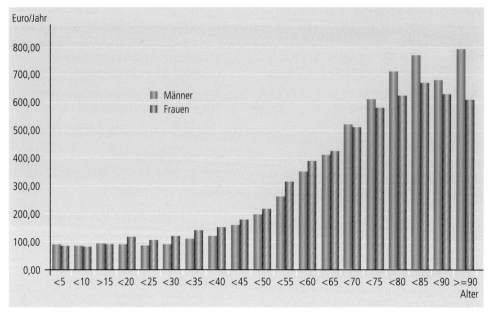

Abb. 12.1: Ausgaben für Arzneimittel nach Altersgruppen

gewinn von ca. 3 ½ Jahren. Parallel hierzu wird allerdings die Morbidität anwachsen und zu einem altersbedingten überproportionalen Anstieg der Gesundheitsausgaben führen (vgl. Abb. 12.1). Die nach dem derzeitigen Finanzierungssystem unseres Gesundheitssystems gerade für alte Menschen enormen Ausgabensteigerungen werden allerdings aufgrund der vergleichsweise

niedrigeren Rentenbezüge nicht von den Rentnern selbst erwirtschaftet werden, sondern von den Lohnempfängern, deren vergleichsweise zwar höhere Monatseinkommen dadurch aber extrem belastet werden. Die Finanzierung des Gesundheitssystems wird deshalb völlig neu strukturiert werden müssen (vgl. auch Kap. 14.4.).

12.4 Vergleichende epidemiologische Maßzahlen

Relatives Risiko (RR): Das Relative Risiko gibt die Wahrscheinlichkeit an, mit der ein Ereignis in der risikoexponierten Gruppe auftritt im Vergleich zu der Gruppe, die dem Risiko nicht ausgesetzt ist. Analog beschreibt das Relative Risiko in Prozenten, ob beispielsweise eine bestimmte Nebenwirkung unter Medikation A im Vergleich zu einer alternativen Medikation B häufiger oder seltener auftritt. Ein Wert von 0,1 besagt beispielsweise, dass das Relative Risiko zehn Prozent beträgt.

Gemäß Formel errechnet sich das relative Risiko (RR) so:

$$RR = \frac{\dfrac{a}{a+b}}{\dfrac{c}{c+d}} = \frac{EER}{CER}$$

EER   = Experimental-Event-Rate;
CER   = Control-Event-Rate
a   = Individuen mit Effekt in der Verum-Gruppe
b   = Individuen ohne Effekt in der Verum-Gruppe
a + b = Gesamtzahl der Individuen in der Verum-Gruppe
c   = Individuen mit Effekt in der Kontroll-Gruppe
d   = Individuen ohne Effekt in der Kontroll-Gruppe
c + d = Gesamtzahl der Individuen in der Kontroll-Gruppe

Absolutes Risiko (AR): Das Absolute Risiko beschreibt den prozentualen Anteil von Individuen mit einem bestimmten Ereignis im Verhältnis zur gesamten exponierten Population, das heißt zur Summe aus exponierten Personen mit Ereignis plus exponierten Personen ohne Ereignis. Ein Wert von 0,5 besagt in diesem Fall also, 50 Prozent der exponierten Personen haben eine bestimmte Reaktion gezeigt. Das absolute Risiko errechnet sich so:

$$AR = EER = \frac{a}{a + b}$$

Absolute Risiko-Reduktion (ARR): Die Absolute Risiko-Reduktion bezeichnet den Prozent-Betrag, um den ein Gesundheitsrisiko zum Beispiel durch eine neue Behandlungsmethode gegenüber der Ausgangssituation (= Risiko ohne medizinische Intervention bzw. unter einer (älteren) Standard-Behandlungsmethode) effektiv abnimmt. ARR errechnet sich wie folgt:

$$ARR = CER - EER = \frac{c}{c + d} - \frac{a}{a + b}$$

CER = Control-Event-Rate; EER = Experimental-Event-Rate

Absoluter Risikoanstieg (ARI): Während sich bei Pharmaka mit einem erwünschten therapeutischen Effekt also eine Absolute Risiko*reduktion* (ARR) errechnet, ergibt sich beispielsweise bei Arzneistoffen mit einer gravierenden Nebenwirkung ein Absoluter Risiko*anstieg* (ARI = absolute risk increase):

$$ARI = EER - CER = \frac{a}{a + b} - \frac{c}{c + d} \text{ oder}$$

$$ARI = |CER - EER| = \left| \frac{c}{c + d} - \frac{a}{a + b} \right|$$

Number needed to treat (NNT): Dieser Wert bezeichnet die Anzahl von Patienten, die mit einer bestimmten Methode behandelt werden müssen, damit der therapeutische Effekt dieses Therapieverfahrens einmal nachgewiesen werden kann. Die NNT errechnet sich folgendermaßen:

$$NNT = \frac{1}{ARR}$$

Während sich bei Pharmaka mit einem erwünschten therapeutischen Effekt also eine

»Number needed to treat« errechnen lässt, ergibt sich entsprechend im Fall eines Pharmakons, das zum Beispiel über eine gravierende Nebenwirkung einen absoluten Risikoanstieg auslöst, eine NNH (Number needed to harm).

Number needed to harm (NNH)
Eine Number needed to harm errechnet sich aus:

$$NNH = \frac{1}{ARI}$$

Odds Ratio (OR): Das Odds Ratio gibt das Verhältnis der »Chancen« wieder. Diese Verhältniszahl, auch »Assoziationsmaß« genannt, drückt aus, um wie viele Male häufiger ein Ereignis bei vorhandenem Risikofaktor auftritt als in Abwesenheit dieses Risikofaktors. Hierbei besagt ein Odds Ratio-Wert unter 1, dass das Risiko in einer betrachteten Gruppe geringer ist als in der Vergleichsgruppe. Ein Odds Ratio-Wert über 1 signalisiert ein erhöhtes Risiko, beispielsweise ein Wert von 1,5 eine Risikoerhöhung um 50 Prozent. Ein Odds Ratio-Wert von 1 beziehungsweise nahe 1 bedeutet dagegen, dass zwischen den beiden betrachteten Gruppen kein (relevanter) Unterschied besteht.

$$OR = \frac{\frac{a}{b}}{\frac{c}{d}} = \frac{a \times d}{b \times c} \text{ (Kreuzprodukt)}$$

Angenommen, 1 000 Patienten werden mit einer neuartigen Therapie behandelt. Davon zeigen 300 eine unerwünschte Reaktion, während 700 unauffällig bleiben. Von 1 000, die der etablierten Kontrolltherapie unterzogen werden, zeigen 450 dieselbe unerwünschte Reaktion (z. B. Allergie), während 550 keine entsprechende Auffälligkeit zeigen. Gemäß der vorstehenden Formel errechnet sich in diesem Fall eine Odds Ratio von 0,52. Das Chancen-Verhältnis ist also etwa 50 Prozent und drückt ganz allgemein ein erniedrigtes Risiko unter der neuartigen Therapie aus.

Beispiel
Mit den vorstehenden Termini sind somit sowohl Situationen rechnerisch darstellbar, bei denen es nicht zu einer Risiko*reduktion* kommt, als auch solche, die zu einem Risiko*anstieg* führen.

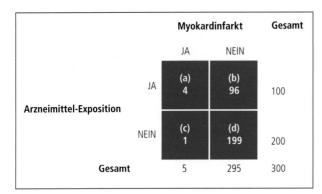

Abb. 12.2: Vierfeldertafel zur Berechnung von Absoluter Risikoreduktion (ARR) u. a.

Es sei gegeben: Ein Pharmakon A löst über das sogenannte koronare »Steal-Phänomen« bei vier von 100 Patienten, die dieses Medikament einnehmen, einen Myokardinfarkt aus. Bei herzkranken Patienten, die dieses infarktprovozierende Pharmakon nicht einnehmen, tritt bei einem von 200 Patienten ein Myokardinfarkt auf. Folgende Resultate lassen sich nach entsprechend ausgefüllter Vierfeldertafel errechnen (vgl. Abbildung 12.2):

Für das Relative Risiko (RR) ergibt sich ein Wert von 8; das heißt, das Myokardinfarktrisiko ist für Anwender von Pharmakon A gegenüber Nicht-Exponierten 8-fach erhöht.

Das Absolute Risiko errechnet sich im konkreten Setting mit 0,04 = 4 %; das heißt vier Prozent der Anwender von Pharmakon A sind von einem Myokardinfarkt bedroht. Der absolute Risikoanstieg durch Pharmakon A beträgt folglich 3,5 Prozent.

$$ARI = \frac{4}{100} - \frac{1}{200} = \frac{8-1}{200} = \frac{7}{200}$$
$$= 0,035 = 3,5\,\%$$

Die NNH beträgt in diesem Beispiel:

$$NNH = \frac{1}{ARI} = \frac{1}{0,035} = 28,57$$

Der Wert 28,57 besagt, dass 1 Myokardinfarkt provoziert wird, wenn bei 29 Personen das Pharmakon A mit dem koronaren Steal-Phänomen als Nebenwirkung appliziert wird.

Das OR errechnet sich für die oben genannte Konstellation gemäß oben genannter Formel mit

$$OR = \frac{a \times d}{b \times c} = \frac{4 \times 199}{1 \times 96} = 8,29$$

Der Wert 8,29 (OR » 1!) signalisiert eindeutig ein erhöhtes Myokardinfarkt-Risiko bei Verabreichung von Pharmakon A.

12.5 Einflussvariablen

Der Wert der Ergebnisse pharmakoepidemiologischer Studien kann im Wesentlichen durch zweierlei Einflüsse gemindert werden, nämlich durch systematische Fehler (= Bias) und/oder durch sich weniger gravierend auswirkende zufällige Störgrößen (= Confounder).

Confounder: In pharmakoepidemiologischen Studien kann der sich abzeichnende Zusammenhang zwischen einer bestimmten Exposition und dem beobachteten Ereignis respektive zwischen Risikofaktor und Endpunkt durch einen dritten Einflussfaktor, nämlich den Confounder (Stör-

größe), mitbestimmt sein. Der Confounder ist nicht direkt Gegenstand der Untersuchung; er ist jedoch sowohl mit der Intervention/Exposition als auch mit der Zielgröße assoziiert. Beispielsweise ist bei einem Endpunkt »Mortalität« das Lebensalter ein klassischer Confounder. Der Einfluss eines Confounders auf die Studienergebnisse kann so beträchtlich sein, dass der augenscheinliche Zusammenhang zwischen Auslöser und beobachtetem Ergebnis in Wahrheit in dieser Größenordnung nicht wirklich besteht. Durch Confounder werden also fälschliche Ursache-Wirkungs-

Beziehungen vorgetäuscht. Beispielsweise lassen sich auf das Studienklientel bezogene Confounder von solchen unterscheiden, die die erhobenen Daten betreffen. Personenbezogene Confounder sind beispielsweise Alter, Geschlecht und gesundheitlicher Status der Studienpopulation. Confounder in den zu den Studiencharakteristika erhobenen Daten sind andererseits Unschärfen in den aufgezeichneten Expositionszeiten oder bei Arzneimittelexposition fehlerhafte oder fehlende Dosierungen, mangelnde Angaben zum genauen Verlauf der Medikation.

Sofern den Durchführenden einer Untersuchung die Existenz eines bestimmten Confounders bekannt ist, lässt sich dieser, bereits auf der Ebene der Studienplanung, zum Beispiel durch Matching und Randomisierung minimieren oder ganz ausschalten oder aber durch Stratifizierung beziehungsweise mulitvariate Analyse beherrschen.

Verzerrungen (Bias): Der Begriff »Bias« wird in Wörterbüchern unter anderem mit »schräg« beziehungsweise mit »Verzerrungen« erklärt. In pharmakoepidemiologischen ebenso wie in allgemeinepidemiologischen Untersuchungen bedeutet Bias, dass ein beobachteter Effekt nicht tatsächlich vorhanden ist. Immer, wenn Bias vorliegt, ist das Studienergebnis wegen eines systemischen Fehlers irreparabel falsch. Von den nahezu zahllosen Bias-Formen, die man in der Literatur findet, lassen sich die meisten den folgenden zwei großen Gruppen zuordnen: dem sogenannten Informationsbias (information bias) und dem Auswahlbias (selection bias).

Da Bias nun einmal jedes Studienergebnis unrettbar verfälscht, gilt es ihn möglichst auszuschließen. Dieses Ziel wird erreicht, indem zum Beispiel der Messende grundsätzlich verblindet sein soll, um den beschriebenen Informationsbias weitgehend zu vermeiden. Ferner soll bei der Auswahl der Studienteilnehmer möglichst immer der Zufall regieren, um Selektionsmechanismen zu vermeiden. Außerdem soll bei Randomisierungsprozessen die spätere Gruppenzuordnung nicht vorhersehbar sein (allocation concealment).

Selektionsbias: Selektionsbias tritt auf, wenn in einer Gruppe, beispielsweise im Rahmen einer Kohortenstudie mit einem bestimmten Risikofaktor mehr (oder weniger) Patienten verloren gehen als in der anderen Gruppe ohne diesen Risikofaktor. Für Fall-Kontrollstudien gilt beispielsweise, dass einerseits die ausgesuchten »Fälle« für Patienten mit dieser Erkrankung repräsentativ sein müssen, und andererseits die »Kontrollen« ebenso für die Population repräsentativ sein müssen, aus der die Fälle stammen. Ein Selektionsbias wird in diesem Fall beispielsweise aufgedeckt, wenn die Fälle nicht aus der Population stammen, die auch die Kontrollen liefert.

Informationsbias: Informationsbias entsteht beispielsweise, wenn bei der Bestimmung eines Endpunktes im Zuge einer Kohortenstudie ein Risikofaktor bekannt ist, der die Wahrnehmung des Endpunktes beeinflusst. Ein konkretes Beispiel hierfür ist, dass ein Arzt bei Frauen, die die Pille einnehmen, viel öfter an eine tiefe Beinvenenthrombose denkt, wenn sie sich ihm mit Wadenschmerzen vorstellen, als bei solchen Frauen, die die Pille nicht einnehmen.

Methoden zur Kontrolle des Selektionsbias

▶ **Randomisieren:** Zuordnen zu Gruppen bei völliger Chancengleichheit der Zuteilung

▶ **Restringieren:** Eingrenzen des Wertebereichs bestimmter Merkmale der Studienteilnehmer

▶ **Matchen:** Für jeden Studienteilnehmer der einen Gruppe wird einer oder mehrere der Vergleichsgruppen ausgewählt, die bis auf das zu untersuchende dieselben Merkmale aufweisen

▶ **Stratifizieren:** Vergleichen der Ergebnisse bei Subgruppen (Strata) mit ansonsten gleicher Outcome-Wahrscheinlichkeit

▶ **Multivariate Analyse:** Einsatz mathematischer Modelle zur Darstellung der Unterschiede bei einer Vielzahl von Faktoren, die das Outcome beeinflussen

▶ **Analyse der Extreme (best case/worst case):** Darstellen, wie stark unter Annahme eines Selektionsbias die Ergebnisse in Extremfällen variieren und differieren könnten

Kausalität ist nach Bradford Hill zu vermuten, wenn alle der folgenden Punkte erfüllt sind:

▶ Der Effekt ist groß (Auch der Wert für das Relative Risiko ist hoch!)
▶ Es besteht in eindeutiger zeitlicher Zusammenhang (Temporalität); der Risikofaktor muss in jedem Fall vor dem Endpunkt da gewesen sein.
▶ Der Effekt hängt von der Dosis ab (biologischer Gradient); mit steigender Dosis eines Antihypertonikums sinkt der Blutdruck immer stärker.
▶ Derselbe Effekt wird auch in anderen Studien, mit anderen Patienten an anderen Orten und unter anderen Umständen gefunden (Konsistenz).
▶ Der Effekt ist spezifisch, d. h. ein bestimmter Risikofaktor korreliert immer mit einem bestimmten Endpunkt (Spezifität).
▶ Der beobachtete Effekt ist durch biologische Modelle erklärbar (Plausibilität).
▶ Die Erklärungen zum beobachteten Effekt stehen nicht im Widerspruch zum derzeitigen Wissen (Kohärenz). Extrem: Er ist nicht nur nicht erklärbar, sondern widerspricht auch jeder bisher beobachteten Regel.
▶ Der Effekt wird im Rahmen eines Experimentes beobachtet (in einer randomisierten, kontrollierten Studie).

Der Spezialfall eines »Recall Bias« liegt vor, wenn sich beispielsweise Krebspatienten detaillierter an nachteilige Lebensumstände erinnern als Gesunde, weil kranke Menschen grundsätzlich den Ursachen ihrer Erkrankung auf die Spur kommen wollen. Ein sogenannter »Interviewer Bias« liegt vor, wenn ein Befrager durch Suggestivfragen ein ganz bestimmtes Antwortmuster induziert.

12.5.1 Scheinassoziation

Alle innerhalb einer klinischen oder auch epidemiologischen Studie erhobenen wesentlichen Parameter werden als *Zielvariablen* bezeichnet. Dabei wird zwischen primären oder Hauptzielvariablen und sekundären oder Begleitvariablen unterschieden. Wird eine medikamentöse Therapie geprüft, wird der Effekt an ein, zwei oder auch mehreren Zielvariablen gemessen. Neben diesen Hauptzielgrößen können auch weniger ausschlaggebende Begleitvariablen deskriptiv erfasst werden. Derartig assoziierte Variablen, auch Scheinfaktoren oder indirekte Faktoren genannt, können ebenfalls auf die Zielvariable selbst einwirken, sind aber nicht primäres Ziel der Untersuchung. Scheinassoziationen sind dadurch charakterisiert, dass die Variablen nicht kausal wirken. Beispielsweise sind Tabakexposition und Leberzirrhose assoziiert, obgleich kein kausaler Zusammenhang zwischen beidem besteht. Kausal für die Leberzirrhose ist vielmehr der hohe Alkoholkonsum, der seinerseits wieder statistisch mit dem Rauchen korreliert.

12.5.2 Zusatzvariablen

Zusatzvariablen (supplemental risk factors) sind Faktoren, die ebenfalls auf die Zielvariable einwirken, aber weder selbst Ziel der Untersuchung sind, noch mit den Einflussvariablen zusammenhängen und deshalb insgesamt keinen störenden Einfluss ausüben.

12.5.3 Zufallsvariabilität

Ein statistisches Testverfahren beweist nicht, ob ein beobachteter Effekt »real« ist, sondern es beschreibt lediglich, wie groß die Wahrscheinlichkeit ist, per Zufall einen Effekt zu beobachten, der gar nicht wirklich vorhanden ist. Ein solcher beobachteter Effekt ist umso sicherer zutreffend, je geringer die Wahrscheinlichkeit ist, ihn zu beobachten, obgleich er tatsächlich nicht vorhanden ist (Nullhypothese). Diese Wahrscheinlichkeit, einen Effekt vor sich zu haben, der nicht tatsächlich existiert, wird durch den sogenannten *p-Wert* ausgedrückt. Je kleiner der p-Wert, desto geringer die Irrtumswahrscheinlichkeit. Bei vorliegender statistischer Signifikanz hat man zumindest eine relative Sicherheit, dass der beobachtete Effekt mehr als das Produkt von Zufällen ist.

Das Bindeglied zwischen einem Risikofaktor und dem Endpunkt ist der Effekt. Wird in einer Studie ein Effekt beobachtet, kann dieser

a) tatsächlich vorhanden sein,
b) lediglich durch Zufallsvariabilität verursacht sein,
c) durch einen Fehler (Bias) zustande gekommen sein,
d) teilweise oder vollkommen durch einen oder mehrere andere Faktoren erklärbar sein (Confounding).

»Interaktion liegt vor, wenn zwei Risikofaktoren neben dem zunächst beobachteten Effekt einen zusätzlichen gemeinsamen Effekt auf den Endpunkt haben.«

Kausalität: Unter Kausalität versteht man das Ergebnis der Frage, ob die »Wirkung« eines Risikofaktors oder einer Therapie ursächlich mit dem beobachteten Effekt zusammenhängt. Beispiel: »Ist erhöhter Blutdruck tatsächlich ein Auslöser von Herzinfarkt?« Ob dieser Zusammenhang kausal ist, wird man niemals mit letzter Sicherheit wissen! Mit entsprechenden Studien kann jedoch versucht werden, der Wahrheit hierüber so nahe wie möglich zu kommen. Bradford Hill, der die erste randomisierte kontrollierte Studie durchführte, die 1948 im British Medical Journal veröffentlicht wurde, hat die notwendigen Punkte hierfür zusammengefasst (s. S. 158). In der Praxis werden vielmals aus den unterschiedlichsten Gründen nicht alle Punkte erfüllt. Beispielsweise können auch kleine Effekte Kausalität nahelegen, oder für manche Medikamente existieren keine Dosis-Wirkungskurven, sondern lediglich eine Ja/Nein-Wirkung (funktionieren wie ein Lichtschalter). Einschränkend ist zu erwähnen, dass die aufgeführten Bradford-Hill-Kriterien ein Konstrukt der modernen westlichen Gesellschaft sind. In dieser Gesellschaft gab es immerhin früher auch einen zweifelsfreien Konsens für eine Vielzahl von Indikationen für einen Aderlass!

12.6 Anwendung epidemiologischer Methoden

Zusammenhangsanalysen sind ein Instrument der analytischen Epidemiologie und Pharmakoepidemiologie. Sie untersuchen die Kausalbeziehungen, zum Beispiel die Ätiologie von Erkrankungen. Die beeinflussenden Faktoren werden ermittelt und gewichtet und hierfür geeignete Methoden eingesetzt, zum Beispiel Regressionsanalyse, Konvergenztafeln und andere.

Wirkung und Risiken von Pharmaka sind den nationalen und europäischen Arzneimittelbehörden ebenso zu belegen wie ihre Qualität nach pharmazeutischen Standards. Diese beinhaltet die Reinheit, Haltbarkeit, Dosiergenauigkeit sowie die analytische Nachweisbarkeit des Arzneistoffes selbst, seiner Abbauprodukte und gegebenenfalls von Verunreinigungen. Auch eine akzeptable Stabilität des Fertigarzneimittels gehört zu den Qualitätskriterien. Die Zulassung eines Arzneimittels – sei es auf nationaler oder europäischer Ebene – ist einerseits der Abschluss seiner Entwicklung, andererseits aber auch der Ausgangspunkt für seine stetige »Betreuung« im Markt.

Diese Betreuung, die insbesondere vom Unternehmen zu leisten ist, das ein Pharmakon in den Handel bringt, umfasst laufende Herstellungskontrollen, Änderungen von Indikationen und der Anwendungsweise. Zudem obliegt dem pharmazeutischen Unternehmen die Erfassung von neuen unerwarteten Arzneimittelwirkungen (Pharmakovigilanz) und die stetige Anpassung der Nutzen-Risiko-Bewertung nach dem jeweils aktuellen Kenntnisstand und zwar für die gesamte Dauer der Zulassung.

Die pharmakologische Wirkung eines neuen Arzneimittels mündet in die Indikationsansprüche der Vertriebsfirma für eine oder auch mehrere Erkrankungen. Wirkqualität und -stärke lassen sich vor allem an der Reduktion von Mortalität und/oder Morbidität messen. Die den entsprechenden Aussagen zugrunde liegenden klinischen Prüfungen belegen die statistische Signifikanz sowie die therapeutische Relevanz der beobachteten Effekte, also den praktischen klinischen Nutzen.

Sicherheitsprofil

Viele potenzielle Risiken für den Menschen manifestieren sich allerdings noch nicht in der klinischen Prüfung. In klinische Prüfungen werden Patienten in einer Gesamtzahl von normalerweise ≤ 10 000 und diese lediglich im besten Fall über einige Jahre einbezogen. Ein Teil der geprüften Pharmaka wird aber später bei chronischen Erkrankungen oft jahrzehntelang eingesetzt. Deshalb werden trotz der immensen Sorgfalt bei der Prüfung unerwartete Arzneimittelwirkungen, die weniger als 1:1.000 auftreten, vor der Zulassung praktisch nicht bemerkt. Gemäß statistischen Berechnungen gelten die in Tabelle 12.2 aufgelisteten Relationen.

Tabelle 12.2: Nebenwirkungshäufigkeit und erforderliche Prüfpersonen

Nebenwirkungs-häufigkeit	erforderliche Prüfpersonen
1 : 100	271
1 : 1.000	2.723
1 : 10.000	29.773
1 : 100.000	297.755

Außerdem werden im Rahmen der klinischen Prüfung sämtliche Pharmaka in der Regel bestimmungsgemäß und unter sorgfältiger Überwachung der Patienten eingesetzt. Ferner werden die meisten Pharmaka nicht an Neugeborenen, Säuglingen und Kleinkindern, ja sogar nicht einmal an Kindern und Jugendlichen und ebenso wenig an Frauen im gebärfähigen Alter untersucht, da diese Lebensalter/Situationen oftmals regelhaft als Ausschlusskriterien gelten.

12.7 Klinische Prüfung und klinische Routine

In der sogenannten exploratorischen Prüfung der Phase II wird die Wirkung eines Pharmakons – um Zeit zu sparen – lediglich an einem Surrogatmarker festgemacht und nicht bereits am eigentlichen Therapieziel. Ferner weichen die hier verwendeten Dosierungen oftmals von denen unter den späteren Realbedingungen eingesetzten ab, sodass auch auf diese Weise spätere Risiken zunächst noch verschleiert werden. Auch in der konfirmatorischen Phase III der klinischen Prüfung müssen einerseits aufgrund der immer noch begrenzten Teilnehmerzahl, der vergleichbar kurzen Anwendungsdauer und ebenfalls noch vorgegebener mehrfacher Ausschlusskriterien Wirkungs- und Nebenwirkungscharakteristika der Prüfsubstanz zwangsläufig noch unerkannt bleiben. Die schließlich erst in der Phase IV der

Prüfung zutage tretenden Wirkungs- und Nebenwirkungsqualitäten sind unter anderem zurückzuführen auf

▸ die generelle Therapiefreiheit des behandelnden Arztes (nämlich ein Arzneimittel auch am Rande oder auch außerhalb seiner Indikation einzusetzen),

▸ den Einsatz im »compassionate use«, d.h. von überhaupt bzw. noch nicht zugelassenen Arzneimitteln außerhalb einer genehmigten klinischen Prüfung,

▸ die absichtliche Anwendung außerhalb zugelassener Indikationen im »off-label-use« (Einsatz in einer anderen als der zugelassenen Indikation und ohne juristische Rückendeckung durch die Zulassungsbehörde).

12.8 Postmarketing Surveillance

Im Rahmen der Postmarketing Surveillance wird das Risikoprofil eines Arzneistoffs außer durch eingehende Einzelfallmeldungen vor allem durch folgende drei epidemiologische Methoden stetig weiterentwickelt:

▶ durch *Kasuistiken*, die als strukturierte Berichte der behandelnden Ärzte über UAWs direkt an das BfArM oder an das PEI zu verstehen sind;

▶ durch *Kohortenstudien*: Hierzu zählen in Deutschland beispielsweise die Phase IV-Studien nach der Zulassung ebenso wie sogenannte Anwendungsbeobachtungen (= neuerdings »nicht-interventionelle Studien« genannt);

▶ durch *Fall-Kontrollstudien*: Solche werden durchgeführt, wenn durch Einzelberichte von praktizierenden Ärzten der Verdacht (»Signal«) entsteht, dass ein neues Arzneimittel eine bestimmte schwere UAW oder eine bisher unbekannte Spätfolge hervorrufen könnte. Hierfür können auch Krankheitsregister (beispielsweise Krebsregister, Infarktregister) mit verwendet werden. Von schweren UAWs müssen unter anderem die EMEA und die übrigen EU-Mitgliedsstaaten unterrichtet werden;

▶ durch »*periodic safety update reports*« (PSURs): Zur weiteren Schärfung des Nutzen-Risiko-Profils sind die vertreibenden pharmazeutischen Unternehmen verpflichtet, binnen der ersten 2 Jahre nach Markteinführung halbjährlich, dann über 2 Jahre hinweg jährlich und schließlich in 3-Jahres-Abständen aktuelle Berichte zur Sicherheit ihres Arzneimittels (PSURs) einzureichen. Bei gravierenden Zwischenfällen wird der Vertrieb gestoppt sowie das Ruhen oder gar der Widerruf der Zulassung ausgelöst.

Literatur

Bombardier, C. et al.: Comparison of upper gastrointestinal toxicity of rofecoxib and naproxen in patients with rheumatoid arthritis. VIGOR study group. N Engl J Med 2000; 343: 1520–1528

 Fragen zur Repetition / Vertiefung

▶ Nennen Sie einige demografische Kennziffern und erläutern Sie deren Bezug zueinander.

▶ Nennen Sie wenigstens vier verschiedene epidemiologische Forschungsansätze!

▶ Wie lässt sich Pharmakoepidemiologie mit einem Satz definieren?

▶ Nennen Sie wenigstens vier »Vorzüge«, die pharmakoepidemiologische Untersuchungen gegenüber klinischen Arzneimittelprüfungen aufweisen, und beschreiben Sie auch entsprechende Nachteile.

▶ Welche Information wird mit einem Odds-Ratio-Wert von 1,5 transportiert?

▶ Grenzen Sie die Begriffe »Confounder« und »Bias« möglichst scharf gegeneinander ab.

▶ Führen Sie mindestens sieben Bedingungen an, die für einen Auslöser und seinen Effekt gegeben sein müssen, damit Kausalität unterstellt werden darf.

▶ Warum liefern die Stadien I bis IV der klinischen Arzneimittelprüfung hinsichtlich unerwarteter Arzneimittelwirkungen nur mangelhafte Aussagen?

▶ In welchem Jahr und in welcher Untersuchung zeichnete sich das gegenüber NSAR erhöhte kardiovaskuläre Risiko durch Coxibe bereits deutlich ab?

Bradford Hill, A.: The environment and disease: association or causation. J Royal Soc Med 1965; 58: 295–300

Choi, H. K. et al.: Effects of Rofecoxib and Naproxen on Live Expectancy among patients with Rheumatoid Arthritis: A Decision Analysis. Am J Med 2004; 116: 621–629

Dietrich, E. S.: Grundlagen der Pharmakoepidemiologie und Pharmakoökonomie. Eschborn 2002

Fletcher, R. H. et al.: Klinische Epidemiologie, 2. Aufl. Bern 2007

Günther, J.: Anleitung zur Bewertung klinischer Studien. Stuttgart 2001

Hartzema, A.G. et al. (Eds.): Pharmaco-Epidemiology, 3rd ed. Cincinnati/USA 1998

Müllner, M.: Erfolgreich wissenschaftlich arbeiten in der Klinik – EBM 2. Aufl. Wien, New York 2005

E. STREHL

13 Grundzüge der Pharmakoökonomie

13.1 Definition und Ziele

Pharmakoökonomie ist die Wissenschaft von den wirtschaftlichen Folgen der Arzneimitteltherapie [1]. Als Subdisziplin der Gesundheitsökonomie beschäftigt sich die Pharmakoökonomie mit der systematischen Betrachtung von Kosten und Nutzen alternativer Behandlungsstrategien und konzentriert sich dabei auf die Evaluation speziell des Arzneimitteleinsatzes. Sie generiert valide Daten zu den medizinischen, menschlichen und ökonomischen Folgen entweder modellhafter oder konkreter Therapien.

Die Pharmakoökonomie versucht, den Ressourcenverbrauch für die Therapie (= Kosten) der Verbesserung des Gesundheitsstatus einer Population gegenüberzustellen. Dabei betrachtet die Pharmakoökonomie die Kosten des Arzneimitteleinsatzes ökonomisch, indem sie das Kosten-Nutzen-Verhältnis verschiedener Therapieoptionen vergleicht. Dies geschieht durch pharmakoökonomische Studien. Solche identifizieren, messen und vergleichen die Kosten, das heißt den finanziellen Aufwand und die klinischen, wirtschaftlichen und menschlichen Folgen der Arzneimitteltherapie [2, 11].

Die Ziele der Pharmakoökonomie bestehen also darin, durch spezielle Untersuchungen (pharmakoökonomische Studien) Informationen zur Bewertung bestehender Therapien und zu neuen Entwicklungen im Gesundheitswesen zu gewinnen, und zwar unter besonderer Berücksichtigung der Rolle von Arzneimitteln. Ferner verfolgt die Pharmakoökonomie das Ziel einer sinnvollen Optimierung der Ressourcenallokation. Die Geldmittel sollen also überlegt dort investiert werden, wo sie auch den bestmöglichen Ertrag bringen.

Dass Pharmakoökonomie für Apotheker, insbesondere für klinische Pharmazeuten, ein wichtiges Themen darstellt, ergibt sich bereits aus der Definition des klinischen Pharmazeuten gemäß der europäischen Gesellschaft für klinische Pharmazie (ESCP) aus dem Jahre 1983. Dort heißt es: »A clinical pharmacist is a health care provider promoting the effective, safe and economic use of drugs by the individual and by the society«.

13.2 Kosten- und Nutzenbegriff im Gesundheitswesen

Kosten im ökonomischen Sinne sind definitionsgemäß der Ausdruck für einen Verbrauch an Werten für die Erstellung neuer Waren oder Dienstleistungen. Es handelt sich hier also um eine Umwandlung von Produktionsfaktoren. Kosten sind bewertete Mengen; sie beinhalten also eine Mengen- inklusive einer Qualitätskomponente sowie eine Preiskomponente.

Über ihre Preise stellen die Kosten somit ein einheitliches Vergleichsmaß für alle Ressourcen zur Produktion von Gütern und Dienstleistungen dar. Im buchhalterischen Sinn werden Kosten von Auszahlungen, Ausgaben und Aufwendungen abgegrenzt. In pharmakoökonomischen Stu-dien werden die Kosten einer Arzneimittelanwendung ihren Folgen gegenübergestellt.

Die Kosten für Gesundheitsleistungen lassen sich in die drei hauptsächlichen Kostenarten direkte, indirekte und intangible untergliedern (vgl. Abb. 13.1). Ebenso können Gesundheitsleistungen und die dazugehörenden Kosten aus unterschiedlichen Blickwinkeln (= Perspektiven) betrachtet und bewertet werden. Die Studienperspektive hat bei ökonomischen Evaluationen großen Einfluss auf die zu erfassenden Kosten- und Nutzenkomponenten sowie auf das Ergebnis beziehungsweise die Schlussfolgerungen.

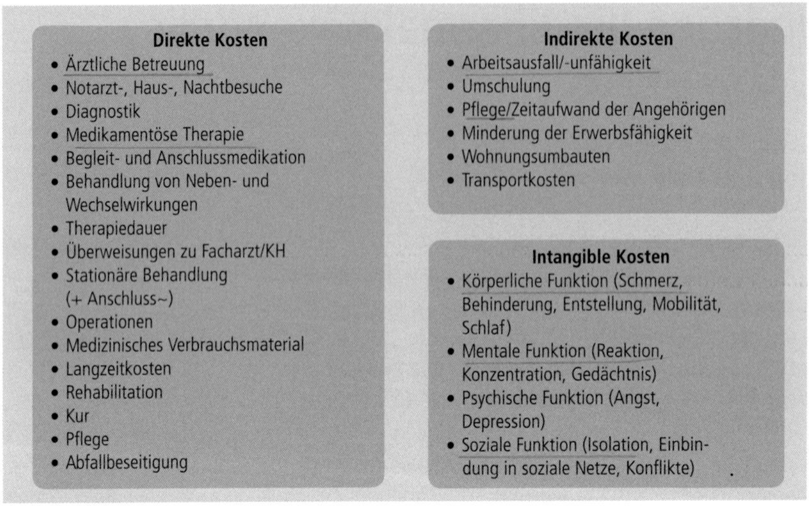

Direkte Kosten	**Indirekte Kosten**
• Ärztliche Betreuung	• Arbeitsausfall/-unfähigkeit
• Notarzt-, Haus-, Nachtbesuche	• Umschulung
• Diagnostik	• Pflege/Zeitaufwand der Angehörigen
• Medikamentöse Therapie	• Minderung der Erwerbsfähigkeit
• Begleit- und Anschlussmedikation	• Wohnungsumbauten
• Behandlung von Neben- und Wechselwirkungen	• Transportkosten
• Therapiedauer	
• Überweisungen zu Facharzt/KH	**Intangible Kosten**
• Stationäre Behandlung (+ Anschluss~)	• Körperliche Funktion (Schmerz, Behinderung, Entstellung, Mobilität, Schlaf)
• Operationen	• Mentale Funktion (Reaktion, Konzentration, Gedächtnis)
• Medizinisches Verbrauchsmaterial	• Psychische Funktion (Angst, Depression)
• Langzeitkosten	• Soziale Funktion (Isolation, Einbindung in soziale Netze, Konflikte)
• Rehabilitation	
• Kur	
• Pflege	
• Abfallbeseitigung	

Abb. 13.1: Kosten von Gesundheitsleistungen differenziert nach Kostenarten

Ein Nutzen kann aus betriebswirtschaftlicher oder aus medizinischer Sicht beschrieben werden. Die Definitionen unterscheiden sich entsprechend:

▶ Aus betriebswirtschaftlicher Sicht wird der Nutzen als Kehrseite der Kosten angesehen. Kosten und Nutzen sind demnach gleichartige Größen mit unterschiedlichen Vorzeichen.

▶ Nutzen aus medizinischer Sicht meint kausal begründete positive Effekte einer medizinischen Intervention auf patientenrelevante Endpunkte.

In bestimmten Fällen besteht eine hohe ethische Hemmschwelle, einen Nutzen, zum Beispiel menschliches Leben, in Geldbeträgen auszudrücken. Hier fühlen sich beispielsweise Angehörige von Gesundheitsberufen in ihrem persönlichen und beruflichen Selbstverständnis angegriffen und stellen sich entrüstet gegen die von Ökonomen angestellte monetäre Nutzenbetrachtung des Gesundheitssektors.

Weitere häufig verwendete Termini sind Opportunitätskosten, Schattenkosten und Alternativkosten. Die synonym verwendeten Begriffe sind ein ökonomisches Konstrukt zur Quantifizierung nicht realisierter Alternativen. Sie sind die kalkulatorischen Kosten der ersten nichtproduzierten Einheit. Der Wert von Opportunitätskosten entspricht dem Wert der zweitbesten Alternative zur Verwendung bestimmter Ressourcen (Arbeit, Boden, Kapital).

✗ Fallbeispiel

Werden Medikamente zur klinischen Prüfung kostenlos zur Verfügung gestellt, kann man ihren Wert nach dem Preis der zweitbesten Behandlungsalternative, nämlich eines häufig verordneten, also bereits auf dem Markt befindlichen Medikaments beurteilen. Die Opportunitätskosten der Behandlung mit dem Studienmedikament entsprechen dann den Behandlungskosten, die mit dem vermeintlich besten, bereits auf dem Markt befindlichen Medikament entstanden wären.

Diskontierung (= Abzinsung)

Die Abzinsung ist die Berechnung der Höhe eines Betrags zum Zeitpunkt n_0 (Anfangskapital, Gegenwartswert) aus der Höhe dieses Betrags zu einem späteren Zeitpunkt n_x (Endkapital, Zukunftswert), wenn zwischen diesen beiden Zeitpunkten auf den Betrag Zinsen gezahlt werden.

Der Zins ist ein Maß für die Bewertungsdifferenz ein und desselben Gutes zu unterschiedlichen Zeitpunkten.

Ziel der Zinsrechnung ist es somit, Werte bzw. Zahlungsströme, die zu verschiedenen Zeitpunkten entstehen, vergleichbar zu machen. *Künftige* Werte müssen, um auf den aktuellen Zeitpunkt bezogen werden zu können, abgezinst (diskontiert) werden. Für jede Periode (z. B. 1 Jahr) wird ein zukünftiger Betrag um den Zinssatz vermindert, damit er mit einem aktuellen Betrag (= Barwert) vergleichbar wird. Analog können aktuelle Werte für jede zukünftige Periode (Jahr) um den Zinssatz erhöht (= aufgezinst) werden.

N. B.: In der Pharmakoökonomie liegen die Auswirkungen einer Therapie meist in der Zukunft, während die Kosten dafür bereits jetzt anfallen. Diskontierung ist also umso mehr erforderlich als der Beobachtungshorizont wächst!

Beispiel: Diskontierung (5 Prozent) eines 5 Jahre dauernden Therapieprogramms
Zahlungen werden zu Therapiebeginn geleistet und dann jährlich bis zum Beginn des 5. Jahres

Jahre	n = 0	n = 1	n = 2	n = 3	n = 4	gesamt
nominal	50,00 €	50,00 €	50,00 €	50,00 €	50,00 €	250,00 €
abgezinst	50,00 €	47,62 €	45,45 €	43,10 €	40,98 €	227,15 €*
$(1 + 0,05)^n$	$1 = 1,05^0$	$1,05 = 1,05^1$	$1,10 = 1,05^2$	$1,16 = 1,05^3$	$1,22 = 1,05^4$	

* Wert bei 5-prozentiger jährlicher Diskontierung

Gegenwartswert einer späteren Zahlung bei 5-prozentiger Diskontierung

$$\text{Betrag} \times \frac{1}{(1 + 0,05)^n} = \text{Gegenwartswert; } n = \text{Anzahl der Jahre}$$

Beispiel: Welcher Betrag muss heute angelegt werden, damit in 3 Jahren ein Nennwert von 1000 € verfügbar ist?

$$\frac{1000}{(1 + 0,05)^3} = \frac{1000}{1,158} \text{) } 864,00 \text{ €;} \qquad \text{Probe: } 864,00 \times 1,05 \times 1,05 \times 1,05 = 1000,00 \text{ €}$$

13.3 Lebensqualität und ihre Erfassung

Zunehmend müssen gesundheitliche Leistungen aus ökonomischer Sicht nicht nur auf ihre therapeutische Wirksamkeit, sondern auch auf ihre Zweckmäßigkeit kritisch geprüft werden. Anstelle des therapeutischen Maximums tritt zunehmend das therapeutisch Sinnvolle in den Mittelpunkt medizinischer Überlegungen. Zweckmäßigkeit beziehungsweise Sinn therapeutischer Interventionen wird wesentlich durch ethische Argumente bestimmt. Demgemäß werden zunehmend Aspekte der Lebensqualität in die Bewertung therapeutischer Maßnahmen einbezogen. Die Weltgesundheitsorganisation WHO definierte 1993 Lebensqualität folgendermaßen: »Quality of life is defined as an individual's perception of their position in life in the context of culture and value systems in which they live and in relation to their goals, expectations, standards and concerns«.

Hinsichtlich der gesundheitsbezogenen Lebensqualität sind nach Bullinger mindestens vier Komponenten zu unterscheiden [3], nämlich:

▸ psychisches Befinden, z. B. Selbstwertgefühl, Ausgeglichenheit,
▸ körperliche Verfassung, z. B. organische Gesundheit, Mobilität, Ausdauer,
▸ soziale Beziehungen, z. B. Wertschätzung durch Mitmenschen, gesellschaftliche Integrierung,
▸ funktionale Alltagskompetenz, z. B. Konzentrationsfähigkeit, Unabhängigkeit von fremder Hilfe.

Methoden zur Bestimmung der Lebensqualität

Die Messung der Lebensqualität ist der zentrale Ansatz von Kosten-Nutzwert-Analysen. Dieser Analysen-Typ betont die Perspektive des Patienten und sieht seine Lebensqualität als entscheidende Zielgröße. Patientenrelevante Maßgrößen sind beispielsweise Mortalität, Morbidität (Beschwerden und Komplikationen) sowie die gesundheitsbezogene Lebensqualität. Hier werden Gesundheitsleistungen hinsichtlich ihrer Folgen für die Lebensqualität bewertet. Lebensqualitätsforschung soll heute das klassische klinische Instrumentarium bei der Diagnose und Beratung von Therapien ergänzen. Angeblich aussagekräftige medizinische Messgrößen oder Laborparameter sowie die messbare Lebensverlängerung können zwar leicht erhoben werden, sagen aber wenig über das subjektiv empfundene Wohlbefinden des Patienten aus. Bei der Lebensqualitätsforschung wird die individuelle Patienteneinschätzung selbst höher bewertet als medizinisch-technische Messgrößen. Die subjektiv getönte Selbsteinschätzung des Patienten steht also im Vordergrund und sollte nach der Überzeugung von Lebensqualitätsforschern nur dann durch eine Fremdeinschätzung (z. B. diejenige des Therapeuten) ersetzt werden, wenn dem Patienten selbst die Einsichtsfähigkeit zur Selbsteinschätzung fehlt, etwa wegen schwerer Demenz oder weil es sich noch um ein Kleinkind handelt. Spezielle Fragebögen können beispielsweise den Grad einer Beeinträchtigung von Alltagsverrichtungen infolge von Krankheiten erfassen, sodass dadurch indirekt Rückschlüsse auf die individuelle Lebensqualität möglich werden.

Messinstrumente und Skalen

Es existieren aber auch krankheitsübergreifende Konzepte zur Bestimmung der Lebensqualität, die auch als »generische Messinstrumente« bezeichnet werden. Da sich Lebensqualität mehrdimensional darstellt, bedienen sich die Forscher sogenannter Profilinstrumente, mit denen sie Hauptdimensionen wie etwa die physische, psychische und soziale Gesundheit differenziert darstellen können. Jedoch müssen beispielsweise bei Kosten-Effektivitätsanalysen die Daten aus Profil-Analysen zu einer einzigen Skala verdichtet

werden. Dabei sind kardinale von ordinalen Skalen unterscheidbar. Auf kardinalen Skalen bedeuten gleiche Unterschiede in den Werten auch gleiche Unterschiede in den beobachteten Ausprägungen. Dies gilt beispielsweise für Thermometer oder auch Tachometer. Bei Ordinalskalen sind jedoch unbestimmte oder ungleichmäßige Abstände zwischen festen Werten zugelassen. Das deutsche Schulnotensystem von 1 bis 6 kann als Beispiel für eine Ordinalskala gelten. Dort muss der Leistungsabstand zwischen den Noten 1 und 2 keinesfalls identisch sein mit demjenigen zwischen den Noten 3 und 4. In ordinalen Skalen werden somit zwar Werte geordnet, lineare Rechnungen mit diesen Werten sind jedoch nicht möglich; ordinale Skalen sind damit einfacher zu erzeugen, erlauben jedoch weniger präzise Aussagen.

Das Produkt aus Lebensqualität und Lebensdauer führt unter Berücksichtigung der damit verbunden Kosten zu dem Begriff des Nutzwerts.

In der Vergangenheit wurde eine große Zahl von Lebensqualitätsmaßen entwickelt, von denen einige auch größere Verbreitung erfuhren. Zu den gängigsten Messinstrumenten gehört beispielsweise das Nottingham Health Profil. Es ist ein gesundheitsbezogener Fragebogen aus 38 Fragen, die sechs verschiedenen Dimensionen zugeordnet sind. Auch der Euro-Qol (EQ-5D) ist ein dreiteiliges krankheitsunabhängiges (= generisches) Frageinstrument. Ebenso ist der Karnofsky-Index, der die Fähigkeiten des Patienten zu eigenständigen Alltagsaktivitäten erfasst, ein allgemeiner Fragebogen. Es gibt aber auch krankheitsbezogene Lebensqualität-Maßinstrumente, zum Beispiel das Brief Pain Diary (BPD) zur Bewertung von Schmerzen ambulanter Patienten.

Lebensqualität kann einerseits aus rein subjektivistischer Perspektive erfolgen, das heißt aus alleiniger Sicht des betroffenen Patienten, oder über einen Ansatz, der subjektivistische und objektivistische Sichtweisen, also die Fremdbeurteilung durch den Arzt, Pfleger oder Angehörige, miteinander verbindet. Allerdings stimmt die Selbstbeurteilung des Patienten gelegentlich weder mit objektiven klinischen Befunden noch mit Bewertungen von Arzt oder Angehörigen überein. Variablen in der Selbstbeurteilung sind beispielsweise Bildungsstand, sozialer Anspruch, Besonderheiten der Behandlungssituation und vor allem der subjektive Störgrad der Erkrankung. Deshalb gibt es zahlreiche Impulse, sich als neuem Forschungsgegenstand einer »Lebensqualitätsmessung« engagiert zuzuwenden. Ihr Ziel ist die Identifikation einer Methode, die unter Praxisbedingungen hinreichend valide Messungen erlaubt. Dabei erheben sich beispielsweise die Fragen, welche Parameter dazu geeignet sein können und wie ein Instrument »Lebensqualitätsmessung« hinsichtlich seiner Eignung evaluiert werden könnte.

Karnofsky-Indizes

100 % = normal, keine Beschwerden oder Krankheitszeichen

90 % = geringfügige Symptome, normale Lebensführung möglich

80 % = Symptome, die normales Leben mit Anstrengung zulassen

70 % = Selbstversorgung noch möglich

60 % = Selbstversorgung mit gelegentlicher Hilfe möglich

50 % = auf häufige Hilfe angewiesen

40 % = behindert und pflegebedürftig, noch nicht hospitalisiert

30 % = schwerbehindert, hospitalisiert

20 % = schwerkrank, stationäre Behandlung

10 % = moribund, sterbend

0 % = verstorben

EuroQol und QALY

Bereits 1987 wurde von einer international und interdisziplinär besetzten Arbeitsgruppe ein sogenannter EuroQol entworfen. Dieser EuroQol ist ein standardisiertes Globalindexinstrument zur Messung der Lebensqualität, das krankheitsunspezifisch und somit universal auf alle Indikationen anwendbar ist. Vorteile dieses EuroQol sind beispielsweise seine Praktikabilität und Kürze und die damit mögliche Vergleichbarkeit internationaler Studien. Nachteilig ist hingegen seine geringe Sensitivität. Die Fehlerquote bei der Bewertung theoretischer, also nicht real erlebter Gesundheitszustände ist relativ hoch.

Die Bewertung von Lebensqualität ging auch in das sogenannte QALY-Konzept ein. QALYs (quality adjusted lifeyears) sind qualitätskorrigierte Lebensjahre und damit Maßeinheiten für die Bewertung von Krankheitsverläufen. Die Verrechnung von QALYs mit Kosteneinheiten zum Beispiel in Form von »Dollars per QALY gained« ermöglicht den Vergleich unterschiedlicher Behandlungsalternativen anhand eines einzigen globalen Kriteriums. Zur Berechnung von QALYs in gesundheitsökonomischen Studien kann auf Skalenwerte aus externen Untersuchungen zurückgegriffen werden. Eine solche externe Skalierung kann beispielsweise mittels Rating Skala, Standard Gamble (= Standardlotterie) und Time-Trade-off gewonnen werden, die jedoch methodenspezifische Unzulänglichkeiten aufweisen. Beim Rating Scale geben die Probanden selbst ihre Einschätzungen zu bestimmten Gesundheitszuständen auf einer kardinalen Nutzenskala an. Die Werte liegen zwischen 0 und 100. Beim Standard gamble (Standard-Lotterie) wird eine chronische Gesundheitseinschränkung bewertet. Als Alternative dazu wird dem Probanden eine fiktive Behandlung angeboten, die mit einer bestimmten Wahrscheinlichkeit zu vollständiger Heilung und im Falle eines Misserfolgs zum Tode führt. Beim Time-Trade-off-Verfahren erfolgt die Bewertung von Gesundheitseinschränkungen anhand unterschiedlicher Zeiten, für die diese andauern. Alternativ dazu besteht die Wahl, die Beeinträchtigung erfolgreich behandeln zu lassen, dadurch aber die Lebenserwartung auf eine bestimmte Zeit zu verkürzen.

13.4 Verfahren pharmakoökonomischer Untersuchungen

Während randomisierte Doppelblindstudien als Goldstandard dafür gelten, in der klinischen Prüfung die Wirkqualität von Arzneimitteln oder anderen therapeutischen Verfahren zu belegen, versteht man unter pharmakoökonomischen Untersuchungen nach Drummond [4] »vergleichende Analysen« von alternativen Verfahren in der Medizin hinsichtlich ihrer Kosten und Konsequenzen.

Drummond unterscheidet zwischen nicht-vergleichenden und vergleichenden Betrachtungen. Eine nicht-vergleichende Analyse beschreibt die Beziehung zwischen Kosten und Outcome eines Verfahrens. Dagegen haben vergleichende Analysenverfahren komplette ökonomische Auswertungen verschiedener Behandlungsansätze zum Ziel. Der Terminus »Outcome«, der aus der angelsächsischen Nomenklatur stammt, umfasst alle Konsequenzen beziehungsweise Ergebnisse von gesundheitsbezogenen Handlungen. Zum Outcome gehören dabei sowohl klinische Daten wie Blutdruckwerte oder Laborergebnisse als auch sogenannte abgeleitete Größen wie zum Beispiel qualitätsbereinigte Lebensjahre (QALYs). In der Pharmakoökonomie hat sich ein einziger Typus nicht-vergleichender Analysen, die Krankheitskosten-Analyse, sowie vier Formen vergleichender Betrachtungen etabliert.

Krankheitskosten-Analyse (cost-of-illness analysis): Die Krankheitskosten-Analyse stellt keine komplette pharmakoökonomische Untersuchung dar, da diese Kostenanalyse nicht mit einem anderen Behandlungsverfahren vergleicht. Außerdem erfasst dieses Verfahren lediglich Kosten, nicht aber auch resultierende Konsequenzen. Derartige nicht-vergleichende Analysen lassen sich folglich untereinander nur sehr eingeschränkt vergleichen.

Eine deutlich verbesserte Aussagekraft haben die vier vergleichenden kompletten pharmakoökonomischen Analysenkonzepte:

▶ Kosten-Minimierungs-Analyse (cost-minimization analysis),
▶ Kosten-Effektivitäts-Analyse (cost-effectiveness analysis),
▶ Kosten-Nutzwert-Analyse (cost-utility analysis) und
▶ Kosten-Nutzen-Analyse (cost-benefit analysis).

Alle vier Verfahren erfassen sowohl die Kosten als auch die sich ergebenden Konsequenzen einer Therapie. Sie stellen deshalb komplette pharmakoökonomische Untersuchungen dar. Untereinander differieren sie allerdings beträchtlich in ihren jeweiligen Fragestellungen und der Präsentation der Kosten einerseits und deren Konsequenzen andererseits (vgl. Abb. 13.2).

Kosten-Minimierungs-Analyse (cost-minimization analysis): Bei dieser Untersuchung wird grundsätzlich unterstellt, dass die betrachteten Medikationen beziehungsweise anderweitigen Therapien zu vergleichbaren therapeutischen Er-

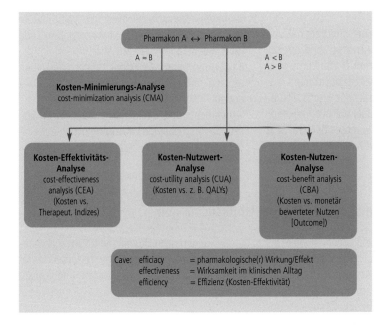

Abb. 13.2: Komplette pharmakoökonomische Analysenkonzepte

gebnissen führen. Deshalb müssen hier die Konsequenzen nicht ausführlich dargestellt und differenziert werden. Folglich wird in der Regel die kostengünstigere Behandlungsform bevorzugt. Vorteilhaft ist also, dass hier lediglich die Kosten der verschiedenen Wahlmöglichkeiten ermittelt und verglichen werden müssen. Da aber diese vereinfachte Situation beziehungsweise Annahme in der Realität selten erfüllt ist, sondern sich die Mehrzahl der Medikationen beziehungsweise Therapien sowohl in den Kosten als auch deren Konsequenzen unterscheiden, muss meist auf eine der folgenden, stärker differenzierenden Varianten ausgewichen werden. Nachteilig ist also die sehr begrenzte Anwendbarkeit dieses Analysenverfahrens.

Kosten-Effektivitäts-Analyse (cost-effectiveness[1] analysis): Die Kosten-Effektivitäts-Analyse stellt Geldeinheiten natürlichen medizinischen oder naturwissenschaftlichen Einheiten (z. B. Heilungsquote, Blutdrucksenkung etc.) direkt gegenüber. Hier werden also medizinische Konsequenzen durch monetäre Größen ausgedrückt und verglichen, ohne dass jedoch die medizinischen Ergebnisdaten selbst direkt in Geldeinheiten beziffert und somit bewertet werden müssen. Diesem vereinfachten Vergleichsansatz verdankt die Kosten-Effektivitäts-Analyse ihren vergleichsweise häufigen Einsatz. Ein weiteres Plus dieser Analysenform ist die Möglichkeit, mit ihr auch die Ergebnisse abgeschlossener klinischer Studien ökonomisch bewerten zu können. Die bei diesen Analysenverfahren hinsichtlich Kosten-Konsequenzen-Verhältnis ermittelte optimale Therapie weist somit die höchste Effizienz (engl. efficiency)[2] auf. Weil jedoch häufiger diskrete medizinische Daten beziehungsweise Parameter zur adäquaten Beschreibung der breit gefächerten erzielten therapeutischen Konsequenzen nicht

ausreichen (beispielsweise bei gewonnenen Lebensjahren, die auch hinsichtlich der erzielten Lebensqualität charakterisiert werden müssen), sind weitere Betrachtungen erforderlich. Dies ist ein klarer Nachteil dieser pharmakoökonomischen Analysenart.

Kosten-Nutzwert-Analyse (cost-utility analysis): Ihr zentraler Mess-Parameter ist die Lebensqualität, die auch aus der Perspektive des Patienten selbst die entscheidende Zielgröße darstellt. Hierin übertrifft diese Analysenart die bisher besprochenen. Die Vielzahl von Gesundheitsaspekten, die in eine Lebensqualität-Bewertung einfließen, können zusammengenommen auf einer kardinalen Skala mit numerischen Werten zwischen 0 (= Tod) und 1 (= vollkommene Gesundheit) als Nutzwerte ausgedrückt werden. Das mathematische Produkt aus Lebensqualität mit zusätzlich gewonnener Lebenszeit (in Jahren) wird als qualitätsbereinigte Lebensjahre bezeichnet (Einheit: quality-adjusted life year = QALY).

Ähnlich wie bei Kosten-Effektivitäts-Analysen werden auch bei Kosten-Nutzwert-Analysen nicht in Geldeinheiten messbare Größen den Kosten, die zu ihrer Erzielung anfallen, gegenübergestellt, zum Beispiel als »Kosten pro gewonnenem QALY«. Daraus lässt sich schließlich eine Rangliste mit diskreten Maßnahmen erstellen, die abfallend nach ihrer Vorteilhaftigkeit für die betrachteten Patienten geordnet wird. Gerade hierin liegen aber auch Schwachstellen dieses Analysenverfahrens: Gesunde und betroffene Patienten kommen zu stark divergierenden Nutzwert-Urteilen. Ebenso schwanken die Bewertungen beträchtlich, je nachdem ob sich medizinisch Vorgebildete oder Laien zu Gesundheits-/Krankheitssituationen äußern. Beispiele für unterschiedliche Nutzwerte finden sich in Tabelle 13.1.

Kosten-Nutzen-Analyse (cost-benefit analysis): Dieses Untersuchungsverfahren kann – anders als die Kosten-Effektivitäts-Analyse und die Kosten-Nutzwert-Analyse – die personenunabhängige »absolute« Vorteilhaftigkeit einer einzelnen Maßnahme aufzeigen. Es stellt heraus, ob die durchgeführte Maßnahme (Behandlung mit oder ohne Einsatz von Arzneimitteln) insgesamt ökonomisch vorteilhaft abschneidet. Dazu müssen

---

[1]   effectiveness = Wirksamkeit unter realen Alltagsbedingungen; Ggs. »efficacy« = Wirkung unter Idealbedingungen, z. B. einer klinischen Prüfung

[2]   efficiency = Effizienz: gegeben, wenn bei der Produktion eines bestimmten Gutes keine Produktionsfaktoren verschwendet werden; d. h. eine Leistung wird zu minimalen Kosten erbracht (= ökonomische Effizienz) bzw. bei gegebenen Kosten ist die Leistungsmenge nicht mehr steigerbar (= technologische Effizienz)

(im Gegensatz zu den früher vorgestellten Verfahren) auch die medizinischen Ergebnisse der Behandlung in Geldeinheiten bewertet werden. Dann kann die Kosten-Nutzen-Analyse die Differenz aus Nutzen und Kosten in Zahlen ausdrücken oder aber den Quotienten aus Nutzen und Kosten für verschiedene Therapien vergleichen. Aus ökonomischer Sicht besteht der größte Vorteil dieses Analysenverfahrens darin, die meisten und wertvollsten Erkenntnisse zu liefern. Diesem Vorzug, mit der Kosten-Nutzenwert-Analyse definitive ökonomische Aussagen machen zu können, stehen aber entscheidende Nachteile gegenüber. Zu nennen sind monetäre Abwägungsschwierigkeiten und die hohe Variabilität subjektiver Einschätzungen beispielsweise von Patienten oder Interessenverbänden beziehungsweise Krankenkassen. Ein ethisches und/oder methodisches Problem dieses Analysenverfahrens ist ferner, Lebensjahre oder menschliches Leben überhaupt monetär bewerten zu müssen.

Tabelle 13.1: Beispiele für Nutzwerte nach Torrance

Gesundheitszustand	Nutzwert
gesund	1,00
Leben mit menopausalen Symptomen	0,99
UAW einer Bluthochdruck-Therapie	0,95–0,99
leichte Angina	0,90
Patient mit transplantierter Niere	0,84
Dialyse im Krankenhaus	0,56–0,59
schwere Angina	0,50
oft besorgt oder depressiv	0,45
blind, taub oder stumm	0,39
gehbehindert, auf Hilfsmittel angewiesen	0,31
tot	0

13.5 Nutzen der angewandten Pharmakoökonomie

Aus übergeordneter Perspektive sollen pharmakoökonomische Untersuchungen die sichere Basis für wirtschaftliche Entscheidungen liefern. Pharmakoökonomische Regeln und Arbeitsmethoden rüsten praktisch tätige Pharmazeuten mit den Werkzeugen aus, die erforderlich sind, präzisere und umfassendere Entscheidungen über den Einsatz pharmazeutischer Produkte und Serviceleistungen zu fällen.

Der mögliche Nutzen der angewandten Pharmakoökonomie ist vor allem in folgenden Punkten zu sehen:

▶ Pharmakoönomische Regeln und Arbeitsmethoden können helfen, den Wert pharmazeutischer Produkte und Serviceleistungen in der Realität näher zu beziffern.

▶ Pharmakoökonomische Studien können Daten dafür liefern, bessere pharmakotherapeutische Entscheidungen auf einer breiteren Informationsbasis zu treffen.

▶ Angewandte Pharmakoökonomie kann Entscheider in der Pharmazie dabei unterstützen, sicherer zwischen verschiedenen Behandlungsalternativen auszuwählen.

▶ Pharmakoökonomie kann praktizierende Apothekern bei der Bewertung verschiedener pharmazeutischer Serviceangebote unterstützen.

▶ Pharmakoökonomie erlaubt Apothekern, sicher zwischen Kosten und dem Nutzen für seinen Patienten abzuwägen, damit als Konsequenz spezifische beziehungsweise lokale Entscheidungen das optimale Interesse sowohl des Patienten als auch des Gesundheitssystems repräsentieren.

13.6 Pharmakotherapie und Ethik

Gemäß Duden ist Ethik (griechisch) die Lehre von sittlichem Wollen und Handeln des Menschen in verschiedenen Lebenssituationen. Die Ethik setzt Normen und Maximen der Lebensführung, die sich aus der Verantwortung gegenüber anderen herleiten.

Sind Ethik und Ökonomie miteinander vereinbar? Ein Grund, weshalb Ärzte und Patienten pharmakoökonomische Untersuchungen spontan ablehnen, besteht darin, dass sie sie für fragwürdige Marketing-Instrumente der pharmazeutischen Industrie halten und sie gleichzeitig um die Einschränkung der Therapiefreiheit und den Bestand einer medizinischen Ethik fürchten. Patientenorganisationen argwöhnen außerdem, dass einzelne Medikamente von den erstattenden Krankenkassen, unter Bezugnahme auf ungünstige pharmakoökonomische Studienergebnisse, voreilig von der Erstattungsfähigkeit ausgeschlossen werden könnten. Eine strikte Umsetzung pharmakoökonomischer Studienergebnisse wird also als Kostendämpfungsinstrument angesehen, das in klarem Widerspruch zu Ethik und Humanität stehe. Als Gründe führen Kritiker der Pharmakoökonomie an, dass eine einseitige Betrachtung von Kosten-Nutzen-Verhältnissen aus der Perspektive der Volkswirtschaft und eine Gegenüberstellung von Geldwert und Nutzen für einen Menschen in hohem Maße unethisch sei und beispielsweise alte oder körperbehinderte Menschen diskriminiere. Ebenso wird als bedenklich angesehen, dass in der Pharmakoökonomie objektivierbare, zähl- und messbare Größen immer höher eingestuft würden als nicht messbare (intangible) humane Werte. Dem kann natürlich entgegengehalten werden, dass es ebenso unethisch ist, medizinische Leistungen zu erbringen ohne deren Wirtschaftlichkeit zu berücksichtigen. Ethische Grundüberzeugungen werden in der Pharmakoökonomie selbstverständlich auch berührt, wenn man Kosten von Todesfällen berechnet. Ähnliche Probleme treten auf, wenn Kosten pro gerettetes Lebensjahr beziffert werden, da auch hier alte, gebrechliche und körperbehinderte Menschen ungünstiger abschneiden als beispielsweise berufstätige. Solche Überlegungen machen deutlich, dass Ethik in

pharmakoökonomischen Untersuchungen noch nicht den Stellenwert und die Akzeptanz erreicht hat wie beispielsweise in klassischen klinischen Prüfungen, die grundsätzlich von Ethikkommissionen begutachtet und befürwortet werden müssen. Kritisch anzumerken ist allerdings, dass ethische Regeln grundsätzlich auf der Überzeugung von Gemeinschaften von der Notwendigkeit eines bestimmten Verhaltens beruhen, die einem gewissen zeitlichen Wandel unterliegen kann. Gemäß dem Hippokratischen Eid soll ärztliches Wirken ohne Ansehen des Patienten und der wirtschaftlichen Konsequenzen erfolgen. Gesundheit ist schließlich kein marktwirtschaftliches Gut. Dennoch spielt der Markt – heute mehr als früher – im gesamten Gesundheitsbereich eine Rolle. Die Sichtweise, dass nur sozial und ethisch Sinnvolles auch das wirtschaftlich Machbare darstellt, wird heute völlig umgekehrt – das ökonomisch Machbare diktiert das ethisch und medizinisch Machbare! (vgl. Abb. 13.3) Eine schriftlich fixierte, an ethischen Regeln eindeutig orientierte internationale Übereinkunft stellt die Deklaration von Helsinki (World Medical Association Declaration of Helsinki) vom Juni 1964 dar.

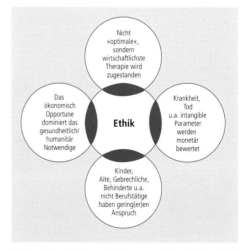

Abb. 13.3: Kritische Berührungspunkte zwischen Ethik und (Pharmako-)Ökonomie

Bei den meisten heute verfügbaren Pharmaka fehlen immer noch Wirkungsbeschreibungen, die den Patiententypus genau charakterisieren, für

Methodenspektrum (Auswahl) und Evaluation der Ökonomie und Lebensqualität bei HTAs

Methodenspektrum

▸ Analysen von Dokumenten und Verordnungen
▸ Systematische Übersichten und Metaanalysen zu Nutzen und Risiken diagnostischer und therapeutischer Technologien aus Klinischen Studien
▸ Systematische Übersichten und Entscheidungsanalysen gesundheitsökonomischer Studien
▸ Analyse struktureller und organisatorischer Rahmenbedingungen und Abschätzung der Einflüsse dieser Technologie auf Finanz- und Patientenströme sowie auf Anbieterstrukturen
▸ Epidemiologische und ökonomische Analysen, Surveys, Delphi-Panels, Modellierungen

Evaluation der Ökonomie und Lebensqualität

▸ Nachvollziehbare Darstellung des (pharmako-)ökonomischen Untersuchungsverfahrens?
▸ Definition der Perspektive der (pharmako-)ökonomischen Bewertung (Sicht der Krankenkasse, Gesellschaft, des Patienten)?
▸ Diskussion der Übertragbarkeit der vorgestellten Analyse auf die konkrete Situation hinsichtlich Mengengerüste, Kaufkraftparitäten, systemspezifischer Variablen?
▸ Begründung von Voraussetzungen und Annahmen durch Diskontierungsmodelle, Sensitivitätsanalysen u. a.?
▸ Verwendung validierter Messinstrumente zur Erfassung der Lebensqualität?
▸ Berücksichtigung speziell der patientenrelevanten Aspekte der Lebensqualität?

den das therapeutische Optimum mit genau diesem Wirkstoff zu erwarten ist. Aber erst solche Produktdifferenzierungen würden eine lebensqualitätsgerechte Therapie zulassen. Hier treffen sich Ökonomie und Ethik im folgenden Punkt: Abnahme von Fehlbehandlungen und eine entsprechende Kostenreduktion wären der gemeinsame Gewinn einer spezifischen Arzneimittelanwendung. Nicht das »billigere« Mittel ist das ökonomisch »bessere«, sondern das effektivste. Das effektivste Arzneimittel kann nur durch entsprechend konzipierte wissenschaftliche Studien ermittelt werden. Diese sind dann im Sinne eines Health Technology Assessments (HTA) auszuwerten. Ein HTA ist eine Form der Politikfeldanalyse, die systematisch kurz- und langfristige Folgen der Anwendung einer medizinischen Technologie untersucht. Ein HTA fußt auf einem multidisziplinären Ansatz und zielt darauf, eine Entscheidungsfindung in Politik und Praxis zu unterstützen. HTAs werden zum Beispiel durch das IQWIG (Institut für Qualität und Wirtschaftlichkeit im Gesundheitswesen) nach Beauftragung durch den Gemeinsamen Bundesausschuss (G-BA) erstellt. Im nebenstehenden Kasten sind Methodenspektrum und Validierungsparameter von HTAs exemplarisch dargestellt.

Literatur

Bootman, J. L. et al. (Eds.): Principles of Pharmacoeconomics, 3rd ed. Cincinnati/USA 2005

Bullinger, M.: Lebensqualität – ein neues Bewertungskriterium für den Therapieerfolg. In: Pöppel, E. et al. (Hrsg.): Kurzlehrbuch der Medizinischen Psychologie. Weinheim 1994. S. 369–376

Drummond, M. et al.: Methods for the Economic Evaluation of Health Care Programmes, 2. Auflage. Oxford 1997

Fletcher, R. H. et al.: Klinische Epidemiologie, 2. Auflage. Bern 2007

Gabler: Wirtschaftslexikon, 14. Auflage. Wiesbaden 1997

Institut für Qualität und Wirtschaftlichkeit im Gesundheitswesen (IQWIG) (2007): Allgemeine Methoden. Version 3.0 vom 20.05.2008

Kunz, R. et al.: Lehrbuch Evidenz-basierte Medizin in Klinik und Praxis, 2. Auflage. Köln 2007

Müller-Bohn, T. et al.: Pharmakoökonomie. Stuttgart 2000

Schulenburg, Graf von der, J. M. et al.: Praktisches Lexikon der Gesundheitsökonomie, 2. Auflage. Unterschleißheim 2005

Torrance, G. W.: Utility approach to measuring health-related quality of life. J. Chron. Dis. 1987; 40: 593–603

Weber, C. et al.: Pharmakoökonomie – Ebenen der gesundheitsökonomischen Bewertung von Arzneimitteln. Internist 2000; 41: 349–354

 Fragen zur Repetition / Vertiefung

▶ Wie unterscheiden sich grundsätzlich Ordinal- und Kardinalskalen zur Bewertung von diskreten Zuständen?

▶ Wozu dienen beispielsweise das Nottingham Health Profile oder der Karnofsky-Index?

▶ Nennen Sie ein Beispiel für eine nicht-vergleichende sowie drei für vergleichende pharmakoökonomische Untersuchungen.

▶ Welcher ist der zentrale Mess-Parameter in Kosten-Nutzwert-Analysen?

▶ Auf welcher ausschließlichen Grundannahme lassen sich überhaupt nur Kostenminimierungsanalysen durchführen?

▶ Grenzen Sie die englischen Termini »effectiveness« und »efficacy« scharf gegeneinander ab!

▶ Für welche Teile unserer Bevölkerung ist die Ermittlung von Kosten pro gerettetem Lebensjahr kritisch zu hinterfragen?

▶ Nennen Sie eine effektive Möglichkeit der Kostenreduktion bei der Pharmakotherapie in unserem Gesundheitswesen, die gleichzeitig besonders ressourcenschonend ist!

▶ Welche Größe steht in pharmakoökonomischen Studien den Kosten gegenüber?

▶ Welche Parameter sind zu multiplizieren, um zur qualitätsbereinigten Lebensdauer = QALY zu gelangen?

▶ Nennen Sie Personengruppen, für die Kosten-Nutzen-Berechnungen nicht angestellt werden sollten?

▶ Nennen Sie eine pharmakoökonomische Maßnahme, mit der sich Nutzen ohne gleichzeitige Ausgaben erzielen lässt!

▶ Was versteht man in der Pharmakoökonomie unter Outcome?

▶ Nennen Sie die vier kompletten pharmakoökonomischen Analysenkonzepte! Was besagt das Adjektiv »komplett« hierbei?

E. STREHL

B Spezieller Teil

14 Besondere Therapiesituationen

14.1 Arzneimitteltherapie in Schwangerschaft und Stillzeit

14.1.1 Häufige Erkrankungen in Schwangerschaft und Stillzeit

Hypertensive Erkrankungen

Hypertone Komplikationen gehören zu den häufigsten Erkrankungen (Inzidenz ca. 10 Prozent) in einer Schwangerschaft. Dies kann eine schon vorher bestehende, schwangerschaftsunabhängige Hypertonie sein oder eine schwangerschaftsinduzierte Hypertonie (Gestationshypertonie). Falls die Gestationshypertonie mit einer Proteinurie und Ödembildung (rapider Gewichtszuwachs) einhergeht, bezeichnet man sie als Präeklampsie (Gestose).

Kennzeichen: Blutdruck systolisch > 140 mmHg, diastolisch > 90 mmHg oder Steigerung um systolisch > 30 mmHg bzw. diastolisch > 15 mmHg.

Gefahr für die Mutter: Die Präeklampsie steht an erster Stelle der mütterlichen Todesursachen in der Schwangerschaft. Zwei mögliche Komplikationen sind:

▶ Eklampsie: klonisch-tonische Krampfanfälle, Bewusstseinstrübung bis Koma; Warnzeichen: Kopfschmerzen, Schläfrigkeit, Augenflimmern, Ödeme.
▶ HELLP-Syndrom (**h**aemolysis, **e**levated **l**iver enzymes, **l**ow **p**latelets): unbehandelt lebensbedrohlich mit zerebralen Blutungen, Leberruptur, Multiorganversagen; Warnzeichen: Oberbauchschmerzen, Kopfschmerzen, Augenflimmern.

Gefahr für das Kind: Eine Präeklampsie ist für 20 bis 25 Prozent der perinatalen Morbidität und Mortalität verantwortlich. Komplikationen sind intrauterine Wachstumsretardierung, vorzeitige Plazentalösung, Frühgeburt bis intrauteriner Fruchttod.

Pharmakotherapie der Hypertonie: Als Mittel der ersten Wahl gilt Metoprolol, weitere Mittel der Wahl sind α-Methyldopa, Dihydralazin.

Gestationsdiabetes

Ein Gestationsdiabetes tritt in 5 bis 6 Prozent aller Schwangerschaften auf.

Kennzeichen: Eine sichere Diagnose ist nur mittels oralem Glucosetoleranztest (24. bis 28. Schwangerschaftswoche) gegeben; Harntststreifen auf Glucose sind nicht aussagekräftig, daher werden nur etwa ein Drittel aller Fälle in routinemäßigen Vorsorgeuntersuchungen entdeckt.

Gefahr für das Kind: Intrauteriner Tod, Frühgeburt, bei Geburt Übergewicht (Makrosomie) bei fehlender Organreife, Hypoglykämien nach der Geburt, später erhöhtes Risiko für die Entwicklung einer Stoffwechselstörung (Diabetes, Adipositas).

Gefahr für die Mutter: Bei ca. 4 Prozent der Frauen bleibt der Glucosestoffwechsel dauerhaft gestört, 40 bis 60 Prozent entwickeln später einen Diabetes mellitus Typ 2, es besteht ein 50-prozentiges Risiko für Gestationsdiabetes bei einer erneuten Schwangerschaft.

Therapie: Diätetische Maßnahmen mit Blutzuckerselbstkontrolle, oder, falls damit keine Euglykämie erreicht werden kann, Insulintherapie.

Harnwegsinfektionen

Eine Harnwegsinfektion ist häufig in der Schwangerschaft (Inzidenz ca. 8 Prozent). In 80 bis 90 Prozent der Infektionen ist *Escherichia coli* der auslösende Organismus. Die Anwesenheit von Streptokokken der Lancefield-Gruppe B (Klassifikation nach Antigenmerkmalen) ist mit einem erhöhten Risiko für Frühgeburten und einer Infektion des Neugeborenen assoziiert.

Kennzeichen: Häufig asymptomatische Bakteriurie (2 bis 7 Prozent), akuter Harnwegsinfekt oder Pyelonephritis (Nierenbeckenentzündung).

Gefahr für die Mutter: Unbehandelt führt die asymptomatische Bakteriurie in 25 Prozent der Fälle zu einer Pyelonephritis.

Gefahr für das Kind: Erhöhtes Risiko für Frühgeburten und geringes Geburtsgewicht.

Pharmakotherapie: Als Mittel erster Wahl gelten Penicilline und Cephalosporine, jedoch sind bei Harnwegsinfekten Resistenzen gegen diese Antibiotika häufig; eine Kombination mit β-Lactamaseinhibitoren (z. B. Sulbactam, Clavulansäure) ist möglich.

Nichtpharmakologische Maßnahmen: Reichlich Flüssigkeitszufuhr.

Thromboembolische Komplikationen

Das Risiko thromboembolischer Komplikationen in der Schwangerschaft ist abhängig vom Alter, Gewicht und einer (Familien-)Anamnese derartiger Erkrankungen und anderen bekannten Risikofaktoren für Thrombosen (z. B. Immobilisation). In Abhängigkeit von der Risikohöhe werden physikalische (Kompressionsstrümpfe, Gymnastik) oder medikamentöse Maßnahmen (niedermolekulare Heparine) zur Prophylaxe und post partum angewendet.

Gestationshyperthyreose

Das humane Choriongonadotropin (HCG) zeigt eine strukturelle Ähnlichkeit zum Thyrotropin (TSH) und kann daher die Schilddrüsenfunktion stimulieren. Die Prävalenz einer Gestationshyperthyreose liegt bei 2 bis 3 Prozent.

Kennzeichen: Übelkeit, schweres Erbrechen, erhöhte Serumspiegel an freiem Thyroxin.

Gefahren: Bei transientem Auftreten keine fetale oder maternale Gefährdung.

Pharmakotherapie: Meistens selbstlimitierend bei sinkenden HCG-Konzentrationen im weiteren Schwangerschaftsverlauf; evtl. symptomatische Therapie des Erbrechens (s. u.).

Gastrointestinale Beschwerden

Gastrointestinale Beschwerden sind meist die Folge physiologischer Veränderungen in der Schwangerschaft, sie sind außerordentlich häufig (Tabelle 14.1.1).

Stillzeit
Mastitis

Die höchste Inzidenz einer Entzündung der Brustdrüse besteht 1 bis 2 Wochen nach Beginn des Stillens (häufigster beteiligter Organismus: *Staphylococcus aureus*).

Kennzeichen: Müdigkeit, Spannungsgefühl in der Brust, grippeähnliche Symptome.

Tabelle 14.1.1: Häufigkeit und Maßnahmen bei gastrointestinalen Beschwerden in der Schwangerschaft

	Häufigkeit	Nichtmedikamentöse Maßnahmen	Medikamentöse Therapie
Übelkeit[1]	50 bis 70 Prozent	▶ häufige kleine Mahlzeiten ▶ nach dem Essen nicht hinlegen ▶ erhöhte Kopflage beim Schlafen ▶ Akupunktur, Akupressur	▶ Vitamin-B-Komplex ▶ Dimenhydrinat ▶ Metoclopramid
Sodbrennen[2]	50 Prozent	▶ häufige kleine Mahlzeiten ▶ nach dem Essen nicht hinlegen ▶ erhöhte Kopflage beim Schlafen	Antazida, z. B. Aluminium-Magnesium-/Saccharose-Verbindungen
Obstipation	Sehr häufig	▶ ballaststoffreiche Ernährung ▶ ausreichende Flüssigkeitszufuhr ▶ Bewegung	▶ Füll- und Quellstoffe ▶ osmotische Laxanzien
Hämorriden	50 Prozent	▶ Stuhlregulierung (s. Obstipation) ▶ sorgfältige Analtoilette	▶ diverse Optionen zur lokalen symptomatischen Therapie

[1]   Kontrolle der Schilddrüsenfunktion erforderlich; bei Ketoazidose Infusionstherapie

[2]   bei Oberbauchbeschwerden kann ein HELLP-Syndrom vorliegen, daher Kontrolle von Blutbild und Leberwerten erforderlich

Pharmakotherapie: Als Mittel der ersten Wahl gelten Penicilline und Cephalosporine, eine Kombination mit β-Lactamaseinhibitoren ist möglich.

Depressionen

Postpartale Depressionen treten bei ca. 12 bis 16 Prozent der Mütter auf.

Pharmakotherapie: Als Mittel der ersten Wahl gelten trizyklische Antidepressiva.

14.1.2 Besondere Risiken der Pharmakotherapie

Schwangerschaft

Angeborene Entwicklungsstörungen sind zu 4 Prozent auf physikalische und chemische Ursachen, darunter auch Arzneistoffe, zurückzuführen. Demgegenüber ist in 65 Prozent der Fälle eine Entwicklungsstörung nicht einer definierten Ursache zuzuschreiben. Die Empfindlichkeit des Embryos bzw. Fetus ist abhängig von folgenden Faktoren:

▶ *Entwicklungsstadium:* Die Phase höchster Empfindlichkeit beginnt mit der Implantation und umfasst die Periode der Organogenese. Dieses kritische Zeitfenster wird auch als die »teratogene Determinationsphase« bezeichnet und liegt zwischen dem 18. und 85. Tag nach der Befruchtung.

▶ *Dosisexposition* des Embryos: Es gelten Dosis-Wirkungsbeziehungen, die Schwellendosis für eine Schädigung liegt für den Embryo deutlich unter der der Mutter. Die Dosisexposition steht in Abhängigkeit von der Applikationsroute, der Applikationsfrequenz, der Galenik (z. B. Retardierung) sowie vom Ausmaß des transplazentaren Übertritts der Verbindung (s. u.).

▶ *Genotyp* des Embryos, z. B. Polymorphismen bei metabolisierenden Enzymen, Expression von Transporterproteinen.

Nach einer Exposition des Embryos bzw. Fetus mit einer potenziellen Noxe sind verschiedene Verlaufsformen der Entwicklung möglich:

▶ intrauteriner Tod,

▶ Störungen der Organentwicklung (Missbildungen, Organfunktionsschädigungen),

▶ Hemmung bzw. Verzögerung des intrauterinen Wachstums,

▶ Tumorentwicklung: transplazentare Karzinogenese,

▶ Adaptationsstörungen in der Neonatalperiode,

▶ normale Entwicklung: insbesondere bei einer Exposition außerhalb der teratogenen Determinationsphase.

Stillzeit

In der Stillzeit kann die Einnahme von Arzneistoffen zwei relevante Risiken beinhalten:

▶ *Einfluss auf den Säugling* (Toxizität)
Arzneistoffe, die in die Muttermilch übergetreten sind, können unerwünschte Wirkungen beim Säugling verursachen. Ähnlich wie in der Schwangerschaft spielen hier das Alter des Kindes und die Dosisexposition (Stillfrequenz, Ausmaß des Übertritts des Arzneistoffs in die Muttermilch) eine Rolle.

▶ *Einfluss auf die Milchproduktion*
Die Milchproduktion wird durch Prolactin kontrolliert, Oxytocin erleichtert die Milchejektion. Zwei Gruppen von Arzneistoffen können die Prolactinkonzentration vermindern, Hormone (Estrogene) und Dopaminagonisten (z. B. Bromocriptin). Alkohol und Opiate setzen über eine Minderung der Oxytocinausschüttung die Milchejektion herab. Arzneistoffe mit antidopaminergen Effekten regen demgegenüber die Milchproduktion an.

14.1.3 Risikobewertung und Arzneimittelauswahl

Schwangerschaft

Häufigkeit der Arzneimitteleinnahme
Die Anwendung von Arzneimitteln in der Schwangerschaft ist keine Ausnahme:

▶ 80 bis 90 Prozent der Schwangeren nehmen mindestens ein Medikament ein, die Häufigkeit steigt mit dem Alter der Patientinnen,

▶ 40 bis 65 Prozent der Arzneimittel werden im ersten Trimenon eingenommen,

▶ nur 0,5 bis 1,5 Prozent der Einnahmen erfolgen aufgrund präexistierender Erkrankungen,

▶ 70 Prozent der eingenommenen Arzneimittel werden nicht ärztlich verordnet.

In einer deutschen prospektiven Kohortenstudie (PEGASUS-Projekt; 921 dokumentierte Schwangerschaftsverläufe) wurde ermittelt, dass im Schnitt 4 bis 5 verschiedene Medikamente eingenommen wurden, am häufigsten Mineral-, Iod- und Eisenpräparate. Gerne und häufig werden auch »sanfte« Phytotherapeutika angewendet, die im Bewusstsein der Patienten oft keinen Arzneistoffcharakter haben. Einer norwegischen Untersuchung ist zu entnehmen, dass 36 Prozent der Schwangeren ein bis zwei verschiedene Produkte einnahmen, am häufigsten Echinacin-Präparate. Systematische Untersuchungen und Dokumentationen zur Sicherheit und Wirksamkeit von Phytotherapeutika in der Schwangerschaft fehlen, sodass 39 Prozent der verwendeten Produkte als unzureichend untersucht oder potenziell schädlich eingestuft wurden.

Transplazentarer Übertritt von Arzneistoffen

Die Plazenta verhält sich ähnlich einer Lipidmembran im Magen-Darm-Trakt. Zudem sind in der Plazenta zahlreiche Transporter lokalisiert, die zu einer Anreicherung bestimmter Verbindungen auf der fetalen Seite oder zu einem Ausschleusen von Substanzen auf die maternale Seite beitragen. Der Übertritt von Arzneistoffen hängt ab von:

▶ Arzneimitteleigenschaften: z. B. Lipophilie, Proteinbindung, pK_a, Substrateigenschaften für Transporter-Proteine, molare Masse,
▶ Maternaler Pharmakokinetik: z. B. Verteilungsvolumen, Clearance, Metabolismus,
▶ Materno-fetaler pH-Differenz: pH-Wert ist auf der fetalen Seite (Blut, Fruchtwasser) niedriger als auf der mütterlichen Seite,
▶ Plazentadurchblutung.

Prinzipien der Arzneimitteltherapie in der Schwangerschaft

▶ Strenge Indikationsstellung, besonders im ersten Trimenon,
▶ Angewendet werden sollten ausschließlich altbewährte Arzneimittel,
▶ Anwendung von Arzneistoffen in minimaleffektiver, aber therapeutischer Dosierung,
▶ Monopräparate erleichtern die Risikoabwägung.

Risikoklassifizierung von Arzneistoffen

Es gibt verschiedene Ansätze zur Risikoklassifizierung von Arzneistoffen, z. B. in der Roten Liste (Gruppe 1 bis 11; Hinweis: s. a. Anhang V) oder von der FDA (Klasse A bis X, s. Anhang). Diese formelhaften Klassifizierungen haben zwei Schwächen: Zum einen sind sehr viele Arzneistoffe lediglich dahingehend beschrieben, dass keine ausreichenden Erfahrungen am Menschen vorliegen, zum anderen erfolgt eine Änderung der Klassifizierung nur sehr verzögert, wenn neue Erkenntnisse vorliegen. Hilfreich sind hingegen aktuelle evidenzbasierte Stellungnahmen zum Risikopotenzial einzelner Substanzen, Spezialliteratur und ständig aktualisierte Datenbanken. Im Zweifel helfen spezialisierte Beratungszentren (z. B. www.embryotox.de).

Beachtung der Risikorelationen

Während bei Arzneistoffen unmittelbar an ihr Risikopotenzial gedacht wird, treten andere Noxen mit nachgewiesener schädigender Wirkung oft schnell in den Hintergrund:

▶ *Alkohol* ist das am weitesten verbreitete Teratogen und häufiger die Ursache von Entwicklungsstörungen als Arzneimittel. Gut beschrieben sind fetale Alkoholeffekte mit funktionellen ZNS-Schäden und das fetale Alkoholsyndrom mit schweren organischen und funktionellen Entwicklungsstörungen.
▶ *Rauchen* in der Schwangerschaft erhöht das Risiko perinataler Mortalität um 30 Prozent, z. B. aufgrund intrauteriner Mangelversorgung und der Gefahr einer vorzeitigen Plazentalösung. Es kommt zu einer transplazentaren Übertragung von Nicotin und tabakspezifischen Karzinogenen. Lediglich ca. 60 Prozent der Frauen beenden das Rauchen während der Schwangerschaft.

Stillzeit

Der Übertritt von Arzneistoffen in die Muttermilch ist von den gleichen Faktoren (z. B. Lipophilie, molare Masse etc.) abhängig wie der transplazentare Übertritt. Von der Anwendung von Arzneistoffen in der Schwangerschaft kann jedoch nicht in allen Fällen auf die Anwendung in der Stillzeit geschlossen werden. So sind z. B. Gestagene während der Schwangerschaft nicht indiziert, können in der Stillzeit jedoch als Kontrazeptiva eingesetzt werden.

Maximale Konzentrationen eines Arzneistoffs treten in der Muttermilch zeitverzögert, also nach der Peak-Konzentration im mütterlichen Plasma auf (Abb. 14.1.1).

Prinzipien der Arzneimitteltherapie der Mutter in der Stillzeit
▸ Zu bevorzugen sind Arzneistoffe, deren Wirkung in Säuglingen und Kindern bekannt ist (oder die sogar zur Therapie im Säuglingsalter zugelassen sind), die eine kurze Halbwertszeit, geringe Lipophilie und eine geringe orale Bioverfügbarkeit haben.

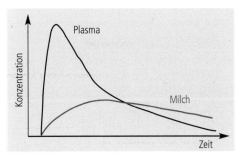

Abb. 14.1.1:
Kinetik der Arzneistoffkonzentration im mütterlichen Blut und in der Muttermilch

▸ Zeitpunkt der Anwendung: Einmalgabe → Einnahme nach dem letzten Stillen vor der längsten Schlafperiode des Säuglings; Mehrfachgabe → Einnahme direkt nach einem Stillen.

Literatur

Grospietsch, G.: Erkrankungen in der Schwangerschaft, 4. Aufl., Wissenschaftliche Verlagsgesellschaft Stuttgart 2004

Schaefer, C.; Spielmann, H.: Arzneiverordnung in Schwangerschaft und Stillzeit, 7. Aufl., Urban & Fischer Verlag München 2006

Walker, R.; Edwards, C.: Clinical Pharmacy and Therapeutics, 3rd ed., Churchill Livingstone Edinburgh 2003

DiPiro, J. T.; Talbert, R. L.; Yee, G. C.; Matzke, G. R.; Wells, B. G.; Posey, L. M.: Pharmacotherapy – A Pathophysiological Approach, 7th ed., McGraw-Hill New York 2008

Buddecke, E.; Fischer, M.: Pathophysiologie, Pathobiochemie, Klinische Chemie, de Gruyter Berlin 1992

Nordeng, H.; Havnen, G. C.: Use of herbal drugs in pregnancy: a survey among 400 Norwegian women. Pharmacoepidemiol Drug Saf. 2004, 13: 371–80

Irl, C.; Hasford, J.: The PEGASUS project – a prospective cohort study for the investigation of drug use in

---

 Fragen zur Repetition / Vertiefung

▸ Warum ist die indikationsgerechte Anwendung topischer Arzneistoffe in therapeutischer Dosierung in der Schwangerschaft in der Regel unbedenklich?

▸ Welche Gruppen von Arzneistoffen können in der Stillzeit potenziell zu einer Sedierung des Neugeborenen führen? Welche Folgen wären zu erwarten?

▸ Was erklären Sie in der Apotheke einer schwangeren Patientin zu dem in der Packungsbeilage eines ihr verschriebenen Arzneimittels aufgeführten Hinweis »Gegenanzeigen: Schwangerschaft«?

▸ Auf welchen Wegen können Daten über potenzielle Risiken der Arzneimitteleinnahme in der Schwangerschaft erhoben und bewertet werden?

▸ Welche Konsequenz hat die relative Azidität des fetalen Kompartiments für die Anreicherung von Arzneistoffen mit a) basischem, b) azidem Charakter?

▸ Welche gesundheitsbezogenen Vorteile hat das Stillen für a) die Mutter, b) das Kind?

pregnancy. PEGASUS Study Group. Int J Clin Pharmacol Therap 1997, 35: 572–576

Schaefer, C.: Arzneimittel in der Schwangerschaft.
Risikobewertung und Therapieempfehlungen. PZ-
Prisma 2006, 13: 69–77

Spencer, J. P.; Gonzalez, L. S.; Barnhardt, D. J.: Medi-
cations in the breast-feeding mother. Am Fam Phy-
sician 2001, 64: 119–126

P. Högger / R. Rasenack

14.2 Arzneimitteltherapie bei Frühgeborenen

14.2.1 Apgar-Index

Zur postnatalen Beurteilung reifer Neugeborener
dient der Apgar-Index:

Die Bestimmung erfolgt nach 1, 5 und 10 Minuten. Optimal sind 9 bis 10 Punkte pro Erhe-
bungszeit. Der 5-Minuten-Wert ist die beste
Methode, um die Vitalität Neugeborener zu
beurteilen. Frühgeborene lassen sich allerdings
wegen des vom Gestationsalter abhängigen
Muskeltonus und der Reflexerregbarkeit nicht
adäquat beurteilen. Für schnelle therapeutische
Entscheidungen sind die drei Kriterien Hautfarbe,
Atmung und Herzfrequenz ausreichend.

14.2.2 Häufige Erkrankungen

Hypoglykämien
Hypoglykämien sind häufige Stoffwechselerkran-
kungen im Säuglingsalter. Die Störung der Energiezufuhr ist besonders für das Gehirn gefährlich.
Als Ursache kommen neben der Besonderheit
des kindlichen Energiestoffwechsels angeborene
Stoffwechseldefekte oder Endokrinopathien infrage.
► *Grenzwerte:* Bei Frühgeborenen gilt als unte-
rer Grenzwert des normalen Blutzuckers in

der ersten Lebenswoche 20 mg/dl, in der
zweiten Lebenswoche 40 mg/dl. Auch beim
Unterschreiten der Grenzwerte bleibt der
überwiegende Teil der Neugeborenen asymp-
tomatisch.
► *Symptome:* Als vegetative und neurologische
Symptome treten u. a. Trinkschwäche, Blässe,
Tachypnoe, Zittrigkeit, Apnoe, Hypotonie und
Krampfanfälle auf. Bei jedem ersten Krampf-
anfall muss daher zum Ausschluss einer
Hypoglykämie der Blutzucker bestimmt wer-
den.
► *Therapie:* Die Therapie der Hypoglykämie be-
steht in der initialen Applikation von 200 mg
Glucose/kg KG i.v. und der anschließenden
Infusion von 8 mg Glucose/kg KG/min. Beim
Vorliegen von Krämpfen ist die initiale Dosis
auf 400 mg Glucose/kg KG zu verdoppeln.

Neugeboreneninfektion
Statistisch kommt eine generalisierte Infektion in
1,1 bis 2,7 Prozent der Lebendgeborenen vor, bei
vorzeitigem Blasensprung in 3 bis 5 Prozent. Ein
besonders hohes Risiko haben Frühgeborene vor
der 32. Schwangerschaftswoche. Je nach Genese
ist die Symptomatik vieldeutig. Klinisch fällt häufig nur auf, dass das Kind hypoton und wenig re-

Tabelle 14.2.1: Agpar-Klassifikation

Symptom	Apgarzahl 0	Apgarzahl 1	Agparzahl 2
Hautfarbe	Blau oder weiß	Akrocyanose	Rosig
Atmung	Keine	Langsam, unregelmäßig	Gut
Herzaktion	Keine	< 100	> 100
Muskeltonus	Schlapp	Träge	Aktive Bewegung
Reflexe beim Absaugen	Keine	Grimassieren	Schreien

aktiv ist. Eine Meningitis kann nur durch eine Lumbalpunktion ausgeschlossen werden.

▶ *Erreger:* Bei Infektionen, die innerhalb der ersten vier Lebenstage auftreten, entstammen die Erreger in der Regel der mütterlichen Rektovaginalflora: β-hämolysierende Streptokokken der Gruppe B (häufigster Erreger), E. coli, Staph. aureus, Klebsiellen, Enterokokken, Listerien.
Beginnt die Infektion später, handelt es sich meist um eine horizontale Infektion, d. h. der Erreger entstammt der Flora des Kindes oder der Umgebung. Häufigster Erreger sind koagulasenegative Staphylokokken (Staph. haemolyticus und epidermidis). Gramnegative Keime wie Pseudomonas aeruginosa, Enterobacter, Serratien und Klebsiellen sind seltener. Wichtig ist das Anlegen einer Blutkultur vor Therapiebeginn; Ohrenabstriche und Magensaft sind bei Infektionsverdacht mikrobiologisch zu untersuchen.

▶ *Pharmakotherapie:* Die antibiotische Therapie besteht im Allgemeinen aus einer Kombination von Cephalosporin und Acylureidopenicillin, z. B. von Cefotaxim und Piperacillin. Die Kombination kann durch Vancomycin oder ein Aminoglykosid ergänzt werden.

Atemnotsyndrom Frühgeborener

Das Atemnotsyndrom (Respiratory Distress Syndrome, RDS) ist eine typische Krankheit Frühgeborener. Verursacht wird es durch den Mangel eines oberflächenaktiven Agens, des Surfactants. 1 Prozent aller Lebendgeburten erkranken an einem Atemnotsyndrom, bei Frühgeborenen mit einem Gestationsalter von weniger als 30 Wochen sind es 60 Prozent.

Surfactant enthält neben Phospholipiden Apoproteine unterschiedlicher Molekulargröße, die verschiedene wichtige Funktionen (u. a. zur optimalen Spreizung und Absorption der Phospholipide) ausüben. Surfactant wird in Pneumozyten gebildet und in den Alveolarraum sezerniert; es verringert die Oberflächenspannung der Alveolen und beugt so einem Alveolarkollaps vor. Bei einem Surfactantmangel entwickeln sich in der Lunge durch einen Alveolarkollaps Atelektasen, es kommt zur Hypoxie und zu ausgeprägten Ventilationsstörungen.

Therapie

▶ Symptomatisch lässt sich RDS in leichten Fällen durch eine gezielte Sauerstoffgabe, in schwereren Fällen durch eine Druckbeatmung nach nasotrachealer Intubation behandeln.

▶ Die kausale Behandlung ist die Surfactantgabe. Natürliches Surfactant wird durch die Lavage von Rinder- und Kälberlungen (Alveofact®) oder die Homogenisierung von Rinderlungen (Survanta®) oder Schweinelungen (Curosurf®) gewonnen. Synthetisches Surfactant (Exosurf®, in Deutschland nicht mehr im Handel) enthält nur Phospatidylcholin, keine Proteine.

Das Surfactant wird im Allgemeinen mit einer Magensonde intratracheal installiert, nachdem kurzfristig vom Respirator diskonnektiert wurde. Synthetische Präparate zeigen im Vergleich zu den natürlichen eine langsamere Verbesserung des Beatmungsverlaufs.

Nebenwirkungen der Surfactant-Therapie sind nicht bekannt, wenn man von Fehlern bei der Anpassung der maschinellen Beatmung absieht. Insbesondere wurde keine Sensibilisierung gegen die in den natürlichen Surfactants enthaltenen Apoproteine beschrieben. Auch eine Slow-Virus-Infektion wurde nicht beobachtet, allerdings wird wegen dieser Problematik von manchen Zentren das aus Schweinelungen hergestellte Surfactant bevorzugt. Alle auf dem Markt befindlichen Surfactants sind speziell zur Behandlung von Früh- und Neugeborenen zugelassen.

Apnoen

Apnoen (Aussetzen der Atmung) können beim Neugeborenen durch die Unreife des Respirationstraktes oder durch spezifische Krankheiten (z. B. Hypoglykämie, Meningitis, Pneumonie) bedingt sein. Sofern sich keine prädisponierenden Krankheiten finden lassen, handelt es sich um eine idiopathische Apnoe. Bei Frühgeborenen tritt sie meist zwischen dem 2. und 5. Lebenstag auf; wird sie erstmals nach der 2. Lebenswoche beobachtet, ist sie besonders ernst zu nehmen. Wenn der Atemstillstand länger als 20 Sekunden dauert oder von Cyanose oder Sinusbradykardie begleitet wird, handelt es sich um eine schwere Apnoe.

Tabelle 14.2.2: Dosierung von Methylxanthinen

	Coffein	Theophyllin
Loading Dose	10 mg/kg KG	6 mg/kg KG
Erhaltungsdosierung	2,5 mg/kg KG	4 mg/kg KG
Ther. Blutspiegel	8 bis 20 mg/L	5 bis 15 mg/L
Ther. Drug Monitoring (TDM)	1-mal wöchentlich	2- bis 3-mal wöchentlich

Pharmakotherapie

Mittel der Wahl zur Behandlung der Apnoe sind die Methylxanthine Theophyllin und Coffein. Sie stimulieren das ZNS und erhöhen die Sensitivität der Chemorezeptoren gegenüber CO_2. Zu bevorzugen ist Coffein, da es weniger Nebenwirkungen hat.

Die Dosierung der Methylxanthine sollte unter Kontrolle des Blutspiegels erfolgen (Tabelle 14.2.2)

Häufige Nebenwirkungen sind Tachykardie, Bluthochdruck, gastrooesophagaler Reflux, Polyurie, die gewöhnlich nur eine Dosisreduktion bedingen.

Da Methylxanthine beim Erwachsenen den zerebralen Blutstrom reduzieren, bestehen – nicht bestätigte – Bedenken, dass eine Langzeitbehandlung negative Einflüsse auf die zerebrale und neuronale Entwicklung des Kindes ausübt. Die verfügbaren Theophyllinpräparate sind zur Behandlung der Apnoen bei Neugeborenen nicht zugelassen, die Coffein-Präparate werden im Allgemeinen von der Apotheke hergestellt.

Falls die Methylxanthine in der Therapie versagen, kann das gleichermaßen wirkende Doxapram eingesetzt werden. Es ist nur zur i.v.-Anwendung bei Erwachsenen und Kindern über 12 Jahre zugelassen, wird aber auch zur oralen Gabe verwendet. Der Hauptmetabolit Ketodoxapram ist ebenfalls aktiv. Die Loading-Dose beträgt 2 mg/kg KG, die Erhaltungsdosis 0,5 bis 1,5 mg kgKG/h. Die einmal wöchentlich zu bestimmenden Blutspiegel sollten bei 1,5 bis 3 mg/L liegen.

Persistierender Ductus arteriosus beim Neugeborenen

Bei 96 Prozent der gesunden voll ausgetragenen Neugeborenen ist der Ductus arteriosus am Tag 3 geschlossen, bei Frühgeborenen mit weniger als 1000 g Geburtsgewicht ist er zu 40 Prozent am Tag 3 noch offen. Bei Frühgeborenen unter 28 Wochen Gestationsalter tritt ein spontaner Verschluss bis zum Tag 5 nur in 27 Prozent ein.

Ein offener Ductus arteriosus führt zu einem signifikanten Links-Rechts-Shunt, einem Anstieg des linksventrikulären Outputs, einem Anstieg der pulmonalen Perfusion und zu einem reduzierten renalen und gastrointestinalen Blutstrom.

Therapie

Säuglinge mit einem hämodynamisch signifikant offenen Ductus können durch chirurgische Ligatur oder medikamentös durch nichtsteroidale Antirheumatika wie Indometacin oder auch Ibuprofen behandelt werden.

▶ Indometacin: Die gängigste Dosierung von Indometacin besteht aus der intravenösen Applikation von 3 Dosen zu 0,2 mg/kg KG in 12-Stunden-Intervallen. Für eine orale Gabe ist die Resorption von Indometacin zu gering und zu variabel. Als wichtigste Nebenwirkung der Indometacin-Therapie führt eine Verringerung der Nierenperfusion zu einer klinisch oft beobachteten Verschlechterung der Nierenfunktion. Indometacin i.v. muss importiert werden.

▶ Ibuprofen: Seit 1995 wird Ibuprofen als Alternative untersucht. In 8 Studien wurde an 509 Patienten gezeigt, dass die Therapie mit Ibuprofen der mit Indometacin gleichwertig ist. Ibuprofen wird als Lysin-Salz i.v. appliziert. Das gängigste Dosierungsschema besteht aus einer ersten Dosis von 10 mg/kg KG, der zwei weitere Dosen von 5 mg/kg KG nach 24 und 48 Stunden folgen. Die renale Perfusion wird durch Ibuprofen weniger beeinflusst als durch Indometacin, auf die Durchblutung des Gehirns hat es im Gegensatz zu Indometacin keinen Einfluss. Ibuprofen Ampullen (Pedea®) sind für die genannte Indikation zugelassen.

14.2.3 Besondere Risiken bei der Pharmakotherapie

Die Pharmakokinetik vieler Arzneistoffe bei Frühgeborenen ist nur unzureichend bekannt. Dadurch kann es häufig zur Über- oder Unterdosierung kommen. Es muss bei Früh- und Neugeborenen streng zwischen der relativ hohen Erhaltungs- und der relativ niedrigen Sättigungsdosis unterschieden werden. Dies betrifft vor allem Phenobarbital, Digoxin und Aminoglykoside.

Arzneimittel werden bei Kindern zu etwa 50 Prozent außerhalb des Zulassungsbereiches (»off label«) oder ohne Zulassung (»unlicensed«) angewendet. In der Neonatologie ist dieser Anteil noch höher (bis zu 90 Prozent). Damit kommen Arzneimittel ohne Dosisempfehlungen zur Anwendung. Ebenso fehlen Warnungen vor unerwünschten Arzneimittelwirkungen und Hinweise auf mögliche Interaktionen. Resultate aus Arzneimittelstudien an älteren Kindern oder Erwachsenen dürfen nicht unkritisch in die neonatologische Pharmakotherapie übertragen werden. So konnten in der Vergangenheit das lebensbedrohliche Grey-Syndrom beim Früh- und Neugeborenen nach der Behandlung mit Chloramphenicol und eine erhöhte Rate von Kernikterus-Fällen nach der Applikation von Sulfonamiden auftreten.

14.2.4 Risikobewertung und Hinweise zur Arzneimittelauswahl

Angesichts der nur unzureichend bekannten Pharmakokinetik vieler Verbindungen sind Arzneistoffe mit großer therapeutischer Breite zu bevorzugen. Die Dosisanpassung über das TDM (Therapeutisches Drug-Monitoring) ist vor allem bei Arzneimitteln angezeigt, deren Metabolismus starken Schwankungen unterliegt (Phenytoin, Theophyllin) oder die oto- und nephrotoxisch sind (z. B. Aminoglykoside).

 Fragen zur Repetition / Vertiefung

▶ Welchen Vorteil und welchen Nachteil weist synthetisches Surfactant auf?

▶ Wie ist die Behandlung von Apnoen mit Coffein im Vergleich mit Theophyllin zu bewerten?

▶ Welchen Nachteil hat Indometacin in der Therapie des offenen Ductus arteriosus?

▶ Nennen Sie die drei wichtigsten Kriterien zur Beurteilung des Zustandes eines Neugeborenen.

▶ Wie unterscheiden sich bei der Neugeboreneninfektion in Abhängigkeit von deren zeitlichem Auftreten die Erreger?

14.3 Arzneimitteltherapie bei Säuglingen und Kindern

14.3.1 Häufige Erkrankungen

Fieber

Die Senkung von Fieber gehört zu den am häufigsten angewandten therapeutischen Maßnahmen bei Kindern. Fieber führt durch eine Beschleunigung des Stoffwechsels zu einer allgemeinen Belastung, es kommt zu Flüssigkeitsverlust, Tachykardie, Tachypnoe und u.U. zur Erhöhung des Liquordruckes.

Beim ansonsten gesunden Kind besteht bis zu einer Temperatur von 39 °C kein Therapiebedarf. Kinder mit sehr hohem Fieber (ab 40 °C) sind auf jeden Fall zu behandeln. Die Fiebersenkung kann physikalisch, medikamentös oder kombiniert erfolgen. Der Flüssigkeitsverlust von 7 bis 10 ml/kg KG bei Fieber muss ersetzt werden.

Physikalisch erfolgt die Temperatursenkung mit nicht zu kalten Wickeln (etwa 18 °C) an den Unterschenkelpartien. Die Dauer sollte etwa 4 Stunden betragen, die Wickel sollten alle 15 Minuten gewechselt werden.

Medikamentös therapiert man das Fieber in erster Linie mit Paracetamol. Daneben werden Ibuprofen, Acetylsalicylsäure und Metamizol eingesetzt.

▶ Paracetamol steht zur oralen Gabe, als Suppositorien und zur intravenösen Applikation zur Verfügung. Die Einzeldosis beträgt 10 bis 15 mg/kg KG. Eine erneute Applikation kann nach 4 Stunden erfolgen. Die Tagesdosis darf 60 mg/kg KG nicht überschreiten. Die Nebenwirkungen sind gering (gelegentliche Hautantheme), bei Überdosierung kommt es jedoch zu schweren Leberschädigungen bis hin zur Lebernekrose.

▶ Ibuprofen wird ebenfalls sehr häufig eingesetzt. Die Dosierung beträgt 5 bis 10 mg/kg KG alle 6 bis 8 Stunden. Es besitzt eine größere therapeutische Breite, kann allerdings gastrointestinale Beschwerden und eine reduzierte renale Durchblutung bewirken.

▶ Acetylsalicylsäure: Die antipyretische Dosis beträgt 10 mg/kg KG, die maximale Tagesdosis 70 mg/kg KG. ASS wird selten eingesetzt, da etwa ein Drittel aller asthmakranken Kinder mit verstärkter Bronchokonstriktion rea-

giert. Überdies wird ASS mit dem Auftreten eines Reye-Syndroms in Verbindung gebracht. Dieses Syndrom beinhaltet eine akute Enzephalopathie in Kombination mit einer fettigen Degeneration der Leber, es tritt bei Kindern vornehmlich zwischen dem 4. und 9. Lebensjahr nach viralen Infekten und gleichzeitiger Einnahme von ASS auf.

▶ Metamizol ist am stärksten wirksam. Es wird parenteral mit 10 mg/kg KG, oral oder rektal mit 15 mg/kg KG dosiert. Wegen der wenn auch seltenen Nebenwirkung einer Agranulozytose kommt es nur sehr zurückhaltend zum Einsatz. Damit hypotensive Nebenwirkungen vermieden werden, muss es i.v. als Kurzinfusion über 10 bis 30 Minuten appliziert werden.

Fieberkrämpfe

4 bis 5 Prozent aller Kinder zwischen dem 6. Monat und dem vollendeten 4. Lebensjahr erleiden einen Fieberkrampf. Meist handelt es sich um einfache Fieberkrämpfe, die wenige Minuten andauern, eine kurze tonische und dann eine klonische Phase aufweisen. Komplizierte Krämpfe dauern länger als 20 Minuten und haben einen fokalen Charakter.

Die Therapie zielt (nach dem Ausschluss einer Meningitis) auf das Vermeiden von Folgeanfällen:

▶ Hierzu gehört in erster Linie, Fieber über 38 °C durch den Einsatz eines Antipyretikums konsequent zu vermeiden.

▶ Orales Diazepam ist eine effektive und sichere Methode, um beim Einsetzen von febrilen Episoden das Auftreten von Fieberkrämpfen zu vermeiden. Hierzu wird es mit 0,3 mg/kg KG alle 8 Stunden, meist für drei Tage dosiert. Bei 40 Prozent der so behandelten Kinder treten Nebenwirkungen wie Ataxie, Lethargie und Irritierbarkeit auf.

▶ Bei komplizierten Fieberkrämpfen ist u.U. eine Dauerprophylaxe zu erwägen. Hierfür wird Phenobarbital in der Dosierung von 3 bis 5 mg/kg KG bei Säuglingen, 2 bis 3 mg/kg KG bei Kleinkindern eingesetzt. Unter dieser Therapie bleiben 80 Prozent der Kinder krampffrei. Behandelt wird bis zur Vollendung des dritten Lebensjahres. Allerdings kann durch diese Behandlung die kognitive Funktion der Patienten vermindert werden.

Otitis media

Die Mittelohrentzündung zeigt ein charakteristisches Entzündungsbild mit starken Schmerzen, Fieber, Rötung und Vorwölbung des Trommelfelles. Die häufigsten Erreger sind Pneumokokken und Haemophilus influenzae; in 20 Prozent der Fälle lassen sich keine Erreger nachweisen.

Die Notwendigkeit bzw. der frühe Beginn einer Antibiotikatherapie ist umstritten; sie wird insbesondere in den Niederlanden sehr restriktiv gehandhabt. In Deutschland wird sie in der Regel durchgeführt, um Komplikationen wie die Mastoiditis zu vermeiden. Mittel der Wahl ist Amoxicillin (40 bis 50 mg/kg KG in drei Dosen).

Akute Gastroenteritis

Die akute Gastroenteritis (Brechdurchfall) ist im Säuglings- und Kleinkindesalter häufig. In 60 Prozent der Fälle verursachen Rotaviren die akute Gastroenteritis; seit Kurzem ist ein Impfstoff zur aktiven Immunisierung gegen Rotaviren zugelassen. Zu den weiteren viralen Erregern zählen Adenoviren, Astroviren, Calciviren und Norwalkviren. Die seltenere bakterielle Gastroenteritis wird in Deutschland meist durch Salmonellen hervorgerufen.

Durch den schweren Wasser- und Elektrolytverlust kommt es zum Volumenmangel. Um das Blutvolumen aufrechtzuerhalten, wird dem Intrazellularraum Wasser entzogen. Dies führt zur Exsikkose, die sich in drei Schweregrade einteilen lässt (Tabelle 14.3.1). Eine durch Bakterien (Salmonellen, Shigellen, E. coli) verursachte akute

Gastroenteritis wird bei unkompliziertem Verlauf nicht zusätzlich mit Antibiotika behandelt.

Infekte der oberen und unteren Atemwege

Tonsillitis

Bei der akuten Tonsillitis treten die Allgemeinerscheinungen (akuter Fieberanstieg, Tachykardie, Kopf- und Gliederschmerzen) oftmals gegenüber den Beschwerden vonseiten der Angina (Hals- und Schluckbeschwerden) in den Vordergrund. Dies trifft vor allem für Kleinkinder zu, bei denen noch Bauchschmerzen und Obstipation hinzukommen können.

Die häufigsten *Erreger* sind Viren und β-hämolysierende Streptokokken der Gruppe A. Klinisch lassen sich die Erreger nicht mit Sicherheit unterscheiden; hilfreich ist ein kommerzieller Schnelltest auf Streptokokken der Gruppe A.

Zur *Therapie* wird bei Verdacht auf eine bakterielle Infektion Penicillin V für 10 Tage verordnet (100 000 E/kg KG in 3 Einzeldosen). Eine bessere Compliance haben Oralcephalosporine. Die Therapie mit Cefixim-Suspension über 5 Tage ist der 10-tägigen Therapie mit Penicillin V gleichwertig. Wichtig für den Patienten ist die Schmerzlinderung durch ein Analgetikum, im Allgemeinen Paracetamol oder Ibuprofen.

Bronchitis

Bei Kleinkindern handelt es sich, durch die kleinen Bronchien bedingt, fast immer um eine obstruktive Bronchitis. Sie wird meist durch Viren verursacht. Die Behandlung erfolgt daher symptomatisch (viel Flüssigkeit), eine spezifische Therapie ist nicht erforderlich. Bei schwerer bronchialer Obstruktion ist die Inhalationstherapie mit einem β-Sympathomimetikum sinnvoll.

Tabelle 14.3.1: Schweregrade der Exsikkose

Schweregrad der Exsikkose	Verlust an Körpergewicht	Therapie
leicht	5 Prozent	orale handelsübliche Glucose-Elektrolyt-Lösung*
mittel	5 bis 10 Prozent	Infusionstherapie (stationär)
schwer	> 10 Prozent	Infusionstherapie (stationär)

* Über einen Zeitraum von 24 Stunden werden z. B. einem einjährigen Kind 100 ml orale Rehydratationslösung/kg KG verabreicht.

Pneumonie

Die Pneumonie ist eine entzündliche Erkrankung des Lungenparenchyms. Die Diagnose wird durch Auskultation, radiologisch und durch die klinische Symptomatik gestellt.

▸ Erreger: In den ersten Lebensjahren dominieren virale Erreger (Respiratorysyncytial-Viren, Parainfluenza-, Influenza- und Adenoviren). Gelegentlich kommt es zu einer bakteriellen Sekundärinfektion (durch Haemophilus influenzae, Staphylococcus aureus, Pneumokokken). Im späteren Kleinkind- und Schulalter überwiegen Pneumokokken und Haemophilus influenzae. Bei Jugendlichen kommen Mykoplasmen hinzu.

▸ Therapie: Sie erfolgt im Allgemeinen mit Amoxicillin (100 mg/kg KG i.v.; 50 mg/kg KG p.o.) oder einem Cephalosporin der 2. Generation, z.B. Cefuroxim (100 mg/kg KG i.v.; 30 mg/kg KG p.o.). Als Monotherapie bei einer Mykoplasmen-Pneumonie wird ein Makrolid, z.B. Erythromycin oral (50 mg/kg KG) oder Clarithromycin oral (25 mg/kg KG) empfohlen. Ab dem 9. Lebensjahr kann auch das voll wirksame Doxycylin (4 bis 5 mg/kg KG) eingesetzt werden. Bei jüngeren Kindern ist es wegen der Bildung von Calciumkomplexen (Wachstumsverzögerung), der Dentinverfärbung und der erhöhten Kariesanfälligkeit der Zähne unter einer Tetrazyklintherapie kontraindiziert.

Krupp-Syndrom

Es handelt sich um entzündliche Einengungen von Larynx, Trachea und/oder Bronchien. Die Enge befindet sich meist in der subglottischen Region. Symptome sind Stridor, bellender Husten und Heiserkeit. Die Patienten sind meist zwischen ½ und 3 Jahren alt. Ursache für die Erkrankung ist eine virale Infektion. Wichtigste Differenzialdiagnose ist die durch Haemophilus influenzae ausgelöste foudroyant verlaufende Epiglottis, deren Letalität hoch ist.

Der Behandlung des Krupp-Syndroms dienen folgende therapeutische Maßnahmen:

▸ Kühle und ggf. angefeuchtete Atemluft,

▸ Corticoide als erste abschwellende Maßnahme: Prednison wird i.v. in der Dosierung von 2 mg/kg KG verabreicht. Prednison kann als Zäpfchen rektal verabreicht werden; die niedriger dosierten Formen von Rectodelt® sind allerdings nicht mehr auf dem Markt,

▸ Inhalation von Epinephrin (4 bis 8 mg, entsprechend 7 bis 14 Hübe Infecto-Krupp Inhal®).

Verstärkt sich trotz aller Maßnahmen die Stenose, ist die Intubation unumgänglich. Sie sollte auf ein bis zwei Tage beschränkt sein, um Schleimhautschäden durch den nasal eingeführten Tubus zu vermeiden. Ansonsten muss dann die Tracheostomie erfolgen.

Asthma
S. Kap. 16.3.1.

14.3.2 Risikobewertung und Hinweise zur Arzneimittelauswahl

Bei Kindern sollten primär orale Arzneimittel, bis zum Schulkindalter vor allem Säfte oder Tropfen gewählt werden. Bei festen Darreichungsformen sollte die Zahl der Tagesdosen durch die Wahl von Retardpräparaten niedrig gehalten werden.

 Fragen zur Repetition / Vertiefung

▸ Welche Mittel zur Fiebersenkung bei einem Kleinkind können Sie den Eltern empfehlen?

▸ Warum dürfen Kinder unter 8 Jahren kein Tetrazyklin erhalten?

▸ Wie lassen sich Fieberkrämpfe vermeiden?

▸ Erfordert die Otitis media eine antibiotische Behandlung?

Bei Inhalationstherapien ist darauf zu achten, dass sie keine aktive Mitarbeit des Kindes erfordern.

Es muss stets das Risiko gesehen werden, dass es durch Medikamente zu einer Beeinflussung des körperlichen und geistigen Entwicklungsprozesses kommen kann.

Literatur

Kliegman, R. M.; Behrman, R. E.; Jenson, H. B.; Stanton, B. F.: Nelson Textbook of Pediatrics, 18. Edition, Philadelphia 2007

Jacqz-Aigrain, E.; Coonara, I.: Paediatric Clinical Pharmacology, New York 2006

Lentze, M. J.; Schaub J.; Schulte, F. J.; Spranger, J.: Pädiatrie, 2. Auflage, Berlin 2003

Rennie, J. M.: Roberton's Textbook of Neonatology, 4th ed., Philadelphia 2005

Schwabe, D.; Ahrens, P.; Staib, A. H.: Arzneimittelanwendung im Kindesalter, in Rietbrock, N., Staib, A. H., Loew, D., Klinische Pharmakologie, Darmstadt 2001

U. Berger / H. Kim-Berger

14.4 Arzneimitteltherapie bei Senioren

14.4.1 Demografischer Wandel

Die Zahl der Älteren wird in der Zukunft stark zunehmen. Sowohl die gestiegene Lebenserwartung als auch der Rückgang der Geburtenzahlen tragen zu einer Verschiebung des zahlenmäßigen Verhältnisses zwischen älteren und jüngeren Menschen (demografischer Wandel) bei (Tabelle 14.4.1). Der überwiegende Anteil der Älteren ist weiblich: Von den über 65-Jährigen sind ca. zwei Drittel Frauen, von den über 80-Jährigen sogar fast drei Viertel. Die überwiegende Mehrheit der Älteren lebt selbständig. Lediglich rund 7 Prozent der über 65-Jährigen wohnen in Heimen oder speziellen Altenwohnungen.

14.4.2 Häufige Erkrankungen im Alter

Im Vordergrund stehen die Herz-Kreislauf-Erkrankungen, Stoffwechselkrankheiten, Muskel- und Skelettkrankheiten sowie die Krebserkrankungen (Abb. 14.4.1).

Bei Pflegeheimpatienten sind zusätzlich Demenzerkrankungen bedeutend.

Die Berliner Altersstudie, eine umfassende Untersuchung einer Stichprobe von 516 alten Menschen mit Schwerpunkt hohes Alter (von 70 bis über 100 Jahre) zeigt, dass bei 96 Prozent der über 70-Jährigen mindestens eine und bei 30 Prozent fünf und mehr internistische, neurologische und orthopädische behandlungsbedürftige Erkrankungen diagnostiziert wurden (Multimorbidität: www.base-berlin.mpg.de).

Über die Hälfte aller verordneten Arzneimittel werden von den über 60-Jährigen eingenommen, obwohl sie nur einem Bevölkerungsanteil von einem Viertel entsprechen.

Die zehn am häufigsten für Patienten über 60 Jahre im ambulaten Bereich verordneten Arzneimittelgruppen sind Angiotensinhemmstoffe, Lipidsenker, Diuretika, Betarezeptorenblocker,

Tabelle 14.4.1: Veränderung der Lebenserwartung und Anteil älterer Einwohner in Deutschland

	1950	2001	2050
Lebenserwartung von Männern	64,4 Jahre	74,8 Jahre	83,5 Jahre
Lebenserwartung von Frauen	68,5 Jahre	80,8 Jahre	88 Jahre
Anteil der Einwohner über 60 Jahre	14,6 Prozent	24,1 Prozent	40,4 Prozent
Anteil der Einwohner über 80 Jahre	1 Prozent	3,9 Prozent	14,6 Prozent

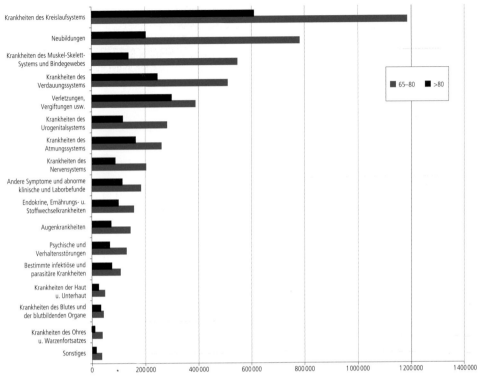

Abb. 14.4.1: Anzahl vollstationär aufgenommener Patienten nach Hauptdiagnosen (ICD10) in den Altersgruppen 65 bis 80 und über 80 Jahre (2007)

Calciumantagonisten, Antidiabetika, Ulkustherapeutika, antithrombotische Mittel, Herztherapeutika und Schilddrüsentherapeutika.

14.4.3 Besondere Risiken bei der Pharmakotherapie

Änderungen in der Pharmakokinetik und -dynamik

Die zahlreichen altersbedingten physiologischen Veränderungen sind in Tabelle 14.4.2 zusammengefasst.

Vermutlich gibt es altersbedingte Änderungen sowohl in der Anzahl und Dichte von Rezeptoren als auch in der Wirkung von Rezeptoraktivierung bzw. -blockierung, die zu Änderungen in der Pharmakodynamik führen. Eine Reihe von Arzneistoffgruppen muss daher vorsichtig eingesetzt bzw. niedriger dosiert werden.

▶ Stärkere Wirkungen/unerwünschte Wirkungen auf das zentrale Nervensystem (ZNS) treten bei Arzneistoffen mit anticholinergen und dopaminergen Wirkungen auf (z. B. trizyklische Antidepressiva, Antipsychotika). Anticholinerg wirkende Arzneistoffe können Agitation, Verwirrungen und sogar ein häufig tödlich verlaufendes Delirium auslösen. Tabelle 14.4.3 gibt eine Übersicht anticholinerg wirksamer Arzneistoffe, die häufig bei Älteren eingesetzt werden.

▶ Benzodiazepine haben stärkere Effekte auf das ZNS.

▶ Opioide haben eine verstärkte analgetische Wirkung.

▶ Antikoagulantien (wie Phenprocoumone und Heparin) und Thrombolytika zeigen eine stärkere Wirkung (Blutungsgefahr).

▶ Bei Älteren besteht ein erhöhtes Risiko, dass Torsade de Points (ventrikuläre Arrhythmien, potenziell letal) auftreten, insbesondere

Tabelle 14.4.2: Veränderungen in der Physiologie und deren klinische Auswirkungen

Physiologische Veränderung	Klinische Auswirkungen/Erforderliche Anpassungen der Arzneimitteltherapie
Sekretion der Magensäure ↓ dadurch pH-Wert des Magens ↑ Gastrointestinale Durchblutung ↓ Verzögerte Magenentleerung Verlangsamter Darmtransit	Selten klinisch relevante Änderungen in der Bioverfügbarkeit
Körperwasseranteil ↓ Körperfettanteil ↑ Körpermuskelanteil (lean body mass) ↓	Initialdosis im Einzelfall anzupassen
Serumalbumin ↓ oder ↔ 1-Acid glycoprotein ↑ oder ↔	Auswirkungen bei stark eiweißgebundenen Arzneistoffen (meist jedoch ohne klinisch relevante Folgen)
Lebermasse ↓ Leberdurchblutung ↓	Dosisanpassungen evtl. bei Arzneistoffen mit hoher Extraktionsrate und bei einigen oxidativ metabolisierten Arzneistoffen (Phase I Biotransformation) sowie bei Patienten mit schwerer Leberzirrhose
Nierenfunktion ↓ da: ▶ Nierendurchblutung ↓ ▶ Glomeruläre Filtrationsrate ↓ ▶ Filtrationsanteil ↑ ▶ Tubuläre Sekretion ↓ ▶ Nierenmasse ↓	Die glomeruläre Filtrationsrate nimmt pro Jahr um etwa 1 ml/min ab. Dosierung renal eliminierter Arzneistoffe ist anzupassen Glomeruläre Filtrationsrate berechnen mit: ▶ Cockroft-Gault-Formel* ▶ MDRD-Formel/vereinfachte MDRD-Formel (www.nephron.com)* (experimentelle Methode, Bestimmung von Cystatin C)
Pharmakogenetik und Alter	Evtl. verminderte metabolische Kapazität durch Veralterung des CYP-Enzymsystems

* Formeln sind nicht austauschbar, es ist unklar, welche genauer ist.

wenn bereits eine Herzerkrankung vorliegt (z. B. Herzinsuffizienz). Arzneistoffe, die das QTc-Intervall verlängern, sind daher mit Vorsicht einzusetzen.

▶ Besondere Vorsicht ist bei allen Arzneistoffen mit geringer therapeutischer Breite geboten.

▶ Im Gegensatz dazu findet man bei Älteren eine verminderte Wirkung von β-Blockern, die daher im Einzelfall höher dosiert werden müssen.

▶ Bei geriatrischen Patienten kommen Inkontinenz, intellektuelle Einschränkungen, Instabilität sowie Immobilität häufig vor. Viele Arzneimittel können diese Problematik negativ beeinflussen. Beispielsweise Diuretika können eine bestehende leichte Inkontinenz verschlechtern. Eine zu starke Blutdrucksenkung, Hypoglykämien oder Sedierung können bei bestehender Instabilität zu Stürzen führen.

Tabelle 14.4.3: Arzneistoffe, die aufgrund ihrer anticholinergen Wirkungen bei Älteren mit Vorsicht eingesetzt werden sollten

Antidepressiva	Amitriptylin Clomipramin Imipramin Maprotilin Trimipramin Opipramol
Neuroleptika	Levomepromazin
Antihistaminika	Chlorphenamin Dexchlorpheniramin Hydroxyzin Anxiolytika
Zentral wirkende Muskelrelaxantien	Orphenadrin
Urologika	Oxybutynin
Parkinsonmittel (Anticholinergika)	Trihexyphenidyl

Evidenzbasierte Pharmakotherapie

Die evidenzbasierte Pharmakotherapie bei Älteren ist im strengen Sinne kaum möglich, denn alte und multimorbide Patienten werden in Therapiestudien für die Zulassung von Arzneimitteln häufig nicht berücksichtigt. Für kardiovaskuläre Patienten wurde beispielsweise gezeigt, dass 25 Prozent der ACE-Hemmer bei der Behandlung der Hypertonie in der Allgemeinpraxis den über 75-Jährigen verordnet werden, jedoch in klinischen Studien vor der Zulassung nur 3 Prozent der Patienten aus dieser Altersgruppe stammten. Aufgrund des Mangels an Studien müssen die Daten zur Effektivität und Sicherheit der Arzneimitteltherapie aus Studien an jüngeren Patienten extrapoliert werden, was mit erheblichen Unsicherheiten verbunden ist. Des Weiteren geben die gegenwärtig verfügbaren evidenzbasierten Leitlinien wenig Hilfestellung, um die komplexe Arzneimitteltherapie eines multimorbiden Patienten abzustimmen.

Bei älteren Patienten treten vermehrt unerwünschte Arzneimittelwirkungen auf. Auf Basis internationaler Studien schätzt man, dass ungefähr 5 bis 15 Prozent aller älteren Krankenhauspatienten aufgrund von unerwünschten Arzneimittelwirkungen im Krankenhaus aufgenommen werden, die zum Teil vermeidbar sind. Es wird angenommen, dass nicht das Altsein an sich ein Risikofaktor für dieses Phänomen ist, sondern die höhere Zahl eingenommener Arzneimittel und die Vielzahl an Komorbiditäten. Beides sind Risikofaktoren dafür, dass arzneimittelbedingte Probleme auftreten.

Über-, Unter- und Fehlversorgung mit Arzneimitteln

Unter *Polypragmasie* (oder *Polypharmazie*, in Anlehnung an den englischen Begriff) versteht man das Verordnen einer Mehrzahl von Arzneimitteln (und anderer Behandlungsmethoden). Zum Teil wird der Begriff auch abwertend gebraucht für sinn- und konzeptionslose Diagnostik und Behandlung mit zahlreichen Arzneimitteln sowie anderen therapeutischen Maßnahmen. Polypharmazie tritt häufig bei älteren Patienten auf. Im Durchschnitt nehmen Patienten über 60 Jahre knapp drei Arzneimittel täglich als Dauertherapie. Diese Zahl nimmt mit der Aufnahme in ein Pflegeheim stark zu. Durch Polypharmazie steigt das Risiko, dass klinisch signifikante unerwünschte Arzneimittelwirkungen und -interaktionen auftreten. Diese können, wenn sie unerkannt bleiben, eine Verordnungskaskade auslösen (Abb. 14.4.2). Beispiele hierfür sind die Verordnung von Antihypertensiva bei hohem Blutdruck, der durch NSAIDs ausgelöst wurde, oder die Behandlung von Gicht, die durch Thiaziddiuretika verursacht wurde.

Studien zu Arzneimitteleinsatz bei Älteren zeigen weiterhin auf, dass besonders bei Polypharmaziepatienten das Risiko besteht, dass die Arzneimitteltherapie so unübersichtlich wird, dass nicht mehr indizierte Arzneimittel weiter eingenommen werden. Ein weiteres Problem ist der Einsatz von Arzneimitteln bei Älteren, deren Risiken den Nutzen übersteigen. Beers und Kollegen haben eine Liste von Arzneistoffen aufgestellt, die aus diesem Grund bei Älteren nicht einge-

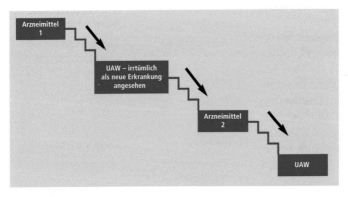

Abb. 14.4.2:
Verordnungskaskade
(UAW unerwünschte
Arzneimittelwirkung)

setzt werden sollten (s. Anhang). Eine europäische Studie zeigte, dass fast 20 Prozent der ambulanten Patienten solche Arzneimittel verordnet wurden. Die Liste der sogenannten Beers-Arzneimittel ist jedoch für den europäischen Arzneimittelgebrauch nicht validiert und kann daher nur als Anhaltspunkt dienen.

Trotz der üblicherweise großen Zahl eingenommener Arzneimittel findet man auch die Situation, dass älteren Patienten eine wirksame Therapie vorenthalten wird. Beispiele bei der Therapie von Herz-Kreislauf-Erkrankungen sind die Unterbehandlung der Herzinsuffizienz, das Nichtverordnen cholesterinsenkender Therapie bei bestehenden Risikofaktoren und die Unterbehandlung/Nichtbehandlung von Diabetes mellitus, Osteoporose, Depressionen oder Schmerz bei onkologischen Patienten.

Compliance ist bei Patienten aller Altersstufen ein Problem. Bei Älteren findet man die folgenden spezifischen Faktoren:

▶ Eine größere Anzahl einzunehmender Arzneimittel kann die Compliance der Patienten verschlechtern.
▶ Patienten mit kognitiven Einschränkungen sind besonders gefährdet, weil sie einem (komplexen) Arzneimittelschema nicht mehr folgen können.
▶ Apotheker haben eine bedeutsame Rolle dabei, die geistigen und körperlichen Fähigkeiten der Patienten einzuschätzen und die damit zusammenhängenden praktischen Probleme im Umgang mit den Arzneimitteln zu erkennen und zu lösen. Dabei geht es beispielsweise um Hilfestellungen, wenn Patienten die Arzneimittelverpackungen oder Verschlüsse nicht mehr öffnen oder Packungsbeilagen (und damit auch Gebrauchshinweise) nicht mehr lesen können.

14.4.4   Risikobewertung

Die Über- und Fehlversorgung muss bei der Pharmakotherapie älterer Menschen gegen die mögliche Unterversorgung abgewogen werden. Holmes und Kollegen haben Kriterien zusammengestellt, die bei diesem Entscheidungsprozess relevant sind:

▶ Die *allgemeine Lebenserwartung* des Patienten, die abgeschätzt werden kann aus dem Alter des Patienten, seinem Allgemeinzustand, der Art und Anzahl der Erkrankungen und deren Prognosen.
▶ Das *Ziel der Behandlung*, das im Idealfall gemeinsam mit dem Patienten und/oder seinen Angehörigen bestimmt wird. Das mögliche Ziel reicht dabei von der Heilung der Erkrankung bis zur palliativen Versorgung.
▶ Das *Ziel der Arzneimitteltherapie*, das auf das Behandlungsziel abgestimmt werden muss.
▶ Der *Zeitraum, in dem ein möglicher Erfolg der Arzneimitteltherapie* zu erwarten ist. Die Arzneimitteltherapien akuter Erkrankungen (beispielsweise Schmerztherapie, Therapie akuter Infektionen), die zu sofortiger Linderung der Symptome führt, ist zu unterscheiden von der Arzneimitteltherapie zur primären oder sekundären Prävention weiterer Erkrankungen (z. B. sekundäre Prävention kardiovaskulärer Ereignisse).

Eine regelmäßige systematische Überprüfung der Arzneimitteltherapie ist bei allen Senioren, die mehrere Arzneimittel nehmen, empfehlenswert. Eine solche Überprüfung der Medikation (im Engl. häufig *Medication Review* genannt) kann sehr gerichtet durchgeführt werden, beispielsweise ein Interaktionscheck oder die Bewertung der Compliance des Patienten oder alle Aspekte der Arzneimitteltherapie umfassen. Symptome, die möglicherweise arzneimittelbedingt sind, können Auslöser sein für eine solche gründliche Analyse (Tabelle 14.4.4). Eine umfassende Betrachtung der Therapie erfordert die Zusammenarbeit sowohl mit dem Patienten als auch mit dem behandelnden Arzt oder mehreren Ärzten. Im Idealfall ist dies Teil der Pharmazeutischen Betreuung von Senioren. Die folgenden Fragen unserer Groninger Checkliste sind ein nützlicher Leitfaden:

I. Patientenperspektive
1. Weiß der Patient, wofür das Arzneimittel eingesetzt wird?
2. Ist das Arzneimittel nach Meinung des Patienten wirksam?
3. Erfährt der Patient Nebenwirkungen?
4. Nimmt der Patient die Arzneimittel ein?

Tabelle 14.4.4: Symptome, die möglicherweise arzneimittelbedingt sind, können Anlass für eine systematische Überprüfung der Medikation sein

▶ Gewichtsabnahme oder -zunahme

▶ Persönlichkeitsveränderungen, kognitive Störungen, Demenz, Verwirrtheit, Delirium

▶ Depressive Symptome, übermäßige Sedierung, Schlafstörungen

▶ Fallen, Schwindel, Koordinationsstörungen

▶ Kopfschmerz, Muskelschmerz, andere Schmerzen

▶ Magenblutung, andere nicht erklärbare Blutungen, Abnahme Hb

▶ Hautausschlag, Juckreiz

▶ Schluckprobleme

▶ Dehydrierung, Elektrolytstörungen

▶ Harnretention, Inkontinenz

▶ Änderungen beim Stuhlgang (Obstipation, Ileus, Diarrhö)

5. Hat der Patient der Verordnung des Arzneimittels zugestimmt?
6. Nimmt der Patient das Arzneimittel auf die korrekte Weise ein?

II.A Optimierung der Behandlung
1. Liegt noch eine Indikation für das Arzneimittel vor?
2. Hat das Arzneimittel den gewünschten Effekt?
3. Ist das Arzneimittel das geeignetste für diese Indikation?
4. Ist die Dosierung korrekt?
5. Ist die Dauer der Anwendung korrekt?

II.B Identifizieren und korrigieren von Problemen
1. Gibt es klinisch relevante Arzneimittelinteraktionen?
2. Gibt es klinisch relevante Interaktionen mit Erkrankungen oder dem Zustand des Patienten?
3. Werden Allergien berücksichtigt?
4. Verursacht das Arzneimittel Nebenwirkungen?

III. Übersicht des Gesamttherapieschemas
1. Wünscht der Patient noch zusätzliche Behandlung?
2. Gibt es Unterbehandlung?
3. Gibt es nicht behandelte Komorbiditäten?
4. Gibt es Überbehandlung?
5. Kann man das Arzneimittelverordnungsschema vereinfachen, praktischer oder patientenfreundlicher gestalten?

OPTION: Kosten
1. Gibt es Arzneimittelverschwendung?
2. Gibt es günstigere Alternativen für das Arzneimittel?

Die Gruppe der älteren Patienten muss differenziert nach Lebensalter und allgemeinem Gesundheitszustand betrachtet werden. Der Aufmerksamkeit bedürfen besonders die gebrechlichen Patienten (»*frail elderly*«), die nur geringfügig kompensieren können und bei denen daher hinsichtlich der Arzneimitteltherapie besondere Risiken bestehen. Aufgrund der dargestellten Änderungen in der Pharmakokinetik und -dynamik nimmt die interindividuelle Variabilität der Wirkung der Arzneistoffe mit dem Alter zu. Medikamente müssen daher bei älteren Patienten individuell dosiert werden (»start low, go slow«). Eine regelmäßige Evaluation der verordneten Therapie ist unerlässlich.

Literatur

Ancelin, M. L.; Artero, S.; Portet, F.; Dupuy, A. M.; Touchon, J.; Ritchie, K.: Non-degenerative mild cognitive impairment in elderly people and use of anticholinergic drugs: longitudinal cohort study. BMJ 2006, 332: 455–459

Fialova, D.; Topinkova, E.;, Gambassi, G.; Finne-Soveri, H.; Jonsson, P. V.; Carpenter, I.; Schroll, M.; Onder, G.; Sorbye, L. W.; Wagner, C.; Reissigova, J.; Bernabei, R.: Potentially inappropriate medication use among elderly home care patients in Europe. JAMA 2005, 293: 1348–1358

Fragen zur Repetition / Vertiefung

▶ Nennen Sie die wichtigsten altersbedingten physiologischen Veränderungen, die Auswirkungen auf die Pharmakokinetik von Arzneistoffen haben können.

▶ Welche Symptome treten möglicherweise bei Älteren auf, wenn diese anticholinerg wirksame Arzneistoffe einnehmen? Welche möglicherweise tödliche Komplikation ist in diesem Zusammenhang gefürchtet?

▶ Welche Arzneistoffe beeinflussen das QTc-Intervall?

▶ Nennen Sie Beispiele von Arzneistoffen mit schmaler therapeutischer Breite, die insbesondere bei Erkrankungen eingesetzt werden, die bei älteren Patienten auftreten.

▶ Nennen Sie Faktoren, die die Compliance bei Älteren beeinflussen.

▶ Einem Pflegeheimpatienten soll aufgrund erhöhter Cholesterinwerte eventuell ein Statin verordnet werden. Welche Argumente wägen Sie in diesem Fall gegeneinander ab?

Fick, D. M.; Cooper, J. W.; Wade, W. E.; Waller, J. L.; Maclean, J. R.; Beers, M. H.: Updating the Beers criteria for potentially inappropriate medication use in older adults: results of a US consensus panel of experts. Arch Intern Med 2003, 163: 2716–2724

Hanlon, J. T.; Artz, M. B.; Pieper, C. F.; Lindblad, C. I.; Sloane, R. J.; Ruby, C. M.; Schmader, K. E.: Inappropriate medication use among frail elderly inpatients. Ann Pharmacother 2004, 38: 9–14

Holmes, H. M.; Hayley, D. C.; Alexander, G. C.; Sachs, G. A.: Reconsidering medication appropriateness for patients late in life. Arch Intern Med 2006, 166: 605–609

Kruse, A.; Gaber, E.; Heuft, G.; Oster, P.; Re, S.; Schulz-Nieswandt, F.: Gesundheit im Alter. Berlin: Robert Koch-Institut 2002

Mayer, K. U.; Baltes, P. B.: Die Berliner Altersstudie. Berlin: Akademie Verlag 1996

Pedone, C.; Corsonello, A.; Incalzi, R. A.: Estimating renal function in older people: a comparison of three formulas. Age Ageing 2006, 35: 121–126

Rochon, P. A.; Gurwitz, J. H.: Optimising drug treatment for elderly people: the prescribing cascade. BMJ 1997, 315: 1096–1099

Schwabe, U.; Paffrath, D.: Arzneiverordnungsreport 2008. Heidelberg: Springer 2008

Statistisches Bundesamt. Bevölkerung Deutschlands bis 2050 – Ergebnisse der 11. koordinierten Bevölkerungsvorausberechnung. Wiesbaden 2006

Statistisches Bundesamt. Diagnosedaten 2007 Fachserie 12 Reihe 6.2.1. Wiesbaden 2008

Uzun, H.; Ozmen, K. M.; Ataman, R.; Aydin, S.; Kalender, B.; Uslu, E.; Simsek, G.; Halac, M.; Kaya, S.: Serum cystatin C level as a potentially good marker for impaired kidney function. Clin Biochem 2005, 38: 792–798

Wieringa, N. F.; de Graeff, P. A.; van der Werf, G. T.; Vos, R.: Cardiovascular drugs: discrepancies in demographics between preand post-registration use. Eur J Clin Pharmacol 1999, 55: 537–544

K. Taxis / J. R. B. J. Brouwers

14.5 Arzneimitteltherapie bei Dialysepatienten

Die Notwendigkeit einer Dialyse richtet sich nach der Nierenfunktion des Patienten. Man kann davon ausgehen, dass ein Beginn der Dialysepflicht in absehbarer Zeit bevorsteht, wenn die Creatininclearance unter 30 ml/min fällt. Häufige Ursachen eines chronischen Nierenversagens sind Spätkomplikationen des Diabetes mellitus (10 Prozent), eine chronische Glomerulonephritis (15 Prozent) oder Hypertonie (5 Prozent).

Bei den Nierenersatzverfahren unterscheidet man intermittierende und kontinuierliche Formen. Intermittierend bedeutet, dass das Verfahren z. B. 3- bis 4-mal pro Woche für jeweils 4 bis 6 Stunden angewandt wird, während kontinuierliche Verfahren für einen längeren Zeitraum (in der Regel 24 Stunden) zum Einsatz kommen. Die hauptsächlich angewendeten Verfahren bei chronischen Dialysepatienten sind die intermittierende *Hämodialyse* und die kontinuierliche ambulante *Peritonealdialyse* (CAPD). Zwei Varianten der Hämodialyse, die *Hämofiltration* und die *Hämodiafiltration*, sind aufgrund höherer Kosten in der Routinebehandlung der chronischen Niereninsuffizienz nicht verbreitet, spielen jedoch als kontinuierliche Verfahren für die intensivmedizinische Behandlung des akuten Nierenversagens eine Rolle.

Patienten, die sich einer Dialyse unterziehen müssen, dürfen nur eingeschränkt Flüssigkeit zu sich nehmen. Ihre Ernährung darf nur begrenzt Proteine, Salz, Phosphat und Kalium (Gefahr von Herzrhythmusstörungen bis Herzstillstand bei Hyperkaliämie) enthalten.

14.5.1   Dialyseverfahren

Hämodialyse (HD)

Das Blut des Patienten wird nach Zusatz von Gerinnungshemmern über eine Dialyseeinheit (Kartusche) gepumpt. Diese besteht aus einer semipermeablen Membran, niedermolekulare Substanzen werden gegen eine Dialyseflüssigkeit dialysiert. Das Blut wird dem Patienten wieder zugeführt. Abhängig von dem Diffusionsgradienten und dem hydrostatischen Druckgefälle findet der Stoffaustausch vorwiegend über Diffusion statt. Werden hochpermeable Highflux-Dialysatoren eingesetzt, erfolgt der Stoffaustausch nicht nur durch Diffusion, sondern auch durch Konvektion.

Die Häufigkeit und Dauer einer HD sind individuell verschieden. In Abhängigkeit von Größe, Gewicht, Restnierenfunktion und Effizienz des Dialyseprozesses wird eine HD 3- bis 4-mal pro Woche durchgeführt (Dauer jeweils ca. 4 bis 6 Stunden).

Vaskulärer Zugang

Bei HD-Patienten muss ein permanenter und ausreichend hohe Flussraten ermöglichender Zugang zum Blutkreislauf geschaffen werden. Dafür existieren mehrere Möglichkeiten:

▶ Arteriovenöse Fistel (Shunt)
  Am Arm des Patienten werden chirurgisch eine Arterie und eine Vene miteinander verbunden. Nach ca. zwei Monaten ist die Vene durch den erhöhten Druck größer und dicker geworden (»gereift«) und kann als Dialysezugang verwendet werden. Die Fistel wird bei einer Dialysesitzung jeweils mit zwei Nadeln punktiert. Die arteriovenöse Fistel ist mit der geringsten Rate an Komplikationen (Infektionen, Thrombosen) verbunden.

▶ Arteriovenöses Implantat (Graft)
  Falls die Gefäße des Patienten für die Schaffung einer Fistel nicht geeignet sind, kann die Verbindung zwischen Arterie und Vene durch ein subcutanes Implantat (Teflonschlauch) erfolgen. Es dauert 2 bis 3 Wochen, bis das Implantat routinemäßig verwendet werden kann.

▶ Zentraler Verweilkatheter
  Falls ein schneller Zugang erforderlich ist oder die Venen des Patienten für einen arteriovenösen Zugang nicht geeignet sind, wird ein Dauerkatheter in die Jugular-, Subclavia- oder Femoralvene gelegt. Die Infektionsgefahr ist hoch, die Liegezeit der Katheter begrenzt. Die Vor- und Nachteile der Hämodialyse sind in Tabelle 14.5.1 dargestellt.

Peritonealdialyse (PD)

Die Peritonealdialyse (PD), auch kontinuierliche ambulante Peritonealdialyse (CAPD) genannt, ist ein Verfahren, bei dem die Dialyseflüssigkeit (ca. zwei Liter) über einen permanenten Katheter in den Bauchraum des Patienten eingebracht wird. Das Bauchfell (Peritoneum) dient als semipermeable Dialysemembran. Nach ca. vier Stunden wird die Flüssigkeit über den Katheter entleert, verworfen und der Bauchraum wieder mit frischer Flüssigkeit befüllt. Das wechselnde Befüllen des Bauchraumes mit Dialysat und dessen Entleerung nimmt der Patient selbst vor.

In die freie Bauchhöhle wird chirurgisch ein Verweilkatheter eingebracht. Damit besteht die Gefahr des Einwanderns von Keimen mit Entwicklung einer Bauchfellentzündung (Peritonitis).

Die Vor- und Nachteile der Peritonealdialyse sind in Tabelle 14.5.2 dargestellt.

Hämofiltration

Während bei der Hämodialyse niedermolekulare harnpflichtige Substanzen durch Diffusion aus dem Blut entfernt werden, nutzt man bei der Hämofiltration das Prinzip der Ultrafiltration. Hochpermeable Membranen erlauben hohe Flussraten, der hohe Flüssigkeitsstrom durch die Membran wird durch Druck auf der Blutseite und durch Sog auf der Hämofiltratseite erreicht, nieder- und mittelmolekulare Substanzen bis ca. 30 kDa werden durch den Flüssigkeitsstrom mitgetragen

Tabelle 14.5.1: Vor- und Nachteile der Hämodialyse (HD)

Vorteile	Nachteile
Effizienzparameter sind gut definiert, eine unzureichende Dialyse wird schnell bemerkt	Komplikationen (s. u.) unter der HD häufig, es kann Monate dauern, bis der Patient sich an die HD gewöhnt hat.
Behandlung der Patienten in Dialysezentren erlaubt gute individuelle Überwachung	vaskulärer Zugang ist regelmäßig Anlass für Infektionen und Thrombosen.
Gerinnungsparameter besser unter HD als unter PD zu korrigieren	Abnahme der Restnierenfunktion unter HD erfolgt schneller als unter PD.
hohe Clearance-Raten erlauben intermittierende Behandlung	mehrmalige, zeitaufwendige Dialysesitzungen pro Woche schränken den Patienten ein.
technisches Versagen ist selten	

Tabelle 14.5.2: Vor- und Nachteile der Peritonealdialyse (PD)

Vorteile	Nachteile
Funktion der gesunden Niere wird nachgeahmt (s. Abb. 14.5.1), Restnierenfunktion bleibt länger erhalten.	Infektionsgefahr: Peritonitis
systemischer Einsatz von gerinnungshemmenden Substanzen ist nicht erforderlich → Vorteil für Patienten mit erhöhtem Blutungsrisiko.	Gefahr der Mangelernährung: Verlust von Proteinen und Aminosäuren über das Peritoneum, Appetitmangel durch Völlegefühl
bessere hämodynamische Stabilität (Blutdruck) aufgrund langsamer Dialyserate	Gefahr von Adipositas: Dialyseflüssigkeit ist in der Regel eine Glucoselösung → hochkalorisch und problematisch für Diabetiker.
erhöhte Clearance größerer Moleküle → guter klinischer Status der Patienten trotz geringerer Harnstoffclearance	Fähigkeit des Bauchfells, als Dialysemembran zu fungieren, ist zeitlich begrenzt (max. 10 Jahre)
Zugang vorteilhaft für die intraperitoneale Verabreichung von Insulin und Antibiotika	hohe Rate technischer Probleme (Leck der Dialyselösung, Abknicken des Katheters u. a.)
»Freiheit von der Maschine«, geeignet auch für ältere und sehr junge Patienten, die HD nicht gut tolerieren	Freiheit ist relativ: Regel-PD mit vier Wechseln à 2 Liter pro Tag: 10 kg Material; Mehrtagesbedarf nicht leicht transportabel
weniger restriktive Vorschriften zu Ernährung (Proteine, Kalium) und Flüssigkeitszufuhr	

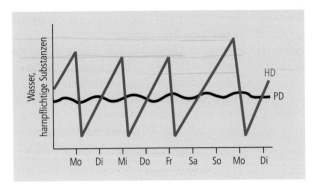

Abb. 14.5.1:
Schematische Darstellung der Plasma-konzentration harnpflichtiger Substanzen unter Hämodialyse (HD) und Peritoneal-dialyse (PD)

(konvektiver Transport). Die Clearance aller Sub-stanzen entspricht der Ultrafiltration. Eine Dialy-seflüssigkeit ist nicht erforderlich, jedoch muss die Flüssigkeitsbilanz durch Zugabe steriler Flüs-sigkeit ausgeglichen werden (Substitutionsflüs-sigkeit).

Hämodiafiltration

Die Hämodiafiltration ist eine Kombination der Prinzipien der Hämodialyse und Hämofiltration. Über hochpermeable sogenannte Highflux-Dialy-satoren werden niedermolekulare Substanzen durch Diffusion (Hämodialyse), höhermolekulare Verbindungen durch Konvektion (Hämofiltration) aus dem Blut entfernt. Wie bei der Hämofiltration ist die Zugabe einer Substitutionsflüssigkeit er-forderlich.

Kontinuierliche Nierenersatzverfahren

Zunehmend werden bei Patienten mit akutem Nierenversagen und/oder bei intensivpflichtigen chronischen Dialysepatienten kontinuierliche Nierenersatzverfahren eingesetzt. Vorteile sind die Vermeidung von Elektrolytschwankungen, die langsame Ultrafiltration (stabilere Hämody-namik) und die unbegrenzte Nährstoffzufuhr (kein Volumenlimit bei parenteraler Ernährung). Nachteilig ist die notwendige kontinuierliche Antikoagulation.

Als Verfahren stehen die kontinuierliche veno-venöse Hämodialyse (CVVHD), die kontinuier-liche veno-venöse Hämofiltration (CVVH) sowie die kontinuierliche veno-venöse Hämodiafiltrati-on (CVVHDF) zur Verfügung. Bei einem veno-ve-nösen Nierenersatzverfahren wird der Blutfluss mithilfe einer Pumpe gesteuert. Dabei beginnt

und endet der extrakorporale Kreislauf jeweils in einer Vene. Im Gegensatz dazu wurde der Blut-fluss bei der heute verlassenen Methode der ar-terio-venösen Dialyse durch den Blutdruck des Patienten angetrieben.

14.5.2 Häufige Begleitsymptome und -erkrankungen

Anämie

Die Hauptursache für Anämien bei Dialysepatien-ten ist ein Mangel an Erythropoetin, das zu 90 Prozent in der Niere produziert wird und essenzi-ell für die Differenzierung der Erythrozyten (Ery-thropoese) ist. Weitere Ursachen sind die redu-zierte Lebenszeit der Erythrozyten bei urämischen Patienten (60 Tage gegenüber 120 Tagen) und Eisenmangel, z. B. durch Blutverluste unter HD und regelmäßige Blutprobenanalyse. Rekombi-nantes humanes Erythropoetin kann substituiert werden; bei subcutaner Applikation ist eine ge-ringere Dosis erforderlich (80 bis 120 U/kg/Wo-che s. c. *versus* 120 bis 180 U/kg/Woche i. v.). Eine Eisensubstitution erfolgt in der Regel intra-venös.

Vitamin-D-Mangel

Die Nieren sind an der endogenen Biosynthese des Vitamin D beteiligt. Hier findet die Hydroxy-lierung des 25-Hydroxycholecalciferols (Calcidiol) zum bioaktiven 1,25-Dihydroxycholecalciferol (Calcitriol) statt. Bei terminaler Niereninsuffizienz unterbleibt dieser Schritt und macht eine Substi-tution mit 1,25-Dihydroxycholecalciferol oder 1α-Hydroxycholecalciferol (Alphacalciol) erfor-

Tabelle 14.5.3: Typische Komplikationen unter Dialyse

Hämodialyse		
Komplikation	Inzidenz	mögliche Ursachen oder Risikofaktoren
Hypotonie	20 bis 30 Prozent	rapider Volumenverlust; zu geringe Calcium- oder Natriumkonzentration im Dialysat; autonome oder diastolische Dysregulation; Antihypertensiva-Einnahme vor Dialysebeginn
Krämpfe	5 bis 20 Prozent	Elektrolyt- oder Säure-Base-Ungleichgewicht; Hypotonie
Übelkeit, Erbrechen	5 bis 15 Prozent	Hypotonie; Reaktion (Typ A oder B) auf Dialysat oder Membran
Kopfschmerzen	5 Prozent	Desequilibrium-Syndrom, Coffeinentzug durch Dialyse
Brust- und Rückenschmerzen	2 bis 5 Prozent	unbekannt
Juckreiz	5 Prozent	Hauttrockenheit; Überfunktion der Nebenschilddrüsen; Histaminfreisetzung oder Mastzellenproliferation
Fieber, Schüttelfrost	< 1 Prozent	Infektion des Katheters; Endotoxinfreisetzung
Thrombosen		

Peritonealdialyse	
Komplikation	mögliche Folgen
Peritonitis	erhöhte Mortalität
Flüssigkeitsüberladung	Ödembildung, Verschlechterung der Herzinsuffizienz

derlich. Unbehandelt droht ein Verlust an mineralisierter Knochenmasse (Osteomalazie).

Überfunktion der Nebenschilddrüsen (sekundärer Hyperparathyreoidismus)

Eine erhöhte Serumkonzentration an Phosphat und eine erniedrigte Serumkonzentration an Calcium (verminderte Resorption aufgrund Vitamin-D-Mangels) führen zu einer adaptiven Sekretionssteigerung des Parathormons aus der Nebenschilddrüse, die eine Hyperplasie entwickelt. Da das Parathormon zu einer Mobilisierung von Calcium aus dem Knochengewebe führt, beobachtet man neben der Entmineralisierung des Skeletts eine verstärkte extraossäre Calciumphosphatablagerung (»Verkalkung«) in Blutgefäßen und Organen. Im weiteren Verlauf sind im Knochen auch alternierende Bereiche aus demineralisierter und exzessiv mineralisierter (Osteosklerose) Matrix zu finden.

Hypertonie

Der größte Teil (80 bis 90 Prozent) der Patienten, die dialysepflichtig werden, leidet bereits an einer Hypertonie. Diese wird nach Beginn der Dialysepflicht häufig noch durch hohe Natriumspiegel, Flüssigkeitsretention, Hyperparathyreoidismus, Hyperlipidämie und artheriosklerotische Gefäßveränderungen verstärkt. Die kardiovaskuläre Mortalität ist unter Dialysepatienten 10- bis 30-fach höher als in der restlichen Bevölkerung.

14.5.3 Besonderheiten der Pharmakotherapie bei Dialysepatienten

Die Besonderheiten der Pharmakotherapie beim Dialysepatienten basieren auf der veränderten Pharmakokinetik.

Metabolisierung

Bei terminalem Nierenversagen ist der hepatische Metabolismus nicht beeinträchtigt. Die extrarenale Clearance einiger Arzneistoffe kann jedoch bei niereninsuffizienten Patienten verändert sein. Bei den ACE-Hemmern Fosinopril und Benazepril wird die verminderte renale Elimination durch eine gesteigerte hepatobiliäre Elimination kompensiert. Vermindert ist die nicht-renale Clearance bei einer bestehenden Niereninsuffizienz z. B. bei Propranolol. Die Nieren spielen eine klinisch relevante Rolle für den Metabolismus von *Vitamin D* (s. o. Begleitsymptome) und von *Insulin*. Aufgrund des eingeschränkten Metabolismus und der daraus resultierenden verlängerten Wirkung ist der Insulinbedarf bei Dialysepatienten eingeschränkt. Weiterhin setzen die reduzierte renale Gluconeogenese sowie Gewichtsverlust und Appetitmangel den Bedarf herab. Es muss somit eine Dosisanpassung des Insulins erfolgen.

Verteilung

Fluktuationen im Flüssigkeitshaushalt können für die Verteilung von Arzneistoffen mit sehr kleinem Verteilungsvolumen relevant sein. Veränderungen der Plasma- oder Gewebeproteinbindung können die Verteilung von Arzneistoffen beeinflussen. Die Bindung an Plasmaproteine ist häufig aufgrund von Proteinverlusten oder reduzierter Bindung bei urämischen Patienten vermindert, was den freien Arzneistoffanteil erhöht. Dies sollte bei der Interpretation von Plasmakonzentrationen beachtet werden, da meistens nur die Gesamtkonzentration bestimmt wird. Die Gesamtkonzentration des Arzneistoffs kann unter den therapeutischen Bereich fallen, die therapeutische Effektivität jedoch aufgrund des erhöhten freien Anteils erhalten bleiben (z. B. Phenytoin). Eine reduzierte Bindung an Plasmaproteine findet man auch für Diazepam, Morphin, Thyroxin, Theophyllin und Phenprocoumon. Schwere Erkrankungen, wie sie z. B. bei Intensivpatienten vorliegen, können Flüssigkeitsverschiebungen, reduzierte Plasmaeiweißkonzentrationen und Veränderungen in der renalen/hepatischen Clearance zur Folge haben. Vergrößerte Kapillarpermeabilität, Ödeme und Flüssigkeitsverschiebungen in den sogenannten »dritten Raum« führen zu einer großen extravaskulären, interstitiellen Flüssigkeitsakkumulation. Dieses Phänomen kann ein vergrößertes scheinbares Verteilungsvolumen und somit niedrige Plasmakonzentrationen zur Folge haben.

Elimination

Das Ausmaß der Entfernung eines Arzneistoffs unter Dialyse ist ein wichtiger klinischer Parameter für die Wahl der geeigneten Dosis. Es gibt keinen umfassenden und definitiven Leitfaden für die Vorhersage der Dialysierbarkeit von Arzneistoffen mit Ausnahme begrenzter Daten für einzelne Substanzen (Beispiele siehe Anhang V). Die Clearance eines Arzneistoffs unter Dialyse ist in der Regel schwer vorhersagbar, direkte Messungen sind oft nicht praktikabel.

Pharmaka, die größtenteils durch glomeruläre Filtration eliminiert werden, können in der Regel auch durch eine Dialysetherapie effektiv eliminiert werden. Die Mechanismen der Arzneistoffelimination sind Diffusion, Konvektion und Adsorption. Treibende Kraft der Diffusion ist der Konzentrationsgradient, während das hydrostatische Druckgefälle die treibende Kraft der Konvektion ist. Die Konvektion (gelöste Teilchen werden durch den Flüssigkeitsstrom mitgetragen) ist konzentrationsunabhängig und von der Porengröße der Membran abhängig. Kleine Moleküle werden gut durch Diffusion eliminiert, während mittelgroße und große Moleküle hauptsächlich durch Konvektion entfernt werden. Sind Arzneistoff und Membran entgegengesetzt geladen, kann eine Adsorption an den Filter auftreten, wie es z. B. für Aminoglykoside beschrieben wurde. Bei längerer Filterlaufzeit, wie sie bei kontinuierlichen Dialyseverfahren üblich ist, hat die Adsorption aufgrund von Sättigungseffekten einen geringen Einfluss auf die Arzneistoffelimination.

Die extrakorporale Clearance (Clearance durch das Nierenersatzverfahren) ist klinisch relevant, wenn der Beitrag zur Gesamtkörperclearance mehr als 25 bis 30 Prozent beträgt. Faktoren, die die Arzneistoffelimination durch die Dialyse bestimmen, sind die Art des Nierenersatzverfahrens, die pharmakokinetischen Eigenschaften des Arzneistoffes und individuelle Patienteneigenschaften (s. Tabelle 14.5.4).

Bei der Hämodialyse wird die Clearance (Cl) eines Arzneistoffs beeinflusst durch die *Dauer*

Tabelle 14.5.4: Faktoren, die die Arzneistoffelimination durch die Dialyse bestimmen

Nierenersatzverfahren-spezifische Faktoren	Arzneistoffspezifische Faktoren	Patientenspezifische Faktoren
▶ Art des Nierenersatzverfahrens intermittierend kontinuierlich Hämofiltration Hämodialyse Hämodiafiltration Peritonealdialyse ▶ Ultrafiltrationsrate ▶ Dialysatfluss ▶ Blutfluss ▶ Dialysator Membranmaterial Größe der Oberfläche Porengröße elektrische Ladung Ultrafiltrationskoeffizient	▶ Proteinbindung ▶ Verteilungsvolumen ▶ Haupteliminationsweg ▶ Molekulargewicht ▶ elektrische Ladung ▶ Wasserlöslichkeit ▶ Fettlöslichkeit ▶ Gewebegängigkeit	▶ Organfunktionen Niere Leber Herz ▶ Krankheitszustand Sepsis Multiorganversagen Flüssigkeits-verschiebungen ▶ Fettanteil ▶ Körperwasser ▶ weitere Arzneistoffe (z. B. Wirkstoffe mit hoher Proteinbindung wie Heparin, Phenytoin, Flucloxacillin, Valproinsäure, Amiodaron, Digitoxin, Warfarin, Cefazolin, Propranolol)

des Dialyseverfahrens (Cl ↑), die *Blutflussrate* (Cl ↑) und die *Stoffaustauschfaktoren* (Oberfläche und Porosität der Dialysemembran, Zusammensetzung und Flussrate der Dialyseflüssigkeit). Die Porengröße des Filters hat einen entscheidenden Einfluss auf die Clearance: Substanzen mit einem Molekulargewicht > 500 Dalton werden durch Lowflux-Dialysatoren nicht wesentlich eliminiert. Dagegen stellen hochpermeable High-flux-Dialysatoren mit einer Porengröße von 20 000 bis 30 000 Dalton keine signifikante Filtrationsbarriere für ungebundene Arzneistoffe dar. Z. B. galt Vancomycin (1448 Dalton) lange Zeit als nur in minimalen Mengen dialysierbar (Lowflux-Dialysatoren). Bei Verwendung von Highflux-Dialysatoren zeigt sich dagegen eine hohe Vancomycin-Clearance während der Dialyse. Die wichtigsten Arzneistoff-spezifischen Faktoren für die Clearance sind die Proteinbindung und das Verteilungsvolumen. Aufgrund der Porengröße der Membran kann nur ungebundener Wirkstoff den Filter passieren. Ein großes Verteilungsvolumen limitiert die Effektivität der Arzneistoffelimination durch die Dialyse, da die »Verfügbarkeit« des Arzneistoffes im zentralen Kompartiment geringer ist. Im Allgemeinen gilt, dass Arzneistoffe mit einem Verteilungsvolumen > 2 l/kg nicht dialysabel sind (z. B. Digoxin), zwischen 1 und 2 l/kg nur marginal dialysabel sind (z. B. Phenytoin) und mit einem Verteilungsvolumen von < 1 l/kg effektiv dialysabel sein können (z. B. Aminoglykoside).

Bei der Peritonealdialyse spielen der freie *Arzneistoffanteil* (Cl ↑), das *Volumen* der Dialyselösung (Cl ↑) und *Verweilzeit* (Cl ↓) der Dialyselösung im Bauchraum eine wichtige Rolle für die Clearance. Da ein aktiver Transport über das Peritoneum nicht stattfindet, kann die über die Peritonealdialyse erreichbare extrakorporale Clearance maximal so groß sein wie die Dialysatflussrate (< 10 ml/min). Die Eliminationskapazität über das Peritoneum ist durch die niedrige Dialysatflussrate, das ungünstige Verhältnis des kleinen intraperitonealen Volumens zu dem großen physiologischen Volumen des Körpers sowie durch die Effekte der Proteinbindung begrenzt.

14.5.4 Risikobewertung und Hinweise zur Arzneimittelauswahl

Da die Dialyse auf einem Filtrationsprozess beruht, wird davon ausgegangen, dass die Entfernung eines Arzneistoffs analog seiner glomerulä-

ren Filtration erfolgt. Daher sind Arzneistoff-eigenschaften, die eine glomeruläre Filtration begünstigen, ähnlich denen, die eine hohe Dialyseclearance ermöglichen, d. h.
▶ geringe molare Masse,
▶ Hydrophilie,
▶ geringe Proteinbindung,
▶ kleines Verteilungsvolumen.

Charakteristika eines idealen Arzneistoffs zur Therapie von Patienten mit Nierenversagen sind:
▶ breites therapeutisches Intervall,
▶ keine aktiven Metabolite,
▶ Verteilung unbeeinflusst durch Schwankungen im Flüssigkeitshaushalt,
▶ Verteilung unbeeinflusst durch Veränderungen der Proteinbindung.

Literatur

Bellomo, R.; Ronco, C.; Mehta, R. L.: Technique of continuous renal replacement therapy. Nomenclature for continuous renal replacement therapies. Am J Kidney Dis 1996; Suppl 3: S2–S7

Böhler, J.; Donauer, J.; Keller, F.: Pharmacokinetic principles during continuous renal replacement therapy: drugs and dosage. Kidney Int 1999; Suppl 72: S24–28

Buddecke, E.; Fischer, M.: Pathophysiologie, Pathobiochemie, Klinische Chemie, de Gruyter Berlin 1992

Bugge, J. F.: Influence of renal replacement therapy on pharmacokinetics in critically ill patients. Best Pract Res Clin Anaesthesiol 2004; 18: 175–187

Charpentier, G.; Riveline, J. P.; Varroud-Vial, M.: Management of drugs affecting blood glucose in diabetic patients with renal failure. Diabetes Metab 2000; 26 Suppl 4: 73–85

Deuber, H. J.; Keller, F.; Schwarz, A.: Nierenfunktion und Arzneimittel. Therapie, Kinetik, Wirkung, Toxizität. Stuttgart: Wissenschaftliche Verlagsgesellschaft 2001

DiPiro, J. T.; Talbert, R. L.; Yee, G. C.; Matzke, G. R.; Wells, B. G.; Posey, L. M.: Pharmacotherapy – A Pathophysiological Approach, 7th ed., McGraw-Hill New York 2008

Golper, T. A.; Marx, M. A.: Drug dosing adjustments during continuous renal replacement therapies. Kidney Int 1998; Suppl 66: S165–168

Hynes, D. M.; Stroupe, K. T.; Kaufman, J. S.; Reda, D. J.; Peterman, A.; Browning, M. M.; Huo, Z.; Sorbara, D.: Adherence to guidelines for ESRD anemia management. Am J Kidney Dis 2006; 47: 455–461

Kuratorium für Dialyse und Nierentransplantation [http://www.kfh-dialyse.de/index. html]

 Fragen zur Repetition / Vertiefung

▶ Nennen Sie »harnpflichtige« Substanzen, d. h. Verbindungen, die physiologisch renal eliminiert werden müssen.

▶ Dialysepatienten müssen u. a. auf ihre Kaliumzufuhr achten. Welche Nahrungsmittel sind besonders kaliumreich?

▶ Warum dürfen Dialysepatienten nur begrenzt Proteine mit der Nahrung aufnehmen?

▶ Welche(n) Vor- oder Nachteil(e) hat eine subkutane Applikation des Erythropoetins aus der Perspektive a) des Patienten, b) der Krankenkassen?

▶ Wie unterscheiden sich verschiedene intravenös applizierbare Eisenpräparate voneinander?

▶ Was sind die physiologischen Funktionen des Vitamin D und des Parathormons?

▶ Welche oralen Antidiabetika müssen bei Dialysepatienten in der Dosis angepasst werden, welche nicht?

▶ Welche endogenen Substanzen eignen sich zur Überprüfung der Dialyseeffizienz?

▶ Beschreiben Sie die Faktoren, die die extrakorporale Clearance eines Arzneistoffes beeinflussen.

Pinder, M.; Bellomo, R.; Lipman, J.: Pharmacological principles of antibiotic prescription in the critically ill. Anaest Intensive Care 2002; 30: 134–144

Ronco, C.; Bellomo, R.: Continuous renal replacement therapy: evolution in technology and current nomenclature. Kidney Int Suppl 1998; 66: S160–164

Thalhammer, F.: Antibiotikadosierung bei Nierenersatzverfahren. Antibiotika Monitor 2005; 4/5: 101–105

Walker, R.; Edwards, C.: Clinical Pharmacy and Therapeutics, 3rd ed., Churchill Livingstone Edinburgh 2003

P. Högger / L. Linse

15 Besondere Therapieregime

15.1 Antiinfektive Therapie

Bei der antimikrobiellen Therapie handelt es sich um eine kausale Therapie, d. h. es kommt zur Eliminierung der infektiösen Erreger (Bakterien, Pilze, Viren, Protozoen u. a.). Durch die Antiinfektiva wird somit meistens der Zustand vor der Erkrankung wiederhergestellt.

15.1.1 Allgemeine Behandlungsgrundsätze bei Infektionen

Applikationsweise
Bei parenteraler Applikation werden meist höhere Spiegel in Blut und Gewebe erreicht als bei oraler Gabe. Deshalb beginnt man bei schweren Infektionen die Therapie intravenös und setzt nach Eintritt der Besserung mit einem oralen Präparat fort (Switch- oder Sequentialtherapie). Dabei muss die orale Weiterbehandlung nicht mit demselben Wirkstoff erfolgen, mit dem parenteral anbehandelt wurde. Wichtig ist jedoch, dass auch das orale Antibiotikum gut geeignet ist, den Erreger, sei es durch Bakterizide (gilt besonders für immundefiziente Patienten) oder Bakteriostase, zu hemmen.

Am häufigsten wird die i. v.-Kurzinfusion angewendet, bei guter Verträglichkeit auch eine i. v.-Bolusinjektion, in bestimmten Fällen aber auch eine Dauerinfusion. Die intramuskuläre Verabreichung ist lästig und bringt selten Vorteile.

Behandlungsdauer
Die Dauer der Behandlung hängt vom Krankheitsverlauf und dem Erregertyp ab und kann von einmaliger Gabe eines Antibiotikums bis hin zur Langzeit-/Dauertherapie variieren. Bei Infektionen mit bekannter Rezidivneigung (z. B. Staphylokokken-Sepsis) ist eine mehrwöchige Nachbehandlung erforderlich. Patienten mit Abwehrschwäche (Leukämie, Immunmangelkrankheiten usw.) benötigen eine längere antibiotische Behandlung, möglichst mit mikrobiziden Wirkstoffen. Die einmalige Gabe eines oralen oder parenteralen Antibiotikums ist in seltenen Fällen Behandlungsstandard, beispielsweise bei der unkomplizierten Gonorrhö und der Zystitis jüngerer Frauen.

Dosierung
Antibakterielle Wirkstoffe mit großer therapeutischer Breite (z. B. Betalactam-Antibiotika) haben eine große Dosierungsbandbreite, während potenziell toxische antimikrobielle Pharmaka (z. B. Aminoglykoside) exakt, möglichst unter Kontrolle der Blutspiegel zu dosieren sind. Mit zunehmenden Erkenntnissen über das Verträglichkeitsprofil des jeweiligen Wirkstoffs wird die Höhe der Einzel- und Tagesdosis in der Regel gesteigert. Bei Kindern wird nach Körpergewicht dosiert: Dabei erhalten 6- bis 9-Jährige in der Regel die Hälfte, 10- bis 12-Jährige etwa $2/3$ der Erwachsenendosis. Im ersten Lebensmonat ist die Tagesdosis der individuellen Funktion von Niere und Leber des Säuglings anzupassen. Das Dosierungsintervall kann umso länger sein, je größer gegebenenfalls der postantibiotische Effekt des antimikrobiellen Stoffes ist. Unter dem postantibiotischen Effekt versteht man ein Anhalten des antibakteriellen Effektes über die Abnahme des Blutspiegels unter die minimale Hemmkonzentration hinaus. Bei Nieren- und Leberinsuffizienz werden üblicherweise normale Einzeldosen in größeren Intervallen gegeben.

Pharmakokinetische Aspekte
Antibiotika binden abhängig von ihren physikochemischen Eigenschaften hauptsächlich an Serumalbumin. Da diese Bindung sowohl konzentrationsabhängig als auch reversibel ist, besteht ein dynamisches Gleichgewicht zwischen dem freien und gebundenen Anteil; nur der ungebundene Antibiotikaanteil ist antimikrobiell wirksam. Eine hohe Proteinbindung von Antibio-

tika ist jedoch nicht zwangsläufig negativ zu beurteilen, solange gleichzeitig eine ausreichend hohe ungebundene Konzentration davon am Wirkort vorliegt. Die Konzentration eines Antibiotikums im Gewebe ist von ähnlicher Bedeutung wie seine Proteinbindung. Zu beachten ist hierbei, dass Biopsiematerial oder chirurgische Resektate nur durchschnittliche Antibiotikakonzentrationen im Gewebe widerspiegeln. Die besten Resultate werden bei Gewebskonzentrationsmessungen durch Mikrodialyse erzielt. Je nach klinischer Situation ist es wichtig, die Antibiotikamenge in Zerebrospinalflüssigkeit, Alveolarfilm- oder Pleuraflüssigkeit, Pankreas- oder Prostatasekret zu kennen. Eine schlechte Durchblutung, anatomisch besonders strukturierte Zellmembranen sowie das Vorhandensein von spezifischen Gewebsrezeptoren können allerdings eine gleichmäßige Verteilung von Antibiotika nachteilig beeinflussen und damit den Therapieerfolg in Frage stellen.

Tabelle 15.1.1.1 gibt die Erreichbarkeit verschiedener Kompartimente für Antibiotika wider:

Da auch heute noch nicht genügend Daten über die Konzentrationprofile von Antibiotika am Infektionsort vorliegen, werden die verschiedenen Substanzen i.d.R. über ihre Plasmakonzentrationen pharmakokinetisch bewertet. In Abhängigkeit von ihrem Wirkmechanismus werden für die verschiedenen Stoffgruppen unterschiedliche Indizes empfohlen. Beispielsweise besitzen Fluorchinolone und Aminoglykoside eine konzentrationsabhängige Bakterizidie, während Betalaktamantibiotika und Makrolide eine zeitabhängige Bakterizidie aufweisen. Bei Aminoglykosiden und Fluorchinolonen kommt es also darauf an, dass ihre Konzentrationsspitzen (c_{max}) ein mehrfaches über der minimalen Hemmkonzentration (MHK) des Erregers liegen. Bei Betalaktamantibiotika anderseits korreliert die Wirkung vielmehr mit dem Anteil eines Dosierungsintervalls, in dem die Plasmakonzentration über der MHK des Erregers liegt.

Während im Verlaufe einer Antibiotikatherapie deren Dosierung an den Grad einer Nieren- und Leberinsuffizienz angepasst werden muss, gilt, dass die Loading-dose (Initialdosis), die vom Verteilungsvolumen der Substanz abhängt, stets identisch mit derjenigen von Nieren- und Lebergesunden sein sollte.

Inzwischen wurde auch mehrfach nachgewiesen, dass die Kinetik zahlreicher Antibiotika auf Grund ungewöhnlicher Verteilungsprozesse besonders bei adipösen Patienten großteils unvorhersehbar ist. Zumindest gibt es keine lineare Beziehung zwischen der Lipophilie von Antibiotika und ihrer Verteilung bei adipösen Patienten. Deshalb soll bei ihnen und sonstigen schwierig zu behandelnden Patienten die Dosierung der Wirkstoffe in Abhängigkeit von den Ergebnissen eines Therapeutisches Drug Monitorings (TDM) erfolgen, besonders gilt dies für Aminoglykoside und Glykopeptide. Voraussetzung hierfür ist allerdings, dass für Substanzen, die einem TDM unterzogen werden, gute Konzentrations-Wirkungsbeziehungen bestehen. Je größer die intra- und interindividuellen Schwankungen solcher Stoffe sind, desto sinnvoller erscheint ein TDM.

Kollateralschäden von Antibiotika

Kollateralschäden sind unerwünschte ökologische Antibiotikawirkungen, nämlich die Selektion von antibiotikaresistenten Mikroorganismen in der Normalflora, das Auftreten der Clostridium-difficile assoziierten Diarrhö sowie die Besiedelungen und Infektion mit multiresistenten Erregen wie z.B. ESBL-bildenden Enterobacteriaceae, MRSA oder Vancomycinresistenten Enterokokken (VRE). In mehreren Fall-Kontroll-Studien wurden beispielsweise u.a. die Cephalosporine der Gruppe 3 (Cefotaxim, Ceftriaxon,

Tabelle 15.1.1.1: Kompartimente mit guter und geringer Antibiotika-Erreichbarkeit

Antibiotika penetrieren i.a. gut in:	Antibiotika penetrieren i.a. schlecht in:
Bindegewebe	Abszess
Intraabdominal-Gewebe (z.B. Leber)	Glaskörper des Auges
Lunge	Herzklappen
Muskel	Pankreas
Niere	Prostata
Peritoneum	Knochen/-mark
	ZNS (Liquor)

Ceftazidim) als Risikofaktor für die Zunahme ESBL-bildender Erreger identifiziert.

Interventions- und Kombinationstherapie

Bei lebensbedrohlichen Infektionen und zu erwartendem breiten Erregerspektrum, ist – solange die Erreger noch nicht identifiziert sind – eine Interventionstherapie mit Präparaten erforderlich, die das typische hier zu erwartende Erregerspektrum, die vermutete Infektlokalisation, die vorhandenen Grundkrankheiten sowie die antimikrobielle Vortherapie berücksichtigt. Therapieziel ist, innerhalb weniger Tage (erkennbar meist an der Entfieberung) eine Besserung, notfalls auch Nicht-Verschlechterung von einzelnen Infektionsparametern zu erreichen. Bei Nichtansprechen der initialen Therapie werden in der Regel zusätzliche Antibiotika ergänzt. Bei Eintreffen konkreter Kulturergebnisse ist die Interventionstherapie ggf. zu modifizieren. Ein Beispiel für eine Interventionstherapie stellt das Fieber unbekannter Ursache (FUO) dar, dessen Behandlung unter 15.1.3 beschrieben ist. Bei antimikrobiellen Interventionstherapien muss oftmals das gesamte infrage kommende Erregerspektrum mit einer sogenannten »Omni-Spektrum-Therapie« abgedeckt werden.

Bei Fremdkörperinfektionen, Endokarditis, hochgradiger Abwehrschwäche, Mischinfektionen sowie bei Interventionstherapie sind in der Regel Antibiotika-Kombinationen zur Abdeckung des ganzen potenziellen Erregerspektrums erforderlich. Derartige Kombinationen werden ebenfalls bei den Therapiestrategien gegen ungeklärtes Fieber vorgestellt.

Versagen einer Antibiotikatherapie

In der infektiologischen Routine kommt es nicht selten vor, dass Antibiogramm und Resistenztestung die Wirksamkeit eines bestimmten Antibiotikums suggerieren, sich beim Patienten aber dennoch keine Heilung einstellt. Tabelle 15.1.1.2 gibt mögliche Gründe für eine solche Diskrepanz wider.

Antimikrobielle Prophylaxe

Für verschiedene Einsatzgebiete existieren Prophylaxeschemata beispielsweise

▶ bei bereits erfolgter Ansteckung in der Inkubationszeit (z. B. bei Keuchhusten),
▶ bei rheumatischem Fieber als sogenannte Rezidivprophylaxe,
▶ bei Operationen, z. B. in kontaminierten Wunden oder an offenen Frakturen, als sogenannte »perioperative« Prophylaxe.

Eine korrekte Prophylaxe wird rechtzeitig begonnen und zeitlich begrenzt; unkritische und breit eingesetzte Antibiotikaprophylaxe ist aus Kostengründen und wegen erhöhter Resistenzgefahr abzulehnen.

Tabelle 15.1.1.2: Gründe für Abweichungen zwischen Antibiogramm- und Therapieergebnis

---

▶ ein nicht-infektionsrelevanter Keim wurde getestet
▶ das applizierte Antibiotikum könnte durch Inkompatibilitäten oder Wechselwirkungen mit anderen Pharmaka inaktiviert worden sein
▶ das Antibiotikum könnte infolge zu niedriger Dosierung keine ausreichenden Blut-/Gewebekonzentrationen erreicht haben
▶ das Antibiotikum konnte nicht (ausreichend) in das infizierte Gewebe penetrieren
▶ In-vitro- und in-vivo-Aktivität des Antibiotikums differieren z.B. infolge pH, pO_2
▶ zwischen kombinierten Antibiotika besteht ein pharmakodynamischer Antagonismus
▶ keine bzw. unzureichende Compliance des Patienten
▶ Resistenzentwicklung unter der Therapie
▶ Erregerwechsel im Verlauf der Therapie
▶ Resistenz gegen einzelne Substanzen einer ansonsten wirksamen Antibiotikaklasse

---

Nosokomiale Infektionen

Während eines Klinikaufenthaltes werden z. B. über das Personal oder von bzw. bei mehreren Patienten verwendete Gegenstände in diesem Krankenhaus vorherrschende Erreger (beispielsweise Pseudomonas aeruginosa oder Staphylokokken) von Patient zu Patient übertragen. Sie lassen sich durch gezielte Hygienemaßnahmen und einen rationalen Antibiotikaeinsatz weitgehend vermeiden.

Antibiotikaresistenz

Eine Resistenzentwicklung von Bakterien unter der Therapie beruht einerseits auf genetischer Variabilität und andererseits auf der Selektion der selten auftretenden resistenten Varianten durch den Gebrauch von Antibiotika. Dabei werden Antibiotika bevorzugt entweder durch spezielle Enzymsysteme inaktiviert, durch veränderte Zielstrukturen der Mikroben in ihrer Wirkung behindert bzw. ihr Zugang zu den intrabakteriellen Targets durch einen gesteigerten Efflux bzw. einen reduzierten Influx beeinträchtigt. In der Tabelle 15.1.1.3 sind wahlweise bakterielle Infektionserreger mit Mehrfachresistenz aufgelistet. Wichtig hinsichtlich einer Resistenzeindämmung ist es folglich, den Selektionsdruck durch Antibiotika zu senken und die Übertragung multiresistenter Erreger von Patient zu Patient zu verhindern. Mit den in Tabelle 15.1.1.4 aufgeführten Maßnahmen kann die Entwicklung und Ausbreitung resistenter Bakterien günstig beeinflusst werden.

Tabelle 15.1.1.3: Bakterielle Infektionserreger mit hoher Resistenzquote bzw. breitem Resistenzmuster

Erreger (Auswahl)	häufig resistent gegen… (nicht vollzählig!)
Acinetobacter baumannii-Gr.	Breitspektrum-Betalactame (ESBL!), Amino-glykosisde (i. d. R. wirksam: Colistin, Sulbactam)
Burkholderia cepacia	Chinolone (Efflux!), Breitspektrum-Betalactame (i. d. R. wirksam:Trimethoprim/Sulfamethoxazol)
Stenotrophomonas maltophilia	Breitspektrum-Betalactame (i. d. R. wirksam: Fluorochinolone, Doxycyclin, Tigecyclin)
Streptococcus pneumoniae	Makrolide, Tetracycline, Cotrimoxazol, Betalactame (Resistenz durch veränderte Bindeproteine; Betalacamase – Inhibitoren deshalb nicht hilfreich!)

Tabelle 15.1.1.4: Medizinische Maßnahmen gegen zunehmende Resistenz

▶ Begründeter, auf den einzelnen Patienten bezogener, möglichst gezielter Einsatz von Antibiotika

▶ Adäquate Dosierung und Therapiedauer

▶ Kombinationstherapie (in gleicher Dosierung wie die Einzelsubstanzen) bei hoher Wahrscheinlichkeit des Auftretens resistenter Varianten unter Monotherapie, z. B. empirische Therapie schwerer Infektionen wie Pneumonie oder Sepsis mit Verdacht auf Beteiligung von Pseudomonas aeruginosa)

▶ Parallele Verwendung unterschiedlicher Antibiotika-Klassen für die gleiche Indikation

▶ Anpassen der Therapie nach Vorliegen der mikrobiologischen Befunde

▶ Strenge Indikationsstellung für den prophylaktischen und topischen Einsatz von Antibiotika

▶ Strikte Einhaltung der hygienischen Händedesinfektion sowie weiterer hygienischer Maßnahmen

▶ Kontinuierliches Erstellen von Erreger- und Resistenzstatistiken (lokal, regional bis (supra)national) als Grundlage für krankenhaushygienische Maßnahmen und für Leitlinien zur Antibiotika-Therapie

▶ Vermehrte Integration der Infektionsmedizin in die Klinik durch ständige Fortbildung auf dem Gebiet der Antibiotika-Therapie sowie vermehrte interdisziplinäre Zusammenarbeit aller an der Therapie von Infektionen beteiligten Berufsgruppen

▶ Impfungen

Kosten

Insbesondere bei schwersten Infektionen liegen die täglichen Behandlungskosten mit potenten Antibiotika bzw. mit modernsten parenteralen Antimykotika im Bereich von mehreren hundert Euro. Dennoch wäre es unwirtschaftlich, untaugliche Therapieversuche mit preisgünstigen Präparaten zu beginnen, dabei aber die Infektion zu verschleppen bzw. zu verschlimmern. Deshalb erweist sich in der Regel eine sogenannte Deeskalationstherapie als wirtschaftlicher, bei der initial – insbesondere bei lebensbedrohlichen Infektionen – die aktivsten Wirkstoffe in der nötigen Breite (eventuell in Kombination) eingesetzt werden und erst nach Besserung der Infektionsparameter bzw. des klinischen Bildes auf kostengünstigere Präparate deeskaliert wird. Grundsätzlich gilt jedoch bei der antimikrobiellen Chemotherapie stets »so breit wie nötig, so schmal wie möglich«!

Nachfolgend werden beispielhaft drei völlig unterschiedliche Infektionsarten vorgestellt, nämlich die häufig auftretende Tonsillitis/Tonsillopharyngitis, die ambulant erworbene Atemwegsinfektion bis hin zur bakteriellen Pneumonie, die insbesondere bei Fehlen spezieller Risikofaktoren meist im häuslichen Milieu und mit oral verabreichbaren Antibiotika therapiert wird, und das Fieber ungeklärter Ursache (FUO) bei schwerkranken Patienten unter antineoplastischer Chemotherapie. In letzterer Situation ist ein leitlinienkonformes antimikrobielles Vorgehen mit hochwirksamen Substanzen erforderlich, die aus Sicherheitsgründen fast ausnahmslos parenteral verabreicht werden müssen.

15.1.2   Tonsillitis/Tonsillopharyngitis

Die Entzündung der Rachenmandeln wird sehr häufig durch Viren verursacht; die Literaturangaben dazu schwanken zwischen 40 bis 90 %. Auf Seiten der Bakterien sind beta-hämolysierende Streptokokken der Gruppe A die häufigsten Erreger. Der Anteil der purulent bakteriellen Form beträgt zwischen 10 und 60 %. Als häufigster Erreger tritt Streptococcus pyogenes auf, der zu den beta-hämolysierende Streptokokken der Gruppe A gehört und u. a. Scharlach und Erysipel verursachen kann. Zur Diagnose kann zwar ein Rachenabstrich erfolgen, ist jedoch nicht obligat, da in Deutschland die meisten gängigen Antibiotika gegen A-Streptokokken aktiv sind. Bei ca. 10 bis 20 % der Therapien kommt es zu Therapieversagen, in diesem Fall könnte Haemophilus influenzae der Erreger sein, so dass an wirksame Antibiotika gegen dieses Bakterium gedacht werden muss. Denn eine inadäquat durchgeführte Tonsillitis-Behandlung kann sowohl rheumatisches Fieber als auch eine Post-Streptokokken-Nephritis nach sich ziehen. Aus diesem Grund muss jede Streptokokkeninfektion der Tonsillen ausreichend lang (10 Tage) mit einem geeigneten Antibiotikum behandelt werden. Aufgrund verschiedener Studien wird jedoch für Cefuroxim-Axetil, Ceftibuten, Cefixim, Cefpodoxim und Telithromycin auch eine 5-tägige Antibiotikagabe für ausreichend gehalten. Werden – z. B. bei Penicillinallergie – Makrolide ausgewählt, ist auf die regionale Resistenzrate zu achten. Bei empfindlichem Erreger ist auch mit Erythromycinestolat eine 5-tägige Therapie genügend sicher. Co-trimoxazol und Tetracycline sind zur Behandlung

Tabelle 15.1.2.1: Häufigste Erreger einer Tonsillopharyngitis acuta

Erreger	Ungefähre Kausalitätrate
Viren	40 – 90 %
A-Streptokokken (Streptococcus pyogenes)	Kinder 15 – 30 %, Erwachsene 5 – 10 %
C-Streptokokken	5 %
Haemophilus influenzae Staphylococcus aureus Mycoplasma pneumoniae Chlamydia spp.	

Tabelle 15.1.2.2: Antibiotikaoptionen bei Tonsillitis

Mittel der Wahl/Dosierung	Alternativen	Dosierung	Empfeh-lungs-grad
Phenoxymethylpenicillin (= Penicillin V)			A
Erwachsene: 3–6 Mio IE/d	Cephalosporin Gr 1,2(3) z. B. Cefuroxim-Axetil	Erw.: 2 × (0,25)–0,5g Kd.: 20–30 mg/kg in 2 ED	A
Kinder: 100.000 IE/kg/d max 2 Mio IE/d in 2 Einzelgaben	Makrolid z. B. Clarithromycin	Erw.: 1. Tag 2 × 0,5g dann 2 × 0,25 g Kd.: 15 mg/kg in 2 ED	A
10 Tage Therapiedauer	Ketolid (Telithromycin)	Erw.: 1 × 0,8 g/d Kd.: > 12 J: 20–30 mg/kg	B
	Aminopenicillin/BLI z. B. Sultamicillin	Erw.: 2(–4) × 0,75 g Kd.: 50 mg/kg in 2 ED	B
	Clindamycin	Erw.: 2–3 × 0,3–0,6g Kd.: 20–40 mg/kg in 2ED	B

einer Tonsillitis grundsätzlich nicht indiziert. Die Mehrzahl der für eine Tonsillopharyngitis in Frage kommenden Erreger ist in Tabelle 15.1.2.1 wiedergegeben, die Antibiotika der Wahl sowie geeignete Alternativen finden sich in Tabelle 15.1.2.2

Literatur:

Adam, D. et al.: Orale Antibiotika in Klinik und Praxis, 2009, Springer Medizin Verlag Heidelberg

Bodmann, K.F. et al.: Empfehlungen zur kalkulierten parenteralen Initialtherapie bekterieller Erkrankungen bei Erwachsenen, Chemotherapie Journal, 2010,19: im Druck

Federspil, P. et al.: Antibiotikatherapie der Infektionen an Kopf und Hals, 2008, AWMF-Leitlinien-Register Nr. 017/066 www.awmf-Leitlinien.de

Lode, H. et al.: Rationaler Einsatz oraler Antibiotika bei Erwachsenen und Schulkindern, Chemotherapie Journal, 2006, 15: 129–144

15.1.3 Antimikrobielle Therapie und Management von erwachsenen Patienten mit ambulant erworbenen tiefen Atemwegsinfektionen

Auszug aus der 2009 in einer aktualisierten Version veröffentlichten S3-Leitlinie der Paul-Ehrlich-Gesellschaft für Chemotherapie e. V. (PEG), der deutschen Gesellschaft für Pneumologie, der deutschen Gesellschaft für Infektiologie und vom Kompetenznetzwerk CAPNETZ:

Management und Pharmakotherapie der ambulant erworbenen Pneumonie von erwachsenen Patienten in der ambulanten Praxis.

Beschreibung

Die ambulant erworbene Pneumonie (englisch: community acquired pneumonia, CAP) ist eine akute mikrobielle Infektion des Lungenparenchyms und angrenzender Organe. Anders als bei einer im Krankenhaus erworbenen nosokomialen Pneumonie wurde der Patient hier im privaten oder beruflichen Umfeld, also zu Hause, infiziert. Die folgenden Therapieempfehlungen gelten jedoch auch für Patienten mit CAP in Alten- und Pflegeeinrichtungen. Patienten, die innerhalb der ersten 4 Wochen nach Ende eines stationären Aufenthalts eine Pneumonie entwickeln, gelten jedoch nach überwiegender Einschätzung von Experten als Patienten mit nosokomialer Pneumonie und bleiben hier unberücksichtigt.

Ätiologie

Die CAP wird durch Infektion durch einen in Tabelle 15.1.3.1 genannten Erreger, vornehmlich Pneumokokken (bis zu 30 Prozent), verursacht. Ein ursächlicher Zusammenhang mit einem Klinikaufenthalt darf nicht bestehen.

Risikobewertung/Komplikationen

Eine zuverlässige Einschätzung der klinischen Situation des Patienten ist essenziell für die Behandlung der CAP entweder im häuslichen Umfeld oder in der Klinik. Für die Schweregradbestimmung der CAP eignet sich in Ergänzung zur klinischen Einschätzung durch einen erfahrenen Arzt der sogenannte CRB-65-Index. Bei diesem Index werden Atemfrequenz, diastolischer und systolischer Blutdruck sowie eine eventuelle Bewusstseinstrübung erhoben. Außerdem wird noch nach dem Alter < oder > 65 Jahre differenziert. Patienten, die entsprechend den in diesem Index vorgegebenen Grenzwerten 0 Punkte erreichen, haben ein maximal 1-prozentiges Letalitätsrisiko, während dieses bei 2 oder 3 Punkten auf ca. 8 Prozent und bei 4 Punkten sogar auf 30 Prozent ansteigt. Erreicht der Patient einen CRB-65-Index $\geq$ 1, ist entsprechend zunehmend eine stationäre Einweisung angezeigt. Wird die

CAP zu Hause behandelt, ist eine Beurteilung des Therapieerfolgs spätestens nach 72 Stunden erforderlich und die Indikation für eine Klinikeinweisung nochmals zu prüfen. Ein Therapieversagen bei CAP ist mit 3 bis 6 Prozent relativ selten. Da Erregerspektrum und Letalitätsrisiko gut definiert sind, kann die Behandlung der CAP in der Regel nach Art einer »kalkulierten Initialtherapie« erfolgen (vgl. Abb. 15.1.3.1). Patienten ohne die vorgenannten Index-Risikofaktoren können mit Amoxicillin als Mittel der Wahl (ohne Betalactamaseinhibitor), Doxycyclin oder Makroliden oral behandelt werden. Sollten Unverträglichkeiten gegenüber den genannten Substanzklassen bestehen, bieten sich Oralcephalosporine (Cefuroximaxetil, Cefpodoximproxetil) als Alternativen an. Auch Fluorchinolone (Levofloxacin, Moxifloxacin) stellen dann Alternativen dar, sollten aber wegen ihres hier unnötig breiten Spektrums im Hinblick auf eine zu befürchtende gesteigerte Resistenzentwicklung zunächst möglichst vermieden werden (vgl. Tabelle 15.1.3.3).

Da Patienten mit Risikofaktoren (CRB-65-Index-Punkten) außer durch Streptococcus pneumoniae und Haemophilus influenzae auch durch Staphalococcus aureus und Enterobacteriaceae bedroht sind, darüber hinaus bei einer Aspirationspneumonie Anaerobier oder Mischinfektionen in Betracht zu ziehen sind, bietet sich die Behandlung nach den Vorgaben der Tabelle 15.1.3.5 an. Als weitere Risikofaktoren für eine leichtergradige ambulant erworbene Pneumonie gelten:

Häufigkeit	zu erwartende Erreger
Sehr häufig (40 bis 50 %)	S. pneumoniae
gelegentlich (5 bis 10 %)	H. influenzae
	M. pneumoniae
	Enterobacteriaceae
	respiratorische Viren (v. a. RS-Viren, Adenoviren)
	Influenzaviren
selten (< 5 %)	Legionella spp.
	S. aureus
	C. pneumoniae

bei ca. 20–25 % existiert kein identifizierter Erreger

Tabelle 15.1.3.1:
Häufigkeit von Erregern der ambulant erworbenen Pneumonie in Deutschland gemäß CAPNETZ

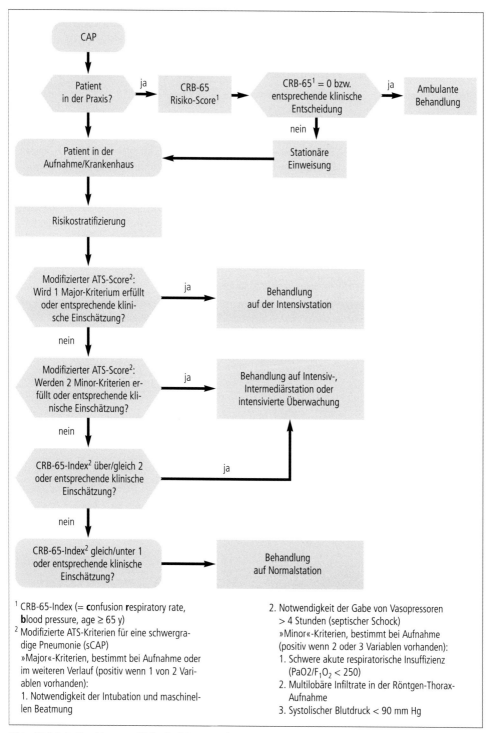

Abb. 15.1.3.1: Algorithmus zu Risikoabschätzung und Management bei CAP-Patienten

Tabelle 15.1.3.2: Zusammenhang zwischen Erregerspektrum und anamnestischen Angaben

Antibiotika-Vortherapie ≤ 3 Monate; cave: (multi-)resistente Erreger!

Reiseanamnese: Bei Reisen in Länder mit hoher Legionellose-Prävalenz und/oder Exposition gegenüber Wasser aus speziellen Aufbereitungsanlagen ist Legionella spp. differentialdiagnostisch zu berücksichtigen.

Alter: Bei Patienten über 65 Jahren werden vermehrt gramnegative Erreger gefunden.

Alten- und Pflegeeinrichtungen oder Krankenhausvorbehandlung: Vermehrt Infektionen durch (multi-)resistente Enterobakterien und S. aureus sowie Aspirationspneumonien. Cave: neurologische Grunderkrankungen

Chronische Lungenerkrankungen: Bei chronisch-obstruktiver Bronchitis vermehrt Infektionen durch H. influenzae; bei fortgeschrittener COPD, Mukoviszidose oder Bronchiektasen: S. aureus und selten P. aeruginosa.

Tierkontakte: Bei Kontakt mit Vögeln: Chlamydia psittaci; mit Schafen: Coxiella burnetii

Glucocorticoid-Vortherapie u. a.: Bei einer vorbestehenden Steroidtherapie von mindestens 10 mg/Tag Prednisolonäquivalent über eine Dauer von mindestens vier Wochen ist ein gehäuftes Auftreten von P. aeruginosa und Legionella spp. beschrieben.

Tabelle 15.1.3.3: Empfehlungen für Patienten ohne Risikofaktoren

Antiinfektiva[1]	Dosierung/Tag	Therapiedauer
Mittel der Wahl Aminopenicillin Amoxicillin	≥ 70 kg: 3-mal 1 g < 70 kg: 3-mal 0,75 g	7 bis 10 Tage
Alternativen Tetrazyklin Doxycyclin	1-mal 200 mg oral initial, dann: ≥ 70 kg: 1-mal 200 mg < 70 kg: 1-mal 100 mg	5 bis 7 Tage
oder Makrolid Azithromycin Clarithromycin Roxithromycin	1-mal 500 mg oral 2-mal 500 mg oral 1-mal 300 mg oral	3 Tage 5 bis 7 Tage 5 bis 7 Tage

[1] Bezeichnungen der Fertigarzneimittel: s. Tabelle 15.1.3.5

▶ Antibiotikatherapie während der letzten 3 Monate
▶ Unterbringung in Pflegeheimen und/oder
▶ chronische internistische oder neurologische Begleiterkrankungen wie z. B. Leberzirrhose oder Zustand nach Apoplex.

Wird die Präparatewahl auf die hauptsächlich vorherrschenden Erreger abgestimmt, ist eine Kombinationstherapie normalerweise nicht nötig. Die gesamte Breite des möglichen Erregerspektrums könnte in diesem Falle auch durch eine Fluorchinolon-Monotherapie abgedeckt

Tabelle 15.1.3.4: Empfehlungen für Patienten mit Risikofaktoren

Antiinfektiva[1]	Dosierung/Tag[2]
Mittel der Wahl Amoxicillin/	3-mal 1 g oral
Clavulansäure Sultamicillin	2-mal 0,75 g oral
Alternativen Levofloxacin	1-mal 500 mg oral
Moxifloxacin	1-mal 400 mg oral

[1] Bezeichnungen der Fertigarzneimittel: s. Tabelle 15.1.3.5
[2] Therapiedauer: jeweils 5 bis 7 Tage

werden. Eine Überweisung an apparativ entsprechend ausgestattete Spezialpraxen bzw. in eine Klinik ist nur bei beträchtlichem Schweregrad der CAP bzw. bei Therapieversagen anzuraten.

Mikrobiologische und sonstige diagnostische Maßnahmen

Eine mikrobiologische Untersuchung in der ambulanten Praxis ist nur indiziert bei

▶ Antibiotikavortherapie,
▶ struktureller Lungenerkrankung,
▶ rezidivierender Pneumonie wegen des höheren Risikos resistenter Erreger.

Als geeignete Materialien zur Abklärung von Patienten mit Risikofaktoren gelten Proben aus den tiefen Atemwegen, Pleuraflüssigkeit oder Blutkulturen. Ebenso kommen Sputum sowie invasiv gewonnene bronchoalveoläre Lavageflüssigkeit (BAL) oder Biopsien infrage. Sputumproben sind jedoch häufig mit physiologischer Flora aus dem Mund-Rachen-Raum kontaminiert. Die Proben sollten in jedem Fall noch vor Beginn einer antimikrobiellen Therapie gewonnen und möglichst innerhalb von 2 Stunden im Labor bearbeitet werden können.

Die häufigsten Erreger einer CAP sind differenziert je nach ihrer Prävalenz in der ambulanten Praxis in Tabelle 15.1.3.1 dargestellt. Tabelle 15.1.3.2 beschreibt ergänzend den Zusammenhang zwischen dem gehäuften Auftreten bestimmter Erreger und anamnestischen Tatbeständen.

Eine Symptom- oder Befundkonstellation, die eine sichere Diagnose einer Pneumonie ermöglicht, existiert nicht. Bei »leichter« CAP mit nur geringer Infiltratausbildung liefert auch eine Thoraxaufnahme keine sichere CAP-Diagnose, weil Sensitivität und Spezifität und damit die Zuverlässigkeit des Infiltrat-Nachweises hier zu gering

sind. Deshalb wird in der ambulanten Praxis eine Röntgen-Thoraxaufnahme in zwei Ebenen stringent nur bei Patienten mit einem lokalisierten Auskultationsbefund und aufgrund anderer differenzialdiagnostischer Hinweise empfohlen.

Resistenzsituation bei den häufigsten Erregern

Einblick in die aktuelle Resistenzsituation im deutschsprachigen Raum geben die Studienergebnisse der AG Resistenz der Paul-Ehrlich-Gesellschaft (PEG) sowie die Auswertungen der Studien PROTEKT I und PROTEKT II. Weitere differenzierte Angaben zur Resistenz sind aus der sogenannten GENARS-Datenbank (German Network for Antimicrobial Resistance Surveillance, www.genars.de) zu erhalten.

Therapeutische Ziele

Eliminierung des/der verursachenden Erreger(s) durch gezielten rationalen Antibiotikaeinsatz.

Pharmakotherapie: Stufenplan/ Leitlinien der Fachgesellschaften

(s. 15.1.2)

Antiinfektiva

Der Tabelle 15.1.3.5 sind die zur CAP-Behandlung geeigneten Antibiotika-Wirkstoffgruppen inkl. der Einzelsubstanzen und ihrer Handelsbezeichnungen sowie die empfohlenen Dosierungen bei parenteraler und oraler Applikation zu entnehmen. Die Wahl der Präparate folgt dem Ergebnis der mikrobiologischen Testung sowie dem Schweregrad der CAP (vgl. hierzu 3. Risikobewertung/Komplikationen). Bei Verdacht auf eine Koinfektion durch Mykoplasmen, Clamydien oder Legionellen kann auch eine Kombinationsbehandlung mit Betalactam- und Makrolidantibiotikum erfolgen. Eine Übersicht klinisch relevanter Interaktionen gibt Tabelle 15.1.3.6.

Tabelle 15.1.3.5: Dosisempfehlungen zur kalkulierten Initialtherapie der ambulant erworbenen Pneumonie
(Tagesdosis bei Erwachsenen mit einem Körpergewicht von 50 bis 85 kg sowie normaler Nieren- und Leberfunktion)

Wirkstoff-Gruppe/Klasse	INN	Handelsnamen® (Bsp.)	empfohlene Initialdosis (pro Tag) parenteral	oral
	Penicillin G	Penicillin Grünenthal	3- bis 4-mal 5 Mio. I.E.	
Aminopenicilline bzw. Oral-Cephalosporine	Amoxicillin	Amoxypen u. a.		≥ 70 kg: 3-mal 1,0 g < 70 kg: 3-mal 750 mg
	Ampicillin Amoxicillin-Clavulansäure	Ampicillin ratiopharm u. a. Augmentan	3- bis 4-mal 2,0 g 3-mal 2,2 g	≥ 70 kg: 3-mal 1,0 g < 70 kg: 2-mal 1,0 g
	Ampicillin-Sulbactam	Unacid	3-mal 3,0 g	2-mal 750 mg
	Cefuroximaxetil	Elobact u. a.		2-mal 500 mg
Carbapeneme	Ertapenem Imipenem Meropenem	Invanz Zienam Meronem	1-mal 1,0 g 3-mal 1,0 g 3-mal 1,0 g	
Cephalosporine, parenteral	Cefuroxim Ceftriaxon Cefotaxim Ceftazidim Cefepim	Zinacef u. a. Rocephin u. a. Claforan u. a. Fortum u. a. Maxipime	3-mal 1,5 g 1-mal 2,0 g 3-mal 2,0 g 3-mal 2,0 g 3-mal 2,0 g	
Fluorchinolone	Ciprofloxacin	Ciprobay u. a.	3-mal 400 mg	2-mal 500 bis 750 mg
	Levofloxacin	Tavanic	1- bis 2-mal[1] 500 mg	1- bis 2-mal[1] 500 mg
	Moxifloxacin	Avalox	1-mal 400 mg	1-mal 400 mg
Makrolide	Azithromycin Clarithromycin Roxithromycin Erythromycin	Zithromax u. a. Klacid u. a. Rulid u. a. Eryhexal u. a.	1-mal 500 mg 2-mal 500 mg 3-mal 1,0 g	1-mal 500 mg 2-mal 500 mg 1-mal 300 mg
Piperacillin + Beta-Lactamase-Inhibitor	Piperacillin + Sulbactam Piperacillin + Tazobactam	diverse Combactam Tazobac	3-mal 4,0/ 1,0 g 3-mal 4,5 g	
Tetrazykline	Doxycyclin	Doxy HEXAL u. a.	1-mal 200 mg	1-mal 200 mg

u. a. = diverse generische Anbieter
[1] höhere Initialdosis nur bei schwerer CAP

Tabelle 15.1.3.6: Klinisch relevante Interaktionen von Antibiotika zur Pneumoniebehandlung
(gemäß Stockley's: Drug interactions)

Arzneistoff (A)	Interaktion mit (B)	Mechanismus oder klinischer Effekt
Ampicillin/Amoxicillin	orale Kontrazeptiva	Konzeptionsschutz ↓ (wegen geschädigter Darmflora)
Cefuroximaxetil	orale Kontrazeptiva	Konzeptionsschutz ↓ (wegen geschädigter Darmflora)
Cefpodoximproxetil	Ranitidin/Bicarbonat	Bioverfügbarkeit A ↓, → 2 Stunden zeitversetzt einnehmen
Cefuroxim Ceftriaxon	orale Kontrazeptiva	Konzeptionsschutz ↓ (wegen geschädigter Darmflora)
Cefotaxim Ceftazidim	starke Diuretika	Nierenfunktion ↓ (Nephrotoxizität von A fraglich)
Cefepim		
Imipenem	(Val-)Ganciclovir	Krampfanfälle → potenzierte NW von A und B
Meropenem	Natriumvalproat	Serumspiegel B ↓ → Drug-Monitoring von B
Ciprofloxacin	mineral. Antazida, Sucralfat, Eisen	Resorption A ↓ → verminderte antibiotische Wirkung
	Theophyllin, Coffein	Spiegel B ↑ → Toxizität/Nebenwirkungen B ↑ →
	Glibenclamid	Spiegel B ↑ Hypoglykämiegefahr ↑ (WW umstritten!)
Moxifloxacin	mineral. Antazida, Sucralfat, Eisen	Resorption A ↓ → verminderte antibiotische Wirkung
	div. Antiarrhythmika	QT-Verlängerung → Torsade-de-pointes ↑
	div. Antihistaminika	QT-Verlängerung → Torsade-de-pointes ↑
	Chlorpromazin, Haloperiodol u. a.	QT-Verlängerung → Torsade-de-pointes ↑
Levofloxacin	mineral. Antazida, Sucralfat, Eisen	Resorption A ↓ verminderte antibiotische Wirkung
Clarithromycin	a) Theophyllin b) Carbamazepin, Valproinsäure c) Ciclosporin, Tacrolimus d) Dihydroergotamin e) Terfenadin, Astemizol u. a. f) Phenytoin g) Calcium-Antagonisten h) Digitalis-Glykoside i) HMG-CoA-Reduktase-Inhibitoren (Simvastatin, Lovastatin)	Spiegel B ↑ (CYP3A-Hemmung) → Intoxikationsgefahr ↑ Vasokonstriktion (CYP3A4-Hemmung) → Ischämiegefahr QT-Verläng. (CYP3A-Hemmung) → Torsade-de-pointes ↑ Spiegel B ↑ Spiegel B ↑ → CYP450-WW Spiegel B ↑ → Digitalis TDM Spiegel B ↑ (CYP3A-Hemmung)

Fortsetzung nächste Seite

Tabelle 15.1.3.6: Fortsetzung

Arzneistoff (A)	Interaktion mit (B)	Mechanismus oder klinischer Effekt
Azithromycin	a, d, e, g, h; nicht b, c* (*vgl. Clarithromycin)	
Erythromycin	a, b, c, d, e, g, h* Sotalol (Kl. III-Antiarrhythmika)	QT-Verlängerung und Torsade-de-pointes-Gefahr
Roxithromycin	a, d, e, g, h; nicht b, c*	
Piperacillin/Tazobactam	Muskelrelaxanzien	verstärkte/verlängerte neuromuskuläre Blockade
Tetrazykline (Doxycyclin)	mineralische Antazida, Eisen, Zink, Milchprodukte Rifampicin	Resorption A $\downarrow$ → verminderte antibiotische Wirkung Metabolisierung A $\uparrow$ → verminderte antibiotische Wirkung
	Antiepileptika (Barbiturate, Phenytoin, Carbamazepin)	Metabolisierung A $\uparrow$ → verminderte antibiotische Wirkung
Cotrimoxazol Trimethoprim	ACE-Hemmer	Hyperkaliämie → Kaliumspiegel monitoren

15.1.4 Therapie von Infektionen bei Patienten in der Hämatologie und Onkologie – Therapiestrategien bei ungeklärtem Fieber

Auszug aus den Leitlinien der Sektion Infektionen in der Hämatologie/Onkologie der Paul-Ehrlich-Gesellschaft e. V. (PEG)

Die Beherrschung von Infektionen bei malignen Erkrankungen, die meistens durch die gegebene Immundefizienz der Patienten begünstigt sind, ist für diese mitunter überlebensentscheidend. Durch eine optimale, auf gesicherten Qualitätsstandards basierende Prophylaxe oder antimikrobielle Therapie lässt sich die infektionsbedingte Letalitätsrate selbst bei intensiver antineoplastischer Behandlung auf unter 10 Prozent senken.

Fieber unklarer Genese bzw. unerklärtes Fieber:
Als unerklärtes Fieber (»fever of unknown origin« FUO) wird neu aufgetretenes Fieber ohne richtungsweisende klinische und mikrobiologische Infektionsbefunde gewertet.

Beschreibung
Das Risiko infektionsbedingter Morbidität und Mortalität wird heute prospektiv primär anhand der Gesamtdauer der Neutropenie abgeschätzt.

Risikostufen der Neutropenie:
Ein Patient mit einer erwarteten Neutropeniedauer von < 5 Tagen und einer Granulozytenzahl von < 500/μl wird in der Regel als Niedrig-Risiko-Patient eingestuft. Ein Patient mit einer Neutropeniedauer von 6 bis 9 Tagen gilt als Standard-Risiko-Patient; ab einer Neutropeniedauer von ≥ 10 Tagen wird er als Hoch-Risiko-Patient betrachtet. Für eine Einordnung als Niedrig-Risiko-Patient müssen außer den vorgenannten Kriterien (Neutropeniedauer < 5 Tage bei Granulozytenzahl < 500/μl) noch weitere erfüllt werden:

▶ *keine* ZNS-Infektion, schwere Pneumonie, Venenkatheterinfektion,
▶ *keine* Anzeichen von Sepsis oder Schock,
▶ *kein* ausgeprägter Abdominalschmerz (± Diarrhö),
▶ *keine* i.v.-Supportivtherapie nötig,
▶ *keine* Dehydratation,
▶ *kein* wiederholtes Erbrechen,

- ▶ *keine* Notwendigkeit einer permanenten oder engmaschigen Überwachung (z. B. eines dekompensierten Diabetes mellitus, Hypercalciämie …),
- ▶ ambulante Behandlung möglich: Patient ist bewusstseinsklar und kennt und versteht die Risiken.

Initiale Diagnostik beim Auftreten von Fieber und/oder anderen Infektionszeichen

Anamnese und klinische Untersuchung
Nach Abklärung einer eventuellen Unverträglichkeit antimikrobieller Substanzen aus vorangegangener Therapie ist vor Einleitung einer neuen Antibiotikatherapie eine sorgfältige körperliche Untersuchung unabdingbar. Dabei erlauben die in Tabelle 15.1.4.1 aufgeführten Befunde möglicherweise bereits Rückschlüsse auf die Art und Herkunft der neuen Erreger.

Vor Beginn der antimikrobiellen Therapie werden untersucht:
- ▶ Haut und Schleimhäute,
- ▶ Eintrittstellen zentraler oder peripherer Venenkatheter, Punktionsstellen,
- ▶ obere und untere Atemwege,
- ▶ Urogenitalsystem,
- ▶ Abdomen und Perianalregion,

- ▶ Blutdruck, Puls- und Atemfrequenz,
- ▶ (orientierend) neurologische Parameter.

Labordiagnostik
Inital sind obligatorisch: Blutkulturen und In-vitro-Empfindlichkeitstestungen mit den infrage kommenden Antibiotika, bei entsprechender Infektionssymptomatik zusätzlich Urinkultur, Stuhlkultur, Haut-und Schleimhautabstriche gegebenenfalls Biopsie bei entsprechenden Läsionen. Je nach klinischer Situation können auch eine Liquorzytologie und -kultur, eine Lungen- und Leberhistologie plus Kultur, eine bronchoalveoläre Lavage (BAL) sowie Nachweise möglicher beteiligter Viren und Pilze unumgänglich sein. Diese Diagnostik muss bei ausbleibendem Behandlungserfolg nach 72 bis 96 Stunden wiederholt werden. Außerdem sollten die Spitzen entfernter Katheter mikrobiologisch aufgearbeitet werden sowie bei positivem Fungämie-Nachweis engmaschige Blutkontrollen bis über das Ende der antimykotischen Therapie hinaus erfolgen. Zur klinischen Diagnostik gehören obligat (Differential-) Blutbild sowie Laktat-, ATIII-, D-Dimere (vgl. 16.2.4 Thrombosen), Quick, aPTT und Blutgasanalyse.

Im weiteren Therapieverlauf werden alle Untersuchungen 2- bis 3-mal pro Woche wiederholt.

Tabelle 15.1.4.1: Klinische Befunde und Erregerätiologie

Klinische Zeichen	Häufigste Infektionserreger
gerötete/schmerzhafte Einstichstelle eines Venenverweilkatheters	koagulase-negative Staphylokokken
ausgedehnte Schleimhautulcera	alpha-hämolysierende Streptokokken, Candida spp., Herpes simplex
punktförmige Hautinfiltrate	grampositive Kokken, Candida spp.
zentral nekrotisierende Hautläsionen	Pseudomonas aeruginosa, Aspergillus spp.
Diarrhö, Meteorismus	Clostridium difficile
abdominelle Symptome (z. B. Enterokolitis/Pseudoappendizitis), perianale Läsion	Mischinfektion einschließlich Anaerobier + Pseudomonas aeruginosa
pulmonale Infiltrate unter antibiotischer Therapie	Aspergillus spp., Candida spp., Pneumocystis jiroveci (carinii)
Sinusitis bei pulmonalem Befund (v. a. unter laufender antibiotischer Therapie)	Aspergillus spp., evtl. Mucoraceen

Bei Aminoglykosid-Therapie ist die Nierenfunktion zu überwachen und vor Beginn die endogene Kreatinin-Clearance nach Cockroft-Gault zu bestimmen. Liegt eine eingeschränkte Nierenfunktion vor, sind die Aminoglykosid-Talspiegel vor erneuten Gaben zur Dosisanpassung zu ermitteln.

Von den bildgebenden Verfahren sind Röntgenaufnahmen der Thoraxorgane in zwei Ebenen, bzw. bei über 3 bis 4 Tage anhaltendem Fieber eine hochauflösende Computertomografie sowie ggf. eine Sonografie des Abdomens angezeigt. Eine Untersuchung auf pathogene Bakterien einschließlich Mykobakterien, Legionellen, Pilzen u. a. wird durch eine Bronchoskopie und eine BAL vervollständigt und bei Bedarf durch eine transbronchiale Biopsie und Materialentnahme ergänzt. Als zusätzliche Untersuchungen kommen in Abhängigkeit von der klinischen Situation des Patienten Echokardiografie und eine Spiegelung des Augenhintergrunds in Betracht.

Pharmakotherapie: Stufenplan/Leitlinien der Fachgesellschaften

Therapie bei Fieber unklarer Ursache (FUO) gemäß PEG-/AGIHO-Empfehlungen

Patienten mit Niedrigrisiko

Initialtherapie bei Niedrig-Risiko-Patienten (entsprechend den eingangs vorgestellten Kriterien):

In prospektiv randomisierten Studien hat sich die orale Gabe von Ciprofloxacin (3-mal 500 mg bzw. 2-mal 750 mg) oder Levofloxacin (1-mal 500 mg) in Kombination mit Amoxicillin/Clavulansäure (3-mal 1 g) einer intravenösen Standardtherapie entsprechend Abb. 15.1.4.1 als ebenbürtig erwiesen. Bei Penicillinallergie kann die Kombination Amoxicillin/Clavulansäure durch orales Clindamycin ersetzt werden.

Patienten mit mittlerem und Hochrisiko

Die antibiotische Initialtherapie bei mittlerem Risiko und Hoch-Risiko-Patienten folgt dem Schema in der Abb. 15.1.4.2. Bei primär klinischer Verschlechterung wird bei Hochrisiko-Patienten allerdings von der initialen rein antibakteriellen Therapie unverzüglich auf eine gleichzeitige Verabreichung von liposomalem Amphotericin B oder Caspofungin oder Itraconazol oder Voriconazol zusätzlich zu einem Carbapenem oder der Kombination aus einem Chinolon und einem Glykopeptid übergegangen. Wechselwirkungen der Antiinfektiva mit der sonstigen lebenserhaltenden Medikation dieser kritisch kranken Menschen müssen dabei meistens – mangels Alternativen – unberücksichtigt bleiben.

Besondere Therapiesituationen

Bei bekannter Unverträglichkeit von Betalaktamantibiotika ist die Gabe von Ciprofloxacin in Kombination mit einem Aminoglykosid- oder Glykopeptid-Antibiotikum erforderlich. Liegt eine nachgewiesene Niereninsuffizienz des Patienten vor, wird auf die Gabe eines Aminoglykosids verzichtet und die Behandlung mit einer Mono- oder Doppel-Betalaktamtherapie (Cephalosporin der Gruppe 3/4 plus Piperacillin) geführt.

Bei persistierendem unklarem Fieber ist die antibakterielle Therapie durch eine empirische antimykotische Medikation entsprechend der

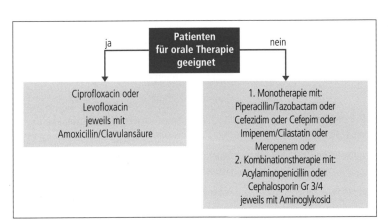

Abb.15.1.4.1:
Empirische Therapie von Niedrigrisiko-Patienten (lt. AGIHO = Arbeitsgemeinschaft Infektionen in der Hämatologie und Onkologie)

Abb. 15.1.4.2 zu ergänzen. Eine detaillierte Therapiestrategie entsprechend der Entwicklung des klinischen Zustands des Patienten gibt Abb. 15.1.4.2 wieder.

Die Dosierungen der antimikrobiellen Wirkstoffe der Abb. 15.1.4.1 und 15.1.4.2 finden sich in den Tabellen 15.1.4.2 und 15.1.4.3.

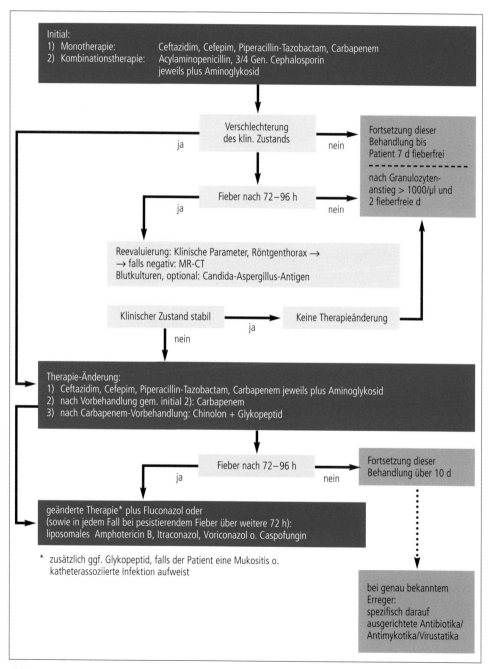

Abb. 15.1.4.2: Therapie-Strategie bei Patienten mit mittlerem Risiko unter Fieber mit ungeklärter Ursache (FUO) modifiziert nach Link, H. et al. (AGIHO)

Die Behandlung mit antibakteriellen, antimykotischen und antiviralen Wirkstoffen wird bei Patienten mit gesicherter humoraler Immundefizienz (IgG-Mangel) durch die zusätzliche Gabe von 150 bis 300 mg/kg Körpergewicht polyvalenter Immunglobuline ergänzt. Bei kritisch kranken

Hoch-Risiko-Patienten werden von Fall zu Fall auch hämatopoetische Wachstumsfaktoren (G-CSF: Filgrastim bzw. Lenograstim) am Ende einer Chemotherapie bis zum Wiederanstieg der Leukozytenzahl auf > 5000/μl subcutan verabreicht. Die Überlegenheit von zusätzlichem G-CSF ge-

Tabelle 15.1.4.2: Tagesdosierung von Antibiotika bei Fieber unklarer mikrobieller Ursache (PEG/DGHO)

Wirkstoff-Gruppe/ Klasse	INN	Handelsname® (Beispiele)	Empfohlene Dosis pro Tag
Penicillin/-Komb.	Piperacillin + Tazobactam	Tazobac	3-(4)-mal 4,5 g
3a-Gen. Cephalosp. 3b-Gen. Cephalosp. 4-Gen. Cephalosp	Ceftriaxon Ceftazidim Cefepim	Rocephin Fortum Maxipime	1-mal 2 g 3-mal 2 g (2-)3-mal 2 g
Carbapeneme	Imipenem/Cilastin Meropenem	Zienam Meronem	4-mal 0,5 g bis 3 x 1 g 3-mal 1 g
Chinolone	Ciprofloxacin Levofloxacin	Ciprobay Tavanic	2- bis 3-mal 400 mg 1- bis 2-mal 500 mg
Glykopeptide	Vancomycin Teicoplanin	Vancomycin Targocid	2-mal 1000 mg (Monitoring!) 1-mal 400 mg (1. Tag 800 mg)
Aminoglykoside (Monitoring!)	Gentamicin Tobramycin Netilmicin Amikacin	Refobacin Gernebcin Certomycin Biklin	3 bis 6 mg/kg KG 3 bis 5 mg/kg KG 4 bis 7,5 mg/kg KG 15 bis 20 mg/kg KG (max. 1,5 g)
Nitroimidazole	Metronidazol	Clont	3-mal 500 mg
Oxazolidinone	Linezolid	Zyvoxid	2-mal 600 mg

Tabelle 15.1.4.3: i. v.-Tagesdosierung von Antimykotika bei Fieber unklarer Genese

Wirkstoff	Tagesdosierung
Amphotericin B	0,6 bis 1,0 (bis 1,5) mg/kg KG (nach Testdosis von 5 bis 10 mg)
AMB liposomal	1 bis 3 mg/kg KG
Fluconazol	1-mal 400 bis 800 mg
Voriconazol	2-mal 6 mg/kg KG an Tag 1 2-mal 4 mg/kg KG an Tagen 2 bis 8 1-mal 200 mg ggf. ab Tag 9
Itraconazol	2-mal 200 mg an Tagen 1 u. 2 1-mal 200 mg ab Tag 3 (cave bei CreaCl < 50 ml/min bzw. Serum Crea > 2,5 mg/dl)
Caspofungin	70 mg an Tag 1 50 mg ab Tag 2 (Schwergewichtige 70 mg)

genüber alleiniger antimikrobieller Therapie ist jedoch nicht gesichert.

Tabelle 15.1.4.4 listet weitere Infektionen und deren adäquate Behandlung auf, die bei onkologischen Patienten u. a. häufiger auftreten können.

Tabelle 15.1.4.5 zeigt die häufigsten Erreger von katheterassoziierten Bakteriämien, während Tabelle 15.1.4.6 Erreger vorstellt, die bei einer unmittelbar vorausgegangenen antimikrobiellen Therapie regelhaft ausgeschlossen werden können.

Tabelle 15.1.4.4: Antibiotikatherapie bei spezieller Infektlokalisation (PEG)

Weichteilinfektion:
(KN-Staphylokokken, Staph. aureus, aerobe gramneg. Stäbchen)
Therapie entspr. nachgewiesenem Erreger
→ z. B. Cephalosporin Gr. II ± Glykopeptid

abdominelle und/oder perianale Infektionszeichen:
(Mischinfektion incl. Enterokokken, Anaerobier, gramneg. Aerobier)
→ Metronidazol + Cephalosporin 3/4
oder
→ Carbapenem bzw. Piperacillin/Tazobactam mono

pseudomembranöse Enterocolitis:
→ 3-mal 400 mg Metronidazol oral, bei Unwirksamkeit
→ 4-mal 125 mg Vancomycin oral

Lungeninfiltration:
Aspergillus-wirksame Antimykotika:
→ Amphotericin B (1-mal 1 mg/kg KG)
→ Voriconazol (2-mal 4 mg/kg KG (1. Tag 2-mal 6))
→ (liposomales AmB) (1-mal 3 bis 5 mg/kg KG)

Tabelle 15.1.4.5: Antibiotikatherapie von katheterassoziierten Bakteriämien

Erreger	Therapie	Dauer
S. aureus (Oxacillin-sensibel)	Isoxazolylpenicillin	2 Wochen i. v.
S. aureus (Oxacillin-resistent)	Glykopeptid, Linezolid, Quinu-/Dalfopristin	2 Wochen i. v.
koagulase-negative Staphylokokken	entspr. Antibiogramm; Glykopeptide nur bei Oxacillinresistenz	noch 5 bis 7 Tage nach Entzündungsrückgang (bei persist. Neutropenie)
Enterokokken	Aminopenicillin + Aminoglykosid Glykopeptid + Aminoglykosid bei Ampicillinresistenz; Linezolid oder Quinu-/Dalfopristin bei Vancomycinresistenz	noch 5 bis 7 Tage nach Entzündungsrückgang (bei persist. Neutropenie)
Candida albicans	Fluconazol, sofern aktiv (1-mal 400 mg) Amphotericin B o. Caspofungin	2 Wochen *(ZVK entfernen!)*
non-albicans-Candida spp.	Amphotericin B; alternativ: Caspofungin o. Voriconazol o. Itraconazol	2 Wochen
sonstige Erreger	entspr. Antibiogramm	nach Bedarf

Tabelle 15.1.4.6: Erregerausschluss aufgrund unmittelbar vorausgegangener antimikrobieller Therapie

vorausgegangene Behandlung mit:	als Erreger weitgehend auszuschließen:
Co-trimoxazol	Pneumocystis jiroveci (carinii)
Fluorchinolon	Legionellen, andere atypische Erreger
Phenoxymethylpenicillin (Penicillin V)	beta-hämolysierende Streptokokken, Pneumokokken
Makrolid	Legionellen, andere atypische Erreger

PEG-Empfehlungen zu Infektionen in HO, 2004

 Fragen zur Repetition / Vertiefung

▶ Nennen Sie Argumente für eine antibiotische Deeskalationstherapie!

▶ Nennen Sie Faustregeln für eine Antibiotikadosierung entsprechend Lebensalter und renaler bzw. biliärer Ausscheidungsleistung!

▶ Skizzieren Sie verschiedene 2er- und 3er-Kombinationen von Antibiotika, wenn die Infektlokalisation sowohl grampositive als auch gramnegative aerobe und anaerobe Erreger erwarten lässt.

▶ Geben Sie Beispiele für eher kostengünstige und eher hochpreisige Antibiotikaklassen.

▶ Nicht alle gängigen Prophylaxemaßnahmen mit auch therapeutisch eingesetzten Wirkstoffen sind unumstritten. Nennen Sie mindestens drei, die rational gut begründbar sind!

▶ Nennen Sie zwei verschiedene Scores, die eine Schweregradeinschätzung für eine Pneumonie erlauben.

▶ Welche Antibiotikaklasse erlaubt eine CAP-Monotherapie, auch wenn mit einem breiteren Erregerspektrum zu rechnen ist?

▶ Welche sich im häuslichen Umfeld manifestierende Pneumonie wird dennoch nicht als CAP eingestuft?

▶ Welche Erreger (nach den führenden Pneumokokken) sind häufig an einer Pneumonie beteiligt?

▶ Nennen Sie häufige Eintrittspforten bzw. Prädilektionsstellen für Erreger von Fieber unklarer Ursache.

▶ Wie werden Aminoglykosid-Antibiotika bei lebensbedrohlichen Infektionen wie z. B. Fieber unklarer Ursache üblicherweise dosiert?

▶ Führen Sie drei beliebige Infektionsquellen bei neutropenischen Patienten an sowie die dort jeweils hauptsächlichen Erreger.

▶ Nennen Sie die antibakteriellen Basiskombinationsschemata bei Fieber unklarer Ursache sowie mindestens zwei Bedingungen, unter denen diese situativ geändert werden müssen!

Literatur

Baxter, K. (Ed.): Stockley's Drug interactions, 8th ed., Pharmaceutical Press, London-Chicago, 2008

Dietrich, E. S. et al.: Kosten einer leitliniengerechten Arzneimitteltherapie in Deutschland, Gesundh ökon Qual manag 2005, 10: 35–43

Höffken, G. et al.: Epidemiologie, Diagnostik, antimikrobielle Therapie und Management von erwachsenen Patienten mit ambulant erworbenen tiefen Atemwegsinfektionen sowie ambulant erworbener Pneumonie, S 3-Leitlinie der PEG, DGP, DGI und CAPNETZ, Chemotherapie Journal 2005, 14: 97–155

Update 2009: Chemotherapie Journal 2009, 18; 189–251

Hughes, W. T. et al.: 2002 Guidelines of the use of antimicrobial agents in neutropenic patients with cancer, Clin Infect Dis 2002; 34: 730–751

Link, H. et al.: Antimicrobial therapy of unexplained fever in neutropenic patients – Guidelines of AGIHO in DGHO, Ann Hematol 2003, 82 Suppl 2: S 105–117

Link, H. et al.: Infektionen bei Neutropenie-Diagnostik und Therapie 2006 – Empfehlungen für die Praxis (AGIHO)

Maschmeyer, G. et al.: Diagnostik und Therapie von Infektionen bei Patienten in der Hämatologie und Onkologie (PEG-Leitlinien), Chemotherapy Journal, 2004, 13: 134–141

Maschmeyer, G. et al.: Infektionen bei hämatologischen und onkologischen Erkrankungen, www.dgho.de

Quintel, M.: Infektionskrankheiten in der Intensivmedizin, 2003, Uni-Med Verlag, Bremen-London-Boston

Rhew, D. C. et al.: Early switch and early discharge strategies in patients with community – acquired pneumonia: a meta-analysis, Arch Intern Med 2001, 161: 722–727

Stille, W. et al.: Antibiotika-Therapie: Klinik und Praxis der antiinfektiösen Behandlung 11. Auflage 2004, Schattauer Verlag, Stuttgart/New York

www. DGHO-Infektionen.de

Die Therapieempfehlungen der DGHO befinden sich zum Zeitpunkt der Drucklegung dieses Buches in Überarbeitung

E. STREHL

15.2 Tumortherapie und supportive Maßnahmen

Krebserkrankungen stellen heute die zweithäufigste Todesursache in den Industrieländern dar. Dabei stehen maligne Veränderungen solider Organe (Tabelle 15.2.1) im Vordergrund, gefolgt von malignen Erkrankungen des lymphoproliferativen und blutbildenden Systems (Lymphome, Leukämien).

Stadieneinteilung und Vorgehensweise am Beispiel Kolonkarzinom

Die Stadieneinteilung kolorektaler Tumore erfolgt nach ihrer Größe, der Anzahl positiv befallener Lymphknoten im umliegenden Gewebe und dem Stand der Metastasierung zum Zeitpunkt der Diagnose (Tabelle 15.2.2). Während in den Stadien I und II durch ausschließlich operative Entfernungen der Tumormassen hohe Heilungsraten im Sinne der 5-Jahres-Überlebensraten erreicht werden können, ist im Stadium III letztendlich das Ausmaß der lokalen Ausbreitung über Lymphgefäße in der Umgebung für die Überlebensprognose entscheidend (Tabelle 15.2.3). Da im Stadium III signifikante Überlebensvorteile durch eine postoperativ angeschlossene Chemotherapie (adjuvante Chemotherapie) erzielt werden konnten, werden weltweit Patienten in diesem Stadium mehrere Zyklen einer Kombinations-Chemotherapie, bestehend aus 5-Fluorouracil/Folinsäure/Oxaliplatin, angeboten. Die ungünstigste Prognose weisen Patienten mit einer bereits bestehenden Metastasierung zum Zeitpunkt der Diagnose auf. Dass dennoch etwa 8 Prozent der Patienten nach 5 Jahren am Leben sind, erklärt sich zum einen durch teilweise individuell lang anhaltende Ansprechraten im Rahmen verschiedener Kombinations-Chemotherapien, zum anderen durch die Option, bei ausgewählten Patienten durch eine neoadjuvante d. h. präoperativ gegebene Chemotherapie

Tabelle 15.2.1: Geschätzte Zahl der Krebserkrankungen und der Krebssterbefälle in Deutschland 2004
(Quelle: RKI – Schätzungen für Deutschland 2004)

Lokalisation	Männer Krebsneuerkrankungen (Krebssterbefälle)	Frauen Krebsneuerkrankungen (Krebssterbefälle)
Prostata	58.570 (11.135)	– –
Brustdrüse	– –	57.230 (17.592)
Darm	37.250 (13.748)	36.000 (14.034)
Lunge	32.850 (28.820)	13.190 (11.026)
Harnblase	21.410 (3.565)	7.340 (2.629)
Magen	11.000 (6.276)	7.780 (5.197)
Niere und ableitende Harnwege	10.750 (4.140)	6.500 (1.987)
Pankreas	6.320 (6.412)	6.620 (6.596)
Alle bösartigen Neubildungen	230.500 (110.745)	206.000 (98.079)

auch Metastasierungen in der Leber so verkleinern zu können, dass neben dem Primärtumor auch der Bereich der Metastasierung erfolgreich beseitigt werden kann.

Tabelle 15.2.2: Stadieneinteilung kolorektaler Karzinome

Stadium 0		T0	N0	M0
Stadium I		T1	N0	M0
		T2	N0	M0
Stadium II	A	T3	N0	M0
	B	T4	N0	M0
Stadium III	A	T1, T2	N1	M0
	B	T3, T4	N1	M0
	C	Jedes T	N2	M0
Stadium IV		Jedes T	Jedes N	M1

T Tumorgröße,   N Anzahl der befallenen Lymphknoten,
M Grad der Metastasierung

Kurative und palliative Therapie

Grundsätzlich muss in der Zielsetzung der Therapie zwischen einer kurativen und palliativen Option unterschieden werden. Bei der kurativen Therapie steht die Heilung des Patienten im Vordergrund, sodass auch noch 5 Jahre (und später) nach Diagnosestellung eine Tumorfreiheit vorliegt (Abb. 15.2.1).

Im Rahmen der palliativen Therapie steht aufgrund des fortgeschrittenen Tumorstadiums des Patienten nicht das Erzielen der Tumorfreiheit, sondern die Verbesserung der Lebensqualität und die Verminderung tumor-assoziierter Symptome bei gleichzeitig bestmöglicher individueller Verträglichkeit der Tumortherapie im Vordergrund (Abb. 15.2.1). Dabei darf eine Therapie jedweder Art in diesem Stadium nicht die Lebensqualität des Patienten im Sinne des Allgemeinzustands stärker einschränken, als es allein durch die Erkrankung zu erwarten wäre. Legt man als

Tabelle 15.2.3: 5-Jahres-Überleben (Prozent) der Patienten mit der Diagnose: kolorektales Karzinom

UICC-Stadium	Kolonkarzinom		Rektumkarzinom	
	m	w	m	w
lokal (St. I/II)	92,4	90,2	86,0	87,6
lokal fortg. (St. III)	67,5	66,7	57,2	57,6
metast. (St. IV)	8,2	8,9	7,8	7,6

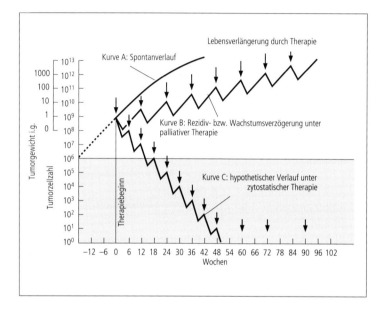

Abb. 15.2.1:
Hypothetische Verlaufskurve des malignen Tumorwachstums bei Spontanverlauf (A), bei wirksamer, aber nicht-kurativer (B) und bei kurativer (C) zytostatischer Chemotherapie (nach Brunner 1974)
Die Pfeile markieren jeweils einen Chemotherapiekurs, der zur schrittweisen Verminderung der Tumorleitzahl führt, die innerhalb des erforderlichen Intervalls entweder nachwächst (B) oder zur vollständigen Elimination führt (C). Innerhalb des getönten Bereiches können zusätzlich immunologische Reaktionen wirksam werden.

Vergleich den BSC-Ansatz (Best Supportive Care) zugrunde, bei dem im fortgeschrittenen Stadium keine Tumortherapeutika, sondern nur symptomatisch wirksame Ansätze verfolgt werden (z. B. Analgetika, appetitanregende Mittel, Antidepressiva), so hat sich am Beispiel der Behandlung des fortgeschrittenen kolorektalen Karzinoms inzwischen durch das Nutzen aller therapeutischen Möglichkeiten (z. B. Zytostatika, monoklonale Antikörper) die durchschnittliche Lebensdauer von 6 Monaten (mittels BSC) auf inzwischen über 24 Monate ausdehnen lassen (Tabelle 15.2.4). Dass in der klinischen Praxis wenn möglich Kombinationen beispielsweise von verschiedenen Zytostatika untereinander und darüber hinaus mit zielgerichteten Therapien, z. B. monoklonalen Antikörpern, eine zunehmend wichtigere Rolle spielen, erklärt sich zum einen dadurch, dass verschiedene Angriffspunkte in der Zelle gleichzeitig anvisiert werden, sodass sich mindestens additive – wenn möglich sogar synergistische – zytotoxische Effekte ergeben, die das Therapieergebnis positiv beeinflussen können. Dabei versucht man, Zytostatika mit möglichst unterschiedlich ausgeprägten organtoxischen Nebeneffekten miteinander zu kombinieren. Ein bekanntes Beispiel ist das ABVD-Protokoll in der Lymphombehandlung, bei dem das Doxorubicin (syn.: Adriamycin [A]), vorwiegend kardiotoxische, das Bleomycin ([B]) vorwiegend lungentoxische, das Vinblastin ([V]) vorwiegend neurotoxische und das Dacarbazin ([D]) vorwiegend photosensibilisierende Nebeneffekte aufweist. Würde man das gleiche therapeutische Ziel mit einer dosisintensivierten Monotherapie erreichen wollen, so wären die daraus resultierenden, organtoxischen Nebenwirkungen teilweise so stark, dass wahrscheinlich nur wenige Gaben (Zyklen) durchführbar wären. Hinzu kommt, dass eine Kombinations-Chemotherapie das Risiko einer baldigen Entwicklung einer Zytostatikaresistenz des Tumors im Vergleich zu einer Monotherapie reduziert.

Tumortherapie

Neben chirurgischen Eingriffen und den Strahlentherapien stellen medikamentöse Therapien die dritte wichtige Säule bei der Behandlung von Tumoren dar. Standen vor mehr als 20 Jahren fast ausschließlich Zytostatika für die Tumortherapie zur Verfügung, so ist insbesondere in den letzten 10 Jahren das Spektrum an nicht-zytotoxisch wirksamen Verbindungen erheblich ausgeweitet worden. Sie wirken in der Regel zielgerichteter gegen Tumoren (»targeted therapy«) und weisen ein anderes Nebenwirkungsspektrum auf.

Zytostatika

Definitionsgemäß versteht man unter Zytostatika Wirkstoffe, die auf sich rasch teilendes Gewebe dosisabhängig wachstumshemmend und zellschädigend wirken. Da Tumorzellen konstitutiv eine relativ hohe Proliferationsrate gegenüber umliegendem Gewebe aufweisen, reagieren sie

auf Zytostatika besonders empfindlich. Allerdings verfügt der Mensch auch über mehrere normale, sich rasch teilende Gewebe (wie z. B. das Knochenmark, das Darmepithel oder Haut, Haare, Nägel), sodass durch Zytostatikatherapien dosisabhängig erhebliche Nebenwirkungen auf gesunde Gewebe entstehen können. Je nach Wirkungsmechanismus werden Zytostatika beispielsweise in Alkylantien, Topoisomerase-II-Hemmstoffe oder Mitosehemmstoffe eingeteilt (Tabelle 15.2.5).

Neue Zielstrukturen, die bereits mit Erfolg genutzt werden oder sich noch in verschiedenen Phasen der klinischen Prüfung befinden:

▶ Proteasomen-Inhibitoren (z. B. Bortezomib),
▶ Telomerase-Hemmstoffe,
▶ Hemmstoffe der DNS-Methyltransferase (z. B. Azacytidin, Decitabin),
▶ Hemmstoffe der Histondesacetylase (z. B. Vorinostat),
▶ Inhibitoren der Farnesyltransferasen (z. B. Tipifarnib),
▶ Antisense-Oligonukleotide (z. B. Oblimersen).

Nicht-zytotoxisch wirksame Verbindungen

Heute steht neben den Zytostatika ein breites Spektrum an anderen Arzneimitteln zur Verfügung, mit denen sich auf unterschiedliche Weise

Tabelle 15.2.4: Verlängerung der durchschnittlichen Überlebenszeit bei Patienten mit fortgeschrittenem kolorektalen Karzinom durch die sukzessive Einführung neuer Therapieoptionen

Regime	Durchschnittliches Überleben (Monate)
BSC (best supportive care)	6
5-FU/Folinsäure (Mayo-Regime)	12 bis 16
Capecitabin	13
5-FU (Dauerinfusion)/Folinsäure	14 bis 16
FOLFOX4	16 bis 20
Irinotecan + 5-FU(Infusion)/Folinsäure	17 bis 20
FOLFIRI gefolgt von FOLFOX6	22
Irinotecan + 5-FU/Folinsäure + Bevacizumab gefolgt von Oxaliplatin-haltigen Therapien, Einsatz von Cetuximab	> 25

Anmerkung:
FOLFOX4, FOLFOX6:   Kombinations-Chemotherapien aus 5-Fluorouracil (5-FU), Folinsäure und Oxaliplatin
FOLFIRI: Kombinations-Chemotherapie aus 5-FU, Folinsäure und Irinotecan (CPT-11)

Tabelle 15.2.5: Einteilung der Zytostatika

Wirkprinzip	Einteilung	Vertreter (Auswahl)
Alkylantien	Bifunktionell wirksame	N-Lost-Derivate (z. B. Bendamustin, Melphalan, Oxazaphosphorine) Alkylsulfonate (z. B. Busulfan, Treosulfan) Nitroharnstoffe (außer Streptozocin) Mitomycin C
	Monofunktionell wirksame	Streptozocin, Dacarbazin, Temozolomid, Procarbazin
	Polyfunktionell wirksame	Thiotepa
Metallkomplexe	Platinverbindungen	Cisplatin, Carboplatin, Oxaliplatin, Nedaplatin Sartraplatin (JM 216)
Interkalatoren	Anthrazykline und verwandte Verbindungen	Doxorubicin (liposomal), Daunorubicin, Epirubicin, Idarubicin; Mitoxantron, Amsacrin
	Weitere Verbindungen	Bleomycin, Actinomycin D
Topoisomerase-II-Hemmstoffe	Podophyllotoxin-Derivate	Etoposidphosphat, Teniposid
Topoisomerase-I-Hemmstoffe	Camptothecine	Irinotecan (CPT-11), Topotecan
Antimetaboliten	Antifolate	Methotrexat (MTX), Raltitrexed, Pemetrexed
	Pyrimidinantimetaboliten	5-Fluorouracil, Capecitabin, Uracil/Tegafur, Gemcitabin, Cytarabin, Clofarabin, Nelarabin
	Purinantimetaboliten	6-Mercaptopurin, Thioguanin
	Adenosindesaminase-Hemmstoffe	Cladribin, Fludarabin, Pentostatin
	Alkylphosphocholine	Miltefosin
	DNS-Methyltransferase-Inhibitoren	Azacytidin, Decitabin
Mitose-Hemmstoffe	Taxane	Paclitaxel, Docetaxel
	Vinca-Alkaloide	Vincristin, Vindesin, Vinblastin, Vinorelbin
	Epothilone	Ixabepilon
Sonstige	Asparaginase-Präparate	Asparaginase, Pegaspargase, Erwinase
	Sonstige	Hydroxyharnstoff, Bortezomib, Trabectedin

die Proliferation von Tumorzellen eindämmen lässt (Tabelle 15.2.6). Während monoklonale Antikörper gezielt tumorspezifische Epitope auf der Oberfläche der Tumorzellen attackieren und anschließend beispielsweise eine antikörpervermittelte Zellzerstörung einleiten, kann durch niedermolekulare Kinase-Inhibitoren direkt in die Kaskade der gegenseitigen Aktivierung von wachstumsregulatorischen Proteinen in der Zelle eingegriffen werden (Abb. 15.2.2). Wie am Beispiel der Therapie von nodal aggressiven Non-Hodgkin-Lymphomen deutlich wird, kann eine Kombinationstherapie bestehend aus einer Chemotherapie mit drei verschiedenen Zytostatika und einem monoklonalen Antikörper – in diesem Fall dem Anti CD20-Antikörper Rituximab – zu einer signifikanten Verbesserung des Therapieergebnisses führen (Abb. 15.2.3), ohne dass das Nebenwirkungsrisiko für den Patienten spürbar erhöht wird. Solche Kombinationen haben inzwischen auch unter diesen Vorzeichen Eingang in die Behandlung des Mammakarzinoms (z. B.

Tabelle 15.2.6: Einteilung von Tumortherapeutika (ohne Berücksichtigung der Zytostatika)

Pharmakologisches Prinzip	Vertreter (Beispiele)
Endokrinologisch wirksame Verbindungen	GnRH-Analoga (z. B. Gonadorelin) partielle Estrogenantagonisten (z. B. Tamoxifen) komplette Estrogenantagonisten (z. B. Fulvestrant) Aromatase-Hemmstoffe (z. B. Letrozol) Androgenantagonisten (z. B. Flutamid)
Monoklonale Antikörper	Alemtuzumab (Ant-CD-52), Rituximab (Anti-CD 20)
Kinase-Inhibitoren	Imatinib, Dasatinib, Nilotinib (bcr-abl-abhängige Tyrosinkinasen), Gefitinib, Erlotinib, Lapatinib (EGFR-abhängige Kinase)
mTOR-Inhibitoren	Temsirolimus, Sirolimus, Everolimus
Retinoide und Rexinoide	Alltransretinsäure, 9-cis-Retinsäure, Fenretinid
Zytokine	Interferon-α2a, α2b; Aldesleukin, TNFβ
Anti-Angiogenese	Bevacizumab; Thalidomid, Lenalidomid, Matrixmetalloproteinase-Hemmstoffe; Sorafenib, Sunitinib
Aktive Immunisierung	Impfstoff gegen Prostata-Ca

Trastuzumab + Docetaxel) oder des kolorektalen Karzinoms (z. B. Cetuximab + Irinotecan) gefunden. Allerdings müssen zuvor molekularpathologische Untersuchungen im Tumorgewebe durchgeführt werden, um ausreichend hohe Ansprechraten sicherzustellen. Nur wenn eine HER2-Überexpression vorliegt bzw. eine KRAS-Mutation ausgeschlossen ist (Abb. 15.2.2), sind Trastuzumab bzw. Cetuximab indiziert.

Kinase-Inhibitoren
Der erste selektive Tyrosinkinase-Hemmstoff, der in die Tumortherapie eingeführt wurde, war Imatinib. Schon relativ bald nach Einführung dieses spezifischen bcr-abl-Tyrosinkinaseinhibitors wurde deutlich, dass allein mit einer oral anwendbaren Monotherapie über Monate eine lang anhaltende Remission bei Patienten mit chronischer CML oder GIST erreicht werden konnte, selbst wenn zuvor mit Zytostatika/Interferon-Kombinationen keine Therapieerfolge mehr erzielt worden waren. Bald folgten die Wirkstoffe Gefitinib und Erlotinib, die allerdings nicht die bcr-abl-assoziierte Tyrosinkinase, sondern die EGF-rezeptorabhängigen Tyrosinkinasen zu hemmen in der Lage sind. Mit Dasatinib und Lapatinib werden

inzwischen weitere Kinase-Inhibitoren entwickelt, die – wie Dasatinib – selbst bei Imatinib-resistenten Tumorentitäten noch sehr wirksam sind. Allerdings fällt auf, dass ihr Einsatz teilweise mit einer Reihe von Hautreaktionen verbunden ist, die in ihrer Ausprägung (z. B. akneoide Reaktionen) bisher nicht von Zytostatikatherapien bekannt sind.

Antihormonelle Therapie
Die antihormonelle Therapie stellt seit Jahrzehnten einen wichtigen Pfeiler in der Behandlung von hormonabhängigen Tumoren dar. So war beispielsweise der partielle Estrogen-Antagonist Tamoxifen über viele Jahre unangefochtener Standard in der adjuvanten und palliativen Therapie des hormonrezeptor-abhängigen postmenopausalen Mammakarzinoms. Mit den Aromatasehemmstoffen stehen inzwischen weitere Therapieoptionen zur Verfügung, die je nach Zulassungsstatus den Standard Tamoxifen zu verdrängen versuchen. Fulvestrant hingegen ist ein kompletter Estrogenantagonist, der insbesondere therapierefraktären Fällen in der palliativen Situation vorbehalten ist.

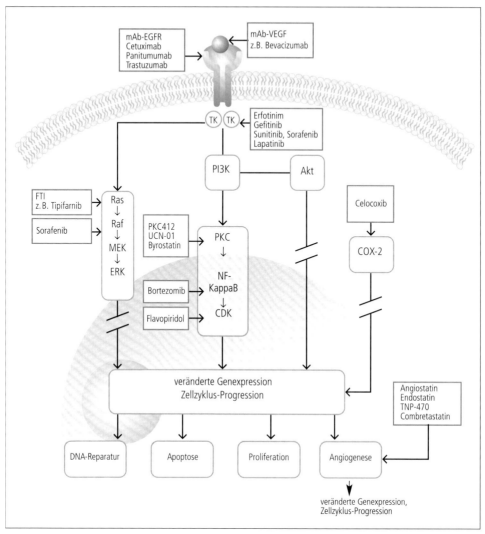

Abb. 15.2.2: Angriffspunkte neuer therapeutischer Optionen in der Tumortherapie mittels
▶ Monoklonaler Antikörper (z. B.Trastuzumab, Bevacizumab)
▶ TK (Tyrosinkinase-Inhibitoren)
▶ FTI: (Farnesyl-transferase-Inhibitoren) oder raf-Kinease-Inhibitor
▶ Proteinkinase-C-Hemmstoffen, NF-KappaB-Inhibitoren
▶ cyclinabhängigen Kinase-Inhibitoren (CDK) oder direkten Hemmstoffen der Cyclooxygenase 2
  oder der Angiogenese

Monoklonale Antikörper

In Tabelle 15.2.7 sind die derzeit handelsüblichen monoklonalen Antikörper, die für verschiedene Indikationen der Tumorbehandlung zugelassen sind, aufgeführt. Die Silben -uxi- oder -uzugeben Auskunft über die Natur des monoklonalen Antikörpers (MAB). Erstere zählen zu den chimären, Letztere zu den humanisierten MAB. Mit Panitumumab wurde inzwischen auch der erste vollhumane MAB in die klinische Onkologie eingeführt. Charakteristisch ist in diesem Zusammenhang die Silbenendung -mumab. Mit Gemtuzumab Ozogamicin und Ibritumomab tiuxetan stehen schließlich Weiterentwicklungen zur Ver-

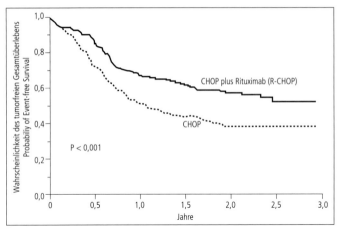

Abb. 15.2.3:
Stellenwert eines Antikörpers als
Kombinationspartner mit einer
Standardchemotherapie bei
älteren Patienten mit diffusem
großzelligem B-Zelllymphom.
Durch den Zusatz lässt sich u. a.
das tumorfreie Gesamtüberleben
der Patienten signifikant
verbessern, ohne dass es zu
bemerkenswerten Toxizitäts-
steigerungen kommt
(Kaplan-Meyer-Plot)
Quelle: Coiffier B. et al.
(N. Engl. J. Med. 2002; 346:
235–42)

CHOP: C (Cyclophosphamid)   750   mg/m^2 i. v. (Tag 1),
        H (Doxorubicin)   50   mg/m^2 i. v. (Tag 1),
        O (Vincristin)   1,4 mg/m^2 i. v. (Tag 1),
        P (Prednison)   100   mg (absolut) p.o. (Tag 1 bis 5)
        Wiederholung alle 3 Wochen; insgesamt 8 Anwendungen (Zyklen)
R-CHOP: zusätzlich: R (Rituximab) 375 mg/m^2 i. v. (ein Tag vor CHOP)

Tabelle 15.2.7: Zulassung monoklonaler Antikörper in der klinischen Onkologie

Jahr der Zulassung	INN (Handelsname)	Ziel-Struktur	IgG-Typ	Indikationen
1997	Rituximab (Mabthera®)	CD20	chimäres IgG1	B-Zell-Lymphom Rheumatoide Arthritis
1998	Trastuzumab (Herceptin®)	HER2/neu	humanisiertes IgG1	Mammakarzinom
2000	Gemtuzumab Ozogamicin (Mylotarg®)	CD33	humanisiertes IgG4-Toxinkonjugat	AML
2001	Alemtuzumab (MabCampath®)	CD52	humanisiertes IgG1	CLL
2002	^{90}Y-Ibritumomab (Zevalin®)	CD20	muriner IgG1-Radionuklide-Komplex	B-Zell-Lymphom
2003	^{131}I-Tositumomab (Bexxar®)	CD20	muriner IgG1-Radionuklide-Komplex	B-Zell-Lymphom
2004	Bevacizumab (Avastin®)	VEGF	humanisiertes IgG1	Kolorektales Karzinom, Mammakarzinom, NSCLC
2004	Cetuximab (Erbitux®)	EGFR1	chimäres IgG1	Kolorektales Karzinom, Kopf-Hals-Tumoren
2008	Panitumumab (Vectibix®)	EGFR1	vollhumanes IgG	Kolorektales Karzinom

fügung, bei denen der monoklonale Antikörper entweder mit einem Zytostatikum (Calicheamicin) oder mit einem β-Strahler (radioaktives Yttrium) kombiniert wurde.

Antiangiogenese

Mit den Hemmstoffen der Angiogenese wurde in den letzten Jahren eine neue Therapieoption in die klinische Onkologie eingeführt, an die sehr viele Hoffnungen geknüpft werden. Seit bekannt ist, dass endogene Proteine, wie VEGF, bFGF oder MMP die tumorinduzierte Sprossung von neuen Gefäßen hin zum Tumor entscheidend vorantreiben können, wird mit möglichst potenten und selektiven Hemmstoffen versucht, diese Proteine zu neutralisieren, um ein verzögertes Tumorwachstum und eine verlangsamte Metastasierung zu erreichen. Weitere Therapiestrategien, die derzeit zur Eindämmung des Tumorwachstums geprüft werden, sind verschiedene Modelle zur aktiven Immunisierung mittels modifizierter tumorspezifischer Epitope.

Zytostatika-assoziierte Nebenwirkungen

Das Spektrum der Zytostatika-assoziierten Nebenwirkungen ist in Tabelle 15.2.8 zusammengefasst. Während Begleiterscheinungen wie die Nausea und Emesis, Alopezie, Myelosuppression oder die Diarrhö mit der allgemeinen Hemmung auf sich rasch proliferierendes normales Gewebe in Verbindung zu bringen sind, sind organtoxische Nebenwirkungen in der Regel substanzspezifisch und an die besondere Pharmakokinetik der einzelnen Verbindungen gekoppelt. So ist die Bildung von Hydroxylanionen bzw. -radikalen im Gewebe des Herzens in Verbindung mit einer Anthrazyklintherapie ganz eng mit der Chinon-Struktur dieser Zytostatika verknüpft. Da das Herz geringe Konzentrationen an Superoxiddismutase und Katalase aufweist, und somit gegenüber reaktiven Sauerstoffspezies besonders empfindlich reagiert, ist es nicht überraschend, wenn Bolusgaben eines Anthrazyklins sukzessive zu einer kongestiven Kardiomyopathie führen. Wird das Anthrazyklin hingegen liposomal eingebettet (z. B. Myocet®, Caelyx®) oder erfolgt gleichzeitig die Applikation eines Eisen-III-Chelators (z. B. Dexrazoxan), mit dem in den Redoxzyklus der Radikalbildung potent eingegriffen werden kann,

so vermindert sich das Risiko der Kardiomyopathie signifikant. Ein anderes, sehr bekanntes Beispiel für eine substanzspezifische Organtoxizität ist die Entstehung einer akut auftretenden hämorrhagischen Zystitis in Verbindung mit Oxazaphosphorinen, die mithilfe der Thiolverbindung Mesna erfolgreich eingedämmt werden kann, da sie nicht enzymatisch das toxische Abbauprodukt Acrolein neutralisiert. Hingegen sind noch sehr große Anstrengungen zu unternehmen, um eine Reihe Zytostatika-assoziierter Organtoxizitäten, wie z. B. auf das periphere Nervensystem, auf die Nieren oder auf die Leber genauer zu verstehen und darauf supportive Maßnahmen erfolgreich entwickeln zu können.

Manchmal können Folgen einer Chemotherapie erst Monate oder Jahre nach Verabreichung manifest werden (Tabelle 15.2.8). Wird beispielsweise ein Zytostatikum während einer bestehenden Schwangerschaft verabreicht, so besteht vor allem bei einer Gabe während des ersten Trimenons, aber auch darüber hinaus, ein deutlich erhöhtes Risiko für vorzeitigen Abort

Tabelle 15.2.8: Toxizitätsprofil der Zytostatika

1.	Toxizität auf rasch proliferierendes Gewebe Myelosuppression Mucositis, Diarrhön, Nausea & Emesis Alopezie, Hautreaktionen und Nagelveränderungen
2.	Ulzerationen durch akzidentelle Extra/ Paravasation
3.	Überempfindlichkeitsreaktionen z. B. Asparaginase, Cremphor EL (Hilfsstoff)
4.	Substanzspezifische Organtoxizitäten Nephrotoxizität (z. B. Cisplatin, Streptozocin) Neurotoxizität (z. B. Ifosfamid, Oxaliplatin, MTX, Paclitaxel) Lungentoxizität (z. B. Bleomycin, Busulfan) Kardiotoxizität (z. B. Anthrazykline, 5-FU, Paclitaxel) Hepatotoxizität (z. B. Asparaginase, Busulfan)
5.	Spätfolgen einer Chemotherapie Infertilität, Sekundärmalignome, Wachstumsstörungen bei Kindern, Teratogenität

oder Missbildungen. Durch ihre mutagene Wirkung sind eine Reihe von Zytostatika aber auch selbst potenzielle Präkanzerogene, sodass in Verbindung mit einer dosisintensivierten Therapie mit z. B. bestimmten Alkylantien oder Etoposid das Risiko besteht, dass die kurativ behandelten Patienten zwar von ihrem Tumor geheilt werden, jedoch Jahre später einen therapieinduzierten Tumor entwickeln. Allerdings ist die Rate der therapieassoziierten Malignome vergleichsweise gering und immer auch vor dem Hintergrund zu sehen, dass ohne entsprechend dosisintensivierte Protokolle oft gar keine Heilung möglich wäre.

Zentraler Zytostatikaservice über Apotheken

Da für Mutagene und potenzielle Kanzerogene keine maximal tolerierbaren Arbeitsplatzkonzentrationen (MAK) definiert werden können, gelten beim Umgang mit Zytostatika die technischen Regeln beim Umgang mit Gefahrstoffen (TRGS 525), deren oberstes Ziel es ist, mögliche Kontaminationen der Mitarbeiter beispielsweise

bei der Herstellung applikationsfertiger Zubereitungen auf ein absolutes Mindestmaß zu reduzieren. Etablierung entsprechender Raumprogramme nach GMP mit Schleusenfunktion, spezielle Schutzausrüstungen, regelmäßige Schulungen und Routineuntersuchungen sind die Folge. Da solche Voraussetzungen in der Arztpraxis oder auf Stationen des Krankenhauses nur selten gewährleistet sind, haben sich in den letzten 20 Jahren zunehmend Apotheken um die sachgemäße, GMP-konforme Herstellung entsprechender individuell angefertigter Zubereitungen verdient gemacht. Durch ständige Plausibilitätskontrollen der Verschreibungen und die strenge Einhaltung aseptischer Bedingungen bei der Herstellung ist diese klinisch-pharmazeutische Dienstleistung inzwischen unverzichtbar geworden.

Supportivtherapie

Der Begriff der Supportivtherapie beschreibt den Einsatz von Wirkstoffen zur gezielten Eindämmung von Nebenwirkungen, die mit einer Tu-

Tabelle 15.2.9: Therapeutische Möglichkeiten auf dem Gebiet der Supportivtherapie

Zytostatika-Toxizität (Beispiele)	Auslöser (Beispiele)	Supportiv wirksame Arzneimittelgruppe
Nausea und Emesis	Cisplatin, Dacarbazin Streptozocin	$5HT_3$-Antagonisten (»…setrone«), NK1-Antagonist (Aprepitant), Dexamethason, Cannabinoide, MCP
Myelosuppression	Hochdosistherapien Topotecan	G-CSF (Filgrastim, Lenograstim, Pegfilgrastim); Erythropoetin, Darbepoetin, Thrombopoetin, Oprelvekin
Mucositis	Ganzkörperbestrahlung	Rekombinanter Keratinozyten-Wachstumsfaktor (Palifermin)
Diarrhöen	CPT-11	Loperamid, Racecadodril, Opiumtinktur, Octreotid
Akute Cystitis	Oxazaphosphorine	Mesna
Chronische Kardiomyopathie	konventionelle Anthrazykline	Dexrazoxan, Ausweichen auf liposomale Arzneiformen
Nierenversagen	Cisplatin	Hydrierung, Magnesiumsubstitution, Mannitinfusionen
Neurotoxizität	Oxaliplatin	Calcium, Magnesium, Xaliproden
Extra-Paravasation	konventionelle Anthrazykline Vinca-Alkaloide	DMSO, lokale Kälte, Dexrazoxan Hyaluronidase, lokale Wärme

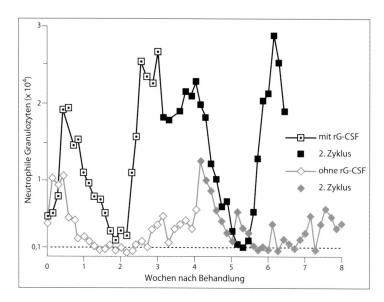

Abb. 15.2.4:
Supportivtherapie am Beispiel des G-CSF
Im Rahmen einer Chemotherapie mit MVP (Mitomycin 8 mg/m² i.v., Vindesin 3 mg/m² Tag 1 und 8, Cisplatin 80 mg/m² i.v. [Tag 1]) kommt es zu einem deutlichen Abfall der neutrophilen Granulozyten, sodass ohne den Einsatz eines Wachstumsfaktors (G-CSF) eine Wiederholung der Therapie nur alle vier Wochen möglich ist. Durch den Einsatz von G-CSF lassen sich Dauer und Schwere der Neutropenie deutlich senken, sodass sogar eine Verkürzung der Therapiezyklen möglich erscheint (z. B. Gabe alle 3 Wochen), um die Dosisintensivierung und damit möglicherweise das Tumoransprechen erhöhen zu können.
Quelle: Takada, M. et al.: Cancer Chemother Pharmacol 1992; 31: 182–186

Tabelle 15.2.10: Emetogenes Potenzial wichtiger Zytostatika und entsprechende Antiemese (nach American Society of Clinical Oncology Guideline for Antiemetics in Oncology 2006)

Emetogenes Risiko (Inzidenz der Emesis ohne Antiemetika)	Substanzen	Therapie/Prohylaxe
Hoch (> 90 %)	Cisplatin, Cyclophosphamid > 1,5 mg/m², Carmustin, Dacarbazin, Dactinomycin, Streptozocin	5-HT_3-Serotonin-Rezeptorantagonist Tag 1 Dexamethason Tage 1 bis 3 Aprepitant Tage 1 bis 3
Moderat (30 bis 90 %)	Oxaliplatin, Cytarabin > 1 g/m², Cyclophosphamid < 1,5 mg/m², Carboplatin, Ifosfamid, Doxorubicin, Epirubicin, Idarubicin, Irinotecan	5-HT_3-Serotonin-Rezeptorantagonist Tag 1 Dexamethason Tag 1 (bis 3) (Aprepitant Tage 1 bis 3)*
Niedrig (10 bis 30 %)	Paclitaxel, Docetaxel, Mitoxantron, Topotecan, Etoposid, Pemetrexed, Mitomycin, Gemcitabin, Cytarabin < 1 g/m², Fluorouracil, Bortezomib, Cetuximab, Trastuzumab	Dexamethason Tag 1
Minimal (< 10 %)	Bevacizumab, Bleomycin, Busulfan, Fludarabin, Rituximab, Vinblastin, Vincristin, Vinorelbin	nach Bedarf

* Für Patienten mit Kombinationstherapie aus Anthracyclin und Cyclophosphamid, ansonsten fakultativ

Tabelle 15.2.11: Antiemetika-Dosierungen im Überblick

Antiemetika-Klasse	Vertreter	Dosierung
5HT$_3$-Antagonisten	Dolasetron	1-mal 100 mg i. v. oder 1-mal 200 mg p. o.
	Granisetron	HEC: 1-mal (1-) 3 mg i. v. oder 1-mal 2 mg p. o.
		MEC: 1-mal 1 mg i. v. oder 1-mal 2 mg p. o.
	Ondansetron	HEC: 1- bis 4-mal 8 mg i. v. oder 2- bis 3-mal 8 mg p. o.
		MEC: 1-mal 8 mg i. v. oder 2-mal 8 mg p. o.
	Palonosetron	1-mal 0,25 mg i. v.
	Tropisetron	1-mal 5 mg i. v. oder 1-mal 5 mg p. o.
NK-1-Antagonisten	Aprepitant	HEC: Tag 1: 125 mg p. o., alternativ 115 mg i. v.;
		Tag 2 und 3: 80 mg p. o.
		MEC: Dosierung wie bei HEC, ab Zyklus 1 bei AC bzw.
		Vorliegen mehrerer Risikofaktoren
Glucocorticoide	Dexamethason	HEC mit Cisplatin (Tag 1): 1-mal 20 mg i. v. (oder p. o.)
		HEC ohne Cisplatin (Tag 1): 1-mal 8 mg i. v. (oder p. o.)
		(Tag 2 und 3): 2-mal tägl. (4-) 8 mg i. v. oder p. o.
		MEC: 1-mal 8 mg i. v. oder p. o. (Tag 1)
		Bei gleichzeitiger Anwendung von Aprepitant:
		75 % der geplanten intravenösen Dosis
		50 % der geplanten oralen Dosis

Abkürzungen: HEC (hochemetogene Chemotherapie), MEC (moderat emetogene Chemotherapie), AC (Doxorubicin, Cyclophosphamin)

mortherapie in Verbindung stehen. Besonders erfolgreich erwies sich der Einsatz der Supportivtherapie zur Vermeidung der Myelosuppression (Abbildung 15.2.4) oder einer schweren Emesis (s. Tabellen 15.2.10 und 15.2.11), denn durch die Einführung der Serotonin-Antagonisten (z. B. Ondansetron), des Neurokinin-1-Antagonisten Aprepitant, aber auch der verschiedenen Zytokine wie z. B. G-CSF, Erythropoietin, Darbepoetin oder Palifermin lässt sich das Spektrum der entsprechenden Nebenwirkungen auf den Gastrointestinaltrakt, das Knochenmark oder die Mundschleimhaut deutlich senken. Damit werden in Zukunft auch intensivierte Therapien möglich, wie sie im Rahmen der kurativen Therapie oft unvermeidlich werden.

Literatur

Cheson; B. D.; Leonard; J. P.: Monoclonal Antibody Therapy for B-Cell Non-Hodgkin's Lymphoma, N Engl. J Med 2008; 359: 613–626

Espinosa, E.; Zamora, P.; Feliu, J.; Baron, M. G.: Classification of anticancer drugs – a new system based on therapeutic targest, Canc Treatment Reviews 2003; 29: 515–523

Hoekman, K.; van der Vijgh, W. J. F.; Vermorken, J. B.: Clinical and Preclinical Modulation of Chemotherapy-Induced Toxicity in Patients with Cancer, Drugs 1999; 57: 133–155

Links, M.; Lewis, C.: Chemoprotectants: A Review of their Clinical Pharmacology and Therapeutic Efficacy, Drugs 1999; 57: 293–308

Obrecht, J. P.; Obrist, R.: 50 Years of Cytostatic Chemotherapy, Onkologie 1993; 16: 142–146

Schmoll, H.-J.; Höffken, K.; Possinger, K. (Hrsg.): Kompendium internistische Onkologie, Standards in Diagnostik und Therapie (4. Auflage) Teil 1–3, Springer-Verlag 2006

Weiss, R. B. (ed.): Toxicity of Chemotherapy-The Last Decade, Semin Oncol 2006; 33: 1–144

Glossar: Onkologische Fachbegriffe

Therapeutischer Erfolg bei der Remission solider Tumore

CR Komplette Remission: Völliges Verschwinden aller Metastasen bzw. des karzinomatösen Lokalrezidivs. Durch klinische und technische, auch invasive Untersuchungsmethoden sowie aufgrund von Labordaten darf kein Indikator für das Vorhandensein von Tumormassen mehr positiv sein. Zweimalige Dokumentation im Abstand von vier Wochen ist erforderlich.

PR Partielle Remission: Reduktion der Tumormasse um mindestens 50 Prozent. Diese Tumorreduktion muss mindestens einen Monat anhalten.

NC No change: Stationärer Zustand. Während man dies bei wissenschaftlicher Betrachtung als Therapieversagen wertet, kann man aus klinischer Sicht hierbei durchaus von Erfolg sprechen. Die Tumormasse hat um weniger als 50 Prozent abgenommen und um weniger als 25 Prozent zugenommen.

PD Progression: Zunahme der Tumormasse um mehr als 25 Prozent und/oder Auftreten neuer Tumormanifestationen, entweder schon ab Beginn der therapeutischen Maßnahmen (primäre Progression) oder im späteren Verlauf nach vorübergehender Tumorregression.

Terminologie in der Chemotherapie

Induktionstherapie	Hoch dosierte Chemotherapie, in der Regel als Kombination gegeben, mit der Zielsetzung, eine komplette Remission zu erzielen.
Konsolidierungstherapie	Wiederholung des Induktionstherapieschemas nach Erreichen einer kompletten Remission. Zielsetzung ist eine Verlängerung der Remissionsdauer oder eine Erhöhung der Heilungsrate.
Intensivierungstherapie	Nach Erreichen einer kompletten Remission Erhöhung der Dosis der Induktionstherapie oder hoch dosierte Kombinations-Chemotherapie mit anderen Substanzen mit der Zielsetzung, die Remissionsdauer zu verlängern oder die Heilungsrate zu erhöhen.
Erhaltungstherapie	Nach Erreichen einer kompletten Remission Langzeittherapie mit niedrig dosierter Mono- oder Kombinations-Chemotherapie (in der Regel mit Antimetaboliten). Zielsetzung: Verhinderung der erneuten Vermehrung residualer Tumorzellen.
Adjuvante Chemotherapie	Chemotherapie, in der Regel als Kombination gegeben, nach erfolgreicher (kein Resttumor erkennbar) Operation und/oder Bestrahlung. Zielsetzung: Abtötung weniger noch im Körper verbliebener Tumorzellen.
Neoadjuvante Chemotherapie	Chemotherapie vor Operation und/oder Bestrahlung, um die Tumormasse einzugrenzen und besser operabel werden zu lassen.
Palliative Chemotherapie	Symptomatische Chemotherapie; Zielsetzung: Behandlung von Tumorsymptomen oder Lebensverlängerung ohne signifikante Aussicht auf Heilung.
Salvage-Chemotherapie	Chemotherapie, die meistens in kurativer Absicht bei solchen Patienten eingesetzt wird, die schon auf ein anderes in kurativer Absicht eingesetztes Therapieschema entweder nicht angesprochen haben oder danach einen Rückfall erlitten haben.
Supportivtherapie	Begleittherapie zu einer medikamentösen Tumortherapie, um damit verbundene Nebenwirkungen in Ausmaß und Schwere zu reduzieren.
Best supportive care (BSC)	Therapie ausschließlich tumorassoziierter Symptome, z. B. Schmerz, Anorexie, Fatigue, ohne dass das Wachstum des Tumors beeinflusst wird. Die BSC ist häufig dann notwendig, wenn mit tumorgerichteten Therapien kein Erfolg mehr zu erzielen ist.

Dokumentation der systemischen Tumortherapie

Die AJCC (American Joint Committee of Cancer) Performance Status Scale in Vergleich zum Karnofsky-Index zur Quantifizierung des Allgemeinzustandes

AJCC	Performance Status Scale	Karnofsky-Index
H0	normale Aktivität	100 Prozent – normal, keine Beschwerden, keine Krankheitszeichen sichtbar; 90 Prozent – fähig zu normaler Aktivität, keine Symptome oder Zeichen der Krankheit
H1	ambulant, mit Beschwerden; kann sich selbst versorgen	80 Prozent – normale Aktivität unter Anstrengung, einige Krankheitszeichen oder Symptome; 70 Prozent – sorgt für sich selbst, unfähig zu normaler Aktivität oder zu aktiver Arbeit
H2	nicht bettlägerig in mehr als der Hälfte der Zeit; bisweilen fremder Hilfe bedürftig	60 Prozent – braucht gelegentlich Hilfe, aber fähig, für die meisten seiner Angelegenheit selbst zu sorgen; 50 Prozent – braucht beträchtliche Hilfe und oft medizinische Pflege
H3	zur Hälfte der Zeit oder mehr bettlägerig; pflegebedürftig	40 Prozent – braucht besondere Pflege und Hilfe; 30 Prozent – stark behindert! Krankenhausaufnahme ist indiziert, noch keine Lebensgefahr
H4	bettlägerig; stationäre Behandlung nötig	20 Prozent – Krankenhausaufnahme notwendig, sehr krank, aktive unterstützende Therapie notwendig; 10 Prozent – sterbend

 Fragen zur Repetition / Vertiefung

▶ Was unterscheidet die supportive Therapie von der Best Supportive Care (BSC) in der klinischen Onkologie?

▶ Zählt ein Wirkstoff wie Imatinib zu den Zytostatika?

▶ Worin bestehen die Gemeinsamkeiten und worin die Unterschiede zwischen den Wirkstoffen Cetuximab und Panitumumab?

▶ Warum ist Mesna nicht zur Reduktion der Anthrazyclin-assoziierten Kardiomyopathie geeignet?

▶ Welches Ziel wird mit dem Einsatz von Palifermin in der klinischen Onkologie verfolgt?

H.-P. Lipp

15.3 Therapie mit Antikoagulantien

Im engeren Sinne werden unter dem Sammelbegriff der Antikoagulantien die oral verabreichbaren Vitamin-K-Antagonisten Phenprocoumon, Warfarin und Acenocoumarol, das unfraktionierte Heparin bzw. davon abgeleitete Wirkstoffe (z. B. niedermolekulare Heparine, Fondaparinux) oder die Heparinoide (z. B. Danaparoid), die Hirudine oder die niedermolekularen direkten Thrombin- und Faktor-Xa-Inhibitoren zusammengefasst. Im weiteren Sinne können hierzu auch die Fibrinolytika und die Thrombozytenaggregationshemmer gezählt werden (Tabelle 15.3.1).

Orale Antikoagulation

Antikoagulantien können in unterschiedliche Bereiche der Gerinnungskaskade eingreifen (Abb. 15.3.1). Durch die Hemmung der Vitamin-K-abhängigen Biosynthese der Gerinnungsfaktoren führt der Einsatz der oralen Antikoagulantien (OAK) zu einer sukzessiven Abnahme der Fakto-

Tabelle 15.3.1: Einteilung der Antikoagulantien

1.	Heparine/Heparinoide Unfraktioniertes Heparin (UFH) Niedermolekulare Heparine (NMH) Heparinoide (z. B. Danaparoid)
2.	Vitamin-K-Antagonisten (Cumarin-Derivate, OAK)
3.	Direkte Thrombininhibitoren Hirudine (Desirudin, Lepirudin) Niedermolekulare Inhibitoren (Dabigatran, Argatroban)
4.	Direkte und indirekte Faktor-Xa-Inhibitoren Pentasaccharid (Fondaparinux), Rivaroxaban
5.	Fibrinolytika
6.	Thrombozytenaggregationshemmer (z. B. ASS, Prasugrel, Clopidogrel)
7.	Andere Antikoagulantien (z. B. Antithrombin III, Protein C, Drotrecogin alfa)

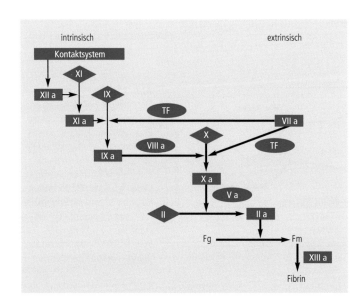

Abb. 15.3.1:
Medikamentöse Beeinflussung der Gerinnungskaskade: Während die Vitamin-K-Antagonisten (orale Antikoagulantien) die Biosynthese der Gerinnungsfaktoren II, VII, IX und X (»PPSB«) beeinträchtigen, hemmen die Hirudine und niedermolekularen direkten Thrombininhibitoren (z. B. Dabigatran) direkt die Wirkung des Faktors IIa. Während das unfraktionierte Heparin (UFH) antithrombinvermittelt zu gleichen Teilen die Faktoren IIa und Xa beeinflusst, verschiebt sich mit abnehmender Kettenlänge (niedermolekulare Heparine, Fondaparinux) die Hemmung zunehmend hin zum Faktor Xa.

ren II, VII, IX und X im Blut (Tabelle 15.3.2). Im Bedarfsfall muss deshalb im Rahmen einer aufgetretenen, schweren Blutung in Verbindung mit OAK ein entsprechendes Faktorenkonzentrat (PPSB als Antidot) zur Verfügung stehen. Da allerdings die OAK auch die antikoagulatorischen Faktoren Protein C und S (kurze Halbwertszeiten!) in ihrer Biosynthese hemmen, ist es nicht überraschend, wenn in den ersten Stunden nach OAK-Gabe der behandelte Patient in einen prokoagulatorischen Status versetzt wird, während nach einigen Tagen die Antikoagulation im Vordergrund steht. Dieses Phänomen erklärt, weshalb im Rahmen der Therapie einer venösen Thromboembolie (z. B. tiefe Beinvenenthrombose, Lungenembolie) der Beginn der OAK-Gabe immer von einer Gabe von Heparin oder niedermolekularen Heparinen in therapeutischen Dosen (Vollheparinisierung) begleitet werden muss. Erst wenn der therapeutischen Zielbereich der OAK (z. B. INR 2–3) an zwei aufeinanderfolgenden Tagen erreicht wird, kann die gleichzeitige

Tabelle 15.3.2: Charakteristika der Gerinnungsfaktoren

Faktor		Molekular-gewicht (g/mol)	Plasma-konzentration (mg/dl)	biol. Halb-wertszeit (h)	Synthese Vit.-K-abhängig
I	Fibrinogen	341 000	200 bis 450	110 bis 112	–
II	Prothrombin	72 000	5 bis 10	41 bis 72	+
V	Proaccelerin	30 000		12 bis 15	–
VII	Proconvertin	45 000	ca. 0,1	2 bis 5	+
VIII	Antihämophiles Globulin A	ca. 2 bis 106	ca. 0,5 bis 1	10 bis 18	–
IX	Antihämophiles Globulin B Christmas-Faktor	57 000	ca. 0,5 bis 0,7	18 bis 30	+
X	Stuart-Prower-Faktor	54 000		20 bis 42	+
XI	Plasma-Thromboplastin-Antecedent	124 000	ca. 0,6	10 bis 20	–
XII	Hageman-Faktor	80 000	1,5 bis 4,7	50 bis 70	–
XIII	Fibrinstabilisierender Faktor	340 000	1,0 bis 4,0	100 bis 120	–

Anmerkung: PPSB (Faktorenkonzentrat aus II, VII, IX, X)

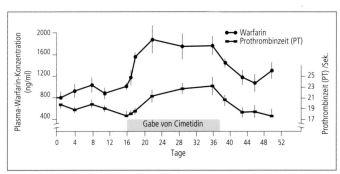

Quelle: Serlin, M. J. et al.: Lancet 1979; 18: 317–319

Abb. 15.3.2:
Nachhaltiger Einfluss des H_1-Anti-histaminikums Cimetidin auf die Pharmakokinetik des Vitamin-K-Antagonisten Warfarin (Plasma-konzentration) und die damit verbundene Prothrombinzeit in sieben gesunden Probanden. Hintergrund dieser Interaktion ist die Cimetidin-assoziierte Hem-mung des Cytochrom P450-Systems, das für den Abbau von Warfarin verantwortlich ist.

Vollheparinisierung der Patienten beendet und die OAK als Monotherapie über mehrere Monate weitergeführt werden.

Kritisch erweist sich bei den OAK das relativ hohe Interaktionspotenzial mit Arzneimitteln und teilweise auch mit Vitamin-K-haltigen Nahrungs-mitteln oder Diätetika, die zu einer kritischen Veränderung der Blutungszeit (z. B. Prothrom-binzeit) und der INR-Werte führen kann (Abb. 15.3.2). Selbst der Konsum von Zigaretten bzw. das Absetzen des Rauchens kann zu einer signi-fikanten Veränderung der INR-Werte bei Warfa-rin führen. Darüber hinaus ist zu beachten, dass es trotz Absetzen des Cumarin-Derivats teilweise sehr lange dauern kann, bis die Antikoagulation völlig abgeklungen ist, da wie am Beispiel des Phenprocoumon (Tabelle 15.3.3) die Halbwerts-zeit außerordentlich lange ist. Sollte ein Patient trotz üblicher Phenprocoumon- oder Warfarin-Dosierung abnorm hohe INR-Werte entwickeln, so ist im Einzelfall auch an eine zugrunde liegen-de pharmakogenetische Besonderheit zu den-ken, wie z. B. einen Cyp2C9- oder VKORC1-Poly-morphismus (Tabelle 15.3.3).

Tabelle 15.3.3: Orale Antikoagulantien im Vergleich

INN	Handelsname (Beispiele)	$T_{1/2}$ (Stunden)	Wirkdauer* (Tage)	PPB (%)	Elimination a) renal b) biliär (%)	Metabolismus
Acenocoumarol (Nicoumalon)	Sintrom®	8–12	2	98	a) 60 b) 30	CYP 2C9
Phenprocoumon	Marcumar®	90–140	7–14	> 99	a) 64 b) 36	CYP 3A4
Warfarin	Coumadin®	30–40	3–5	≥ 99	a) 60 b) 30	(S)-Warfarin: CYP 2C9 (R)-Warfarin: CYP 2C9 CYP 1A2 CYP 3A4

* Zeit bis zum Abklingen der gerinnungshemmenden Wirkung
PPB: Plasmaproteinbindung

Heparine

Während es sich beim unfraktionierten Heparin (UFH) um ein natürlich vorkommendes polysulfatiertes Polysaccharid handelt, werden die niedermolekularen Heparine partialsynthetisch aus UFH gewonnen. Die daraus hergestellten Gemische unterscheiden sich in ihrem durchschnittlichen Molekulargewicht, ihrem Anti-Xa/IIa-Quotienten und ihrer Anti-Xa-Halbwertszeit (Tabelle 15.3.4). Da sie schließlich auch über unterschiedliche Herstellungsverfahren gewonnen werden, darf neben Unterschieden in den physikalisch-chemischen Eigenschaften nicht verwundern, dass sich je nach Studienlage Unterschiede in der Dosierung ergeben. Zusätzliche Unterschiede (Tabelle 15.3.4) in der Art der zugelassenen Indikationen sind die Folge.

Vorteile der niedermolekularen Heparine (NMH) gegenüber unfraktioniertem Heparin (UFH) sind:

▶ hohe absolute Bioverfügbarkeit (> 90 Prozent) nach subkutaner Gabe, nach prophylaktischen und therapeutischen Dosen,
▶ lineare Dosis-Wirkungs-Beziehung,
▶ subkutane Einmalgabe pro Tag in der Prophylaxe und Therapie venöser Thromboembolien möglich,
▶ kein aPTT-Routinemonitoring nötig,

▶ bessere Verträglichkeit (z. B. geringe Osteoporose-Inzidenz) bei mindestens gleicher Wirksamkeit,
▶ geringere Inzidenz an immunologischen Komplikationen (heparin-induzierte Thrombozytopenie Typ II).

Die niedermolekularen Heparine (NMH) werden in Deutschland inzwischen routinemäßig zur Thromboseprophylaxe bei allgemeinchirurgischen Eingriffen mit mittlerem oder hohem Risiko (z. B. nach Tumorresektion), bei Knie- oder Hüftgelenksersatz oder nach Hüftfraktur eingesetzt. Teilweise wird diese medikamentöse Thromboseprophylaxe bei Hochrisikopatienten bis zu 4 bis 5 Wochen nach dem Eingriff fortgesetzt, um diese postoperative Komplikation zu vermeiden. Auch im Bereich der Inneren Medizin wird zunehmend eine Thromboseprophylaxe mit NMH empfohlen, wenn ein erhöhtes Thromboserisiko besteht wie z. B. Bettlägerigkeit mit kardialer Dekompensation, Malignomen oder Nephrose.

Spricht man von der *Primärprävention* einer Thromboembolie, so geht es um die Vermeidung einer Erstmanifestation, z. B. einer erstmaligen tiefen Beinvenenthrombose nach Operation. Im Rahmen einer *Sekundärprävention* soll die Wiederholung einer bereits stattgefundenen Thrombose verhindert werden. Dabei kann im Falle mehrerer vorliegender Risikofaktoren, z. B. genetische

Tabelle 15.3.4: Niedermolekulare Heparine im Vergleich

INN	Handels-name (Beispiele)	IND	Mittleres Molekular-gewicht (kDa)	Anti-Xa-/IIa-/ Quotient	Anti-Xa-T$_{1/2}$ (h)	Dosierung Prophylaxe (IE aXa/Tag)	Dosierung Therapie (IE aXa/Tag)
Certoparin	Mono-Embolex®	A, B, C, D	6	2:1	4,3	A–C: 3.000 IE	2-mal 8.000 IE
Dalteparin	Fragmin P® Fragmin P forte®	A, B, C	5,6–6,4	2:1	3 bis 5	A,C: 5.000 IE B: 2 500 IE	
Enoxaparin	Clexane®	A–E	4,5	2,7:1	4,5	B: 2.000 IE A, C: 4 000 IE	2-mal 100 IE/kg KG
Nadroparin	Fraxiparin® Fraxodi®	A, B, C, D	4,3	3,2:1	3,3	A: Dosierung nach Körper-gewichts-klassen B: 2.850 IE	2-mal 87,5 IE/kg KG oder 1-mal 175 IE/kg KG
Reviparin	Clivarin®	B	4,15	3,5:1	3,0	B: 1.750 IE	
Tinzaparin	Innohep®	B, D	6,5	1,9:1	3,3	B: 3.500 IE	1-mal 175 IE/kg KG

IND: zugelassene Indikationen (Deutschland)
A: VTE-Prophylaxe (Orthopädie)
B: VTE-Prophylaxe (Chirurgie, mittleres Risiko)
C: VTE-Prophylaxe (Innere Medizin)
D: VTE-Therapie
E: Behandlung des akuten Koronarsyndroms
VTE: Venöse Thromboembolie

Prädisposition, positive Familienanamnese, Alter > 60 Jahre, eine langfristig angelegte medikamentöse Antikoagulation notwendig werden.

Direkte Thrombininhibitoren

Tritt unter niedermolekularen Heparinen (seltener als bei UFH) eine allergische Reaktion im Sinne einer Heparin-induzierten Thrombozytopenie (HIT) Typ II auf (Abb. 15.3.3), so muss zwangsläufig auf eine andere Wirkstoffklasse gewechselt werden. Sind in diesem Zusammenhang therapeutische Dosen erforderlich, so stehen derzeit neben dem Heparinoid Danaparoid auch das Hirudinderivat Lepirudin und der niedermolekulare direkte Thrombininhibitor Argatroban zur Verfügung (Tabelle 15.3.5). Ein wichtiger Unterschied zwischen Argatroban und den anderen Verbindungen besteht darin, dass Ersteres unabhängig von der Nierenfunktion eliminiert wird, und somit bei Patienten mit renaler Dysfunktion keine Kumulationsrisiken mit sich bringt. Zu beachten ist die Tatsache, dass sich die zugelassenen Dosierungen des Argatroban und Lepirudin in der klinischen Praxis als zu hoch erwiesen, sodass inzwischen deutlich niedrigere Dosierungen eingesetzt werden. Sind nur prophylaktische Dosen erforderlich, so sind die Wirkstoffe Danaparoid, Desirudin, Dabigatran, Rivaroxaban oder Fondaparinux bei Patienten mit HIT Typ II einsetzbar.

Große Hoffnungen werden auch in den niedermolekularen direkten Thrombininhibitor Dabigatran und sein oral verabreichbares Prodrug Dabigatranetexilat, aber auch den oralen Faktor-Xa-Inhibitor Rivaroxaban gesetzt, da sie den voll-

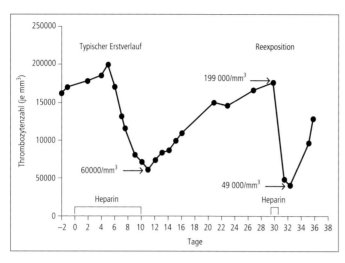

Abb. 15.3.3: Exemplarischer Verlauf der Thrombozytenzahl bei heparininduzierter Thrombozytopenie Typ II (HIT Typ II). Im Rahmen der ersten Exposition mit Heparin kommt es bereits zu einem Abfall der Thrombozyten deutlich unter 50 Prozent der Ausgangswerte innerhalb von 10 Tagen einer Heparinbehandlung. Eine erneute Heparinexposition zu einem späteren Zeitpunkt in Unkenntnis einer HIT Typ II in der Vorgeschichte führt zu einem schwerwiegenden und sehr raschen Abfall binnen 24 bis 48 Stunden mit dem Risiko arterieller Thromboembolien. Die Möglichkeit einer HIT Typ II zwingt zu regelmäßigen Thrombozytenzahlmessungen während einer Gabe von Heparinen. Quelle: Warkentin, T. E., Greinacher, A.: Heparin-induced Thrombocytopenia (3rd ed.) Marcel, Dekker Inc. 2004

Tabelle 15.3.5: Antithrombotika zur Behandlung einer Heparin-induzierten Thrombozytopenie (HIT Typ II) im Vergleich

INN	Argatroban	Danaparoid	Lepirudin
Handelsname	Argatra®	Orgaran®	Refludan®
Chemische Struktur	Synthetischer, niedermolekularer direkter Thrombin-Inhibitor	Niedermolekulares Heparinoid	Rekombinantes Hirudin-Derivat
Kreuzreaktion mit Heparin-Antikörpern	nein	10 Prozent	nein
Zugelassene i.v.-Dosierung	2 µg/kg/min (übliche Dosierung: 0,5 µg/kg/min)	2.500 IE (Bolus), dann: 400 IE/h über 4 Stunden, dann: 300 IE/h über 4 Stunden, dann: 150–200 IE/h	0,4 mg/kg KG Bolus; dann: 0,15 mg/kg KG/h (übliche Dosierung: 0,05–0,1 mg/kg KG/h, Bolus von 0,2 mg/kg nur bei lebensbedrohlichen Thrombosen)
Gerinnungs-Monitoring	aPTT (Ziel: 1,5- bis 3-faches der Norm)	Anti-Xa-Spiegel	aPTT (Ziel: 1,5- bis 2,5-faches der Norm); Ecarin-Zeit
Eliminationshalbwertszeit ($T_{1/2}$)	40 bis 50 Minuten	18 bis 28 Stunden	0,8 bis 2 Stunden
Einfluss der Nierenfunktion	nein	Dosismodifikation bei $Cl_{Creatinin} < 20$ ml/min	Dosismodifikation bei $Cl_{Creatinin} < 60$ ml/min (z. B. 0,001–0,01 mg/kg/h)
Einfluss der Leberfunktion	Dosismodifikation anstreben (z. B. 0,2 µg/kg/min)	nein	nein
Antidot verfügbar	nein	nein	nein

Tabelle 15.3.6: Der orale direkte Thrombininhibitor Dabigatran (Prodrug: Dabigatranetexilat) und der orale Faktor-Xa-Inhibitor Rivaroxaban im Vergleich

Parameter	Dabigatran(etexilat)	Rivaroxaban
Bioverfügbarkeit nach oraler Gabe	ca. 6 %	80–100 %
t_{max}	1,75 Std.	ca. 2,5–4 Std.
Halbwertszeit	14–18 Std.	ca. 9–12 Std.
Ausscheidung	Vorwiegend unverändert renal. Gebildete Gilucuronide sind ebenfalls antithrombotisch wirksam und werden renal eliminiert	ca. 66 % der Dosis werden zu inaktiven Metaboliten hepatisch verstoffwechselt. Elimination: 33 % der Dosis, unverändert renal, Metaboliten: 50 % : 50 % renal./biliär
Zulassung	Thromboseprophylaxe in der Orthopädie	Thromboseprophylaxe in der Orthopädie
Dosierung	1. Dosis: 75 mg oder 110 mg 1–4 Std. nach OP-Ende; Folgetage: 150–220 mg/Tag	1. Dosis: 10 mg 6–10 Std. nach OP-Ende; Folgetage: 10 mg/Tag

ständigen Verzicht auf s.c.-Injektionen in Aussicht stellen (Tabelle 15.3.6). Gegenüber den OAK ist als Vorteil zu werten, dass kein Routinemonitoring (INR-Kontrolle) erforderlich ist, die inter- und intraindividuellen Schwankungsbreiten deutlich geringer sind und das Interaktionsrisiko mit Arzneimitteln oder Nahrungsmitteln vernachlässigbar gering ist. Beide, Dabigatranetexilat und Rivaroxaban, sind inzwischen in der Orthopädie zur Thromboseprophylaxe zugelassen worden. Weitere Indikationsgebiete sind derzeit Gegenstand aktueller klinischer Prüfungen.

Thrombozytenaggregationshemmer

Während bei den arteriellen Thromboembolien (d. h. Schlaganfall, Herzinfarkt und Angina pectoris) Thrombozytenaggregationshemmer (TAH) wie Acetylsalicylsäure (ASS), Clopidogrel oder Prasugrel, aber auch die GP-IIb/IIIa-Inhibitoren Abciximab, Tirofiban oder Eptifibatid eine zentrale Rolle spielen, ist ihr Einsatz bei der Behandlung venöser Thromboembolien kaum von Bedeutung, da in diesem Fall Thrombozytenaggregationen nur eine untergeordnete Rolle in der Pathogenese spielen. Tatsächlich wurde im Rahmen der Thromboseprophylaxe bei orthopädischen Eingriffen gezeigt, dass mit einer alleinigen perioperativen ASS-Gabe annähernd nur Placebo-Niveau erreicht werden konnte, während mittels einer perioperativen Gabe von niedermolekularen Heparinen das Risiko postoperativ phlebografisch nachweisbarer Thrombosen deutlich gesenkt werden konnte.

Literatur

Encke, A.; Breddin, H. K.: Die venöse Thrombose – Prophylaxe und Therapie, Schattauer 2001

Harenberg, I.; Wehling, M.: Current and Future Prospects for Anticoagulation Therapy: Inhibitors of Factor Xa and Factor IIa. Seminars in Thrombosis and Hemostasis 2008: 34: 39–58

Holzheimer, R. G.: Prophylaxis of Thrombosis with Low-Molecular-Weight Heparin (LMWH), Eur J Med Res 2004; 9: 150–70

Kemkes-Matthes, B. (Hrsg): Heparin-induzierte Thrombozytopenie, Unimed Verlag 1999

Lipp, H.-P.: Sichere Handhabung von Gerinnungshemmern: Vitamin-K-Antagonisten im Vergleich, PZ PRISMA 1998; 5: 99–107

Selleng, K.; Selleng, S.; Greinacher, A.: Heparin-Induced Thrombocytopenia in Intensive Care Patients. Seminars in Thrombosis and Hemostasis 2008: 34: 425–436

Visser, L. E.; van Vliet, M.; van Schaik, R. H. N. et al.: The risk of overanticoagulation in patients with cytochrome P450 CYP2C9*3 alleles on acenocoumarol or phenprocoumon, Pharmacogenetics 2004; 14: 27–33

Fragen zur Repetition / Vertiefung

▶ Warum kann eine tiefe Beinvenenthrombose (TVT) nicht mit einer Phenprocoumon-Monotherapie behandelt werden?

▶ Warum haben die niedermolekularen Heparine sukzessive unfraktioniertes Heparin in verschiedenen Indikationen verdrängt?

▶ Worin bestehen die Gemeinsamkeiten, worin die Unterschiede zwischen Argatroban und Lepirudin?

▶ Ist Acetylsalicylsäure zur Vermeidung von TVT auf Langstreckenflügen geeignet?

H.-P. LIPP

15.4 Immuntherapie

Der Sammelbegriff Immuntherapeutika umfasst verschiedene Gruppen von Arzneimitteln, die in vielfältiger Weise das Immunsystem des Menschen beeinflussen können. Zur Steigerung der Immunabwehr führen Arzneimittel, die eine aktive oder passive Immunisierung nach sich ziehen oder die immunmodulierend wirken, während Immunsuppressiva das Immunsystem gezielt schwächen sollen.

15.4.1 Allgemeine Blutbildveränderungen

Während eine deutlich reduzierte Zahl an neutrophilen Granulozyten (Neutropenie, Granulozytopenie) je nach Schwere zu einer beträchtlichen Einschränkung der unspezifischen Immunabwehr führt, hat eine Abnahme der Monozyten, T-Lymphozyten oder B-Lymphozyten eine reduzierte spezifische Immunabwehr zur Folge (Tabelle 15.4.1). Entsprechende Defekte können bereits

angeboren sein, jedoch sind erworbene, teilweise arzneimittelinduzierte Einschränkungen der unspezifischen oder spezifischen Immunabwehr wesentlich häufiger.

Arzneimittel, die zu schwerwiegenden Granulozytopenien führen können:

▶ Zytostatika,
▶ Thyreostatika (z. B. Propylthiouracil),
▶ Pyrazolderivate (z. B. Phenylbutazon, Metamizol),
▶ Clozapin,
▶ Carbamazepin,
▶ Phenytoin,
▶ Ticlopidin,
▶ Sulfonamide.

Ausmaß und Schwere einer zytostatikainduzierten Neutropenie können allerdings erfolgreich durch den Einsatz spezifischer Wachstumsfaktoren für das Knochenmark (G-CSF) eingegrenzt werden (vgl. Kap. 15.2). Inwieweit bei einer ma-

Tabelle 15.4.1: Blutwerte (Angaben pro µl) und ihre Beurteilung im Vergleich zum Normbereich im Falle von niedrigeren Werten

Parameter	Normalwerte	Geringe/ leichte Senkung	Mäßige/ deutliche Senkung	Starke/ ausgeprägte Senkung	Lebens- bedrohliche Senkung
Leukozyten	> 4.000	4.000 bis 3.000	3.000 bis 2.000	2.000 bis 1.000	< 1.000
Granulozyten	> 2.000	2.000 bis 1.500	1.000 bis 1.500	500 bis 1.000	< 500
Lymphozyten	> 2.000	2.000 bis 1.500	1.500 bis 1.000	500 bis 1.000	< 500

nifesten Agranulozytose mit bereits eingetretenem Fieber unbekannter Genese G-CSF-Präparate als Intervention geeignet sind, ist nicht zweifelsfrei. geklärt. Erworbene Lymphozytopenien und daraus resultierende Antikörpermangelsyndrome sind immer wieder in Verbindung mit bestimmten immunsuppressiven Therapien beobachtet worden, wie z. B. mit dem Adenosindesaminase-Hemmstoff Fludarabin oder dem Antikörper Alemtuzumab. Folgen dieser Therapie können das Wiederauftreten einer latenten Infektion (z. B. Herpes zoster) oder Infektionen mit bestimmten opportunistischen Keimen, wie z. B. Pneumocystis jiroveci (früher: P. carinii), sein. Da es keine Wachstumsfaktoren zur Vermeidung der Lymphozytopenie gibt, bleibt in solchen Fällen nur der Einsatz prophylaktisch wirksamer Antiinfektiva, wie z. B. Cotrimoxazol und Valaciclovir.

15.4.2 Therapeutika zur Stimulation des Immunsystems

Zu den klinisch relevanten Immunstimulantien zählen neben den Interferonen die Kolonie-stimulierenden Faktoren (z. B. G-CSF).

Hingegen bleibt die Studienlage sowohl bei den pflanzlichen Immunstimulantien, z. B. Auszügen aus Sonnenhutkraut (Echinacea pallida) oder den Thymusextrakten bovinen Ursprungs weiterhin kontrovers, sodass entsprechende Produkte praktisch keinen klinischen Einsatz finden. Im entfernteren Sinne könnte man auch Probiotika mit Lactobacillus acidophilus, E. coli (Stamm Nissle) oder Saccharomyces boulardii zu den Immunstimulantien zählen, da sie zu einer verbesserten »colonization resistance« und damit einer geringeren Penetration von pathogenen Keimen aus dem Intestinum in den systemischen Blutkreislauf führen. Allerdings ist von einem Einsatz von Probiotika (insbesondere S. boulardii) bei bestehender Neutropenie abzuraten, seit Fälle einer systemischen Pilzinfektion unter dem Einsatz dieses Probiotikums bekannt wurden.

Interferone

Bei den Interferonen handelt es sich um eine Familie homologer Proteine und Glykoproteine, die sich vor allem durch ihre antivirale, immunmodulierende und antineoplastische Wirksamkeit auszeichnen. Während Interferon α-2a und α-2b bzw. ihre pegylierte Form bei der Hepatitis- und

Tabelle 15.4.2: Anwendung von IFN α-2a bzw. IFN α-2b in unterschiedlichen Indikationsgebieten

Krankheit	Diagnose	Erhaltungsdosis (subkutan)	Anmerkungen
Lebererkrankung	chronische Hepatitis B	1-mal wöchentlich pegyliertes IFN α-2a	Kombination mit Lamivudin
	chronische Hepatitits C	1-mal wöchentlich pegyliertes IFN α-2a oder α-2b	Kombination mit Ribavarin
Hämatologische Erkrankungen	Haarzellleukämie	3-mal wöchentlich 3 Mio IE IFN α	Alternativ: Chemotherapie z. B. mit Cladribin
	CML	3-mal wöchentlich bis täglich 9 Mio IE IFN α	1. Wahl Imatinib p. o.
	kutanes T-Zelllymphom	3-mal wöchentlich max. 18 Mio IE	Chemotherapie als Alternative
Solide Tumoren	operativ entferntes Melanom	3- bis 5-mal wöchentlich 3 Mio IE IFN α über 18 Monate	
	fortgeschrittenes Nierenzellkarzinom	3-mal wöchentlich 18 Mio IE IFN α	Alternativ: Sorafenib, Sunitinib oder Temsirolimus

Tumorbehandlung eine Rolle spielen (Tabelle 15.4.2), kommt dem Interferon-β (β-1a, β-1b) eine Sonderstellung bei der Behandlung der Multiplen Sklerose zu. Eine spezielle Indikation schließlich nimmt das IFN γ-1b ein, da es ausschließlich für die Zusatztherapie bei Patienten mit chronischer Granulomatose zugelassen ist.

Bis heute bleiben viele Fragen zur genauen Wirkungsweise der Interferone offen. Da sie nicht direkt viruzid wirken, muss von komplexen intrazellulären Prozessen ausgegangen werden, wenn die Interferone als Liganden an ihren Rezeptor binden. Diskutiert werden Aktivierungen von 2'-5'-Oligoadenylatsynthetasen, Transkriptionshemmungen von Onkogenen und Eingriffe in die Arachidonsäurekaskade.

Allerdings steht ihrer besonderen klinischen Bedeutung ein breites Spektrum an teilweise schwerwiegenden Nebenwirkungen gegenüber.

Nebenwirkungsspektrum einer Therapie mit Interferonen:
▶ grippeähnliche Symptome (Einsatz von Paracetamol und NSAR!)
▶ subakute hämatologische Nebenwirkungen (z. B. Anämie, Abnahme der Leukozyten- und Plättchenzahl)
▶ hepatotoxische Effekte (d. h. Anstieg der Transaminasen, CYP450-Hemmung)
▶ gastrointestinale Begleiterscheinungen (z. B. Nausea, Appetitverlust, Diarrhöen)
▶ Depressionen

▶ Fatigue
▶ Proteinurien
▶ Schilddrüsenfunktionsstörungen
▶ Hauttoxizitäten (z. B. Alopezie, Hautrötungen, Vitiligo)

Immer wieder zwingt das Spektrum dieser Nebenwirkungen zu einer Therapiepause bis hin zum vorzeitigen Therapieabbruch.

Passive Immunisierung mit Immunglobulinen

Seit langem handelsüblich sind aus menschlichem Plasma gewonnene Immunglobulinpräparate (IgG-Präparate), die je nach Vielfalt in polyvalente IgG oder je nach spezifischer Anreicherung in Hyperimmunglobuline gegen CMV, HBV oder VZV eingeteilt werden (Tabelle 15.4.3). Die Hyperimmunglobuline spielen dann eine Rolle, wenn beispielsweise mit einer entsprechenden Wahrscheinlichkeit eine Übertragung eines spezifischen Infektionserregers (z. B. HBV) nicht ausgeschlossen werden kann, der Infizierte allerdings bisher gegen diese Infektion in der Vergangenheit nicht aktiv immunisiert worden war. Neben der passiven Immunisierung mit einem Hyperimmunglobulin wird meist gleichzeitig eine aktive Immunisierung mit einem entsprechenden Impfstoff vorgenommen, da die passive Immunisierung zwar schnell wirkt, jedoch die Wirkung über die folgenden Wochen allmählich abnimmt, während die aktive Immunisierung erst

Tabelle 15.4.3: Einteilung und Anwendung von Immunglobulinpräparaten

	Beispiele	Anwendungsgebiete (Beispiele)
Human-Immunglobuline (polyvalent)	Flebogamma Gamunex® Intratect® Kiovig® Octagam® Privigen®	Substitutionstherapie bei primärem Antikörpermangelsyndrom; multiples Myelom und CLL mit schwerer sekundärer Hypogammaglobulinämie und rezidivierenden Infektionen. Kritische Situationen der idiopathischen thrombozytopenischen Purpura (ITP); Kawasaki-Syndrom, Guillain-Barré-Syndrom
Hyperimmunglobuline (spezifische Human-Immunglobuline)	Beriab® Cytotect® Hepatect® Partobulin Tetagam® Varicellon®	Prophylaxe der Tollwut Prophylaxe und Therapie von CMV-Infektionen Prophylaxe nach Exposition gegenüber HBV Prophylaxe gegen Rhesusfaktor-Sensibilisierung Tetanus-Prophylaxe Prophylaxe von Varizellen bei Patienten ohne VZV-Anamnese

Tabelle 15.4.4: Einteilung von Impfstoffen zur aktiven Immunisierung in Lebend-, Tot- und Toxoidimpfstoffe

Lebendimpfungen	Tuberkulose, Gelbfieber, Poliomyelitis (nach SABIN, OPV), Masern, Mumps, Röteln, Windpocken, Adenovirus-Infektionen, Typhus (oral)
Totimpfungen	Poliomyelitis (nach SALK, IPV), FSME, Keuchhusten, Tollwut, Fleckfieber, Influenza, Hepatitis A, Hepatitis B (HBS-Antigen), Pneumokokken, Meningokokken, Hämophilus influenzae, Typhus, HPV
Toxoidimpfungen	Diphtherie, Tetanus

nach 2 bis 3 Wochen zu einer nachweisbaren endogenen Bildung von IgG führt, diese jedoch teilweise ein Leben lang anhalten kann. Polyvalente IgG-Präparate finden ihren vornehmlichen Einsatz bei bestimmten Autoimmunerkrankungen (Tabelle 15.4.3).

Aktive Immunisierung

Im Gegensatz zur passiven Immunisierung bietet die aktive Immunisierung je nach Wahl des Impfstoffs einen Infektionsschutz über mehrere Monate oder sogar über Jahrzehnte. Zum Einsatz kommen Lebendimpfstoffe, Totimpfstoffe (Spaltimpfstoffe) und Toxoidimpfstoffe (Tabelle 15.4.4). Die nationalen Empfehlungen und entsprechende, regelmäßige Überarbeitungen zu Standard-, Indikations- und Reiseempfehlungen erfolgen über die STIKO (Ständige Impfkommission des Robert-Koch-Instituts).

Im Rahmen von Mehrfachimpfungen sind Abstände zwischen den Lebendimpfungen (z. B. MMR und Gelbfieber) von bis zu 4 Wochen vorzusehen, da ansonsten die eingeleitete Interferonbildung des einen Impfstoffs die Wirksamkeit des zweiten erheblich beeinträchtigen kann. Alternativ wäre auch eine simultane Gabe beider Impfstoffe denkbar.

Spezifische Immunisierung (SIT)

Die allergenspezifische Immuntherapie (SIT) hat zum Ziel, eine verminderte allergische Reaktionsbereitschaft (Hyposensibilisierung) bei Patienten zu erreichen, die auf etablierte antiallergisch wirksame Pharmakotherapien nur unzureichend ansprechen oder auf diese Arzneimittel ausgeprägte Nebenwirkungen entwickeln. Mithilfe der SIT wird sehr wahrscheinlich eine verstärkte IgG-Produktion durch allergenspezifische B-Zellen er-

reicht. Voraussetzung hierfür ist allerdings die Verfügbarkeit eines standardisierten qualitativ hochwertigen Allergenextrakts mit entsprechendem Wirksamkeitsnachweis.

Bei der streng subkutan vorzunehmenden Verabreichung eines entsprechenden Allergenextrakts (SCIT) startet man in der Regel mit einer 1000- bis 10 000-fachen Verdünnung der Erhaltungsdosis. Wässrige Extrakte werden alle 3 bis 7 Tage, Semidepotpräparate alle 1 bis 2 Wochen verabreicht. Der Patient verbleibt anschließend 30 Minuten unter ärztlicher Kontrolle. Ein klinisches Ansprechen wird meist innerhalb von einem Jahr nach Erreichen der Erhaltungsdosis erzielt. Der Gesamtbehandlungszeitraum einer SCIT beträgt im Durchschnitt 3 Jahre. Im Falle einer SCIT bei bekannten Insektengiftallergien werden häufig Rush- oder Ultrarush-Protokolle zum Zwecke des schnelleren Erreichens der Erhaltungdosis durchgeführt. Kontraindikationen für eine SCIT umfassen instabiles Asthma, kardiovaskuläre Grunderkrankungen und Hyperthyreosen, schwere Erkrankungen des Immunsystems und Malignome. Inzwischen ist auch die sublinguale Immuntherapie (SLIT) zur Verminderung einer saisonalen allergischen Rhinitis in Verbindung mit Gräserpollen bei Kindern ab 5 Jahren und Erwachsenen zugelassen. Tatsächlich lässt sich mit einer SLIT das Ausmaß einer Rhinokonjunktivitis und der Verbrauch an H1-Antihistaminika und Corticoide um etwa ein Drittel reduzieren. Vorteilhaft ist, dass die SLIT eine wichtige Option darstellt, wenn eine SCIT nicht möglich ist. Nachteilig ist die eingeschränkte Indikation der Gräserpollenallergie, das Fehlen von Langzeiterfahrungen bei Kindern und mögliche Compliance-Probleme durch eine zunehmende Nachlässigkeit der oralen Einnahme in der syptomfreien Zeit.

15.4.3 Therapeutika zur Hemmung des Immunsystems

Die therapeutisch beabsichtigte Einschränkung des Immunsystems in Verbindung mit Immunsuppressiva ist dann vorgesehen, wenn sich das körpereigene Immunsystem im Rahmen einer Autoimmunreaktion zunehmend gegen körpereigenes Gewebe richtet und somit dessen allmähliche Zerstörung einleitet, oder wenn im Rahmen einer allogenen Organ- oder Stammzelltransplantation die Gefahr besteht, dass sich im Spenderorgan vorhandene T-Lymphozyten gegen Organe des Empfängers richten (Graft-versus-Host-disease, GVHD) oder umgekehrt. Die Bedeutung einer optimierten immunsuppressiven Therapie wird beispielsweise an den verbesserten Überlebensraten bei Patienten nach Lebertransplantation deutlich (Abb. 15.4.1). Die Einteilung und pharmakologische Klassifizierung der Immunsuppressiva ist in Tabelle 15.4.5 zusammengestellt. Zu beachten ist, dass die Immunsuppressiva in der Regel eine geringe therapeutische Breite aufweisen, sodass es wie im Falle des Tacrolimus oder Ciclosporin A notwendig ist, regelmäßig die Konzentration dieser Wirkstoffe im Blut zu bestimmen, um das Risiko wirkstoffassoziierter Organtoxizitäten so gering wie möglich zu halten (Therapeutisches Drug-Monitoring; Abb. 15.4.2). In diesem Zusammenhang ist auch zu beachten, dass Wirkstoffe wie Ciclosporin, Tacrolimus, Everolimus und Sirolimus nach oraler Gabe einem ausgeprägten First-pass-Effekt unterliegen, sodass sich vielfältige Arzneimittel-Interaktionen (z. B. mit Triazolantimykotika) ergeben können. Bei Azathioprin ist zu berücksichtigen, dass es sich um ein Prodrug des Zytostatikums 6-Mercaptopurin (6-MP) handelt, dessen Hauptnebenwirkungen in einer Myelosuppression und Hepatotoxizität bestehen. In diesem Zusammenhang ist pharmakokinetisch beachtenswert, dass etwa 0,1 Prozent der behandelten Patienten den Wirkstoff 6-Mercaptopurin nur inadäquat verstoffwechseln können, da ihnen das hierfür verantwortliche Enzym S-Methyltransferase funktionell fehlt. Darüber hinaus führt eine gleichzeitige Anwendung von Azathioprin und Allopurinol zu schweren Formen einer Myelosuppression, da der Xanthinoxidase-Hemmstoff den metabolischen Abbau des 6-MP-Derivats behindert.

Wichtige Einsatzgebiete von Immunsuppressiva (Auswahl):

▶ Prophylaxe von Organabstoßung nach Transplantation,
▶ schwere rheumatoide Arthritis,
▶ schwere oder mittelschwere CED (chron. entzündl. Darmerkrankung wie M. Crohn oder Colitis ulcerosa), systemischer Lupus erythematodes,
▶ refraktäre autoimmun hämolytische Anämie,
▶ refraktäre idiopathische thrombozytopenische Purpura (ITP),
▶ schwere endogene Uveitis.

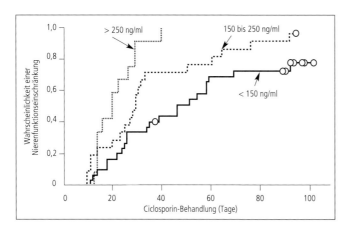

Kennedy, M. S. et al.: Transplantation 1987

Abb. 15.4.1: Seit Langem besteht ein enger Zusammenhang zwischen der Höhe der Ciclosporin-Konzentration in Transplantationspatienten und dem Risiko einer nachhaltigen medikamenten-induzierten Nierenfunktionseinschränkung. Es ist deshalb darauf zu achten, die Patienten durch ein Therapeutisches Drug Monitoring (TDM) im vorgegebenen therapeutischen Fenster zwischen notwendiger, immunsupprimierender Konzentration zur Vermeidung der Transplantatabstoßung und dem Auftreten schwerwiegender Nebenwirkungen (z. B. Nephrotoxizität) zu halten.

Tabelle 15.4.5: Einteilung der Immunsuppressiva

Substanzklasse	Beispiele	Anmerkungen zum Nebenwirkungsprofil
Glucocorticoide	Prednisolon, Prednison Methylprednisolon	Dosisabhängige Entstehung eines Morbus Cushing. Steroiddiabetes beachten!
Antiproliferativ wirksame Agenzien	Azathioprin (AZA) Mycophenolat-Natrium Mycophenolatmofetil (MMF)	AZA: potenziell myelosuppressiv und hepato-toxisch (Interaktion mit Allopurinol!) Mycophenolsäurederivate sind diarrhogen und potenziell myelosuppressiv
Calcineurin-Inhibitoren	Ciclosporin (CsA) Tacrolimus (FK506)	Dosisabhängig nephrotoxisch und neurotoxisch. CsA: Hirsutismus FK506: diabetogene Nebenwirkung höher als bei CsA
TOR-Inhibitoren (TOR: target of rapamycin)	Sirolimus Everolimus	Hautrötungen, Akne, Diarrhöen, potenziell hepatotoxisch und myelosuppressiv, Anstieg des Gesamtcholesterols
Polyklonale Anti-Lymphozyten-Antikörper	ATG® Thymoglobulin®	Schüttelfrost, Fieber (xenogene Proteine!): Hautrötung, Pruritus, Thrombozytopenien, selten: anaphylaktischer Schock
Monoklonale Antikörper	Basiliximab Daclizumab	Antikörper-assoziierte Reaktionen (z. B. Fieber)

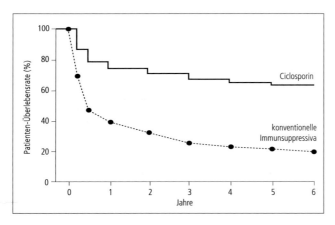

Abb. 15.4.2: Nach Einführung des ersten Calcineurin-Inhibitors Ciclo-sporin (CsA) in die Transplantations-medizin konnte die Überlebensrate der Patienten nach Lebertransplanta-tion um annähernd das Dreifache ge-genüber konventionell immunsuppri-mierten Patienten gesteigert werden, wobei die Voraussetzungen zur Infektabwehr unter CsA gleichzeitig deutlich günstiger waren. Gordon, R. D., Iwatsuki S., Esquivel, C. O. et al.: Organ transplantation and replacement, Philadelphia: Lippincott 1988; 511–534

15.4.4 Einsatz therapeutischer Antikörper

In den letzten Jahren wurden immer häufiger mo-noklonale Antikörper zur Behandlung verschie-dener Erkrankungen entwickelt und zugelassen (Tabelle 15.4.6).

Das therapeutische Prinzip vieler Antikörper besteht in der spezifischen Bindung an Oberflä-chenantigene (z. B. CD20 auf B-Zellen beim Non-Hodgkin-Lymphom) mittels Fab-Domäne, wodurch die Fc-Domäne eine Immunantwort triggern kann, die zur Lyse der CD20-exprimie-renden Zelle führt. Die Lyse selbst wird zum einen

Tabelle 15.4.6: Zulassung von therapeutischen Antikörpern und ihre Einteilung

INN (Handelsname®)	Zielstruktur	Typ	Indikation(en)
Murine Antikörper			
Muromonab (Orthoklone Okt3)	CD3	IgG2	Transplantatabstoßung
^{90}Y-Ibritumomab (Zevalin)	CD20	IgG1	B-Zelllymphom (refraktär)
Chimäre Antikörper			
Abciximab (Reopro)	GpIIb/IIIa	Fab	ACS, PTCA
Basiliximab (Simulect)	CD25	IgG1	Transplantatabstoßung
Cetuximab (Erbitux)	EGFR1	IgG1	mCRC, HNC
Infliximab (Remicade)	TNFα	IgG1	RA, M. Crohn
Rituximab (Mabthera)	CD20	IgG1	Lymphome, RA
Humanisierte Antikörper			
Alemtuzumab (Mabcampath)	VEGF-1	IgG1	CLL
Bevacizumab (Avastin)	CD52	IgG1	mCRC, mBC, NSCLC, RCC
Daclizumab (Zenapax)	CD25	IgG1	Transplantatabstoßung
Gemtuzumab (Mylotarg)	CD33	IgG4-Toxin	AML
Omalizumab (Xolair)	F$_c$-Teil von IgE	IgG1	Allergisches Asthma
Palivizumab (Synagis)	RSV	IgG1	RSV-Pneumonie
Tocilizumab (Roactemra)	IL-6-R	IgG1	RA
Trastuzumab (Herceptin)	EGFR2	IgG1	BC, Magenkarzinom
Voll humane Antikörper			
Adalimumab (Humira)	TNFα	IgG1	RA, M. Crohn
Panitumumab (Vectibix)	EGFR1	IgG2	mCRC
Golimumab (Simponi)	TNFα	IgG1	RA

ACS	akutes Koronarsyndrom	NSCLC	nicht-kleinzelliges Bronchialkarzinom
AML	akute myeloische Leukämie	PTCA	perkutane transluminale Katheter-
BC	Mammakarzinom		Angioplastie
CLL	chron. lymphat. Leukämie	RA	Rheumatoide Arthritis
HNC	Kopf-Hals-Tumoren	RSV	Respiratory Syncytial Virus
IL-G-R	Interleukin-6-Rezeptor	RCC	Nierenzellkarzinom
mCRC	metastasiertes kolorektales Karzinom		

durch die Aktivierung der Komplement-Kaskade und zum anderen durch antikörper-abhängige zell-vermittelte Zytotoxizitäten (ADCC) erklärbar. Da bei Abciximab nur eine Inaktivierung der Thrombozyten, jedoch nicht deren Lyse beabsichtigt ist, wird in diesem Fall nur das Fab-Fragment eingesetzt. Antikörper wie Infliximab und Bevacizumab binden nicht an Oberflächenantigene, sondern neutralisieren direkt bestimmte Proteine, sodass es nicht zu entsprechenden Protein-Rezeptor-Wechselwirkungen kommen kann. Eine solche Neutralisation ist allerdings nicht nur durch Antikörper, sondern auch durch die Entwicklung künstlicher, frei löslicher Rezeptorbindungsproteine möglich, wie am Beispiel von Etanercept (Bindung von TNF) oder VEGF-Trap. Die Silben -ixi- oder -uxi- im INN weisen auf die chimäre Natur des Antikörpers hin, während -izu- oder -uzu- einen Bezug auf humanisierte Antikörper herstellen. Letztere ziehen eine langsamere endogene Bildung von Antikörpern nach sich im Vergleich zu chimären Antikörpern (HACA: human antibody against chimeric antibody). Die Endung -mumab (z. B. Adalimumab, Panitumumab, Golimumab) schließlich zeigt an, dass es sich um einen voll humanen monoklonalen Antikörper handelt, dem jegliche murinen Proteinanteile fehlen.

Literatur

Kazatchkine, M. D.; Kaveri, S. V.: Immunomodulation of autoimmune and inflammatory diseases with intravenous immune globulin, N Engl J Med, 2001; 345: 747–755

Kleine-Tebbe, J. et al.: Die spezifische Immuntherapie (Hyposensibilisierung) bei IgE-vermittelten allergischen Erkrankungen, Allergo J 2006; 15: 56–74

Klupp, J.; Langrehr, J. M.;, Neuhaus, P.: mTOR-Inhibitoren: Eine neue Klasse von Immunsuppressiva, Arzneimitteltherapie 2001; 19: 209–218

Neye, H.: Biochemie der Immunsuppressiva, Arzneimitteltherapie 1998; 16: 82–90

Riechelmann, H.: Immuntherapie mit Allergenextrakten bei allergischer Rhinitis, HNO 2005; 53: 517–530

Sleijfer, S.; Bannink, M.; van Gool, A. R. et al.: Side effects of interferon-α therapy, Pharm World Sci 2005; 27: 423–431

Tayler, A. L.; Watson, C. J. E.; Bradley, J. A.: Immunsuppressive agents in solid organ transplantation: Mechanisms of action and therapeutic efficacy, Crit. Rev. Oncol/Hematol 2005; 56: 23–46

Vollmar, A.; Dingermann, T.: Immunologie: Grundlagen und Wirkstoffe, Wissenschaftliche Verlagsgesellschaft mbH Stuttgart 2005

Wedi, B.; Kapp, A.: Spezifische Immuntherapie, Hyposensibilisierung mit Allergenen, Hautarzt 2004; 55: 399–409

 Fragen zur Repetition / Vertiefung

▶ Welche Arzneistoffe sind in der Lage, kritische Granulozytopenien als Nebenwirkungen auslösen zu können?

▶ Welches sind die wesentlichen Nebenwirkungen einer Therapie mit Interferon-α und wie können sie supportiv behandelt werden?

▶ Warum darf eine Impfung gegen Gelbfieber nicht zwei Wochen nach einer aktiven Immunisierung gegen Mumps/Masern/Röteln durchgeführt werden?

▶ Worin liegen die Vor-, worin die Nachteile einer SLIT gegenüber einer SCIT?

▶ Worin bestehen die Gemeinsamkeiten und Unterschiede zwischen den Wirkstoffen Sirolimus und Tacrolimus?

H.-P. LIPP

15.5 Therapie von Intensivpatienten, kritisch Kranken und multimorbiden Patienten

Die Behandlung von Intensivpatienten unterscheidet sich prinzipiell von derjenigen multimorbider Patienten. Während bei Intensivpatienten oder kritisch Kranken die Aufrechterhaltung und das Monitoring von Organfunktionen durch eine intensive medikamentöse und maschinelle Therapie (u. a. Beatmung) mit kurativem Ansatz im Vordergrund steht, muss bei multimorbiden Patienten das Hauptaugenmerk auf eine Therapievereinfachung mit häufig palliativem Ansatz zur Erhaltung der Lebensqualität gelegt werden.

Letztere werden häufiger außerhalb eines Akutkrankenhauses durch Hausärzte oder Pflegeeinrichtungen dauerhaft betreut. Nordamerikanische Staaten wie die USA und Kanada sind bereits dazu übergegangen pharmazeutische Spezialgebiete zu definieren, u. a. den sogenannten »Critical Care Pharmacist«, um speziellen fachlichen Anforderungen gerecht zu werden. Durch den Einsatz eines beratenden Apothekers auf Intensivstationen konnten neben Einsparungen von Arzneimittelkosten insbesondere Ver-

Tabelle 15.5.1: Tätigkeitsfelder eines klinischen Pharmazeuten in der Behandlung von Intensivpatienten, kritisch Kranken und multimorbiden Patienten

Intensivpatienten/kritisch Kranke	Multimorbide Patienten
Patientenführung	
entfällt	Pharmazeutische Betreuung (s. Kap. 9)
Arzneimitteltherapie (incl. Ernährung)	
UAW, WW, Inkompatibilitäten (s. Kap. 2, 8)	UAW, WW, Inkompatibilitäten (s. Kap. 2, 8)
pharmakologisch = technologisch[1]	pharmakologisch > technologisch[2]
(v. a. Applikationswege)	(v. a. Applikationsformen)
Ernährung (Stress-Stoffwechsel) –	Ernährung (Hunger-Stoffwechsel) –
Flüssigkeitstherapie (s. Kap. 10)	Flüssigkeitshaushalt (s. Kap. 10)
Supportive Therapie	
entfällt	Hilfsmittel (z. B. Rolator)
Kathetersysteme (ZVK, Ernährungssonden)	(Kathetersysteme)

[1] Dauerinfusionen vs. intermittierende Infusion, saure Arzneimittel vs. basische Arzneimittel (getrennt zu applizieren) etc.
[2] Säfte vs. Tabl. vs. Suppositorien etc.

schreibungsfehler (fehlerhafte Dosierungen bzw. Dosierungsintervalle etc.) reduziert werden. Unerwünschte Arzneimittelwirkungen (sogenannte UAW) traten signifikant seltener auf. Den in Tabelle 15.5.1 beschriebenen Tätigkeitsfeldern wird zukünftig im Rahmen einer zunehmenden Überalterung unserer Gesellschaft und damit verbundener Multimorbidität mit Polypharmazie besondere Bedeutung zukommen (s. Kap. 14.4).

Die Therapie multimorbider Patienten umfasst überwiegend die Arzneimitteltherapie chronischer Erkrankungen bei Senioren (s. Kap. 14.4.) sowie – allerdings im Vergleich weniger häufig – palliative Therapieansätze bei onkologisch/hämatologischen Patienten (s. Kap. 15.2.). Beiden Patientenkollektiven gemeinsam ist eine häufig nicht vermeidbare »Polypharmazie bzw. Polypragmasie«.

Führende Krankheitsbilder auf Intensivstationen, sofern sie nicht ausschließlich postoperative Patienten betreuen, sind Herz-Kreislauf-, Nieren- und Lungenerkrankungen (seltener neurologische Erkrankungen) sowie Infektionen und je nach Schweregrad der genannten Erkrankungen daraus resultierende Schockformen. Ganzheitliche Therapiekonzepte beinhalten das Aufrechterhalten der Herz-Kreislauf-, Lungen- und Nierenfunktion sowie eine individuelle Ernährung. Neben einer adäquaten Analgosedierung hat die Therapie mit Katecholaminen, Flüssigkeit und eine stoffwechseladaptierte Ernährung einen großen Stellenwert in der Intensivmedizin und sei in den folgenden Abschnitten kurz skizziert. Nicht weiter ausgeführt werden unterschiedliche Beatmungskonzepte, die erhebliche therapeutische Relevanz in der Intensivmedizin haben, aber nicht in den Bereich der Klinischen Pharmazie fallen.

15.5.1 Analgosedierung

Die Basis eines Sedierungs- und Analgesiemanagements beim Intensivpatienten ist eine adäquate Bewusstseinsdämpfung, eine ausreichende Analgesie und eine gute vegetative Dämpfung. Jahrelang waren fixe Kombinationen in einer Spritzenpumpe Standard. In letzter Zeit wurden vermehrt Konzepte zur individuellen Analgosedation mit besser steuerbaren Substanzen, die über separate Spritzenpumpen appliziert werden, beschrieben. Zur vegetativen Dämpfung wird häufig der alpha-Rezeptorantagonist Clonidin oder Magnesium verwendet. Medikamente zur Sedierung und Analgesie auf der Intensivstation sollten folgende Anforderungen erfüllen:

► schnelles Einsetzen und Abfluten der Wirkung,
► gute Steuerbarkeit des Sedierungsgrades,
► keine Kumulation,

▶ keine Abhängigkeitsentwicklung,
▶ keine Interaktionen mit anderen Medikamenten,
▶ fehlende Toxizität,
▶ gute Akzeptanz durch den Patienten.

Die heutzutage verfügbaren Pharmaka zur Sedierung und Analgesie erfüllen diese Anforderungen nur zum Teil. Midazolam beispielsweise weist einen ausgeprägten »Ceiling-Effekt« auf, d. h. aufgrund einer Gewöhnung des Patienten kann trotz weiterer Dosiserhöhungen des Medikamentes keine Vertiefung der Sedierung mehr erreicht werden; die kumulierte Substanz führt jedoch nicht selten zu stark verzögertem Aufwachen, v. a. bei älteren Patienten (s. Tabelle 15.5.2).

15.5.2 Katecholamin- und Volumentherapie

Die Katecholamin- und Volumentherapie dient in der Intensivmedizin überwiegend der Kreislaufstabilisierung bei Schock, Koma und Multiorgan-

versagen. Der Einsatz dieser Medikamente folgt meist anhand der Ergebnisse des hämodynamischen Monitorings mittels Pulmonaliskatheter oder Pulskonturanalyse bzw. Blutgasanalyse. Katecholamine wirken in der Regel dosisabhängig (cave! gewichtsbezogene Höchstdosen nicht überschreiten) und sollten bei notwendiger kombinierter Anwendung separat über einen zentralvenösen Zugang mittels Spritzenpumpen appliziert werden (cave: allgemeine Wirkungsabschwächung bei Vorliegen einer Azidose, Ausnahme: Vasopressin). Plasmaersatzmittel werden überwiegend über großvolumige periphervenöse oder zentral-venöse Zugänge bei allen Schockformen (Ausnahme: kardiogener Schock) großzügig infundiert. In Tabelle 15.5.3 sind die wichtigsten Katecholamine und Plasmaersatzmittel und ihre klinische Bedeutung aufgelistet.

15.5.3 Ernährung

Jede schwere Erkrankung beeinflusst wesentlich die Ernährung und den Stoffwechsel des Organis-

Tabelle 15.5.2: Medikamente zur Analgosedierung

Stoffgruppe	Substanz	Wichtige Wirkungen und Nebenwirkungen
Benzodiazepin	Midazolam	Überempfindlichkeit gegenüber Benzodiazepinderivaten, Ceiling-Effekt, selten Bronchospasmus und Tachykardien
Barbiturat	Methohexital	Hypotonie, Tachykardie, Thrombophlebitis, Überempfindlichkeit gegenüber Barbituraten bei latenter oder manifester Porphyrie, Applikation über getrennte ZVK-Leitung, Natrium-Belastung
Phenol-Derivat	Propofol	Hypotone Kreislaufreaktionen, Bradykardien, Fettbelastung mit der Möglichkeit einer Hypertriglyzeridämie
Phencyclidin-Derivat	Ketamin	Sympathomimetisch, halluzinogen, Erhöhung des intrakraniellen Druckes
Butyrophenon	Haloperidol	Vasodilatativ, extrapyramidal-motorische Störungen, Kreislaufnebenwirkung, Erniedrigung der cerebralen Krampfschwelle
Opioid	Sufentanil	µ-Antagonist und 10- bis 15-mal potenter als Fentanyl, stark sedierende Komponente, gut steuerbar und geringe Atemdepression NW: Atemdepression, Gewöhnung, unterschiedliches Suchtpotenzial, Miosis, Harnverhalt
	Fentanyl	µ-Agonist und 100- bis 300-mal potenter als Morphin, geringe hypnotische Wirkung, schlecht steuerbar NW: Atemdepression, Gewöhnung, unterschiedliches Suchtpotenzial, Miosis, Harnverhalt

Tabelle 15.5.3: Katecholamine, Plasmaersatzmittel und ihre klinische Anwendung

	Klinischer Einsatz (Indikation)	Wichtige Wirkungen und Nebenwirkungen
Katecholamine		
Noradrenalin	Schock (septisch, kardiogen), sowie bei erniedrigtem peripheren Widerstand (z. B. bei Histaminausschüttung im Rahmen eines anaphylaktischen Schocks)	bei kardiogenem Schock Verbesserung der Koronarperfusion; NW: Herabsetzung der Nierendurchblutung (Diureserückgang); Überdenken der Therapie bei Zentralisation, Akrozyanose, Anurie
Dobutamin	Vorwärts- und Rückwärtsversagen bei akuter oder chronischer Herzinsuffizienz, Kreislaufversagen nicht-kardialer Ursache (bei gleichzeitiger Hypotonie eventuell in Kombination mit anderen Sympathomimetika)	Steigerung des Herzzeitvolumens ohne wesentlichen Effekt auf den Blutdruck; NW: nicht in alkalischen Lösungen (pH > 8) lösen, Tachyphylaxie bei kontinuierlicher Gabe > 72 Stunden, cave: Volumenmangel bei Auftreten einer Tachykardie ausschließen, absolute Kontraindikation: Perikarderguss, obstruktive Kardiomyopathie
Adrenalin	Mittel der ersten Wahl bei Reanimation (stimuliert alle sympathischen Rezeptoren)	pos. inotrop/chronotrop/bathmotrop/ dromotrop; NW: Tachykardie, ventr. Extrasystolen, BZ-Anstieg, K-Abfall
Vasopressin (Adiuretin, ADH)	Reanimation	wirkt auch bei extremer Azidose (z. B. im Schock); NW: wirkt antidiuretisch durch Verminderung der Nierendurchblutung, bradykard
Plasmaersatzmittel		
Nichtkolloidale Lösung (Ringer-Laktat, NaCl)	Volumenmangel, im Schock: 500 bis 2000 ml/h	initialer Volumeneffekt: ca. 25 Prozent, effektive Wirkdauer: ca. 1 Stunde, cave: kontinuierliche Elektrolytkontrollen
Kolloidale Lösung (HAES 6 Prozent bzw. 10 Prozent)	Volumenmangel, im Schock: 250 bis 1000 ml/h	initialer Volumeneffekt/effektive Wirkdauer: HAES 6 Prozent ca. 100 Prozent/ca. 6 bis 8 Stunden, HAES 10 Prozent ca. 130 Prozent/ ca. 3 bis 4 Stunden

mus. Deshalb stellt die Ernährungstherapie einen wichtigen, häufig in seiner Bedeutung unterschätzten Bestandteil des Gesamttherapiekonzeptes in der Intensivmedizin dar. Kritisch Kranke weisen einen Stress-Stoffwechsel auf, bei dem eine hormon- und mediatorinduzierte Verwertungsstörung von Nährstoffen vorliegt und die Mobilisierung körpereigener Energie- und Substratreserven durch exogene Substratzufuhr nicht oder kaum beeinflussbar ist. Diese metabolischen Veränderungen unter Stressoreneinfluss wird in drei Phasen unterteilt, die Akutphase (Ebb-Phase), die Sekundärphase (Flowphase) und die Reparationsphase (s. Kap. 10). Nach

dem heutigen wissenschaftlichen Erkenntnisstand wird eine stoffwechseladaptierte Ernährung als adäquat bezeichnet und folgt bei Aufnahme eines Patienten auf die Intensivstation in der Regel einem Stufenschema:

▶ Stufe 1:
Tag des Krankheitsereignisses
(Unfall, OP, internistischer Notfall)
Flüssigkeitszufuhr mit geringer Kaloriengabe
▶ Stufe 2:
Tag 2 bis 3: periphervenöse Basisernährung oder halbierte vollständig bilanzierte Ernährung mit zusätzlicher Flüssigkeitszufuhr

▶ Stufe 3:
ab Tag 3: bilanzierte vollständige parenterale Ernährung (bei Gesamt-Osmolarität > 800 mosmol/l: zentral-venöser Zugang)

Bei kritisch Kranken erfolgt die Energiebedarfsberechnung nach der Harris-Benedict-Gleichung unter Berücksichtigung eines Aktivitätsfaktors (bettlägrig – nicht bettlägrig), eines Verletzungsfaktors (postoperativ/Karzinom, Fraktur, Sepsis, Peritonitis, Polytrauma, Verbrennung etc.) und eines Temperaturfaktors in Abhängigkeit der Körpertemperatur (s. Kap. 10). Liegen stabile Stoffwechsel- und Kreislaufverhältnisse vor und ist der Gastrointestinaltrakt funktionell intakt, dann ist die enterale Ernährung mittels Sondenkost über eine Ernährungssonde die physiologischste, effektivste und risikoärmste Ernährungstherapie. Spezielle Krankheitsbilder beeinflussen den Stoffwechsel auf typische Art, sodass eine spezielle Anpassung des therapeutischen Vorgehens erforderlich wird:
▶ Niereninsuffizienz:
In der Regel hochenergetische Ernährung bei limitierter Flüssigkeitszufuhr

ohne Nierenersatzverfahren: 0,6 bis 0,8 g Aminosäuren/kg KG/Tag
mit Nierenersatzverfahren: 1 bis 1,2 g Aminosäuren/kg KG/Tag
bei Aminosäurenimbalanzen:
Applikation spezieller »Nierenlösungen«
▶ Leberinsuffizienz:
in der Regel gestörter Aminosäure- und Fettstoffwechsel
bis max. 1,0 g Aminosäuren/kg KG/Tag unter Einsatz spezieller »Leberlösungen« mit erhöhtem Gehalt an verzweigtkettigen Aminosäuren

15.5.4 Begleitmedikation und allgemeines Monitoring auf einer Intensivstation

Im Rahmen der intensivmedizinischen Therapie ist neben der Erhebung der Vitalparameter eine regelmäßige (teilweise stündliche) Kontrolle von Blutzucker, Elektrolytwerten (wie Kalium, Natrium), Blutgasen und anderer Laborparameter (u. a. Blutbild, Klinische Chemie mit Gerinnung

Tabelle 15.5.4: Übersicht über Prokinetika und Darmstimulantien

Substanz	Wirkmechanismus	Magen-entleerung	Dünndarm-motorik	Dickdarm-motorik	Zulassung als Pro-kinetikum
Metoclopramid	Zentral wirksamer Dopamin-antagonist (Area postrema) und cholinerger Effekt auf Magen-Darm-Motilität	+	+	−	+
Domperidon	Zentral wirksamer Dopamin-antagonist (Area postrema) und direkte gastrokinetische Wirkung	+	+	−	+
Neostigmin	Indirekt wirkendes Parasympathomimetikum (reversible Hemmung der Cholinesterase)	+	+	+	−
Ceruletid	Vermehrte Acetylcholinfreisetzung und direkte Kontraktilitätssteigerung der glatten Muskulatur im Bereich der Gallenwege und im Dünndarm	+	+	−	+
Erythromycin	Motilitinrezeptor-Agonist	+	+	−	−

etc.) notwendig. Kaliumsubstitution sowie eng-maschige Blutzuckereinstellungen mittels Dauer-infusionen von Kalium- oder Altinsulinlösungen über Spritzenpumpen sind aus diesem Grund die Regel. Heparingaben (oder andere Antikoagu-lantien), ebenfalls per Dauerinfusion, werden in Abhängigkeit der jeweiligen Erkrankung appli-ziert. Um die gastrointestinale Peristaltik, die häufig durch die Katecholamintherapie oder die Erkrankung selbst beeinträchtigt ist, aufrechtzu-erhalten, werden Prokinetika und Darmstimulan-zien verabreicht (s. Tabelle 15.5.4). Bei Anlage von Magen- bzw. Duodenalsonden ist eine Stressulkusprophylaxe mit Protonenpumpeninhi-bitoren unerlässlich.

Literatur

Böllert, P.; Martin, J.: Analgosedierung in der Intensiv-medizin – wann und wie? www.medizinimdia-log.com/midsi_02/anal gos.html

Braun, J.; Preuss, R.: Klinikleitfaden Intensivmedizin. 6. Auflage 2005, Urban & Fischer

Eckart, J.; Forst, H.; Burchardi, H.: Kompendium und Repetitorium zur interdisziplinären Weiter- und Fortbildung, Loseblattwerk in 4 Ordnern mit Aktu-alisierungsservice, Ecomed-Verlag

Horn, E.; Jacobi, J.: The critical care clinical pharmacist: Evolution of an essential team member. Crit Care Med 2006, 34 (3), S46–S51

Leape, L. L.; Cullen, D. J.; Clapp, M. D. et al.: Pharma-cist participation on physicina rounds and adverse drug events in the Intensive Care Unit. JAMA 1999, 281 (3), 267–271

 Fragen zur Repetition / Vertiefung

▶ Nennen Sie neben der Beatmungstherapie vier weitere wichtige Therapieformen in der Behandlung intensivpflichtiger Patienten.

▶ Welche Anforderungen sollten Medikamente zur Sedierung und Analgesie in der Inten-sivmedizin erfüllen? Benennen Sie mindestens drei Substanzen zur Analgosedation.

▶ Welche Analgosedation würden Sie einem Intensivmediziner bei einem Patienten im Status asthmaticus mit hypotoner Kreislaufsituation empfehlen? Welche müssten Sie gegebenenfalls bei einem Patienten mit beginnender nekrotisierender Pankreatitis ver-meiden?

▶ Welche Katecholamintherapie würden Sie bei einem Patienten im kardiogenen Schock, welcher häufig von einer akuten Herzinsuffizienz begleitet ist, empfehlen?

▶ Welches Katecholamin wirkt am besten im septischen Schock in Begleitung einer azidotischen Stoffwechselsituation?

▶ Welches Plasmaersatzmittel muss in welchen Dosierungen im Volumenmangel- bzw. septischen Schock eingesetzt werden, um eine adäquate Kreislaufstabilisierung zu erreichen?

▶ Welchem Stufenschema folgt eine stoffwechseladaptierte Ernährung bei Aufnahme eines Patienten auf die Intensivstation?

▶ Welche Unterschiede müssen in der Ernährung von nieren- bzw. leberinsuffizienten Patienten auf Intensivstationen beachtet werden?

▶ Benennen Sie drei, das »Outcome« von Intensivpatienten verbessernde Begleitmedika-tionen auf einer Intensivstation. Welche Organfunktionen bzw. -systeme werden dadurch beeinflusst?

Leitlinien zur Analgesie und Sedierung in der Intensivmedizin: www.uni-duesseldorf.de/ WWW/AWMF/ II/001-012k.htm Anästhesiologie & Intensivmedizin, Januar/Februar 2005, Suppl. Nr. 1/2005, S1–20

Montazeri, M.; Cook, D. J.: Impact of a clinical pharmacist in a multidisciplinary intensive care unit. Crit Care Med 1994, 22, 1044–1048

Spinewine, A.; Dhillon, S.; Mallet, L.; Tulkens, P. M.; Wilmotte, L.; Swine, C.: Implementation of ward-based clinical pharmacy services in Belgium – description of the impact on a geriatric unit. Ann Pharmacother 2006, 40 (4), 720–728

Sturm, R.; Fischer, S.; Koch, T.: Die stoffwechseladaptierte Ernährungstherapie. Ein Konzept auf einer operativen Intensivstation. www.tu-dresden.de/ medkai/989911.pdf

K. DE WITH

15.6 Therapie von Schmerzzuständen

Definition
Entsprechend der Definition der IASP (International Association for the Study of Pain) ist Schmerz »ein unangenehmes heftiges Sinnes- und Gefühlserlebnis, das mit tatsächlichen oder möglichen Gewebeschäden verbunden ist oder in solchen Kategorien beschrieben wird«. Schmerzen stellen somit ein Symptom und keine Diagnose dar. Erster Schritt jeder Schmerzbehandlung ist eine sorgfältige Schmerzanalyse.

Differenzierung anhand der Schmerzdauer

▶ *Akute Schmerzen* sind Folge einer Gewebsverletzung oder Zeichen einer drohenden Schädigung des Organismus (z. B. Trauma, Operation, entzündliche Nervenläsion).
▶ *Chronische Schmerzen* liegen vor, wenn der Schmerz länger als 6 Monate anhält. Im Gegensatz zum akuten Schmerz, der dem Körper als Warn- und Schutzsignal dient, hat der chronische Schmerz diese Funktion verloren und wird stattdessen zum eigenständigen Krankheitsbild. Eine frühzeitige und ausreichende Schmerzhemmung kann die Entwicklung eines entsprechenden »Schmerzgedächtnisses« verhindern. Zu den häufigsten Arten chronischer Schmerzen zählen: Rheumatische Schmerzen (z. B. Arthrose, Osteoporose, Rückenschmerzen nach Bandscheibenvorfall), Kopfschmerzen (Migräne, Spannungskopfschmerz, Clusterkopfschmerz), Neuralgien (z. B. Trigeminusneuralgie), Nervenschmerzen (u. a. Polyneuropathie, Gürtelrose [Her

pes zoster], Phantomschmerz) und Tumorschmerzen (z. B. Knochenmetastasen).

Differenzierung anhand der Schmerzlokalisation
▶ *Somatischer Schmerz* liegt vor, wenn der Entstehungsort des Schmerzes die Haut (Oberflächenschmerz) bzw. Muskelgewebe, Knochen, Gelenke oder Bindegewebe sind (Tiefenschmerz).
▶ *Viszeraler Schmerz* (Eingeweideschmerz) kann beispielsweise bei rascher und starker Dehnung der Hohlorgane (z. B. der Gallenblase oder des Nierenbeckens) auftreten.

Pathogenetische Einteilung
▶ *Nozizeptiver Schmerz:* Diese Schmerzform entsteht durch eine traumatische, entzündliche oder tumoröse Gewebsschädigung, die zu einer direkten Erregung von Nozizeptoren führt (z. B. Arthropathien, Frakturen, Haut- und Schleimhautulcerationen, Myokardinfarkt u. a.). Nozizeptive Schmerzen werden als dumpf/hell, pulsierend, krampfartig und stechend beschrieben.
▶ *Neuropathischer Schmerz:* Hier gehen die Schmerzen von geschädigten nozizeptiven Nervenbahnen aus. Häufige Ursachen der Nervenschäden sind Diabetes (Diabetische Polyneuropathie), Alkoholmissbrauch, Virusinfektionen (z. B. postherpetische Neuralgie [lang anhaltender schwerer Schmerz bei Gürtelrose]) oder Verletzungen der Nervenbahnen im Rückenmark durch Unfälle oder Tumore. Neuropathische Schmerzen werden als

brennend, schneidend, elektrisierend oder »zerreißend« empfunden.

▶ *Schmerzen mit gemischter oder unspezifischer Ätiologie:* Der Pathogenese dieser Schmerzen liegen gemischte (nozizeptive und neuropathische bzw. neurogene) oder unbekannte Mechanismen zugrunde. Typische Beispiele sind periodisch wiederkehrende chronische Kopfschmerzen (z. B. Spannungskopfschmerzen) sowie das Vaskulitissyndrom.

▶ *Somatoforme Schmerzstörungen:* Beispiele für diese Schmerzform sind psychosomatische Beschwerden (körperliche Schmerzen als Ausdruck einer seelischen Belastung) oder somatopsychischer Schmerz (Schmerzen im Rahmen eines chronischen, organisch bedingten Schmerzsyndroms, wenn psychische Komponenten der Schmerzverarbeitung zunehmend an Bedeutung gewinnen).

Algesimetrie und Schmerzdokumentation

Die klinische Messung akuter Schmerzen beschränkt sich auf subjektive Angaben des Patienten. Diese sogenannte *eindimensionale Messung* der Schmerzintensität kann anhand *verbaler Rangskalen* (Einteilung der Schmerzstärke in Kategorien, z. B. kein Schmerz, leichte Schmerzen, mäßige Schmerzen, starke Schmerzen), *numerischer Rangskalen* oder *visueller Analogskalen* (Abb. 15.6.1) erfolgen. Bei chronischen Schmerzsyndromen kommen *mehrdimensionale Messinstrumente* zum Einsatz. Neben Fragen zur Schmerzintensität sind hier vom Patienten auch Angaben zur schmerzbedingten Beeinträchtigung, zum zeitlichen Verlauf der Schmerzen und zur Schmerzlokalisation zu machen. Regelmäßige Verlaufskontrollen und ein *Schmerztagebuch* sind Voraussetzungen zur Überprüfung der Effektivität der analgetischen Therapie.

Evidenzbasierte Schmerztherapie

Während sich akuter Schmerz gut mit Analgetika kupieren lässt, kann bei den meisten chronischen Schmerzen keine Schmerzfreiheit erreicht werden. Das Therapieziel liegt hier in der Schmerzlinderung und im Erhalt einer ausreichenden Lebensqualität. Die besten Therapieerfolge werden bei Kombination medikamentöser und nichtmedikamentöser Therapieverfahren erreicht.

Nichtmedikamentöse Therapie

▶ *Krankengymnastik und Sporttherapie:* Therapie der durch Schmerz entstehenden Inaktivität, die sekundär zu Fehlhaltungen, Muskelhypotrophie und Gelenkimmobilisation führt.

▶ *Kognitive Verhaltenstherapie:* Überwindung von Hilflosigkeit und Hoffnungslosigkeit durch Kontrolle über den eigenen Schmerz.

▶ *Stressbewältigungstraining:* Erkennen und Vermeiden schmerzverstärkender oder -auslösender Stresssituationen.

▶ *Relaxationstraining (Progressive Muskelrelaxation nach Jacobsen):* Isometrische Anspannung und anschließende aktive Entspannung bestimmter Muskelgruppen, Wirksamkeitsnachweis in kontrollierten Studien bei chronischen Rückenschmerzen.

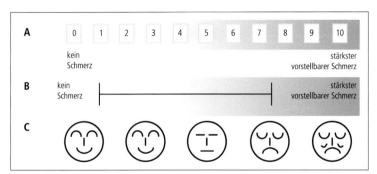

Abb. 15.6.1: Eindimensionale Messung der Schmerzintensität.
A) Numerische Rangskala mit elf Stufen zur Erfassung der Schmerzintensität, B) Visuelle Analogskala (Messung der Schmerzintensität von 0 bis 100 mm; Patient trägt die Schmerzstärke ein oder stellt diese bei mechanischen Skalen mit einem Schieber ein), C) Smiley-Skala mit fünf Stufen zur Messung der Schmerzintensität bei Kindern.

▶ *Biofeedbacktraining:* Patient erkennt mithilfe akustischer oder optischer Signale seine Muskelanspannung und lernt sie auf diese Weise zu kontrollieren (z. B. Vasokonstriktionstraining zur Migränetherapie, Elektromyografie [EMG]-Biofeedback bei chronischen Rückenschmerzen).

▶ *Transkutane elektrische Nervenstimulation (TENS):* Reizung afferenter, nichtschmerzleitender Fasern führt bei 30 bis 50 Prozent aller Patienten mit chronischen Schmerzen zur Schmerzlinderung.

▶ *Akupunktur:* Therapieversuch gerechtfertigt bei rheumatischen Schmerzen, Lumbago und chronischem Spannungskopfschmerz. In den meisten prospektiven kontrollierten Studien allerdings nur Placebo-vergleichbarer Effekt.

Medikamentöse Therapie
Paracetamol und Pyrazolinone
(Nichtsaure antipyretische Analgetika)
Paracetamol findet Anwendung bei leichten bis mittelstarken Schmerzen nicht viszeralen Ursprungs sowie bei den meisten febrilen Zuständen. In neueren Untersuchungen erwies sich Paracetamol als präferentieller COX-2-Hemmstoff. Die Effizienz dieser COX-2-Hemmung scheint allerdings in Kompartimenten mit erhöhtem oxidativen Status (z. B. entzündetes Gewebe) herabgesetzt zu sein, was die im Vergleich zu NSAIDs nur sehr geringe antiinflammatorische Wirkung dieses Analgetikums erklärt. Die vergleichsweise geringe Hemmung des COX-1-Enzyms lässt sich als eine Ursache für die bei Paracetamol im Vergleich zu anderen Analgetika (z. B. Acetylsalicylsäure und Ibuprofen) deutlich weniger ausgeprägten Nebenwirkungen im Magen-Darm-Trakt ansehen. Entsprechend epidemiologischen Studien erhöht sich das gastrointestinale Risiko jedoch bei Paracetamol-Tagesdosen > 2 g. Paracetamol wird erst im Dünndarm resorbiert und sollte bei Pylorospasmen (bei Migräne auftretend) rektal appliziert werden. Der in geringem Ausmaß (≤ 3 Prozent) via Cytochrom P450 entstehende reaktive elektrophile Metabolit N-Acetyl-p-chinonimin wird normalerweise via Konjugation mit Glutathion inaktiviert, geht bei Erschöpfung der hepatischen Glutathion-Reserven (bei Paracetamol-Überdosierung: > 6 bis 8 g) jedoch kovalente Bindungen mit zellulären Proteinen ein. Dadurch kann es dosisabhängig zu reversiblen funktionellen Störungen, Leberzellnekrosen und Leberkoma kommen. Im Falle einer vorgeschädigten Leber können entsprechende lebensbedrohliche Leberzellschädigungen auch bereits bei noch zugelassener hoher Dosierung evident werden. Paracetamol sollte daher nicht beim Leberkranken und beim Alkoholiker angewendet werden.

Ab dem 1. April 2009 unterliegen Fertigarzneimittel (auch Kombinationsarzneimittel, nicht jedoch Suppositorien), die mehr als 10 g Paracet-

Tabelle 15.6.1: Pharmakologische Kenndaten nichtsaurer Nichtopioid-Analgetika

Subklassen	t_{max}[1] (h)	$t_{1/2}$[2] (h)	Einzeldosis (maximale Tagesdosis) bei Erwachsenen
Anilin-Derivate Paracetamol	0,5 bis 1,5	1,5 bis 2,5	0,5 bis 1 g (4 g)
Pyrazolinon-Derivate			
Phenazon	0,5 bis 2	11 bis 12	0,5 bis 1 g (4 g)
Propyphenazon	0,5 bis 1,5	1 bis 2,5	0,5 bis 1 g (4 g)
Metamizol-Natrium[3]	–	–	0,5 bis 1 g (4 g)
4-Methyl-Aminophenazon[4]	1 bis 2	2 bis 4	–
4-Aminophenazon[4]	3 bis 5	4 bis 5,5	–

[1] Zeit bis zum Erreichen der maximalen Plasmakonzentration nach oraler Applikation
[2] terminale Eliminationshalbwertszeit
[3] Noramidopyrinmethansulfonat-Natrium
[4] Metamizol-Metaboliten (Die klinische Wirksamkeit beruht hauptsächlich auf 4-Methyl-Aminophenazon.)

amol enthalten, der Verschreibungspflicht. Darüber hinaus sind neue altersgestaffelte Dosierungen für die verschiedenen Darreichungsformen festgelegt worden.

Zu beachten bleibt jedoch, dass ungewollte Überdosierungen infolge der Vielzahl freiverkäuflich verfügbarer Paracetamol-haltiger Kombinationen und Zubereitungsformen (Tabletten, Suppositorien, Heißgetränke) auftreten können.

Pyrazolinone (Phenazon, Propyphenazon, Metamizol) werden bei mäßigen bis mittelstarken Schmerzen eingesetzt. Phenazon und Propyphenazon sind Bestandteil verschiedener analgetischer Kombinationspräparate. Das bei schweren Fieberzuständen indizierte Metamizol ist hinsichtlich seiner antipyretischen Wirkkomponente Phenazon, Paracetamol und Acetylsalicylsäure überlegen. Metamizol findet als intravenöse Injektion bei der Therapie akuter Ureter- und Gallenkoliken Anwendung. Da nach (besonders schneller) intravenöser Injektion von Metamizol Schockreaktionen mit tödlichem Ausgang und (häufiger) Schockfragmente beschrieben worden sind, sollte die Substanz langsam injiziert und unter strenger Indikationsstellung eingesetzt werden. Das Risiko einer Agranulozytose nach Metamizol-Gabe wird inzwischen mit einer Größenordnung von 1:1 000 000 angegeben. Trotz unselektiver Hemmung der Cyclooxygenase-Enzyme COX-1 und COX-2 kommt es unter Therapie mit Pyrazolinonen nicht zu den für nichtsteroidale Antiphlogistika typischen unerwünschten Wirkungen (Magen-Darm-Schäden, Flüssigkeitsretention, Blutgerinnungsstörungen). Pyrazolinone sind bei akuter hepatischer Porphyrie, Glucose-6-phosphat-Dehydrogenase-Mangel und bekannter Überempfindlichkeit gegen Pyrazolinone kontraindiziert.

Nichtsteroidale Antiphlogistika
(NSAIDs; saure antipyretische Analgetika) und selektive COX-2-Hemmer (Coxibe)

Coxibe und traditionelle NSAIDs zeichnen sich durch eine besonders gute Wirksamkeit bei Schmerzen mit entzündlicher Genese und akutem rezidivierenden Charakter aus. Im Vergleich zu NSAIDs zeigen Coxibe eine geringere Rate schwerer gastrointestinaler Komplikationen (Perforationen, Obstruktionen, Blutungen). Von da-

her sollte bei Vorliegen gastrointestinaler Risikofaktoren auf ein Coxib zurückgegriffen werden. Die oft praktizierte Kombination von NSAIDs und Protonenpumpenhemmern schützt nur den oberen Gastrointestinaltrakt, nicht aber Duodenum, Dünndarm oder Kolon. Sowohl Coxibe als auch NSAIDs führen zu Wasser- und Elektrolytretentionen und zu einer Blutdrucksteigerung. Coxibe und NSAIDs können bei Langzeitgabe kardiovaskuläre Ereignisse (Myokardinfarkt) auslösen. In einer randomisierten Vergleichsstudie wiesen Patienten unter Etoricoxib- bzw. Diclofenac-Therapie nahezu identische Raten für thrombotische kardiovaskuläre Ereignisse auf. Aufgrund der derzeitigen klinischen Evidenz sind sowohl Coxibe als auch traditionelle NSAIDs nur bedingt zum Dauereinsatz bei chronischen Schmerzzuständen geeignet, bleiben bei Beachtung der neu definierten Kontraindikationen und Vorsichtsmaßnahmen aber wichtige Tools in der Schmerztherapie.

Pharmakologische Kenndaten von NSAIDs und Coxiben sind in den Tabellen 15.6.2 und 15.6.3 dargestellt. Generell hat sich für NSAID das pharmakokinetische Profil als wichtiges Kriterium für die optimale therapeutische Auswahl erwiesen. Auf der Basis von analgetischer Potenz und Eliminationsgeschwindigkeit lassen sich die einzelnen Vertreter bestimmten Gruppen zuordnen (Tabelle 15.6.2).

Opioidanalgetika

Opioidanalgetika sollten bei schwersten Schmerzen zur Anwendung kommen, die nicht ausreichend durch andere Analgetika gelindert werden können. Hierzu zählen Kolik-, Infarkt-, Fraktur-, Operations- und Tumorschmerz sowie Schmerzen bei Lungenödem (Frühphase) und Schock. Die wichtigsten unerwünschten Effekte sind Atemdepression, Pruritus, Hypotension, Obstipation und Harnverhalt. Wie die Toleranzentwicklung spielt auch die viel gefürchtete Abhängigkeit eine untergeordnete Rolle bei der therapeutischen Anwendung von Opioidanalgetika. Zur Vermeidung der Entwicklung einer psychischen Abhängigkeit bei chronischer Opioidgabe ist dafür Sorge zu tragen, dass durch regelmäßige Applikation des jeweiligen Opioidanalgetikums (»Therapie nach der Uhr«) die

Tabelle 15.6.2: Pharmakologische Kenndaten ausgewählter nichtsteroidaler Antiphlogistika unter besonderer Berücksichtigung der für die Therapie muskuloskelettaler Schmerzen eingesetzten Vertreter (nach Hinz und Brune, 2007)

Substanzklassen	t_{max}[1] (h)	$t_{1/2}$[2] (h)	Einzeldosis (max. Tagesdosis) bei Erwachsenen	Indikation	Typische UAW	Kontraindikationen	Warnhinweise	Wesentliche Arzneimittelinteraktionen
Geringe Potenz, schnelle Elimination:								
Ibuprofen	0,5–2	2	200–800 mg (2,4 g)	passagere oder kontinuierliche entzündliche Schmerzen (z. B. Kopfschmerzen, Zahnschmerzen, Dysmenorrhoe)	Ulcerationen im GITrakt[3] (Dosis > 1,2 g/Tag), Analgetika-Asthma (Allergische Reaktionen), Analgetika-Kopfschmerz, Schwindel, Tinnitus, Nephrotoxizität, Ödeme, Hypertonie	Aktive Ulcera und Blutungen, Rezidivierende Ulcera und Blutungen in der Anamnese, Schwere Herzinsuffizienz, Bekannte Überempfindlichkeit, Schwangerschaft	Hypertonie und/ oder (leichte) Herzinsuffizienz in der Anamnese, Einsatz in niedrigst wirksamer Dosis über möglichst kurzen Zeitraum, Möglichkeit schwerer Hautreaktionen	Antikoagulantien: erhöhtes Blutungsrisiko, ACE-Hemmstoffe, β-Blocker, Schleifen-/Thiazid-Diuretika: verminderte antihypertensive bzw. diuretische Wirkung, Glucocorticoide: erhöhtes Ulcus-Risiko, Lithium: Anstieg der Lithium-Konzentration
Mittlere Potenz, verzögerte Elimination:								
Naproxen	2–4	12–15	250–500 mg (1,25 mg)	wie Ibuprofen	wie Ibuprofen (Dosiseffekt geringer) ↑ GI-Wirkungen ↑ Ototoxizität ↑ Ödeme[4]	wie Ibuprofen	wie Ibuprofen	wie Ibuprofen

Fortsetzung nächste Seite

Tabelle 15.6.2: Fortsetzung

Substanz-klassen	t_{max}[1] (h)	$t_{1/2}$[2] (h)	Einzeldosis (max. Tagesdosis) bei Erwachsenen	Indikation	Typische UAW	Kontraindikationen	Warnhinweise	Wesentliche Arzneimittelinteraktionen
Hohe Potenz, schnelle Elimination:								
Flurbi-profen	1,5–3	2,5–4	50–100 mg (200 mg)	passagere oder kontinuierliche	wie Naproxen	wie Ibuprofen	wie Ibuprofen	wie Ibuprofen
Keto-profen	1–2	2–4	25–100 mg (200 mg)	entzündliche Schmerzen (höhere Potenz)	wie Naproxen	wie Ibuprofen	wie Ibuprofen	wie Ibuprofen
Diclofenac	1–12[5] sehr variabel	1–2[5]	25–75 mg (150 mg)	starke passagere oder kontinuierliche Schmerzen (z. B. Rheumatoide Arthritis)	wie Naproxen ↑ Hepatotoxizität	wie Ibuprofen	wie Ibuprofen	wie Ibuprofen
Hohe Potenz, langsame Elimination:								
Piroxicam	3–5	30–60[6]	10–40 mg: initial: 40 mg	chronische, ausgeprägte entzündliche Schmerzen	wie Naproxen ↑ Nierenfunktionsstörungen ↑ GI-Wirkungen	wie Ibuprofen	wie Ibuprofen	wie Ibuprofen
Meloxicam	2–6	~20[6]	7,5–15 mg (15 mg)	(z. B. Rheumatoide Arthritis)	wie Naproxen	wie Ibuprofen	wie Ibuprofen	wie Ibuprofen

GI: gastrointestinal
↑ ausgeprägter als bei Vergleichssubstanz (bei analgetischer Dosierung)
[1] Zeit bis zum Erreichen der maximalen Plasmakonzentration nach oraler Applikation
[2] Terminale Eliminationshalbwertszeit
[3] Blutungen/Perforationen im Magen-Darm-Trakt als Folge der Einnahme von NSAIDs führen in Deutschland zu ca. 2000 Todesfällen/Jahr. Sie betreffen zu ~ 90 Prozent Patienten > 60 Jahre.
[4] Die Inzidenz und Intensität von Wasser- und Elektrolytretentionen korreliert mit der Wirkstärke und Eliminationshalbwertszeit des Wirkstoffs.
[5] Monolithische säurefeste Tabletten oder ähnliche galenische Zubereitungen
[6] Enterohepatischer Kreislauf

Tabelle 15.6.3: Pharmakologische Kenndaten der Coxibe (nach Hinz und Brune, 2006)

	t_{max}[1] (h)	$t_{1/2}$[2] (h)	Einzeldosis (max. Tagesdosis) bei Erwachsenen und Indikationen	Kontraindikationen	Warnhinweise
Celecoxib	2–4	6–12	100–200 mg (400 mg): Osteoarthrose, rheumatoide Arthritis	Aktive Ulzera und Blutungen Allergische Erkrankungen Herzinsuffizienz (NYHA II bis IV) Klinisch gesicherte koronare Herzkrankheit, periphere arterielle Verschlusskrankheit und/oder zerebrovaskuläre Erkrankungen	Patienten mit kardiovaskulären Risikofaktoren (Bluthochdruck, Hyperlipidämie, Diabetes mellitus, Rauchen) Patienten mit Ulzera, Blutungen und Perforationen in der Anamnese erhöhtes gastrointestinales Risiko bei gleichzeitiger Gabe von niedrig dosierter Acetylsalicylsäure Einsatz in niedrigst wirksamer Dosis über möglichst kurzen Zeitraum Möglichkeit schwerer Hautreaktionen
Parecoxib-Natrium[3]	0,5	6–10	20–40 mg i. v. / i.m. (80 mg): Kurzzeitbehandlung von Schmerzen nach Operationen	wie Celecoxib + Therapie postoperativer Schmerzen nach einer koronaren Bypass-Operation	wie Celecoxib
Etoricoxib	~ 1	20–26	30–60 mg (60 mg): Osteoarthrose; 90 mg (90 mg): rheumatoide Arthritis; 120 mg (120 mg): akuter Gichtanfall	wie Celecoxib + nicht ausreichend kontrollierter Blutdruck	wie Celecoxib

[1] Zeit bis zum Erreichen der maximalen Plasmakonzentration nach oraler Applikation
[2] Terminale Eliminationshalbwertszeit
[3] Parecoxib ist das wasserlösliche Prodrug des im März 2005 vom Markt genommenen Valdecoxib. Die pharmakokinetischen Angaben beziehen sich auf Valdecoxib als aktivem Metaboliten.

Plasmakonzentration stets im Wirkbereich liegt, da der Patient sonst auf eine erneute Schmerzempfindung hin höhere Dosen einnehmen könnte als erforderlich. Eine Applikation »bei Bedarf« gilt bei chronischen Schmerzen als nicht indiziert mit Ausnahme der Behandlung »durchbrechender Schmerzen« (break through pain). Bei kurzzeitiger Anwendung liegt eine parenterale Therapie mit einem kurzwirksamen Opioid nahe. Eine längerfristige Therapie sollte hingegen mit retardierten Applikationsformen (z. B. retardierte Tabletten/Kapseln, transkutane Applikationsformen) oder mit lang wirksamen Opioidanalgetika (Buprenorphin, Levomethadon) durchgeführt werden. Morphin gilt nach wie vor als das bedeutendste Opioidanalgetikum zur Therapie akuter und chronischer Schmerzzustände. Eine Erhöhung der relativ kurzen Wirkdauer von Morphin (4 bis 5 Stunden) ist durch Retardpräparate (Wirkdauer 8 bis 12 Stunden) möglich, die zur oralen Langzeittherapie chronischer Schmerzen Anwendung finden. Als retardiertes Opioidanalgetikum zur Therapie chronischer Schmerzzustände ist auch Oxycodon zugelassen. Oxycodon ist seit 2006 auch in Fixkombination mit dem Opioid-Antagonisten Naloxon verfügbar. Naloxon blockiert hierbei die lokalen Opioidrezeptoren im Darm (präsystemisch lokaler Effekt) und vermindert dadurch eine opioidinduzierte Obstipation. Die systemische analgetische Wirkung von Oxycodon wird durch Naloxon aufgrund seines hohen First-pass-Effektes nicht antagonisiert. Codein ist heute als schwaches Opioidanalgetikum in verschiedenen analgetischen Mischpräparaten enthalten. Da der analgetische Effekt auf der CYP 2D6-abhängigen Demethylierung zu Morphin beruht, ist der CYP 2D6-Genotyp zu beachten. Dihydrocodein findet als oral applizierbare Retardform für die Langzeittherapie chronischer Schmerzen Anwendung. Pethidin wird bei spastischen Schmerzen aufgrund der geringeren spasmogenen Wirkung auf die glatte Muskulatur des Darms anderen Opioidanalgetika vorgezogen. Pethidin ist aufgrund seiner im Vergleich zu Morphin kürzeren Wirkdauer bei schmerzhaften diagnostischen Eingriffen indiziert. Allerdings ist die Substanz für eine wiederholte Anwendung nicht geeignet, da es zur Kumulation eines zentral toxischen Metaboliten mit längerer Eliminationshalbwertszeit (Norpethidin) kommen kann. Fentanyl wird aufgrund seiner kurzen Wirkdauer (1 bis 2 Stunden, Plasmahalbwertszeit 2 bis 4 Stunden) im Rahmen der Neuroleptanalgesie in Kombination mit Neuroleptika eingesetzt. In jüngerer Zeit hat die Substanz auch bei der Behandlung chronischer Schmerzen Bedeutung erlangt. Seit Kurzem wird Fentanyl zur Therapie von Durchbruchschmerzen auch als Lutscher (transmukosale Aufnahme von Fentanyl aus einer Lutschtablette mit integriertem Applikator) angeboten. Buprenorphin ist ein Partialantagonist mit Ceiling-Effekt, der auch für die transdermale Applikation zur Verfügung steht. Die niedrigpotenten Opioide Tilidin (in fixer Kombination mit Naloxon im Handel) und Tramadol unterliegen nicht der Betäubungsmittelverschreibungsverordnung (BtMVV).

Additive Schmerztherapie
In der Tumorschmerztherapie auch als Adjuvantien bezeichnete Nichtanalgetika unterstützen die Therapie. Im Einzelnen werden folgende Substanzgruppen eingesetzt:

▸ *Antidepressiva:* Monotherapie beim Spannungskopfschmerz und bei chronischem posttraumatischen Kopfschmerz; Adjuvans oder Monotherapeutikum bei neuropathischen Schmerzen (z. B. Deafferenzierungsschmerz [Schmerz, der nach Durchtrennung peripherer Nerven oder Nervenwurzeln entsteht], Polyneuropathie) oder bei Schmerzsyndromen mit neuropathischer Schmerzkomponente (z. B. Tumorschmerz, chronischer Rückenschmerz mit Radikulopathie [Schädigung einer Nervenwurzel]). Die schmerztherapeutische Dosis beträgt zwischen 10 und 50 Prozent der antidepressiv wirkenden Dosis. Die Patienten sollten auf die bei Therapiebeginn auftretenden anticholinergen Nebenwirkungen (Mundtrockenheit, Sehstörungen, Obstipation) und die zeitlich verzögert einsetzende Schmerzlinderung (einige Tage bis zu zwei Wochen) hingewiesen werden.

▸ *Antikonvulsiva:* Einsatz bei neuropathischen Schmerzen und Neuralgien (Trigeminusneuralgie, postzosterische Neuralgie, radikuläre Schmerzen). Zur Therapie neuropathischer Schmerzen werden vor allem Carbamazepin,

Gabapentin und Pregabalin eingesetzt. Im Falle von Carbamazepin sollte der Patient über die bei Therapiebeginn auftretenden Nebenwirkungen (Schwindel, Müdigkeit, Ataxie, Doppelbilder) aufgeklärt werden.

▶ *Neuroleptika:* Sedierung und Distanzierung des Patienten vom Schmerzerlebnis, Unterdrückung des durch Opioidanalgetika ausgelösten Erbrechens; eingesetzt werden vor allem Haloperidol und Levomepromazin (zur Nacht).

▶ *Tranquilizer und zentrale Muskelrelaxantien:* Schmerzhafte Muskelverspannungen und Muskelspasmen sowie Angst- und Spannungszustände.

▶ *Clonidin:* Monotherapeutikum bei neuropathischen und sympathisch unterhaltenen Schmerzen, in Kombination mit einem Opioidanalgetikum zur Verstärkung der Opioidanalgesie.

▶ *Glucocorticoide:* Einsatz bei Tumorerkrankungen mit schlechter Prognose (analgetische Wirkung bei Knochenmetastasen); positiver Effekt auf Stimmung und Appetit; Verringerung der Kompression schmerzsensibler Strukturen aufgrund antiödematöser Wirkung; Abnahme des Kopfschmerzes bei Hirntumoren durch Reduktion des Hirnödems.

Evidenzbasierte Pharmakotherapie ausgewählter Schmerz-Krankheitsbilder
Tumorschmerzen

Zur Behandlung von chronischen Schmerzen wird von der WHO seit 1986 ein Stufenschema (Tabelle 15.6.4) empfohlen, das primär für die Tumorschmerztherapie entwickelt wurde, aber auch für andere chronische Schmerzzustände gilt. Dem Schema entsprechend wird die Schmerztherapie mit Nichtopioidanalgetika begonnen. Bei nicht zufriedenstellender Analgesie wird zusätzlich ein schwaches Opioid verwendet. Wenn sich auch hiermit kein ausreichender analgetischer Effekt erzielen lässt, wird das schwache Opioid durch

Tabelle 15.6.4: WHO-Stufenplan zur Therapie von Tumorschmerzen (nach Therapieempfehlungen der Arzneimittelkommission der Deutschen Ärzteschaft, 2000)

Stufe 1	Nichtopioide Analgetika (Paracetamol, Acetylsalicylsäure, Ibuprofen, Metamizol u. a.)		
Stufe 2	Schwach wirksame Opioide[1]		
	Analgetische Äquivalenz	Tagesdosierung (mg)	Wirkdauer (h)
Dihydrocodein retard	1/6	2- bis 3-mal 60 bis 180	8 bis 12
Tramadol retard	1/8–1/12	2- bis 3-mal 100 bis 300	8 bis 12
Tilidin	1/5–1/10	2- bis 3-mal 100 bis 200	8 bis 12
Stufe 3	Stark wirksame Opioide[2]		
	Analgetische Äquivalenz	Tagesdosierung (mg)	Wirkdauer (h)
Morphin	1	6-mal 5 bis 500	4
Morphin retard	1	2- bis 3-mal 10 bis 500	8 bis 12
Morphin retard II	1	1- bis 2-mal 20 bis 500	12 bis 24
Buprenorphin	20 bis 40	3- bis 4-mal 0,2 bis 1,2	6 bis 8
Fentanyl TTS	70 bis 100	0,6 bis 12 (transdermal)	48 bis 72
Oxycodon retard	2	2- bis 3-mal 10 bis 400	8 bis 12
Hydromorphon retard	7,5	2- bis 3-mal 4 bis 200	8 bis 12

[1] Die Opioide der Stufe II sollten nicht oberhalb der angegebenen Dosis eingesetzt werden.

[2] Opioide der Stufe III müssen individuell titriert werden und können im Einzelfall die angegebenen Dosierungen weit überschreiten.

ein starkes Opioid ersetzt. Bei Patienten mit starken Tumorschmerzen ist ein Überspringen der Stufe 2 gerechtfertigt.

Arthrosen/degenerative Wirbelsäulenerkrankungen

Therapieziel degenerativer Gelenk- und Wirbelsäulenerkrankungen ist die Kontrolle von Schmerzen, die Vermeidung aktivierter Phasen und der Erhalt der Lebensqualität des Patienten. Folgende Richtlinien gelten für den Einsatz von Analgetika:

▶ *Paracetamol:* in Tagesdosis bis 4 g/Tag; Mittel der ersten Wahl bei unkomplizierter, nichtaktivierter Arthrose.
▶ *NSAIDs* bzw. *Coxibe:* bei aktivierter Arthrose oder bei Nichtansprechen auf Paracetamol.
▶ *Erweiterte Schmerztherapie:* symptomatische Schmerztherapie analog dem WHO-Schema bei Patienten, die mit o. g. Analgetika nur unbefriedigend behandelt werden können und bei denen auch kein Gelenkersatz möglich/indiziert ist.

Rheumatoide Arthritis

Die medikamentöse Therapie stützt sich im Wesentlichen auf eine symptomatische Therapie rheumatischer Schmerzen, Schwellungen und Entzündungen mit NSAIDs bzw. Coxiben und eine Hemmung der Krankheitsprogression und damit Verbesserung der Langzeitprognose mit Basistherapeutika. Zur Therapie der rheumatoiden Arthritis vgl. Kap. 16.6.1.

Migräne

Migräne ist eine der häufigsten Kopfschmerzformen. Etwa 6 bis 8 Prozent aller Männer und 12 bis 14 Prozent aller Frauen leiden unter diesem Krankheitsbild. Die höchste Inzidenz der Migräneattacken besteht zwischen dem 35. und 45. Lebensjahr. In dieser Lebensphase sind Frauen etwa dreimal häufiger betroffen als Männer.

Migräne ist ein anfallsartig auftretender, oft halbseitiger Kopfschmerz von mehrstündiger bis mehrtägiger Dauer (Tabelle 15.6.5, Abb. 15.6.2). Charakteristisch für die einfache Migräne ohne Aura sind rezidivierende Kopfschmerzattacken, die oft mit Übelkeit, Erbrechen sowie Licht- und Lärmempfindlichkeit assoziiert sind. Die klassische Migräne mit Aura beginnt mit neurologischen Ausfallerscheinungen wie Flimmerskotomen, halbseitigen Sensibilitätsstörungen, Paresen und Sprachstörungen. Die Differenzialdiagnose der

Tabelle 15.6.5: Differenzialdiagnose wichtiger Kopfschmerzformen (nach Therapieempfehlungen der Arzneimittelkommission der Deutschen Ärzteschaft, 2001)

Kriterien	Migräne	Spannungs-kopfschmerz	Medikameneninduzierter Kopfschmerz
Häufigkeit	Wechselnd 1–6/Monat	Gelegentlich bis täglich	Konstant
Dauer	4–72 Stunden	Stunden bis ganzer Tag	Konstant
Lokalisation	Einseitig, beidseitig	Holozephal	Überwiegend beidseitig
Intensität	Schwer	Leicht bis mittel	Mittel bis schwer
Charakter	Pochend, hämmernd, pulsierend	Dumpf, drückend	Pulsierend, bohrend, dumpf
Begleitsymptome	Übelkeit, Brechreiz, Erbrechen, Phono- und Photophobie	Keine oder nur minimal ausgeprägt	Leichte Übelkeit, leichte Phono- und Photophobie
Verhalten während der Schmerzen	Ruhebedürfnis, Aufsuchen abgedunkelter Räume	–	–
Provokation/Auslöser	Alkohol, Stress, Hormonschwankungen, Wochenende	Stress und Wetterwechsel initial, später keine Triggerfaktoren	Regelmäßige Einnahme von Schmerz- und Migränemitteln

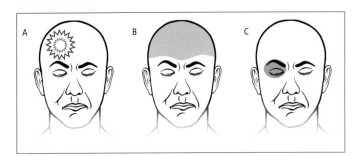

Abb. 15.6.2: Lokalisation der Schmerzen bei verschiedenen Kopfschmerzen
A: Migräne
B: Spannungskopfschmerz
C: Clusterkopfschmerz

Migräne ist zusammen mit der anderer Kopfschmerzformen in Tabelle 15.6.5 dargestellt.

Die Basistherapie bei leichten bis mittleren Migräneattacken (Tabelle 15.6.6) erfolgt durch die Gabe eines Analgetikums. Analgetika sollten dabei in ausreichender Dosierung, als gut resorbierbare Darreichungsform (Brausetabletten, Granulat) und in Verbindung mit einem Antiemetikum verabreicht werden. Letzteres regt die während eines Migräneanfalls drastisch reduzierte Magen- und Darmtätigkeit an und gewährleistet damit die optimale Resorption des Analgetikums.

Bei mittelgradig bis schweren Migräneschmerzen bzw. bei unzureichender Wirkung der Analgetika sind Triptane Mittel der ersten Wahl. Triptane hemmen über die Aktivierung von 5-HT$_{1D}$-Rezeptoren (Autorezeptoren) die Neuropeptid-Freisetzung aus trigeminalen Fasern und induzieren über Aktivierung von 5-HT$_{1B}$-Rezeptoren eine Kontraktion meningealer Gefäße. Da 5-HT$_{1B}$-Rezeptoren auch in den Koronarien exprimiert werden, sind Triptane bei Patienten mit kardialen Ischämien und unkontrollierter arterieller Hypertension kontraindiziert. Bei Beachtung der Kontraindikationen stellen Triptane jedoch eine vergleichsweise nebenwirkungsarme Behandlungsoption dar. Gegenwärtig stehen in Deutschland 7 Triptane zur Verfügung. Ein Vertreter (Sumatriptan) ist inzwischen als Generikum verfügbar, ein anderer (Naratriptan) ist seit 2006 in der Selbstmedikation erhältlich. Der Hauptvorteil der Triptane gegenüber Ergotamin liegt in ihrer ausgeprägten antiemetischen Wirkung. Neu ist die Erkenntnis, dass Triptane besser wirken, wenn sie zu Beginn der Migräneattacke eingenommen werden, solange der Kopfschmerz noch leicht oder mittelschwer ist. Bei frühem Erbrechen in der Attacke oder ausgeprägter Übelkeit empfiehlt sich der Einsatz von Nasensprays (Sumatriptan, Zolmitriptan) bzw. von Sumatriptan rektal oder subkutan. Schmelztabletten können unterwegs ohne Wasser eingenommen werden, besitzen im Vergleich zur Tablette jedoch einen verzögerten Wirkeintritt (Hauptresorptionsort Dünndarm). Am schnellsten wirksam ist mit 10 Minuten die subkutane Gabe von Sumatriptan. Spricht ein Patient bei 3 konsekutiven Attacken nicht auf ein Triptan an (sog. Nonresponder), ergeben sich drei Möglichkeiten der weiteren Herangehensweise: Es erfolgt der Wechsel auf ein anderes Triptan; das Triptan wird mit einem Analgetikum kombiniert; das Triptan wird mit einem Antiemetikum kombiniert.

Ergotamin (Tabelle 15.6.6) wird nur noch bei sehr langen Migräneattacken und häufigem Wiederauftreten von Kopfschmerzen empfohlen. Sowohl Triptane, Ergotamin als auch Analgetika können bei zu häufiger Einnahme zu medikamenteninduzierten Dauerkopfschmerzen führen. Daher sollte die Einnahme auf höchstens 10 Tage (Triptane, Ergotamin) bzw. 15 Tage (Analgetika) pro Monat beschränkt bleiben.

Eine Migräneprophylaxe (Tabelle 15.6.7) wird in Betracht gezogen, wenn mehr als 2 bis 3 Migräneattacken pro Monat auftreten, die Migräneattacken regelmäßig länger als 48 Stunden anhalten oder häufig komplizierte Attacken mit stundenlangen neurologischen Anfällen vorkommen. Ziel ist es, Häufigkeit und Schwere der einzelnen Migräneanfälle um 50 Prozent zu reduzieren. Die Therapie sollte 6 bis 9 Monate dauern, danach ist ein Auslassversuch durchzuführen.

Tabelle 15.6.6: Therapie akuter Migräneattacken (nach Leitlinien der Deutschen Migräne- und Kopfschmerzgesellschaft und der Deutschen Gesellschaft für Neurologie)

Indikation	Gruppe	Substanzen	Nebenwirkungen	Kontraindikationen
Leichte Migräneattacke	Analgetika	(↑↑↑) Acetylsalicylsäure (1000 mg oral)[1] (↑↑↑) Ibuprofen (200 bis 600 mg oral) (↑↑↑) Naproxen (500 bis 1000 mg oral) (↑↑↑) Diclofenac-Kalium (50 bis 100 mg oral)	Magenschmerzen, Übelkeit, Gerinnungsstörungen, Ödeme	Magen-Darm-Ulzera, hämorrhagische Diathese, Schwangerschaft (Monat 7 bis 9)
		(↑↑) Paracetamol (1000 mg oral)	Leberschäden	Leberschäden, Niereninsuffizienz
		(↑↑) Metamizol (1000 mg oral)	Allergische Reaktion, Blutbildveränderungen	Erkrankungen des hämatopoetischen Systems
	Antiemetika	(↑↑) Metoclopramid (10 bis 20 mg oral, 20 mg rektal (↔) Domperidon (20 bis 30 mg oral)	Frühdyskinetisches Syndrom, Unruhezustände (bei Domperidon seltener)	Kinder unter 10 (Domperidon) bzw. 14 Jahren (Metoclopramid), Hyperkinesen, Epilepsie, Schwangerschaft, Prolaktinom
Schwere Migräneattacke	Triptane[2]	(↑↑↑) Sumatriptan (50 bis 100 mg oral, 25 mg Supp., 10 bis 20 mg Nasenspray, 6 mg s.c. [Autoinjektor])	Engegefühl im Brust- und Halsbereich, Parästhesien der Extremitäten, Kältegefühl	Schwangerschaft, Stillzeit, Kinder unter 12 Jahren, Patienten mit kardiovaskulären Risikofaktoren (z. B. koronare Herzkrankheit, Myokardinfarkt in Anamnese, Hypertonie), Morbus Raynaud
		(↑↑↑) Zolmitriptan (2,5 bis 5 mg p. o. oder als Schmelztablette, 5 mg Nasenspray)	wie Sumatriptan	wie Sumatriptan
		(↑↑↑) Naratriptan (2,5 mg oral)	etwas geringer als Sumatriptan	wie Sumatriptan
		(↑↑↑) Rizatriptan (10 mg oral oder als Schmelztablette)	wie Sumatriptan	wie Sumatriptan; Dosis 5 mg bei gleichzeitiger Einnahme von Propranolol
		(↑↑↑) Almotriptan (12,5 mg oral)	etwas geringer als Sumatriptan	wie Sumatriptan
		(↑↑↑) Eletriptan (20 bis 40 mg oral)	wie Sumatriptan	wie Sumatriptan
		(↑↑↑) Frovatriptan (2,5 mg oral)	etwas geringer als Sumatriptan	wie Sumatriptan
	Ergotamin[3]	(↑) Ergotamintartrat (2 mg oral)	Erbrechen, Übelkeit, Kältegefühl, Dauerkopfschmerz	wie Triptane
Notfallpräparat	Analgetika	(↑↑) Acetylsalicylsäure-Lysinat (1000 mg i. v.)	s. o.	s. o.

[1] Acetylsalicylsäure in löslich gepufferter Form (1000 mg) ist in ihrer Wirksamkeit Ibuprofen 400 mg und Sumatriptan 50 mg vergleichbar.

[2] Die auf dem Markt befindlichen Triptane unterscheiden sich in ihrer Kinetik. Die kürzeste Zeit bis zum Wirkeintritt ist bei sukutaner Gabe von Sumatriptan (ca. 10 min) gegeben. Nasensprays wirken im Allgemeinen schneller als Tabletten oder Sublingualtabletten. Resorption und Wirkung von Triptanen werden durch Gabe von Antiemetika gebessert.

[3] Für die Behandlung schwerer Migräneattacken steht derzeit nur noch ein Ergotamin-Präparat zur Verfügung.

↑↑ Aussage zur Wirksamkeit wird gestützt durch mehrere adäquate, valide klinische Studien (z. B. randomisierte klinische Studien) bzw. durch eine oder mehrere valide Metaanalysen oder systematische Reviews. Positive Aussage gut belegt.

↑ Aussage zur Wirksamkeit wird gestützt durch zumindest eine adäquate, valide klinische Studie (z. B. randomisierte klinische Studie). Positive Aussage belegt.

↔ Es liegen keine sicheren Studienergebnisse vor, die eine günstige oder ungünstige Wirkung belegen. Dies kann bedingt sein durch das Fehlen adäquater Studien, aber auch durch das Vorliegen mehrerer, aber widersprüchlicher Studienergebnisse.

Tabelle 15.6.7: Migräneprophylaktika (nach Leitlinie der Deutschen Migräne- und Kopfschmerzgesellschaft und der Deutschen Gesellschaft für Neurologie)

	Wirkstoffe (Indikationsgruppe)	Tagesdosis
Mittel der 1. Wahl	(↑ ↑) Metoprolol (Beta-Blocker)	50 bis 200 mg
	(↑ ↑) Propranolol (Beta-Blocker)	40 bis 240 mg
	(↑) Bisoprolol (Beta-Blocker)	5 bis 10 mg
	(↑ ↑) Flunarizin (Calcium-Antagonist)	5 bis 10 mg
	(↑ ↑) Topiramat (Antikonvulsivum)[1]	25 bis 100 mg
	(↑ ↑) Valproinsäure[2] (Antikonvulsivum)	500 bis 600 mg
Mittel der 2. Wahl	(↑) Amitryptiilin[2] (Antidepressivum)	50 bis 150 mg
	(↑) Venlafaxin (Antidepressivum)	75 bis 150 mg
	(↔) Gabapentin[1] (Antikonvulsivum)	bis 2400 mg
	(↑) Naproxen	500 bis 1000 mg
	(↔) Acetylsalicylsäure	300 mg
	(↑) Pestwurz	150 mg
	(↔) Magnesium	600 mg (24 mmol)
	(↔) Vitamin B_2	400 mg

[1] nur bei Unwirksamkeit von oder Kontraindikationen gegen Beta-Blocker zugelassen
[2] derzeit noch Off-Label-use
Symbole zum Evidenzgrad: siehe Tabelle 15.6.6

Spannungskopfschmerzen
Beim Spannungskopfschmerz fehlt der anfallartige Charakter mit beschwerdefreien Intervallen. Charakteristisch ist ein dumpf-drückender, holokranieller Kopfschmerz (Abb. 15.6.2) von geringerer Intensität. Entsprechend einer Klassifikation der International Headache Society wird zwischen episodischem (< 180 Tage/Jahr) und chronischem Spannungskopfschmerz (> 180 Tage/Jahr) unterschieden. Therapieziel ist die Reduktion der Kopfschmerztage, beim akuten Spannungskopfschmerz die Symptomlinderung. Eine wichtige Säule der evidenzbasierten Therapie stellen nichtmedikamentöse Maßnahmen (muskuläre Relaxation nach Jacobsen, physikalische Therapie des akuten Spannungskopfschmerzes mit Eisbeuteln) dar. Zur medikamentösen Therapie des akuten Spannungskopfschmerzes werden Analgetika *(Acetylsalicylsäure, Ibuprofen, Naproxen, Paracetamol)* eingesetzt. Therapie der Wahl des chronischen Spannungskopfschmerzes ist das *trizyklische Antidepressivum Amitryptilin*. Prinzipiell lassen sich auch andere Trizyklika verwenden. Die Erfolge der medikamentösen Therapie sind allerdings eher mäßig, sodass es nicht selten zur Entwicklung eines chronischen Anal-

getikaabusus kommt, der mit einer langfristigen Verschlimmerung des Kopfschmerzes einhergeht.

Clusterkopfschmerzen
Bei der seltenen (1:200) Form des Clusterkopfschmerzes treten schwerste einseitige retrobulbäre Schmerzattacken (Abb. 15.6.2) von 30 bis 120 Minuten Dauer auf. Eine erfolgreiche Anfallstherapie ist durch Inhalation von reinem Sauerstoff (5 bis 10 Minuten) möglich. Sumatriptan zeigt eine ebenfalls akute Wirksamkeit. Prophylaktisch wirken Prednison, Verapamil und Lithiumcarbonat.

Regionalanästhesie
Regionalanästhesieverfahren besitzen einen hohen Stellenwert bei der Behandlung akuter postoperativer oder posttraumatischer Schmerzen. Bei der Regionalanästhesie wird durch Ausschaltung eines Nerven distal eine ganze Region betäubt.
▶ Periphere Regionalanästhesieverfahren: Hierzu zählen die Anästhesie des Plexus axillaris (akute und mittelfristige Schmerzbehandlung in postoperativer oder posttrauma-

Tabelle 15.6.8: Zur Regionalanästhesie eingesetzte Lokalanästhetika[1] (nach DiPiro et al., 2005)

Wirkstoff	Wirkeintritt (min)	Wirkdauer (h)
Ester		
Procain	2 bis 5	0,25 bis 1
Tetracain	≤ 15	2 bis 3
Säureamid		
Mepivacain	3 bis 5	0,75 bis 1,5
Bupivacain	5	2 bis 4
Lidocain	< 2	0,5 bis 1
Prilocain	< 2	≥ 1
Ropivacain[2]	11 bis 26	1,7 bis 3,2

[1] Werte beziehen sich auf die infiltrative Anästhesie
[2] Epidurale Gabe bei Kaiserschnitt

tischer Übergangsbehandlung sowie zur Perfusionsverbesserung) sowie die Interkostalblockade und Interpleuralanalgesie. Bei diesen Verfahren werden die an der Unterseite der Rippen verlaufenden Interkostalnerven durch Injektion von Lokalanästhetika in das betreffende Segment oder über einen Katheter in den Pleuraspalt blockiert. Die Verfahren werden bei der Akutschmerztherapie nach Rippen(serien)frakturen, Thorakotomien, Thoraxwand- oder Oberbauchchirurgie sowie in beschränktem Ausmaß bei der Behandlung chronischer Schmerzen (Zosterneuralgie, Oberbauchbeschwerden) angewendet.
▸ Zentrale Regionalanästhesieverfahren: Dieser Gruppe werden Wurzelblockaden sowie rückenmarknahe Verfahren zugeordnet, bei denen Lokalanästhetika meist intrathekal (Spinalanästhesie) oder epidural (Epiduralanästhesie) verabreicht werden. Die letztgenannten Methoden werden bei der Anästhesie im Operationssaal, bei der postoperativen Analgesie sowie für die Wehenschmerzlinderung unter der Geburt eingesetzt. Eine nachgeordnete Rolle nimmt die Therapie schwerer, mit systemischen Analgetika nur unter Inkaufnahme unzumutbarer Nebenwirkungen behandelbarer Tumorschmerzen ein. Weitere Indikationen für rückenmarknahe Anästhesieverfahren sind die epidurale Injektion von Lokalanästhetika und/oder Opioiden bzw. Glucocorticoiden bei akuten oder chronischen Rückenschmerzen bzw. bei Zosterneuralgie. Da bei den rückenmarknahen Verfahren die sympathischen Nervenfasern als Erste ausgeschaltet werden und damit eine Gefäßweitstellung erfolgt, ist ein Blutdruckabfall häufig. Weiterhin können Blasenentleerungsstörungen sowie Blockaden motorischer Nerven auftreten. Systemische zentralnervöse und kardiale Nebenwirkungen der Lokalanästhetika sind bei der Patientenüberwachung zu berücksichtigen.

Literatur

Bader, R., Gallacchi, G. (2001): Schmerzkompendium. Georg Thieme Verlag, Stuttgart

Beck, H.; Martin, E.; Motsch, J.; Schulte am Esch, J. (Hrsg.): Schmerztherapie (Anästhesiologie, Intensivmedizin, Notfallmedizin, Schmerztherapie; Bd. 4). Georg Thieme Verlag, Stuttgart, 2002
Bromm, B.: Neurophysiologie des nozizeptiven Systems, S. 29–41
Lorenz, J.: Quantifizierung des Schmerzes, S. 51–58
Hinz, B.; Brune, K.: Pharmakologie: Analgetika, S. 103–117

Brune, K.; Hinz, B. (2001): Nichtopioidanalgetika (antipyretische Analgetika und andere). In: Zenz, M.; Jurna, I. (Hrsg): Lehrbuch der Schmerztherapie. 2. Aufl., Wiss Verlagsges., Stuttgart, S. 233–253

Chronische Kopf- und Gesichtsschmerzen. Therapieempfehlungen der Arzneimittelkommission der Deutschen Ärzteschaft. 3. Aufl., 2001

Degenerative Gelenkerkrankungen. Therapieempfehlungen der Arzneimittelkommission der Deutschen Ärzteschaft. 2. Aufl., 2001

DiPiro, J. T.; Talbert, R. L.; Yee, G. C.; Matzke, G. R.; Wells, B. G.; Posey, L. M.: Pharmacotherapy – A Pathophysiolgical Approach, 6th ed., McGraw-Hill New York 2005

EMEA. Press release: European medicines agency concludes action on COX-2 inhibitors. London, 27 June 2005. Doc Ref. EMEA/207766/2005, Available at: http://www.emea.eu.int/pdfs/human/press/pr/ 20776605en.pdf

Evers, E.; May, A.; Fritsche, G.; Kropp, P.; Lampl, C.; Limmroth, V.; Malzacher, V.; Sandor, P.; Straube, A.; Diener, H.-C. (2008): Akuttherapie und Prophylaxe der Migräne. Leitlinie der Deutschen Migräne-

und Kopfschmerzgesellschaft und der Deutschen Gesellschaft für Neurologie. Nervenheilkunde 10: 933–949

Ferrari, M. D.; Roon, K. I.; Lipton, R. B.; Goadsby, P. J. (2001): Oral triptans (serotonin 5-HT$_{1B}$/$_{1D}$ agonists) in acute migraine treatment: a meta-analysis of 53 trials. Lancet 358: 1668–1675

Hinz, B.; Brune, K. (2007): Antipyretic analgesics: nonsteroidal anti-inflammatory drugs, selective COX-2 inhibitors, paracetamol and pyrazolinones. In: Stein, C. (Ed): Analgesia. Handbook of Experi-

mental Pharmacology, Vol. 177. Springer-Verlag, Berlin, Heidelberg, S. 65–94

Hinz, B.; Cheremina, O.; Brune, K. (2008): Acetaminophen (Paracetamol) is a selective cyclooxygenase-2 inhibitor in man. FASEB J 22: 383–390

Jage, J.; Jurna, I. (2001): Opioidanalgetika. In: Zenz, M.; Jurna, I. (Hrsg): Lehrbuch der Schmerztherapie. 2. Aufl., Wiss Verlagsges., Stuttgart, S. 255–280

Lorenz, J.: Quantifizierung des Schmerzes, S. 51–58

Tumorschmerzen. Therapieempfehlungen der Arzneimittelkommission der Deutschen Ärzteschaft. 2. Aufl., 2000

 Fragen zur Repetition / Vertiefung

▶ Hinsichtlich welcher Kriterien lässt sich Schmerz differenzieren? Ordnen Sie entsprechende Beispiele zu.

▶ Welche pharmakokinetischen Eigenschaften sollte ein NSAID für die Therapie akuter Schmerzen haben?

▶ Welche wesentlichen unerwünschten Arzneimittelwirkungen weisen NSAIDs auf?

▶ Wie lässt sich die Toleranzentwicklung gegenüber der Wirkung von Opioidanalgetika bei der Therapie chronischer Schmerzen vermeiden?

▶ Welche pharmakotherapeutischen Maßnahmen beinhaltet der WHO-Stufenplan zur Therapie von Tumor- und anderen chronischen Schmerzzuständen?

▶ Bei welchen Schmerzformen werden trizyklische Antidepressiva eingesetzt?

▶ Wie wird der akute Migräneanfall therapiert?

▶ Bei welchen Patienten sind Triptane kontraindiziert?

B. HINZ

15.7 Arzneimitteltherapie in der Palliativmedizin

Im Gegensatz zur kurativen Medizin, bei der die Heilung des Patienten im Vordergrund steht, konzentriert sich die Palliativmedizin (pallium, lat. = Mantel) auf die Linderung von Symptomen und die Verbesserung der Lebensqualität. Die Aufgaben von Hospizbewegung und Palliativmedizin sind die Betreuung schwerkranker und sterbender Menschen sowie deren Angehörigen.

Nach der Definition der Weltgesundheitsorganisation WHO ist die »Palliativmedizin ein Ansatz

zur Verbesserung der Lebensqualität von Patienten und ihren Familien, die mit Problemen konfrontiert sind, welche mit einer lebensbedrohlichen Erkrankung einhergehen. Dies geschieht durch Vorbeugen und Lindern von Leiden durch frühzeitige Erkennung, sorgfältige Einschätzung und Behandlung von Schmerzen sowie anderen Problemen körperlicher, psychosozialer und spiritueller Art.«

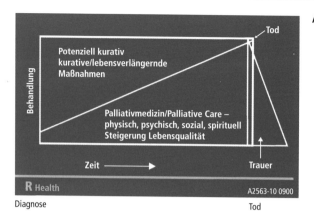

Abb. 15.7.1

Palliativmedizin
- bejaht das Leben und betrachtet Sterben als normalen Prozess;
- zögert den Tod nicht hinaus, beschleunigt ihn aber auch nicht;
- ermöglicht es dem Patienten, so aktiv wie möglich bis zum Tod zu leben;
- bietet der Familie Unterstützung während der Erkrankung des Patienten und in der Trauerphase;
- sollte auch frühzeitig im Verlauf einer Erkrankung gemeinsam mit lebensverlängernden Maßnahmen wie Chemotherapie oder Bestrahlung begonnen werden.

Erkrankungen und Symptome

Wie auch aus der WHO-Definition hervorgeht, ist die Palliativmedizin weder auf onkologische Patienten noch auf die letzten Lebenswochen oder bestimmte Symptome limitiert (s. Abb. 15.7.1), auch wenn nach wie vor in den meisten Palliativ- und Hospizeinrichtungen überwiegend Tumorpatienten betreut werden (s. Tabelle 15.7.1).

Die grundsätzliche Herangehensweise unterscheidet sich bei den verschiedenen Erkrankungen nicht. Die Unterschiede liegen vielmehr im Krankheitsverlauf und den assoziierten Symptomen und Bedürfnissen.

Die meisten Patienten leiden unter mehr als einem Symptom ihrer Erkrankung.

Neben Schmerzen zählen Atemnot, Obstipation, Übelkeit und Erbrechen zu den häufigsten Symptomen, die vor allem pharmakotherapeutisch behandelt werden können (s. Abb. 15.7.2).

Mit zunehmendem Alter nimmt auch die Zahl von Menschen mit lebensbedrohlichen Erkrankungen zu. Der Bedarf palliativmedizinischer Versorgung wird angesichts unserer immer älter werdenden Gesellschaft weiter wachsen (s. a. Arzneimitteltherapie bei Senioren).

Eine Sonderrolle nimmt die Palliativmedizin für Kinder ein (s. Tabelle 15.7.1).

Trotz zunehmender spezieller Versorgungsstrukturen werden auch heute noch viele Palliativpatienten unzureichend versorgt. Dabei bedarf es keiner hochspezialisierten Palliativversorgung für jeden Menschen mit einer lebensbedrohlichen Erkrankung. Vielmehr kann die Palliativversorgung für schwerkranke und/oder sterbende Menschen in verschiedene Ebenen unterteilt werden (s. Abb. 15.7.3):
- Palliativmedizinischer Ansatz, wenn keine zusätzlichen Probleme vorhanden sind,
- Allgemeine Palliativversorgung, wenn medizinische und psychosoziale Probleme vorhanden und kontrolliert sind,
- Spezialisierte Palliativversorgung für komplexe Situationen.

Von der EU wird entsprechend empfohlen, dass alle im Gesundheitswesen tätigen Fachkräfte mit den grundlegenden palliativmedizinischen Prinzipien vertraut sein sollten und diese umsetzen können. Aus diesen Empfehlungen geht hervor, dass auch jeder pharmazeutisch tätige Apotheker gewisse palliativmedizinische Kenntnisse be-

Tabelle 15.7.1. Palliativversorgung bei Erwachsenen und Kindern (Beispiele)

		Erwachsene	Kinder
Erkrankungen	Hämatologische und Onkologische Erkrankungen	▶ Plasmozytom ▶ Leukämie ▶ Brustkrebs ▶ Lungenkrebs	▶ Leukämie ▶ Rhabdomyosarkom
	Neurologische Erkrankungen	▶ ALS (Amyotrophe Lateralsklerose) ▶ MS (Multiple Sklerose) ▶ Morbus Parkinson ▶ Demenz ▶ Schlaganfall	▶ Schwere Zerebralparese ▶ Muskeldystrophie ▶ Lennox-Gastaut-Syndrom
	Internistische Erkrankungen	▶ COPD ▶ Herzinsuffizienz ▶ Niereninsuffizienz ▶ Leberzirrhose	▶ Zystische Fibrose ▶ (angeborene) Organ-fehlbildungen
	Sonstige	▶ HIV/Aids	▶ Mukopolysaccharidose
Organisation	Hospiz	▶ Schwerpunkt Pflege ▶ Versorgung am Lebensende, ▶ > 90 % der Patienten versterben dort ▶ Kostenträger u.a. Krankenkasse, Pflegekasse ▶ Große Rolle Ehrenamt	▶ Vor allem Entlastungspflege mit Entlassung
	Palliativstation	▶ Schwerpunkt medizinische Versorgung ▶ Teil eines Krankenhauses ▶ Ziel Entlassung ▶ Ca. 40 % der Patienten versterben dort ▶ Kostenträger Krankenkasse	▶ (Noch) nicht vorhanden
	Ambulante Dienste	▶ Ambulante Hospiz- und Palliativdienste ▶ Medizinische und psychosoziale Begleitung während Erkrankung ▶ Große Rolle Ehrenamt	▶ Ambulante Dienste ▶ Medizinische und psychosoziale Begleitung während Erkrankung
Medizinische Herausforderung	Datenlage medikamentöse Therapie	▶ Limitiert ▶ Zunehmend Publikationen (Fallberichte, kleine Studien)	▶ Extrem limitiert
Psychologische und soziale Herausforderung		▶ Psychosoziale Begleitung von Patient und Angehörigen	▶ Versorgung umfasst die ganze Familie ▶ Entfremdung der Eltern, Rolle der Geschwister ▶ Teilnahme an altersüblichen Aktivitäten

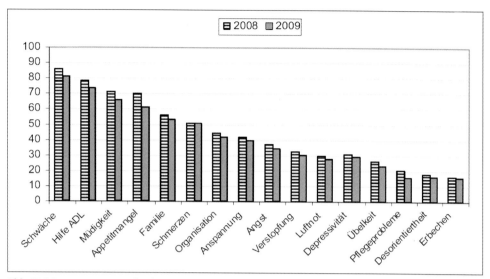

Abb 15.7.2: ADL: »Activities of Daily Living« – Hilfebedarf bei Aktivitäten des täglichen Lebens (% der Patienten bei Krankenhausaufnahme)

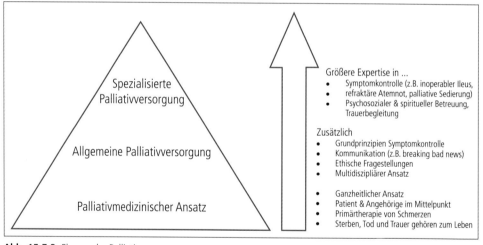

Abb. 15.7.3: Ebenen der Palliativversorgung

sitzen sollte, die je nach Arbeitsumfeld unterschiedlich fundiert sein können.

Multiprofessionelles Arbeiten

In der Palliativmedizin wird ein ganzheitlicher Behandlungsansatz gefordert, der sich aus den unterschiedlichen Bedürfnissen von Patient und Angehörigen ableitet und sehr anschaulich am Modell des „total pain" – also dem umfassenden

Schmerzempfinden zu erklären ist (s. Abb. 15.7.4).

Demnach wird die Empfindung von Schmerzen nicht nur von physiologischen Vorgängen, sondern von vielen weiteren Faktoren beeinflusst.

Dieses Modell ist auf andere Symptome ebenso übertragbar wie auf die Gesamtsituation eines Menschen mit einer lebensbedrohlichen Erkran-

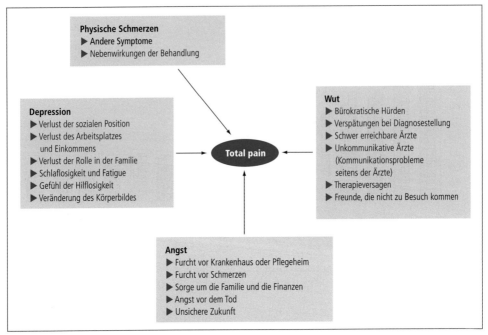

Abb. 15.7.4: Das Modell des »total pain«

kung: Neben den pathophysiologischen Veränderungen im Körper sind die meisten Kranken von spirituellen und psychosozialen Problemen belastet. Vor diesem Hintergrund wird klar, dass die Arzneimitteltherapie alleine nicht zielführend sein kann.

Die Palliativmedizin versteht sich daher als interdisziplinäres Fach, neben Ärzten und Pflegepersonal zählen u. a. Seelsorger, Sozialarbeiter, Psychotherapeuten, Physiotherapeuten und Atemtherapeuten zu den Mitgliedern eines Teams, das den unterschiedlichen Bedürfnissen von Patient und Angehörigen gerecht werden soll. Der Apotheker muss sich in Deutschland in diesem Umfeld erst noch etablieren.

Arzneimitteltherapie

Die Arzneimitteltherapie in der Palliativmedizin hat eine Sonderstellung, da es sich vielfach nicht vermeiden lässt, Medikamente außerhalb der Zulassung anzuwenden, nicht selten basierend auf einer sehr dünnen Datenlage. In einem Balanceakt muss zwischen Nutzen und Risiko für den Patienten abgewogen werden. Hier kann der Apotheker durch kompetente Beratung die Entscheidungsfindung erleichtern.

Therapieziele müssen dem aktuellen Zustand und der Prognose angepasst werden.

Wenn beispielsweise im Bereich der Wundversorgung eine Heilung unrealistisch wird, ist Kompetenz und Kreativität gefragt, um auch komplizierte Defekte wie z. B. stark nässende und/oder stinkende Wunden in schwer zugänglichen Bereichen so zu versorgen, dass der Patient weiterhin im gewünschten Maß am sozialen Leben teilnehmen kann.

Rolle des Apothekers

Die Möglichkeiten, sich als Apotheker im Bereich Palliativmedizin einzubringen, sind sehr unterschiedlich und einerseits vom Arbeitsgebiet des Apothekers, andererseits von den örtlichen Strukturen der palliativen Versorgung abhängig. Jeder Bereich hat eigene Herausforderungen.

Das pharmazeutische Aufgabenspektrum umfasst die folgenden, eng miteinander verzahnten Bereiche:

1. Pharmazeutische Betreuung und Versorgung
   ▶ Sicherstellung der zeitnahen Bereitstellung von geeigneten Arzneimitteln und Applikationsformen,

- ▶ Beratung von Patienten und Angehörigen: Information zum Off-label-Einsatz, Umgang mit Dauer- und Bedarfsmedikation,
- ▶ Praktikabilitätsbewertung medikamentöser Therapie im häuslichen Umfeld/Hospiz.
2. Arzneimittelinformation und Pharmakoökonomie: Beratung und Schulung der an der Versorgung beteiligten Berufsgruppen bezüglich der Arzneimitteltherapie
   - ▶ Beurteilung der Arzneimitteltherapie hinsichtlich Wirkung, Nebenwirkung und Wechselwirkung: Unterstützung in Unterscheidung Krankheitsprogress – Nebenwirkung, Erfahrungen in off-label Indikationen, gewollte Nebenwirkungen,
   - ▶ Kompatibilitätsbewertung,
   - ▶ Eignung alternativer Applikationswege; insbesondere subkutane, rektale und topische Applikation,
   - ▶ Hilfestellung bei der Präparateauswahl, Aufzeigen kostengünstiger Alternativen.
3. Herstellung
   - ▶ Zubereitung patientenindividueller Rezepturen und parenteraler Infusionslösungen
4. Schulung- und Fortbildung
   - ▶ Fortbildungsmaßnahmen für Ärzte und Pflegende zu pharmakologischen und technologischen Themengebieten

Pharmazeutische Betreuung und Versorgung
Beispiele für den Off-label-use sind der Einsatz von Opioiden bei Atemnot (s. u.) oder Antidepressiva und Antikonvulsiva bei Schmerzen. Bei Unsicherheiten bezüglich der Indikation eines Medikaments ist es ratsam den Arzt zu kontaktieren, bevor Patienten oder Angehörige bei der Beratung durch die Nennung anderer Indikationen durcheinander gebracht werden. Sinnvoll ist es außerdem, den Patienten zu informieren, wenn die Indikation nicht im Beipackzettel steht.

Arzneimittelinformation und Pharmakoökonomie
Das Spektrum der Arzneimittelinformation ist in der Palliativmedizin sehr breit gefächert. Es reicht von der üblichen Beratung und Aufklärung zu Nebenwirkungen und Wechselwirkungen bis hin zu umfangreichen Fragen zum Einsatz von Arzneistoffen. Entsprechend den zur Verfügung stehenden Ressourcen gibt es Fragestellungen, die ohne die Unterstützung durch regionale Arzneimittelinformationsstellen der Landesapothekerkammern kaum zu beantworten sind.

Für eine kompetente palliativmedizinische Arzneimittelinformation sollte der Apotheker die wichtigsten therapeutischen Grundprinzipien für die Behandlung der häufigsten Symptome (s. Abb. 15.7.2) kennen (s. a. Therapie von Schmerzzuständen, Obstipation und Diarrhö, Tumortherapie und supportive Maßnahmen), wobei aus Mangel an wissenschaftlich fundiertem Wissen aus der Palliativmedizin selbst und aufgrund langjähriger guter Erfahrungen vielfach auf Bekanntes aus anderen Bereichen zurückgegriffen werden kann und muss.

In Abhängigkeit vom Tätigkeitsbereich eines Apothekers kann die Beratung zur Arzneimittelauswahl ganz unterschiedlich aussehen. In den meisten Fällen geht es gar nicht um die Substanzauswahl in ausgefallenen Situationen. Häufig kann man beispielsweise das Arzneimittelregime straffen, indem man bei Patienten im fortgeschrittenen Erkrankungsstadium auf Arzneimittel zur Langzeit-Prävention verzichtet (z. B. Statine), kurz wirksame Medikamente auf längerwirksame umstellt (z.B. Furosemid auf Torasemid) und unnötige Mehrfachgaben reduziert (z. B. Dexamethason).

Am Beispiel der Symptome Übelkeit/Erbrechen und Atemnot soll an dieser Stelle aufgezeigt werden, wie das Management in der Praxis aussehen kann.

Übelkeit und Erbrechen
Der erste Schritt der Behandlung ist die Ursache der Symptome (s. u.) zu finden gefolgt von einem stufenweisen Aufbau nicht-medikamentöser und medikamentöser Therapien (s. Tabelle 15.7.2).

Die Gabe von Antiemetika in der Palliativmedizin orientiert sich an der wahrscheinlichen Ursache von Übelkeit und Erbrechen einerseits und dem Wirkmechanismus des jeweiligen Arzneimittels andererseits (s. Tabelle 15.7.3).

Analog zur Schmerztherapie sollte das Antiemetikum als Dauertherapie und nach Bedarf verordnet werden (s. a. Therapie von Schmerzzuständen). Bei (starkem) Erbrechen empfiehlt sich eine parenterale (s. c. oder i. v.) oder rektale Arz-

Tabelle 15.7.2: Behandlung von Übelkeit und Erbrechen in der Palliativmedizin

Stufe			Beispiele
1	Nichtmedikamentöse Maßnahmen	Behandelbare Ursachen beseitigen	Schmerz, Angst, Hirndruck, Hyperkalzämie, Obstipation, Aszites, Husten
2		Verstärkende Faktoren vermeiden	Absetzen aller verzichtbaren Medikamente, Vermeidung unangenehmer Gerüche
3	Medikamentöse Maßnahmen	Antiemetikum mit schmalem Wirkspektrum; z.B. MCP, Dimenhydrinat, Haloperidol	▶ MCP (vor allem bei gastrointestinale Ursachen) oder ▶ Dimenhydrinat oder ▶ Haloperidol
4		Kombinationstherapie oder Antiemetikum mit breitem Wirkspektrum; z. B. Levomepromazin, Olanzapin	z. B. Dimenhydrinat + Haloperidol z. B. Levomepromazin oder Olanzapin

Tabelle 15.7.3: Ursachen für Übelkeit und Erbrechen

Mögliche Ursache	Gastrointestinal	Metabolisch und Toxisch	ZNS	Psychisch
	▶ Obstruktionen ▶ Obstipation ▶ Ulzerationen ▶ gastrale Irritation ▶ Druck auf den Magen ▶ Hepatomegalie	▶ Hyperkalzämie ▶ Hypokaliämie ▶ Infektionen ▶ Urämie ▶ Bestrahlung ▶ Chemotherapie ▶ Infektion ▶ Arzneimittel	▶ Erhöhter intrakranieller Druck ▶ Meningeosis carcinomatosa ▶ Vestibuläre Veränderungen	▶ Angst ▶ Depression ▶ Stress ▶ Schmerz ▶ Antizipatorisch

neimittelgabe. Außerdem sollte gegebenenfalls die restliche Medikation bis zur Besserung des Erbrechens auf einen alternativen Applikationsweg umgestellt werden. Eine unterstützende Therapie mit Sekretionshemmern (z. B. Butylscopolamin, Glycopyrrolat, Octreotid), Corticosteroiden (z. B. Dexamethason) oder Benzodiazepinen (z. B. Lorazepam, Midazolam) kann in Erwägung gezogen werden.

Zur Prophylaxe und Therapie von Übelkeit und Erbrechen bei Zytostatikatherapie s. Tumortherapie und supportive Maßnahmen.

Atemnot
Atemnot ist wie Schmerz eine subjektive Empfindung. Die American Thoracic Society definierte Atemnot 1999 als »das subjektive Empfinden von Atembeschwerden, das aus qualitativ ausgeprägten Empfindungen unterschiedlicher Intensität besteht. Diese Erfahrung entstammt der Wechselwirkung unterschiedlicher physiologischer, psychologischer, sozialer und Umgebungsfaktoren und kann sekundäre physiologische und Veraltensreaktionen beinhalten«.

Entscheidend ist auch hier die Aussage des Patienten, eine Korrelation mit Befunden oder Blutwerten ist nicht immer möglich. Länger andauernde Atemnot, wie z. B. bei Patienten mit COPD oder Herzinsuffizienz, schränkt den Betroffenen stark im alltäglichen Leben ein. Atemnotattacken werden oft als lebensbedrohlich empfunden. Durch die entstehende Angst kann

Tabelle 15.7.4: Therapie bei Atemnot

Nichtmedikamentöse Therapie	Schulung Patient und Angehörige	▶ Verhalten bei Atemnotattacke ▶ Fenster öffnen ▶ Ventilator (Luftzug) ▶ Abkühlen des Raumes ▶ Lagerung ▶ Atemtechniken ▶ Muskeltraining ▶ Mobilisierung mit Stock oder Rollator
Basismedikation	Opioide p. o., s. c., i. v.	Bei opioid-naiven Patienten → Titration mit Morphin-Lösung 2,5–5 mg p. o. alle 4 Stunden (onkologische Patienten) bzw. 0,5–1 mg 1–2 x tgl. (bei COPD oder Herzinsuffizienz) → dann Umstellung auf Retardpräparate Bei bereits bestehender Opioid-Analgesie Basisopioide belassen + 1/6 der Tagesdosis als schnell wirksame Form bei Bedarf (z. B. Morphin-Tropfen) (Titration wie in der Schmerztherapie)
Therapie der Angst	Benzodiazepine Mittel der Wahl bzw. gute Ergänzung zu Morphin	▶ Lorazepam 0,5–2,5 mg p.o. ▶ Diazepam 3–5 mg p. o. ▶ Midazolam 1–2 mg/h s. c.
Therapie von Atemnotattacken	Rasch wirksame Arzneimittel	▶ Morphin als Bedarfsmedikation (meist: 4-h-Dosis) ▶ Rasch wirksames, angstlösendes, leicht sedierendes Medikament bei Bedarf, z. B. Lorazepam

zudem die Atemnot noch verstärkt werden, und der Patient gerät in einen schwer zu durchbrechenden Kreislauf aus Atemnot-Angst-Atemnot .

Bei der Behandlung von Atemnot sollten die Ursachen geklärt und ggf. behandelt werden. Die Therapie ist multidimensional und besteht aus nicht-medikamentösen und medikamentösen Maßnahmen (s. Tabelle 15.7.4).

Der genaue Wirkmechanismus von Opioiden bei Atemnot ist ungeklärt. Morphin und andere Opioide reduzieren die Atemreaktion auf Hyperkapnie, Hypoxie und körperliche Betätigung. Hierdurch werden die Atemarbeit und das Gefühl von Atemnot gesenkt.

Nebenwirkungen, Wechselwirkungen
In Deutschland erhält ein Palliativpatient durchschnittlich fünf verschiedene Arzneimittel. Aufgrund des eingesetzten Arzneimittelspektrums ist relativ häufig mit Arzneimittelinteraktionen zu rechnen (s. a. Beurteilung der klinischen Relevanz von Interaktionen). Auftretende Symptome können sowohl einen Hinweis auf einen Krankheitsprogress als auch auf eine Arzneimittelnebenwirkung darstellen. Kenntnisse über mögliche unerwünschte Arzneimittelwirkungen sind daher von besonderer Relevanz, um am aktuellen Zustand durch Substanzwechsel oder Dosisreduktion möglicherweise doch etwas ändern zu können.

Applikationswege und Kompatibilitätsbewertung
Im palliativmedizinisch Bereich erfolgt bei fast 35 % der Patienten die ansonsten oftmals unbekannte subkutane Arzneimittelapplikation (s. Tabelle 15.7.5).

Insbesondere bei Patienten, die keinen Port haben wird unter Umständen erst durch die subkutane Versorgung eine Entlassung nach Hause oder in ein Hospiz ermöglicht.

Tabelle 15.7.5: Subkutangabe

Volumen	Pro Zugang: 250–1000 ml/d

Vorteile	▶ Zugang kann einfach und fast schmerzfrei gelegt werden (z. B. mit Butterfly-Nadel)
	▶ Wechseln der Nadel ist durch Pflegepersonal und nach Anleitung auch von Angehörigen durchführbar
	▶ Kontinuierliche Arzneimittelapplikation möglich
	▶ Kaum Einschränkung von Mobilität und Unabhängigkeit, da die Pumpen sehr leicht sind
	▶ Zugang kann an verschiedenen Stellen des Körpers gelegt werden
	▶ Parenterale Applikationsalternative:
	  – in der Terminalphase
	  – bei Übelkeit, Erbrechen
	  – bei Dysphagie

Nachteile	▶ Wenig zugelassene Arzneimittel ▶ Wenig publizierte Daten zur Eignung von Arzneistoffen

Eine große Problematik der parenteralen Arzneimittelapplikation ist die Mischung von zwei und mehr Arzneistoffen in einer Pumpe (s. a. Beurteilung der klinischen Relevanz von Inkompatibilitäten). Oftmals werden Arzneimittel in einer Spritze gemischt, um mehrere Symptome gleichzeitig behandeln zu können, Kompatibilitäts- und Stabilitätsdaten sind häufig nicht vorhanden.

In Notsituationen wird insbesondere im ambulanten Bereich und im Hospiz auch auf den rektalen Applikationsweg zurückgegriffen. Aufgrund der akuten Situation bleibt den Versorgenden häufig nicht anderes übrig, als normale Tabletten rektal anzuwenden oder Tabletten in ein wirkstofffreies Suppositorium zu drücken.

Der Apotheker ist hier mit seiner fachlichen Kompetenz gefragt, um die Kompatibilität und Stabilität der Mischungen oder Applikationswege zu bewerten und eventuelle Alternativen aufzuzeigen. Eine frühzeitige Planung gemeinsam mit Ärzten, Pflegenden und Angehörigen ist ratsam, um unerwartete Situationen zu vermeiden. Können bei der Literaturrecherche keine hilfreichen Daten ermittelt werden, muss mit pharmazeutischem Fachwissen abgewogen werden, wie die Therapie weitergeführt werden kann.

Herstellung
Sowohl im stationären als auch im ambulanten Bereich spielt neben dem Befüllen von Arzneimittelpumpen in spezialisierten Apotheken vor allem die Herstellung bestimmter Rezepturen für spezielle Indikationen eine wichtige Rolle.

Häufige Rezepturen sind Morphin-Gel zur topischen Anwendung auf schmerzhaften Haut- und Schleimhautläsionen, Dronabinol-Tropfen bei Appetitlosigkeit, Spasmen oder Übelkeit und Fentanyl-Nasenspray bei Durchbruchschmerzen oder Atemnot.

Da bei den anderen Berufsgruppen im Gesundheitswesen oftmals Unkenntnis bezüglich der Möglichkeiten der Herstellung in der Apotheke besteht, sollte der Apotheker aktiv die Anfertigung patientenindividueller Rezepturen vorschlagen, wenn dies für die Situation und den Patienten angemessen erscheint.

Aufgabe des Apothekers ist es zu prüfen, ob der Applikationsweg für die Indikation geeignet ist, möglicherweise bereits geeignete Darreichungsformen zur Verfügung stehen oder bereits bewährte Rezepturvorschriften für eine entsprechende Darreichungsform existieren.

Literatur

Bausewein, C. et al.: Non-pharmacological interventions for breathlessness in advanced stages of malignant and non-malignant diseases. Cochrane Database Syst Rev, 2008(2): p. CD005623

Bausewein et al.: Brauchen wir die Insel? Rahmenbedingungen für Palliative Care. in Palliativtag 2.–3.10.2009. 2009. Kiel

Bausewein et al.: Leitfaden Palliativmedizin. 3. Aufl. 2007, München, Jena: Urban & Fischer 2007

Davies et al.: Die Fakten Palliative Care. 2008, WHO Europe

Dunne, K. et al.: An audit of subcutaneous syringe drivers in a non-specialist hospital. Int J Palliat Nurs 2000; 6: 214–219

Fallon et al.: Principles of control of cancer pain. BMJ 2006; 332(7548): 1022–1024

Gysels, M.; Bausewein, C.; Higginson, I.J.: Experiences of breathlessness: a systematic review of the qualitative literature. Palliat Support Care 2007; 5: 281–302

Lindena, G.: Hospiz und Palliativerhebung Bericht (HOPE) 2009 (Zugriff 9.1.2010). 2009, Clara Clinical Analysis, Research and Application: Kleinmachnow

Nauck et al.: Drugs in palliative care: results from a representative survey in Germany. Palliative Medicine 2004; 18: 100–107

O'Neill, WM: Subcutaneous infusions – a medical last rite. Palliative Medicine 1994; 8: 91–93

Recommendation Rec (2003) 24 Committee of Ministers to Member States on the Organisation of Palliative Care. 2003, Council of Europe

Sepulveda et al.: Palliative Care: The World Health Organizations' Global Perspective. Journal of Pain and Symptom Management 2002; 24: 91–96

Twycross et al.: Symptom Management in Advanced Cancer. 4th ed. 2009, Nottingham: palliativedrugs.com

Zernikow et al.: Pädiatrische Palliativmedizin: Kindern ein »gutes Sterben« ermöglichen. Deutsches Ärzteblatt 2008; 105: 1376–1380

 Fragen zur Repetition / Vertiefung

▶ Welche nicht-onkologischen Erkrankungen sind in der Palliativmedizin zu finden?

▶ Mit welchen Symptomen ist häufig bei Palliativpatienten zu rechnen?

▶ Welche Faktoren beeinflussen das Schmerzempfinden?

▶ Welche Substanzen können zur medikamentösen Therapie der Atemnot eingesetzt werden?

▶ Was sind Vorteile der s.c.-Arzneimittelapplikation?

C. Rémi

16 Spezielle Pharmakotherapie ausgewählter Erkrankungen

16.1 Gastrointestinale Erkrankungen

16.1.1 Ulcus ventriculi et duodeni

Beschreibung

Ulcera sind Mukosa-überschreitende Läsionen im oberen Gastrointestinaltrakt. Je nach Lokalisation werden Ulcera ventriculi und Ulcera duodeni unterschieden. Da sie unter Mitwirkung von Salzsäure und Enzymen entstehen, werden sie auch als peptische Ulcera bezeichnet.

Ätiologie

Die wichtigsten Ursachen der Ulcuskrankheit sind die Helicobacter-pylori-Infektion, die Einnahme nichtsteroidaler Antiphlogistika (NSAR/ASS auch niedrig dosiert) und körperlicher Stress (z. B. schwere Erkrankung). H. pylori und NSAR sind unabhängige Risikofaktoren.

Nahezu alle mit H. pylori infizierten Personen haben eine chronische Gastritis (Magenschleimhautentzündung), etwa 10 bis 15 (bis 20) Prozent davon entwickeln im Laufe ihres Lebens ein peptisches Ulcus. 95 Prozent aller Ulcera duodeni und 75 Prozent aller Ulcera ventriculi lassen sich auf H. pylori zurückführen. NSAR/ASS erhöhen das Risiko für ein Ulcus ventriculi um den Faktor 50 und für ein Ulcus duodeni um den Faktor 10. Die Entstehung NSAR-induzierter Ulcera wird begünstigt durch hohe NSAR-Dosierungen, Kombination mit anderen NSAR, Corticoiden oder Antikoagulantien sowie Alter über 60 Jahre und positive Ulcusanamnese.

Prävalenz der Erkrankung

Etwa 10 Prozent der Bevölkerung entwickeln einmal im Leben ein peptisches Ulcus. Die Anzahl der Erkrankten beträgt 1 bis 2 Prozent. Das Ulcus duodeni ist 4- bis 8-fach häufiger als das Ulcus ventriculi. Vom Ulcus duodeni sind Männer häufiger betroffen (meist jüngeren Alters). Das Ulcus ventriculi betrifft beide Geschlechter gleich häufig, wobei Frauen eher im höheren Lebensalter erkranken.

Pathogenese und Verlauf

Die Ulcuskrankheit bewirkt drückende oder brennende Schmerzen im Oberbauch unterhalb des Brustbeins. Auch unspezifische Symptome wie Übelkeit und Appetitlosigkeit können auftreten.

Schmerzsymptomatik des Ulcus duodenum: Nüchternschmerz, bessert sich durch Nahrungsaufnahme.

Schmerzsymptomatik Ulcus ventriculi: Teilweise unabhängig von oder direkt nach Nahrungsaufnahme.

Die Diagnose kann nur endoskopisch gestellt werden, mit dem Ziel des Ausschlusses/Nachweises eines Ulcus oder von Erosionen und der Biopsieentnahme für den Helicobacternachweis. H.-pylori- und NSAR-bedingte Ulcera unterscheiden sich in der Klink (s. Tabelle 16.1.1.1)

Die Ulcuskrankheit ist durch eine hohe Spontanheilungsrate (20 bis 30 Prozent) und einen chronischen Verlauf mit einer hohen Rezidivneigung (40 bis 80 Prozent innerhalb eines Jahres) gekennzeichnet.

Vor der Entdeckung des H. pylori wurde die Ulcusentstehung auf ein gestörtes Gleichgewicht zwischen aggressiven und protektiven Schleimhautfaktoren zurückgeführt. Entsprechend der über 100 Jahre alten Erkenntnis »Ohne Säure kein Ulcus« spielt die Magensäure eine zentrale Rolle in der Pathogenese des Ulcus. Gesteigerte Säure- und Pepsinogensekretion wirken aggressiv auf die Schleimhaut oder verminderte Mukusproduktion, Bicarbonatsekretion und Durchblutung der Mucosa schützen die Schleimhaut nicht ausreichend. Die NSAR hemmen die Cyclooxygenase und damit die Prostaglandinsynthese, woraus eine Abnahme der protektiven Schleimhautfaktoren resultiert. Da Glucocorticoide über-

Tabelle 16.1.1.1: Klinik und Symptomatik der H.-pylori-assoziierten Ulcera und NSAR-induzierten Ulcera

H.-pylori-assoziierte Ulcera	NSAR-induzierte Ulcera
Meist Oberbauchschmerzen	Häufig asymptomatisch
Bevorzugte Lokalisation: Duodenum	Bevorzugte Lokalisation: Magen
Solitäres Auftreten	Multiples Auftreten
Seltener Komplikationen	Häufiger Komplikationen
Männer zu Frauen 4:1	Männer zu Frauen 1:1

wiegend die Expression der COX-2 hemmen, verursachen sie alleine nur ein geringes Ulcusrisiko. NSAR haben auch einen lokaltoxischen Effekt. Insbesondere ASS schädigt die Membran der schleimbildenden Zellen.

Beim H.-pylori-assoziierten Ulcus schützt die Keim-Eradikation auch bei fortbestehender gesteigerter Säureprotektion vor einem Ulcusrezidiv. Doch wird die Ulcusgenese von den Virulenzfaktoren der verschiedenen Helicobacterstämme, aber auch von disponierenden Faktoren des Wirts wie Magensäure, Stress und Rauchen bestimmt. H. pylori ist ein gramnegatives, begeißeltes Stäbchen, das sich bei reduziertem Sauerstoffangebot vermehrt. Es produziert eine Urease, die im Magen vorhandenen Harnstoff spaltet. Der freigesetzte Ammoniak bindet Protonen und bildet so eine schützende, neutralisierende Ammoniakwolke um das Bakterium. Die durch das Bakterium verursachte chronische Entzündung und teilweise gesteigerte Magensäuresekretion bedingen die Ulcusbildung.

Stressinduzierte Ulcera treten insbesondere bei schwer kranken Patienten auf. Sie gehen häufig mit Blutungskomplikationen einher. Ursache ist ein gesteigerter Vagustonus, der zu einer Hypersekretion von Magensäure führt sowie die Minderdurchblutung der Magenschleimhaut.

Relevante Labor- und andere Messparameter

Blutuntersuchungen sind nicht von Nutzen. Bei endoskopischem Ulcusnachweis wird zur Diagnostik einer H.-pylori-Infektion der Urease-Schnelltest (z. B. HUT-Test) durchgeführt. Der nicht-invasive ^{13}C-Harnstoff-Atemtest alleine reicht zur Erstdiagnostik nicht aus. Der serologische Nachweis von H.-pylori-Antikörpern kann nicht als Nachweis für eine aktuell aktive Infektion gewertet werden.

Risiken/Komplikationen

Etwa 20 Prozent der Patienten mit Ulcuskrankheit entwickeln Komplikationen, am häufigsten Blutungen. Diese machen sich durch Teerstuhl, Übelkeit oder gar durch Erbrechen von Blut bemerkbar. Eine lebensbedrohliche Komplikation stellen Perforationen dar. Lange bestehende Ulcera können zu einer Pylorusstenose führen. Epidemiologische Studien haben einen Zusammenhang zwischen gastralem H.-pylori-Befall und dem Auftreten eines Magenkarzinoms wahrscheinlich gemacht. Die Transformation der Magenschleimhaut vervielfacht das Risiko der Adenokarzinom-Entstehung bei Menschen mit entsprechender genetischer Disposition.

Therapeutische Ziele

Die Therapie der Ulcuskrankheit verfolgt die Ziele:
▶ rasche Schmerzbefreiung,
▶ Abheilung des Ulcus,
▶ Vermeidung von Komplikationen,
▶ Rückfallprophylaxe.

Pharmakotherapie

Die Pharmakotherapie der Ulcuskrankheit ist abhängig vom H.-pylori-Status. Vor Beginn jeder Ulcustherapie ist daher der H.-pylori-Status zu erheben. Bei positivem Keimnachweis wird eine kausale Therapie in Form einer Eradikationstherapie durchgeführt.

Helicobacter-pylori-Eradikation

Zur Eradikation des H. pylori wird gewöhnlich eine Kombinationstherapie mit Antibiotika und säurehemmenden Arzneimitteln durchgeführt (Tabelle 16.1.1.2).

Protonenpumperhemmer (PPI) schaffen bei dieser Therapie Bedingungen, unter denen die Antibiotika wirksam werden können. Die minimale Hemmkonzentration von Clarithomycin und Amoxicillin sinkt mit steigenden pH-Wert. Metronidazol kann bei neutralem pH-Wert die bakterielle Zellwand besser durchdringen. Je stärker die Säurereduktion, desto schneller die Abheilung. H_2-Blocker anstelle PPI führen zu schlechteren Therapieergebnissen. Da die Antibiotika additiv wirken, bringt die Triple-Therapie bessere Sanie-

rungsraten als eine Dual-Therapie. Die Antibiotika dürfen außerhalb von Studien nicht ausgetauscht werden (z. B. durch Erythromycin [unwirksam], Roxithromycin, Azithromycin anstelle Clarithromycin, Ampicillin anstelle Amoxicillin). Die French Triple-Therapie gilt, wegen vorkommender Resistenz gegen Metronidazol und dessen Analoga, als Mittel der Wahl. Bei Therapieversagen der Italian Triple-Therapie empfiehlt sich die Wiederholung mit der French Triple-Therapie mit der 4-fachen PPI-Standarddosis und einer Verlängerung der Therapiedauer auf 10 Tage.

Beim blutenden Ulcus soll die Triple-Therapie unmittelbar nach endoskopischer oder chirurgischer Blutstillung beginnen. Eine mehrtägige Vor-

Tabelle 16.1.1.2: Therapieschemata zur H.-pylori-Eradikationstherapie

		Dosis/d	Dauer	Erfolg	Neben- wirkungen
Erstlinien- therapie	Modifizierte PPI-Tripeltherapie				
	Italian Triple			90 %	15 %
	PPI	2-mal SD*	7 d		
	Clarithromycin	2-mal 250 mg	7 d		
	Metronidazol	2-mal 400 mg	7 d		
	French Triple			90 %	30 %
	PPI	2-mal SD*	7 d		
	Clarithromycin	2-mal 500 mg	7 d		
	Amoxicillin	2-mal 1000 mg	7 d		
	RAB			60 %**	
	PPI	2-mal SD*	10 d		
	Amoxicillin	2-mal 1000 mg	10 d		
	Rifabutin oder	1-mal 300 mg	10 d		
	Levofloxacin	1-mal 500 mg	10 d		
	Hoch dosierte Dual-Therapie				
	PPI	3-mal 2 SD*	14 d		
	Amoxicillin	3-mal 1000 mg	14 d		
Paren- terales Therapie- Schema***	Omeprazol, Pantoprazol- Kurzinfusion	2-mal SD*			
	Amoxicillin/Clavulansäure	3-mal 1,2 g			
	Metronidazol	3-mal 500 mg			

PPI　Protonenpumpeninhibitor

*　　SD = Standarddosis PPI: 20 mg Esomeprazol/Omeprazol
　　　30 mg Lansoprazol, 40 mg Pantoprazol

**　bei Therapieversagen

***　Umstellung auf orale Therapie sobald wie möglich

Tabelle 16.1.1.3: Wirkmechanismen und Indikation von Arzneimitteln zur Behandlung säurebedingter Erkrankungen des Gastrointestinaltrakts

Arzneistoff-Gruppe	Arzneistoffe	Wirkung	Indikationen	Rp-Pflicht
PPI	Omeprazol/ Esomeprazol Lansoprazol Pantoprazol Rabeprazol	Irreversible Hemmung der H^+/K^+-ATPase der Belegzellen der Magenschleimhaut	H.-pylori-negative Ulcuskrankheit Ulcera unter NSAR-Einnahme Ulcera bei Gastrin-produzierenden Tumoren Rezidivierende Ulcera bei Versagen oder trotz Eradikation Refluxkrankheit mit/ohne Erosion Prävention von NSAR-induzierten Ulcera bei Risikopatienten* Stressulcusprophylaxe bei kritisch Kranken	Ja
H_2-Blocker	(Cimetidin) Ranitidin Famotidin Nizatidin Roxatidin	Kompetitive H_2-Blockade an den Belegzellen der Magenschleimhaut	Langzeittherapie rezidivierender H.-pylori-negativer Ulcera-Prophylaxe von anaphylaktoiden Reaktionen (z. B. H_1-/H_2-Blockade bei Narkosen) Stressulcusprophylaxe	Teilweise
Antazida	Magnesium-, Aluminium-hydroxid-Verbindungen Calciumcarbonat	Neutralisation der Magensäure	Selbstmedikation Magenbeschwerden, Sodbrennen Abnehmende Bedeutung	Nein
Gastroprotektiva	Sucralfat	Epithelschutz	Geringe Bedeutung	Nein

* Alter > 65, Ulcusanamnese, Komedikation mit Corticosteroiden, Antikoagulanzientherapie

behandlung mit hohen Dosen von PPI scheint die Erfolgsrate der H.-pylori-Sanierung zu reduzieren.

Eine Keimeradikation senkt das Rückfallrisiko auf < 5 Prozent in einem Jahr und macht die Erhaltungstherapie meist überflüssig. Sie kann bei weiter bestehender NSAR-/ASS-Therapie sinnvoll sein.

Säurehemmende Therapie
Bei H.-pylori-negativen-Ulcera und weiteren säurebedingten Magenbeschwerden können verschiedene Arzneimittelgruppen eingesetzt werden (s. Tabelle 16.1.1.3).

Akuttherapie mit Säurehemmern
Ulcusbehandlung: PPI 1-mal täglich morgens; Therapiedauer: U. ventriculi 4 bis 6 Wochen, U. duodeni 2 bis 4 Wochen, maximale Säurehemmung nach 3 bis 5 Tagen. Die verfügbaren PPI sind in den Äquivalenzdosen gleich wirksam.

Prophylaxe mit H_2-Antagonisten, bevorzugt mit 1- bis 2-mal 150 mg Ranitidin.

Langzeitgabe von Säurehemmern
Mittel der Wahl: H_2-Antagonisten oder PPI in halber Standarddosis (PPI sind für die Langzeitgabe nicht zugelassen).

Die Weiterbehandlung mit PPI nach Krankenhausentlassung ist kritisch zu prüfen.

Magensäure neutralisierende Therapie
Indikationen:
► Symptomatische Therapie der akuten Gastritis
► Kurzfristige Linderung von Ulcusschmerzen

Mittel der Wahl: Kombinationen aus Magnesium- und Aluminiumhydroxid, Calciumcarbonat, die pro Einzeldosis 50 mmol HCl neutralisieren; wegen kurzer Wirksamkeit 4- bis 6-mal tägliche Gabe

Tabelle 16.1.1.4: Klinisch relevante Interaktionen mit säurehemmenden Arzneistoffen

Arzneistoff	Interaktion mit	Mechanismus oder klinischer Effekt
Omeprazol/Esomeprazol (CYP 2C8/9-, 2C19-Inhibitor)	Amiodaron, Diazepam, Phenytoin, Sertralin	Wirkungsverstärkung
Omeprazol/Esomeprazol	Johanniskraut	Johanniskraut reduziert die Wirksamkeit des Säurehemmers
Cimetidin (CYP 1A2, 2C19, 2D6, 3A4-Inhibitor)	Antiarrhythmika, Antidepressiva, Benzodiazepine, Calcium-antagonisten, Theophyllin	Soll wegen des hohen Interaktions-potenzials nicht mehr eingesetzt werden (Alternative: andere H_2-Blocker)
Säurehemmer allgemein	Itraconazol, Ketoconazol u. a. Arzneistoffe	Beeinträchtigung der Resorption durch Erhöhung des Magen-pH
Antazida	Tetrazykline, Fluorchinolone, Bisphosphonate	Resorptionshemmung durch Komplex-bildung. Zeitlicher Abstand bei der Einnahme ≥ 2 Stunden

Das Prostaglandinderivat Misoprostol ist in Deutschland nicht mehr auf dem Markt. Bismut-derivate sind wegen der unerwünschten Wirkungen obsolet.

Nichtmedikamentöse Maßnahmen

▶ Rauchen als ulcerogenen Faktor vermeiden. Rauchen verzögert die Ulcusheilung und verringert die Erfolgsrate der Eradikationstherapie.
▶ Eine wirksame Ulcusdiät gibt es nicht, doch sollen unverträgliche Speisen vermieden (»Erlaubt ist, was vertragen wird«). Übermäßiger Konsum von Fast Food, Alkohol, Kaffee oder Schokolade (»Säurelocker«) ist nicht zu empfehlen.
▶ Mahlzeiten genießen in ruhiger Atmosphäre, gründlich kauen; mehrere kleine Mahlzeiten bevorzugen.
▶ Gegebenenfalls Übergewicht reduzieren.
▶ Bei nächtlichen Beschwerden Kopfende des Bettes erhöhen, vor dem Zubettgehen ein Glas Wasser trinken.

Monitoring des therapeutischen Erfolgs

Zwingende Kontrolle der Eradikationstherapie: Frühestens 4 Wochen nach beendeter Therapie mittels Endoskopie mit Biopsie (U. ventriculi) bzw. ^{13}C-Harnstoffatemtest (U. duodeni).

Gesundheitssituation und die mögliche Rolle des Apothekers

Eine Eradikationstherapie kostet etwa 100 bis 150 € und damit nur einen Bruchteil der Kosten für eine Schubtherapie und anschließende medikamentöse Langzeittherapie oder eine proximal selektive Vagotomie. Auch bei alten Patienten mit Ulcera und NSAR-Einnahme soll bei Helicobacter-Nachweis eine Sanierung erfolgen. Es ist damit zu rechnen, dass durch die konsequente Eradikationstherapie die Ulcuskrankheit eine seltene Krankheit werden wird. Nichtgeheilte Patienten haben ein hohes kostentreibendes Rezidivrisiko.

Die Sanierungsrate hängt u. a. von der Zuverlässigkeit der Einnahme der Eradikationstherapie ab.

Besondere Rolle des Apothekers

▶ Complianceförderung mit der H.-pylori-Eradikationstherapie durch mündliche und schriftliche Erklärung der Therapie und Aushändigung eines Einnahmeplans. Motivation zur korrekten Einnahme – richtigen Einnahmezeitpunkt präzisieren (s. auch Tabelle 16.1.1.5).
▶ Regelmäßige Befragung von NSAR-Risikopatienten zu Anzeichen der Unverträglichkeit (z. B. Magenbeschwerden, Sodbrennen).

Tabelle 16.1.1.5: Einnahmehinweise für Arzneimittel zur Behandlung von säurebedingten Erkrankungen des Gastrointestinaltrakts

Arzneistoff	Einnahmebedingungen
Amoxicillin	Vor dem Essen, Nachtrinken zu empfehlen
Clarithromycin	Füllungszustand des Magens ohne Bedeutung
Metronidazol	Zum/nach dem Essen
PPI	15 bis 20 Minuten vor dem Essen, in der Regel vor dem Frühstück (geringere Wirkung bei langen Nüchternphasen, gilt auch bei i.v.-Therapie!) Achtung: magensäureresistente Arzneiformen, magensaftresistent überzogene Tabletten dürfen nicht zerkaut oder gemörsert werden. Sondengängigkeit ist im Einzelfall prüfen, Antra® und Nexium® Mups können über Magensonde und Duodenalsonden appliziert und suspendiert getrunken werden
Ranitidin und andere H₂-Antagonisten	Füllungszustand des Magens ohne Bedeutung. 1- bis 2-mal Gabe, eine Gabe am besten vor dem Schlafengehen
Antazida	1 bis 2 Stunden nach den Mahlzeiten sowie vor dem Schlafengehen, nicht mit säurehaltigen Getränken. (Ein Antazidum zum Essen ist Geld zum Fenster hinausgeworfen.) Nicht mit Arzneistoffen, die komplexiert werden, z. B. Gyrasehemmer, Tetrazyklinen, Allopurinol, Immunsuppressiva, Azolantimykotika

▸ Beratung in der Selbstmedikation, z. B. Bauchbeschwerden, Refluxkrankheit. Bei der Refluxkrankheit steht die Änderung der Lebensgewohnheiten im Vordergrund. Bei schwerer Refluxkrankheit können Säurehemmer oder Prokinetika eingesetzt werden.

▸ Dauer der Selbstmedikation begrenzen, bei persistierenden Schmerzen, Verschlechterung der Symptome Arztbesuch empfehlen.

▸ Grenzen der Selbstmedikation erkennen: Blut im Stuhl, Teerstuhl, deutlicher Gewichtsverlust (> 10 Prozent),

Häufiges Erbrechen, Beschwerden > 1 Woche, Ulcusverdacht, Einnahme von NSAR, ASS, Glucocorticoiden, Depressionen, Stress.

Literatur

AWMF Leitlinie Helicobacter pylori und gastroduodenale Ulcuskrankheit [www.awmf.de]

Wehling, M.: Klinische Pharmakologie, Georg Thieme Verlag KG Stuttgart, 2005

 Fragen zur Repetition / Vertiefung

▸ Welche Ursachen der Ulcuskrankheit gibt es und welche Behandlungsformen leiten sich daraus ab?

▸ Was sind die therapeutischen Ziele der Ulcusbehandlung und wie wird der Erfolg kontrolliert?

▸ Welche Information und Beratung muss der Apotheker bei der Abgabe von Arzneimitteln zur Eradikationstherapie geben?

▸ Welche Hinweise sollte der Apotheker in der Selbstmedikation von Oberbauchbeschwerden und Sodbrennen geben?

Von Planta, M.: Evidenzbasierte Innere Medizin Deutscher Ärzteverlag Köln

Pharmazie in unserer Zeit: Protonenpumpenhemmer 3/ 2005

BAK-Leitlinie Information und Beratung im Rahmen der Selbstmedikation

Arzneiverordnungen, Arzneimittelkommission der Deutschen Ärzteschaft, Deutscher Ärzteverlag 2006

I. KRÄMER

16.1.2 Chronisch-entzündliche Darmerkrankungen (CED)

Beschreibung
Klassische chronisch-entzündliche Darmerkrankungen (CED) sind die Morbus Crohn (MC) und die Colitis ulcerosa (CU). Beim MC kann der gesamte Darm befallen sein, Hauptlokalisation ist der Ileozökalbereich. Extraintestinale Manifestationen finden sich an Auge, Haut und Gelenken. Typisch für den MC ist der segmentale Befall; alle Wandschichten sind betroffen, es bilden sich Fisteln und Abszesse. Hauptlokalisation der CU ist der Dickdarm. Die CU geht mit Hyperämie, Schwellung und Ulzerationen der Mucosa und Submucosa einher.

Ätiologie
Die Ätiologie der CED ist nur ansatzweise geklärt. Zugrunde liegen genetische Defekte (Mutationen im NOD-2-Gen, MDR1-Gen) sowie Umweltfaktoren bzw. Anomalien der Darmflora, die zu einer permanenten Aktivierung des intestinalen Immunsystems und zur Dauerentzündung des Darms führt.

Prävalenz der Erkrankung
Die Prävalenz der klassischen CED beträgt über 100 pro 100 000 Einwohner in Europa. Die Inzidenz liegt bei 5 bis 8 pro 100 000 Einwohner für den MC und 2 bis 9 pro 100 000 Einwohner für die CU (Inzidenzgipfel 15 bis 34 Jahre). In Deutschland sind rund 300 000 Patienten betroffen.

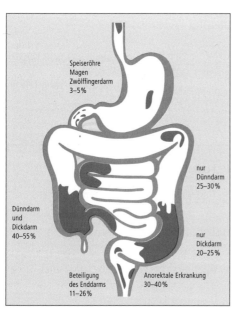

Abb. 16.1.2.1: Lokalisation und Häufigkeit der Entzündung bei MC

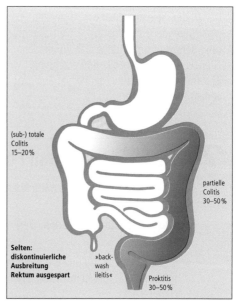

Abb. 16.1.2.2: Lokalisation und Häufigkeit der Entzündung bei CU

Pathogenese und Verlauf

Bei Patienten mit CED kommt es zu einer permanenten Aktivierung des intestinalen Immunsystems mit chronisch-persistierender vor allem T-Zell-vermittelter Immunantwort. Beim MC wird eine anhaltende TH1-Helferzell-Antwort mit vermehrter Bildung von IFN-γ, IL-2 und TNF-α ausgelöst. Bei der CU könnte es sich um einen Autoimmunprozess handeln.

Leitsymptome des MC sind: chronische Diarrhö (länger als 6 Wochen) mit/ohne Blutbeimengungen, abdominelle krampfartige Schmerzen, Gewichtsverlust, extraintestinale Symptome (z. B. Erythema nodosum, Uveitis, Arthritiden, primär sklerosierende Cholangitis) und sekundäre Mangelerkrankungen (z. B. Anämien, Osteopenien, Nachtblindheit, Steatorrhoe).

Symptome der CU sind: blutige Diarrhöen, erhöhte Stuhlfrequenz, vermehrter Stuhldrang, Bauchschmerzen, Fieber, Gewichtsverlust.

Zur Beurteilung der Krankheitsaktivität existieren klinische Indizes:

- MC: Crohn's disease activity index (CDAI > 300 hohe Aktivität, CDAI 150 bis 300 mittlere bis niedrige Aktivität (Aktivitätsparameter u. a.: Stuhlfrequenz in den letzten 7 Tagen, Gewicht, Hämatokrit, abdominelle Schmerzen in den letzten 7 Tagen) oder Krankheitsaktivität gering, mäßig, hoch.
- Schwerer Verlauf korreliert mit stärkerer Ausprägung der Symptome und geringerem Therapieansprechen.
  Der Krankheitsverlauf der CED ist oft fluktuierend. Die meisten Patienten erfahren mehrfache Rezidive. Die Prognose der CED ist in der Regel gut. Die Lebenserwartung ist kaum eingeschränkt. Doch können die CED eine erhebliche Beeinträchtigung der Lebensqualität und Arbeitsausfall bedingen.
- CU: Die Anwendung von Aktivitätsindizes ist nicht erforderlich.

Relevante Labor- und andere Messparameter

- Zur Bestimmung der Aktivität: CRP, BSG, Blutbild (Leukozytose, Hb, Hämatokrit, MCV, MCH, Thrombozyten), Flüssigkeits-, Elektrolytstatus, (Serumalbumin).

- Bakterielle Stuhluntersuchungen in der Initialdiagnostik und bei fulminantem Schub.
- Bei CU regelmäßige Endoskopien zur Krebsvorsorge.

Risiken/Komplikationen

Intestinale Komplikationen (Stenosen, Abszesse, Fisteln, Perforation etc.) und extraintestinale Manifestationen sowie Malabsorptionssyndrome können das Letalitätsrisiko erhöhen.

Das intestinale Karzinomrisiko ist bei MC gering erhöht. Das Risiko für kolorektale Karzinome ist bei CU deutlich erhöht.

Therapeutische Ziele

Therapieziele der Behandlung der CED sind:

- Induktion einer klinischen Remission bei aktiver Erkrankung und damit Besserung der Symptome (keine kurative Therapie),
- Erhalt der erzielten Remission,
- Vermeiden von Komplikationen,
- Verbesserung der Lebensqualität.

Pharmakotherapie

Die Pharmakotherapie beschränkt sich auf die Beeinflussung immunologischer Prozesse. Sie orientiert sich am intestinalen Befallsmuster, der Krankheitsaktivität (akuter Schub mit mittlerer bis niedriger Aktivität, akuter Schub mit hoher Aktivität, fulminanter Schub, Remission) und den extraintestinalen Manifestationen. Die medikamentöse Stufentherapie ist gemäß der Konsensuskonferenzen der Deutschen Gesellschaft für Verdauungs- und Stoffwechselkrankheiten (s. Tabelle 16.1.2.1) und der AWMF-Leitlinie Diagnostik und Therapie der CU (s. Tabelle 16.1.2.3) durchzuführen.

Die unterschiedlich freisetzenden Aminosalicylat-haltigen Fertigarzneimittel müssen der Krankheitslokalisation gemäß eingesetzt werden (s. Tabelle 16.1.2.2).

Remissionserhaltung bei MC:

- Nicht generell bei allen Patienten, insbesondere bei Patienten mit steroidabhängigem oder chronisch-aktivem Verlauf, Patienten mit Fistelleiden,
- Nicht mit Steroiden, Aminosalicylaten, Antibiotika, Immunsuppressiva, Probiotika,

Tabelle 16.1.2.1: Stufentherapie des Morbus Crohn

1. Stufe	*Glucocorticoide*		
	Prednison oder Prednisonäquivalente, (z. B. 50 bis 60 mg/d oder 1 mg/kg/d),	oral, rektal, (i. v.)*	Obligat bei Schub mit hoher Aktivität Langsame Dosisreduktion (3 bis 6 Monate)
	Budesonid (9 mg/d)		Bei Ileozökalbefall und leichter Entzündungsaktivität
	Alternativ *5-Aminosalicylate 3 bis 4 g* lokalisationsadaptiert Mesalazin oder Olsalazin oder Sulfasalazin, (Boswellia [H15]**)	oral, rektal	Gerechtfertigt bei Schub mit mittlerer bis niedriger Aktivität, Ablehnung oder Unverträglichkeit von Glucocorticoiden
	Ernährungstherapie		Nur additiv! Enteral, nährstoffdefiniert Parenteral bei Komplikationen und fulminantem Schub
2. Stufe	*Immunsuppressiva* Azathioprin (2 bis 2,5 mg/kg/Tag)/ 6-Mercaptopurin (1 bis 1,5 mg/kg/Tag) Alternativ: Methotrexat (25 mg/Woche)***	oral i. m., s. c.	Bei chronisch-aktivem Verlauf, hoher Schubfrequenz, Steroidresistenz oder inkomplettem Ansprechen auf Steroide
3. Stufe	Anti-TNF-α-Antikörper Infliximab, Adalimumab	i. v., s. c.	Bei therapierefraktärem Verlauf, Rezidiv nach steroidabhängigem Verlauf

*   i. v. insbesondere bei fulminantem Schub, die Resorption ist ansonsten nicht wesentlich verändert
**   hat sich in einer Studie als gleich wirksam bzw. unwirksam wie 5-Aminosalicylate erwiesen
***   einmal wöchentlich!

Tabelle 16.1.2.2: Verfügbarkeit der Aminosalicylate in Abhängigkeit von der Galenik

	Freisetzungsort	Freisetzungsart
Mesalazin (5-ASA) oral		
▶ Ethylcellulose Mikropellets (Pentasa®)	Proximaler Dünndarm	pH-unabhängig, zeitabhängig
▶ Kunstharz-beschichtet (Salofalk®)	Distaler Dünndarm	pH-abhängig
Olsalazin (5-ASA-5-ASA) oral	Proximales Kolon	Bakterielle Spaltung im Kolon
Sulfasalazin (5-ASA-Sulfapyridin) oral	Proximales Kolon	Bakterielle Spaltung im Kolon
Mesalazin-Klysmen mit niedrigem Volumen (40 bis 50 ml) mit hohem Volumen (100 ml)	Rektum und distales Kolon Rektum, distales Kolon, linke Flexur (ggf. proximales Kolon)	
Mesalazin-Schaum	Rektum, distales Kolon, linke Flexur (ggf. proximales Kolon)	
Mesalazin-Suppositorien	Rektum (ggf. distales Kolon)	

Tabelle 16.1.2.3: Stufentherapie der Colitis ulcerosa im akuten Schub

Distale (linksseitige) Colitis			
1. Stufe	*5-Aminosalicylate 3–6 g/d* Mesalazin, Olsalazin, Sulfasalazin	rektal (oral)	Bei Schub mit mittlerer bis geringer Aktivität
	Glucocorticoide	oral	Bei Schub mit hoher Aktivität
Ausgedehnte Colitis			
1. Stufe	*5-Aminosalicylate**	oral	Bei Schub mit mittlerer bis geringer Aktivität
	Glucocorticoide	oral, i.v.**	Bei Schub mit hoher Aktivität
2. Stufe	*Immunsuppressiva* Azathioprin/ 6-Mercaptopurin	oral	Bei chronisch-aktivem Verlauf, hoher Schubfrequenz, Steroidresistenz
3. Stufe	*Ciclosporin, Tacrolimus* *(Infliximab)*	i.v.	

*   wahrscheinlich keine Wirkunterschiede
** bei fulminantem Schub

▷ Mittel der 1. Wahl Azathioprin oder 6-Mercaptopurin über 4 bis 5 Jahre,
▷ Alternativ: Fortsetzung der Therapie, die in der Induktion zur Remission führte: Methotrexat wöchentlich i.m., Infliximab alle 8 Wochen

Remissionserhaltung bei CU:
▷ keine systemischen Steroide, sondern Aminosalicylate oral/rektal oder E. coli Nissle. Die Langzeittherapie mit Aminosalicylaten ist mit einer geringeren Inzidenz des Colitis-assoziierten kolorektalen Karzinoms assoziiert.

Nichtmedikamentöse Maßnahmen

▷ Operation (kurativ bei CU, Beseitigung von Komplikationen bei MC)
▷ Ernährungstherapie:
Im akuten Schub zur Vermeidung von Malabsorption von Kalorien und Eiweiß (nicht zur Ruhigstellung des Darms), Substitution von Vitaminen, Elektrolyten und Spurenelementen bei Mangelsymptomen, Mangelzustände therapiebedingt: Calcium-, Vitamin-D-Mangel durch Glucocorticoide, Folsäuremangel durch Sulfasalazin.
▷ Bei MC Einstellen des Rauchens als Risikofaktor für Rezidive (Odds ratio 4).

▷ Psychotherapie (additiv in Einzelfällen zur Krankheitsbewältigung, Schmerzreduktion, Besserung des psychischen Befindens).
▷ Viele Patienten wenden komplementäre Therapien an. Es fehlen allerdings Wirksamkeitsnachweise, außer für Probiotika, speziell E. coli Nissle. Die Kombination mit Mesalazin wird häufig von den Patienten eingesetzt. Die Phytopharmaka Plantago ovata und Boswellia serrata scheinen auch wirksam zu sein. Die Anwendung komplementärer Therapien (u.a. Traditionelle Chinesische Medizin, Akupunktur, Homöopathie) bringen dem Patienten einen subjektiven Nutzen und sollten offen zwischen Patienten und Arzt/Apotheker als komplementäre Therapien angesprochen werden, die eine sichere wirksame Therapie nicht verzögern oder verhindern dürfen.

Monitoring des therapeutischen Erfolgs

Der Therapieerfolg wird anhand der Besserung der Symptome beurteilt. Kontrolluntersuchungen im Verlauf (Labor, Mikrobiologie, Endoskopien) sollen sich in zeitlichem Abstand an der Krankheitsaktivität orientieren. Die Terminierung hängt auch von den patientenspezifischen Faktoren (Kenntnis der Erkrankung, Zuverlässigkeit, Fähigkeit zur Beurteilung des Krankheitsverlaufs) ab.

Gesundheitssituation
und die mögliche Rolle des Apothekers

Die CED bedingen erhebliche direkte Kosten (Arzneimittel, Arztbesuche, Operationen, Krankenhausaufenthalte) und aufgrund des alterspe-zifischen Inzidenzgipfels auch erhebliche indirek-te Kosten (Arbeitsausfälle, Renten). Bis zu 400 Mio € werden alleine für Arzneimittel gegen CU pro Jahr ausgegeben. Die höheren Kosten für das bei oraler Gabe überwiegend lokal wirksame Bu-

Tabelle 16.1.2.4: Klinisch relevante Interaktionen mit Arzneimitteln zur Behandlung der CED

Zur CED-Therapie indiziertes Arzneimittel	Weitere Arzneimittel	Gegenstand der Interaktion	Art der Interaktion
Mesalazin	Folsäure	Blutbildung	Hemmung der Folsäureresorption
	Sulfonylharnstoffe	Blutzuckersenkung	Wirkungsverstärkung
	Antikoagulantien	Blutungsneigung	Wirkungsverstärkung
Glucocorticoide	NSAR	Ulcerogene Wirkung	Wirkungsverstärkung
	Diuretika	K^+-Verlust	Wirkungsverstärkung
	Orale Antidiabetika, Insulin	Blutzuckersenkung	Wirkungsabschwächung
	CYP 450-Induktoren	Glucocorticoidwirkung	Wirkungsabschwächung
Budesonid	CYP 3A4-Inhibitoren	Glucocorticoidwirkung	Wirkungsverstärkung
Ciclosporin	CYP 3A4-Inhibitoren	Immunsuppression	Wirkungsverstärkung
	CYP 3A4-Induktoren (auch Johanniskraut)	Immunsuppression	Wirkungsabschwächung
	Nephrotoxische AM	Nephrotoxizität	Wirkungsverstärkung

Tabelle 16.1.2.5: Einnahme- und Anwendungshinweise für die Patienten

Arzneistoff	Hinweise zur Einnahme, Anwendung
Konventionelle Glucocorticoide oral	Einnahme regelmäßig. Nach akutem Schub wöchentliche Reduktion der initialen Dosis (0,8 bis 1 mg/kg/d) bis 10 mg/d, dann Ausschleichen z. B. 10 mg jeden 2. Tag morgens für 2 Wochen, 5 mg jeden 2. Tag morgens für 2 Wochen etc.*
Klysmen, Schäume, Suppositorien	Klysmen durch Linksseitenlage gut verteilen und lange einhalten. Ausführen der Klysmen aus dem Analkanal mit zusammengedrücktem Füllkörper. Bewusste Unterdrückung von primär auftretendem Stuhldrang nach Applikation. Wäscheschutz, z. B. Slipeinlagen, benutzen. Patienten mit Problemen bei der Klysmenanwendung auf Schäume als Alternative hinweisen.

Immunsuppressiva
  Azathioprin
  Ciclosporin
  Tacrolimus
	UAW zur besseren Erkennung und zur Verbesserung der Compliance erklären, Sicherung der Langzeiteinnahme (4 bis 5) Jahre.

Methotrexat	Notwendigkeit der wöchentlichen i.m.-Applikation erklären und Compliance prüfen.

*   Die initiale Corticoidtherapie liegt oberhalb der Cushing-Schwellendosis von 10 (15) mg/d Prednisonäquivalent, was bei allen Patienten zu Nebennierenrinden-Atrophie führt. Bei langfristiger Steroidtherapie über 6 Monate auf Substitution von Calcium (1000 mg/d) und Vitamin D (1000 IE/d) achten.

desonid (bei ileozökalem Befall, nicht bei extraintestinaler Manifestation) im Vergleich zu klassischen systemischen Glucocorticoiden sind aufgrund der deutlich geringeren UAW zu vertreten.

Besondere Rolle des Apothekers
Eine Pharmazeutische Betreuung der CED-Patienten als Patienten mit chronischer Erkrankung dient der Verbesserung der Gesundheit und Lebensqualität der Patienten, der Vermeidung von Medikationsfehlern und der Verbesserung des Wissens und der Compliance.

Beratung zur Ernährungstherapie
▶ CU: keine spezifische Diätformen zur Remissionserhaltung, ausgewogene, ausreichende Kost als leichte Vollkost.
▶ Falls nötig, Supplementierung mit 600 kcal Trinknahrung/d zur Vermeidung von Katabolie.
▶ Sondennahrung nur in Ausnahmefällen, kein Vorteil von Elementardiäten oder Spezialprodukten.

▶ Parenterale Ernährung nur im fulminantem Schub, prä-, postoperativ.

Literatur

AWMF-Leitlinie Diagnostik und Therapie der Colitis ulcerosa [www.awmf.de]
S3-Leitlinie »Diagnostik und Therapie des M. Crohn« – Ergebnisse einer evidenzbasierten Konsensuskonferenz der Deutschen Gesellschaft für Verdauungs- und Stoffwechselkrankheiten zusammen mit dem Kompetenznetz chronisch entzündliche Darmerkrankungen. Hoffmann, J. C. et al.: Z Gastroenterol 2008; 46: 1094–1146
Wehling, M.: Klinische Pharmakologie, Georg Thieme Verlag KG Stuttgart, 2005
BAK-Leitlinie Information und Beratung des Patienten zur richtigen Anwendung von Darreichungsformen.
Arzneiverordnungen, Arzneimittelkommission der Deutschen Ärzteschaft, Deutscher Ärzteverlag 2006

 Fragen zur Repetition / Vertiefung

▶ Welche klassischen chronisch-entzündlichen Darmerkrankungen (CED) sind wie zu unterscheiden?

▶ Welche Therapien werden zur Behandlung der CED eingesetzt?

▶ Welche galenischen Besonderheiten sind bei den Aminosalicylat-Präparaten zu beachten?

▶ Welche Inhalte kann die pharmazeutische Betreuung von CED-Patienten haben?

▶ Wie ist die pharmazeutische Betreuung von CED-Patienten durchzuführen?

▶ Zu welchen nichtmedikamentösen Maßnahmen kann der Apotheker den CED-Patienten beraten?

I. Krämer

16.1.3 Obstipation und Diarrhö

Beschreibung
Obstipation ist eine verringerte Stuhlfrequenz (weniger als 3-mal pro Woche), Erfordernis starken Pressens bei der Defäkation oder ein damit verbundener Schmerz. Die Obstipation kann akut oder chronisch auftreten.

Diarrhö bezeichnet den Abgang zu weichen oder zu häufigen Stuhls (> 3 Defäkationen/Tag; dünnbreiiger Stuhl oder > 250 g Stuhl/Tag).

Ätiologie

Die Ursachen einer akuten oder chronischen Obstipation können vielfältig sein:

▸ gastrointestinale Erkrankungen (Reizdarmsyndrom, chronische Darmentzündungen),
▸ mechanische Hindernisse
  (z. B. Tumor, Hernie),
▸ diätetische Faktoren (ballaststoffarme Ernährung, mangelnde Flüssigkeitszufuhr),
▸ neurogene oder myogene Transportstörungen (z. B. diabetische Enteropathie, Hypothyreose, Hypokaliämie, M. Parkinson, MS, Sklerodermie),
▸ akut-reflektorisch (paralytischer Ileus nach Operation, Trauma, Peritonitis),
▸ psychogen-reflektorische Störungen (Reisetätigkeit, Schwangerschaft, mangelnde Bewegung),
▸ Arzneimittel (Opiate, Psychopharmaka, Anticholinergika, chronischer Laxantienabusus, Vincaalkaloide).

Häufige Ursachen der akuten Diarrhö sind:
▸ bakterielle (60 bis 80 Prozent der Reisediarrhöen) und virale Infektionen,
▸ Arzneimittel (Antacida, Antibiotika, Laxantien, Zytostatika, insbesondere Irinotecan),
▸ Malabsorption (z. B. Xylit).

Häufige Ursachen der chronischen Diarrhö (> 2 Wochen) sind:
▸ gastrointestinale Erkrankungen (Entzündungen, Malabsorption, Motilitätsstörungen, Parasiten),
▸ Nahrungsmittelallergie, Gluten-, Lactose-Intoleranz,
▸ Hyperparathyreoidismus, Stress, Angstzustände.

Prävalenz der Erkrankung

Bis zu 28 Prozent der der Bevölkerung entwickeln eine Obstipation (Frauen > Männer), die Prävalenz nimmt mit dem Alter zu.

Die Prävalenz der Diarrhö ist regional sehr unterschiedlich. Sie ist abhängig von der Lebensmittel- und Trinkwasserhygiene, persönlicher Hygiene und klimatischen Bedingungen. Schätzungsweise leiden 30 Prozent der deutschen Bevölkerung mindestens einmal jährlich an Durchfallerkrankungen. In Entwicklungsländern versterben 5 bis 8 Mio. Neugeborene und Kleinkinder pro Jahr an Diarrhö. 20 bis 65 Prozent aller Reisenden erfahren akute Diarrhöen vor allem in subtropischen und tropischen Regionen.

Pathogenese und Verlauf

Bei der chronischen Obstipation fehlen im Allgemeinen morphologische Veränderungen. Eine ursächliche langsame Passage im gesamten Kolon geht mit seltenen, schmerzhaften Darmentleerungen einher. Die Symptomatik ist nicht wechselnd. Ursächliche Defäkationsstörungen sind durch wechselnde Stuhlfrequenz und vermehrtes Pressen charakterisiert. Erkrankungen und Arzneimittel sind als Ursache der chronischen Obstipation bei der Erstuntersuchung auszuschließen.

Die Diarrhö kann osmotisch oder durch abnorme intestinale Motilität bedingt sein. Diarrhöen sind das Leitsymptom infektiöser Gastroenteritiden und werden verursacht durch Mikroorganismen oder deren Toxine (s. auch Tabelle 16.1.3.1):

▸ *Sekretionstyp:* oberer Dünndarm, Anhaftung an Enterozyten und Toxinabgabe, wässrige Diarrhö durch Elektrolytverlust der Enterozyten, Übelkeit und Erbrechen treten innerhalb 1 bis 6 Stunden nach Infektion, z. B. durch Escherichia coli, Staphylococcus aureus, Bacillus cereus, Vibrio cholerae auf.
▸ *Penetrationstyp:* distaler Dünndarm, Erreger durchdringen Mucosa und bewirken Durchfall, Entzündungsreaktion mit Fieber, z. B. Salmonellen, Yersinien.
▸ *Invasionstyp:* Kolon, blutig-schleimige Durchfälle durch Erosionen, Ulcera in der Mucosa, Tenesmen, z. B. Shigellen, Campylobacter.

Infektionsquellen können je nach Erreger kolonisierte/infizierte Menschen oder Tiere sein (z. B. Salmonellen von Geflügel und Eiern).

Ein Sonderfall ist die Diarrhö im Rahmen einer antibiotikainduzierten, »pseudomembranösen Colitis«. Sie wird durch das in der Darmflora vorhandene Bakterium Clostridium difficile hervorgerufen, das gegen viele antibakterielle Wirkstoffe resistent ist. Es kann im Rahmen einer Antibiotikatherapie (vor allem mit Clindamycin, aber auch Beta-Laktamen, Chinolen u. a.) selektiert werden und sich stark vermehren. Bakterielle Toxine lösen den Durchfall aus und sorgen für

Tabelle 16.1.3.1: Klinische Einteilung und Symptomatik der Diarrhö

Diarrhö	Entzündlich	Nicht entzündlich
Stuhl	Kleinvolumig Blutig-schmierig	Großvolumig Wässrig
Leukozyten im Stuhl	+	–
Fieber	Häufig	Selten
Beschwerden	Eher im Unterbauch, imperativer Stuhldrang Tenesmen	Eher im Oberbauch oder paraumbilical Häufig Übelkeit und Erbrechen
Erreger	Shigellen Salmonella typhi Campylobacter Yersinien Clostridium difficile Entamoeba histolytica	Vibrio Salmonella enteritidis Staphylococcus aureus Bacillus cereus Clostridium perfringens Enterotoxinbildende E. coli (ETEC) Listeria Giardia lamblia Rotavirus (Kdr. 6 bis 36 Monate)* Adenovirus (Kdr. bis 24 Monate) Cytomegalievirus Herpesvirus

* häufig Fieber

eine an Beläge erinnernde Veränderung der Darmschleimhaut.

Relevante Labor- und andere Messparameter

Zur weiterführenden Diagnostik der chronischen Obstipation Transitzeitmessung, anorektale Manometrie.

Bei Diarrhö: Blutbild, Na^+, K^+, Kreatinin (zur Abschätzung des Elektrolyt- und Wasserhaushalts), C-reaktives Protein (CRP).

Ambulant erworbene und schwere Erkrankung: Stuhlkultur oder Test auf Salmonellen, Shigellen, Campylobacter, E. Coli.

Nosokomial erworben: antibiotikaassoziiert, Untersuchung auf Clostridium difficile

Persistierend: Suche nach Parasiten, z. B. Giardia, Cryptosporidium (bei Aids-Patienten)

Risiken/Komplikationen

Gefährlich können Diarrhöen vor allem bei Kindern unter 6 Jahren, alten Patienten > 75 Jahre, chronisch Kranken und Immunsupprimierten werden.

Therapeutische Ziele

Therapieziel bei der Behandlung der chronischen Obstipation ist vor allem die Verminderung des Leidensdrucks beim Patienten.

Therapieziele der Behandlung der akuten Diarrhö sind primär die schnellstmögliche Beseitigung des Flüssigkeits- und Elektrolytmangels (besonders bei Kindern, alten Patienten) und sekundär die symptomatische Therapie.

Pharmakotherapie

Stufenplan der Therapie bei chronischer Obstipation:

1. Aufklärung über normale Stuhlfrequenz (3-mal pro Woche bis 3-mal pro Tag).
2. Ballaststoffe über 4 bis 6 Wochen (ballaststoffreiche Kost, 5 bis 15 g Quellstoffe/Tag, bevorzugt Plantago ovata Samenschalen = Psyllium) und ausreichend Flüssigkeitszufuhr, körperliche Aktivität.
3. Osmotisch wirksame Substanzen, Polyethylenglykol (hohe Wasserbindungskapazität, nicht spaltbar), Lactulose (bakterielle Spal-

tung im Kolon mit Gasbildung), Magnesium-, Natriumsulfat, Magnesiumhydroxid, lokale Entleerungshilfen (Klysmen: salinisch, Glycerol, Sorbit).

4. Antiresorptiv und hydragog wirksame Substanzen (Bisacodyl, Natriumpicosulfat, Anthrachinone).
Nur intermittierende Anwendung!

Bei Diarrhöen:

1. Entscheidend ist die ausreichende Flüssigkeits- und Elektrolytzufuhr
orale Rehydratation: Elektrolyt-Glucose-Lösung: 3,5 g NaCl, 2,5 g Na-bicarbonat, 1,5 g KCl, 20 g Glucose auf 1 Liter Wasser (WHO-Lösung),
ersatzweise Salzstangen + Cola (+ Banane),
Bei ansonsten gesunden Erwachsenen ist die Substitution mit Saft (unter Zusatz von 3,5 g NaCl/L), Tee mit Glucose angereichert oder Brühe ausreichend, bei Kindern und in schweren Fällen parenterale Rehydratation erforderlich.

2. Die meisten akut verlaufenden Diarrhöen sind selbstlimitierend und bedürfen keiner speziellen medikamentösen Therapie.
Symptomatische Therapie des Durchfalls: Loperamid 2 bis 4 mg bis 4-mal/Tag, in schwersten Fällen Opiumtinktur 2 bis 20 Tropfen 4-mal/Tag (Opiatrezeptoragonisten, Hemmung der Propulsivmotorik). Keinesfalls bei bakteriellen Darminfektionen mit hohem Fieber und blutigen Stühlen, da dadurch die Erregerelimination gehemmt wird.
Symptomatische Therapie des Erbrechens: Dimenhydrinat.

3. In besonderen Fällen kalkulierte antibiotische Therapie: Ciprofloxacin 2-mal 500 mg/Tag, Co-trimoxazol 2-mal 960 mg/Tag, bei Reisediarrhö Mittel der Wahl Ciprofloxacin.

4. Gezielte Therapie: bei Clostridium difficile, Mittel der 1. Wahl: Metronidazol 3-mal 500 mg/Tag; Mittel der 2. Wahl: Vancomycin (oral!) 4-mal 125 mg/Tag.

5. Gezielte Therapie bei Campylobacter: Makrolide.

6. Bei chronischer Diarrhö Behandlung entsprechend dem jeweiligen Krankheitsbild (Diarrhö nur Symptom!).

Nichtmedikamentöse Maßnahmen

Habituelle Obstipation wird durch Laxantieneinnahme gefördert. Verhaltensregeln, z. B. Konditionierung, morgendliche Kolonmassagen, morgendliches Trinken kalten Wassers und auch anorektales Biofeedback-Training können erfolgreich sein.

Eine initiale Nahrungskarenz kann zur Differenzialdiagnose der Diarrhö sinnvoll sein (osmotisch bedingte Diarrhö persistiert, sekretorische Diarhö nicht). Die Übertragung von Gastroenteritiden erfolgt fäkal-oral (Durchfallerreger isst man oder trinkt man). Zur Prävention ist daher auf Lebensmittelhygiene und allgemeine Hygiene zur Vermeidung von Schmierinfektionen zu achten (im Krankenhaus z. B. eigene Toilette, Hände-, Flächendesinfektion). Zur Vermeidung der Reisediarrhö soll der Grundsatz »peel it, boil it, cook it or forget it« beachtet werden. Eine Antibiotikaprophylaxe wird im Hinblick auf eine Resistenzentwicklung nicht empfohlen. Zur Prophylaxe mit Probiotika s. u.

Tabelle 16.1.3.2: Klinisch relevante Interaktionen mit Arzneistoffen gegen Obstipation und Diarrhö

Arzneistoff	Interaktion mit	Mechanismus oder klinischer Effekt
Anthrachinone, Bisacodyl	Diuretika, Glucocorticoide	Verstärkung der evtl. durch Diuretika und Glucocorticoide hervorgerufenen Hypokaliämie
	Digitalis	Verstärkung der Digitaliswirkung durch Hypokaliämie
Ciprofloxacin	Mehrwertige Kationen	Resorptionshemmung durch Komplexbildung
	Theophyllin, Mirtazepin	Wirkungsverstärkung von CYP 1A2-Substraten durch Ciprofloxacin (Ausmaß schwer abschätzbar bei Diarrhö)

Monitoring des therapeutischen Erfolgs

Bei chronischer Obstipation nach 4 Wochen Behandlung mit Ballaststoffen über Dauertherapie entscheiden.

Gesundheitssituation und die mögliche Rolle des Apothekers

Laxantien sind aus der Erstattungspflicht der Krankenkassen herausgenommen, außer im Zusammenhang mit Tumorleiden, Megakolon, Divertikulitis, neurogener Darmlähmung, vor diagnostischen Eingriffen, bei phosphatbindender Medikation bei chronischer Niereninsuffizienz, bei Opiattherapie. Obstipation und Diarrhö sind daher insbesondere in der Selbstmedikation wesentliche Beratungsinhalte in der Apotheke.

Beratung der Patienten mit Obstipation in der Selbstmedikation

▷ Bei chronischer Obstipation stehen Aufklärung und Verhaltensänderungen an erster Stelle (s. Kapitel 8.1 und 10).

▷ Darüber hinaus sind die Patienten in der Auswahl der Laxantien zu beraten und auf die Besonderheit der Therapien hinzuweisen (s. Tabelle 16.1.3.3).

Allgemein: Andere Arzneimittel nicht gleichzeitig mit Laxantien einnehmen (Adsorption an Quellstoffe, Resorptionsstörungen), mindestens 2 Stunden Abstand halten!

▷ Laxantienabusus, insbesondere mit hydragog wirksamen Laxantien, erkennen, verhindern und vorbeugen.

Tabelle 16.1.3.3: Dosierung und Einnahmehinweise für Laxantien

Arzneistoff	Einnahmebedingungen
Quellstoffe	Langsamer Wirkungseintritt Nicht bei Diabetes, Stenosen! Keine gleichzeitige Einnahme mit mobilitätshemmenden Arzneistoffen, z. B. Opiaten. Mit viel Flüssigkeit einnehmen.
Osmotisch wirksame Laxantien	
Macrogol (Isomol®, Movicol®) 1- bis 3-mal 1 Beutel/Tag	Langzeitiger laxativer Effekt
Lactulose 1- bis 2-mal 10 ml Sirup/Tag	Cave: Meteorismus, Flatulenz, abdominelle Schmerzen
Hydragog wirksame Laxantien	Nur kurzfristig anwenden! Nicht in der Schwangerschaft anwenden Bei Abusus Störung des Elektrolyt- und Wasserhaushalts (Hypokaliämiegefahr)
Bisacodyl (Dulcolax®) Drg. 5 bis 10 mg/Tag	Abends vor dem Schlafengehen, 1 Stunde nach der letzten Nahrungsaufnahme, nicht zusammen mit Milch, Antacida, H_2-Blockern, Protonenpumpeninhibitoren (erhöhter pH bewirkt frühzeitige Resorption) Wirkungseintritt nach 6 bis 10 Stunden
Bisacodyl Supp. 10 mg	Wirkungseintritt nach 30 Minuten
Na-picosulfat (Laxoberal®) 5 bis 10 mg/d, 7,5 mg = 10 Trpf.	Wirkungseintritt nach 6 bis 10 Stunden

Grenzen der Selbstmedikation bei Obstipation erkennen:

▶ Blut- oder Schleimbeimengungen im Stuhl,
▶ Abdominalschmerzen, Krämpfe, Übelkeit, Erbrechen,
▶ Entzündliche Darmerkrankung,
▶ Wechsel von Verstopfung und Durchfall,
▶ Persistieren der Beschwerden über einen längeren Zeitraum.

Pharmazeutische Betreuung von Tumorpatienten mit Opioidschmerztherapie

Jede chronische Tumorschmerztherapie mit Opioiden bedarf der dauerhaften prophylaktischen Komedikation mit Laxantien. Die opiatbedingte spastische Obstipation ist nicht dosisabhängig. Sollte das Laxans vom Arzt nicht verordnet sein, muss der Apotheker darauf hinweisen. Zur Wahl des Laxans gibt es wenig experimentelle Untersuchungen. Als Mittel der ersten Wahl gelten derzeit die Macrogol-haltigen osmotisch wirksamen Laxantien. Lactulose ist wegen der abdominellen Nebenwirkungen nicht mehr Mittel der Wahl. Auf ausreichende Flüssigkeitszufuhr ist
· hinzuweisen. Befundabhängig kann eine Stufentherapie der Obstipation bei Tumorpatienten erforderlich sein:

1. Stufe: osmotisch wirksame Laxantien (z. B. Movicol 1 bis 2 Beutel/Tag),
2. Stufe: hydragog wirksame Laxantien. Da Anthrachinonglykoside, z. B. Liquidepur®, Bisacodyl und Na-Picosulfat auch durch direkten Angriff an der glatten Muskulatur stimulierend auf die Darmperistaltik wirken, können diese wirkungsvoll eingesetzt werden. In Kombination mit Opioiden werden diese Laxantien auch mehrmals täglich und kontinuierlich gegeben,
3. Stufe: Stufe 1 oder 2 plus stuhlaufweichende Suppositorien. Es kann auch ein Gleitmittel (dickflüssiges Paraffin [Obstinol® M Emulsion] kombiniert werden,
4. Klistier, Methylnaltrexon (Relistor®) s. c.,
5. Manuelles Ausräumen (vorher als Notfallmedikation auch Gastrografin® 50 bis 100 ml).

Das möglicherweise zu geringeren Obstipationsraten führende Retard-Analgetikum Targin® enthält das Opiod Oxycodon und den Opiat-Antagonisten Naloxan im Verhältnis 2:1. Wegen der vollständigen Metabolisierung in der Leber wirkt Naloxon nur als peripherer Opiatrezeptorantagonist, ohne die zentrale Wirkung von Oxycodon zu beeinträchtigen.

Beratung der Patienten mit Diarrhö in der Selbstmedikation

▶ viel Trinken,
▶ ergänzende Therapie mit Hausmitteln (z. B. geriebene Äpfel, Karottensuppe),
▶ gegebenenfalls motilitätshemmende Therapie mit Loperamid anbieten und erklären: Anfangsdosis 4 mg, danach 2 mg nach jedem ungeformten Stuhl, maximal 12 mg, maximal 2 Tage,
▶ Absorbentien (z. B. Kohle), Adstringentien und Probiotika haben keinen Stellenwert in der Behandlung der akuten Diarrhö.

Grenzen der Selbstmedikation bei Diarrhö

▶ Fieber > 39 °C, Beschwerden > 2 bis 3 Tage,
▶ Dehydratation mit Gewichtsverlust > 5 Prozent,
▶ kolikartige Schmerzen, Krämpfe, blutiger oder schleimiger Stuhl,
▶ Aufenthalt im Ausland/Tropen,
▶ Persistieren der Beschwerden bzw. Verschlechterung der Symptome.

Beratung zur Prophylaxe der Reisediarrhö mit Probiotika

Am ehesten geeignet ist Trockenhefe aus Saccharomyces boulardii. Dosierung 1- bis 2-mal 250 bis 375 mg/Tag beginnend 5 Tage vor Reiseantritt.

Literatur

Hahn, Falke, Kaufmann, Ullmann: Medizinische Mikrobiologie und Infektiologie, Springer Verlag, 3. Auflage 1999

Freye, E.: Opioide in der Medizin. 7. Aufl. Springer Medizin Verlag 2008

Von Planta, M.: Evidenzbasierte Innere Medizin Deutscher Ärzteverlag Köln

Wehling, M.: Klinische Pharmakologie, Georg Thieme Verlag KG Stuttgart, 2005

Tisdale, J. E.; Miller, D. A.: Drug-Induced Diseases, Prevention, Detection and Management. ASHP, Bethesda MD, USA, 2005

Arzneiverordnungen, Arzneimittelkommission der Deutschen Ärzteschaft, Deutscher Ärzteverlag 2006

BAK-Leitlinie Information und Beratung im Rahmen der Selbstmedikation

Fragen zur Repetition / Vertiefung

▶ Welche Ursachen der Obstipation gibt es?

▶ Was ist bei der Laxantientherapie in der Selbstmedikation zu beachten und dem Patienten zu erklären?

▶ Wie ist die Komedikation mit Laxantien in der Tumorschmerztherapie zu gestalten?

▶ Welche Beratung ist für den Patienten mit akuter Diarrhö in der Selbstmedikation erforderlich?

▶ Welche Hinweise sind für die Prophylaxe und Therapie von Reisediarrhö essenziell?

I. KRÄMER

16.2 Kardiovaskuläre Erkrankungen

16.2.1 Hypertonie

Definition

Für unbehandelte Patienten über 18 Jahre gelten Blutdruckwerte (gemessen in mm Hg), gemäß dem Klassifikationsschema der Tabelle 16.2.1.1 angelehnt an die Richtlinien der Europäischen Gesellschaft für Hypertonie (ESH) aus dem Jahr 2003. Bei Vorliegen zusätzlicher kardiovaskulärer Risikofaktoren, beispielsweise Diabetes mellitus, gelten niedrigere Blutdruckwerte. Zu berücksichtigen ist auch die sprichwörtliche »Weißkittel-Hypertonie«, der erhöhte Blutdruck beim Arztbesuch.

Ätiologie/Formen der Hypertonie

Circa 90 Prozent aller Bluthochdruck-Patienten leiden an primärer (= essenzieller) Hypertonie. Zu den übrigen (sekundären) Hypertonieformen gehören die renovaskulären, die renal-parenchymatösen und die Aortenisthmusstenose-Hypertonie. Auch endokrine Ursachen sind möglich, beispielsweise Cushing-Syndrom, Conn-Syndrom, Phäochromozytom und Hyperthyreose.

Prävalenz der Erkrankung

Weltweit leiden circa 25 bis 35 Prozent der Menschen an einem Bluthochdruck. Als typischer Risikofaktor erhöht die Hypertonie die kardiovas-

kuläre Morbidität und Mortalität. Unbehandelt führt sie zu Endorganschäden. Zunächst hochnormale Blutdruckwerte führen bei älteren Patienten oft zur Hypertonie.

Pathogenese und Verlauf

Die Ursachen eines hohen Blutdrucks sind zu 95 Prozent primär oder essenziell, zu 2 Prozent renal bedingt, zu weiteren 2 Prozent endokrinologischer Genese und schließlich zu 1 Prozent vornehmlich auf Estrogene oder Schwangerschaft zurückzuführen. Hypertonie ist multifaktorieller Genese: beispielsweise genetische Veranlagung, Hyperaktivität des Sympathikus, Schäden des Renin-Angiotensin-Systems oder Defekt der Natriurese. Begünstigt wird die Hypertonie durch Adipositas, erhöhte Kochsalzzufuhr, Alkohol- und Nikotinkonsum sowie durch häufige Einnahme nichtsteroidaler Antirheumatika.

Anamnestisch ist an Diabetes mellitus, Dyslipidämie, zerebrovaskuläre Insuffizienz, koronare Herzkrankheit und Nierenerkrankungen zu denken.

Relevante Labor- und andere Messparameter

Eine korrekte *Blutdruckmessung* als Basis jeder Hypertoniebehandlung findet an beiden Armen,

Tabelle 16.2.1.1: Blutdruck-Klassifikation

Klassifikation	systolisch	diastolisch
optimal	< 120	< 80
normal	< 130	< 85
hochnormal	130–139 oder	85–89
Hypertonie 1, leicht	140–159 oder	90–99
Hypertonie 2, mäßig	160–179 oder	100–109
Hypertonie 3, schwer	≥ 180 oder	≥ 110
isolierte systol. Hypertonie	≥ 140 und	< 90
24-Stunden-Messung: tags	> 140	> 90
24-Stunden-Messung: nachts	> 125	> 75

Bei Vorliegen anderer kardiovaskulärer Risikofaktoren – vor allem Diabetes mellitus – gelten niedrigere Blutdruckwerte.

sitzend nach 5-minütiger Ruhe und bei einer De-kompression von 2 mm Hg pro Sekunde statt.

Eine Reihe von *Labortests in Blut und Urin* (z. B. Hämoglobin, Hämatokrit, Kreatinin, Mikro-albumin, …) können unterschiedliche Ursachen wahrscheinlich machen und auf entsprechende Begleiterkrankungen hinweisen.

Als *bildgebende Verfahren* bieten sich ergän-zend an: Echokardiographie, Thorax-Röntgen (selten erforderlich), Nieren-Duplex oder MR-An-giographie.

Risiken/Komplikationen

Werden Arzneimittel eingenommen, ist bei der Blutdruckbewertung ein besonderes Augenmerk auf hypertonisierende Pharmaka wie z. B. Estro-gene, Steroide, nichtsteroidale Antirheumatika sowie Ciclosporin-Derivate zu richten. Ebenso ist der Einsatz von Kochsalz sowie der tägliche Kon-sum von Alkohol und Nikotin zu erfassen und Übergewicht gegebenenfalls zu reduzieren.

Eine Nierenarterienstenose ist auszuschlie-ßen. Aus endokrinologischer Sicht ist zu achten auf Gewichtsverlust, Tremor und Diarrhö, um eine mögliche Hyperthyreose zu identifizieren. Hautblässe, Schwitzen und Tachykardie können auf ein Phäochromozytom hinweisen, Adipositas und Striae und Osteoporose auf einen Morbus Cushing, während Beinschwäche, Krämpfe und Polyurie einen Hyperaldosteronismus anzeigen können.

Tabelle 16.2.1.2: Medikamentöse Differenzialtherapie bei Hypertonie

Pharmakon	ACE-Hemmer/ AT-II-Antagonist	Betablocker	Calcium-antagonist	Diuretikum
stabile Angina pectoris	+	+		
Infarkt	+	+		
Linksherzhypertrophie	+	(+)	+	(+)
systolische Hypertonie			+	+
Herzinsuffizienz	+	(+)		+
Aortenstenose				+
Mitral-/Aorteninsuffizienz	+			+
Niereninsuffizienz	+		+	+
Proteinurie	+			
Diabetes	+	(+)	+	
Dyslipidämie	+		+	
Tremor, Migräne		+		
Kontraindikationen	Schwanger-schaft	COPD*[1] (COLD)** Asthma PAVK***	Schwanger-schaft	Gicht
Schwangerschaft	α-Methyldopa (Leberkrankheit!)			
Prostatahyperplasie	α-Blocker (cave: Blutdruck-Abfall)			

*   chronic obstructive pulmonary disease
** chronisch obstruktive Lungenerkrankung
*** periphere arterielle Verschlusskrankheit
[1] Betablocker bei leichter COPD möglich

Tabelle 16.2.1.3: Empfehlungen zum praktischen Vorgehen: Differenzialtherapeutische Überlegungen beim Einsatz von Antihypertensiva gemäß Leitlinien zur Behandlung der arteriellen Hypertonie der Dt. Hochdruckliga e. V. und der Dt. Hypertonie-Gesellschaft, Stand 1.6.2008

Gruppe	Vorteil / einsetzen bei	Nachteil / nicht einsetzen bei
Thiaziddiuretika	Herzinsuffizienz	Hypokaliämie, Hyperurikämie, Diabetes, metabolischem Syndrom
Betablocker	Koronare Herzkrankheit, Herzinsuffizienz, Herzrhythmusstörungen	Asthma bronchiale, AV-Block II oder III; Diabetes mellitus; metabolischem Syndrom
Calciumantagonisten	Stabile Angina pectoris	AV-Block (Nicht-Dihydropyridine), Ödemen (Dihydropyridine), Instabiler Angina pectoris, Akutem Herzinfarkt (erste vier Wochen)
ACE-Inhibitoren	Herzinsuffizienz, Zustand nach Herzinfarkt, Diabetische Nephropathie	Schwangerschaft, Hyperkaliämie, beidseitigen Nierenarterienstenosen
AT1-Antagonisten	Herzinsuffizienz, Zustand nach Herzinfarkt, Diabetische Nephropathie, Unverträglichkeit von ACE-Inhibitoren	Schwangerschaft, Hyperkaliämie, beidseitigen Nierenarterienstenosen

Therapeutische Ziele

Therapeutische Ziele sind:

▶ konsequente medikamentöse Blutdrucksenkung,
▶ Ausschaltung kardiovaskulärer Risikofaktoren (Rauchen, Übergewicht, überhöhter Alkoholkonsum …),
▶ Vorbeugung gegen Endorganschäden (Untergang der motorischen Endplatte und der sensiblen Terminalkörperchen),
▶ Abwendung von Folge- und Begleiterkrankungen (Myokardinfarkt, Apoplex, PAVK u. a.).

Management der hypertensiven Krise

Die hypertensive Notfallsituation ist gekennzeichnet durch einen sehr hohen Blutdruck und manifesten Endorganschaden (zerebrovaskuläre Insuffizienz, koronare Herzkrankheit, Herzinsuffizienz, Lungenödem, Aortendissektion, Eklampsie). Klinisch imponieren hierbei: hartnäckiger Kopfschmerz, Thoraxschmerz, Epistaxis (Nasenbluten), Dyspnoe, neurologische Ausfälle, psychomotorische Agitation, Arrhythmien.

Tabelle 16.2.1.4: Therapie der hypertensiven Notfallsituation

Pharmakon	Dosis [mg]	Wirkungsbeginn [min]	Nebenwirkung	Kontraindikation
Nitroglycerin (Glyceroltrinitrat)	0,8 bis 1,2 sl oder 2 bis 3 Sprühstöße	5 bis 10	Kopfschmerz	Aortenstenose
Captopril	6,25 bis 25	15 bis 30	Angioödem	Niereninarterienstenose
AT-II-Antagonist z. B. Losartan	2,5 bis 10	60	Flush	Angioödem, Nierenarterienstenose, Klappenstenosen
Nifedipin Nitrendipin	5 bis 10; zerbeißen	15 bis 30	koronare Herzkrankheit, zerebrovaskuläre Insuffizienz	akute KHK, instabiles Koronarsyndrom

sl: sublingual

Pharmakotherapeutische Maßnahmen
Zuerst wird über intravenöse Applikation des geeigneten Wirkstoffs (s. Tabelle 16.2.1.4) binnen 1 bis 2 Stunden einen Senkung um 25 Prozent des Ausgangsdrucks angestrebt. Dann in weiteren 2 bis 6 Stunden ein Zielblutdruck 160/ 100 mmHg angesteuert. Die orale Blutdrucksenkung innerhalb der nächsten 24 bis 48 Stunden folgt dann den Angaben der Tabelle 16.2.1.4.

Pharmakotherapie: Stufenplan/ Leitlinien der Fachgesellschaften
Basis- und Stufentherapie
Stufenpläne der Fachgesellschaften sehen zunächst eine Monotherapie mit entweder einem Diuretikum, einem Betablocker[1], einem Calciumantagonist, einem ACE-Hemmer oder einem AT-II-Blocker vor. Bei der Auswahl sind Patientenbesonderheiten, Begleit- und Vorerkrankun-

---
[1] Das britische National Institute for Health and Clinical Excellence (NICE) rät generell davon ab, Betablocker entweder allein oder in Kombination zur Erstmedikation einer unkomplizierten arteriellen Hypertonie einzusetzen.

gen zu berücksichtigen (Tabelle 16.2.1.2). Bei ungenügendem Ansprechen wird empfohlen, zunächst ein Diuretikum mit einem ACE-Hemmer, einem Betablocker oder einem Calciumantagonisten zu kombinieren. Als dritte Stufe folgt die Dreifachkombination, beispielsweise aus Diuretikum, ACE-Hemmer und Calciumantagonist. In der dritten Stufe sind auch Vasodilatatoren (z. B. Dihydralazin) oder das α_2-Sympathomimetikum Clonidin möglich.

Inzwischen wird mehr und mehr empfohlen, bereits zu Beginn zwei Arzneimittel (z. B. Diuretikum + ACE-Hemmer oder Diuretikum + Betablocker) in niedriger Dosierung zu kombinieren. Die meisten Patienten benötigen eine Kombinationstherapie aus zwei, drei oder mehr Medikamenten, die sich in Form eines »Pentagramms« darstellen lässt (Abb. 16.2.1.1).

Blutdruckwerte über 140/90 mmHg trotz Pharmakotherapie in Dreierkombination kennzeichnen eine therapieresistente Hypertonie. Bei der Ursachenforschung zu berücksichtigen sind der »Weißkittel-Effekt«, eine eventuell falsche Messprozedur, mangelnde Compliance, Alkohol-

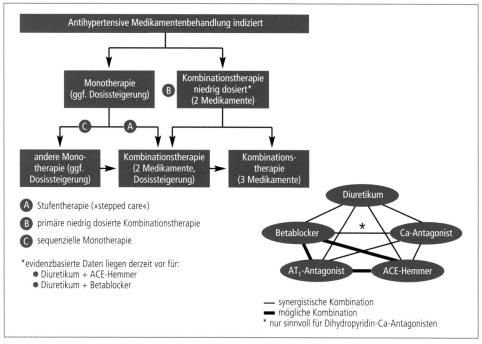

Abb. 16.2.1.1: Vorgehen in der Hypertoniebehandlung nach Deutscher Hochdruckliga e. V. / Deutscher Hypertonie-Gesellschaft

Tabelle 16.2.1.5: Klinisch relevante Interaktionen von Antihypertonika

Arzneistoff (A)	Interaktion mit (B)	Mechanismus und/oder klinischer Effekt
ACE-Hemmer	Kalium (Arzneim. + Nahrung)	Hyperkaliämie → Kaliumspiegel monitoren
	Kaliumsparende Diuretika (Amilorid, Spironolacton, . . .)	Hyperkaliämie → Kaliumspiegel monitoren
	Cotrimoxazol o. Trimethoprim	Hyperkaliämie → Kaliumspiegel monitoren
	Heparin (UFH + LMWH)	Hyperkaliämie → Kaliumspiegel monitoren
	Lithiumpräparate	Ausscheidung von B verringert → monitoren
AT-II-Antagonisten	Kalium	Hyperkaliämie → Kaliumspiegel monitoren
	Kaliumsparende Diuretika (Amilorid, Spironolacton)	Hyperkaliämie → Kaliumspiegel monitoren
	Heparin	Hyperkaliämie → Kaliumspiegel monitoren
	Lithium-Präparate	Spiegel B ↑ → Lithiumspiegel monitoren
Calcium-Antagonisten	Fluoxetin	Spiegel A ↑ → CYP_{450}-WW → Dosis A reduzieren
	Grapefruit (vs. Dihydropyridine)	Spiegel A ↑ → CYP_{450}-WW → Grapefruit meiden
	Makrolide (Ery-, Clarithromycin)	Spiegel A ↑ → CYP_{450}-WW
	Azole (vs. Dihydropyridine)	Spiegel A ↑ → CYP_{450}-WW → Dosis A reduzieren
	Cimetidin, Valproinsäure	Spiegel A ↑ → oxidative Metabol. A reduziert
	Aprepitant (vs. Diltiazem)	Spiegel A und B ↑ → CYP_{450}-WW → Monitoring
	Virustatika (u. a. gg. HIV)	Spiegel A oder B ↑ → CYP_{450}-WW → Monitoring
	Rifampicin	Spiegel A ↓ → CYP_{450}-WW → A monitoren
	Antiepileptika (Phenytoin, Carbamazepin, . . .)	Spiegel A ↓ → CYP_{450}-WW → A monitoren
Betablocker	Propafenon	Spiegel A → (2- bis 5-mal) → Toxizität A ↑ → Dosis A reduzieren
	Phenothiazine	Spiegel A und B ↑ → QT-Verlängerung vermeiden
	Flecainid	gesteigerte Kardiodepression (Bradykardie) → monitoren!
	Antidiabetika (inkl. Insulin)	Hypoglykämiegefahr → monitoren!
Sulfonamid-diuretika	Lithiumverbindungen	Spiegel B ↑ → Lithiumintoxikation
	Carbamazepin	Hyponatriämie
	Allopurinol	schwere allergische Reaktionen besonders bei Niereninsuffizienz
	Ciclosporin	Nephrotoxizität und Hypermagnesiämie
Nitroglycerin	Dihydroergotamin u. a.	BP-Senkung durch A vermindert → Antagonismus → Vorsicht!
	Phosphodiesterasehemmer (Sildenafil, Tadalafil, Vardenafil)	starker BP-Abfall; A + B nicht gleichzeitig!
	Heparin	Heparinwirkung ↓ → Gerinnung engmaschig monitoren!

exzesse, Schlafapnoe, exzessive Kochsalzaufnahme, Volumenüberlastung oder hypertoniefördernde Pharmaka in hoher Dosierung.

Nichtmedikamentöse Maßnahmen

Verminderung der Kochsalzzufuhr, Einschränkung von Nikotin- (möglichst 0 Zigaretten) und Alkoholkonsum (< 9 g/Tag), Hypertoniediät (DASH[1]) mit einem Kochsalzgehalt < 5 g/Tag, Gewichtsreduktion (hierbei haben 5 kg Gewichtsverlust denselben Effekt wie eine Pharmako-Monotherapie), körperliches Training (2 bis 3 Übungseinheiten à 30 bis 45 min/Woche).

Monitoring des therapeutischen Erfolgs

Dieses besteht in der regelmäßigen korrekten Blutdruckmessung wie unter »Relevante Labor- und andere Messparameter« näher beschrieben.

---

[1] DASH steht für **d**ietary **a**pproaches to **s**top **h**ypertension. Sie wurde in den USA entwickelt und zeichnet sich durch einen höheren Anteil an Früchten und Gemüse aus; gesättigte Fettsäuren, Gesamtfett und Cholesterol liegen bei dieser Diät also niedriger als bei einer Ernährung, die weniger Früchte und Gemüse berücksichtigt. Diese Kostform ist ferner reich an Magnesium, Kalium und Calcium, aber auch an vorwiegend pflanzlichen Eiweiß-und Ballaststoffen. Bei der DASH-Diät werden zu jeder Mahlzeit und Zwischenmahlzeit 2 Portionen Früchte, Fruchtsaft und/oder Gemüse empfohlen, also mehr als hiervon üblicherweise verzehrt wird.

Literatur

Aktories, K. et al.: Allgemeine und spezielle Pharmakologie, Urban & Fischer Verlag, München – Jena 2005

Baxter, K. (Ed.): Stockley's Drug interactions, 8th ed., Pharmaceutical Press, London-Chicago, 2008

Berthold, H. (Hrsg): Klinikleitfaden Arzneimitteltherapie 2. Auflage, Urban & Fischer Verlag, München – Jena 2003

Karow, T. et al.: Allgemeine und spezielle Pharmakologie und Toxikologie, Eigenverlag Karow, Pulheim 2009

Kunz, R. et al.: Lehrbuch Evidenzbasierte Medizin in Klinik und Praxis, Dt. Ärzte-Verlag, Köln 2000

Mutschler, E. et al.: Arzneimittelwirkungen, 8. Auflage, Wissenschaftliche Verlags GmbH, Stuttgart 2001

Pahor, M. et al.: Health outcomes associated with calcium antagonists compared with other first-line antihypertensive therapies, Lancet 2000, 356: 1949–1954

Staessen, J. A. et al.: Essential hypertension, Lancet 2003, 361: 1629–1641

Vaughan, C. J. et al.: Hypertensive emergencies, Lancet 2000, 356: 411–417

Von Planta, M. (Hrsg.): Evidenzbasierte Innere Medizin, Dt. Ärzte-Verlag, Köln 2005

 Fragen zur Repetition / Vertiefung

- ▶ Wie korrelieren Gewichtsabnahme und Blutdrucksenkung?
- ▶ Welche Pulsfrequenz-Obergrenze sollte vom Hypertoniker bei sportlicher Betätigung eingehalten werden? Wie oft wöchentlich und wie lange pro Einheit ist körperliches Training empfehlenswert?
- ▶ Welcher Vorteil für das Myokard wird für eine Antihypertensiva-Kombination aus ACE-Hemmern und AT-II-Antagonisten diskutiert?
- ▶ Welcher Zusammenhang gilt zwischen der Stärke eines Reboundsyndroms und der vorausgegangenen Dosierung eines abrupt abgesetzten Antihypertensivums? Wie lässt es sich weitgehend vermeiden?
- ▶ Welche oral verfügbaren Blutdruckmittel könnte ein Arzt zur An-/Erstbehandlung eines hypertensiven Notfalls möglicherweise aus einer öffentlichen Apotheke anfordern?
- ▶ Welche zwei Antihypertensiva-Gruppen sind für sportlich aktive Patienten aufgrund ihres Wirkmechanismus eher ungeeignet? Warum?

E. STREHL

16.2.2 Herzinsuffizienz

Definition

Herzinsuffizienz ist ein progredientes klinisches Syndrom einer strukturellen/funktionellen Herzkrankheit mit gestörter Ventrikelfunktion (Füllung und/oder Pumpdefekt). In diesem Zustand ist das Herz nicht mehr in der Lage, die Gewebe in Ruhe und unter Belastung ausreichend mit Blut bzw. Sauerstoff zu versorgen.

Ätiologie/Formen der Herzinsuffizienz

Als wesentliche Auslöser für eine Herzinsuffizienz gelten neben einer KHK (ca. 60 Prozent), einer Kardiomyopathie, Klappenvitien und Rhythmusstörungen, Nikotin, Dyslipidämie, langjährige Hypertonie (ca. 45 Prozent), Diabetes und Adipositas.

Die vorherrschende *Linksherzinsuffizienz* (gekennzeichnet durch verminderte Blutversorgung des arteriellen Schenkels, Ejektionsfraktion < 65 Prozent) präsentiert als Leitsymptome eine reduzierte Belastungstoleranz oder eine Flüssigkeitsretention. Die Atemnot als häufigstes Symptom entwickelt sich von der Anstrengungsdyspnoe über die Ruhedyspnoe zur Orthopnoe (= Luftnot im Liegen) mit pulmonalen Rasselgeräuschen. Weiterhin manifestieren sich typischerweise Tachykardie, ein dritter Herzton und verbreiterter Herzspitzenstoß infolge eines überhöhten Ventrikel-Füllungsdrucks. Die nächtliche paroxysmale (= anfallsartig auftretende) Dyspnoe ist sensitiv und spezifisch für eine Herzinsuffizienz. Nykturie, Müdigkeit und Beinödeme sind weitere Zeichen der Herzinsuffizienz. Durch Befragung des Patienten nach seinen Beschwerden lässt sich seine Herzinsuffizienz nach den NYHA-Klassen I bis IV einteilen (Tabelle 16.2.2.1).

Bei der *Insuffizienz des rechten Herzens*, das den Blutrückfluss aus der Peripherie und seine Weitergabe an die Lunge bewerkstelligt, stehen ein erhöhter Jugularis-Venendruck, Hepatomegalie, Ödeme (z. B. der Knöchel) und Aszites (insbesondere bei gleichzeitiger Linksherzinsuffizienz) im Vordergrund.

Von der *akuten* Herzinsuffizienz (entwickelt sich im Verlauf von Minuten bis Stunden) ist die *chronische* Herzinsuffizienz mit einem Krankheitsverlauf über Wochen bis Monate zu unterscheiden.

Ferner kann bei einer Herzinsuffizienz unterschieden werden in

▶ Vorwärtsversagen (»forward failure«) bei vermindertem Herzzeitvolumen,
▶ Rückwärtsversagen (»backward failure«) bei Rückstau vor der insuffizienten Kammer,
▶ Asystolische bzw. diastolische Herzinsuffizienz entsprechend der Funktionseinschränkung.

Prävalenz der Erkrankung

Das Risiko, im Laufe des Lebens eine Herzinsuffizienz zu entwickeln, liegt bei ca. 20 Prozent. Von den 65- bis 75-Jährigen leiden 2 bis 5 Prozent an einer Herzinsuffizienz, bei den über 80-Jährigen fast 10 Prozent. Männer sind häufiger betroffen als Frauen; im höheren Alter leiden jedoch mehr Frauen an diastolischer Herzinsuffizienz.

Herzinsuffizienz ist zu zwei Dritteln vergesellschaftet mit koronarer Herzkrankheit, zu einem Drittel mit Hypertonie, einem Klappendefekt oder einer Myokarditis, selten auch mit einer idiopathischen Kardiomyopathie.

Pathogenese und Verlauf

Unter pathophysiologischen Gesichtspunkten wird unterschieden in eine *akute* Herzinsuffizienz

Tabelle 16.2.2.1: NYHA-Klassifizierung der Herzinsuffizienz

Klasse	Belastung in Prozent vom Soll	Symptome	1-Jahressterblichkeit
I	> 80	keine	7,5 %
II	65 bis 80	bei größerer Anstrengung	12,5 %
III	50 bis 65	bei kleinerer Anstrengung	15 bis 20 %
IV	< 50	in Ruhe	> 45 %

(Infarkt, Ruptur), oder eine *chronische* mit low output (Infarkt) oder high output (Hyperthyreose).

Bei der *systolischen* Herzinsuffizienz nimmt die Pumpfunktion stark ab – entweder nach einem Herzinfarkt, bei Diabetes oder bei einem Klappendefekt.

Bei der oft wenig symptomatischen *diastolischen* Herzinsuffizienz steigt der linksventrikuläre Füllungsdruck an, die Kammerfüllung nimmt aber ab trotz meist noch normaler Pumpfunktion. Die diastolische Herzinsuffizienz wird begünstigt z. B. durch Überwässerung bei Niereninsuffizienz, durch Anämie und hypertensive Krise. Sie ist ferner bevorzugt vergesellschaftet mit Hypertonie, Kardiomyopathie oder Perikardkrankheit.

Ca. 30 Prozent aller Patienten mit manifester Herzinsuffizienz überleben das erste Jahr nach Diagnosestellung nicht.

Relevante Labor- und andere Messparameter

Da »Herzinsuffizienz« eine syndromatische Diagnose ist, muss primär nach (der) zugrunde liegenden Krankheit(en) gesucht werden. Die Untersuchungsmethode der Wahl ist die zweidimensionale Echokardiographie (bei Vitien: Dopplerechokardiographie), die eine verminderte Auswurffraktion und Wandbewegungsstörungen erkennen lässt. Zur Beurteilung der Herzgröße hinsichtlich Kardiomegalie wird ein Röntgen-Thorax herangezogen. Eine Lungenstauung und ein kleines Herz weisen hier auf eine diastolische Herzinsuffizienz hin. Diagnostischen Wert haben auch ein 12-Ableitungs-EKG, ein Kardio-CT in Ruhe sowie ein Belastungs-EKG mit VO_2-max.-Bestimmung (kritischer Wert < 10 ml/kg/min). Weiterhin äußert sich eine Herzinsuffizienz durch erhöhte Plasma-Katecholamine und eine Hyponatriämie.

Im Labor lassen 100 pg/l an B-Typ natriuretischem Peptid (BNP) mit hoher Spezifität eine chronisch obstruktive Lungenerkrankung (COPD) von einer Herzinsuffizienz unterscheiden.

Risiken/Komplikationen

Bei fortgesetzter Belastung des Körpers durch die unter »Ätiologie/Formen der Herzinsuffizienz« angeführten Risikofaktoren entwickelt sich einer-seits eine koronare Herzkrankheit mit systolischer Dysfunktion und andererseits eine linksventrikuläre Hypertrophie mit eingeschränkter diastolischer Funktion. Beide kardiale Defizite zusammen präsentieren das Bild einer Herzinsuffizienz, gekennzeichnet durch Ödeme, Aszites u. a.

Therapeutische Ziele

Therapieziele sind:

▶ Senkung der Letalität,
▶ Hemmung der Progression,
▶ Besserung von Beschwerden und hämodynamischen Parametern,
▶ Steigerung der Leistungsfähigkeit,
▶ Abnahme von Krankenhauseinweisungen.

Pharmakotherapie: Stufenplan/ Leitlinien der Fachgesellschaften

Die medikamentöse Therapie der Herzinsuffizienz verfolgt folgende Ziele:

▶ Senkung der Vor- und Nachlast,
▶ Steigerung der Kontraktilität und Kontraktionskraft,
▶ Hemmung von Gegenregulationsmechanismen,
▶ Verlängerung der diastolischen Füllungszeit.

Therapie der chronischen Herzinsuffizienz

Die Pharmakotherapie bei systolischer chronischer Herzinsuffizienz richtet sich nach den NYHA-Klassen (vgl. Tabelle 16.2.2.1). Die chronische Herzinsuffizienz ist sowohl durch den pathologischen Umbau des Herzmuskels »Remodelling« gekennzeichnet als auch durch die neurohumorale Alarm- und Stressreaktion, sich äußernd in einer Überaktivität von Sympathikus und Renin-Angiotensin-Aldosteron-System (RAAS), Endothelin, Vasopressin und lokalen Zytokinen.

Der differenzierte Einsatz von ACE-Hemmern (bzw. AT-II-Antagonisten), Betablockern, Diuretika sowie Spironolacton ist ebenfalls in Abhängigkeit von der NYHA-Klasse in Tabelle 16.2.2.2 wiedergegeben. Die seltener vorkommende Herzinsuffizienz mit erhaltener systolischer Funktion (diastolische Herzinsuffizienz) erfordert ein modifiziertes therapeutisches Vorgehen.

Tabelle 16.2.2.2: Pharmakotherapie bei chronischer systolischer Herzinsuffizienz

NYHA-Klasse	ACE-Hemmer*	Betablocker+ (ohne ISA)	Thiazid-Diuretikum	Spironolacton	Digitalis
II	+ (ab EF ≤ 35 Prozent)	+ (beobachten!)***	+ bei Flüssigkeitsretention	+ (nach Myokardinfarkt)	+****
III	+	+ (beobachten!)***	+**	+	+
IV	+	+ (beobachten!)***	+**	+	+
Evidenz		I	I	I	

+   zugelassen sind bei Herzinsuffizienz Bisoprolol, Carvedilol, Metoprolol, Nebivolol

ACE-Hemmer stellen die Basistherapeutika dar; Betablocker, Diuretika und Digitalis kommen bei Bedarf akzessorisch hinzu.

* AT_1-Rezeptorblocker bei symptomatischer systolischer chronischer Herzinsuffizienz, wenn ACE-Hemmer nicht toleriert wird

**   kombiniert mit Schleifendiuretika

***   nur bei stabilen Patienten, langsam einschleichend unter engmaschiger Kontrolle

****   Digitalis nur bei tachykardem Vorhofflimmern zur Frequenzkontrolle (NYHA-II); grundsätzlich möglichst niedrig dosiert in NYHA-III und NYHA-IV

EF   Ejektionsfraktion

Therapie der akuten bzw. akut dekompensierten chronischen Herzinsuffizienz

Es werden sowohl arteriell dilatierende Pharmaka (z. B. Dihydralazin) als auch venös dilatierende (z. B. Nitrate) sowie sowohl arteriell als auch venös gefäßerweiternde Substanzen (z. B. ACE-Hemmer, selektive α_1-Antagonisten z. B. Prazosin, α_1-(α_2)-Antagonisten z. B. Urapidil und Molsidomin) eingesetzt. Bei Nitraten wie auch Calciumantagonisten besteht die Gefahr einer nachteiligen Sympathikusaktivierung, einer koronaren Minderdurchblutung und (bei Nitraten) einer Toleranzentwicklung.

Katecholaminderivate wie Dobutamin und Dopamin verbessern zwar die Belastungstoleranz, verschlechtern allerdings die Prognose (z. B. durch Rhythmusstörungen).

Phosphodiesterasehemmer wie Enoximon und Milrenon (eingesetzt bei Katecholamin-Refraktärität) sind einer Kurzintervention auf Intensivstation vorbehalten.

Nichtmedikamentöse Maßnahmen

Hauptaugenmerk ist auf die Grundkrankheit sowie auf die Risikofaktoren z. B. Hypertonie, koronare Herzkrankheit zu legen. Ferner empfehlen sich:

▶ Nikotin- und Alkoholkarenz,
▶ eine Natriumchloridrestriktion auf möglichst 2 bis 3 g/Tag,
▶ eine tägliche Gewichtskontrolle (maximale Schwankung: 1 kg/Tag),
▶ die Flüssigkeitszufuhr auf ca. 1,5 l/Tag zu limitieren,
▶ eine, der gegebenen NYHA-Klasse angepasste körperliche Betätigung (Bewegungstraining),
▶ eine Behandlung der obstruktiven Schlafapnoe mit CPAP (CPAP = kontinuierliche Atmung bzw. Beatmung gegen erhöhten Druck). Schlafapnoen sind ein Risikofaktor vor allem für eine diastolische Herzinsuffizienz,
▶ Operation (Ventrikuloektomie, Kardiomyoplastie, Herztransplantation).

Tabelle 16.2.2.3: Klinisch relevante Interaktionen von Arzneistoffen zur Behandlung der Herzinsuffizienz

Arzneistoff (A)	Interaktion mit (B)	Mechanismus und/oder klinischer Effekt
ACE-Hemmer	vgl. Tab. 16.2.1.5	
Sulfonamiddiuretika	vgl. Tab. 16.2.1.5	
Nitroglycerin u. a.	vgl. Tab. 16.2.1.5	
Betablocker	vgl. Tab. 16.2.1.5	
Digitalis-Glykoside	Aminoglykoside	Spiegel A ↑ → Digitalis-TDM (besonders bei Diabetes und Niereninsuffizienz)
	Ciclosporin	Spiegel A ↑ → Digitalis-TDM
	Itraconazol	Spiegel A ↑ → Digitalis-TDM
	Makrolide	Spiegel A ↑ → Digitalis-TDM
	Verapamil	Spiegel A ↑ → Digitalis-TDM
	Chinidin	Spiegel A ↑ → (Digoxin) → Digoxindosis halbieren
	Chinin	Spiegel A ↑ → (Digoxin) → Digitalis-TDM
	Calciumsalze i.v.	Digitaliswirkung ↑ → lebensbedrohliche Arrhythmie!
	Diuretika (m. K-Verlust)	Digitaliswirkung ↑ → lebensbedrohliche Arrhythmie!
	Phenytoin	Spiegel A ↓ → Bradykardie → monitoren
	Rifampicin	Spiegel A ↓ → Digitalis-Dosierung steigern!
	Betarezeptor-Agonisten	Kalium ↓ → Digitalisintoxikationsgefahr → monitoren
	trizyklische Antidepressiva	Gefahr von Rhythmusstörungen
Kaliumsparende Diuretika (Spironolacton, Triamteren)	Digitalis-Glykoside	verminderte Wirkung von B
	NSARs (Indometacin)	Gefahr von akutem Nierenversagen
	K-Salze	Hyperkaliämie → Arrhythmiegefahr → monitoren!
	ACE-Hemmer	Hyperkaliämie → Arrhythmiegefahr → monitoren!

Der klinische Nutzen von chirurgischen Interventionen wie z. B. Klappenersatz oder Revaskularisation ist noch nicht endgültig bewertet. Eine neuere chirurgische Therapieoption ist die Resynchronisation mittels speziellem Herzschrittmacher. Vorhofflimmern und -flattern sowie intermittierende und anhaltende ventrikuläre Tachykardien verkomplizieren die Pharmakotherapie einer zugrunde liegenden Herzinsuffizienz.

 Fragen zur Repetition / Vertiefung

▶ Nennen Sie die diskutierten Mechanismen für die auf den ersten Blick paradox erscheinende günstige Wirkung von Betablockern bei der chronischen Herzinsuffizienz!

▶ Welche Derivate haben eine explizite Zulassung für diese Indikationen?

▶ In welchem Bereich liegt die therapeutische Breite der Herzglykoside ungefähr und welche hauptsächliche Toxizitätserscheinung verursacht eine Überdosierung?

▶ In welchen klinischen Studien ist das Katecholaminderivat Dopamin dem strukturverwandten Dobutamin überlegen?

▶ Nennen Sie mindestens zwei Wirkqualitäten von ACE-Hemmern, die sich bei Herzinsuffizienz eindeutig nachteilig auswirken!

Monitoring des therapeutischen Erfolgs

Hier gilt ein besonderes Augenmerk allen beschriebenen Symptomen. Vermehren bzw. verstärken sich diese, ist die medikamentöse Therapie zu kontrollieren und gegebenenfalls den Erfordernissen neu anzupassen.

Literatur

Aktories, K. et al.: Allgemeine und spezielle Pharmakologie, Urban & Fischer Verlag, München Jena 2005

Baxter; K. (Ed.): Stockley's Drug interactions, 8th ed., Pharmaceutical Press, London – Chicago, 2008

Berthold, H. (Hrsg): Klinikleitfaden Arzneimitteltherapie 2. Auflage, Urban & Fischer Verlag, München – Jena 2003

Hunt, S. A. et al.: ACC/AHA guidelines for the evaluation and management of chronic heart failure in the adult: executive summary, Circulation 2001, 104: 2996–3007

Jessup, M. et al.: Heart failure, N Engl J Med 2003, 348: 2007–2018

Karow, T. et al.: Allgemeine und spezielle Pharmakologie und Toxikologie, Eigenverlag, Pulheim 2009

Remme, W. J. et al.: Task force for the diagnosis and treatment of chronic heart failure of the European Society of Cardiology, Eur Heart J 2001, 22: 1527–1560

Von Planta, M. (Hrsg.): Evidenzbasierte Innere Medizin, Dt. Ärzte-Verlag, Köln 2005

E. Strehl

16.2.3 Arrhythmien

Definition

Rhythmusstörungen sind charakterisiert durch periodische oder andauernde, regelmäßige oder unregelmäßige Störungen der Herzschlagfolge.

Ätiologie/Formen von Rhythmusstörungen

Auslöser von Rhythmusstörungen können sein:
► Myokardinsuffizienz,
► Koronare Herzkrankheit,
► Schilddrüsen-Funktionsstörungen,
► Hypo- und Hyperkaliämie sowie andere Elektrolytstörungen,
► Anomalien des Reizleitungssystems,

► Arrhythmogene Arzneimittel (z. B. Herzglykoside, Katecholamine, trizyklische Antidepressiva, Betablocker, Calciumantagonisten, sonstige Antihypertensiva, Lithiumverbindungen, Neuroleptika und Antiarrhythmika selbst).

Pathophysiologisch werden bradykarde (mit Verringerung der Herzfrequenz einhergehende) von tachykarden (mit gesteigerter Herzfrequenz einhergehenden) Rhythmusstörungen unterschieden.

Bradykarde Rhythmusstörungen

► Störungen der Sinusknotenfunktion
Sinusarrhythmie, Sinusbradykardie, Sinusarrest, Sinuartrialer Block, Sick-Sinus-Syndrom (SSS = Sinusknoten-Syndrom = komplizierte, nicht-ventrikuläre Herzrhythmusstörungen infolge einer gestörten Sinusknotenfunktion)
► Atrioventrikuläre Überleitungsstörungen:
AV-Block 1. und 2. Grades Typ I (Wenckebach-Block), AV-Block 2. Grades Typ II (Mobitz II-Block), AV-Block 3. Grades (= atrioventrikuläre Reizleitungsstörungen zunehmender Schweregrade)

Tachykarde Rhythmusstörungen

► Supraventrikuläre Tachyarrhythmien (SVT):
unadäquate Sinustachykardie
Sinusknoten-Reentry-Tachykardie
ektope atriale Tachykardie
Vorhofflattern (= 250 bis 350 regelmäßige Vorhofkontraktionen/min)
Vorhofflimmern (= 300 bis 350 ungeordnete Vorhofkontraktionen/min)
AV-Knoten-Reentry-Tachykardie
u. a.
► Ventrikuläre Tachyarrhythmien (VT):
monomorphe ventrikuläre Tachykardie
polymorphe ventrikuläre Tachykardie
Torsade-de-pointes-Tachykardie
Kammerflattern (Puls = 250 bis 320/min)
Kammerflimmern (Puls > 320/min)
u. a.

Prävalenz von Arrhythmien

Die häufigste klinisch relevante Rhythmusstörung mit einer Prävalenz von 0,4 Prozent in der Gesamtbevölkerung und gleichzeitig zunehmender Inzidenz mit dem Alter ist das Vorhofflimmern (Inzidenz im Alter 55 bis 64 Jahre: 2 bis 3/ 1000 Patienten/Jahr; im Alter 84 bis 94 Jahren: bei etwa 35/1000 Patienten/Jahr). Vorhofflimmern ist mit einem 1,5- bis 1,9-fachen Mortalitätsrisiko verbunden. Die Inzidenz von Vorhofflattern beträgt im Gegensatz hierzu 88/100 000 Patienten/Jahr. Im Vergleich zum Vorhofflimmern beträgt die Prävalenz symptomatischer paroxymaler supraventrikulärer Tachykardien 0,22 Prozent. Ein plötzlicher Herztod ist in ca. 90 Prozent der Fälle durch Arrhythmien bedingt und tritt innerhalb 1 Stunde nach Arrhythmiebeginn ein. Häufigste kardiologische Ursache ist die KHK.

Pathogenese

Von den *bradykarden* Rhythmusstörungen kann die Sinusknotendysfunktion u. a. auf Medikamente und Einflüsse des autonomen Nervensystems zurückzuführen sein. Dagegen beruhen atrioventrikuläre Leitungsstörungen auf einer pathologischen Refraktärität oder Unterbrechung im AV-Reizleitungssystem.

Tachykarden Rhythmusstörungen liegen z. B. eine abnorme Autonomie, eine extern getriggerte Aktivität oder Kreiserregungen zugrunde.

Relevante Labor- und andere Messparameter
Bradykarde Rhythmusstörungen
Diese können unabhängig von einer zugrunde liegenden Herzerkrankung auftreten. Die klinische Untersuchung besteht hier in einer Herzpalpation, Herz-Lungen-Auskultation sowie in einer Erfassung von Blutdruck und Rhythmus.

Die genauere Fehlfunktion wird mit einem 12-Kanal-Langzeit-EKG abgeklärt (vgl. Abb. 16.2.3.1 bis 16.2.3.3). Die bradykarden Rhythmusstörungen können durch arrhythmogene Medikamente (z. B. überdosierte Narkosemittel, überdosiertes Kalium, Digitalisglykoside, Chinidin, Betablocker und Calciumantagonisten), strukturelle Herzerkrankungen, Elektrolytstörungen, Hypothyreose und familiäre Prädisposition ausgelöst werden.

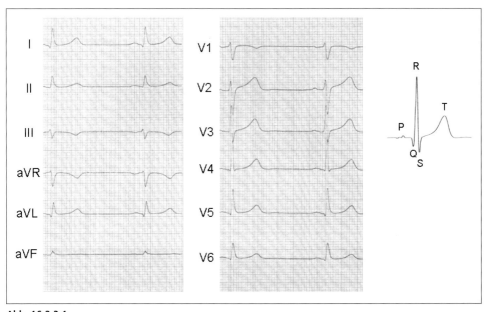

Abb. 16.2.3.1:
EKG eines Gesunden
Regelhafter Sinusrhythmus: dem normal konfigurierten QRS-Komplex (Ventrikelkontraktion) geht eine normal konfigurierte P-Welle (= Vorhofkontraktion) voraus

| I – III und aVR bis aVF | = bipolare Extremitätenableitungen |
| V1 – V6 | = unipolare Brustwandableitungen |

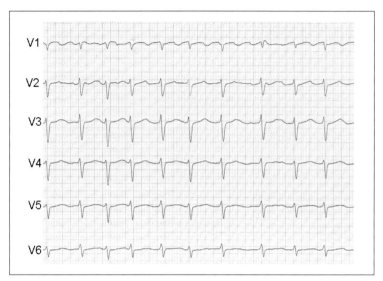

Abb. 16.2.3.2:
EKG bei Vorhofflimmern
Absolute Arrhythmie:
den unregelmäßigen
QRS-Komplexen gehen
keine sichtbaren
P-Wellen voraus

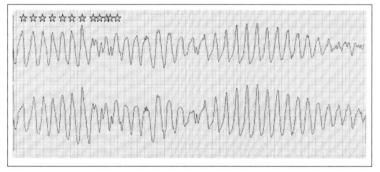

Abb. 16.2.3.3:
EKG bei Kammer-
flimmern:
Unregelmäßige
unterschiedlich
konfigurierte
R-Zacken ☆ als
Ausdruck absolut
ungeordneter Herz-
kammerkontraktion
(= funktioneller
Herzstillstand)

Tachykarde Rhythmusstörungen

In der Anamnese kommen folgende Befunde vor:

▶ Aussetzer, Extraschläge, Herzklopfen mit supraventrikulären und ventrikulären Extrasystolen,

▶ Herzrasen mit allmählichem Beginn und Ende,

▶ Herzrasen mit plötzlichem Beginn und Ende,

▶ unregelmäßiges Herzrasen, das im Vorhofflimmern münden kann,

▶ Herzrasen, das von Schwindel bzw. nachfolgender Bewusstlosigkeit begleitet und mit einer strukturellen Herzerkrankung vergesellschaftet ist.

Die klinische Untersuchung entspricht derjenigen bradykarder Rhythmusstörungen ebenso wie die Anforderungen an die EKG-Diagnostik mit der zusätzlichen Notwendigkeit, gegebenenfalls das Anfalls-EKG zu analysieren. Weiter ist eine elektrophysiologische Untersuchung indiziert.

Risiken/Komplikationen

Arrhythmien weisen grundsätzlich ein Thrombosierungspotenzial auf, da eine arrhythmiebedingte Hämostase im Herzen eine Thrombenbildung begünstigt. Komplikationen von supraventrikulären Tachykardien sind u. a. Angina pectoris und ein Schlaganfall, der durch Tachykardie stark begünstigt wird.

Therapeutische Ziele

Die diagnostizierten Arrhythmien sollen entweder medikamentös oder unter Einsatz technischer Hilfsmittel wie Herzschrittmacher, Kardioverter-Defibrillator oder durch beispielsweise eine Katheterablation unterbrochen werden. Ferner können operative Eingriffe sowie Klappen- bzw. Gewebeersatz in Betracht kommen. Damit soll eine möglichst hohe Funktionalität im Alltag und Freiheit von Beschwerden erreicht werden.

Pharmakotherapie: Stufenplan/ Leitlinien der Fachgesellschaften

Bradykarde Rhythmusstörungen

Die Behandlung schließt in den meisten Fällen nach entsprechender Differenzierung einen Schrittmachereinsatz ein (Tabelle 16.2.3.1).

Tachykarde Rhythmusstörungen

Das therapeutische Vorgehen bei tachykarden Rhythmusstörungen unterscheidet sich je nach

Tabelle 16.2.3.1: Bradykarde Rhythmusstörungen

Krankheit	Schrittmacherindikation
Sick-sinus-Syndrom mit dokumentierter symptomatischer Bradykardie	Schrittmacher, aber Klasse I Indikation bei AHA-Guidelines
Sick-sinus-Syndrom mit chronotroper Inkompetenz	Schrittmacher, aber Klasse I Indikation bei AHA-Guidelines
Asymptomatischer AV-Block 1. Grades	Keine
AV-Block 2. Grades Typ I	Keine, wenn keine Symptome; Schrittmacher, wenn Symptome
AV-Block 3. Grades oder AV-Block 2. Grades Typ II	Schrittmacher, aber Klasse I Indikation bei AHA-Guidelines

AHA: American Heart Association

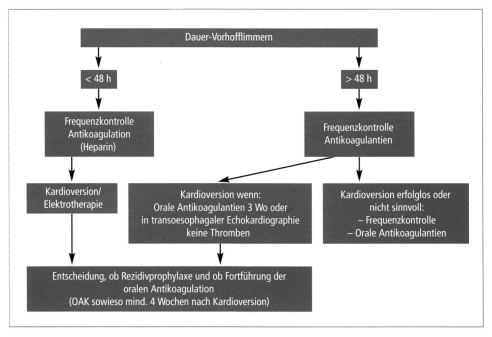

Abb. 16.2.3.4: Vorgehen bei Vorhofflimmern

dem Zugrundeliegen einer Schmalkomplextachykardie (QRS < 120 ms) oder einer Breitkomplextachykardie. Letztere ist bis zum Beweis des Gegenteils immer eine ventrikuläre Tachyarrhythmie.

Maßnahmen bei Schmalkomplextachykardie
Bei hämodynamisch instabilen Patienten erfolgt nach 12-Kanal-EKG sofort elektrische Kardioversion, bei hämodynamisch stabilen Patienten (ohne Vorhofflimmern) nach EKG eine vagale Stimulation. Sofern diese erfolglos ist, werden 6 bis 18 mg Adenosin i.v. verabreicht. Stattdessen oder bei kurzfristig erneut auftretender Tachykardie können auch 5 bis 10 mg Verapamil i.v. appliziert werden.

Maßnahmen bei Breitkomplextachykardie
Die klinischen Interventionen sind hier sehr komplex und unterscheiden ebenfalls zwischen hämodynamisch instabilem und hämodynamisch stabilem Patienten. Zusätzlich zur elektrischen Kardioversion wird beim hämodynamisch instabilen Patienten eine eventuell vorherrschende Ischämie behandelt und ergänzend Amiodaron und Lidocain (nicht bei dekompensierter Herzinsuffizienz verwendbar!) verabreicht; bei Torsadede-pointes wird Magnesium infundiert. Beim hämodynamisch stabilen Patienten wird bei supraventrikulärer Tachykardie bei erfolglosem vagalem Manöver ebenso wie bei Schmalkomplextachykardie Adenosin (6 bis 18 mg i.v.) appliziert. Bei stabiler Kammertachykardie erhält der Patient Amiodaron i.v. und danach eventuell eine Elektrokardioversion.

Maßnahmen bei Vorhofflimmern
Im Hinblick auf die Dauer eines Vorhofflimmerns unterscheidet sich das therapeutische Vorgehen je nachdem, ob das Vorhofflimmern weniger oder mehr als 48 Stunden anhält (vgl. Abb. 16.2.3.4).

Vor der pharmakologischen Intervention ist eine medikamentöse Ursache (UAW) auszuschließen. Neben Betasympathomimetika, Digitalis, Thiaziddiuretika, Nitraten, Clopidogrel, Donepezil und Losartan haben Van der Hooft et al. tabellarisch noch eine Reihe von Pharmaka mit proarrhythmischer Wirkung vorgestellt.

Die pharmakologische Frequenzkontrolle bei Vorhofflimmern besteht in einer Betablockergabe oder einer Applikation der Calciumantagonisten (Verapamil/Diltiazem) oder Betablockern als Mittel der ersten Wahl. In zweiter Wahl wird das Mittel der ersten Wahl mit Digitalis kombiniert; die dritte Wahl besteht in einer Amiodaron-Medikation. Die klinische Bedeutung des strukturverwandten Dronedaron kann derzeit noch nicht ausreichend bewertet werden.

Tabelle 16.2.3.2: Antikoagulation bei Vorhofflimmern (VHF)

Alter < 60 Jahre und idiopathisches VHF	ASS 100 bis 300 mg oder keine Therapie
Alter < 60 Jahre und strukturelle Herzerkrankung, aber keine Risikofaktoren*	ASS 100 bis 300 mg
60 bis 75 Jahre und idiopathisches VHF ohne Risikofaktoren	ASS 100 bis 300 mg oder INR 2 bis 3
> 75 Jahre	orale Antikoagulation INR 2 bis 3
jedes Alter und Kardiomyopathie, Herzinsuffizienz, koronare Herzkrankheit, kongenitale Herzfehler, hypertensive Herzkrankheit, Vorhofdilatation, Mitralprolaps, Diabetes mellitus oder Hyperthyreose	orale Antikoagulation INR 2 bis 3
jedes Alter und Mitralstenose, Z. n. thromboembolischem Ereignis und künstliche Herzklappe	orale Antikoagulation INR 2,5 bis 3,5

*   Risikofaktoren für thromboembolische Ereignisse: Herzinsuffizienz, links-ventrikuläre Auswurffraktion (LVEF) < 35 Prozent, arterielle Hypertonie
INR: International normalized ratio

Die Antikoagulation bei Vorhofflimmern – differenziert je nach Alter des Patienten – ist in Tabelle 16.2.3.2 detailliert dargestellt.

Die medikamentöse *Rezidivprophylaxe* des Vorhofflimmerns richtet sich nach der Grundkrankheit und ist in Tabelle 16.2.3.3 differenziert dargestellt. Bei Antiarrhythmika mit blockierender Wirkung auf Natriumkanäle, z. B. Flecainid, besteht sowohl die Gefahr einer erhöhten Mortalität als auch des Eintretens eines plötzlichen

Tabelle 16.2.3.3: Medikamentenwahl zur Rezidivprophylaxe

Krankheit	Rezidivprphylaxe
Krankheit keine (idiopathisch)	Rezidivprophylaxe Flecainid oder Propafenon, evtl. in Kombination mit AV-Knoten verzögernder Medikation
Herzinsuffizienz	Amiodaron
Koronare Herzkrankheit	Amiodaron, Sotalol
Arterielle Hypertonie	Flecainid oder Propafenon (nur wenn keine linksventrikuläre Hypertrophie mit Wanddicke > 14 mm, sonst Amiodaron)

Tabelle 16.2.3.4: Klinische relevante Interaktionen mit Antiarrhythmika

Arzneistoff (A)	Interaktion mit (B)	Mechanismus und/oder klinischer Effekt
Adenosin	Xanthin-Derivate (Coffein, Theophyllin)	Wirkung von A ↓ → Karenz von Xanthin-AM 24 Stunden und von Xanthin-Lebensmitteln 12 Stunden vor A-Gabe
	Clonidin	Gefahr von AV-Block → monitoren!
	Dipyridamol	gefährliche Bradykardie → 24-StundenDipyridamolkarenz o. Dosis von A reduzieren auf ½ bis ¼
	Makrolide	Bradykardiegefahr → Dosierung A reduzieren

Vergleiche auch Calcium-Antagonisten in Tabelle 16.2.1.4!

Arzneistoff (A)	Interaktion mit (B)	Mechanismus und/oder klinischer Effekt
Amiodaron	Grapefruit	Spiegel A ↑ durch CYP3A4-Hemmung
	Rifampicin	Spiegel A ↓ → monitoren!
	Cholestyramin	Spiegel A ↓ → zeitversetzt einnehmen
	Disopyramid	QT-Verlängerung u. Torsade-de-pointes-Gefahr!
	Makrolide	QT-Verlängerung u. Torsade-de-pointes-Gefahr!
Lidocain	Erythromycin	Spiegel A ↑ durch CYP3A4-Hemmung
	Mexiletin	Spiegel A ↑ → Toxizität → A monitoren!
	Propranolol	Spiegel A ↑ → Dosierung A reduzieren
Lidocain oral	Itraconazol	Spiegel A ↑ → Dosierung A reduzieren
	Cimetidin	Clearance A ↓ → Dosierung A reduzieren
Sotalol (Klasse-III-Antiarrhyth.)	Haloperidol	starker BP-Abfall u. QT-Verlängerung → vermeiden
	Erythromycin (i.v.)	QT-Verlängerung u. Torsade-de-pointes-Gefahr!
	Chinolone	QT-Verlängerung u. Torsade-de-pointes-Gefahr!
	Chinidin	QT-Verlängerung u. Torsade-de-pointes-Gefahr!
	Diuretika (m. K-Verlust)	QT-Verlängerung u. Torsade-de-pointes-Gefahr!
	Terfenadin, Astemizol	QT-Verlängerung u. Torsade-de-pointes-Gefahr!
	Antidepressiva (tri-, tetrazyklisch)	QT-Verlängerung u. Torsade-de-pointes-Gefahr!

Vergleiche auch Betablocker in Tabelle 16.2.1.4

Kammerflimmerns. Eine höhergradige linksventrikuläre Funktionseinschränkung mit einer EF < 35 % sowie eine schwere strukturelle Herzerkrankung (z. B. eine KHK) gelten als Flecainid-Kontraindikationen. Nur die Behandlung mit Betablockern kann bei Langzeitverabreichung die Häufung eines plötzlichen Herztodes senken. Etliche, bei Rhythmusstörungen verwendete Pharmaka lösen ihrerseits Arrhythmien aus oder begünstigen solche.

Nichtmedikamentöse Maßnahmen
Diese bestehen z. B. bei bradykarden Rhythmusstörungen oft in einer Schrittmacherimplantation, bei malignen ventrikulären Tachyarrhythmien in der Implantation eines Kardioverter-Defibrillators und bei gehäuften AV-Reentry-Tachykardien in einer Katheterablation.

Monitoring des therapeutischen Erfolgs
Arrhythmie-Patienten werden in kardiologischen Spezialeinrichtungen engmaschig überwacht.

Literatur

Aktories, K. et al.: Allgemeine und spezielle Pharmakologie, Urban & Fischer Verlag, München – Jena 2005

Arbeitsgruppe Herzschrittmacher der SGK, Herzschrittmacherstatistik 2003, http://www.pacemaker.ch

Baxter; K. (Ed.): Stockley's Drug interactions, 8th ed., Pharmaceutical Press, London – Chicago, 2008

Berthold, H. (Hrsg): Klinikleitfaden Arzneimitteltherapie 2. Auflage, Urban & Fischer Verlag, München – Jena 2003

Falk, R. H.: Atrial fibrillation, N Engl J Med 2001, 344: 1067–1078

Gregoratos, G. et al.: ACC/AHA/NASPE 2002 guideline update for implantation of cardiac pacemakers and arrhythmia devices, Circulation 2002, 106: 2145–2161

Karow, T. et al.: Allgemeine und spezielle Pharmakologie und Toxikologie, Eigenverlag, Pulheim 2009

Van der Hooft, C. S. et al.: Drug-Induced Atrial Fibrillation, J. Am. Coll. Cardiol. 2004, 44: 2117

Von Planta, M. (Hrsg.): Evidenzbasierte Innere Medizin, Dt. Ärzte-Verlag, Köln 2005

Zipes, D. P. et al.: Sudden cardiac death, Circulation 1998, 98: 2334–2351

 Fragen zur Repetition / Vertiefung

▶ Für welche Antiarrhythmikagruppe ist bei Langzeitverabreichung eine Inzidenzsenkung für einen plötzlichen Herztod bei Patienten mit Herzinfarkt und chronischer Herzinsuffizienz durch mehrere Studien belegt?

▶ Welche nach wie vor therapeutisch verwendeten Antiarrhythmika stehen in Diskussion, die kardiale Mortalität zu erhöhen? Unter welchen Voraussetzungen ist dieses Risiko erhöht?

▶ Nennen Sie mindestens drei Pharmakagruppen mit je einen Wirkstoffvertreter, die die Gefahr von »Torsade-de-pointes« steigern!

▶ Nennen Sie je zwei Pharmaka zur Behandlung von supraventrikulären und ventrikulären Tachykardien.

E. STREHL

16.2.4 Thrombosen

Ein Thrombus ist ein im Kreislaufsystem entstehender »Blutpfropf«. Eine Thrombenbildung setzt eine Thromboseneigung infolge veränderter Eigenschaften von Blutzellen, Blutplasma, Blutströmung und/oder Gefäßwänden voraus. Thrombenbildung kann sowohl in Arterien, dort meist wandständig (Parietal-Thromben), in Venen – dort primär an Venenklappen – sowie im Herzen entweder wand- oder klappenständig erfolgen. Zunächst entsteht ein Thrombuskopf (= weißer = grauer Thrombus), der sich nach Ansetzen eines Thrombusschwanzes aus Fibringespinst mit eingelagerten Erythround Leukozyten zum roten Thrombus entwickelt. Prädilektionsstellen für Thromben sind die Herzklappen, Herzohren, die linke Herzspitze, Herzkranzgefäße, basale Hirngefäße, Arteria mesenterica sowie Beinarterien, -venen, aber auch Arterien und Venen des Beckens, des Mastdarms und anderer Gefäßbezirke z. B. auch des Arms.

Venenthrombosen

Definition

Thrombosen tiefer Venen manifestieren sich bevorzugt in den Beinen, es können aber auch andere große Hohlvenen und Halsvenen betroffen sein. Venöse Gerinnsel können sich ausdehnen und in die Lunge embolisieren. Tiefe Beinvenenthrombosen äußern sich in dumpfen, ziehenden Schmerzen über das ganze Bein hinweg sowie in entsprechenden Schwellungen. Ihre Symptome und klinischen Zeichen sind zwar sehr sensitiv (60 bis 88 Prozent), jedoch gleichzeitig beträchtlich unspezifisch (30 bis 72 Prozent) und deshalb nur wenig aussagekräftig.

Ätiologie/Thrombose-Arten

In Abhängigkeit von verschiedenen Risikofaktoren variieren Inzidenz und Mortalität thromboembolischer Ereignisse deutlich altersabhängig (vgl. Tabelle 16.2.4.1). Zu den thromboembolischen Ereignissen zählen auch Lungenembolie, Myokardinfarkt und zerebraler Insult.

Prävalenz von Venenthrombosen

Venenthrombosen, vorwiegend an den Beinen, weisen eine Prävalenz von 1 bis 2 Promille pro Jahr auf. Auslöser sind in erster Linie eine längere Immobilisierung z. B. aufgrund von Operationen und vorgeschädigten Gefäßen. Ferner werden sie durch orale Kontrazeption, Malignome und schwere Infektionen begünstigt.

Pathogenese und Verlauf

Die bereits 1856 von Virchow beschriebene Trias der Thromboseentstehung, nämlich Verletzung

Risiko	Risikofaktoren	Inzidenz [%]	Mortalität [%]
gering	Alter < 40 Jahre und kleine OP[1] Bettruhe > 3 Tage Schwangerschaft	1	< 1
mittel	Alter > 40 Jahre / Alter < 40 Jahre und große OP Thromboembolie durchgemacht Malignom (erste 6 Monate) Hormontherapie Gips untere Extremität Herzinsuffizienz Myokardinfarkt	10 bis 50	< 1
hoch	Alter > 60 Jahre und große OP Thromboembolie durchgemacht Apoplexie Malignom (erste 6 Monate) Hyperkoagulabilität	10 bis 40	1 bis 5

Tabelle 16.2.4.1: Inzidenz und Mortalität thromboembolischer Ereignisse in Abhängigkeit von verschiedenen Risikofaktoren

[1] Kleine Operation = Dauer < 30 Minuten

der Gefäßwand (Endothelläsion), verlangsamte Blutströmung (Stase) und Veränderung der Blutzusammensetzung (Thrombozytose, Thrombophilie) gilt auch heute noch. Am häufigsten sind Venenthrombosen in den Beinen und zwar links häufiger als rechts. Dies lässt sich besonders durch eine relative Abflussbehinderung der linken Vena iliaca communis an der Kreuzungsstelle mit der rechten Beckenarterie erklären. Bei einem Fünftel der Patienten mit einer Beckenthrombose links zeigt sich eine bindegewebsartige Endothelveränderung in der proximalen Vena iliaca communis; allerdings bleibt in 30 bis 40 Prozent aller Fälle die Ursache einer tiefen Beinvenenthrombose letztlich im Dunkeln.

Relevante Labor- und andere Messparameter

Die D-Dimer-Antigen-Bestimmung unterstützt den Ausschluss einer tiefen Beinvenenthrombose bei teils sehr guter Sensitivität, jedoch geringer Spezifität.

Das D-Dimer ist ein Spaltprodukt des Fibrins durch Plasmin; es zeigt eine aktivierte Gerinnung an. Zusammen mit dem Wells-Score und weiteren klinischen Kriterien kann diese Bestimmung jedoch die Vortestwahrscheinlichkeit z. B. für anschließende bildgebende Verfahren erhöhen. Der klinische Score nach Wells verteilt beispielsweise jeweils einen Punkt für ein aktives Malignom, Parese bzw. Immobilisation eines Beins, Bettlägerigkeit über mehr als drei Tage oder eine große OP innerhalb der letzten 30 Tage, Schmerz entlang der tiefen Venen, Unter- und Oberschenkelschwellung, Unterschenkelschwellung mit mehr als 3 cm Ausmaß, eindrückbares ipsilaterales Ödem, Erweiterung oberflächlicher Venen. Trifft keines der vorstehenden Score-Kriterien zu, ist die Thrombosewahrscheinlichkeit mit < 5 Prozent zu veranschlagen. Bei 1 bis 2 Punkten liegt sie bei 15 bis 40 Prozent, bei mehr als 2 Punkten liegt sie bei > 75 Prozent. Eine klinische Einschätzung der Schwere eines TVT-Risikos kann nach dem Algorithmus von Abb. 16.2.4.1 erfolgen.

Für die proximalen Beinvenen ist die Kompressionssonographie gut etabliert. Für den Unterschenkel ist die Duplexsonographie eben-

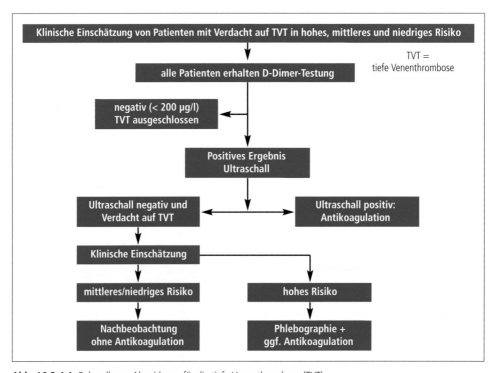

Abb. 16.2.4.1: Behandlungs-Algorithmus für die tiefe Venenthrombose (TVT)

falls angezeigt, jedoch bei geringerer Sensitivität und Spezifität. Neuere Verfahren wie z. B. die CT-Phlebographie können jeweils mit den existierenden Goldstandards verglichen werden.

Risiken/Komplikationen

Folgende Risiken sind bei Venenthrombosen zu realisieren:

▶ Rezidive,
▶ chronisch-venöse Insuffizienz,
▶ postthrombotisches Syndrom (chronische Rückflussstauung der unteren Extremitäten mit Dekompensation als Folge einer TVT),
▶ Lungenembolie (schwerste Komplikation einer TVT; oft tödlich).

Therapeutische Ziele

Folgende klinische Situationen werden angestrebt

▶ Wiederherstellung des venösen Rückstroms,
▶ Vermeidung eines Thromboserezidivs,
▶ Vermeidung eines postthrombotisches Syndroms,
▶ Vermeidung einer Lungenembolie.

Pharmakotherapie: Stufenplan/Leitlinien der Fachgesellschaften

Eine Therapie kann grundsätzlich mit niedermolekularem (NMH) oder unfraktioniertem Heparin begonnen werden. Beide Heparinspezies sind gleich effektiv, NMH verursacht jedoch weniger häufig große Blutungen. Bei Tumorpatienten ist das Thromboembolie-Rezidiv-Risiko bei Gabe von NMH im Vergleich zu einer oralen Antikoagulation geringer. Bei Kontraindikationen gegenüber Heparin (z. B. bei HIT II = Heparininduzierte Thrombopenie) muss auf Lepirudin oder Danaparoid ausgewichen werden. Die Gabe von Vitamin-K-Antagonisten (Phenprocoumon (Marcumar®),Warfarin (Coumadin®)) reduziert das Thromboserezidiv-Risiko solange sie angewandt wird (OR = 0,15; CI = 0,1 bis 0,23), allerdings steigt das Risiko über die Zeit hin wieder an, das Blutungsrisiko bleibt (OR = 7,75; CI = 1,08 bis 55,57). Tabelle 16.2.4.2 zeigt einige Substanzcharakteristika der Cumarinderivate Phenprocoumon und Warfarin. Eine Therapie mit dem Pentasaccharid Fondaparinux zeigte in Studien eine dem unfraktionierten Heparin vergleichbare Effektivität. Um Spätkomplikationen (z. B. chronisch-venöse Insuffizienz) zu vermindern, wird bei frischeren und ausgedehnten tiefen Venenthrombosen auch eine Thrombolyse mit Streptokinase oder Urokinase durchgeführt. Eine binnen 6 Tagen nach dem Ereignis eingeleitete Thrombolyse kann insbesondere bei jüngeren Patienten (> 50 J) in 50 bis 75 Prozent zu einer Rekanalisation (vgl. Abb. 16.2.4.2) führen.

Thrombolyse und Thrombektomie beabsichtigen, postthrombotische Veränderungen und damit Langzeitschäden zu verhindern. Bislang existieren jedoch keine kontrollierten Studien, die die erheblichen Blutungsrisiken bei den Interventionen einer alleinigen antikoagulativen Therapie gegenüberstellen.

Nichtmedikamentöse Maßnahmen

Folgende Aktivitäten bieten sich hier an:

▶ Mobilisieren des Patienten mit progressiver Intensivierung,
▶ Kompression des betroffenen Gebiets (Kurzzugbindenverband bzw. Kompressionsstrumpf),
▶ Sicherstellung der Compliance.

Monitoring des therapeutischen Erfolgs

Eine Antikoagulation muss individuell unter Abschätzung des Blutungsrisikos hinsichtlich ihrer Anwendungsdauer variabel gehandhabt werden. Nach einer Empfehlung einer Konsensuskonfe-

	Phenproucoumon	Warfarin
Eliminations-HWZ (h)	150	40–50
biologische HWZ (h)	120–140	50–100
Wirkdauer der letzten Dosis (h)	10	5
Metabolisierung durch CYP	2C9, 3A4	2C9
Eliminationsweg(e)	hepatisch + renal	hepatisch
Übertritt in Muttermilch (%)	10	0

Tabelle 16.2.4.2: Vergleich von Phenprocoumon und Warfarin

Tabelle 16.2.4.3: Klinisch relevante Interaktionen von Arzneimitteln zur Behandlung von Thrombosen, Lungenembolie, Myokardinfarkt und zerebrovaskulärem Insult

Arzneistoff (A)	Interaktion mit (B)	Mechanismus und/oder klinischer Effekt
Heparin, unfraktioniert	Nitroglycerin i. v.	Heparinwirkung ↓ → monitoren!
	Propranolol, Diazepam	Wirkung B ↑ wegen Verdrängung aus Proteinbindung
	Glycoprotein IIb/IIIa-Hemmer	verstärkte Blutungsneigung → monitoren!
	Clopidogrel	verstärkte Blutungsneigung → monitoren!
	Ticlopidin	verstärkte Blutungsneigung → monitoren!
	Acetylsalicylsäure	verstärkte Blutungsneigung → monitoren!
	Dextrane	verstärkte Blutungsneigung → monitoren!
Heparin, niedermolekular	Dipyridamol	Wirkung A ↑
	Penicilline, Hochdosis	Wirkung A ↑
	Sulfinpyrazon	Wirkung A ↑
	Zytostatika	Wirkung A ↑
	Antihistaminika	Wirkung A ↓
	Digitalis-Glykoside	Wirkung A ↓
	Nikotin (starkes Rauchen)	Wirkung A ↓
	Tetrazykline, Ascorbinsäure	Wirkung A ↓
	Phenytoin, Chinidin	Wirkung B wegen ↑ Verdrängung aus Proteinbindung
	Vergleiche auch Heparin, unfraktioniert s. o.	
Lepuridin	Cumarin-Derivate	Blutungsrisiko ↑ (aPTT-Verlängerung)
	Thrombolytika	Blutungsrisiko ↑ (aPTT-Verlängerung)
Danaparoid	Cumarin-Derivate	Gerinnungstest über Stunden unzuverlässig
Fondaparinux	andere Gerinnungshemmer	Blutungsrisiko ↑
Streptokinase	andere Gerinnungshemmer	Blutungsrisiko ↑
Urokinase	andere Gerinnungshemmer	Blutungsrisiko ↑
Alteplase	andere Gerinnungshemmer	Blutungsrisiko ↑
Clopidogrel	andere Gerinnungshemmer	Blutungsrisiko ↑
Warfarin, Phenprocoumon	Acetylsalicylsäure u. a. NSAR und viele andere Pharmaka	Antikoagulation ↑; zahlreiche Wechselwirkungen durch Verdrängung von A aus Proteinbindung; zahlreiche Wechselwirkungen durch Hemmung der Biotransformation
	Barbiturate, Rifampicin u. a. Pharmaka	Antikoagulation ↓; zahlreiche Wechselwirkungen durch Enzyminduktion
Acetyl-salicylsäure	Cumarin-Derivate/Heparin	Blutungsrisiko ↑
	Corticosteroide	Spiegel A ↓ Magen-Darm-Blutungen und -ulcera ↑
	orale Antidiabetika	Wirkung B ↑
	Valproinsäure, Methotrexat	Wirkung B ↑ wegen Verdrängung von B aus Proteinbindung
Dipyridamol	Adenosin	gefährliche Bradykardie → Dosis von B reduzieren!
Dabigatran	Inhibitoren von p-Gp (Verapamil, Clarithomycin)	Wirkungsverstärkung von A
	Induktoren vo p-Gp (Rifampicin, Johanniskraut)	Wirkungsabschwächung von A
Rivaroxaban	CYP3A4- u. p-Gp-Inihibitoren (Ketoconazol, Ritonavir ...)	Wirkungsverstärkung von A
	CYP3A4-Induktoren (Phenytoin, Carbamazepin ...)	Wirkungsabschwächung von A
Argatroban	Gerinnungshemmende Pharmaka (Abciximab ...) Thrombozytenaggregations-hemmer Thrombolytika, Antikoagulantien	Blutungsrisiko ↑

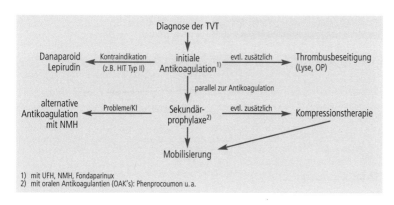

Abb. 16.2.4.2:
Therapeutisches Vorgehen bei tiefen Venenthrombosen (TVT) gemäß Leitlinie der DGA: Diagnostik und Therapie der Bein- und Beckenvenenthrombose und Lungenembolie von 01/2005

renz (ACCP) unter Berufung auf hohe Evidenz, wird bei der ersten Thrombose mit reversiblen Risikofaktoren gut 3 Monate antikoaguliert, bei der ersten idiopathischen Thrombose mindestens 6 Monate, bei einem Rezidiv einer idiopathischen Thrombose mit persistierenden Risikofaktoren mindestens 12 Monate und bei einer isolierten Unterschenkel-Venenthrombose zwischen 6 und 12 Wochen. Während einer Schwangerschaft ist eine Therapie mit niedermolekularen Heparinen möglich. Phlebographie eignet sich unter Umständen zur Verlaufskontrolle.

Lungenembolie

Definition
Der Verschluss eines pulmonalen arteriellen Gefäßes durch Thrombeneinschwemmung mit dem Blutstrom (zu ca. 90 Prozent aus dem Einzugsgebiet der Vena cava inferior oder superior) löst eine Lungenembolie aus. Hämodynamische und respiratorische Beeinträchtigungen unterschiedlicher Schweregrade sind die Folge.

Ätiologie
Etwa 50 bis 60 Prozent der Patienten mit Beinvenenthrombosen erleiden auch eine Lungenembolie. Seltenere Ursachen sind Fruchtwasserembolien, Luft, Fett oder Fremdkörper.

Prävalenz der Erkrankung
Die jährliche Inzidenz der Lungenembolie liegt etwa bei 0,15 Prozent/Jahr. Die Mortalität innerhalb der ersten 1 bis 3 Monate beträgt in unse-

lektionierten Kollektiven 14 bis 28 Prozent, in selektionierten 2 bis 3 Prozent. Mit 30 000 bis 40 000 Todesfällen pro Jahr ist die Lungenembolie die dritthäufigste Todesursache in Deutschland.

Pathogenese und Verlauf
Außer von den in den Tabelle 16.2.4.1 aufgeführten Risikofaktoren wird die Pathophysiologie von venöser Stase, Endothelschäden und Hyperkoagulabilität bestimmt. Der Embolus/die Emboli erhöhen die pulmonal-vaskuläre Resistenz, reduzieren den Gasaustausch mit folgender Hypoxie und Hypokapnie bzw. Tachypnoe und induzieren eine Bronchokonstriktion mit entsprechender Rechtsherzbelastung.

Relevante Labor- und andere Messparameter
Neben der Erhebung der Risikofaktoren wird die Diagnosewahrscheinlichkeit durch eine Beurteilung von klinischen Daten anhand des so genannten Geneva-Scores erhöht (vgl. Tabelle 16.2.4.4).

Bei stattgefundener Lungenembolie treten mit einer Wahrscheinlichkeit über 85 Prozent Tachypnoe, Thoraxschmerz (> 80 Prozent) wegen rechtsventrikulärer Myokardischämie und/oder Pleuraschmerz (> 65 Prozent) bei Lungeninfarkt sowie eine Tachykardie (> 40 Prozent) plötzlich und rasch ein. Weitere Indikatoren sind gestaute Halsvenen sowie kardiale Symptome (z. B. gespaltener zweiter Herzton) aber auch Pleurareiben. Das EKG zeigt eine rechtsventrikuläre Überlastung, einen Rechtsschenkelblock so-

Symptome und klinische Zeichen	Score
Lungenembolie/Bein-VT durchgemacht	+ 2
Pulsfrequenz > 100/min	+ 1
OP innerhalb der letzten 30 Tage	+ 3
Alter 60 bis 79 Jahre	+ 1
Alter 80 Jahre	+ 2
$PaCO_2$: < 4,8 kPa (36 mm Hg)	+ 2
$PaCO_2$: 4,8 bis 5,19 kPa (36 bis 39 mm Hg)	+ 1
PaO_2: < 6,5 kPa (49 mm Hg)	+ 4
PaO_2: 6,5 bis 7,99 kPa (49 bis 60 mm Hg)	+ 3
PaO_2: 8 bis 9,49 kPa (60 bis 71 mm Hg)	+ 2
PaO_2: 9,5 bis 10,99 kPa (71 bis 82 mm Hg)	+ 1
Thorax-Rontgen: Plattenatelektase	+ 1
Thorax-Rontgen: Zwerchfellhochstand	+ 1

Tabelle 16.2.4.4:
Geneva-Score

Score für Wahrscheinlichkeit einer Lungenembolie:
0 bis 4 Punkte: gering, 5 bis 8 Punkte: mittel, ≥ 9 Punkte: hoch

wie Lungenpulsveränderungen an. Im Labor ist neben einer Blutgasanalyse die D-Dimer-Bestimmung (normal < 200 g/l) in einem ELISA-Test entscheidend.

Eine Röntgenaufnahme des Thorax hilft andere Krankheiten auszuschließen.

Eine Spiral-CT-Aufnahme mit i.-v.Kontrastmittel ist sehr sensitiv für proximale, je nach Auflösung aber auch für segmentale Lungenemboli. Auch eine Ventilations-Perfusions-Szintigraphie kann (muss nicht) hilfreich sein ebenso wie eine besonders in Notfallsituationen zur Indikationsstellung für eine i.v.-Lyse indizierte Echokardiographie. MRT und MR-Angrographie gelten heute also innovative Untersuchungsverfahren. Bei erfolgtem Nachweis einer Lungenembolie wird mit einer Duplexsonographie der Venen eine eventuell gleichzeitig vorhandene tiefe Beinvenenthrombose abgeklärt, um so das ganze Krankheitsbild (Thromboembolie) zu erfassen und adäquat zu behandeln.

Risiken/Komplikationen

Die schwere Lungenembolie kann in einen Herz-Kreislauf-Schock mit Blutdruckwerten < 100 mm Hg systolisch sowie in eine schwere respiratorische Insuffizienz mit einer Sauerstoffsättigung < 90 Prozent münden.

Therapeutische Ziele

Folgendes ist anzustreben:
▶ Heparinisierung zur Verhinderung der Anlagerung von thrombotischem Material,
▶ Lyse von großen, die Zirkulation gefährdenden Thromben,
▶ Entlastung des rechten Herzens mit Nitraten bei Kreislaufinsuffizienz,
▶ Kreislaufstabilisierung mit Katecholaminen.

Pharmakotherapie: Stufenplan/Leitlinien der Fachgesellschaften

In der Akutphase kann bei klinisch stabilen Patienten eine Gabe von NMH oder unfraktioniertem Heparin erwogen werden; gleichzeitig wird aber eine orale Antikoagulation eingeleitet (vgl. Kapitel 15.3 Antikoagulative Therapie). Sind jedoch Blutungskomplikationen zu befürchten, wird in jedem Fall mit Heparin begonnen. Klinisch instabile Patienten benötigen eine Intensivbehandlung. Eine Heparinisierung erfolgt hier unter regelmäßiger Messung der partiellen Thromboplastinzeit (PTT).

Bei einer massiven und fulminanten Lungenembolie mit echokardiographischem Hinweis auf eine akute pulmonale arterielle Hypertonie, ist eine Lyse mit 100 mg Alteplase bzw. mit Strepto- oder Urokinase bei gleichzeitiger Heparininfusion erforderlich. Lediglich in äußerst seltenen, aber akut lebensbedrohlichen Situationen wird embolektomiert (vgl. Abb. 16.2.4.3).

Die orale Antikoagulation mit Cumarinen (INR 2,0 bis 3,0) sollte 6 Monate nicht unterschreiten.

Nichtmedikamentöse Maßnahmen
Im Vordergrund steht absolute Bettruhe. Dabei erhält der Patient eine Sauerstoffinsufflation von 1 bis 6 l/min über eine Nasensonde. In schweren Fällen ist eine Intubation und Beatmung bei nicht korrelierbarer schwerer Hypoxämie mit einer Sättigung < 90 Prozent erforderlich.

Monitoring des therapeutischen Erfolgs
Wie bei Myokardinfarkt und zerebralem Insult kommt es bei frischer Lungenembolie auf eine schnellstmögliche Krankenhausaufnahme an.

Akuter Myokardinfarkt

Bei einem durch Gefäßverschluss verursachten akuten Myokardinfarkt ist die Behebung einer malignen Arrhythmie sowie die rasche und vollständige Wiederherstellung der Perfusion von höchster Priorität. Letzteres erfolgt durch eine perkutane koronare Intervention (= PCI : Angioplastie, Katheterdilatation) oder eine Fibrinolyse (vorzugsweise mit rtPA, ergänzt durch Heparin und ASS). Eine Kombination von Clopidogrel und ASS wirkt additiv. Die Lyse sollte außerdem von

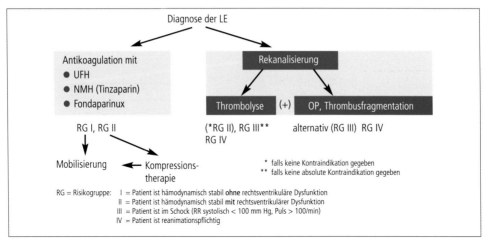

Abb. 16.2.4.3: Therapeutisches Vorgehen bei Lungenembolie (LE) gemäß Leitlinie der DGA: Diagnostik und Therapie der Bein- und Beckenvenenthrombose und Lungenembolie von 01/2005

Abb. 16.2.4.4: Zeitlimits der Reperfusionstherapie

Erstkontakt bis prästationäre Lyse (»contact to needle«)	< 30 min
Einleitung der stationären Lyse (»door to needle«)	< 30 min
Maximal tolerabler Zeitverlust PCI* vs Lyse	90 min
Erstkontakt bis PCI (»contact to balloon«)	< 120 min
Einleitung der primären PCI (»door to balloon«) ● mit Ankündigung	< 30 min
● ohne Ankündigung	< 630 min

* PCI = perkutane koronare Intervention: Angioplastie, Katheterdilatation

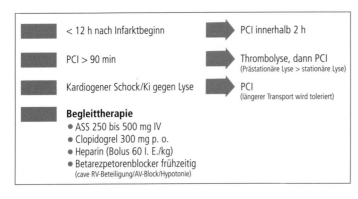

Abb. 16.2.4.5:
Therapieempfehlung für die Durchführung einer perkutanen koronaren Intervention (PCI)

	No. (%)			
Study	PTCA	Lytic Therapy	Odds Ratio (95 % CI)	P
Streptokinease				
Zijlstra et al.	3/152 (2,0)	11/149 (7,4)		
Ribeiro et al.	3/50 (6,0)	1/50 (2,0)		
Grinfeld et al.	5/54 (9,3)	6/58 (10,3)		
Zijlstra et al.	1/45 (2,2)	18/307 (5,9)		
Subtotal	12/301 (4,0)	18/307 (5,9)		.38
t-PA				
DeWood	3/46 (6,5)	2/44 (4,5)		
Grines et al.	5/195 (2,6)	13/200 (6,5)		
Gibbons et al.	2/47 (4,3)	2/56 (3,6)		
Subtotal	10/288 (3,5)	17/300 (5,7)		.28
Accelerated t-PA				
Ribichini et al.	0/41	1/42 (2,4)		
Garcia et al.	3/95 (3,2)	10/94 (10,6)		
GUSTO IIb	32/565 (5,7)	40/573 (7,0)		
Subtotal	35/701 (5,0)	51/709 (7,2)		.10
Total	*57/1290 (4,4)*	*86/1316 (6,5)*		.02

0,0   0,5   1,0   1,5   2,0
PTCA besser   *Lyse besser*

JAMA 1997; 278: 2093–2098

Abb. 16.2.4.6: Mortalität aus Vergleichsstudien PTCA vs. Lyse

oraler Betablocker- und Statintherapie gefolgt werden.

Grundsätzlich gilt, dass bei entsprechendem Zeitshift eine PCI die Therapie der 1. Wahl darstellt. Ein genaues Behandlungsschema findet sich in Abb. 16.2.4.4. Empfehlungen für die Durchführung einer PCI enthält Abb. 16.2.4.5.

Abb. 16.2.4.6 gibt Aufschluss über die unterschiedliche Mortalität aus Vergleichsstudien zu PCTA vs. Lyse. Tabelle 16.2.4.5. bewertet die zur

Medikament ASS	Evidenz A	Empfehlung I
Clopidogrel ohne Intervention 9 Monate	B	I

Clopidogrel mit Intervention
    1 Monat
    9 Monate
	A
	B
		I
		I

Betablocker	B	I

ACE-Hemmer
    LVEF* < 40 %
    LVEF* > 40 %
	A
	C
		I
		I

Statine
    LDL > 130 mg/dl
    LDL < 100 mg/dl
	A
	C
		I
		I

Tabelle 16.2.4.5:
Evidenz- und Empfehlungsgrade zu pharmakologischen Möglichkeiten der Infarktnachbehandlung
* LVEF = Linksventrikuläre Ejektionsfraktion (normal ≥ 65 Prozent)

Infarktnachbehandlung eingesetzten Pharmaka entsprechend ihren Evidenz- und Empfehlungsgraden.

Zerebrovaskulärer Insult (Apoplexia cerebri)

Definition
Das klinische Bild des Schlaganfalls ist in mehr als 85 Prozent der Ausdruck einer akuten cerebralen Ischämie, in den restlichen 15 Prozent einer intrazerebralen Blutung. Sie äußert sich vornehmlich in Halbseitenlähmung einschließlich der entsprechenden Gesichtshälfte.

Ätiologie
Als häufigster alleiniger Risikofaktor imponiert die arterielle Hypertonie, die pro Blutdruckerhöhung um 7,5 mm Hg das Schlaganfallsrisiko verdoppelt. Diabetes mellitus und Fettstoffwechselstörungen sowie Rauchen erhöhen das Schlaganfallsrisiko ebenso um etwa den Faktor 2. Auch Bewegungsarmut und erhöhter Alkoholkonsum steigern das Schlaganfallsrisiko, während geringe Alkoholmengen eher protektiv wirken (vgl. Tabelle 16.2.4.6).

Prävalenz des Schlaganfalls
Während Schlaganfälle in Europa mit einer Inzidenz von 0,1 bis 0,7 Prozent pro Jahr auftreten, liegt sie in Deutschland mit 0,3 Prozent etwa im Mittelbereich, in osteuropäischen Ländern ist sie am höchsten. Männer sind um 30 % häufiger betroffen als Frauen. Die Mortalität eines zerebrovaskulären Insults beträgt 20 Prozent, die Wahrscheinlichkeit für eine bleibende Behinderung 30 Prozent, die in Deutschland die häufigste Ursache für Pflegebedürftigkeit darstellt.

Pathogenese und Verlauf
Arterioarterielle Embolien können Ursachen für einen Hirninfarkt sein, ebenso wie in seltenen Fällen hämodynamisch bedingte Ischämien bei Stenosen hirnversorgender Arterien, kardiale Embolien, Embolien aus der Aorta u. a., sowie Koagulopathien, Vasopathien und Vaskulitiden.

Bei der akuten zerebralen Ischämie (85 %) führt die Stase über die verminderte Sauerstoffversorgung zu einem Funktionsverlust und schließlich auch einem Strukturverlust (Nekrose) von Gehirngewebe. Bei intrazerebralen Blutungen (15 %) wird Gehirngewebe durch entsprechende Einblutung zerstört und im Randbereich durch das Kollateralödem komprimiert.

Aufgrund der Vielzahl möglicherweise betroffener Hirnareale kann es zu zahlreichen klinischen Manifestationsformen zerebraler Ischämie kommen, z. B. zu kontralateraler brachifazialbetonter sensomotorischer Hemiparese gegebenenfalls mit Aphasie, zu psychischen Auffälligkeiten, zu ipsilateraler Hemiataxie, Schwindel und

Risifaktor	Schlaganfallrate
Alter	Verdopplung pro Dekade nach dem 55. Jahr
Geschlecht	25 Prozent höher bei Männern
ethnische Zugehörigkeit	Ischämie höher bei Afro-Amerikanern und Hispaniern, Blutungen höher bei Chinesen und Japanern
genetische Prädisposition	1,9-fach bei Verwandten ersten Grades
Hypertonie	3 bis 5 (Odds ratio)
Vorhofflimmern	5 bis 18 (Odds ratio)
Diabetes mellitus	1,5 bis 3,0 (Odds ratio)
Hyperlipidämie	1 bis 2 (Odds ratio)
Rauchen	1,5 bis 2,5 (Odds ratio)
Alkoholmissbrauch	1 bis 3 (Odds ratio)
mangelnde Bewegung	2,7 (Odds ratio)

Tabelle 16.2.4.6:
Risikofaktoren des Schlaganfalls

Nystagmus, zu einem Wallenberg-Syndrom, aber auch zu Bewusstseinsstörungen.

Relevante Labor- und andere Messparameter

Zur Anwendung kommen hier ein kraniales CT bzw. MRT, das EKG, die transösophagiale Echographie (TEE), die Pulsoxymetrie, der Röntgenthorax sowie Laboruntersuchungen (z. B. Gerinnung, Blutzucker, Elektrolyte, …)

Risiken/Komplikationen

Komplikationen bestehen in hoher Mortalität sowie eingeschränkter Selbstständigkeit und mangelnder geistiger sowie körperlicher Leistungsfähigkeit.

Therapeutische Ziele

Die Behandlung auf einer Schlaganfall-Spezialstation (Stroke-Unit) reduziert die Mortalität um bis zu 45 Prozent, Tod und Abhängigkeit um ca. 29 Prozent, aufwendige Reha-Maßnahmen und die erforderliche Weiterbehandlung in einem Pflegeheim oder häuslicher Pflege um 20 Prozent. Diese Erfolge sind unabhängig von Geschlecht und Alter des Patienten sowie vom Schlaganfall-Typ.

Pharmakotherapie: Stufenplan/Leitlinien der Fachgesellschaften

Erstmaßnahmen Vorsichtige Senkung des Blutdrucks (Grenzwerte systolisch 220, diastolisch 120 mm Hg) auf Zielwerte von 180/100 mm Hg mit 5 bis 25 mg Urapidil i. v.; alternativ 5 mg Enalapril p. o. oder 0,15 mg Clonidin s. c. oder i. v.

Vorbeugung und Behandlung von Komplikationen

► Niedrig dosiertes Heparin (NMH s.c.)
► Fokale oder sekundär generalisierte epileptische Krampfanfälle werden mit 1 bis 2 mg Lorazepam i. v. oder sublingual oder Clonazepam 2 mg i. v. oder mit 10 bis 20 mg Diazepam rektal anbehandelt, gefolgt von Valproinsäure (oral oder i. v.) bzw. oralem Carbamazepin oder Oxcarbazepin. Wegen des hohen Interaktionspotenzials dieser Antiepileptika vgl. Kapitel 16.4.5.
► Eine Osmotherapie mit Mannitol ist bei klinischen oder neurokardiologischen Zeichen eines erhöhten intrakraniellen Drucks angezeigt.
► Da der zerebrale Insult zu 15 Prozent aller Todesfälle beiträgt und die therapeutischen

Erfolge noch immer begrenzt sind, hat die konsequente Minimierung von Risikofaktoren Vorrang.

Rekanalisierende Therapie

Rekanalisation (Lyse) erfolgt über eine intravenöse Behandlung mit rtPA innerhalb eines 3-Stunden-Fensters in erfahrenen Zentren bei einer Dosierung von 0,9 mg/kg KG, maximal 90 mg. Dabei werden 10 Prozent der Gesamtdosis als Bolus, die restlichen 90 Prozent im Anschluss daran als Infusion über 60 Minuten appliziert. Schlaganfälle, die mehr als fünf Stunden nach Symptombeginn zurückliegen, weil sie beispielsweise erst beim Aufwachen festgestellt werden, werden nicht mehr i. v. lysiert. Möglicherweise kann der Thrombin-Hemmstoff Argatroban in Kombination mit TPA die Rekanalisation weiter verbessern. Eine intraarterielle Lyse proximaler Verschlüsse der Arteria cerebri media kann mit Pro-Urokinase innerhalb eines 6-Stunden-Zeitfensters erfolgen. Akute Basilarisverschlüsse sind mit intraarterieller Applikation von Urokinase oder rtPA bis zu 24 Stunden nach Symptombeginn lysierbar. Für rt-PA existiert eine ganze Reihe von Gegenanzeigen, z. B. bestehende orale Antikoagenlantienbehandlung, schwere arterielle Hypertonie, Leberzirrhose, schwere Traumen binnen drei Monaten zuvor.

Frühe Sekundärprophylaxe

Einnahme von 100 bis 300 mg Aspirin pro Tag (bei ASS-Kontraindikation Clopidogrel) sowie Infusion von niedrig dosiertem Heparin zur Thromboseprophylaxe. Eine Vollheparinisierung erfolgt nur bei einer Emboliequelle mit einem erhöhten Rezidivrisiko.

Späte Sekundärprophylaxe

ASS führt bei Patienten nach Hirninfarkt zu einer Minderung des Schlaganfallsrisikos bis zu 15 Prozent und des kombinierten vaskulären Risikos (Schlaganfall, Herzinfarkt und vaskulärer Tod) bis zu 22 Prozent. Deswegen wird dieser Aggregationshemmer in niedrigen Dosen von 50 bis 100 mg bis zu dreimal täglich zur Vermeidung gastrointestinaler Nebenwirkungen empfohlen. Clopidogrel und die Kombination von 25 mg und 200 mg retardiertem Dipyridamol zweimal täg-

lich sind eine Alternative. ASS plus Dipyridamol sind am ehesten bei Patienten indiziert, bei denen das ischämische Ereignis unter der alleinigen Einnahme von ASS aufgetreten ist. Bei Patienten mit begleitenden sonstigen Gefäßerkrankungen (KHK, PAVK) empfiehlt sich der primäre Einsatz von Clopidogrel. Bei Patienten mit kardialer Emboliequelle, insbesondere mit Vorhofflimmern, besteht in jedem Fall die Indikation zur oralen Antikoagulation (INR 2 bis 3). Bei kleinem Infarkt wird innerhalb von 5 Tagen mit der oralen Antikoagulation begonnen, bei Kontraindikationen sind 300 mg ASS die Alternative. Neben pharmakologischen Interventionen kommen je nach Situation und behandelndem Zentrum eine Carotis-Thrombendarteriektomie bzw. eine Stent-Angioplastie in Betracht.

Nichtmedikamentöse Maßnahmen

Sauerstoffzufuhr, sichere Lagerung des Patienten, frühestmögliche Krankengymnastik sowie stets eine gute Hydratation über erhöhte Trinkmenge oder durch Infusion von Ringerlösung. In der akuten Situation scheint eine mäßige Hypothermie (32 bis 33 °C) einer Infarktausbreitung entgegenzuwirken.

Monitoring des therapeutischen Erfolgs

Das Monitoring erfolgt in der Akutphase auf der Stroke-Unit und danach durch eine laufende Evaluierung der relevanten Parameter z. B. Gerinnung, Hirn- und Blutdruck, Blutglucose, Prophylaxe von Vasospasmen z. B. mit Nimodipin und einer eventuellen Stentanlage.

Literatur

Aktories, K. et al.: Allgemeine und spezielle Pharmakologie, Urban & Fischer Verlag, München-Jena 2005

Baxter; K. (Ed.): Stockley's Drug interactions, 8th edition, Pharmaceutical Press, London – Chicago, 2008

Berthold, H. (Hrsg): Klinikleitfaden Arzneimitteltherapie 2. Auflage, Urban & Fischer Verlag, München – Jena 2003

Chagnon, I. et al.: Comparison of two clinical prediction rules and implicit assessment among patients with suspected PE, Am J Med 2002, 113: 269–275

Findik, S. et al.: Low-molecular-weight heparin versus unfractionated heparin in the treatment of patients with acute pulmonary thromboembolism, Respiration 2002, 69: 440–444

Geerts, W. H. et al.: Prevention of Venous Thromboembolism: The 7th ACCP conference on Antithrombotic an Thrombolytic Therapy, Chest 2004, 126: 338–400

Haire, W.: Heparin plus alteplase compared with heparin alone in patients with submassive pulmonary embolism, Curr Hematol Rev 2003, 2: 405–406

Hyers, T. et al.: Antithrombotic therapy for venous thrombo-embolic disease, Chest 2001, 119: 176–193

Karow, Th.: Allgemeine und spezielle Pharmakologie und Toxikologie, Eigenverlag, Pulheim 2008

Kunz, R. et al.: Lehrbuch Evidenzbasierte Medizin in Klinik und Praxis, Dt. Ärzte-Verlag, Köln 2000

Lensing, A. et al.: Detection of deep-vein thrombosis by real-time B-mode ultrasonography, N Engl J Med 1989, 320: 342–345

Perrier, A. et al.: Non-invasive diagnosis of venous thromboembolism in outpatients, Lancet 1999, 353: 190–195

Schulman, S. et al.: Secondary prevention of VTE with the oral thrombin inhibitor ximelagatran, N Engl J Med 2003, 349: 1713–1721

Van de Werf, F. et al.: Management of acute coronary syndromes in patients presenting with ST-segment elevation, Eur Heart J 2003, 24: 28–66

Von Planta, M. (Hrsg.): Evidenzbasierte Innere Medizin, Dt. Ärzte-Verlag, Köln 2005

Wardlaw, J. et al.: Thrombolysis for acute ischaemic stroke (Cochrane Review) 2001 Cochrane Database Syst Rev

Wells, P. et al.: Accuracy of clinical assessment of deep-vein thrombosis, Lancet 1995, 345: 1326–1330

 Fragen zur Repetition / Vertiefung

▶ Welche pathophysiologischen Phänomene beinhaltet die auch heute noch gültige Virchowsche Trias der Thromboseentstehung?

▶ Nennen Sie etwa fünf Kriterien nach dem Wells-Score, die die Vortestwahrscheinlichkeit für eine Venenthrombose erhöhen!

▶ Welche pharmakologische Alternativen existieren zu unfraktioniertem Heparin (UFH)
a) für die Standardbehandlung tiefer Venenthrombosen
b) bei Kontraindikation für Heparin?

▶ Nennen Sie etwa fünf Symptome, die eine stattgefundene Lungenembolie wahrscheinlich erscheinen lassen.

▶ Für welche Thrombosearten ist Alteplase zugelassen? Nennen Sie etwa drei eindeutige Kontraindikationen für rtPA!

▶ Nennen Sie Pharmaka zur schonenden Blutdruck-Absenkung bei zerebrovaskulärem Insult sowie deren mittlere Dosierung!

▶ Beschreiben Sie die medikamentöse Differenzialtherapie der späten Sekundärprophylaxe des Schlaganfalls!

▶ Erläutern Sie einem Thrombose-Patienten die häufigsten, klinisch relevanten Wechselwirkungsrisiken
a) unter ASS,
b) unter Cumarintherapie.

E. Strehl

16.3 Respiratorische Erkrankungen

16.3.1 Asthma bronichiale

Beschreibung

Asthma bronchiale ist eine rezidivierende chronisch-entzündliche Erkrankung der Atemwege. Kennzeichnend ist die variable und reversible Obstruktion der Atemwege aufgrund chronischer Entzündung und Hyperreaktivität der Atemwege.

Ätiologie/Formen des Asthmas

Die Einteilung der Asthmaformen orientiert sich vorwiegend an der allergischen oder nicht-allergischen Genese, wobei auch Mischformen auftreten:

▶ *Extrinsisches (exogen-allergisches, IgEvermitteltes) Asthma:*
meist Beginn im Kindheits- oder Jugendalter; wenn Beginn im Erwachsenenalter, häufig im Rahmen der Verbreiterung eines vorbestehenden Allergenspektrums (z. B. Pollenallergie).

▶ *Intrinsisches (nicht-allergisches, nicht IgE-vermitteltes) Asthma:* Beginn meistens nach dem 20. Lebensjahr, Häufigkeitsgipfel 30. bis 50. Lebensjahr, Erstmanifestation häufig im Rahmen eines Infektes.

Neben Infektionen können chemisch irritative Substanzen, pseudoallergische Reaktionen (Analgetika), Anstrengung (Obstruktion 5 bis 10 Minuten nach Belastungsende) oder ein gastroösophagealer Reflux Asthmasymptome auslösen.

Prävalenz der Erkrankung

In Deutschland sind ca. 5 Prozent der Erwachsenen und ca. 10 Prozent der Kinder von Asthma betroffen. Asthma ist die häufigste chronische Erkrankung im Kindesalter. Die Einteilung der Asthmaschweregrade erfolgt durch den Arzt, basierend auf der klinischen Symptomatik in Kombination mit einer Lungenfunktionsdiagnostik. Die Verteilung der Patienten auf die einzelnen Schweregrade ist in Tabelle 16.3.1.1 dargestellt.

Tabelle 16.3.1.1: Geschätzte Häufigkeit der Asthmaschweregrade

Schweregrad	Beschreibung	Erwachsene	Kinder
1	intermittierend	75 Prozent	30 Prozent
2	geringgradig persistierend	75 Prozent	40 Prozent
3	mittelgradig persistierend	20 Prozent	30 Prozent
4	schwergradig persistierend	5 Prozent	

Tabelle 16.3.1.2: Schematische Zusammenfassung der Entwicklung des Asthma bronchiale

Multikausaler Hintergrund	Folgen/Reaktionen	Klinische Symptomatik	
Genetische Disposition (Atopie)			
Triggerfaktoren ▶ Allergene ▶ Infekte ▶ unspezifische Reize (Kälte, Staub, Rauch) ▶ gastroösophagealer Reflux ▶ pseudoallergische Reaktionen (Analgetika) ▶ köperliche Anstrengung ▶ psychische Faktoren	Sekretion von Entzündungs- mediatoren ↑↓ Nervale Mechanismen	Bronchiale Hyper- reaktivität	Asthmatische Atemwegs- obstruktion (Bronchospasmus, Schleimhautödem, Schleim- sekretion) Lungenfunktion ↓

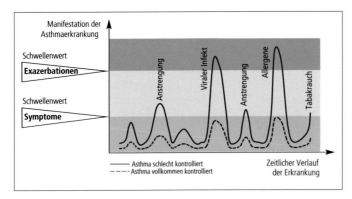

Abb. 16.3.1.1: Variabler Verlauf der Asthmaerkrankung am Beispiel eines schlecht und eines vollkommen kontrollierten Asthmas

Pathogenese und Verlauf

Asthma bronchiale hat eine multikausale Pathogenese, bei der eine familiäre Disposition in Kombination mit auslösenden Faktoren oder die Triggerfaktoren allein zu der Asthmasymptomatik führen (Tabelle 16.3.1.2).

Die Asthmasymptomatik zeigt einen variablen Verlauf. Die zugrunde liegende chronische Entzündung der Atemwege ist variabel und kann durch individuell unterschiedliche Triggerfaktoren so weit verstärkt werden, dass klinische Symptome bzw. Exazerbationen auftreten. Bei einer vollkommen kontrollierten Asthmaerkrankung sollte der Schwellenwert zur Symptommanifestation nicht überschritten werden (Abb. 16.3.1.1).

Relevante Labor- und andere Messparameter

Klinisch-chemische Laboruntersuchungen gehören nicht zur Routinediagnostik des Asthma bronchiale. Bei der Erstdiagnose oder zur Klärung von Exazerbationen können folgende Parameter untersucht werden:

▶ Eosinophile Granulozyten: Die Eosinophilie korreliert mit dem Schweregrad der Atemwegsentzündung; Spezimen: Blut oder induziertes Sputum. Obere Normgrenze im Blut: 400/µL.

▶ Gesamt-IgE oder spezifische IgE-Antikörper; Spezimen: Serum. Obere Normgrenze Gesamt-IgE im Serum: 20 U/ml (s. a. 16.5.7).

▶ Blutgasanalyse (pCO_2-Normwerte 4,7 bis 6,0 kPa / 35 bis 45 mm Hg, pO_2Normwerte: 10 bis 13 kP$_a$ / 75 bis 98 mm Hg) oder Sauerstoffsättigung (Normwerte: 95 bis 97 Prozent).

Die bei *Lungenfunktionsuntersuchungen* erhobenen Parameter sind abhängig von Größe, Alter und Geschlecht. Gebräuchlich sind tabellarische Normwerte der Europäischen Gesellschaft für Kohle und Stahl.

▶ Maximale Atemflussgeschwindigkeit (Peak expiratory flow, PEF in [L/min]).

▶ Spirometrie: forciertes Einsekundenvolumen (Tiffeneau-Test, Forced expiratory volume in one second, FEV_1 in [L]), Vitalkapazität (Vital capacity, VC in [L]).

▶ Bodyplethysmographie: Messung des bronchialen Strömungswiderstandes, Atemvolumina.

PEF und FEV_1 werden in der Regel als Prozent des vorhergesagten (tabellierten) Wertes oder als prozentualer Anteil des persönlichen Bestwertes angegeben. Normal gelten Ergebnisse im Bereich von ca. 80 bis 120 Prozent der tabellierten Werte.

Patienten sollten ihren PEF auch regelmäßig selbst messen und protokollieren. Zur Bewertung der Ergebnisse wird das sogenannte Ampelschema herangezogen:

PEF morgens < 50 Prozent des persönlichen Bestwertes: Gefahrenbereich (rot)

PEF morgens 50 bis 80 Prozent des Bestwertes: Vorsicht, Kontrolle nicht ausreichend (gelb)

PEF morgens 80 bis 100 Prozent des Bestwertes: gute Kontrolle (grün)

Risiken/Komplikationen

Vermeidbare Risiken bzw. Komplikationen sind:

▶ Asthmaanfall (Exazerbation des Asthmas) mit Entwicklung zu Status asthmaticus und/oder respiratorischer Insuffizienz,

▶ Entwicklung einer chronischen Obstruktion/ eines Lungenemphysems,
▶ Entwicklung einer pulmonalen Hypertonie bei Cor pulmonale.

Therapeutische Ziele

Ziele einer medikamentösen Asthmatherapie sind in den GINA-Guidelines (Global Initiative for Asthma) definiert worden. In modifizierter Form sind dies:

▶ Symptomfreiheit ohne Einschränkung des täglichen Lebens,
▶ ungestörter Nachtschlaf,
▶ Vermeidung von Exazerbationen,
▶ Erhaltung/Wiederherstellung der bestmöglichen Lungenfunktion,
▶ Minimierung von Langzeitschäden,
▶ Vermeidung von unerwünschten Arzneimittelwirkungen.

Für Kinder und Jugendliche lauten zusätzliche Ziele

▶ Vermeidung der Beeinträchtigung der physischen, psychischen oder geistigen Entwicklung.

Pharmakotherapie: Stufenplan/ Leitlinien der Fachgesellschaften

Das pharmakotherapeutische Stufenschema bei Asthma bronchiale besteht aus einer antiinflammatorischen Dauertherapie (Basistherapie, »controller«) und bedarfsorientierter Verwendung von Bronchodilatatoren (Bedarfsmedikation, »reliever«).

Die Behandlung sollte jeweils auf der Stufe erfolgen, die dem gegenwärtigen Schweregrad der Erkrankung entspricht. Angestrebt wird eine optimale Symptomkontrolle unter minimaler Dosierung der Therapeutika. Der hier aufgezeigte Stufenplan gilt für Erwachsene (Tabelle 16.3.1.3).

Für Kinder gilt abweichend davon für die Dauertherapie

▶ in Stufe 2: Option eines vier- bis achtwöchigen Therapieversuchs mit Montelukast oder Cromonen (z. B. DNCG),
▶ in Stufe 3: Montelukast oder Theophyllin als Alternativen zum lang wirksamen β_2-Sympatomimetikum (besonders bei Kindern von 1 bis 6 Jahren).

Tabelle 16.3.1.3: Stufentherapie des Asthma bronchiale entsprechend Leitlinien

	Dauertherapie	Bedarfstherapie
Stufe 1	Keine Dauertherapie	Inhalatives, rasch wirksames β_2-Sympathomimetikum
Stufe 2	Inhalatives Corticosteroid (ICS) in niedriger Dosierung	Inhalatives, rasch wirksames β_2-Sympathomimetikum
Stufe 3	ICS in niedriger bis mittlerer Dosierung plus lang wirksames β_2-Sympathomimetikum (gegebenenfalls feste Kombination) *Alternative, gegebenenfalls zusätzliche Optionen:* ▶ ICS in hoher Dosis ▶ Leukotrienantagonist (Montelukast) ▶ retardiertes Theophyllin ▶ retardiertes β_2-Sympathomimetikum p. o.	Inhalatives, rasch wirksames β_2-Sympathomimetikum
Stufe 4	ICS in hoher Dosierung plus lang wirksames β_2-Sympathomimetikum (gegebenenfalls feste Kombination) *Eine oder mehrere der zusätzlichen Optionen:* ▶ retardiertes Theophyllin ▶ systemische Corticosteroide in der niedrigsten effektiven Dosis intermittierend oder dauerhaft	Inhalatives, rasch wirksames β_2-Sympathomimetikum

Tabelle 16.3.1.4: Klinisch relevante Interaktionen von Arzneistoffen zur Asthmabehandlung

Arzneistoff	Interaktion mit	Mechanismus oder klinischer Effekt
Corticosteroide (Hochdosis inhalativ oder p.o.)	Antidiabetika	Hyperglykämische Aktivität der Corticosteroide
	Antihypertensiva	Antagonismus des antihypertensiven Effekts
	β_2-Agonisten	Risiko Hypokaliämie (additive Kaliumverluste)
	Enzyminduktoren CYP 3A4/5/7 (z. B. Carbamazepin)	reduzierte Serumspiegel der Corticosteroide
	Enzymhemmer CYP 3A4/5/7 (z. B. Ketoconazol)	erhöhte Serumspiegel der Corticosteroide
	Antazida	Resorption der Corticosteroide reduziert
β_2-Sympathomimetika	Corticosteroide	Risiko Hypokaliämie
	Theophyllin	Risiko Hypokaliämie
	β-Rezeptorantagonisten (»β-Blocker«)	Bronchospasmen oder Asthmaanfall; Vorsicht auch bei der Verabreichung als Augentropfen
Theophyllin	Enzyminduktoren CYP 1A2, CYP 2E1, CYP 3A4/5/7	verminderte Serumspiegel Theophyllin
	Enzymhemmer CYP 1A2, CYP 2E1, CYP 3A4/5/7	erhöhte Serumspiegel Theophyllin
	β_2-Agonisten	Risiko Hypokaliämie

Nichtmedikamentöse Maßnahmen

▶ Patientenschulung: Symptommanagement einschließlich Therapie- und Notfallplan, Kenntnis der Wirkweise und des Einsatzes der Basis- und Bedarfstherapeutika, Inhalationstechnik,
▶ körperliches Training,
▶ Tabakentwöhnung.

Monitoring des therapeutischen Erfolgs

Ein therapeutischer Erfolg zeigt sich in einer Verbesserung der klinischen Symptomatik (Symptomfreiheit ohne Einschränkung des täglichen Lebens, ungestörter Nachtschlaf, keine Exazerbationen).

Ein Ansprechen auf eine medikamentöse Therapie des Asthma bronchiale lässt sich an folgenden Messparametern erkennen:
▶ Anstieg der individuellen Peak-flow (PEF)-Werte (persönlicher Bestwert),
▶ Abnahme der Variabilität der PEF-Werte,
▶ fehlender Abfall der PEF-Werte unter Belastung,

▶ verminderter Anstieg der PEF-Werte nach Anwendung von Bronchodilatatoren.

Gesundheitssituation und die mögliche Rolle des Apothekers

Bei der Versorgung von Asthmapatienten wurden folgende Defizite beschrieben, die durch die aktive pharmazeutische Mithilfe behoben werden sollten:
▶ *Prävention:* Elternberatung in Atopikerfamilien (Stillen, Rauchen), Beratung von Atopikern zur Allergenvermeidung
▶ *Diagnostik und Therapie*, insbesondere Allergiediagnostik
▶ *Patientenschulung:* zu selten, falsche Personengruppen oder unangemessene Verfahren (z. B. für Jugendliche)
▶ *Pharmakotherapie:* zu seltener Einsatz von antiinflammatorischen Basistherapeutika; auf inhalative Corticosteroide entfällt nur ein Anteil von 33 Prozent bezogen auf den Gesamtmarkt »Bronchiale Therapie«; zu häufiger, unzureichend dem Schweregrad der Erkran-

kung angepasster oder nicht leitliniengerechter Einsatz von Xanthinderivaten, kurz wirksamen inhalativen β_2-Sympathomimetika und Mucolytika.

▶ *Mangelnde Compliance:* Dauerhaft compliant sind ca. 34 Prozent der Erwachsenen und 39 Prozent der Kinder, die Raten der Non-Compliance liegen bei 34 Prozent bzw. 30 Prozent.

Literatur

Ärztliche Zentralstelle für Qualitätssicherung im Auftrag von Bundesärztekammer und Kassenärztlicher Bundesvereinigung: Stellungnahme zur Anfrage des Sachverständigenrates für die Konzertierte Aktion im Gesundheitswesen 08.09.2000 [www.aezq. de]

Asthma-Leitlinie [www.evidence.de] Version 01/2004

Fabel, H., Konietzko, N.: Weißbuch Lunge 2005, 3. Aufl., Thieme Verlag Stuttgart 2005

Leitlinie zur Diagnostik und Therapie von Asthma, Hrsg. Deutsche Atemwegsliga e. V. und Deutsche Gesellschaft für Pneumologie, Thieme Verlag Stuttgart 2005

Mangiapane, S., Schulz, M., Verheyen, F.: Asthma bronchiale. Manuale zur Pharmazeutischen Betreuung, Bd. 2, 4. Aufl., Govi-Verlag, Eschborn, 2005

Nationale Versorgungsleitlinie Asthma, [www. leitlinien.de], Version 1.1 August 2005

NHLBI/WHO Workshop Report: Global Strategy for Asthma Management and Prevention, NIH Publication No. 02-3659, updated 2004

Sachverständigenrat für die Konzertierte Aktion im Gesundheitswesen: Bedarfsgerechtigkeit und Wirtschaftlichkeit, Band III: Über-, Unter- und Fehlversorgung. Gutachten 2000/2001 [www.svr-gesundheit.de]

Schulenburg, J. M., Graf, v. d., Greiner, W.: Compliance und Asthma – eine Delphibefragung zur Therapietreue ambulant betreuter Asthmapatienten. Das Gesundheitswesen 1998, 60: 558–562

Stockley, I. H.: Drug Interactions, 7th ed., Pharmaceutical Press London, 2006

 Fragen zur Repetition / Vertiefung

▶ Welche Risikofaktoren bzw. protektive Faktoren sind für a) die Entwicklung eines Asthma bronchiale, b) für eine Exazerbation des Asthmas bekannt?

▶ Welche a) klinisch und b) pharmakologisch zu begründenden Vorteile bietet die Kombinationstherapie mit inhalativen Glucocorticoiden und β_2-Sympathomimetika? Welche Nachteile hat die Kombinationstherapie?

▶ Welche besondere(n) pharmakokinetische(n) Eigenschaft(en) sollte ein Glucocorticoid für die inhalative Applikation im Vergleich zu einem peroral angewandten Corticosteroid haben?

▶ Was ist eine niedrige, mittlere und hohe Dosis eines inhalativen Corticosteroids?

▶ Wo liegen Effektpotenziale bei der Pharmazeutischen Betreuung eines Asthmapatienten?

▶ Bei der Abgabe welcher Arzneimittel in der Offizinapotheke sollten Sie immer nachfragen, ob der Anwender Asthmatiker ist?

P. Högger

16.3.2 COPD – Chronisch obstruktive Lungenerkrankung

Beschreibung

Die chronisch obstruktive Lungenerkrankung (*chronic obstructive pulmonary disease, COPD*) ist ein Sammelbegriff für chronisch obstruktive Bronchitis und Lungenemphysem. COPD ist durch eine nicht vollständig reversible Obstruktion der Atemwege gekennzeichnet. Die Einschränkung des Atemflusses ist in der Regel progressiv und mit einer abnormen entzündlichen Reaktion der Lunge auf gesundheitsschädliche Partikel oder Gase, vorwiegend verursacht durch Tabakrauch, assoziiert. Die Symptome der COPD umfassen Husten, Sputumproduktion und Atemnot bei Anstrengung. Obgleich die COPD die Lunge betrifft, kann die Erkrankung systemische Konsequenzen haben.

Ätiologie/Formen der COPD

Der Hauptrisikofaktor für die Entwicklung einer COPD ist chronische Tabakrauch-Exposition (aktives Rauchen, aber auch Passivrauchen; Tabelle 16.3.2.1). Die Erkrankung manifestiert sich meistens im Alter von 50 bis 60 Jahren. In seltenen Fällen ist ein genetisch bedingter α_1-Antitrypsinmangel die Grundlage der Prädisposition für die Entwicklung eines Lungenemphysems.

Es werden bei der COPD vier Schweregrade (I–IV: leicht, mittel, schwer, sehr schwer) basierend auf der *klinischen Symptomatik* (z. B. Husten, Auswurf, Dyspnoe) und der *Lungenfunktion* (FEV$_1$, Vitalkapazität VC) unterschieden.

Tabelle 16.3.2.1: Risikofaktoren für die Entwicklung einer COPD

Genuine Faktoren	genetische Prädisposition (z. B. α_1-Antitrypsinmangel) bronchiale Hyperreaktivität Störung des Lungenwachstums
Erworbene Faktoren	inhalativer Tabakkonsum berufsbedingte Stäube/Chemikalien Luftverschmutzung häufige Atemwegsinfektionen in der Kindheit

Prävalenz der Erkrankung

Die Angaben zur Prävalenz der COPD variieren stark. Die Erkrankung betrifft in Deutschland durchschnittlich ungefähr 4 bis 7 Prozent der Bevölkerung. Die Inzidenz bei Nichtrauchern beträgt weniger als 5 Prozent, von den Rauchern sind wahrscheinlich 15 Prozent gefährdet.

Pathogenese und Verlauf

COPD ist durch eine chronische Atemwegsentzündung gekennzeichnet, die zu destruktiven Strukturveränderungen und zu einer zunehmenden Einschränkung des Atemflusses und Gasaustausches führt (Abb. 16.3.2.1). Bei der Entzündung spielen im Gegensatz zum Asthma bronchiale vorwiegend Neutrophile eine Rolle. Weitere Faktoren, die zur Pathogenese der COPD beitragen, sind oxidativer Stress und eine Imbalance zwischen der Aktivität von matrixdegradierenden Proteinasen und ihren entsprechenden Antiproteinasen.

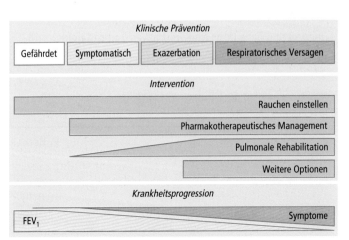

Abb. 16.3.2.1:
Schematische Darstellung der klinischen Präsentation, Interventionsmöglichkeiten und Progression der COPD

Tabelle 16.3.2.2: Ursachen der Einschränkung des Atemflusses bei COPD-Patienten

Reversibel	Präsenz von Schleim, Entzündungszellen und -mediatoren im Bronchialsekret
	Kontraktion der Bronchialmuskulatur in zentralen und peripheren Atemwegen
	Dynamische Überblähung der Lunge bei körperlicher Anstrengung
Irreversibel	Fibrose und Einengung der Atemwege
	Eingeschränkte elastische Rückstellfähigkeit der Atemwege nach Espiration
	Alveoläre Strukturveränderungen und Verlust alveolärer Oberfläche

Die Einschränkung des Atemflusses beinhaltet sowohl reversible als irreversible Elemente (Tabelle 16.3.2.2).

Relevante Labor- und andere Messparameter

Klinisch-chemische Laboruntersuchungen gehören nicht zur Routinediagnostik der COPD. Bei Patienten mit COPD, die jünger als 45 Jahre sind, kann auf einen genetisch bedingten α_1-Antitrypsinmangel getestet werden.

Lungenfunktionsuntersuchungen
Alle beschriebenen Parameter sind abhängig von Größe, Alter und Geschlecht. Gebräuchlich sind tabellarische Normwerte der Europäischen Gesellschaft für Kohle und Stahl.

▶ Spirometrie: forciertes Einsekundenvolumen (Tiffeneau-Test, Forced expiratory volume in one second, FEV_1 in [L]), Vitalkapazität (Vital capacity, VC in [L]), forcierte Vitalkapazität (FVC in [L]), Tiffeneau-Index (FEV_1/VC).
▶ Bodyplethysmographie: Messung des bronchialen Strömungswiderstandes, Atemvolumina, insbesondere das Residualvolumen (RV), wodurch das Restvolumen nach maximaler Exhalation beschrieben wird.
▶ CO-Diffusionskapazität: als Testgas wird mit einem Atemzug eine geringe Menge Kohlenmonoxid eingeatmet und der Transfer ins Blut gemessen; die Kenntnis des aktuellen Hämoglobinwertes ist hierfür erforderlich.

Die FEV_1 wird in der Regel als Prozent des vorhergesagten (tabellierten) Wertes angegeben. Werte von kleiner als 80 Prozent sind Hinweis auf eine Obstruktion, liegen die Werte unter 40 Prozent, sollte eine arterielle Blutgasanalyse durchgeführt werden. Typisch für die COPD ist ein Verhältnis von FEV_1/FVC von kleiner als 70 Prozent.

Risiken/Komplikationen
▶ Exazerbation mit respiratorischem Versagen,
▶ Sekundärer pulmonaler Hochdruck,
▶ Cor pulmonale: rechtsventrikuläre cardiale Hypertrophie aufgrund Erhöhung der Pulmonaldruckes → Risikoerhöhung für Thrombosen und Lungenembolie,
▶ Verlust an Skelettmuskelmasse (Kachexie, Wasting) mit Verschlechterung des Allgemeinzustandes.

Therapeutische Ziele
Die Ziele einer COPD-Therapie sind:
▶ Verlangsamung des Fortschreitens der Erkrankung,
▶ Linderung der Symptome,
▶ Verbesserung der körperlichen Belastbarkeit,
▶ Verbesserung des Gesundheitsstatus und der Lebensqualität,
▶ Vermeidung/Behandlung von Komplikationen,
▶ Vermeidung/Behandlung von Exazerbationen,
▶ Reduktion der vorzeitigen Mortalität,
▶ Vermeidung oder Minimierung von unerwünschten Arzneimittelwirkungen.

Pharmakotherapie: Stufenplan/ Leitlinien der Fachgesellschaften
Ein Stufenplan für die Langzeittherapie der COPD wurde in Anlehnung an die GOLD-Leitlinie *(Global Initiative of Obstructive Lung Disease)* von den deutschen Fachgesellschaften veröffentlicht (Tabelle 16.3.2.3).

Die Effekte der verwendeten Medikationen auf einige klinisch bedeutsame Erfolgsparameter der COPD sind in Tabelle 16.3.2.4 dargestellt, wobei der Empfehlungsgrad entsprechend des GOLD-Dokumentes wiedergegeben wird (A: hoher Evidenzgrad, B: geringerer Evidenzgrad).

Tabelle 16.3.2.3: Stufenplan für die Langzeittherapie der COPD

Schweregrad			
I: leicht	II: mittel	III: schwer	IV: sehr schwer

Bei Bedarf kurzwirksamer Bronchodilatator Vermeidung von Risikofaktoren; Grippe- und Pneumokokken-Schutzimpfung

Zusätzlich Dauertherapie mit einem oder mehreren Bronchodilatatoren
Rehabilitation

Zusätzlich inhalative Corticosteroide (ICS) bei
wiederkehrenden Exazerbationen

Zusätzlich Langzeit-
sauerstofftherapie
bei respiratorischer
Insuffizienz
Ggf. chirurgische
Maßnahmen

Tabelle 16.3.2.4: Effekte der COPD-Medikationen auf klinisch bedeutsame Erfolgsparameter

	FEV_1	Lungen-volumen	Exazer-bationen	Atemnot	Körperliche Leistungs-fähigkeit	Lebens-qualität	Neben-wirkungen
β_2-Agonisten, kurzwirksam	Ja (A)	Ja (B)	k.A.*	Ja (A)	Ja (B)	k.A.*	einzelne
β_2-Agonisten, langwirksam	Ja (A)	Ja (A)	Ja (A)	Ja (A)	Ja (B)	Ja (A)	minimal
Ipratropium	Ja (A)	Ja (B)	Ja (B)	Ja (A)	Ja (B)	Nein (B)	einzelne
Tiotropium	Ja (A)	Ja (A)	Ja (A)	Ja (A)	Ja (A)	Ja (A)	minimal
ICS	Ja (A)	k.A.*	Ja (A)	Ja (B)	k.A.*	Ja (A)	einzelne
Kombinationen	Ja (A)	k.A.*	Ja (A)	Ja (A)	k.A.*	Ja (A)	einzelne
Theophyllin	Ja (A)	Ja (B)	k.A.*	Ja (A)	Ja (B)	Ja (B)	bedeutend

* k. A. keine Angaben verfügbar; A: hoher Evidenzgrad; B: geringerer Evidenzgrad; ICS: inhalative Corticosteriode

Nichtmedikamentöse Maßnahmen
Die nichtmedikamentösen Therapiemöglichkeiten können verschiedenen Bereichen zugeordnet werden.

Vorbeugung und unterstützende Maßnahmen
▶ Tabakentwöhnung,
▶ Arbeitsplatzhygiene,
▶ körperliches Training,

▶ Physiotherapie,
▶ Ernährungsberatung.

Apparative bzw. operative Behandlung
▶ Langzeitsauerstofftherapie,
▶ nichtinvasive Beatmung,
▶ Emphysemchirurgie,
▶ Lungentransplantation.

Tabelle 16.3.2.5: Klinisch relevante Interaktionen von Arzneistoffen zur COPD-Behandlung

Arzneistoff	Interaktion mit	Mechanismus oder klinischer Effekt
Corticosteroide (Hochdosis inhalativ oder p. o.)	Antidiabetika	Hyperglykämische Aktivität der Corticosteroide
	Antihypertensiva	Antagonismus des antihypertensiven Effekts
	β_2-Agonisten	Risiko Hypokaliämie (additive Kaliumverluste)
	Enzyminduktoren CYP 3A4/5/7 (z. B. Carbamazepin)	reduzierte Serumspiegel der Corticosteroide
	Enzymhemmer CYP 3A4/5/7 (z. B. Ketoconazol)	erhöhte Serumspiegel der Corticosteroide
	Antazida	Resorption der Corticosteroide reduziert
β_2-Sympathomimetika	Corticosteroide	Risiko Hypokaliämie
	Theophyllin	Risiko Hypokaliämie
	β-Rezeptorantagonisten (»β-Blocker«)	Bronchospasmen oder Asthmaanfall; Vorsicht auch bei der Verabreichung als Augentropfen
Anticholinergika	Salbutamol	Risiko eines akuten Glaukoms bei Gabe von Ipratropium und Salbutamol im Vernebler; keine Interaktion bei Verabreichung durch Dosieraerosol/Pulverinhalator
Theophyllin	Enzyminduktoren CYP 1A2, CYP 2E1, CYP 3A4/5/7	verminderte Serumspiegel Theophyllin
	Enzymhemmer CYP 1A2, CYP 2E1, CYP 3A4/5/7	erhöhte Serumspiegel Theophyllin
	β_2-Agonisten	Risiko Hypokaliämie

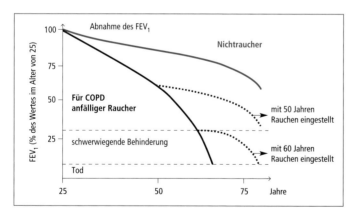

Abb. 16.3.2.2:
Schematische Darstellung der Abnahme des FEV_1 bei Nichtrauchern und Rauchern. Eine verzögerte Abnahme des FEV_1 ist nach Einstellung des Rauchens zu beobachten, auch im höheren Alter.

Monitoring des therapeutischen Erfolgs

Die COPD ist eine progredient verlaufende Erkrankung. Ein therapeutischer Erfolg zeigt sich in einer Stabilisierung oder Besserung der klinischen Symptomatik. Die Messung der Peak-Flow-Werte ist für das Monitoring der COPD weniger gut geeignet, da bei einer Exazerbation die klinische Symptomatik dem Abfall der Peak-Flow-Werte vorangeht. Das forcierte Einsekundenvolumen FEV_1 ist der beste Prädiktor für die Langzeitprognose, wobei eine langsame, ähnlich wie im Rahmen des Alterungsprozesses zu beobachtende Einschränkung des FEV_1 für eine günstigere Prognose steht (s. Abb. 16.3.2.2).

Gesundheitssituation
und die mögliche Rolle des Apothekers
Versorgungsdefizite

Bei der Versorgung von COPD-Patienten wurden folgende Defizite beschrieben, zu deren Behebung pharmazeutische Interventionen beitragen können:

▶ *Prävention:* Maßnahmen zur Pävention der aktiven und passiven Tabakrauchexposition einschließlich Raucherentwöhnung,

▶ *Diagnostik und Therapie* erfolgen häufig zu spät und nicht leitliniengerecht

▶ Patientenschulung (Inhalationstechnik),

▶ *Pharmakotherapie:* unzureichende Umsetzung der Therapieempfehlungen; es gibt Über-, Unter- und Fehlversorgung im Bereich der Pharmakotherapie,

▶ Mangelnde Compliance.

Literatur

DiPiro, J. T., Talbert, R. L., Yee, G. C., Matzke, G. R., Wells, B. G., Posey, L. M.: Pharmacotherapy – A Pathophysiological Approach, 7th ed., McGraw-Hill New York 2008

Global Initiative for Chronic Obstructive Lung Disease – The Global Strategy for Diagnosis, Management and Prevention of COPD (updated 2008), the Executive Summary (updated 2008), the Pocket Guide (updated 2008) [http://www.goldcopd.com/]

American Thoracic Society / European Respiratory Society Task Force. Standards for the Diagnosis and Management of Patients with COPD [Internet]. Version 1.2. New York: American Thoracic Society; 2004, updated 2005. [http://www.thoracic.org/go/copd]

Sachverständigenrat für die Konzertierte Aktion im Gesundheitswesen: Bedarfsgerechtigkeit und Wirtschaftlichkeit, Band III: Über-, Unter- und Fehlversorgung. Gutachten 2000/2001 [www.svr-gesundheit.de]

Stockley, I. H.: Drug Interactions, 7th ed., Pharmaceutical Press London, 2006

Walker, R., Edwards, C.: Clinical Pharmacy and Therapeutics, 3rd ed., Churchill Livingstone Edinburgh 2003

Vogelmeier, C., Buhl, R., Criée C. P., Gillissen, A., Kardos, P., Köhler, D., Magnussen, H., Morr, H., Nowak, D., Pfeiffer-Kascha, D., Petro, W., Rabe, K., Schultz, K., Sitter, H., Teschler, H., Welte, T., Wettengel, R., Worth H.: Leitlinie der Deutschen Atemwegsliga und der Deutschen Gesellschaft für Pneumologie und Beatmungsmedizin zur Diagnostik und Therapie von Patienten mit chronisch obstruktiver Bronchitis und Lungenemphysem (COPD). Pneumologie 2007; 61: e1-e40

 Fragen zur Repetition / Vertiefung

▶ Wie unterscheiden sich Asthma bronchiale und COPD?

▶ Welche Möglichkeiten zur Raucherentwöhnung gibt es?

▶ Welche Luftverunreinigungen haben einen schädigenden Einfluss auf die Lunge?

▶ Welche Faktoren macht man neben einer Mangelernährung für die (Muskel-)Kachexie bei COPD-Patienten verantwortlich?

▶ In welcher klinisch relevanten Eigenschaft unterscheiden sich Ipratropiumbromid und Tiotropiumbromid?

P. HÖGGER

16.4 Neurologische und psychiatrische Erkrankungen

16.4.1 Schlafstörungen (Insomnien) und Angsterkrankungen

Beschreibung

Sicherlich gehören Schlafstörungen (Insomnien) und Angsterkrankungen zu den häufigsten »psychiatrischen« Symptomen in unserer Gesellschaft. Obwohl es eine Vielzahl von Ursachen für beide Erkrankungen geben kann, treten sie doch häufig gemeinsam auf bzw. ist die Angsterkrankung als eine Ursache für Schlafstörungen zu betrachten. Insomnien sind gekennzeichnet durch Einschlaf- und Durchschlafschwierigkeiten. Angsterkrankungen stellen ganz allgemein eine situationsunangepasste, übersteigerte Furcht dar, die sich auch in somatischen Symptomen (Schwindel, Zittern, Tachykardie, Luftnot, Parästhesien) manifestiert. In beiden Fällen ist eine erhebliche Beeinträchtigung der Lebensqualität bzw. der psychosozialen Funktionalität (besonders bei Angsterkrankungen) Voraussetzung für eine Behandlung.

Ätiologie

Neurobiologisch handelt es sich bei Angststörungen wohl um eine Störung des »Arousal« (»Aufmerksamkeit/Wachheit«)-Systems – also der Reizverarbeitung, wobei dem wichtigsten inhibitorischen Neurotransmitter, der γ-Aminobuttersäure (GABA), offensichtlich eine zentrale Rolle zukommt. Daneben ist sicher auch das serotonerge System für die Pathogenese der Angsterkrankung von Bedeutung.

Auch im Falle der Schlafstörung – worin sich auch die pathophysiologische Nähe zur Angsterkrankung zeigt – spielt GABA eine herausragende Rolle.

Prävalenz der Erkrankung

Die Prävalenz von Angststörungen in der allgemeinen Bevölkerung liegt zwischen 10 und 20 Prozent, wobei das Verhältnis zwischen Männern und Frauen ungefähr 1:2 beträgt. Die Erstmanifestation liegt im Alter zwischen 20 und 30, die höchste Prävalenz wird allerdings in der Gruppe der 50- bis 64-Jährigen festgestellt.

Mit zunehmendem Alter kann eine klare Zunahme der Schlafstörungen und der damit verbundenen Beschwerden registriert werden. Man schätzt, dass ein Viertel der über 50-Jährigen unter Schlafstörungen leidet.

Pathogenese und Verlauf

Psychodynamisch wird die Angst als eine misslungene neurotische Konfliktlösung bei instabilem Ich und eine entsprechende Überforderung beim Umgang mit Konflikten erklärt. Phobien bedeuten eine Projektion dieser Angst auf äußere Objekte oder Situationen. Lerntheoretisch geht man davon aus, dass es sich bei der Angst um eine klassische Konditionierung handelt, wobei schließlich bestimmte Situationen oder Objekte als Lernstimulus genügen. Hierüber lässt sich auch die Zunahme der Angst im Krankheitsverlauf erklären.

Schlafstörungen sind gekennzeichnet durch ein fehlerhaft übersteigertes Arousal-System, das durch interne und externe Stimuli (Schmerz, psychiatrische Störungen, Restless-Legs-Syndrom, Lärm, extreme Temperaturen, Helligkeit) enerviert werden kann. Es verhindert die im circadianen Rhythmus determinierte Ruhe/Schlaf-Periode. Schlafstörungen nehmen in ihrer Wertigkeit für den Einzelnen mit zunehmendem Alter zu.

Diagnostik sowie relevante Labor- und andere Messparameter

Die Diagnose der Angst erfolgt aufgrund bestimmter Merkmale, gemäß der Klassifizierungssysteme, *Diagnostic and Statistical Manual of Mental Disorders, 4th edition* (DSM IV) und International Classification of Diseases (ICD 10) (s. Tabelle 16.4.1.1).

Differenzialdiagnostisch ist es von großer Bedeutung, Angsterkrankung von anderen psychiatrischen Störungen, wie Depression, Schizophrenien oder Persönlichkeitsstörung, abzugrenzen. EKG und Laboruntersuchungen (Blutbild, Elektrolyte, Blutzucker, Transaminasen, Gamma-GT, Schilddrüsenwerte) dienen dem Ausschluss organischer Ursachen.

Die Klassifikation der Schlafstörung nach ICD-10 erfolgt in nichtorganische und organische Schlafstörungen. Bei den nichtorganischen Schlafstörungen werden Dyssomnien (Einschlafstörung > 30 Minuten, Durchschlafstörung oder vermehrte Schläfrigkeit) und Parasomnien (Störungen von Arousal und Stadienwechsel) unterschieden. Zu den organischen Schlafstörungen gehören u. a. das Schlaf-Apnoe-Syndrom, die Narkolepsie oder das Kleine-Levin-Syndrom. Zusätzlich wurde in jüngster Zeit »nichterholsamer Schlaf« als Kategorie der Schlafstörung definiert, bei der primär die Tagesbefindlichkeit und Funktionsfähigkeit im Vordergrund stehen. Neben einer Diagnose der Schlafarchitektur in einem Schlaflabor besitzen strukturierte Interviews, Schlaffragebögen und Patiententagebücher eine große Bedeutung in der Diagnose der Insomnie.

Wichtig ist auch die Abklärung iatrogener Effekte wie Coffein, einige Antibiotika (Gyrasehemmer), Diuretika, Antihypertensiva oder Alkohol(missbrauch) sowie umgebungsbedingte Stressoren wie Lärm oder Schichtarbeit.

Therapeutische Ziele

Die Pharmakotherapie der Angst beschränkt sich auf eine symptomatische Therapie, die nicht geeignet ist, bestehende Angstzustände aufzulösen. Sie ist aber häufig gerade in akuten Situationen und zu Beginn der Therapie unverzichtbar. Langfristig erscheinen psychotherapeutische Verfahren (kognitive-behaviorale Interventionen) erfolgversprechender, wobei in jüngster Zeit durchaus eine Kombination beider Therapieformen bei einigen Angststörungen (z. B. Panikstörung) als

sinnvoll angesehen wird. Ziel einer jeglichen Therapie ist es, den Patienten wieder zu einem situationsadäquaten Verhalten zu bringen.

Zentraler Baustein der Insomnietherapie, noch vor Einsatz von Hypnotika, sind Verhaltensmaßregeln der Schlafhygiene, die jeder Patient alleine durchführen kann. Ziel der Therapie ist die Wiederherstellung eines erholsamen Schlafes mit dem damit verbundenen Wiedererlangen der vollen Leistungs- und Konzentrationsfähigkeit am Tage.

Pharmakotherapie: Stufenplan/ Leitlinien der Fachgesellschaften
Anxiolytika

Anxiolytisch wirksame Benzodiazepine greifen am $GABA_A$-Rezeptor an und erhöhen dessen Affinität zu GABA und damit seine Effizienz. Eine für die Therapie sinnvolle Einteilung der Benzodiazepine leitet sich von deren Halbwertszeit und dem Vorhandensein aktiver Metabolite ab. Über die gewünschte Wirkdauer kann somit das therapeutisch passende Benzodiazepin ausgewählt werden. Im Falle der Angsterkrankung können Benzodiazepine mit langer Halbwertszeit (z. B. Diazepam, Clobazam, Dikaliumclorazepat, Clonazepam) aufgrund eines gleichmäßigeren Wirkstoffspiegels von Vorteil sein. Häufig eingesetzt in der anxiolytischen Therapie werden Alpazolam und Lorazepam. In jedem Fall sollten Benzodiazepine nur zur akuten und kurzfristigen Kriseninterventionen eingesetzt werden. In der Therapie der Panikstörung zugelassene Antidepressiva sind die selektiven Serotonin-Rückaufnahmehemmer

Tabelle 16.4.1.1: Sub-Klassifizierung der Angsterkrankung

Phobien	
Agoraphobie	Furcht vor Menschenmengen oder öffentlichen Plätzen
Soziale Phobie	Furcht vor engem Kontakt zu anderen (prüfender Betrachtung durch andere)
Spezifische Phobie	Furcht vor speziellen Situationen (Höhe, Enge [Klaustrophobie], Spinnen etc.)
Panikstörung (mit oder ohne Agoraphobie)	Unspezifische, wiederholt auftretende schwere Angstattacken mit ausgeprägter körperlicher Symptomatik
Generalisierte Angststörung	Mindestens 6 Monate andauernde unspezifische Angst mit Spannung und vegetativer Übererregbarkeit

(SSRIs) Citalopram/Escitalopram und Paroxetin sowie das trizyklische Antidepressivum (TZA) Clomipramin, das allerdings auch bevorzugt die Serotonin-Rückaufnahme hemmt. Zugelassen in der generalisierten Angststörung sind Paroxetin, Venlafaxin und seit 2008 Pregabalin und Duloxetin. Bei phobischen Störungen ist neben den SSRI Paroxetin und Sertralin auch der reversible MAO-A-Hemmer Moclobemid zugelassen. Daneben zeigten sich auch andere TZA (z. B. Imipramin) und SSRI (z. B. Fluvoxamin) in einigen Studien als wirksam.

Buspiron (Bespar®) ist ein partieller Agonist an postsynaptischen und ein voller Agonist an präsynaptischen Serotonin(5-HT)-$_{1A}$-Rezeptoren. Der größte Vorteil liegt in der Tatsache, dass Buspiron nicht sedativ/hypnotisch wirkt und kein nennenswertes Abhängigkeits- oder Missbrauchspotenzial aufweist. Nachteil ist eine Latenz von bis zu 3 Wochen bis zum Eintritt der Wirkung.

Hydroxyzin (Atarax®) ist ein zentral wirksamer Histamin-H_1-Antagonist mit adrenolytischer und anticholinerger Komponente.

Opipramol (Insidon®) ist ein Antagonist an 5-HT_2-, H_1- und Dopamin (D_2)-Rezeptoren. Neben der Anxiolyse weist es eine relativ ausgeprägte sedierende Komponente auf. Propranolol (Dociton®) u. a. β-Blocker zur Kupierung adrenerg vermittelter somatischer Symptome der Angst (Tachykardie, Schwitzen, Tremor) sollten nach derzeitiger Empfehlung nicht mehr Mittel der ersten Wahl einer anxiolytischen Therapie sein.

Hypnotika (Antiinsomnika)
Auch bei der Behandlung der Insomnie spielen Benzodiazepine und andere GABAerg wirksame Substanzen (Zolpidem [Stilnox®], Zaleplon [Sonata®], Zopiclon [Ximovan®], Chloralhydrat [Chloraldurat®]) eine entscheidende Rolle. Während in der Behandlung der Angststörung Benzodiazepine mit längerer Halbwertszeit zu bevorzugen sind, sollte bei Schlafstörungen auf kurz bis mittellang wirksame Substanzen (z. B. Temazepam) zurückgegriffen werden, die allerdings eine Wirkung über die gesamte Schlafperiode aufrechterhalten sollten (Zolpidem hat eine sehr kurze Halbwertszeit, was zu plötzlichem Aufwachen während der Nacht führen kann).

Eine weitere Gruppe der Hypnotika umfasst die *zentral wirksamen, sedierenden H_1-Antihistaminika* wie Diphenhydramin (z. B. Betadorm®), Doxylamin (z. B. Gittalun®) und Promethazin (z. B. Atosil®).

Leichte (Ein-)Schlafstörungen lassen sich auch mit Phytopharmaka (Baldrian, Hopfen, Melisse, Passionsblume) behandeln.

Im Falle des Restless-Legs-Syndroms haben sich Dopaminagonisten (z. B. Pramipexol oder Ropinirol) als wirksam erwiesen.

Klinisch relevante Interaktionen und Nebenwirkungen von Anxiolytika und Hypnotika

Bei allen Hypnotika gilt die Gefahr einer Potenzierung der Sedierung bei Einnahme anderer sedierender Pharmaka oder Alkohol. Weder Benzodiazepine noch die non-Benzodiazepin-Hypnotika Chloraldurat, Zaleplon, Zopiclon oder Zolpidem oder die H_1-Antihistaminika Diphenhydramin, Doxylamin, Promethazin weisen ein hohes pharmakokinetisches Interaktionspotenzial auf. Allerdings können potente Inhibitoren von CYP 3A4 (z. B. Makrolidantibiotika, Azole) die Wirkdauer einiger Benzodiazepine (z. B. Alprazolam, Diazepam) deutlich verlängern, mit der Gefahr eines morgendlichen »hang-overs« (Tagesmüdigkeit, eingeschränkte Fahrtauglichkeit). Einzig Diphenhydramin ist ein klinisch relevanter Inhibitor von CYP 2D6, und Chloralhyrat kann kritische Pharmaka mit enger therapeutischer Breite (Warfarin, Antidiabetika) aus der Plasmaproteinbindung verdrängen. Für die H_1-Antihistaminika gilt weiterhin, dass ihre anticholinergen Effekte durch andere anticholinerge Substanzen (TZA) verstärkt werden können (Mundtrockenheit, Harnverhalten, Verwirrtheit).

Nichtmedikamentöse Maßnahmen

Bei Angsterkrankungen sind psychotherapeutische Maßnahmen (z. B. Reizkonfrontation und Angstbewältigungstraining) ein wesentlicher Bestandteil der Therapie.

Das Zusammenspiel der psychotherapeutischen und pharmakologischen Therapien bei der Angsterkrankung ist in der Tabelle 16.4.1.2 zusammengefasst.

Tabelle 16.4.1.2: Wichtige Charakteristika verschiedener Therapieverfahren (Psychotherapie und Pharmakotherapie) für spezifische Angststörungen

	Kognitive Verhaltenstherapie	Psychodynamische Psychotherapie	Pharmakotherapie
Spezifische Phobien	Reizkonfrontation in vivo; eventuell systematische Desensibilisierung	Beratung	(β-Blocker), BZD (z. B. Flugangst), TZA, SSRI
Panikstörung	Reaktionskonfrontation (interne Reizkonfrontation) kognitive Reattribuierung	»konfrontativ«	Imipramin (andere TZA), SSRI, irreversible MAO-I, BZD (vor allem hochpotente wie Alprazolam, Clonazepam, Lorazepam)
Agoraphobie mit/ohne Panikstörung	Reizkonfrontation in vivo	mit »konfrontativen« Elementen	Imipramin (andere TZA ,SSRI, irreversible MAO-I, BZD (vor allem hochpotente wie Alprazolam, Clonazepam, Lorazepam)
Soziale Phobie	*kognitive-behaviorale Interventionen: Reiz-konfrontation, kognitive Reattribuierung und Umstrukturierung. Training sozialer Kompetenz*	*Am Selbstkonzept orientierte dynami-sche Therapie*	Reversible und irreversible MAO-I: SSRI, BZD; β-Blocker
Generalisierte Angststörung	Angstbewältigungs-training	Symptomreduktion und Veränderung des Selbstkonzeptes	TZA, SSRI, BZD, Burpiron, Neuroleptika Duloxetin, Pregabalin

BZD = Benzodiazepine; TZA = trizyklische Antidepressiva; MAO-I = Monoaminoxidase-Inhibitoren;
SSRI = selektive Serotonin-Rückaufnahmehemmer

Bei Schlafstörungen sind vor dem Einsatz von Hypnotika unter Einbeziehung des Patienten nichtpharmakologische Maßnahmen zu bevorzugen. Die wichtigste Maßnahme umfasst die Aufklärung und Beratung zur Schlafhygiene.

Verhaltensmaßregeln der Schlafhygiene beinhalten:
▶ das Einhalten der individuell nötigen Schlafdauer,
▶ das Einhalten regelmäßiger Schlafzeiten: feste Zeiten des Zubettgehens und Aufstehens (auch im Urlaub und an Wochenenden),
▶ der Verzicht auf Tagesschlafperioden,
▶ angenehme Schlafbedingungen,
▶ eine ausgeglichene Ernährung,
▶ Coffeinkarenz, besonders am Abend,
▶ abendliche Alkohol- und Nicotinkarenz,

▶ regelmäßige körperliche Betätigung,
▶ entspannende Abendgestaltung.

Therapiebezogene Probleme

Bei Benzodiazepinen muss nach kontinuierlicher Einnahme über mehr als einen Monat mit einem Verlust der Wirksamkeit aufgrund einer Toleranzentwicklung gerechnet werden. Das Abhängigkeitsrisiko steigt, wenn hohe Dosen über einen längeren Zeitraum eingenommen werden. Zudem scheint das Risiko bei kurz wirksamen Substanzen wie Lorazepam erhöht zu sein. Das Abhängigkeitsrisiko ist für die neueren GABAergen Substanzen Zaleplon, Zopiclon und Zolpidem nicht oder nur in geringem Maße vorhanden.

Nach abruptem Absetzen von Benzodiazepinen finden sich 3 Typen einer Absetzsymptomatik:

1. Rebound-Symptome mit akuter und verstärkter Wiederkehr der Panik oder Angstsymptomatik für einen nur kurzen Zeitraum
2. Rückfallsymptome gleichen der Symptomatik, die zum Einsatz des Benzodiazepins geführt hat, sollten aber, um als Absetzphänomen betrachtet zu werden, nach einiger Zeit abklingen.
3. Eigentliche Entzugssymptome, die nach 2 bis 10 Tagen auftreten und gewöhnlich bis zu 15 Tage andauern können. Die wichtigsten Symptome sind Schlaflosigkeit, Irritabilität, Schwitzen, Erbrechen, Tremor, Kopfschmerz, Delirien, psychoseartige Zustände, Verwirrtheit, Krampfanfälle, Photophobie.

Wichtig ist daher die stufenweise Dosisreduktion, häufig über Wochen.

Besonders in der Therapie mit lang wirkenden Benzodiazepinen zu beachten sind »Hang-over«-Phänomene, d. h. verstärkte Tagesmüdigkeit, Sedierung, Ataxie und Sturzgefahr. Bei älteren Patienten und/oder höheren Dosen kann es zu paradoxen Disinhibitionsphänomenen kommen, die sich in Euphorisierung, Erregung, aber auch Aggressivität manifestieren können. Fehldiagnosen und fehlende Therapie führen zur Chronifizierung der Schlafstörung. Hang-over-Phänomene unter Hypnotika schränken die Verkehrstauglichkeit ein.

Besondere Rolle des Apothekers

Dem Apotheker kommt bei der Einschätzung der Entwicklung einer Abhängigkeit von Benzodiazepinen eine herausragende Rolle zu. Die Zunahme der Frequenz in der Beschaffung der Medikation deutet auf eine Toleranzentwicklung und/oder Abhängigkeit hin. Patienten unter Behandlung mit einem Benzodiazepin sollten unbedingt auf die Gefahren eines plötzlichen Absetzens der Medikation hingewiesen werden. In der Verantwortung des Apothekers liegt es, den Patienten zunächst bzgl. nichtpharmakologischer Maßnahmen, besonders bei Schlafstörungen, zu beraten, bevor eine medikamentöse Therapie erwogen wird.

Literatur

Bandelow, B., Bleich, S., Kropp, S.: Handbuch Psychopharmaka. Hogrefe Verlag, Göttingen 2000

Benkert, O., Hippius, H.: Kompendium der psychiatrischen Pharmakotherapie. 5. Auflage, Springer Verlag, Berlin, Heidelberg 2005

Berthold, H. (Hrsg.): Klinikleitfaden Arzneimitteltherapie. Urban und Fischer, München 1999

Cooper, S. J.: Anxiolytics, sedatives and hypnotics. In: King, D.J. (Ed.): Seminars in clinical pharmacology. Royal College of Psychiatrists, London 1995

? # Fragen zur Repetition / Vertiefung

▶ Nach welchen Kriterien lassen sich Benzodiazepine unterscheiden?

▶ Warum sollten Benzodiazepine nicht abrupt abgesetzt werden?

▶ Welche Vorteile weisen die neueren GABAergen Substanzen im Vergleich zu Benzodiazepinen auf?

▶ Welcher Neurotransmitter spielt in der Pathogenese und Therapie sowohl der Angsterkrankung als auch der Schlafstörung eine entscheidende Rolle?

▶ Welche weitere Pharmakagruppe spielt neben den Benzodiazepinen in der Therapie der Angsterkrankung eine herausragende Rolle?

▶ Ist die Pharmakotherapie Mittel der ersten Wahl in der Behandlung von Schlafstörungen?

Dengler, W., Selbmann, K. (Hrsg.): Praxisleitlinien in Psychiatrie und Psychotherapie. Band 2, Leitlinien zur Diagnostik und Therapie von Angsterkrankungen. Steinkopff-Verlag, Darmstadt 2000
Arzneiverordnung in der Praxis. Empfehlungen zur Therapie von Angst- und Zwangsstörungen. 2. Auflage, Arzneimittelkommission der deutschen Ärzteschaft, Berlin 2006

Internetadressen
www.dgppn.de
Praxisleitlinien in Psychiatrie und Psychotherapie, Band 2: Leitlinien zur Diagnostik und Therapie von Angsterkrankungen, Steinkopff, Darmstadt 2000
www.uni-duesseldorf.de/WWW/AWMF/II/psytm023.htm
Deutsche Gesellschaft für Schlafmedizin. www.sleep.de

S. HÄRTTER

16.4.2 Affektive Störungen

Beschreibung

Grundsätzlich lassen sich zwei Typen der affektiven Erkrankung unterscheiden, die *unipolare Depression*, bei der die behandlungswürdige depressive Symptomatik im Vordergrund steht, und die wesentlich komplexere *bipolare affektive Störung*, in deren Krankheitsverlauf fünf verschiedene Symptomkonstellationen (Depression, Hypomanie, Manie, gemischte Episode, Rapid Cycling) auftreten können. Um eine allen Formen der affektiven Störung gerechte Definition zu finden, kann man von einer krankhaften Veränderung der Stimmungslage und des Aktivitätsniveaus sprechen. Allen affektiven Störungen gemein ist der episodische Verlauf.

Ätiologie

Die Ätiologie der affektiven Störung ist immer noch nicht vollständig geklärt. Neben Störungen im Neurotransmitter-System (Noradrenalin, Serotonin, Dopamin), das auch den direkten Angriffsort von allen derzeit verfügbaren Antidepressiva darstellt, spielen als Auslöser und Verstärker auch Stress und Störungen im Regelkreis des zentralen Stresshormons Cortisol (Hypophyse-Hypothalamus-Nebenniere) eine zentrale Rolle. Besonders in jüngster Zeit werden die affektiven Erkrankungen auch als eine Störung der Neuroplastizität und damit als eine neurodegenerative Erkrankung gesehen.

Prävalenz der Erkrankung

Die Lebenszeitprävalenz, d. h. die Wahrscheinlichkeit, im Laufe seines Lebens an einer Depres-

sion zu erkranken, liegt bei 12 bis 17 Prozent, wobei Frauen etwa doppelt so oft betroffen sind wie Männer (bis zu 25 Prozent). Die Lebenszeitprävalenz für alle bipolaren Störungen zusammen liegt bei 4 bis 6 Prozent.

Pathogenese, Verlauf und Komplikationen

Während die Erstsymptomatik der unipolaren Depression ihren Gipfel im dritten und vierten Lebensjahrzehnt erreicht, tritt die bipolare Störung gewöhnlich früher, bis zum dritten Lebensjahrzehnt, auf. Einen weiteren Gipfel im Auftreten der Depression gibt es bei den über 65-Jährigen als sogenannte Altersdepression.

Affektive Erkrankungen verlaufen episodisch mit einer langsamen Steigerung der Symptomatik bis das Vollbild der Erkrankung erreicht ist. Dementsprechend wird häufig zu spät die nötige antidepressive oder auch antimanische Therapie begonnen. Die Episodendauer kann zwischen Wochen und Monaten bis zu einem Jahr liegen. Auch wenn die Prognose für eine Remission der einzelnen Phasen noch relativ gut ist, muss jedoch in 50 bis 75 Prozent bei einer depressiven Episode und mit > 80 Prozent nach einer manischen Episode mit Rezidiven gerechnet werden. Nach 3 Episoden verläuft die Erkrankung mit einer > 90 Prozent Wahrscheinlichkeit chronisch. Eine chronische, (rezidiv-)prophylaktische Therapie ist demnach spätestens nach dem zweiten Rezidiv obligat. Von enormer Relevanz ist natürlich das erhöhte Risiko der Suizidalität. So führen etwa 40 bis zu 80 Prozent der Patienten mit affektiver Störung Selbstmordhandlungen aus, und etwa 15 Prozent der Patienten versterben im Zuge des Suizidversuchs.

Diagnostik sowie relevante Labor- und andere Messparameter

Differenzialdiagnostisch ist es von großer Bedeutung, die Depression von anderen psychiatrischen Störungen wie Angsterkrankung oder Persönlichkeitsstörung und die manischen Phasen der bipolaren Störung von psychotischen Störungen wie Schizophrenie abzugrenzen.

Die *unipolare Depression* (majore Depression) ist gekennzeichnet durch eine deutliche Antriebsminderung und Stimmungsverflachung. Die relevanten Symptome zur Diagnose einer depressiven Episode gemäß ICD 10 beinhalten neben depressiver Stimmung und Antriebsmangel auch Zusatzsymptome wie Suizidgedanken, verminderte Konzentration und somatische Symptome wie Appetit- und Gewichtsverlust.

Aus dem Symptomcluster müssen mindestens fünf über einen Zeitraum von zwei Wochen vorliegen sowie mindestens eines der Hauptsymptome. Der Schweregrad der Erkrankung wird anhand von psychiatrischen Skalen ermittelt, deren am weitesten verbreitete die Hamilton Depression Rating Scale (HAM-D) ist.

Bei der *bipolaren affektiven Störung* (manisch-depressive Störung) liegt im Gegensatz zur unipolaren Erkrankung ein episodischer Wechsel zwischen hyperaktiven (manischen) und antriebsgeminderten (depressiven) Phasen vor, der in besonderen Fällen (»rapid cycling«) innerhalb von wenigen Tagen erfolgen kann. Die entsprechenden diagnostischen Kriterien für eine manische Episode gemäß ICD 10 beinhalten u. a. Überaktivität, Rededrang, Verlust sozialer Hemmungen.

Differenzialdiagnostisch ist es wichtig abzuklären, ob eine depressive oder manische Phase nicht Folge bzw. Symptom einer anderen Grunderkrankung ist. Hierzu gehören neurodegenerative Erkrankungen wie Morbus Parkinson oder Alzheimer, aber auch Störungen des Cortisol- (Cushing Syndrom) oder Schilddrüsen-(Hypothyreose)-Haushaltes. Auch eine Abklärung bakterieller oder viraler Infektionen (Lues, Toxoplasmose, Borreliose, HIV) und chronischer Intoxikationen (Hg, Alkohol, CO) ist angeraten. Ebenso existiert eine Reihe depressiogener Pharmaka, wie z. B. Glucocorticoide, L-Dopa, Interferone, β-Blocker. Zusätzlich können ein Drogenscreening (bei entsprechenden Anhaltspunkten), EEG und MRT angeraten sein. Diagnostische Laborverfahren zum Nachweis einer affektiven Erkrankung existieren dagegen nicht.

Therapeutische Ziele

Bei der Behandlung unipolarer Depressionen werden drei Therapiephasen unterschieden, die Akuttherapie, die Erhaltungstherapie und die Rezidivprophylaxe (Abb. 16.4.2.1).

Im Vordergrund der *Akuttherapie* steht natürlich die Vermeidung suizidaler Gedanken und Handlungen. Daneben geht es um eine Verbesserung der Akutsymptomatik mit einer Besserung des Schlafes, Verminderung der Angst und Un-

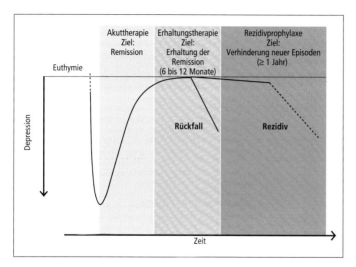

Abb. 16.4.2.1:
Verlaufsschema der Erkrankung bei unipolaren Depressionen

ruhe und einer Antriebsteigerung (Cave bei Suizidgefährdung!). Die Therapie wird bis zur Remission (gegebenenfalls Teilremission) durchgeführt. In der *Erhaltungstherapie* (mindestens für 6 Monate) wird die Therapie, die zur Remission führte, fortgesetzt. Hier steht im Vordergrund die Sicherung der Therapiecompliance. Die *Rezidivprophylaxe* (auch *Sekundärprophylaxe*) wird ebenfalls häufig mit der gleichen Therapie, die zur Remission führte, weitergeführt, jedoch stehen hier auch andere, möglicherweise verträglichere Therapieformen (z. B. Psychotherapie) zur Verfügung.

Ähnlich der unipolaren Störung werden auch bei der bipolaren Störung drei Therapiephasen unterschieden, die in einen Gesamtbehandlungsplan eingebettet sein sollten, der neben der Pharmakotherapie auch psycho- und soziotherapeutische Maßnahmen umfasst.

Pharmakotherapie: Stufenplan/ Leitlinien der Fachgesellschaften

Unipolare affektive Störung (Antidepressiva)

Grundsätzlich sollte die Behandlung mit Antidepressiva (AD) in das Gesamtbehandlungskonzept eingebettet sein und mit dem Patienten besprochen werden. Dies vor allem vor dem Hintergrund, dass Nebenwirkungen zwar sofort nach Therapiebeginn auftreten können, der erwünschte Therapieeffekt aber erst nach 2 bis 4 Wochen. Eine Therapie mit einem Antidepressivum, bevorzugt als Monotherapie, ist immer indiziert bei schwerer und/oder chronischer depressiver Episode oder fehlendem Ansprechen nichtmedikamentöser Therapieoptionen. Kombinationsbehandlungen (z. B. mit einem weiteren AD oder Benzodiazepinen) sollten erst bei fehlendem Ansprechen auf eine Monotherapie nach ca. 4 bis 8 Wochen erwogen werden. Ein Benzodiazepin kann allerdings auch hilfreich sein, um die Zeit bis zum therapeutischen Effekt des Antidepressivums zu überbrücken. Es ist jedoch niemals als Dauermedikation zu betrachten.

Bipolare affektive Störung

Basistherapeutika, die auch als »Stimmungsstabilisierer« bekannt sind, sollten in allen Phasen der Therapie (Akut- und Erhaltungstherapie sowie Rückfallprophylaxe) gegeben werden. Im Idealfall ist die Therapie im gesamten Verlauf der Erkrankung nur mit einer Substanz dieser Gruppe durchführbar. Hierzu gehören Lithium, Antikonvulsiva wie Carbamazepin, Valproinsäure und Lamotrigin, aber auch atypische Antipsychotika, wie Olanzapin, Quetiapin oder Risperidon.

Abhängig von der Akutsymptomatik der Episode (Manie oder Depression) ist eine zeitlich begrenzte adjuvante Therapie möglich.

Behandlung manischer Episoden
Bei euphorischer Manie ist Lithium Mittel der ersten Wahl; alternativ oder in Kombination: atypische Antipsychotika, v. a. Olanzapin.

Behandlung von bipolaren Depressionen
Es ist inzwischen gut belegt, dass Antidepressiva sowohl eine Manie induzieren als auch die Phasenfrequenz verkürzen können. Mittel der ersten Wahl bei leichter und mittelschwerer Depression sind daher bevorzugt Phasenprophylaktika (Lithium) und nur bei schwerer Depression mit Suizidalität sollte auf Antidepressiva zurückgegriffen werden.

Nichtmedikamentöse Maßnahmen

▶ Somatische Behandlungsverfahren
  Lichttherapie (2500 Lux für ca. 1 Stunde täglich),
  Schlafentzug (Schlafdeprivation 1- bis 2-mal/ Woche),
  Elektrokrampfbehandlung (u. a. bei therapieresistenter Depression; 6 bis 12 Sitzungen im Abstand von 2 bis 3 Tagen),
  repetitive transkranielle Stimulation (Stimulation kortikaler Neurone mit Magnetfeldern),
  Vagusnerv-Stimulation (»Schrittmacherimplantat«).
▶ Psychotherapie

Therapiebezogene Probleme

▶ Häufige Fehl- bzw. Nichtdiagnose und Therapie der somatischen Symptome der Depression,
▶ Wirklatenz von mehr als 2 Wochen wird häufig als Wirkungslosigkeit gedeutet und führt zu verminderter Compliance,

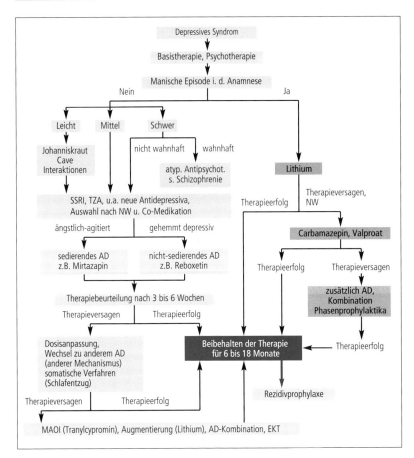

Abb. 16.4.2.2:
Algorithmus der Therapie affektiver Störungen.
AD = Antidepressiva
EKT = Elektrokrampftherapie
MAOI = Monoaminoxida-Inhibitoren
NW = Nebenwirkungen
(nach K. Grasmäder)

▶ Behandlung der manischen Phase wird als Bewusstseins-Einschränkung empfunden; häufige Non-Compliance,

▶ Unterdosierung von TZA aus Furcht vor Intoxikationen,

▶ Kombinationsbehandlung führt zu Interaktionen,

▶ Kontraindikation SSRI mit MAO-Hemmern oder serotonergen Pharmaka (auch z. B. Dextromethorphan!),

▶ Suizidversuche mit AD (Verordnung der kleinsten Packungsgrößen),

▶ Mögliche Verstärkung suizidaler Vorstellungen durch die antidepressive Medikation (besonders SSRI),

▶ Antidepressiva in der Therapie der bipolaren affektiven Störung können manische Episoden oder »rapid cycling« induzieren.

Besondere Rolle des Apothekers
Der Apotheker kann zu einer deutlichen Verbesserung der Compliance beitragen. Es gilt vor allem, dem Patienten die Latenz der Wirkung im Verhältnis zu den akuten Nebenwirkungen zu erklären und ihn von der unbedingten Fortsetzung der Therapie zu überzeugen. Bei einigen der Pharmaka (besonders Lithium und einige TZA wie Amitriptylin/Nortriptylin oder Imipramin/Desipramin) ist therapeutisches Drug-Monitoring obligat.

Tabelle 16.4.3.1: Nebenwirkungen und Arzneimittelinteraktionen der wichtigsten Arzneimittel zur Behandlung affektiver Störungen

Tri- und Tetrazyklika: Amitriptylin (Saroten®), Amitriptylinoxid (Equilibrin®), Clomipramin (Anafranil®), Desipramin (Pertofran®), Doxepin (Aponal®), Imipramin (Tofranil®), Maprotilin (Ludiomil®), Mianserin (Tolvin®), Nortriptylin (Nortrilen®), Trimipramin (Stangyl®)

	Relevante Nebenwirkungen (NW)	Toxizität	Relevante Interaktionen	Therapiebegleitende Maßnahmen
Ganze Substanzklasse	Anticholinerg (Mundtrockenheit, Delir), Orthostase, sexuelle Funktionsstörungen, Gewichtszunahme	++ bis +++ Kardiotoxisch bei hohen systemischen Konzentrationen	Erhöhung der Plasmaspiegel bei Kombination mit CYP 2D6-Inhibitoren (Paroxetin, Chinidin) vor allem bei Desipramin und Nortriptylin, teilweise auch und CYP 1A2-Inhibitoren (Fluvoxamin), vor allem Clomipramin	Leberenzyme, Blutbild, RR, Puls, zu Beginn Kreatinin alle 2 bis 4 Wochen; EKG und EEG alle 1 bis 6 Monate, je nach Prädisposition Plasmakonzentration (auch Metabolite!) alle 2 bis 4 Wochen
Zusätzlich bei Imipramin, Clomipramin, Desipramin, Nortriptylin	Agitation			
Amitritylin, Doxepin, Maprotilin, Mianserin, Trimipramin	Sedierung			
Mianserin		Geringere Kardiotoxizität als andere TZA, aber Gefahr der Granulozytopenie		Blutbild alle 2 bis 6 Wochen empfohlen
Maprotilin, Nortriptylin, Trimipramin		Epileptogen bei hohen systemischen Konzentrationen		EEG

Fortsetzung nächste Seite

Tabelle 16.4.3.1: Fortsetzung

SSRI: Citalopram (Cipramil®), Escitalopram (Cipralex®), Fluoxetin (Fluctin®), Fluvoxamin (Fevarin®), Paroxetin (Seroxat®), Sertralin (Zoloft®, Gladem®)				
	Relevante Nebenwirkungen (NW)	Toxizität	Relevante Interaktionen	Therapiebegleitende Maßnahmen
Ganze Substanzklasse	Übelkeit, Kopfschmerz. Sexuelle Funktionsstörungen, Agitation, Schlafstörungen	Serotoninsyndrom* bei bestimmter Komedikation (MAO-Inhibitoren), Hyponatriämie, Blutungen in Kombination mit NSAIDs		Kontrollen seltener nötig als bei Trizyklika; Leberenzyme, RR, Puls, (EKG), Kreatinin alle 4 bis 6 Monate (nicht obligat außer bei Sertralin)
Zusätzlich bei: Fluoxetin			Potenter CYP 2D6-Inhibitor	Plasmaspiegelkontrolle bei Komedikation mit CYP 2D6-Substraten
Fluvoxamin			Potenter CYP 1A2- und CYP 2C19-Inhibitor	Plasmaspiegelkontrolle bei Komedikation mit entsprechenden Substraten
Paroxetin	Agitation, anticholinerg		Potenter CYP 2D6-Inhibitor	Plasmaspiegelkontrolle bei Komedikation mit entsprechenden Substraten
Andere Antidepressiva				
Duloxetin (Cymbalta®)	Übelkeit, Kopfschmerz, Agitation, Schlafstörung, Obstipation	Serotoninsyndrom bei bestimmten Komedikationen (MAO-Inhibitoren)	Systemische Konzentration ↑ mit CYP-2D6- oder CYP-1A2-Inhibitoren (z. B. Paroxetin, Chinidin oder Fluvoxamin)	Leberenzyme, Blutbild, Elektrolyte, RR & Puls, (EKG), Kreatinin alle 4 bis 6 Monate (nicht obligat)
Johanniskraut/ Hypericum	Photosensibilisierung	Serotoninsyndrom bei bestimmten Komedikationen (MAO-Inhibitoren, SSRI)	Potenter Induktor von CYP 3A4 und P-Glykoprotein	
Mirtazapin (Remergil®)	Sedierung, Orthostase, Gewichtszunahme	Serotoninsyndrom bei bestimmten Komedikationen (MAO-Inhibitoren) – Risiko geringer als bei SSRI		s. SSRI zusätzlich Blutbild

Fortsetzung nächste Seite

Tabelle 16.4.3.1: Fortsetzung

	Relevante Nebenwirkungen (NW)	Toxizität	Relevante Interaktionen	Therapiebegleitende Maßnahmen
Moclobemid (Aurorix®)	Agitation, Schlafstörung	Serotoninsyndrom mit serotonergen Pharmaka (Triptane); Blutdruck ↑ bei bestimmten tyraminreicher Nahrung (geringer als Tranylcypromin)	Potenter CYP-2D6-Inhibitor	s. SSRI
Reboxetin (Edronax®)	Agitation; Schlafstörung, sexuelle Funktionsstörung, Orthostase	Vorsicht bei Kombination mit Antihypertensiva und Ergotalkaloiden		s. SSRI
Tranylcypromin (Parnate®)	Agitation, Orthostase	Hypertensive Krise bei tyraminreicher Nahrung; Serotoninsyndrom bei Kombination mit SSRI	Wegen der Gefahr pharmakodynamischer Interaktionen, mindestens 2 Wochen Auswaschphase beachten	s. SSRI
Venlafaxin (Trevilor®)	Agitation; Schlafstörung, sexuelle Funktionsstörung, Orthostase, Übelkeit	Serotoninsyndrom bei bestimmten Kombinationen (MAO-Inhibitoren), Hyponatriämie; kardiale NW		s. Citalopram
Agomelatin (Valdoxan®)	Angst, suizidale Gedanken, Migräne, AST- und ALT-Erhöhung	Keine bekannten Daten zu Überdosierungen	Mit CYP1A2-Inhibitoren wird die systemische Konzentration von A. erhöht	Kontrolle der Leberfunktion

Fortsetzung nächste Seite

Tabelle 16.4.3.1: Fortsetzung

	Relevante Nebenwirkungen (NW)	Toxizität	Relevante Interaktionen	Therapiebegleitende Maßnahmen
Phasenprophylaktika				
Carbamazepin (Tegretal®)	Neutrotoxizität, Blutbildveränderung, Hepatotoxizität	++ Neurotox., allergische Hautreaktionen, Hämatotoxizität; Kardiotoxizität	Potenter CYP-3A4-Induktor; Toxische Konzentration unter Kombination mit CYP-3A4-Inhibitoren (Makrolidantibiotika)	Leberenzyme und Blutbild zu Beginn wöchentlich, Elektrolyte, RR & Puls, EKG, EEG, Kreatinin, Plasmaspiegel (4 bis 12 µg/ml) alle 4 Wochen
Lamotrigin (Elmendos®)	Blutbildveränderungen, Schwindel, Müdigkeit, Übelkeit, Bewegungsstörungen	+ Allergische Hautreaktionen, Hämatotoxizität	Geringe CYP-3A4-Induktion	s. Carbamazepin, aber seltenere Frequenz
Lithium (Quilonum®, Hypnorex®)	Tremor, Polyurie, Hypothyreose, Nierenfunktionsstörung, Diarrhö	+++ Kardio-, nephro-toxisch, Serotoninsyndrom mit serotonergen Substanzen, Neurotoxizität	Toxische Konzentration, z. B. unter ACE-Hemmern	Elektrolyte, EKG, EEG, RR, Puls; Kreatinin zu Beginn wöchntlich, Schilddrüsenhormone alle 3 bis 12 Monate, Plasmaspiegel (0,4 bis 1,2 mM) jede Woche, später alle 4 Wochen
Valproinsäure (Ergenyl®)	Sedierung, Tremor, Bewusstseinsstörungen, Übelkeit, Blutbildveränderungen	++ Hepatotoxizität, Knochenmarkschädigung, Neurotoxizität	Hemmer der Glucuronyltransferase und CYP2C9; systemische Konzentration ↑ unter ASS, Makrolidantibiotika	Amylase, Lipase, PTT (Quick, Fibrinogen), Leberenzyme, Blutbild, Elektrolyte, RR & Puls, EKG, EEG, Kreatinin, Plasmaspiegel (50 bis 100 µg/ml) alle 4 Wochen
Atypische Antipsychotika	Werden in Kapitel 16.4.3. Schizophrenie besprochen.			

+++ = schwere, lebensbedrohliche Intoxikation/NW
++ = schwere Intoxikation/NW
+ = toxische Reaktion/NW
* Serotoninsyndrom: Etwa 4 bis 6 Wochen nach der Medikamenteneinnahme auftretende, durch Serotoninüberschuss im Gehirn verursachte Nebenwirkungen. Typische Symptome sind Flush, Kopfschmerzen, Übelkeit, Schwitzen, Tachykardie. Bei Verdacht auf Serotoninsyndrom ist unbedingt ärztlicher Rat einzuholen.

Literatur

Bandelow, B., Bleich, S., Kropp, S.: Handbuch Psychopharmaka. Hogrefe Verlag, Göttingen 2000

Benkert, O., Hippius, H.: Kompendium der psychiatrischen Pharmakotherapie. 5. Auflage, Springer Verlag, Berlin, Heidelberg 2005

Bondi, B.: Das Krankheitsbild der Depression. Pharmazie in unserer Zeit 2004, 33 (4): 276–281

Duman, R. S.: Role of neurotrophic factors in the etiology and treatment of mood disorders. Neuromolecular Med. 2004, 5(1): 11–26

Fuchs, E., Flügge, G.: Depression: Eine Störung der Neuroplastizität? Psychoneuro 2005, 31 (4): 197–203

Lennecke, K., Lengeling., S., Hagel, K., Grasmäder, K., Liekweg, A.: Therapieprofile. Wissenschaftliche Verlagsgesellschaft mbH Stuttgart 2003

Lopez, A. D., Murray, C. C. J. L.: The global burden of disease. Nature Medicine 1998, 4 (11): 1241–1243

Möller, H.-J., Laux, G., Deister, A.: Psychiatrie. Hippokrates Verlag, Stuttgart 1996

Arzneiverordnung in der Praxis. Empfehlungen zur Therapie der Depression. Arzneimittelkommission der deutschen Ärzteschaft, Berlin 2006

Härter, M., Klesse, C., Bermejo, I., Lelgemann, M., Weinbrenner, S., Ollenschläger, G., Kopp, J., Berger, M.: Entwicklung der S3- und Nationalen Versorgungs-Leitlinien. Depression. Springer Medizin Verlag, Berlin 2008

Internetadressen

www.dgppn.de

www.kompetenznetz-depression.de

Arzneimittelkommision der deutschen Ärzteschaft. Empfehlungen zur Therapie der Depression. 1. Aufl. 1997. www.akdae.de

Sachs, G. S., Printz, D. J., Kahn, D. A., Carpenter, D., Docherty J. P.: Medication treatment of bipolar disorders 2000. New York: Mc-Graw-Hill 2000. www.psychguides.com

Praxisleitlinien in Psychiatrie und Psychotherapie, Band 5: Behandlungsleitlinie Affektive Erkrankungen, Steinkopff, Darmstadt 2000. www.uni-duesseldorf.de/WWW/AWMF/II/ psytm023.htm

---

 Fragen zur Repetition / Vertiefung

▶ Welche pathophysiologischen Ursachen werden für eine Depression diskutiert?

▶ Warum sollten Antidepressiva nicht oder nur in besonderen Fällen zur Therapie einer depressiven Phase bei der bipolaren affektiven Störung eingesetzt werden?

▶ Welche Vorteile weisen SSRI im Vergleich zu TZA generell auf?

▶ Welche Phasen werden in der Therapie affektiver Erkrankungen unterschieden?

▶ Wie werden affektive Erkrankungen diagnostiziert?

S. Härtter

16.4.3 Schizophrenie

Beschreibung

Die Schizophrenie ist eine komplexe Erkrankung, die sich in gänzlich unterschiedlichen Störungen verschiedener psychischer Bereiche wie Wahrnehmung, Denken, »Ich-Funktionen«, Affektivität, Antrieb und Psychomotorik präsentieren kann. Zumeist gehen chronische Krankheitsverläufe mit kognitiven und sozialen Beeinträchtigungen einher. Die sozioökonomische Bedeutung dieser Erkrankung wird häufig unterschätzt. Die Belastung für die Gesellschaft ist insgesamt höher als die aller Krebserkrankungen zusammen.

Ätiologie

Schizophrenien entwickeln sich aufgrund einer besonderen Disposition (Vulnerabilität) und/oder exogenen Faktoren wie perinataler Schädigung oder fehlerhafter Hirnentwicklung. Endogene und exogene Stressoren, die nicht ausreichend bewältigt werden können (mangelndes Coping), führen dann zum manifesten Krankheitsbild (Vulnerabilitäts-Stress-Coping-Modell). Neurobiochemisch findet man eine Überaktivität des mesolimbischen und mesocorticalen dopaminergen Systems.

Prävalenz der Erkrankung

Die Lebenszeitprävalenz, d. h. die Wahrscheinlichkeit im Laufe seines Lebens an einer Schizophrenie zu erkranken, liegt bei ca. 1 Prozent und dies über alle Kulturkreise hinweg. Die Inzidenz/Jahr/Erwachsene liegt bei 1 : 10 000 (d. h. in Deutschland haben wir ca. 8 000 Neuerkrankungen/Jahr).

Pathogenese, Verlauf und Komplikationen

Der vollsymptomatischen Erkrankung geht in den meisten Fällen eine Vorphase (Prodromalphase) voraus, die vor allem durch Auffälligleiten in der Kognition und im Affekt gekennzeichnet ist. Nach einer Akutphase mit dem Vollbild der Erkrankung kommt es unter Behandlung meist zu einem Abklingen der Positivsymptomatik. In der Mehrzahl der Fälle wird allerdings keine vollständige Remission erzielt, und es kommt zu Rückfällen. Das Risiko hierfür ist unter antipsychotischer Medikation deutlich reduziert. Bei rund 25 Prozent der Erkrankten kommt es zu einem chronifizierten Verlauf (Residuum), mit dem Risiko erheblich kognitiver Einbußen. Von enormer Relevanz ist natürlich das erhöhte Risiko der Fremd- und Eigengefährdung (Suizidalität) besonders in der Akutphase der Erkrankung. So führen etwa bis zu 50 Prozent der Patienten mit Schizophrenie Selbstmordhandlungen aus, und etwa 10 bis 20 Prozent der Patienten versterben im Zuge eines Suizides. Schizophrenie ist auch ein Risikofaktor für kardiovaskuläre und metabolische Erkrankungen.

Diagnostik sowie relevante Labor- und andere Messparameter

Die Diagnose erfolgt nach Kriterien, wie sie z. B. in den Leitsymptomen nach ICD 10 für Schizophrenie niedergelegt sind:

1. Gedankenlautwerden, -eingebung, -entzug, -ausbreitung.
2. Kontroll- oder Beeinflussungswahn; Gefühl des Gemachten bzgl. Körperbewegungen, Gedanken, Tätigkeiten oder Empfindungen; Wahnwahrnehmungen.
3. Kommentierende oder dialogische Stimmen.
4. Anhaltender, kulturell unangemessener oder völlig unrealistischer Wahn (bizarrer Wahn).
5. Anhaltende Halluzinationen jeder Sinnesmodalität.
6. Gedankenabreißen oder -einschiebungen in den Gedankenfluss.
7. Katatone Symptome wie Erregung, Haltungsstereotypien, Negativismus oder Stupor.
8. Negative Symptome wie auffällige Apathie, Sprachverarmung, verflachte oder inadäquate Affekte.

Erforderlich für die Diagnose Schizophrenie ist *mindestens ein eindeutiges Symptom* (zwei oder mehr, wenn weniger eindeutig) der *Gruppen 1 bis 4* oder *mindestens zwei Symptome der Gruppen 5 bis 8*. Diese Symptome müssen fast ständig während *eines Monats oder länger* deutlich vorhanden gewesen sein.

Die Symptome des Schizophrenie lassen sich, ohne zusätzliche Differenzierung der katatonen Symptomatik, in zwei große Symptomcluster unterteilen: die *Negativ- und die Positivsymptomatik.*

Differenzialdiagnostisch ist es wichtig abzuklären, ob eine Schizophrenie nicht Folge bzw. Symptom einer anderen organischen oder psychiatrischen Grunderkrankung ist. Hierzu gehören neurodegenerative Erkrankungen wie Morbus Parkinson – hier steht im Vordergrund die Medikamenten-induzierte Psychose (L-Dopa und Dopaminagonisten) oder demenzielle Erkrankungen, z. B. Morbus Alzheimer. Aber auch hormonelle oder metabolische Störungen können schizophreniforme Symptome hervorrufen. Ebenso ist eine Abklärung bakterieller oder viraler Infektionen (Lues, Toxoplasmose, Borreliose, HIV), chronischer Intoxikationen (Hg, Alkohol, CO) sowie von Hirntraumata oder Tumorerkrankungen angeraten. Insgesamt liegt bei 2 bis 5 Prozent aller akuten Schizophrenien eine andersartige primäre oder sekundäre Gehirnerkrankung (organisch bedingte bzw. substanzinduzierte) zugrunde. Bei einer *Erstmanifestation der Schizo-*

phrenie sollte in jedem Fall mindestens durchgeführt werden:

▶ Eine komplette körperliche und neurologische Untersuchung, gegebenenfalls mit testpsychologischer Untersuchung in den Bereichen Exekutivfunktionen, Gedächtnisleistungen und Aufmerksamkeit,
▶ ein Blutbild und ein Differenzialblutbild,
▶ die Bestimmung des C-reaktiven Proteins,
▶ Leberwerte,
▶ Nierenwerte,
▶ TSH,
▶ Drogen-Screening,
▶ eine orientierende strukturelle Bildgebung des Gehirns (CT/MRT/[PET]).

Therapeutische Ziele

Behandlungsziel ist der von Krankheitssymptomen freie, weitgehend selbständige Patient. Hierfür ist die Erstellung eines Gesamtbehandlungsplanes unter Beteiligung der Betroffenen und aller am Behandlungsprozess Beteiligten notwendig.

Therapieziele in der Akutphase
▶ Etablierung einer therapeutischen Beziehung,
▶ Aufklärung über Krankheits- und Behandlungskonzepte,
▶ Beseitigung oder Verminderung besonders der Positivsymptomatik,
▶ Verhinderung und Behandlung von Selbst- und Fremdgefährdung,
▶ Einbeziehung von Angehörigen, Bezugspersonen und anderen Beteiligten im Einvernehmen mit den Betroffenen,
▶ Verhinderung oder Verminderung sozialer Folgen der Erkrankung,
▶ Motivation zur Selbsthilfe,
▶ Vorbereitung der postakuten Stabilisierungsphase durch Einleitung rehabilitativer Maßnahmen.

Therapieziele in der
postakuten Stabilisierungsphase
▶ Festigung der therapeutischen Beziehung,
▶ Stabilisierung bei Remission und Abklingen der psychischen Symptome,
▶ Behandlung kognitiver und sozialer Defizite sowie weiterer Negativsymptomatik,

▶ Förderung von Partizipation, Krankheitseinsicht und Compliance,
▶ intensivierte Aufklärung über Krankheits- und Behandlungskonzepte,
▶ verstärkte Einbeziehung der Angehörigen und Bezugspersonen in Aufklärung, Rückfallprävention und Behandlung im Einvernehmen mit den Betroffenen,
▶ Früherkennung drohender Rückfälle,
▶ Entwicklung individueller Coping-Strategien.

Therapieziele in der Remissionsphase
▶ Aufrechthaltung der therapeutischen Beziehung,
▶ Förderung sozialer Integration,
▶ Rückfallprophylaxe, -früherkennung und -frühintervention,
▶ Suizidprophylaxe,
▶ Verbesserung der Lebensqualität,
▶ berufliche Rehabilitation,
▶ Motivation zur Selbsthilfe.

Pharmakotherapie gemäß Stufenplan/ Leitlinien der Fachgesellschaften

Generell gilt heute, dass in allen Phasen der schizophrenen Erkrankung, also auch in der Akutphase, sogenannte atypische Antipsychotika (Amisulprid, Aripiprazol, Clozapin, Olanzapin, Quetiapin, Risperidon, Ziprasidon) Medikamente der ersten Wahl darstellen, falls nicht der Patient selbst konventionelle Antipsychotika präferiert oder er darauf bereits ohne relevante Nebenwirkungen remittierte.

Die Klasifizierung »Atypikum« beruht auf den folgenden Kriterien:
▶ weniger extrapyramidal-motorische (EPS) Nebenwirkungen,
▶ Wirksamkeit bei Negativsymptomatik,
▶ Wirksamkeit bei Therapieresistenz,
▶ geringere Prolaktinerhöhung,
▶ gute antipsychotische Wirksamkeit.

Grundlage dieser Einteilung ist vor allem das geringere Risiko für EPS (s. Nebenwirkungen). Das einzige derzeit verfügbare Antipsychotikum, das tatsächlich alle diese Kriterien erfüllt, ist Clozapin (eventuell auch Aripiprazol).

Von konventionellen Antipsychotika sollten in erster Linie Haloperidol, Flupentixol, Fluphenazin oder Perazin verwendet werden, da hierfür eine qualitativ hochwertige »Evidenz« vorliegt.

Antipsychotika sollten in der Akutphase frühestmöglich in der niedrigsten wirksamen Dosis gegeben werden. Eine Monotherapie ist zu bevorzugen.

Zur Langzeitprophylaxe oder in der Postakutphase (aber nicht in der Akutphase) können Depotantipsychotika von Nutzen sein (Applikationserleichterung, Compliance). Die Injektionsintervalle betragen zwischen 2 und 4 Wochen. Das einzige derzeit verfügbare atypische Depotpräparat ist Risperidal Consta® (Risperidon). Von den typischen Antipsychotika liegen einige (Tabelle 16.4.3.1) als Depotformulierung vor.

Tabelle 16.4.3.1: Auswahl einiger Antipsychotika-Depot-Präparate

Depotpräparat	Dosierung/Dosierungsintervall
Flupentixoldecanoat (Fluanxol-Depot®)	20 bis 100 mg / alle 3 bis 4 Wochen
Fluphenazindecanoat (Lyogen-Depot®)	12,5 bis 100 mg / alle 2 bis 4 Wochen
Haloperidoldecanoat (Haldol®-Janssen-Decanoat)	50 bis 300 mg / alle 2 bis 4 Wochen

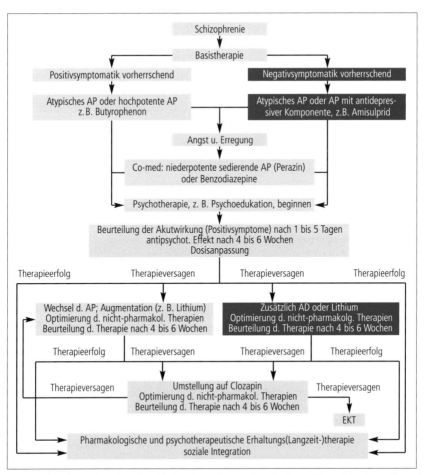

Abb. 16.4.3.1: Algorithmus der Schizophreniebehandlung. AP = Antipsychotikum, EKT = Elektrokrampftherapie, AD = Antidepressivum (nach K. Grasmäder), in Lennecke, Lengeling, Hagel, Grasmäder, Liekweg, 2003

Relative Kontraindikationen für den Einsatz von Antipsychotika sind je nach Substanzgruppen mit unterschiedlicher Gewichtung akute Intoxikationen durch zentral wirksame Substanzen, Engwinkelglaukom, Pylorusstenose, Prostatahypertrophie, kardiale Vorschädigung, Leber- und Nierenvorschädigungen, Leukopenie und andere Störungen des hämatopoetischen Systems (besonders Clozapin), prolaktinabhängige Tumoren (besonders Amisulprid), schwere Hypotonie, hirnorganische Erkrankungen, Epilepsie, Schädigung des extrapyramidal-motorischen Systems, Morbus Parkinson, anamnestisch malignes neuroleptisches Syndrom (besonders hochpotente Antipsychotika wie Haloperidol). In jedem Fall muss bei der Substanzwahl eine Nutzen-Risiko-Abwägung unter Berücksichtigung des substanzspezifischen Nebenwirkungsprofils erfolgen. Ein Algorithmus der Therapie der Schizophrenie entsprechend der vorherrschenden Symptomatik ist in Abb. 16.4.3.1 dargestellt.

Klinisch relevante Interaktionen und Nebenwirkungen von Antipsychotika

Je nach Definition weisen bis zu einem Drittel der Patienten eine medikamentöse Behandlungsresistenz auf, d. h. nach 6 bis 8 Wochen unter mindestens zwei Antipsychotika (ein Atypikum) sind die Zielsymptome nicht ausreichend verbessert. In diesem Fall kann an eine Kombination mit einem weiteren Antipsychotikum oder einem Phasenprophylaktikum gedacht werden.

Besonders zu beachten in der Therapie, besonders mit konventionellen Antipsychotika, sind die über den Dopamin-D_2-Rezeptor-Antagonismus vermittelten Nebenwirkungen extrapyramidal-motorisches Syndrom (EPS) und malignes neuroleptisches Syndrom. Von ähnlicher Bedeutung, besonders bei Atypika (Olanzapin), sind die metabolischen Nebenwirkungen. Zu weiteren Nebenwirkungen s. Tabelle 16.4.3.3.

Nichtmedikamentöse Maßnahmen

Die Psycho- und Soziotherapie kann entsprechend den drei Phasen, Akutphase, postakute Stabilisierungsphase und Langzeittherapie (Rezidivprophylaxe), unterschiedlich gewichtet sein, z. B. wird die soziale Kompetenz in der Akutphase von geringerer Bedeutung sein, während in der Langzeittherapie besonders soziale Fertigkeiten und Bewältigungsstrategien geschult werden. Die wichtigsten sozio- und psychotherapeutischen Maßnahmen sind:

▶ Psychoedukation (Verminderung der Vulnerabilität, Akzeptanz der Erkrankung, Akzeptanz der Therapie),

Tabelle 16.4.3.2: Symptome dopaminerger Nebenwirkungen unter Antipsychotika und deren Behandlung

Art/Häufigkeit	Beginn/Symptome	Behandlung
Frühdyskinesie / 2 bis 17 Prozent	Nach 1 Woche / Bewegungsanomalie Schlund, Gesicht, Hals, obere Extremitäten	Anticholinergika (Biperiden)
Parkinsonoid / 15 bis 20 Prozent	1. bis 10. Woche / Rigor, Hypokinese, Tremor, Salbengesicht	Dosisreduktion, eventuell Biperiden
Akathisie / ca. 20 Prozent	1. bis 7. Woche / Sitzunruhe, Reizbarkeit, Restless-Legs-Syndrom	Dosisreduktion, Propranolol, Biperiden (Mirtazapin)
Spätdyskinesien / 15 bis 20 Prozent	3 Monate bis 3 Jahre / Unwillkürliche Bewegungen der Zungen-, Mund- und Gesichtsmuskulatur	Dosisreduktion, Umstellen auf Clozapin (Vitamin E), Tiaprid
Malignes Neuroleptisches Syndrom / 0,02 bis 0,5 Prozent	1. bis 2. Woche / Rigor, Stupor, Bewusstseinsstörung, Fieber, Tachykardie, CK-Erhöhung, Myoglobinämie, akut lebensbedrohlich	Absetzen der Antipsychotika, Kühlen, Intensivüberwachung; gegebenenfalls Benzodiazepine, Dantrolen, Bromocriptin oder Amantadin

Tabelle 16.4.3.3: Nebenwirkungen und Arzneimittelinteraktionen der wichtigsten Arzneimittel zur Behandlung der Schizophrenie

Atypika

	Relevante NW	Relevante Interaktionen	Therapiebegleitende Maßnahmen
Amisulprid (Solian®)	Hyperprolaktinämie		EKG, EEG, Leberenzyme, Blutbild, Blutfette, Blutzucker, BMI (Hüftumfang), RR, Puls, Kreatinin
Aripiprazol (Abilify®)	Unruhe, Schlafstörung, Kopfschmerz	Systemische Konzentration ↑ mit CYP-2D6- oder CYP-3A4-Inhibitoren (z. B. Paroxetin, Chinidin oder Ketoconazol)	EKG, EEG, Leberenzyme, Blutbild, Blutfette, Blutzucker, BMI (Hüftumfang), RR, Puls, Kreatinin
Clozapin (Leponex®)	Leukopenie, Agranulozytose, Krämpfe, Sedierung, Hypersalivation, Gewichtszunahme	Systemische Konzentration ↑ mit CYP-1A2-Inhibitoren (z. B. Fluvoxamin); systemische Konzentration ↓ unter Rauchen (Cave bei Raucherentwöhnung = Dosisreduktion)	Blutbild (wöchentlich zu Beginn der Therapie); EKG, EEG, Leberenzyme, Plasmaspiegel, RR, Puls, Kreatinin, Blutfette, Blutzucker (HbA$_{1c}$), BMI (Hüftumfang) monatlich
Olanzapin (Zyprexa®)	Anticholinerg (Mundtrockenheit, Delir), Sedierung, Orthostase, Gewicht ↑	Nur moderate systemische Konzentration ↑ unter Fluvoxamin Komed.; systemische Konzentration ↓ unter Rauchen	Blutfette, Blutzucker, (HbA$_{1c}$), BMI (Hüftumfang) jeden Monat zu Beginn der Therapie, EKG, EEG, Leberenzyme, RR, Puls, Kreatinin; Plasmaspiegel
Quetiapin (Seroquel®)	Sedierung; Orthostase, Gewicht ↑	Systemische Konzentration ↑ mit CYP-3A4-Inhibitoren (z. B. Ketoconazol, Ritonavir); Q. kann P-gp inhibieren → mögliche Interaktion mit P-gp-Substraten	EKG, EEG, Leberenzyme, Blutbild, Blutfette, Blutzucker, BMI (Hüftumfang), RR, Puls, Kreatinin
Risperidon (Risperdal®)	EPS, Sedierung, Orthostase, Übelkeit	Systemische Konzentration ↑ mit CYP-2D6-Inhibitoren (z. B. Paroxetin, Chinidin) – Metabolit ist pharmakologisch wirksam → kein klinischer Effekt der Interaktion	EKG, EEG, Leberenzyme, Blutbild, Blutfette, Blutzucker, BMI (Hüftumfang), RR, Puls, Kreatinin
Paliperidon (Invega®)	AV-Block, Bradykardie, Orthostase, Akathisie, EPS, Gewicht ↑	Mit Carbamazepin (anderen Induktoren wie Johanniskraut) wird die Bioverfügbarkeit um 37 % reduziert. Mögliche Interaktion mit P-gp-Inhibitoren	EKG-Kontrolle, Blutzucker, Blutfette und BMI; Prolaktinmessung

Fortsetzung nächste Seite

Tabelle 16.4.3.3: Fortsetzung

	Relevante NW	Relevante Interaktionen	Therapiebegleitende Maßnahmen
Ziprasidon (Zeldox®)	QTc-Verlängerung, EPS (selten); (Mundtrockenheit, Delir), Orthostase, Benommenheit	Mögliche Systemische Konzentration ↑ mit CYP-3A4-Inhibitoren (z. B. Ketoconazol, Ritonavir)	EKG (Häufiger zu Beginn), EEG, Leberenzyme, Blutbild, Blutfette, Blutzucker, BMI (Hüftumfang), RR, Puls, Kreatinin
Konventionelle Antipsychotika			Generell: Kontrollen metabolischer Effekte seltener nötig
Flupentixol (Fluanxol®)	EPS, orthostatische Dysregulation, Galaktorrhö		EKG, EEG, Leberenzyme, Blutbild, Blutfette, Blutzucker, BMI (Hüftumfang), RR, Puls, Kreatinin
Fluphenazin (Lyogen®)	EPS, orthostatische Dysregulation, Galaktorrhö, EKG-Veränderungen, Schlafstörung	Systemische Konzentration ↑ mit CYP-2D6-Inhibitoren (z. B. Paroxetin, Fluoxetin, Chinidin)	EKG (häufiger), EEG, Leberenzyme, Blutbild, Blutfette, Blutzucker, BMI (Hüftumfang), RR, Puls, Kreatinin, Plasmaspiegel
Haloperidol (Haldol®)	EPS, Müdigkeit, QTc-Verlängerung, Krämpfe	Systemische Konzentration ↑ mit CYP-2D6-Inhibitoren (z. B. Paroxetin, Fluoxetin, Chinidin)	EKG (häufiger), EEG, Leberenzyme, Blutbild, Blutfette, Blutzucker, BMI (Hüftumfang), RR, Puls, Kreatinin, Plasmaspiegel
Perazin (Taxilan®)	EPS, anticholinerge Nebenwirkungen (Mundtrockenheit, Obstipation), Orthostatse	Systemische Konzentration ↑ mit CYP-3A4- oder CYP-2C9-Inhibitoren (z. B. Ketoconazol, Fluoconazol, Fluvoxamin)	EKG , EEG, Leberenzyme, Blutbild, Blutfette, Blutzucker, BMI (Hüftumfang), RR, Puls, Kreatinin, Plasmaspiegel
Perphenazin (Decentan®)	EPS, Hyperprolaktinämie, Müdigkeit	Systemische Konzentration ↑ mit CYP-2D6-Inhibitoren (z. B. Paroxetin, Fluoxetin, Chinidin)	EKG, EEG, Leberenzyme, Blutbild, Blutfette, Blutzucker, BMI (Hüftumfang), RR, Puls, Kreatinin
Zuclopenthixol (Ciatyl®)	EPS, Tachykardie, orthostatische Dysregulation	Systemische Konzentration ↑ mit CYP-2D6-Inhibitoren (z. B. Paroxetin, Fluoxetin, Chinidin)	EKG, EEG, Leberenzyme, Blutbild, Blutfette, Blutzucker, BMI (Hüftumfang), RR, Puls, Kreatinin

Wenn nicht näher spezifiziert, klinische Kontrolluntersuchungen in größeren Abständen möglich (alle 3 bis 6 Monate).

- ▶ kognitive Verhaltenstherapie (zur Verminderung der Positivsymptomatik, Verbesserung der Therapiecompliance),
- ▶ Familienintervention/Zusammenarbeit mit Angehörigen (Stabilisierung des sozialen Umfelds),
- ▶ Training sozialer Fertigkeiten (Verbesserung der sozialen Kompetenz),
- ▶ andere wie: Psychodynamische und Psychoanalytische Therapie, kognitive Rehabilitation, Gesprächstherapie.

Die somatischen Verfahren spielen (bislang) in der Therapie der Schizophrenie eine untergeordnete Rolle. Beispiele sind Ergotherapie und Physiotherapie, Elektrokrampfbehandlung (nur bei katatonem Stupor) und Repetitive Transkranielle Magnetstimulation (rTMS).

Therapiebezogene Probleme

Non-Compliance wegen fehlender Krankheitseinsicht, besonders in der Akutphase; Behandlung wird als Bewusstseins-Einschränkung empfunden; Belastende (EPS, Gewichtszunahme) Nebenwirkungen führen zum Absetzen der Medikation.

Kombinationsbehandlung führt zu Interaktionen mit resultierenden Nebenwirkungen. Metabolische Nebenwirkungen bedingen Umstellung der Ernährungsgewohnheiten (Diät).

Besondere Rolle des Apothekers

Es gilt vor allem, dem Patienten die Latenz der Wirkung im Verhältnis zu den akuten Nebenwirkungen zu erklären und ihn von der unbedingten Fortsetzung der Therapie zu überzeugen.

Ambulante Überwachung der Blutfette, Blutglucose und des Gewichts können in der Apotheke durchgeführt werden. Dem Apotheker obliegt ein Teil der Verantwortung im Verhindern von Substanzmissbrauch. Der Apotheker kann (sollte) Teil des mobilen, erreichbaren Kriseninterventionsteams sein (gegebenenfalls Schulung in Deeskalations- und Beruhigungstechniken). Da bei einigen der Pharmaka (besonders Clozapin) Therapeutisches Drug-Monitoring empfohlen ist, kann hier der (klinische) Pharmazeut zur Verbesserung der Arzneimittelsicherheit bei der antipsychotischen Therapie beitragen.

Literatur

Bandelow, B., Bleich, S., Kropp, S.: Handbuch Psychopharmaka. Hogrefe Verlag, Göttingen 2000

Benkert, O., Hippius, H.: Kompendium der psychiatrischen Pharmakotherapie. 5. Auflage, Springer Verlag, Berlin, Heidelberg 2005

Lennecke, K., Lengeling, S., Hagel, K., Grasmäder, K., Liekweg, A.: Therapieprofile. Wissenschaftliche Verlagsgesellschaft mbH Stuttgart 2003

Möller, H.-J., Laux, G., Deister, A.: Psychiatrie. Hippokrates Verlag, Stuttgart 1996 Pickar, D.: Prospects for Pharmacotherapy of schizophrenia. Lancet 1995, 354: 557–562

Prior, T. I., Chue, P. S., Tibbo, P., Baker, G. B.: Drug metabolism and atypical antipsychotics. Eur Neuropsychopharmacol (1999), 9: 301–309

Internetadressen

www.dgppn.de

www.kompetenznetz-schizophrenie.de

Praxisleitlinien in Psychiatrie und Psychotherapie, Band 1: Behandlungsleitlinie Schizophrenie, Steinkopff, Darmstadt 2005. www.uni-duesseldorf.de(awmf/ll/038-009.htm

---

 Fragen zur Repetition / Vertiefung

- ▶ Welches Neurotransmitter-System spielt eine entscheidende Rolle in der Schizophrenie?
- ▶ Welche entscheidenden Vorteile weisen atypische Antipsychotika gegenüber konventionellen Antipsychotika auf?
- ▶ Welche Nebenwirkung muss bei der Therapie mit Clozapin genau verfolgt werden und welcher Laborparameter kommt hierbei zum Einsatz?
- ▶ Welches sind die Merkmale der Positiv-/Negativsymptomatik?

S. HÄRTTER

16.4.4 Morbus Alzheimer

Beschreibung
Morbus Alzheimer ist eine chronisch-progrediente degenerative Erkrankung des Gehirns mit dem Leitsymptom Demenz. Klinisch kennzeichnend sind im Verlauf zunehmende Gedächtnisstörungen, räumliche Orientierungsstörungen, Benennstörungen und verminderte Aktivität und Kompetenz bei Alltagstätigkeiten.

Ätiologie/Formen des Morbus Alzheimer
Pathologisch-anatomisch finden sich krankheitstypische Zell- und Gewebsveränderungen mit Alzheimer-Neurofibrillen, senilen Plaques, Zellnekrosen vor allem großer Neurone und Gefäßwandamyloidose. Bei der Unterform der präsenilen Variante werden diese Befunde wesentlich stärker ausgeprägt nachgewiesen. Darüber hinaus ist eine cholinerge Verarmung des Kortex durch neuronale Degeneration im Nucleus basalis Meynert nachzuweisen. Während die formale Pathogenese unbekannt ist, wird der Amyloidpathologie (Ablagerung von β-A4-Protein kortikal und perivaskulär) eine Schlüsselrolle zugesprochen. Darüber hinaus ist von einer genetischen Disposition auszugehen, da das Erkrankungsrisiko unter Erstgrad-Angehörigen signifikant erhöht ist. Passend hierzu ist das Erkrankungsrisiko bei genetischen Veränderungen deutlich erhöht *(positives Apo-E4-Allel oder Defekt des Chromosoms 21 Q)*.

Prävalenz der Erkrankung
Die Prävalenz des Morbus Alzheimer nimmt mit dem Alter kontinuierlich zu. Alzheimer macht 60 Prozent aller demenziellen Erkrankungen aus. In der Gruppe der 65- bis 70-Jährigen ist von einer Prävalenz von 1 bis 4 Prozent auszugehen, danach kommt es zu einer Verdoppelung alle 5 Jahre. Frauen erkranken auch durch ihre höhere Lebenserwartung etwa doppelt so häufig wie Männer, die eher an einer vaskulären Demenz leiden.

Pathogenese und Verlauf
Klinische Frühsymptome sind neben diffusen Beschwerden wie Kopfschmerz, Schwindel und allgemeiner Leistungsschwäche, Merkfähigkeitsstörungen, räumliche Orientierungsstörungen und Wortfindungsstörungen. Im weiteren Verlauf kommen die Zeichen einer kortikalen Demenz mit ausgeprägter Neugedächtnisstörung, visuell räumlichen Verarbeitungsstörungen, die sich im Rechnen, Uhrenlesen und -abzeichnen zeigen, sowie amnestische Aphasie mit inhaltsarmer, umschreibender und floskelhafter Sprache hinzu. Im späten Verlauf manifestieren sich auch psychiatrische Symptome mit Unruhe, Aggressivität, wahnhafter Wahrnehmung, Störung des Schlaf-Wach-Rhythmus und Depression.

Lange bleiben Antrieb, Vigilanz und psychomotorische Geschwindigkeit sowie Persönlichkeit erhalten. Im Spätstadium gehen alle höheren Hirnleistungen verloren; es entwickelt sich Inkontinenz und Mutismus, während Motorik und Sensorik lange erhalten bleiben.

Labor- und andere Messparameter
Die Diagnose wird durch Verlaufsbeobachtung gestellt. Anhand eines einfachen Scores werden räumliche, zeitliche und persönliche Orientierung, Merkfähigkeit und Konzentration in kurzer Form getestet. Bei Progredienz erfolgt eine ausführlichere neuropsychologische Testung, die ein typisches Profil einer kortikalen Demenz nachweisen lässt. EEG und bildgebende Verfahren helfen, andere Ursachen auszuschließen.

Es gibt keine typische Labordiagnostik, eventuell wird in Zukunft die Molekulargenetik helfen. Aktuell kann die Diagnose nur durch neuropathologische Untersuchungen gesichert werden. Einer differenzierten Evaluation der kognitiven Defizite dient die ADAScog-Skala (»Alzheimer's Disease Assessment Scale Cognitive Subscale«).

Risiken/Komplikationen
Die Lebenserwartung ist vermindert, die Patienten sterben durchschnittlich 8 (3 bis 20) Jahre nach Erkrankungsbeginn an Infektionen wie Bronchopneumonien, Traumata und Mangelernährung. Der Krankheitsverlauf ist durch begleitende psychiatrische Symptome wie Verkennung, paranoide Symptome und insbesondere Depression (20 Prozent) gekennzeichnet.

Therapeutische Ziele
Alle Demenzkranken haben verminderte Reserven und benötigen daher primär eine stabile

Stoffwechsellage und Flüssigkeitsbilanz, normales Gewicht, einen normalen Blutdruck, normale Blutfette sowie Schmerzfreiheit.

Neben diesen Basismaßnahmen steht abhängig vom Schweregrad der Demenz und den Begleitsymptomen eine spezifische Pharmakotherapie im Vordergrund. Es ist wichtig, auch die Angehörigen darauf hinzuweisen, dass sich zwar die Defizite im Bereich der Gedächtnisstörungen nicht/kaum günstig beeinflussen lassen, sich jedoch therapeutische Erfolge hinsichtlich Aufmerksamkeit und affektiv-emotionaler Leistungen einstellen. Diese Erfolge werden von den Betroffenen und den Angehörigen positiv bewertet.

Pharmakotherapie: Stufenplan/ Leitlinien der Fachgesellschaften

Abb. 16.4.4.1 zeigt die anatomischen Strukturen, die hauptsächlich an der Alzheimer-Demenz beteiligt sind. Die Gedächtnisstörungen werden über eine verminderte Ausschüttung von Acetylcholin erklärt. Die zugehörige Neuronenpopulation liegt im basalen Vorderhirn (helles Feld). Weitere betroffene Transmittersysteme sind Glutamat-abhängige Kortexareale (blau) und im

Hirnstamm adrenerge und serotonerge Kerne, die auch einen ausgeprägten Neuronenverlust neuropathologisch zeigen. Zum Verständnis der Therapieerfolge wurden die Transmittersysteme, die aktuell als relevante Therapieprinzipien eingesetzt werden, in hell und dunkel eingefärbt.

Leichte bis mittelschwere Erkrankung

Eine Kausalbehandlung der Alzheimer-Demenz ist nicht bekannt. Medikamentös wird der nachgewiesene Acetylcholinmangel durch Acetylcholin-Esterasehemmer (AchEi) kompensiert (helles Feld in Abb. 16.4.4.1). Hierfür besteht eine Grad-1-Evidenz für die Substanzen Donepezil (5 bis 10 mg/Tag), Rivastigmin (1 bis 12 mg/Tag) und Galantamin (8 bis 16 mg/Tag). Mit diesen Pharmaka wird bei leichter bis mittelschwerer Erkrankung im Alltag eine oft signifikante Wirkung auf Gedächtnisfunktion, Alltagskompetenz und Verhalten beobachtet. Nebenwirkungen sind Übelkeit (behandelbar mit Metoclopramid-Tropfen), Gewichtsverlust, Agitation, peripher-cholinomimetische und vegetative Effekte wie vermehrtes Schwitzen, Bradykardie oder Synkopen. Die Nebenwirkungen sind abhängig von der Geschwin-

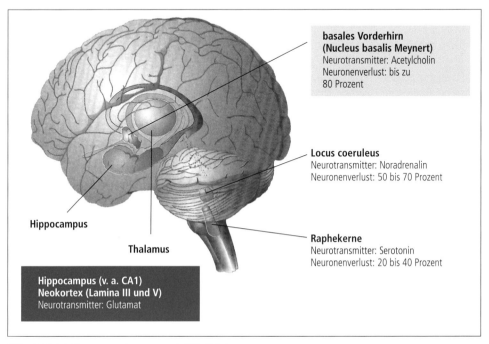

Abb. 16.4.4.1: Neurotransmittersysteme bei M. Alzheimer

Tabelle 16.4.4.1: Pharmakologische Eigenschaften der vier in Deutschland zur Behandlung der Alzheimer-Erkrankung zugelassenen Medikamente nach den Leitlinien der DGN 2005

Wirkung	Donepezil 10 mg/d	Galantamin 16 bis 24 mg/d	Rivastigmin 6 bis 12 mg/d	Memantin 20 mg/d
Dosierungen/Tag	1 slow release 16 mg : 1	2	2	2
Mechanismus	AchEi	AchEi; nAchR	AchEi; BuChEi	NMDA-Antagonist
Nahrung beeinflusst Absorption	nein	ja	ja	nein
Serumhalbwertszeit	70 bis 80 Stunden	5 bis 7 Stunden	2 Stunden	60 bis 80 Stunden
Proteinbindung	96 Prozent	10 bis 20 Prozent	40 Prozent	40 Prozent
Metabolisierung/ Ausscheidung	Leber	50 Prozent Leber, 50 Prozent Niere	Suizidsubstrat/ Niere	Niere
Cytochrom P 450-System	ja	ja	nein	nein

AchEi = Acetylcholin-Esteraseinhibitor (s. helles Feld in Abb. 16.4.4.1)
NMDA-Antagonist = Antagonist am NMDA-Rezeptor, relevant im Glutamatstoffwechsel (dunkles Feld in Abb. 16.4.4.1)
Die Therapieprinzipien von Donepezil, Galantamin und Rivastigmin sind nahezu identisch mit vergleichbarer Wirksamkeit bei geringer bis mäßiggradiger Demenz. Memantin wird bei mittelschweren Demenzen eingesetzt s. u.

digkeit der Aufdosierung und können bei vorsichtigem Vorgehen für sämtliche Substanzen gut kontrolliert werden. Da die Nebenwirkungen meist transient sind, sollen die Medikamente nicht vorschnell abgesetzt werden. Im Labor werden in bis zu 25 Prozent deutliche Transaminasen-Erhöhung gesehen. Kontraindikationen bestehen bei Bradykardie, Ulcera, Epilepsie, Asthma und COPD sowie bei Blasenobstruktion.

Mittelschwere Erkrankung
Im mittelschweren Stadium ist der Einsatz von NMDA-Antagonisten wie Memantin als wirksam bewiesen. Klinisch gibt es gute Erfahrungen in der Kombination von Memantin und den AchEi. Substanzen wie Ginkgo biloba, Selegilin oder Piracetam zeigen in einzelnen Studien positive Effekte, die Datenlage ist aber für eine generelle Empfehlung bisher unzureichend.

Flankierende Medikation
Zur Behandlung von Depression und psychotischen Symptomen eignen sich Serotonin-Wiederaufnahmehemmer wie Citalopram oder

Neuroleptika ohne relevante anticholinerge Nebenwirkung, wie niedrig dosiertes Haloperidol oder insbesondere atypische Neuroleptika wie Risperidon oder Quetiapin.

Wegen der häufig assoziierten Schlafstörungen mit verändertem Schlaf-Wach-Zyklus werden vielfach Sedativa eingesetzt, wobei Clomethiazol gegenüber Benzodiazepinen und Barbituraten zu bevorzugen ist, um lang anhaltende Sedierung, Abhängigkeit, paradoxe Reaktionen und Atemdepressionen zu vermeiden.

Risikoreduzierende Pharmaka
Es existieren Hinweise auf eine ausgeprägte Risikominderung durch Einnahme nichtsteroidaler Antiphlogistika, von Estrogenen und von Statinen. Diese haben aber keine nachweisbaren therapeutischen Effekte auf die Alzheimer-Symptome selbst.

Ungeeignete Medikamente
▶ Antidepressiva mit anticholinerger Wirkung, die die Demenz verstärken, insbesondere Amitriptylin (z. B. Saroten®), Doxepin (z. B.

Tabelle 16.4.4.2: Klinisch relevante Interaktionen von Arzneimitteln zur Behandlung des Morbus Alzheimer

Arzneistoff (A)	Interaktion mit (B)	Mechanismus und/oder klinischer Effekt
Donepezil	Ketoconazol	Spiegel A ↑ (CYP-3A4-Hemmung) → Dosis reduzieren
	Paroxetin, Fluoxetin	Spiegel A ↑ (CYP-2D6-Hemmung) → Dosis reduzieren
	Carbamazepin, Phenytoin, Rifampicin	Spiegel A ↓
	andere Cholinesterasehemmer	additive Wirkung
	Neuromuskuläre Blocker, Cholinergika	additive Wirkung
Galantamin	Ketoconazol	Spiegel A ↑ (CYP-3A4-Hemmung) → Dosis reduzieren
	Paroxetin, Fluoxetin	Spiegel A ↑ (CYP-2D6-Hemmung) → Dosis reduzieren
	Neuromuskuläre Blocker, Cholinergika	additive Wirkung
Rivastigmin	Neuromuskuläre Blocker, Cholinergika	additive Wirkung
Memantin	L-Dopa, dopaminerge Agonisten	Wirkung B ↑
Selegilin	orale Kontrazeptiva	Spiegel A ↑ ↑ → Kombination vermeiden
	Trizyklische Antidepressiva, SSRI, Sympathomimetika	ZNS-Nebenwirkungen → Kombination vermeiden, gegebenenfalls Patienten überwachen
Piracetam	Warfarin	Blutungsgefahr ↑; → monitoren; B gegebenenfalls durch ASS ersetzen oder A absetzen!
	ZNS-stimulierende Pharmaka	additive Wirkung

Aponal®), Trimipramin (z. B. Stangyl®), aber auch Amitriptylinoxid (z. B. Equilibrin®), Imipramin (z. B. Tofranil®), Maprotilin (z. B. Ludiomil®).

▶ Neuroleptika mit anticholinerger Wirkung, z. B. Clozapin (z. B. Leponex®), andere trizyklische Neuroleptika und Promethazin (z. B. Atosil®).

▶ Sonstige Pharmaka mit anticholinerger Wirkung z. B. Biperiden, Metixen oder Benzatropin.

Nichtmedikamentöse Maßnahmen

Adjuvante Behandlung: stabile, stressfreie Lebenssituation, Unterstützung der Angehörigen, Selbsthilfegruppen und Hausbesuche sind hilfreich. Sinnvoll sind ferner Training der Alltagsleistungen, der Verhaltenskompetenz und soziotherapeutische Maßnahmen.

Monitoring des therapeutischen Erfolgs

Der Erfolg der Medikation wird durch Verlaufskontrollen nach 6 Monaten überprüft. Kriterien sind eine Verlangsamung des kognitiven Abbaus bzw. stabile amnestische Defizite, wie sie in einem Kurztest zu überprüfen sind (s. o. Mini-Mental-Test, ADAScog). Darüber hinaus wird auf verbesserten Antrieb, Aufmerksamkeit und Affekt geachtet. Nur bei guter Verträglichkeit und einer eindeutigen Verbesserung des individuellen Krankheitsverlaufes wird die Medikation fortgesetzt.

Literatur

Arendt, T.: In: Beyreuther, K. et al. (Hrsg): Demenzen, Thieme Stuttgart 2002

Baxter; K. (Ed.): Stockley's Drug interactions, 8th ed., Pharmaceutical Press, London-Chicago, 2008

Fragen zur Repetition / Vertiefung

▶ Was ist die häufigste Demenzform?

▶ Kennen Sie die pathoanatomische Veränderung?

▶ Welche Transmittersysteme sind betroffen und welche davon werden pharmakologisch derzeit nach evidenz-basierten Kriterien beeinflusst?

▶ Welche anderen Demenzerkrankungen kennen Sie?

▶ Was sind die Todesursachen bei Alzheimer-Demenz und wie behandeln Sie die Begleiterkrankungen?

Berthold, H. (Hrsg): Klinikleitfaden Arzneimitteltherapie 2. Auflage, Urban & Fischer Verlag, München – Jena 2003

Brandt, T., Dichgans, J., Diener, H. C. (Hrsg): Therapie und Verlauf neurologischer Erkrankungen, 5. Aufl., Kohlhammer Stuttgart 2007

Chandra, V. et al.: Conditions associated with Alzheimer's disease at death: case-control study, Neurology 1986, 36: 209–211

Diener, et al.: Leitlinien für Diagnostik und Therapie in der Neurologie 3. Auflage, Thieme Stuttgart New York 2003

Forette, F. et al.: Reliability of clinical criteria for the diagnosis of dementia. A longitudinal multicenter study, Arch Neurol 1989, 46: 646–648

Gearing, M. et al.: The Consortium to Establish a Registry for Alzheimer's Disease (CERAD). Part X. Neuropathology confirmation of the clinical diagnosis of Alzheimer's disease. Neurology. 1995 Mar; 45 (3 Pt 1): 461–466

Hufschmidt, A., Lücking, C. H. (Hrsg): Neurologie compact 3. Aufl., Thieme Stuttgart, New York 2002

Kosunen, O. et al.: Diagnostic accuracy of Alzheimer's disease: a neuropathological study, Acta Neuropathol (Berl). 1996; 91 (2): 185–193

Nagy, Z. et al.: Comparison of pathological diagnostic criteria for Alzheimer disease, Alzheimer Dis Assoc Disord. 1998 Sep; 12 (3): 182–189

Scarpini, E. et al.: Treatment of Alzheimer's disease: current status and new perspectives, Lancet Neurol. 2003 Sep; 2 (9): 539–547

Internetadressen

Leitlinien der Deutschen Gesellschaft für Neurologie 2005: http://www.dgn.org/11.0. html

http://www.otto-fricke-krankenhaus.de/pdf/ GS7_05_Hellweg.pdf

www.dng.org/images/stories/dgn/Leitlinien/LL2008/ II08K8016.pdf

A. Hetzel / E. Strehl

16.4.5 Epilepsie

Beschreibung
Epilepsie ist eine chronische Anfallserkrankung mit wiederholt spontan auftretenden, plötzlich einsetzenden Veränderungen, die die Wahrnehmung, das Verhalten und Bewegungen beinhalten.

Ätiologie und Formen der Epilepsie
Die ätiologische Einteilung umfasst zum einen die *idiopathische genuine Epilepsie* mit starker genetischer Disposition und zum Teil altersgebundenem Beginn ohne morphologisches Korrelat. Davon wird unterschieden die *symptomatische Epilepsie* mit stets umschriebenen Veränderungen insbesondere des Kortex, z. B. Dysplasien, perinatale, ischämische oder traumatische Schädigung, Tumoren, aber auch metabolische Störungen.

Epilepsien werden klassifiziert nach fokalen oder generalisierten Epilepsien, wobei es für jede Gruppe sowohl idiopathische, symptomatische und kryptogene Formen gibt.

▶ *Einfach-partielle Anfälle* können sowohl Sekunden als auch Tage dauern, sich motorisch mit rhythmischen Zuckungen, sogenannten Kloni, aber auch mit Parästhesien, visuellen

Phänomenen und vegetativen Symptomen äußern.

▶ *Komplex-partielle Anfälle* zeigen Automatismen, zum Teil motorische Äußerungen, komplexe Handlungen mit beeinträchtigter Reaktivität auf externe Reize, zum Teil mit retrograder Amnesie, die meist frontalen oder temporalen Anfallsursprung haben.

▶ Bei *generalisierten tonisch-klonischen Anfällen*, dem sogenannten Grandmal, kommt es während des Anfalls zu einem Bewusstseinsverlust, häufig mit Initialschrei, generalisierten Tonisierungen und nachfolgenden Kloni, die zum Teil mit Zungenbiss, Apnoe und regelmäßig auch mit lichtstarren Pupillen einhergehen. Postiktal kommt es zum Teil zum Urin- und Stuhlabgang und anhaltender Desorientiertheit und Agitiertheit.

Prävalenz der Erkrankung

Die Prävalenz beträgt 0,5 bis 1 Prozent, die Inzidenz 50 bis 100 von 100 000 mit erstem Maximum im Kindesalter sowie einem zweiten nach dem 60. Lebensjahr. 5 Prozent der Bevölkerung erleiden irgendwann einen ersten epileptischen Anfall.

Pathogenese und Verlauf

Eine abnorme Synchronisation kortikaler Neuronenverbände führt zu pathologischen Entladungen, die sich entweder mit Anfallsbeginn in einem umschriebenen kortikalen Areal (fokale Anfälle) oder primär generalisiert (primär-generalisierte konvulsive oder nonkonvulsive Anfälle) manifestieren. Sie können auch sekundär generalisieren. Ursache sind jeweils Störungen von Ionenströmen in der Zellmembran. Die idiopathischen Anfallssyndrome zeigen charakteristische altersabhängige Formen, bei den primär generalisierten kommen auch verschiedene Formen wie Absencen, Myoklonien und tonisch-klonische Anfälle nebeneinander vor.

Die Prognose wird von dem Parameter einer syndromspezifischen Gabe von Antiepileptika sowie durch familiäre Prädisposition, initiale Anfallsfrequenz, Art und Ausmaß der kortikalen Läsionen bestimmt.

Relevante Labor- und andere Messparameter

Neben der Erfassung der Anfallsphänomenologie steht der Ausschluss anderer Erkrankungen im Vordergrund. Synkopen, sogenannte drop attacks, Hyperventilationstetanie, aber auch Narkolepsie und psychogene Anfälle gehören dazu. Als aussagekräftige Laborparameter kommen hierbei Glucose-Spiegel (Hypoglykämie) und Kreatininkinase-Spiegel (> 1000 mg/dl beim Grandmal) in Betracht. Insgesamt stehen aber Bildgebung und Elektroenzephalographie (EEG) im Vordergrund.

Die Diagnose Epilepsie kann erst nach mehreren gesicherten unprovozierten epileptischen Anfällen gestellt werden.

Risiken/Komplikationen

Die Mortalität der Epileptiker ist nach Brandt etwa doppelt so hoch wie diejenige der Normalbevölkerung. Dabei kommt es zu einem Status epilepticus (Mortalität 28 Prozent), Verletzungen, Suizid und in bis zu 30 Prozent zu einem plötzlichen unerwarteten Tod. Weitere Komplikationen bestehen in den Nebenwirkungen der Antiepileptika (s. u.).

Therapeutische Ziele

Rezidive aller Anfallsformen sollen möglichst unterdrückt oder wenigstens in Stärke und Frequenz stark abgemildert werden. Neben der Pharmakotherapie steht die Vermeidung anfallsauslösender Faktoren wie Schlafentzug, Hyperventilation, Flickerlicht, Alkohol oder Stress im Vordergrund.

Pharmakotherapie: Stufenplan/ Leitlinien der Fachgesellschaften

Im akuten Anfall wird keine medikamentöse Intervention durchgeführt, Ausnahme sind hier nur Anfallsserien oder ein Status epilepticus, bei dem keine Erholung zwischen den einzelnen Anfällen stattfindet. Eine sichere medikamentöse Behandlungsindikation besteht bei zwei unprovozierten Anfällen, da in diesem Falle von einem Wiederholungsrisiko von 30 bis 80 Prozent auszugehen ist. Auch hinsichtlich Fahrtauglichkeit ist an eine frühe antikonvulsive Behandlung zu denken. Es wird eine neue Epilepsiedefinition vorgeschla-

Tabelle 16.4.5.1: Antikonvulsiva (gem. DGN-Leitlinien 2005)

Wirkstoff	Vorteile	Probleme
zur Erst- bzw. Mono-/Kombinationstherapie im Erwachsenenalter		
Carbamazepin	breite Erfahrungsgrundlage, gute Verträglichkeit	wegen Enzyminduktion teils ungünstige Interaktionen in Kombinationen sowie mit exogen zugeführten oder körpereigenen Hormonen, mögliche kognitive Beeinträchtigungen (im Alter zunehmend), allergische Exantheme bei 5 bis 8 Prozent, selten Leukopenie
Valproinsäure	breite Erfahrungsgrundlage, keine Sedierung, auch bei eventuell nicht erkannter idiopathischer generalisierter Epilepsie hochwirksam, auch i.v.-Gabe möglich	selten inakzeptable Nebenwirkungen vor allem bei Frauen (polyzystische Ovarien!, Gewichtszunahme, Haarausfall), sehr selten Leberversagen (meist im Kleinkindesalter), Enzephalopathie, Interaktionen durch Verdrängung aus der Eiweißbindung, Enzyminhibition
Lamotrigin	gut verträglich, positiv psychotrop	selten gravierende allergische Reaktionen, niedriges Eindosierungstempo, teils problematische Interaktionen durch Enzyminduktion (cave: Anfallsrezidive unter oraler Antikonzeption und Nachlassen der kontrazeptiven Wirkung)
Topiramat	wenig Interaktionen, Gewichtsreduktion als eventuell gewünschter Nebeneffekt	relativ niedriges Eindosierungstempo, teils ausgeprägter Gewichtsverlust, kognitive Beeinträchtigungen, selten Nephrolithiasis
Gabapentin	sehr gut verträglich auch im Senium, praktisch keine Interaktionen, keine hepatische Metabolisierung, hohes Eindosierungstempo	gelegentlich sedativ, 3-mal tägliche Gabe erforderlich; bei niedriger glomerulärer Filtrationsrate Dosisreduktion erforderlich
Oxcarbazepin	Verträglichkeit, Erfahrungen von Carbamazepin wahrscheinlich z. T. übertragbar	selten ausgeprägte Hyponatriämien, kognitive Nebenwirkungen im Alter zunehmend
Phenytoin	breite Erfahrungsgrundlage, nicht sedierend, unproblematische Umstellung auf i.v.-Gabe	geringe therapeutische Breite, teils problematische Interaktionen, teils intolerable NW (Gingivahyperplasie, Hirsutismus), allergische Exantheme, zerebellare Schäden bei Intoxikation oder dauerhafter hoch dosierter Therapie, kardial arrhythmogen, eventuell problematisch bei psychiatrischer Komorbidität, Enzyminduktion

Fortsetzung nächste Seite

Tabelle 16.4.5.1: Fortsetzung

Wirkstoff	Vorteile	Probleme
Phenobarbital/ Primidon	breite Erfahrungsgrundlage, auch bei eventuell nicht erkannter idiopathischer generalisierter Epilepsie hochwirksam, unproblematische Umstellung auf i.v.-Gabe	Sedierung, kognitive Beeinträchtigung, teils problematische Interaktionen, eventuell ungünstig bei psychiatrischer Komorbidität, Dupuytren-Kontraktur (= verdickte und verkürzte Beugefaszie der Langfinger mit sekundärer Fehlhaltung der Finger in Flexion)
Levetiracetam	gute Verträglichkeit, schnelle Eindosierung, wenig Interaktionen auch zur Kombinationstherapie geeignet	psychische Nebenwirkungen v. a. bei Patienten mit psychiatrischen Vorerkrankungen, eventuell Toleranzentwicklung
zur Kombinationstherapie		
Tiagabin	gute Verträglichkeit	selten nonkonvulsiven Status provozierend
Clobazam	gute Verträglichkeit, wenig Interaktionen	oft Wirkverlust, Sedierung und/oder kognitive Beeinträchtigung bei höheren Dosen
Pregabalin	gute Verträglichkeit, wenig Interaktionen	noch wenig klinische Erfahrungen, Nebenwirkung Gewichtszunahme
Zonisamid	gute Verträglichkeit, wenig Interaktionen	in Europa noch geringe klinische Erfahrungen langsame Eindosierung

gen, bei der nur noch ein Anfall nötig ist, wenn typische EEG-Muster vorliegen, z. B. 3/sec Spike Waves oder ein typischer MRT-Befund, z. B. Ammonshornsklerose, die für eine erhöhte Epileptogenität sprechen.

Die Differenzialindikation der Antikonvulsiva umfasst:

▶ *bei primär generalisierten Anfällen:* Valproat, Topiramat, Lamotrigin, Phenobarbital.
▶ *bei fokalen Anfällen mit oder ohne sekundäre Generalisierung:* Oxcarbazepin, Carbamazepin, Topiramat, Lamotrigin, Valproat, Gabapentin, Levetiracetam, Topiramat, Tiagabin, Clobazam.

Unter dieser Therapie werden mehr als 80 Prozent der Patienten mit idiopathischen Epilepsien anfallsfrei, bei fokalen Epilepsien 65 Prozent, davon sind 50 Prozent durch eine Monotherapie medikamentös kontrollierbar. Bei mindestens 2-jähriger Anfallsfreiheit im Falle von fokalen Epilepsien oder bei altersgebundenen Epilepsien

kann die Medikation langsam reduziert werden; Anfallsrezidive treten jedoch in mehr als 40 Prozent der Fälle auf.

Wichtige Kombinationen von Antiepileptika zur Behandlung von

▶ Epilepsien fokalen Ursprungs: Carbamazepin + Valproat oder Lamotrigin oder Gabapentin oder Vigabatrin.
▶ Idiopathischen generalisierten Epilepsien: Valproat + Ethosuximid oder Lamotrigin oder Phenobarbital.

Als Derivat des Carbamazepin steht inzwischen auch Eslicarbazepin zur Epilepsietherapie zur Verfügung. Die Studienergebnisse sind ermutigend, die praktischen Erfahrungen sind allerdings noch begrenzt.

Nichtmedikamentöse Maßnahmen

Neben der medikamentösen Therapie wird insbesondere die Vermeidung potenziell anfallsauslösender Situationen zu berücksichtigen sein,

Tabelle 16.4.5.2: Klinische relevante Interaktionen von Antiepileptika

Arzneistoff (A)	Interaktion mit (B)	Mechanismus und/oder klinischer Effekt
Valproinsäure	Felbamat	Spiegel A ↑; → Dosierung von A und B reduzieren
	Carbapeneme (Meropenem u. a.)	Spiegel A ↓; → Valproinsäure monitoren
	Carbamazepin, Phenytoin	Toxizität von B ↑; → Dosis anpassen → monitoren
	Lamotrigin	Metabolisierung B ↓; → Dosis reduzieren
Phenytoin	Auswahl aus sehr zahlreichen Wechselwirkungen:	
	Allopurinol	Spiegel A ↑; → monitoren
	Amiodaron	Spiegel A ↑, Spiegel B ↓; → A monitoren
	Phenprocoumon (Warfarin)	Spiegel A ↑; → Effekte von A und B monitoren
	Isoniazid (bei schwachen Metabolisierern!)	Spiegel A ↑; → Dosis A reduzieren → grundsätzlich monitoren
	Celecoxib	Spiegel A ↑; (CYP-2C9-Hemmung?); → monitoren
	Fluconazol, Voriconazol	Spiegel A ↑; (CYP-2C9-/-10-Hemmung); → monitoren
	Felbamat	Spiegel A ↑; Dosis A um 20 bis 40 Prozent reduzieren
	Cimetidin	Spiegel A ↑; Kombination vermeiden
	Cotrimoxazol, Trimethoprim	Spiegel A ↑; → A monitoren
	Sultiam	Spiegel A ↑; → A engmaschig monitoren
	Ticlopidin	Spiegel A ↑; → A engmaschig monitoren
	Carbamazepin	A und B sind Enzyminduktoren; → A und B monitoren
	Rifampicin	Spiegel A ↓; → Dosis A erhöhen
	Enterale Ernährung	Spiegel A ↓; → A monitoren; zeitversetzt applizieren
Carbamazepin plus Metabolit Carbamazepin-10,11-epoxid	Antipsychotika (z. B. Haloperidol, Quetiapin, Risperdon, Chlorpromazin)	Spiegel A ↑, Stevens-Johnson-Syndrom, Neuroleptisches malignes Syndrom, Spiegel B ↓ (multiple Interaktionseffekte!)
	Grapefruit	Spiegel A ↑ (CYP-3A4-Hemmung)
	Isoniazid	Spiegel A ↑ (CYP-3A4-Hemmung)
	Erythromycin (Telithromycin?)	Spiegel A ↑ (CYP-3A4-Hemmung); Kombination vermeiden
	SSRIs (Fluoxetin, Fluvoxamin)	Spiegel A ↑ (CYP-3A4-Hemmung) → monitoren
	Phenobarbital	A und B sind Enzyminduktoren; → A und B monitoren
	Valproinsäure	A induziert B-Metabolisierung; B reduziert A-Metabolisierung; erhöhte Lebertoxizität von B bei Kleinkindern
	Lithium	Neurotoxizität von B ↑; → monitoren
	orale Kontrazeptiva	Spiegel B ↓; zusätzliche Konzeptionsverhütung empfohlen
	Diuretika (Furosemid, Hydrochlorothiazid)	Gefahr von Hyponatriämie; → monitoren
	Itraconazol, Voriconazol	Spiegel B ↓; Dosis B anpassen
Lamotrigin	Phenobarbital, Phenytoin, Carbamazepin, Primidon, Rifampicin	Metabolisierung A ↑; → Dosis erhöhen
	Valproinsäure	Metabolisierung A ↓; → Dosis reduzieren

Fortsetzung nächste Seite

Tabelle 16.4.5.2: Fortsetzung

Arzneistoff (A)	Interaktion mit (B)	Mechanismus und/oder klinischer Effekt
Phenobarbital	Felbamat	Spiegel A ↑; → Dosis reduzieren
	Valproinsäure	Spiegel A ↑; → Dosis reduzieren
	Lamotrigin	Metabolisierung B ↑; → Dosis erhöhen
	Methotrexat	Toxizität B ↑
Oxcarbazepin	Phenytoin	Spiegel B ↑; → Dosis reduzieren
	Lithium	Neurotoxizität ↑
Gabapentin	Mg-/Al-haltige Antazida	Spiegel A ↓; → A um 2 bis 3 Stunden zeitversetzt einnehmen
Levetiracetam	–	–
Topiramat	Phenytoin	Spiegel B ↑, Spiegel A ↓; → Dosis erhöhen
Tiagabin	Phenobarbital, Phenytoin, Carbamazepin, Primidon	Spiegel A ↓; → Dosis erhöhen
Primidon	Felbamat	Spiegel A ↑; → Dosis reduzieren
Pregabalin	Oxycodon	gesteigerte Beeinträchtigung von kognitiven und grobmotorischen Funktionen
	Ethanol, Lorazepam	Wirkung B ↑
Zonisamid	–	–

z. B. unregelmäßiger Schlaf-Wach-Rhythmus und Alkoholgenuss > 15 g/d. Risikoreiche Sportarten sind zu vermeiden, in jedem Falle ist auf die Fahrtauglichkeit einzugehen. Nach einem einzelnen Anfall besteht bei Pkw-Fahrern nach drei Monaten wieder Fahrtauglichkeit; bei Epilepsien muss eine Anfallsfreiheit von 12 Monaten erreicht werden. Bei Berufskraftfahrern ist nach einem einzelnen Anfall eine Fahrtauglichkeit erst wieder nach 6 Monaten gegeben; bei Diagnose Epilepsie entsteht ein definitives Fahrverbot.

Monitoring des therapeutischen Erfolgs

Neben der Anwendung eines Anfallskalenders mit der Differenzierung nach Form und Dauer der Anfälle ist es wichtig, in der Einstellungsphase die Serumkonzentration der Antepileptika zu bestimmen. Im weiteren Verlauf kann dies helfen, die Compliance zu überprüfen, falls rezidivierende Anfälle auftreten. Laborkontrollen sind sicherheitshalber bei den meisten Antiepileptika notwendig, da diese häufig hepatotoxisch sind oder zu Blutbildveränderungen führen.

Gesundheitssituation und die mögliche Rolle des Apothekers

Der Apotheker kann den Epileptiker selbst zu regelmäßigen Mahlzeiten (vermeiden von Hypoglykämie), zum Führen eines Anfallstagebuchs und Tragen eines Notfallausweises motivieren. Auch den Angehörigen kann er alle Möglichkeiten, die Erkrankung mit nichtmedikamentösen Maßnahmen zu beeinflussen, erläutern. Angesichts der zahlreichen potenziellen Interaktionen von Antiepileptika mit der übrigen Medikation ist regelmäßig ein Interaktionscheck vorzunehmen. Einige Antiepileptika verlangen ein Therapeutisches Drug-Monitoring.

Literatur

Baxter, K. (Ed.): Stockley's Drug interactions, 8th ed., Pharmaceutical Press, London-Chicago, 2008

Berthold, H. (Hrsg): Klinikleitfaden Arzneimitteltherapie 2. Auflage, Urban & Fischer Verlag, München – Jena 2003

Fragen zur Repetition / Vertiefung

▶ Wie werden epileptische Syndrome klassifiziert?

▶ Welche Ursachen sekundärer Epilepsien kennen Sie?

▶ Nennen Sie die Standardmonotherapie bei primär generalisierten Anfällen und bei sekundärem fokalem Anfallsleiden.

▶ Weshalb ist die Kombinationstherapie von Carbamazepin und Phenytoin problematisch?

▶ Was ist die häufigste Todesursache von Epilepsie-Patienten?

▶ Nennen Sie die Hauptnebenwirkungen von Carbamazepin, Valproat, Gabapentin und Lamotrigin.

Brandt, T., Dichgans, J., Diener, H. C. (Hrsg): Therapie und Verlauf neurologischer Erkrankungen, 5. Aufl., Kohlhammer Stuttgart 2007

Diener et al.: Leitlinien für Diagnostik und Therapie in der Neurologie 4. Auflage, Thieme Stuttgart, New York 2008

Hufschmidt A, Lücking C. H., Rauer, S. (Hrsg): Neurologie compact 5. Aufl., Thieme Stuttgart, New York 2009

Internetadressen
Leitlinien der Deutschen Gesellschaft für Neurologie 2008: http://www.dgn.org//2008/ll08kap001.pdf

A. HETZEL / E. STREHL

16.4.6 Morbus Parkinson

Beschreibung

Der Morbus Parkinson äußert sich als Bewegungsstörung mit Bewegungsverarmung (Akinese), Tonuserhöhung (Rigor), mit Ruhe- und Haltezittern (Tremor) sowie Störungen der Körperhaltung. Die Symptome beginnen meist halbseitig armbetont, schreiten ab der 6. Lebensdekade langsam fort und betreffen dann auch die Gegenseite.

Ätiologie/Formen des Morbus Parkinson

Umschriebene Neuronenpopulationen, insbesondere die dopaminergen Neurone in der Substantia nigra, Pars compacta, zeigen eine Degeneration, bei der zunehmend mehr genetische Faktoren nachgewiesen werden. So gibt es einen autosomal-dominanten und autosomal-rezessiv vererbten Morbus Parkinson.

Prävalenz der Erkrankung

Die Prävalenz in der Gesamtbevölkerung beträgt 0,16 Prozent, bei über 60-Jährigen 1 Prozent, bei über 80-Jährigen 3 Prozent. Das mittlere Erkrankungsalter liegt zwischen 50 und 60 Jahren ohne Geschlechtsbevorzugung.

Pathogenese und Verlauf

Die Leitsymptome sind Bewegungsverarmung und -verlangsamung (Akinese, Bradykinese, Hypokinese, Rigor mit zahnradförmiger Tonuserhöhung, Ruhe- und/oder Haltetremor sowie Störung der Haltungsreflexe). Es werden verschiedene Typen beschrieben; der Äquivalenztyp hat nahezu gleich ausgeprägte Symptome von Akinese, Rigor und Tremor, der akinetisch-rigide Typ hat allenfalls einen minimalen Tremor und der Tremordominanztyp hat nur geringe Akinese und Rigor.

Schweregrade des Morbus Parkinson:
Stadien nach Hoehn und Yahr

I   Einseitige Symptomatik, ohne oder mit allenfalls geringer Beeinträchtigung

II Beidseitige Symptomatik, keine Haltungsinstabilität

III Geringe bis mäßige Behinderung bei leichter Haltungsinstabilität, Arbeitsfähigkeit zum Teil erhalten

IV Vollbild mit starker Behinderung, Patient kann ohne Hilfe gehen und stehen

V Patient ist an Rollstuhl und Bett gebunden und auf Hilfe angewiesen

Relevante Labor- und andere Messparameter

Neben den klinischen Kriterien wird die L-Dopa-Sensitivität hinzugezogen, die mit 125 bis 250 mg L-Dopa als Einzeldosis oder in Form eines Apomorphintests mit aufsteigender Dosierung von 1 bis 10 mg mit s.c.-Gabe getestet wird. Die Vorbereitung für beide Tests erfolgt mit Domperidon 3-mal 20 mg für 3 Tage.

In der zerebralen Bildgebung werden differenzialdiagnostische Erkrankungen wie Normaldruckhydrocephalus, zerebrale Mikroangiopathie etc. ausgeschlossen. Bei unklaren Befunden kann zusätzlich eine Quantifizierung der dopaminergen Afferenzen, der striatalen Dopaminrezeptoren und des Glucosestoffwechsels hilfreich sein (PET- und SPECT-Untersuchungen).

Risiken/Komplikationen

Im späteren Verlauf der Erkrankung kommt es nicht selten auch zu *akinetischen Krisen* mit Immobilität, Dysphagie und mit zum Teil ausgeprägter vegetativer Symptomatik, insbesondere nach Exsikkose oder bei gleichzeitigem Einsatz von Neuroleptika oder Calciumantagonisten. In dieser Situation muss die Medikation abgesetzt werden und eine ausreichende Flüssigkeits- und Kalorienzufuhr bei gleichzeitiger Pneumonie-

und Thromboseprophylaxe erfolgen. An spezifischer Therapie kann hier Amantadin intravenös oder wasserlösliches L-Dopa über die Magensonde verabreicht werden. Die Behandlung sollte auf einer Überwachungsstation stattfinden.

Der übliche Verlauf interagiert immer mit der Parkinson-Medikation, sodass die meisten Verlaufsauffälligkeiten unter dem Kapitel Pharmakotherapie aufgeführt werden. Insgesamt hat sich die Lebenserwartung durch die moderne Parkinson-Therapie an die durchschnittliche Lebenserwartung der Bevölkerung angepasst.

Therapeutische Ziele

Ziel der Therapie eines Parkinson-Patienten ist es, die zu Beginn weitgehend motorischen Beeinträchtigungen zu kompensieren. Dies gelingt häufig am besten durch eine Kombination aus Physiotherapie und niedrig dosierter Gabe eines Dopaminagonisten. Über viele Jahre kann eine Dosissteigerung und Kombination der verschiedenen Parkinson-Medikamente zu einem stabilen Befund beitragen. Optimierte übende Therapieverfahren müssen im Verlauf hinzugezogen werden (Sprech- und Schluckstörung – Logopädie, Feinmotorikstörung – Ergotherapie), um dem Patienten über mehr als 10 Jahre ein weitgehend selbständiges Leben zu ermöglichen.

Pharmakotherapie: Stufenplan/ Leitlinien der Fachgesellschaften

Die Initialtherapie wird abhängig von Leidensdruck und Alter festgelegt. Bei ausreichend ho-

Tabelle 16.4.6.1: Pharmakologische Charakteristika von Dopaminagonisten

Substanz	Gruppe	HWZ (h)	Elimination
Apomorphin	Non-Ergot	0,5	
Bromocriptin	Ergot	6	hepatisch
Cabergolin	Ergot	65	hepatisch
α-Dihydroergocriptin	Ergot	15	hepatisch
Lisurid	Ergot	2 bis 3	hepatisch/renal
Pergolid	Ergot	7 bis 16	hepatisch/renal
Pramipexol	Non-Ergot	8 bis 12	renal
Ropinirol	Non-Ergot	6	renal
Piribedil	Non-Ergot	12	renal (75 %)

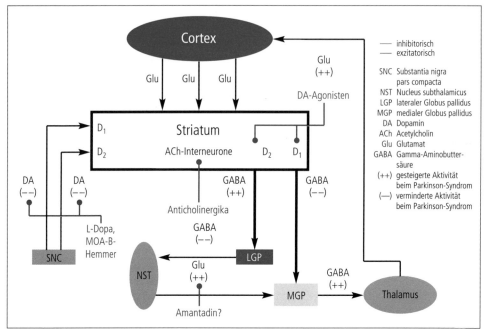

Abb. 16.4.6.1: Angriffsorte verschiedener Parkinsonmedikamente

hem Leidensdruck werden bei unter 65-jährigen Patienten mit geringer Tremorproblematik Dopaminagonisten gegeben. Bei Patienten über 65 Jahre wird mit niedriger Dosierung L-Dopa begonnen (bis 40 mg pro Tag) und später mit einem Dopaminagonisten kombiniert. Die Dosis wird immer nach dem Grundsatz: so wenig wie möglich, aber so viel wie nötig, gewählt.

Bei Wirkungsfluktuationen am Ende der Dosis (End-off-dose-Effekte) mit wechselnder Ausprägung (»On-off-Phänomene«), die häufig mit der Entleerung des Dopaminspeichers im Striatum erklärt werden, ist eine Stabilisierung der L-Dopa-Plasmaspiegel notwendig, entweder durch Retardpräparate oder durch die zusätzliche Gabe eines Catechol-O-Methyltransferase(COMT)-Hemmers (z. B. Entacapon). Darüber hinaus sind auch Dopaminagonisten mit langer Halbwertszeit zu wählen. Bei L-Dopa-induzierten Mehrbewegungen und Tonuserhöhungen (Dyskinesien) – dabei wird von einer Rezeptor-Hypersensitivität ausgegangen – wird ebenfalls ein stabiler Plasmaspiegel bei möglichst geringer L-Dopa-Dosis und Einführung eines Dopaminagonisten empfohlen.

Im Spätstadium kommt es nicht selten zu einer L-Dopa-induzierten Psychose. Dann wird die Dosis minimiert und zusätzlich eine Off-label-Anwendung atypischer Neuroleptika gewählt. Den besten antipsychotischen Effekt in dieser Situation hat Clozapin, das aber durch seine anticholinerge Wirkung verlangsamt und neuropsychologische Defizite verstärkt sowie mit einem Agranulozytoserisiko von 1 bis 2 Prozent einhergeht. Aus diesem Grunde wird auch nach den Leitlinien der Deutschen Gesellschaft für Neurologie (2005) der Einsatz von Quetiapin, einem 5-HT-1-2-Antagonisten vorausgestellt, von dem eine Dosis von 50 bis 200 mg pro Tag gewählt wird.

Als weitere Optionen stehen heute die Non-Ergot-Dopaminagonisten Piribedil und Ropinirol (letzteres auch in retardierter Form) sowie der MAO-B-Hemmer Rasagilin zur Monotherapie des Frühstadiums der Parkinson-Krankheit zur Verfügung.

30 bis 40 Prozent der Patienten entwickeln eine Demenz, wobei die Lewy-Körperchen-Demenz häufiger als die Alzheimer- oder vaskuläre

Tabelle 16.4.6.2: Dosierungsrichtlinien für die orale Therapie mit Dopaminagonisten

Substanz	Beginn	Wöchentliche Steigerung	Erhaltungs- dosis	Gesamtdosis	Erfahrungen bis
Bromocriptin	1,25 mg	1,25 bis 5 mg	3-mal 2,5 bis 10 mg	7,5 bis 30 mg	50 bis 60 mg
Cabergolin*	0,5 bis 1 mg morgens	1-mal 3 bis 6 mg	1 mg	3 bis 6 mg	6 mg
α-Dihydro- ergocriptin	2-mal 5 mg	5 mg	3-mal 20 bis 40 mg	60 bis 120 mg	60 bis 120 mg
Lisurid	0,1 mg abends	0,1 bis 0,2 mg	3-mal 0,4 bis 1 mg	1,2 bis 3 mg	5 mg
Pergolid*	0,05 mg abends	0,05 mg ab 0,75 mg: 0,25 mg	3-mal 0,5 1,5 mg	1,5 bis 5 mg	5 bis 16 mg
Pramipexol	3-mal 0,088 mg	2. Woche: 3-mal 0,18 mg 3. Woche: 3-mal 0,35 mg weiter wöchentlich um 3-mal 0,18 mg	3-mal 0,35 bis 0,7 mg	1,05 bis 2,1 mg	3,5 bis 5 mg
Ropinirol	1 mg morgens	1 mg ab 6 mg: 1,5 bis 3 mg	3-mal 3 bis 8 mg	9 bis 24 mg	16 bis 40 mg

Im Einzelfall kann nach Abwägung von Wirksamkeit und potenziellen Nebenwirkungen und unter Berücksichtigung von Begleiterkrankungen die vom Hersteller vorgesehene Maximaldosis von Dopaminagonisten, insbesondere bei jüngeren Patienten, überschritten werden.

* Da unter chronischer Einnahme dieser Ergot-Dopaminagonisten teils schwerwiegende Herzklappenfibrosen beobachtet wurden, sollen diese nur noch als sogenannte Second-Linie-Dopaminagonisten verwendet werden.

Demenz vorkommt. Die Behandlung der Demenz entspricht der anderer Demenzen (s. Kapitel 16.4.4). Ebenso werden Depressionen wie üblich behandelt.

Im Falle eines ausgeprägten Tremors sind bei jüngeren Patienten Anticholinergika wie z. B. Bornaprin 3 bis 12 mg, Trihexyphenidyl 10 bis 15 mg oder L-Dopa mit Decarboxilase-Hemmer bzw. Dopaminagonisten zu wählen. Im zweiten Schritt kommt die Anwendung eines Betablockers, z. B. Propranolol oder des Neuroleptikums Clozapin infrage.

Nichtmedikamentöse Maßnahmen
Außer der differenzierten Medikation sind Physiotherapie, Ergotherapie und Logopädie sinnvolle und wichtige Optionen. Der Patient benötigt insbesondere eine regelmäßige Krankengymnastik, die neben der Vermeidung von sekundären Gelenkproblemen vor allem die gestörte interne Initiierung von Bewegungen verbessern soll.

Monitoring des therapeutischen Erfolgs
Der Schweregrad der Beeinträchtigung wird durch standardisierte Tests wie die Unified Parkinson Disease Scale (UPDRS) erfasst, zur Diagnosestellung mit herangezogen und meist in einer verkürzten Version zur Verlaufskontrolle benützt. Bei zunehmendem Schweregrad würde das multimodale Therapieregime intensiviert. Parallel wird auf die Nebenwirkungen und auf die im späteren Verlauf häufigeren Wirkungsfluk-

Tabelle 16.4.6.3: Äquivalenzdosen

Äquivalenzdosen (klinische Erfahrung) Einzeldosis	
L-Dopa	100 mg
Apomorphin	3 bis 5 mg (40 bis 50 µg/kg)
Bromocriptin	10 bis 15 mg
Cabergolin	2 mg
α-Dihydroergocriptin	20 bis 40 mg
Lisurid	1 mg
Pergolid	1 mg
Pramipexol	0,7 bis 1 mg (freie Base)
Ropinirol	3 bis 5 mg

Die angegebenen Äquivalenzdosen beruhen auf klinischer Erfahrung und sind als grober Anhaltspunkt zu verstehen.

tuationen geachtet und entsprechend die Pharmakotherapie angepasst.

Gesundheitssituation und die mögliche Rolle des Apothekers

Der Apotheker kann den Angehörigen des Parkinsonpatienten verschiedene hilfreiche Empfehlungen geben, so etwa auf Bewegungstherapie oder Selbsthilfegruppen.

Complianceförderung ist von besonderer Bedeutung, da eine konsequente Therapie über einen Zeitraum von 15 bis 25 Jahren eine gute bis befriedigende Lebensqualität gewährleistet und die Lebenserwartung von Parkinsonkranken signifikant steigern kann.

Interessant ist, dass Kaffeetrinker signifikant seltener an Morbus Parkinson erkranken als Nicht-Kaffeetrinker (möglicher Zusammenhang mit dem Adenosinrezeptor-Antagonisten Coffein). Mehrere Pharmaka, die selektive Adenosin-

Tabelle 16.4.6.4: Klinisch relevante Interaktionen von Arzneimitteln zur Behandlung des Morbus Parkinson

Arzneistoff (A)	Interaktion mit (B)	Mechanismus und/oder klinischer Effekt
L-Dopa = Levodopa	Trihexyphenidyl u. a. Anticholinergika	Spiegel A ↓; Verstärkung der neuropsychologischen Defizite → Levodopa-Effekte monitoren
	Phenytoin	Spiegel A ↓; → Levodopa-Effekte monitoren
	Spiramycin	Spiegel A ↓; → Dosierung erhöhen
	Eisensulfat	Bioverfügbarkeit A ↓; → zeitversetzt verabreichen
	Clonidin	Parkinson-Symptome ↑; → monitoren
	Phenothiazine, Butyrophenone	Parkinson-Symptome ↑; → Kombination vermeiden
	Baclofen	Parkinson-Symptome ↑; → Kombination vermeiden
	Reserpin	Antagonismus → B nicht kombinieren
Clozapin	Coffein	Spiegel A ↑; → Clozapin-NW ↑
	SSRI (Fluoxetin, Paroxetin, Sertralin, Citalopram)	Spiegel A ↑ (CYP-2D6- und CYP-1A2-Hemmung) → monitoren
	Omeprazol, Esomeprazol, Lansoprazol	Spiegel A ↓ (CYP-1A2-Induktion) → monitoren
	Carbamazepin, Phenytoin, Rifampicin	Spiegel A ↓; 1 Fall von Panzytopenie/Psychosen
	Antihypertensiva (ACE-Hemmer, Betablocker)	additive Blutdrucksenkung; → monitoren
	andere Anticholinergika (Meclozin, Perphenazin, Nortriptylin)	additive anticholinerge Wirkung; → Harnverhalt, Delirium
	Knochenmarksupprimierende Pharmaka (Zytostatika, Sulfonamide)	Leukopenie (Neutropenie, Granulozytopenie)
	Lithiumcarbonat	Psychosen, Delirium, Krampfanfälle → monitoren

Tabelle 16.4.6.4: Fortsetzung

Arzneistoff (A)	Interaktion mit (B)	Mechanismus und/oder klinischer Effekt
Quetiapin	Makrolide, Azol-Derivate, Grapefruit	Spiegel A ↑ (CYP-3A4-Hemmung) → Dosis reduzieren
	Carbamazepin, Barbiturate, Phenytoin, Rifampicin	Spiegel A ↓(CYP-3A4-Induktion) → Dosis erhöhen
	Thioridazin	Spiegel A ↓; → Dosis erhöhen
Bornaprin	Levodopa	Nebenwirkungen von B ↑ (Dyskinesien)
	andere Anticholinergika (Antihistaminika, Spasmolytika)	additive anticholinerge Wirkung
Trihexyphenidyl	Levodopa	Spiegel B ↓; → Levodopa-Effekte monitoren
	Tri-/tetrazyklische Antidepressiva	additive anticholinerge Wirkung
	Neuroleptika	additive anticholinerge Wirkung
Amantadin	Hydrochlorothiazid, Triamteren	Wirkung A ↑; Toxizität ↑
	(andere) Anticholinergika (Antiarrhythmika, Antiemetika, Antipsychotika, trizyklische Antidepressiva, Muskelrelaxantien)	additive anticholinerge Wirkung; Patienten überwachen; QT-Verlängerung → Torsade-de-pointes-Gefahr
	Memantin	additive Wirkung und Nebenwirkung
Piribedil	Clonidin	Antagonismus → Parkinsonsymptomatik ↑
Ropinirol	Phenothiazine, Butyrophenone	Parkinsonsymptomatik ↑
	Ciprofloxacin	Spiegel A ↑ infolge CYP 1A2-Hemmung
	Metoclopramid	Antagonismus → Kombination vermeiden
	Nikotin	Spiegel A ↓ infolge CYP 1A2-Induktion
	Estrogene	Clearance von A ↓ um $1/3$ → B einschleichend aufdosieren
Rasagilin	andere MAO-Hemmer, Sympathominmetika	Gefahr einer Hochdruckkrise → Kombination vermeiden
	Pethidin, Dextrometrorphan	Gefahr eines Serotominsyndroms → Kombination vermeiden → 2 Wochen Abstand zwischen diesen Medikationen
	Ciprofloxacin, SSRIs (Fluoxetin, Fluroxamin)	Spiegel A ↑ infolge CYP 1A2-Hemmung
Cabergolin	a) Phenothiazine, Butyrophenone	Parkinsonsymptomatik ↑ → atypische Neuroleptika wählen
	b) Makrolid-Antibiotika (Erythromycin, Clarithromicyin)	Spiegel A ↑ infolge CYP 3A4-Hemmung
	c) Azolantimykotika (Itra-, Voriconazol)	Spiegel A ↑ infolge CYP 3A4-Hemmung → Dosis A ↓
	d) Metoclopramid	Wirkungsabschwächung von A infolge Antagonismus → Kombination vermeiden
Pergolid	a) d) siehe Cabergolin	
	Levodopa	Dyskinesien, Halluzinationen Dosis A einschleichend aufdosieren
	ACE-Hemmer (z. B. Lisinopril)	Gefahr von Blutdruckabfall → B einschleichend aufdosieren

A2A-Rezeptorantagonisten sind, befinden sich derzeit als Parkinsonmedikamente in klinischer Entwicklung.

Wichtig ist eine gründliche Prüfung der sonstigen Medikation des Parkinsonkranken auf Wechselwirkungen mit seinen Parkinsonmedikamenten, am besten anhand eines lückenlosen Medikationsprofils.

Literatur

Albin, R. L., Young, A. B., Penney, J. B.: The functional anatomy of basal ganglia disorders, Trends Neurosci. 1989 Oct; 12 (10): 366–375. Review.

Baxter, K. (Ed.): Stockley's Drug interactions, 8th ed., Pharmaceutical Press, London – Chicago, 2008

Berthold, H. (Hrsg): Klinikleitfaden Arzneimitteltherapie 2. Aufl., Urban & Fischer Verlag, München – Jena 2003

Brandt, T., Dichgans, J., Diener, H. C. (Hrsg): Therapie und Verlauf neurologischer Erkrankungen, 4. Aufl., Kohlhammer Stuttgart 2003

Hoehn, M. M., Yahr, M. D.: Parkinsonism: onset, progression, and mortality. Neurology 2001, 57 (10, Suppl. 3): 11–26

Hufschmidt, A., Lücking, C. H., Rauer, S. (Hrsg): Neurologie compact 5. Aufl., Thieme Stuttgart – New York 2009

Johnson,, T. H., et al.: Drugs in development for Parkinson's disease, Curr. Opin. Investig. Drugs 2004, 5: 720–726

Oertel, W. H., Schulz, J.: Parkinson-Syndrome. In Brandt, T., Dichgans, J., Diener, H. C. (Hrsg): Therapie und Verlauf neurologischer Erkrankungen Kapitel H 2, 4. Aufl., Kohlhammer Stuttgart 2003

Internetadresse

Leitlinien der Deutschen Gesellschaft für Neurologie 2008: http://www.dgn.org/11.0. html

 Fragen zur Repetition / Vertiefung

▶ Nennen Sie die Diagnosekriterien des Morbus Parkinson.

▶ Kennen Sie auch nichtmedikamentöse Therapieformen beim M. Parkinson?

▶ Welche Symptome erwarten Sie bei einer L-Dopa-Überdosierung?

▶ Welche häufigen Begleitsymptome müssen wie pharmakotherapeutisch behandelt werden?

A. HETZEL / E. STREHL

16.5 Endokrinologische Erkrankungen

16.5.1 Schilddrüsenerkrankungen: Hypothyreose

Beschreibung (Definition)
Bei einer *Hypothyreose* (Schilddrüsenunterfunktion) ist die Schilddrüse nicht in der Lage, eine ausreichende Menge Schilddrüsenhormon zu produzieren.

Ätiologie/Formen
Die Schilddrüsenfunktion kann auf der Ebene der Schilddrüse selbst (*primäre Hypothyreose*) bzw. auf der Ebene der übergeordneten hypophysären (*sekundäre H.*) bzw. hypothalamischen Steuerung (*tertiäre H.*) des Regelkreises gestört sein (Abb. 16.5.1.1). Bei den seltenen *peripheren Hypothyreosen* ist die Ansprechbarkeit der Organe für die Schilddrüsenhormone Levothyroxin T4 bzw. Liothyronin T3 beeinträchtigt.

Über 95 Prozent der Fälle im Erwachsenenalter sind auf *primäre Hypothyreosen* zurückzuführen: Die wichtigsten Ursachen sind
▶ *chronische Schilddrüsenentzündungen* (Autoimmun- oder Hashimoto-Thyreoiditis),

▶ *iatrogen* als Folge einer Hyperthyreose-Therapie (Schilddrüsenresektion bzw. Radio-Iod-therapie, Thyreostatika),

▶ *nach operativer Entfernung von Schilddrüsen-Tumoren* oder

▶ *als Ausdruck von unerwünschten Arzneimittelwirkungen* (Amiodaron! Lithium! Carbamazepin, Etanercept, Interferon Beta 1B, Zytostatika wie Aminoglutethimid, Filgrastim, Pamidronat, Octreotid, Antidepressiva wie Quetiapin, Sertralin, Sulfonylharnstoffe, Iod bzw. Povidon-Iod etc.).

Bei der *sekundären Hypothyreose* (Hypopituitarismus, Hypophysenvorderlappen-Insuffizienz) kann die Schilddrüse aufgrund eines selektiven TSH-Mangels nicht zur Hormonproduktion und -sekretion stimuliert werden.

Bei der *tertiären Hypothyreose* ist die hypothalamische Ausschüttung des Releasing-Hormons gestört. Beide Formen werden auch als *zentrale Hypothyreosen* bezeichnet.

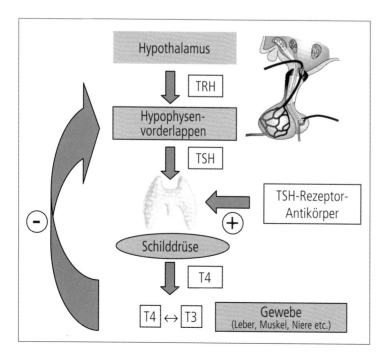

Abb. 16.5.1.1:
Regelkreis der Schilddrüsenhormon-Sekretion
TRH = Thyreotropin releasing hormone
TSH: Thyreoidea stimulierendes Hormon

Tabelle 16.5.1.1: Organ-Manifestationen einer Hypothyreose

Organ	Hypothyreose
Herz-Kreislauf-System	Bradykardie, verminderte Auswurfleistung, Herzvergrößerung Systolischer + diastolischer RR ↑
Muskulatur Skelett	Muskelschmerzen bzw. -schwäche, verminderte Sehnenreflexe Osteoporose: Knochenstoffwechsel ↓, Frakturrisiko ↑
Nervensystem/ Psyche	Lethargie, nachlassendes Gedächtnis, Karpaltunnelsyndrom Desinteresse, Depressionen
Sinnesorgane	Langsame, heisere Sprache, Hörverlust
Gastrointestinaltrakt	Gewichtszunahme trotz schlechten Appetits, Obstipation
Haut- und Hautanhangsgebilde	Trockene, kalte, blass-gelbe Haut, aufgetriebenes Gesicht, krauses, brüchiges Haar, umschriebene Alopezie
Stoffwechsel Hormonsystem	Kälteintoleranz, Cholesterinwerte ↑ Fertilitätsstörungen, Libidoverlust, Potenzschwäche

Prävalenz der Erkrankung

Die Prävalenz einer Hypothyreose beträgt weltweit ca. 1 Prozent. In Großbritannien sind etwa 2 Prozent der Bevölkerung an einer primären Hypothyreose erkrankt (Männer 10- bis 20-mal häufiger betroffen).

Klinisches Bild und Pathogenese

Bei einer *Hypothyreose* kommt es zu einer generellen Verlangsamung/Verminderung des Stoffwechsels, von der zahlreiche Organe betroffen sind (Tabelle 16.5.1.1).

Auch bei manifester Hypothyreose stellen sich die vielfach unspezifischen Symptome allmählich-einschleichend ein (cave: Fehlinterpretation als Altersbeschwerden). Bei subklinischer Hypothyreose fehlen sie weitgehend (lediglich grenzwertige oder pathologische Messwerte).

Relevante Labor- und Messparameter

(Tabelle 16.5.1.2)
Primärer Screening-Parameter für Hypothyreose ist TSH(basal). Bei erhöhten Werten fT4 bestimmen. TSH nach TRH bei Verdacht auf zentrale Hypothyreose. Nachweis von mikrosomalen Antikörpern (TAK) bei Verdacht auf Hashimoto-Thyreoiditis.

Normwerte:
▶ Thyreotropin (TSH): 0,3–4,0 mIU/l
   (erhebliche methodenabhängige Unterschiede, Referenzwerte des Labors beachten)
▶ fT4: 8–18 ng/l (Äquivalenzbestimmung 15–67 [dimensionslos])
▶ fT3: 3,5–8,0 pg/l (Äquivalenzbestimmung 1,5–4,1 [dimensionslos])

Tabelle 16.5.1.2: Schilddrüsenwerte bei Hypothyreose

TSH	fT4	fT3	Klinisches Bild	Diagnose
Normal	Normal	Normal	Unauffällig	Euthyreote Stoffwechsellage
↑	↓	↓	Auffällig	Manifeste Hypothyreose
↑	Normal	Normal	Unauffällig	Subklinische Hypothyreose
Normal	Normal	Normal	Auffällig	Zentrale Hypothyreose (TRH-Test)

Messergebnisse können im Rahmen von Interaktionen verfälscht werden:

▶ Verminderte TSH-Sekretion unter Dopamin, Glucocorticoiden, Octreotid
▶ Verminderte T4/T3-Sekretion: Iodid, Aminoglutethimid
▶ Erhöhte Spiegel an Thyroxinbindendem Globulin: Estrogene (TT4 ↔/ fT4 ↓)

Risiken/Komplikationen

▶ *Myxödem-Koma*
Seltene, potenziell lebensbedrohliche Komplikation einer Hypothyreose ist das Myxödem-Koma mit Hypothermie, Bewusstseinsverlust, diffusen Hautschwellungen (Auslöser: Stress, Traumata, Infekte, Kälte oder Pharmaka wie Phenothiazine, Anästhetika, Hypnotika).
▶ *Schwangerschaft*
Unmittelbar nach Festellung einer Schwangerschaft muss die Schilddrüsenfunktion geprüft werden (Ultraschall, Blut). Der erhöhte Iodbedarf in Schwangerschaft und Stillzeit muss im Sinne einer Kropfprophylaxe sichergestellt werden. Bei vorbestehender Struma/Hypothyreose muss die Iod-/Levothyroxingabe fortgeführt und ggf. die Dosis nach oben korrigiert werden. Gegenüber dem Ausgangswert wird die T4-Dosis ab der 5. Schwangerschaftswoche um 30 Prozent, mit Beginn des 2. Trimenons um 40–50 Prozent gesteigert (Titration gegen TSH).
Eine unzureichende Behandlung einer *Hypothyreose* in der Schwangerschaft erhöht das Risiko von Schwangerschaftskomplikationen (Präeklampsie, Spontanaborte, gestörte fetale Entwicklung, Schilddrüsenunterfunktion und Kropf sowie mentale Retardierung des Neugeborenen) und muss daher mit Schilddrüsenhormonen behandelt werden.

Therapeutische Ziele

Substitutionstherapie zur Herstellung einer euthyreoten Stoffwechsellage. Die Stoffwechselkorrektur kann i.d.R. einschleichend erfolgen (UAW ↓) und muss im Hinblick auf die geringe therapeutische Breite engmaschig überwacht werden. Wegen der längeren Halbwertszeit Substitution vorzugsweise mit T4. Der Vorteil einer

Kombination von T3 und T4 ist noch nicht schlüssig belegt.

Pharmakotherapie/Leitlinien/Stufenplan der Fachgesellschaften

Subklinische Hypothyreose:
T4-Substitutionstherapie bei Patienten mit TSH > 10 µIU/ml, bei Patienten mit TSH von 5 bis 10 µIU/ml + Kropf und/oder mikrosomalen Antikörpern.

Manifeste Hypothyreose:
Initialdosis in Abhängigkeit vom Patientenalter, von der Dauer der Erkrankung sowie von möglichen kardialen Risiken. Bei stabiler euthyreoter Einstellung Kontrollen im 6- bis 12-monatigen Abstand:

▶ *Bei jungen, herzgesunden Patienten* initial 1-mal täglich 50 bis 100 µg T4, nach 4 bis 6 Wochen auf der Basis der TSH-Werte zur Erhaltunsgdosis aufdosieren.
▶ *Bei Älteren bzw. bei Vorliegen von Herzerkrankungen bzw. langer Krankheitsdauer* initial 25 µg und vorsichtige Steigerung in 25 µg-Inkrementen (cave: Angina pectoris, Herzpalpitationen; ggf. flankierende Betablockergabe; bei manifester KHK volle Substitution z. T. nicht toleriert)

Myxödem-Koma:
Intensivmedizinische Notfallbehandlung (Korrektur von Hypovolämie, Hypothermie, Elektrolytstörungen). Hydrocortison (3-mal täglich 100 mg) bis zum Ausschluss einer NNR-Insuffizienz. T4 i.v. (initial 300 bis 500 µg als Bolus, dann 75 bis 100 µg/die als Infusion), T3 (25 µg alle 8 bis 12 Stunden). Cave: Myokardinfarkt, KHK, Antikoagulantien-Therapie. Bei stabiler Stoffwechsellage Umstellung auf orale Therapie.

Nichtmedikamentöse Maßnahmen:

Es gibt keine spezifischen nichtmedikamentösen Maßnahmen bei Hypothyreose.

Monitoring des klinischen Erfolgs

Nach Einstellung der T4-Erhaltungsdosis wird die Schilddrüsenfunktion in halbjährlichen Abständen kontrolliert (TSH [basal], ggf. fT4).

Tabelle 16.5.1.3: Klinische relevante Interaktionen von Arzneistoffen zur Behandlung der Hypothyreose

Arzneistoff	Interaktion mit	Mechanismus oder klinischer Effekt
L-Thyroxin	*Komplexbildnern* (Antazida, Colestyramin, Colestipol, mehrwertige Kationen [Aluminium-, Eisen- oder Magnesiumsalze], Sucralfat)	Verminderte Resorption (≥ 3 bis 4 Stunden zeitversetzt einnehmen)
L-Thyroxin	*Protonenpumpenblockern*	Verminderte Resorption von T4 durch Anhebung des Magen-pH (ggf. Dosisanpassung)
L-Thyroxin	*Enzyminduktoren* (Carbamazepin, Phenobarbital, Rifampicin)	Beschleunigter L-Thyroxin-Abbau durch Enzyminduktion (TSH-Kontrolle, Dosisanpassung)
L-Thyroxin	*Phenytoin* (i.v.!, p.o.?)	Verdrängung von T4 aus der Plasmaeiweißbindung (Wirkung ↓)
L-Thyroxin	*Estrogenen*	Steigern Thyroxin-bindendes Globulin: fT4 ↓, fT3 ↓ (TSH-Kontrolle nach Aufnahme der Hormontherapie, Dosisanpassung)
L-Thyroxin	*Nahrung*	L-Thyroxin wird durch Nahrungsbestandteile gebunden (Nüchterngabe: morgens ½ h vor Frühstück)
Liothyronin, L-Thyroxin	*Antikoagulantien* (Phenprocoumon, Warfarin)	Beschleunigter Abbau Vitamin-K-abhängiger Gerinnungsfaktoren: Blutungsrisiko (bei Therapieaufnahme INR-Werte kontrollieren, Dosis anpassen)

Gesundheitssituation und die mögliche Aufgabe des Apothekers

▶ Aufmerksamkeit für Hypothyreose-Symptome bei Älteren: an Hypothyreose denken und zum Arztbesuch motivieren.

▶ Substitutionstherapie mit L-Thyroxin: geringe therapeutische Breite + Erfordernis individueller Dosiseinstellung: keine leichtfertige generische Substitution. Präzisierung der Einnahmemodalitäten (eine halbe Stunde vor dem Frühstück). Aufmerksamkeit für Interaktionen (zeitversetzte Einnahme mit Komplexbildnern, besondere Vorsicht bei Aufnahme einer Therapie mit Enzyminduktoren bzw. Hormonen). Aufmerksamkeit für Risikopatienten (Ältere mit kardialer Anamnese, insb. manifeste KHK). Dosisanpassung in der Schwangerschaft.

▶ Compliance: zu regelmäßiger Einnahme motivieren. Kein eigenmächtiges Absetzen bei Besserung. Erfordernis einer Dosisanpassung in der Schwangerschaft (sicher und notwendig).

❓ Fragen zur Repetition / Vertiefung

▶ Welche Lebensmittel weisen einen hohen Iodidgehalt auf?

▶ Erklären Sie die Begriffe Iodination und Iodisation.

▶ Wie sind Ursachen, Symptome und Behandlung einer Iodmangel-Struma?

Literatur

AACE Thyroid Task Force: AACE Guidelines for Clinical Practice for the evaluation and treatment of hyperthyroidism and hypothyroidsm. Endocr. Pract. 2002, 8: 458–469

Boelart, K. Franklin, A.: Thyroid hormone in health and disease. J. Endocrinol. 2005, 187: 1–15

Cantrill, J. A., Wood, J.: Thyreoid and parathyreoid disorders. In: Walker, R., Edwards, C. (Eds.) Clinical Pharmacy and Therapeutics. 3rd ed. Edinburgh: Churchill Livingstone, 2003

Surks, M. I., Oritz, E., Daniels, G. H. et al. : Subclinical Thyroid Disease. JAMA 2004, 291: 228–238

16.5.2 Schilddrüsenerkrankungen: Hyperthyreose

Beschreibung (Definition)

Bei einer *Hyperthyreose* ist die Schilddrüsenhormonproduktion und -sekretion gesteigert.

Ätiologie/Formen

Die gesteigerte Hormonproduktion erfolgt autonom, d. h. unbeeinflusst von der zentralen Steuerung. Beim Morbus BASEDOW (GRAVE's disease, immunogene Hyperthyreose) stimulieren TSH-Rezeptor-Antikörper die Schilddrüse zu einer ständigen Hormonproduktion (vgl. Abb. 16.5.1.1). Bei der toxischen Knotenstruma liegt eine diffuse oder fokale Autonomie des Schilddrüsengewebes vor, bei den autonomen Schilddrüsen-Adenomen ein benigner, gut differenzierter Tumor. Eine Minderheit der Fälle geht auf Schilddrüsenentzündungen (subakute oder stumme) bzw. Arzneimittelnebenwirkungen zurück (Amiodaron!)

Prävalenz der Erkrankung

In Großbritannien beträgt die Prävalenz einer Hyperthyreose zwischen 0,2 (Männer) und 2 Prozent (Frauen) der Bevölkerung. Morbus BASEDOW als die bei weitem häufigste Form macht ca. 90 Prozent der Fälle aus.

Klinisches Bild und Pathogenese

Bei einer *Hyperthyreose* liegt eine globale Steigerung der Stoffwechselaktivität vor, von der wie bei der Hypothyreose zahlreiche Organe betroffen sind (Tabelle 16.5.2.1).

Das klinische Bild einer *Hyperthyreose* kann hochcharakteristisch sein (bei Morbus BASEDOW Struma + Tachykardie + Exophthalmus = Merseburger Trias), bei älteren Patienten dominieren z.T. kardiale Symptome oder Gewichtsverlust. Im Rahmen der Differenzialdiagnose daher stets eingehende körperliche Untersuchung, Bestimmung der Schilddrüsenwerte und sorgfältige Arzneimittelanamnese.

Tabelle 16.5.2.1: Organ-Manifestationen einer Hyperthyreose

Organ	Hyperthyreose
Herz-Kreislauf-System	Tachykardie, supraventrikuläre Tachyarrhythmien, Stauungsherzinsuffizienz Systolischer RR ↑
Muskulatur Skelett	Muskelschwäche Osteoporose: Knochenstoffwechsel ↑, Frakturrisiko ↑. Gelenkschmerzen
Nervensystem / Psyche	Feinschlägiger Tremor, motorische Unruhe Reizbarkeit, emotionale Labilität
Sinnesorgane	Auge: Exophthalmus, konjunktivale Reizung durch Lidschwellung, Lidretraktion), Diplopie
Gastrointestinaltrakt	Diarrhö, kolikartige Schmerzen, Gewichtsabnahme bei gesteigertem Appetit
Haut- und Hautanhangsgebilde	Haut gut durchblutet, Hyperhidrosis, gleichmäßige Alopezie
Stoffwechsel Hormonsystem	Wärmeintoleranz, Cholesterinwerte ↓ Zyklusstörungen

Tabelle 16.5.2.2: Schilddrüsenwerte bei Hyperthyreose

TSH	FT4	fT3	Klinisches Bild	Diagnose
Normal	Normal	Normal	Unauffällig	Euthyreote Stoffwechsellage
↑	↑	↑	Auffällig	Hyperthyreose bei Schilddrüsentumoren, auf Hypophysenebene gestörtes Feedback
↓	↑	↑	± Auffällig	Manifeste Hyperthyreose
↓	Normal	Normal	Unauffällig	Subklinische Hyperthyreose

Relevante Labor- und Messparameter

Bei der Hyperthyreose ist ein empfindlicher TSH-Assay wichtigster Screening-Parameter (TSH nach TRH aufgrund der Hemmwirkung durch T4/T3 nicht/schwach gesteigert). Nachweis von TSH-Antikörpern (TRAK) bei Verdacht auf immunogene Hyperthyreose (Morbus BASEDOW).

Normwerte: s. Kap. 16.5.1

Messergebnisse können im Rahmen von Interaktionen verfälscht werden:

▶ Verminderte TSH-Sekretion unter Dopamin, Glucocorticoiden, Octreotid
▶ Verminderte T4/T3-Sekretion: Iodid, Aminoglutethimid
▶ Erhöhte Spiegel an Thyroxin-bindendem Globulin: Estrogene (TT4 ↔ / fT4 ↓)

Risiken/Komplikationen

▶ Thyreotoxische Krise
   Gefürchtete Komplikation ist die *thyreotoxische Krise* mit zunehmender Bewusstseinseintrübung bis zum Koma, unbehandelt Tod durch Herzkreislaufversagen (akute Auslöser: OP hyperthyreoter Patienten, Stress, Traumata, Hypoglykämie, Infekte, Iodexposition, Radioiodtherapie).

▶ Schwangerschaft
   Schilddrüsen-Autoantikörper werden diaplazentar übertragen und können bei Hyperthyreose der Mutter zu passageren Hyperthyreosen beim Feten oder Neugeborenen führen. Unter einer Hyperthyreose kommt es häufiger zu Schwangerschaftskomplikationen (Präeklampsie) bzw. zu Fehl- oder Frühgeburten, die Missbildungsrate ist erhöht. Eine manifeste Hyperthyreose mit mehr als grenzwertig erhöhten Laborparametern muss auch in der Schwangerschaft behandelt werden. Mittel der Wahl sind möglichst niedrig dosierte Thyreostatika (Propylthiouracil > Thiamazol und Carbimazol; T4 und T3 im oberen normalen Bereich; wegen des steigenden Thyreostatika-Bedarfs nicht mit T4 kombinieren). Bei Gabe im 1. Trimenon normale fetale Entwicklung durch Ultraschall-Feindiagnostik überwachen, zusätzlich postpartale Kontrolle der Schilddrüsenfunktion. Eine Resektion ist nach Vorbehandlung mit Thyreostatika im zweiten Trimester möglich (cave: postoperative Unterfunktion), eine Radioiodtherapie ist kontraindiziert.

Therapeutische Ziele

Normalisierung der Schilddrüsenhormonspiegel durch Thyreostatika bzw. eine Resektion/Zerstörung des Schilddrüsengewebes (Operation, Radioiod). Vermeiden einer thyreotoxischen Krise.

Pharmakotherapie/Leitlinien/Stufenplan der Fachgesellschaften

Individuelle Auswahl der Therapieoptionen (OP, Radioiod, Thyreostatika) unter Berücksichtigung des Schweregrades (obstruierendes Struma, kardiale Dekompensation) bzw. komplizierender Faktoren (Schwangerschaft, Wochenbett, Neugeborene, Senioren). Zur Vermeidung einer Thyreotoxikose sind Thyreostatika auch vor OP bzw. Radioiodbehandlung zur Herstellung einer euthyreoten Stoffwechsellage indiziert.

Die initial hohen Tagesdosen (Natriumperchlorat 900 bis 1150 mg, Carbimazol 20 bis 60 mg, Thiamazol 40 bis 60 mg, PTU 400 bis 600 mg) werden im Rahmen 4- bis 6-wöchiger Kontrollen schrittweise reduziert (Titration gegen fT4, zur Prophylaxe von Hypothyreose/Strumawachstum ggf. mit T4 kombinieren). Behandlungsdauer ca. 1 bis 2 Jahre.

Tabelle 16.5.2.3: Pharmakotherapie der Hyperthyreose

Wirkstoff	Wirkungsmechanismus
Perchlorate	Hemmen Iodaufnahme und -verteilung
Lithium	Hemmt Hormonausschüttung
Thyreostatika Carbimazol Thiamazol Propylthiouracil (PTU)	Hemmen oxidativen Iodeinbau, Tyrosinkopplung, PTU: zusätzlich die Umwandlung von T4 in T3

Tabelle 16.5.2.4: Klinisch relevante Interaktionen von Thyreostatika

Arzneistoff	Interaktion mit	Mechanismus oder klinischer Effekt
Carbimazol Thiamazol Propylthiouracil	Phenprocoumon, Warfarin	Bei Hyperthyreose beschleunigter Abbau von Gerinnungsfaktoren Unter Thyreostatika: Antikoagulantienwirkung ↓
Carbimazol	Bupropion	Steigerung der Hepatotoxizität (bei Kombination Leberenzyme überwachen)
Thiamazol	Propranolol, Metoprolol etc. Theophyllin	Bei Hyperthyreose gesteigerte hepatische Clearance der Betablocker/von Theophyllin (Dosisreduktion bei Herstellung einer euthyreoten Stoffwechsellage)
Propylthiouracil	Nahrung	Resorption kann je nach Zusammensetzung der Nahrung gesteigert/vermindert werden (stets in derselben zeitlichen Relation zum Essen einnehmen)

Adiuvante Pharmakotherapie

Betablocker ohne ISA (meist Propranolol, theoretisch Betablocker mit geringer hepatischer Clearance besser steuerbar) sind indiziert

▶ zur initialen Symptomenkontrolle bis zur Diagnosestellung,

▶ prä- und postoperativ bei Schilddrüsenresektion (14 Tage vor bis 3 bis 7 Tage nach OP),

▶ zusammen mit Thyreostatika,

▶ bei thyreotoxischer Krise.

Nichtmedikamentöse Maßnahmen

Bei Patienten mit Hyperthyreose sollten Stresssituationen, inhalatives Zigarettenrauchen (achtfach höheres Risiko von Augenkomplikationen bei Morbus BASEDOW) sowie die Zufuhr von Lebensmitteln mit hohem Iodgehalt wie Meeresfrüchten oder Kelp (Thyreostatika-Wirkung ↓) gemieden werden.

Monitoring des klinischen Erfolgs

Im Rahmen der Hyperthyreose-Therapie wird die Aufrechterhaltung einer euthyreoten Stoffwechsellage durch Hormonbestimmung und Szintigraphien kontrolliert. Klinische Kontrollen anfangs engmaschig (alle 1 bis 3 Wochen), später 1- bis 2-mal jährlich zum Rezidivausschluss.

Gesundheitssituation und die mögliche Aufgabe des Apothekers

▶ *Allgemein:* Beratung und Betreuung von BASEDOW-Patienten mit Augenproblemen (Filmbildner gegen Sicca-Syndrom, Fremdkörpergefühl. Auf erhöhtes Infektionsrisiko achten. Bei morgendlichem Augenschmerz an Augenarzt verweisen)

▶ *Thyreostatika:* Cave Übertherapie wegen langsamen Wirkungseintritts (klinische Besserung später als euthyreote Stoffwechsellage). Patient für UAW sensibilisieren (bei

Fragen zur Repetition / Vertiefung

▶ Was sind die Vor- und Nachteile von Radioiodtherapie bzw. Schilddrüsenresektion?

▶ Wie wird eine Schilddrüsenoperation vorbereitet? Welche Kontrolluntersuchungen sind in der Folge erforderlich?

▶ Schilddrüsen-Tumoren: Welche Beschwerden sind Tumor-verdächig?

▶ Wie äußert sich eine Nebenschilddrüsen-Überfunktion? Wie wird sie behandelt?

Hautausschlägen, bei Auftreten entzündlicher Veränderungen in der Mundhöhle bzw. bei Halsschmerzen keine Selbstmedikation: Verweis an den Arzt!). Zur Compliance-Sicherung Einnahmemodalitäten präzisieren. Aufmerksamkeit für Interaktionen (Vorsicht bei Antikoagulantien-Therapie: Engmaschige INR-Kontrolle bei Aufnahme/Absetzen der Thyreostatika bzw. bei Dosisanpassung). Rezidive nach Therapieende möglich: Zu regelmäßigen Folgeuntersuchungen motivieren. Thyreostatika in der Schwangerschaft: Offener Dialog über Indikation, Nutzen und Risiken. Einnahme gemäß ärztlicher Anweisung sicherstellen.

▶ *Hypothyreose-Prävention.* Nach Thyreoidektomie, Radioiod-Therapie bzw. unter Thyreostatika an konsequenter Patienten-Überwachung mitwirken.

Literatur

AACE Thyroid Task Force: AACE Guidelines for Clinical Practice for the evaluation and treatment of hyperthyroidism and hypothyroidsm. Endocr. Pract. 2002, 8: 458–469

Boelart, K. Franklin, A.: Thyroid hormone in health and disease. 2005, J. Endocrinol. 187: 1–15

Cantrill, J. A., Wood, J.: Thyroid and parathyroid disorders. In: Walker, R., Edwards, C. (Eds.) Clinical Pharmacy and Therapeutics. 3rd ed. Edinburgh: Churchill Livingstone, 2003

Surks, M. I., Oritze, E., Daniels, G. H. et al.: Subclinical Thyroid Disease. 2004, JAMA 291: 228–238

E. MARTIN

16.5.3 Diabetes mellitus Typ 2

Beschreibung (Definition)

Unter der Bezeichnung Diabetes mellitus werden verschiedene Krankheitsbilder divergierender Ätiologie verstanden, bei denen es auf der Basis einer Störung von Insulinsekretion und/oder Insulinwirkung zu Hyperglykämie und bei Überschreiten der Nierenschwelle zu der namengebenden Glucosurie (»honigsüße Harnflut«) kommt.

Ätiologie/Formen

Nach der ADA-Klassifikation werden unterschieden (Tabelle 16.5.3.1):

▶ *Diabetes mellitus Typ 1:* Absoluter Insulinmangel auf der Basis einer immunologisch vermittelten Inselzellzerstörung (meist frühe Manifestation, geringe genetische Disposition)

▶ *Diabetes mellitus Typ 2:* Relativer Insulinmangel, der in unterschiedlichem Ausmaß auf eine Störung der raschen Insulinsekretion und/oder eine Insulinresistenz zurückzuführen ist (meist spätere Manifestation, ausgeprägte polygenetische Disposition). Typisch für den Typ-2-Diabetes ist das gehäufte Auftreten insbesondere kardiovaskulärer und endokrinologischer Erkrankungen (metabolisches Syndrom = abdominale Adipositas + Hypertonie + Dyslipidämie, + gestörte Glucosetoleranz bzw. manifester Diabetes)

▶ *Diabetes anderer Ursachen:* Zahlreiche heterogene Ursachen für einen Insulinmangel (genetische Defekte der Betazellfunktion, Verlust von Pankreasgewebe, Endokrinopathien) bzw. eine gestörte Insulinwirkung.

Tabelle 16.5.3.1: Diabetes mellitus Typ 1 und 2 im Vergleich

Typ 1	Typ 2
nüchtern Insulin < 5 mU/L Plasma	nüchtern Insulin > 12,2 mU/L Plasma
kein metabolisches Syndrom	metabolisches Syndrom (Insulinresistenz, abdominale Adipositas, Dyslipidämie, Hypertonie)
häufig Autoantikörper	keine Autoantikörper
plötzlicher Beginn mit Ketoazidose	schleichender Beginn ohne Ketoazidose
kürzlich Gewichtsverlust	kein Gewichtsverlust
Polyurie/Polydipsie	kaum Polyurie/Polydipsie
5 bis 10 Prozent familiäre Belastung	75 bis 100 Prozent familiäre Belastung
bei Diagnose noch keine Folgeschäden	bei Diagnose häufig (20 bis 50 Prozent) Folgeschäden (mikro- und makrovaskulär, u. a.)

Iatrogene Diabetesformen (z. B. Glucocorticoide).

▶ *Gestationsdiabetes:* Jede in der Schwangerschaft auftretende oder diagnostizierte Störung des Glucosestoffwechsels (unabhängig von der Dauer und der Art der Therapie). Wegen der mit einem Gestationsdiabetes verbundenen Risiken für Mutter, Feten bzw. Neugeborenes Ausschluss durch oGTT-Screening in der 24. bis 28. Schwangerschaftswoche (bereits im 1. Trimenon bei erhöhtem Risiko).

Prävalenz der Erkrankung

Exakte Zahlen zur Diabetes-Prävalenz in Deutschland fehlen. Geschätzt wird ein Anteil an der Gesamtbevölkerung von 5 bis 8 Prozent (davon 90 Prozent Typ-2-Diabetes). Typ-2-Diabetes zeigt eine deutliche alterskorrelierte Zunahme der Prävalenz.

Die konsequente Untersuchung einer Risikopopulation spricht für eine hohe Dunkelziffer. So lag bei einer Stichprobe von mehr als 1 300 Personen der Altersgruppe von 55 bis 74 Jahren der Anteil normoglykämischer Männer bzw. Frauen lediglich bei 54,8 bzw. 64,7 Prozent. Der Anteil manifester Diabetiker (9 Prozent der Männer vs. 7,9 Prozent der Frauen) war in der gleichen Größenordnung wie die unbekannten, erst im Rahmen des Screenings diagnostizierten Fälle (9,7 bzw. 6,9 Prozent). Bei weiteren 26,6 Prozent der

Männer bzw. 20,5 Prozent der Frauen wurden Diabetesvorstufen festgestellt (KORA-Studie).

Pathogenese

An der Entwicklung eines Typ-2-Diabetes sind in unterschiedlichem Maße, z.T. genetisch determinierte Störungen der Insulinwirkung (Insulinresistenz) und der Insulinsekretion beteiligt, die sich unter dem Einfluss erworbener Risikofaktoren (Bauchfettsucht, Bewegungsmangel) manifestieren (Abb. 16.5.3.1).

▶ Die *Störung der schnellen Phase der Insulinsekretion* lässt insbesondere die postprandialen Blutzuckerspiegel ansteigen (beteiligt fehlende Hemmwirkung auf hepatische Gluconeogenese, Ausbleiben eines zentral vermittelten Sättigungsgefühls).

▶ Im Zuge der *Insulinresistenz* ist die physiologische Lipolyse-Hemmwirkung eingeschränkt. Bei Bauchfettsucht kommt es folglich zu einem hepatischen Überangebot an freien Fettsäuren und einer vermehrten Bildung atherogener Lipidfraktionen (Atheroskleroserisiko ↑), Insulinwirkung und Insulinabbau sind gestört. Gleichzeitig fungiert das Fettgewebe als wichtiger Hormonproduzent (Estrogene, Leptin, Tumor-Nekrose-Faktor TNFα). Durch eine kompensatorische Hyperinsulinämie kann die gestörte Insulinwirkung zumindest im Stadium der gestörten Glucosetoleranz teilweise ausgeglichen werden, die Blut-

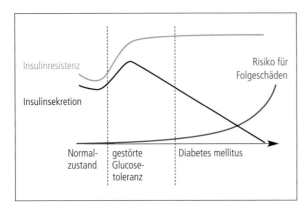

Abb. 16.5.3.1:
Entwicklung des Diabetes mellitus Typ 2

zuckerwerte sind noch unauffällig oder allenfalls postprandial leicht erhöht. Die Hyperinsulinämie begünstigt die Begleiterkrankungen im Rahmen des metabolischen Syndroms (androide Adipositas; Dyslipidämie und KHK; Hypertonie aufgrund der natriumretinierenden Wirkung von Insulin, Hyperurikämie durch Einflüsse auf die Harnsäureclearance).

Die Zuckerkrankheit manifestiert sich, wenn mit nachlassender Sekretionsleistung der Bauchspeicheldrüse das relative Insulindefizit keine Stoffwechselkompensation mehr erlaubt. Im Gegensatz zum Typ-1-Diabetes bleibt die basale Insulinproduktion meist bis ins hohe Alter erhalten.

Relevante Labor- und Messparameter

HbA$_{1c}$: Der prozentuale Anteil des dauerhaft glykosylierten Hämoglobins ist ein gutes Maß für die durchschnittliche Höhe der Blutzuckerspiegel während der letzten zwei bis drei Monate. Im Gegensatz zu Blutzuckerwerten als Momentaufnahme kann der HbA$_{1c}$ kaum durch punktuelle Diätanstrengungen verfälscht werden. Als Durchschnittswert wird die Aussagekraft durch starke Blutzuckerschwankungen beeinträchtigt, weiterhin durch Zustände, die die Lebensdauer der Erythrozyten verkürzen (Blutungen, intravasale Hämolyse) oder verlängern (Splenektomie).

Zielbereich
HbA$_{1c}$ < 47,5 mmol/mol (HbA$_{1c}$ < 6,5 %)
(Neuer IFCC-Standard:
Umrechnungsformel HbA$_{1c}$ (mmol/mol)
= (% HbA$_{1c}$ − 2,15) × 10,929)
Spezimen: Kapillarblut

Nüchternblutzucker (gemessen nach mindestens achtstündiger Nahrungskarenz). Bei den Nüchternwerten ($\neq$ pp-Werte) unterscheiden sich Messwerte im Kapillarblut und im venösen Vollblut (ca. 10 Prozent höher)

Zielbereich
Nüchternglucose < 80 bis 100 mg/dl
< 4,5 bis 5,6 mmol/l
Spezimen: Kapillarblut

Postprandialer Blutzucker (gemessen 2 Stunden nach dem Essen bzw. besser nach einer standardisierten Mahlzeit). Die postprandialen Blutzuckerspitzen korrelieren sehr gut mit dem Risiko makro- bzw. mikroangiopathischer Komplikationen. Postprandiale Zuckerwerte werden bei gestörter Glucosetoleranz in der Regel eher auffällig als Nüchternwerte und eignen sich daher besonders als Screening-Parameter.

Zielbereich
Glucose$_{pp}$ 80 bis 130 mg/dl
4,5 bis 7,2 mmol/l
Spezimen: Kapillarblut

Oraler Glucosebelastungstest (oGTT): Sensitivster Test zur Aufdeckung eines Diabetes mellitus oder einer gestörten Glucosetoleranz (IGT): 75 g Glucose/300 ml, Patienten ≥ 8 Stunden nüchtern, kein Infekt, Glucose 2 Stunden postprandial in körperlicher Ruhe.

Diabetes
Glucose$_{2h}$ $\geq$ 200 mg/dl
$\geq$ 11,1 mmol/l
IGT
Glucose$_{2h}$ 140 bis < 200 mg/dl
7,8 bis < 11,1 mmol/l
Normal
Glucose$_{2h}$ < 140 mg/dl
< 7,8 mmol/l
Spezimen: Kapillarblut

Mikroalbuminurie: Wichtigster Parameter für den Ausschluss bzw. die Früherkennung einer diabetischen Nephropathie (Testkriterien: kein Sport, kein Harnwegsinfekt, kein Fieber).

Zielbereich
Albumin < 20 mg/l bzw. < 300 mg/24 h
Spezimen: Urin

Risiken/Komplikationen
Akutkomplikationen
Akutkomplikaktionen wie Hypoglykämie bzw. hyperglykämisches Koma sind deutlich seltener als bei Typ-1-Diabetikern (bei älteren, schlecht eingestellten Diabetikern i.e.L. hyperosmolare Komaformen als Folge von Glucosurie und Dehydratation). Hypoglykämien zeigen wegen der meist erhaltenen Glucagon-Gegenregulation einen milderen Verlauf. Eine Ausnahme bilden schwere und protrahierte Hypoglykämien unter langwirksamen Sulfonylharnstoffen wie Glibenclamid (hohe Mortalität; Erfordernis einer stationären Überwachung).

Langzeitkomplikationen
Als Gefäßerkrankung werden Prognose und Lebensqualität des Diabetikers maßgeblich durch die makro- und mikrovaskulären Komplikationen bestimmt.
▶ *Makroangiopathie:* Veränderungen der großen Gefäße (Atherosklerose, KHK, periphere arterielle Durchblutungsstörungen) sind bereits im Stadium der gestörten Glucosetoleranz bzw. bei Diagnosestellung nachweisbar und in der Folge verantwortlich für Herzinfarkt und Schlaganfall als wichtigste Todesursachen.

▶ *Mikroangiopathie:* Erkrankungen der kleinen Gefäße manifestieren sich deutlich später. Sie betreffen die Augen (diabetische Retinopathie als wichtigste Ursache einer atraumatischen Erblindung) bzw. die Nieren (diabetische Nephropathie, Dialysepflicht).
▶ *Polyneuropathie:* Im Rahmen einer *diabetischen Polyneuropathie* können alle Teile des Nervensystems beeinträchtigt werden. Eine sensorische Neuropathie äußert sich insbesondere an den Extremitäten (Parästhesien, Sensibilitätsstörungen). Zeitgleich werden auch motorische und autonome Nerven geschädigt (Gastroparese mit der Folge starker Blutzuckerschwankungen und Hypoglykämien, Pulsstarre). Im Rahmen der diabetischen Herzerkrankung mitverantwortlich für Herzrhythmusstörungen und verminderte/fehlende Wahrnehmung von Herzschmerzen bei Ischämie oder Infarkt.
▶ *Immundefizit:* Die Immunabwehr des Diabetikers ist eingeschränkt und die Inzidenz bakterieller bzw. mykotischer Infekte deutlich erhöht (Harnwegsinfekte, Pilzinfektionen der Mundhöhle bzw. der ableitenden Harnwege).
▶ *Diabetisches Fuß-Syndrom:* Hierbei führen Durchblutungsstörungen zu Nekrosen im Fußrandbereich, während neuropathische Störungen der Tiefensensibilität Fehlbelastungen und insbesondere plantare Ulzera mit schlechter Heilungstendenz begünstigen. Bagatellverletzungen, die aufgrund der gestörten Sensibilität häufig übersehen werden, können zu schweren Wundinfektionen Anlass geben. Kommt es zu Nekrosen oder zu einem Übergreifen der Wundinfektion auf den Knochen, muss auch bei energischer Intervention vielfach amputiert werden.

Therapeutische Ziele
Die Ziele einer Diabetestherapie sind stets individuell festzulegen und vom Alter des Patienten sowie seiner körperlichen Verfassung abhängig. Eine straffe Stoffwechselführung wirkt bei älteren Diabetikern mit manifesten Gefäßschäden nicht mehr lebensverlängernd, erhöht aber das Risiko von Akutkomplikationen.
Wesentliche Ziele der Diabetestherapie sind
▶ der *Erhalt der Lebensqualität,*

▶ die *Prophylaxe schwerwiegender und insbe-sondere lebensbedrohlicher Folgen einer Makro- bzw. Mikroangiopathie,* d. h. von Ver-änderungen der großen (Herzinfarkt, Schlag-anfall, periphere arterielle Verschlusskrank-heit) bzw. kleinen Gefäße (Erblindung, Nie-renversagen),

▶ die Verhütung einer diabetischen Polyneuro-pathie sowie eines diabetischen Fuß-Syn-droms.

Durch frühzeitige *Schulung* des Patienten sollen die Compliance und das Selbstmanagement ge-fördert und dadurch die Effektivität der komple-xen Therapie verbessert werden. *Gewichtsreduk-tion* und die Förderung einer *Ausdauerbewegung* sind die wichtigsten nicht-medikamentösen Maßnahmen.

Pharmakotherapie/Leitlinien/Stufenplan der Fachgesellschaften

Gemäß der evidenzbasierten Leitlinie der deut-sche Diabetesgesellschaft orientiert sich die Pharmakotherapie an klaren Zielwertvorgaben (HbA$_{1c}$ < 6,5 Prozent, postprandialer BZ). Solan-ge ein Patient im angestrebten Zielbereich gehal-ten werden kann, verbleibt er auf der gewählten Therapiestufe. Ist dies nicht möglich, erfolgt nach

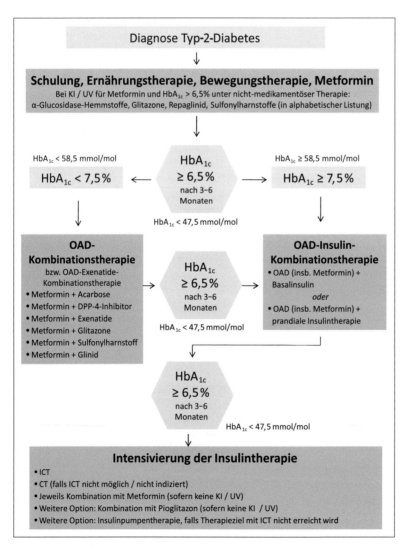

Abb. 16.5.3.2:
Evidenzbasierte Leitlinie der DDG (Update 2008)

Tabelle 16.5.3.2: Klinisch relevante Interaktionen von Arzneistoffen zur Diabetesbehandlung

Arzneistoff	Interaktion mit	Mechanismus oder klinischer Effekt
Acarbose	Enzympräparate, Aktivkohle	Acarbose-Wirkung ↓ durch enzymatischen Abbau bzw. Adsorption
Sulfonylharnstoffe	CYP-2C9-Inhibitoren (Cimetidin, Ketoconazol, Fluconazol, Voriconazol)	Hepatische Biotransformation ↓ der Sulfonylharnstoffe (Wirkung ↑)
	CYP-2C9-Induktoren (Rifampicin, Rauchen)	Abbau der Sulfonylharnstoffe beschleunigt (Wirkung ↓)
	Gyrasehemmer (Ciprofloxacin, Gatifloxacin, nicht Moxifloxacin)	Schwere Hypoglykämien möglich (Mechanismus?)
Sulfonylharnstoffe: Glibenclamid, Tolbutamid	ASS (> 3g/die)	Verdrängung aus der PEB: Hypoglykämien möglich
Repaglinid	CYP-2C8- (Gemfibrozil) bzw. CYP-3A4-Inhibitoren (Itraconazol, Ketoconazol, Makrolide)	Hepatische Biotransformation von Repaglinid ↓: Kumulationsgefahr, Hypoglykämierisiko
	CYP-3A4-Induktoren (Rifampicin, Carbamazepin, Phenytoin, Johanniskraut	Repaglinid-Wirkung ↓
Metformin	Iodhaltige Röntgenkontrastmittel	Gefahr einer Lactatazidose ↑ (Mechanismus: Kumulationsrisiko aufgrund nephrotoxischer Effekte: Kontraindikation – Metformin absetzen)
	Cimetidin! (NSAR?)	Konkurrenz um tubuläre Sekretion: Metformin-Clearance ↓
	Topiramat	Metformin-Clearance ↓ Topiramat-Clearance ↓
	Phenprocoumon	Phenprocoumon-Elimination ↑: Thromboserisiko (INR-Wert überwachen)
Rosiglitazon	CYP-2C8-Inhibitoren (Gemfibrozil, Cotrimoxazol, Trimethoprim)	Rosiglitazon-Abbau ↓: Kumulationsgefahr, Hyoglylämierisiko, UAW ↑
	CYP-2C8-Induktoren (Rifampicin)	Rosiglitazon-Abbau ↑: WIrkung ↓
Insulin	Unselektive Betablocker (≠ β_1-selektive Betablocker)	Hepatische/muskuläre Glykogenolyse ↓, pankreatische Insulinsekretion: Hypoglyklämierisiko ↑
	Monoaminooxidase-Hemmstoffe	Insulin-Wirkung ↑: β-adrenerg vermittelte Insulinsekretion (Hypoglykämierisiko)
	Clofibrat	Insulin-Wirkung ↑: PPARα-Agonist steigert Insulinempfindlichkeit
Insulin, Sulfonylharnstoffe	Ethanol	Alkohol hemmt hepatische Gluconeogenese: Hypoglykämierisiko ↑

spätestens drei bis sechs Monaten eine Intensivierung der Therapie (Abb. 16.5.3.2).

Nach Diagnosestellung wird zunächst versucht, den HbA_{1c}-Wert des Patienten durch Schulung, Ernährungsumstellung, Gewichtsreduktion und Bewegungstherapie unter 6,5 Prozent zu drücken. Gelingt dies bis zur nächsten HbA_{1c}-Kontrolle nicht, wird medikamentös interveniert. Mittel der ersten Wahl ist stets Metformin, nur bei Unverträglichkeit bzw. bei Vorliegen von Kontraindikationen wird die Monotherapie mit einem Sulfonylharnstoff (insbesondere Glibenclamid), mit einem Alpha-Glucosidasehemmstoff, einem Glitazon oder mit Repaglinid eingeleitet.

Scheitert die HbA_{1c}-Kontrolle auf dieser Stufe, wird nach drei bis sechs Monaten kombiniert. Bei moderater Überschreitung der HbA_{1c}-Zielwerte (7,5 Prozent $<$ HbA_{1c} $<$ 6,5 Prozent) erhält der Patient zunächst eine Zweierkombination aus oralen Antidiabetika OAD (bzw. OAD und Exenatide) und nur bei unzureichender Wirksamkeit dieser Therapie nach 3 bis 6 Monaten zusätzlich Insulin (Basalinsulin, prandiales Insulin). Bei deutlich erhöhten Werten ($HbA_{1c} \leq$ 7,5 Prozent) soll die OAD-Monotherapie dagegen sofort durch ein Basalinsulin bzw. eine prandiale Insulingabe ergänzt werden.

▶ *Basalinsulin + OAD:* Kombiniert werden ein NPH-Insulin oder ein langwirksames Analog-Insulin (Insulin glargin, Insulin detemir) zur Nacht mit oralen Antidiabetika (Metformin, alternativ z. B. ein Sulfonylharnstoff oder besser ein Glinid).

▶ *Prandiale Insulintherapie:* Human-Altinsulin oder ein kurzwirksames Analog-Insulin (Insulin lispro, aspart oder glulisin) vor jeder Mahlzeit gespritzt zusätzlich zu Metformin und oder einem anderen OAD.

Eine weitere Eskalationsstufe bei soweit nicht einstellbaren Patienten sieht die Intensivierung der Insulintherapie vor (konventionelle Insulintherapie CT, intensivierte konventionelle Therapie ICT; ggf. Kombination mit Pioglitazon bzw. als Reserve eine Insulinpumpentherapie CSII):

▶ *Konventionelle Therapie mit Mischinsulinen CT:* Hierbei wird zweimal täglich ein Mischinsulin mit einem Altinsulin-Anteil von 30 bis 50 Prozent gespritzt (vor dem Frühstück, vor

dem Abendessen). Nachteilig sind die starre Diätreglementierung und das Erfordernis regelmäßiger Zwischen- und Spätmahlzeiten (Gewichtszunahme!).

▶ *Intensivierte konventionelle Insulintherapie ICT:* Prandiale Insulingaben (Human-Altinsulin oder kurzwirksames Analog-Insulin) vor jeder Mahlzeit gespritzt plus ein Verzögerungsinsulin (NPH-Insulin, langwirksames Analog-Insulin) einmal täglich zur Nacht (im Bedarfsfall zweimal täglich). Die intensivierte Insulintherapie erlaubt die effektivste Kompensation des prandialen Insulindefizits und eine Vermeidung postprandialer Blutzuckerspitzen. Der Patient muss allerdings öfter spritzen. An seine Kooperativität werden bei dieser Therapieform die höchsten Anforderungen gestellt.

▶ Auch die Insulintherapien der Eskalationsstufe können noch mit OAD kombiniert werden, jedoch müssen hierbei im Einzelfall besonders sorgfältig die Kontraindikationen beachtet werden (für Insulin + Pioglitazon: Ödemrisiko, Stauungsherzinsuffizienz NYHA III und IV).

▶ Eine *Insulinpumpentherapie CSII* ist bei Typ-2-Diabetes wegen der in der Regel lebenslang erhaltenen Basalinsulin-Sekretion nur in seltenen Ausnahmefällen als Reserve indiziert (Versagen einer ICT und anderer Therapieoptionen).

Im Rahmen der Disease-Management-Programme Diabetes sollen vorzugsweise solche Medikamente eingesetzt werden, für die kontrollierte Langzeitstudien mit klinischen Endpunkten vorliegen (Glibenclamid, Metformin, Human-Altinsulin, NPH-verzögertes Humaninsulin). Alternative Präparate (Glinide, Glitazone, Insulin-Analoge) können in begründeten Ausnahmefällen berücksichtigt werden (Gegenanzeigen, Unverträglichkeit, Überschreiten der therapeutischen Zielwerte mit der First-Line-Therapie).

Nichtmedikamentöse Maßnahmen
Die Diabetestherapie umfasst stets nicht-medikamentöse und medikamentöse Maßnahmen.

▶ *Schulung:* Da die Therapieziele nicht ohne die eigenverantwortliche Einbindung des Patienten erreicht werden können, ist eine frühzeitige, konsequente Schulung essenziell. Schulungen sollen die Verständnisgrundlage für eine aktive Mitwirkung des Patienten legen und für eine geführte Selbstbehandlung qualifizieren. Schulung soll helfen, Diabetesfolgen zu verhüten. Eine zu späte Schulung (etwa bei Einleitung einer Insulintherapie beim betagten Diabetiker) ist zu einer solchen Weichenstellung nicht mehr in der Lage und überfordert vielfach die Patienten (Alter, körperliche Verfassung, intellektuelle Beweglichkeit). Schulungen müssen einem evaluierten Curriculum folgen und im Gruppenunterricht durch qualifizierte Trainer vermittelt werden. Schulungsinhalte müssen regelmäßig aufgefrischt werden und sich in der konkreten Therapie widerspiegeln.

Neben der genetischen Veranlagung sind Adipositas vom androiden Typ und Bewegungsmangel die wichtigsten manifestationsfördernden Faktoren:

▶ *Ernährung:* Hauptzielsetzung einer Ernährungsumstellung ist eine Gewichtsreduktion. Auch wenn Kohlenhydrate mit hohem glykämischem Index möglichst gemieden werden sollen, liegt der Akzent weniger auf strikten Ge- und Verboten als vielmehr auf einer ausgewogenen vollwertigen Mischkost, orientiert an den Vorgaben der DGE (ca. 50 bis 55 Prozent Kohlenhydrate, max. 30 bis 35 Prozent Fett, max. 15 Prozent Eiweiß). Bei der Zielwertvereinbarung für das Körpergewicht ist es wichtig, den Patienten nicht durch zu ehrgeizige Ziele zu überfordern oder zu frustrieren, die gesteckten moderaten Zielwerte aber konsequent zu überwachen.

▶ *Bewegung:* Eine Gewichtsreduktion ist ohne mehr Bewegung in der Regel nicht zu erreichen. Eine regelmäßig praktizierte Ausdauerbelastung im strikt aeroben Bereich (mindestens 20 bis 30 Minuten, mehrmals pro Woche) erhöht darüber hinaus die Insulinempfindlichkeit. Bei gestörter Glucosetoleranz kann hierdurch die Diabetesmanifestation verzögert oder verhindert, bei manifestem Diabetes die Stoffwechselkontrolle nachhaltig verbessert werden. Auch wenn ein Mehr an Bewegung in jeder körperlichen Verfassung möglich ist, kann eine Bewegungstherapie nur dann implementiert werden, wenn der Patient aus internistischer Sicht sporttauglich ist (Belastungs-EKG, Blutdruck. Vorsicht bei fortgeschrittener diabetischer Retinopathie bzw. bei autonomer diabetischer Neuropathie). Insulinbehandelte Patienten müssen im Rahmen der Schulung gelernt haben, mögliche Hypoglykämien durch eine Anpassung der Insulindosis bzw. durch die Zufuhr zusätzlicher Kohlenhydrate zu vermeiden. Diabetologisch betreute Sportgruppen verbessern die Compliance.

Monitoring des klinischen Erfolgs

Wichtigste Marker für die Qualität der Stoffwechseleinstellung sind die vierteljährliche Bestimmung des HbA_{1c}-Wertes sowie die Kontrolle der postprandialen Blutzuckerspiegel.

Tabelle 16.5.3.3: Regelmäßige Kontrolluntersuchungen (lt. Gesundheits-Pass Diabetes)

Vierteljährlich vom Arzt zu überprüfen

▶ HbA_{1c} | ▶ Körpergewicht
▶ Blutzucker (nüchtern/2 Stunden postprandial) | ▶ Mikroalbuminurie
▶ Blutdruck | ▶ Körperliche Untersuchung
▶ Schwere Hypoglykämien (pro Quartal) | ▶ Häufigkeit der Selbstkontrolle

Jährlich vom Arzt/Facharzt zu überprüfen

▶ Lipide (Cholesterin$_{tot}$, LDL, HDL, TG) | ▶ Neurologische Untersuchung
▶ Serum-Kreatinin | ▶ Kardiologische Untersuchung (EKG, Sonographie)
▶ Augenärztliche Untersuchung | ▶ Beine (einschließlich Gefäße)
▶ (Augenhintergrund)

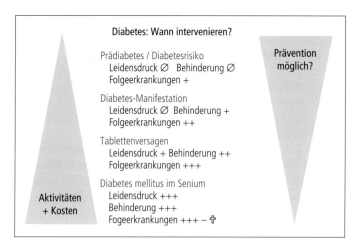

Abb. 16.5.3.3:
Leidensdruck und Präventionsmöglichkeiten in Abhängigkeit vom Diabetesstadium

Um Diabetesfolgen (insbesondere Makro- und Mikroangiopathie, Neuropathie) frühzeitig erfassen und intervenieren zu können, sind regelmäßige internistische, neurologische sowie ophthalmologische Kontrolluntersuchungen erforderlich (s. Tabelle 16.5.3.3). Weiterhin müssen auftretende Akutkomplikationen bei der Stoffwechselführung (insb. Hypoglykämien) erfasst und analysiert werden.

Gesundheitssituation und die mögliche Aufgabe des Apothekers

Trotz klarer Leitlinien für die Diagnose und Therapie des Typ-2-Diabetes ist die Versorgungssituation (steigende Diabetes-Prävalenz, zu späte Diagnosestellung, Misserfolge bei der Vermeidung von Diabetesfolgen) nach wie vor unbefriedigend. Hierfür sind verschiedene Ursachen verantwortlich (vgl. Abb. 16.5.3.3):

Der fehlende Leidensdruck in den Vor- und Frühstadien begünstigt nicht nur beim Patienten eine folgenschwere Bagatellisierung der Erkrankung (»das bisschen Alterszucker«). Die Therapieziele (Blutzucker, Blutdruck, Lipide) werden nicht mit dem nötigen Nachdruck festgelegt und kontrolliert. Mangelnde Einbindung des Patienten aufgrund fehlender oder zu spät erfolgender Schulung. Fehlende Einforderung einer Umsetzung nicht-medikamentöser Maßnahmen (Bewegung und Ernährungsumstellung) bzw. der flankierenden Routineuntersuchungen. Oft zu späte Implementierung einer indizierten Insulintherapie.

Besondere Rolle des Apothekers

Das Bündel an Herzkreislauferkrankungen bei metabolischem Syndrom (Hypertonie, Dyslipidämie, Hyperurikämie, Diabetes) macht stets eine komplexe Polypharmakotherapie erforderlich. Die Patienten müssen die Präparate sicher unterscheiden und angemessen dosieren und regelmäßig einnehmen. Abgabebegleitende Beratung und insbesondere Pharmazeutische Betreuung sollen die Compliance verbessern und zur Vermeidung von Interaktionen beitragen.

Die meisten Therapieziele lassen sich ohne aktive Einbindung des Patienten und dies wiederum nicht ohne frühzeitige und wiederholte Schulung erzielen. In der Apotheke können relevante Schulungsinhalte (Selbstkontrolle, Spritztechnik, Vermeidung unerwünschter Arzneimittelwirkungen) rekapituliert und vertieft werden, ohne damit den Patienten zu überfordern.

▶ *Primärprävention und frühzeitige Diagnose:* Angesichts der immer noch oft zu späten Diagnosestellung können Apotheker dazu beitragen, Risikopatienten für einen Typ-2-Diabetes zu erkennen, anzusprechen und durch Gesundheitsaufklärung zu einer Änderung des Lebensstils zu motivieren. Wichtige Instrumente sind Screening-Untersuchungen (BMI oder Bauchumfang, postprandialer Blutzucker, Blutdruck), Ernährungsberatung, Information über geeignete Formen einer Bewegungstherapie.

▶ *Therapie mit oralen Antidiabetika:* Betreuungsziele sind der optimale Einsatz der Präparate wie Zeitpunkt der Einnahme, Nahrungseinflüsse, Vermeidung von Interaktionen, relevante Nebenwirkungen und deren Vermeidung sowie eine Sensibilisierung für Risikokonstellationen (Metformin nach Rücksprache mit Arzt absetzen, z. B. vor elektiver OP, vor Gabe iodhaltiger Röntgenkontrastmittel. Hypoglykämieprophylaxe unter Glibenclamid).

▶ *Insulintherapie:* Zur Aufdeckung und Korrektur der verbreiteten Handhabungsdefizite bei der Insulinapplikation ist ein planmäßiges Monitoring der Spritztechnik unabdingbar. Am effektivsten gelingt dies durch die Implementierung einer Wartungsroutine für die Injektionsgeräte. Nach der technischen Geräteinspektion (vollständig? funktionsfähig? Blasen? Kanülenlänge?) wird der Patient aufgefordert, die drei Kernkompetenzen Prüfen der Spritzbereitschaft, Entfernen von Luftblasen und Patronenwechsel mit dem eigenen Pen zu demonstrieren. Da sich die Nachschulung auf konkret nachgewiesene Defizite beschränkt, vermeidet man eine Überforderung des Patienten. Wesentliche Inhalte sind Einmalgebrauch von Kanülen, subkutane Verweildauer der Kanülen, Luftblasen als wichtigster Störfaktor, ausreichende manuelle Kraft, Einflussfaktoren auf die Invasionskinetik und deren Vermeidung.

▶ *Selbstkontrolle:* Technik der Kapillarblutgewinnung, Zeitpunkt, korrekte Durchführung und Störfaktoren der Blutzuckermessung, Messwert-Protokollierung. Die eingesetzten Geräte müssen regelmäßig gewartet werden.

▶ *Hypoglykämie:* Erkennung von Hypoglykämien (Patienten für individuelle Symptome und für disponierende Faktoren sensibilisieren: Gastroparese bei autonomer Neuropathie, Alter, Therapie mit Sulfonylharnstoffen/Insulin, eingeschränkte Organfunktion), Aufmerksamkeit für maskierende Faktoren: Betablocker, Schlafmittel, sensorische Neuropathie. Korrekte Behandlung von Hypoglykämien (Traubenzucker, Glucoselösung, Glucagon). Indikation für Fremdhilfe bzw. stationäre Betreuung. Patienten dazu anhalten, jede Hypoglykämie-Episode retrospektiv zu analysieren (wodurch ausgelöst? wie in Zukunft vermeiden?).

Literatur

Matthaei, S., Häring, H. U. (2008): Behandlung des Diabetes mellitus Typ 2. Diabetologie 3 Suppl. 2: S. 157–161 (Praxisleitlinie, www.uni-duesseldorf.de/AWMF/II/057-012k.pdf)

Nationale Versorgungs-Leitlinie Diabetes mellitus Typ 2 (www.diabetes.n-v-l.de/)

Rathmann, W. et al. (2003) Diabetologia 46:182–89

Scherbaum, A. W., Haak, T. (Hrsg.): Medikamentöse antihyperglykämische Therapie des Diabetes mellitus Typ 2. Update der evidenzbasierten Leitlinie der Deutschen Diabetes Gesellschaft. Oktober 2008 (www.deutsche-diabetes-gesellschaft.de; www.uni-duesseldorf.de/AWMF/II/057-012.pdf)

 Fragen zur Repetition / Vertiefung

▶ Welches sind die wichtigsten Screening-Parameter für ein erhöhtes Diabetes-Risiko?

▶ Unklare Hyperglykämien bei Typ-2-Diabetikern: Welche Ursachen sind denkbar?

▶ Alkohol und Diabetes: Was ist zu beachten? (bei Einnahme oraler Antidiabetika, unter Insulin)

▶ Sport bei Typ-2-Diabetes: Wann sinnvoll? Wann problematisch?

E. MARTIN

16.6 Knochen- und Gelenkerkrankungen

16.6.1 Rheumatoide Arthritis und Osteoarthritis

Beschreibung

Rheumatoide Arthritis (Synonym: chronische Polyarthritis) ist eine verbreitete chronisch-entzündliche Erkrankung. Es kommt zu symmetrischen, unspezifischen Gelenkentzündungen mit einer progressiven Zerstörung des periartikulären Gewebes mit Funktionsbeeinträchtigung (Abb. 16.6.1.1). Schmerzen treten vorwiegend in Ruhe auf und bessern sich bei Bewegung, was ein charakteristisches Merkmal dieser entzündlichen Schmerzen ist. Schwere Verlaufsformen zeigen eine extraartikuläre Beteiligung, die sich in verschiedenen Organen oder Organsystemen, beispielsweise in einer Vaskulitis oder neurologischen Dysfunktionen, manifestiert.

Osteoarthritis (Synonyme: Arthrose, Arthritis, Osteoarthrose, Arthrosis deformans, Knorpelverschleiß) ist ein schmerzhafter degenerativer Prozess, der Knochen und Knorpel betrifft (Abb.

16.6.1.1). Es kommt zu einer zunehmenden Bewegungseinschränkung, eine Gelenkentzündung kann, muss aber nicht vorhanden sein. Schmerzen treten bei Bewegung auf, nach Phasen der Ruhe besteht vorübergehend eine Gelenksteifigkeit. Die Osteoarthritis ist die häufigste Ursache für den Einsatz von Knie- und Oberschenkelhalsprothesen.

Ätiologie/Formen der Arthritiden

Rheumatoide Arthritis

Die Ätiologie der Erkrankung ist unbekannt. Wahrscheinlich führen eine genetische Disposition und nicht weiter bekannte äußere Faktoren zu einer Fehlregulation des Immunsystems (Autoimmunreaktion).

Osteoarthritis

Die Ätiologie der Erkrankung ist unbekannt. Genetische Faktoren sowie mechanische Überbelastung (Übergewicht, Sport, Beruf, Fehlstellungen) bzw. Traumen sind mit der Krankheitsentstehung

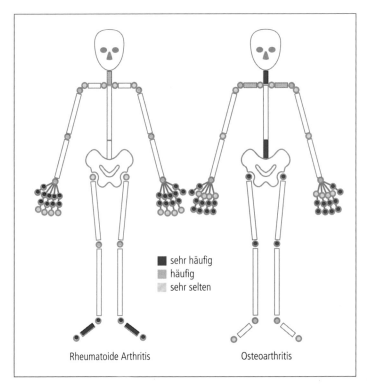

Abb. 16.6.1.1:
Schematische Darstellung der bei Rheumatoider Arthritis und Osteoarthritis betroffenen Knochen bzw. Gelenke

■ sehr häufig
■ häufig
■ sehr selten

Rheumatoide Arthritis   Osteoarthritis

assoziiert. Es besteht eine inverse Korrelation zu dem Auftreten einer Osteoporose. Bei Osteoarthritis-Patienten ist trotz der höheren Knochenmasse das Frakturrisiko insgesamt nicht erniedrigt, da aufgrund einer Gangunsicherheit ein erhöhtes Sturzrisiko besteht.

Prävalenz der Erkrankung
Rheumatoide Arthritis
Die Prävalenz der Erkrankung liegt bei 1 bis 2 Prozent. Obwohl eine Rheumatoide Arthritis in jedem Lebensalter auftreten kann, steigt die Prävalenz bis zur siebten Lebensdekade. Es sind mehr Frauen als Männer von der Krankheit betroffen.

Osteoarthritis
Die Prävalenz der Osteoarthritis steigt mit dem Lebensalter. Bei mehr als 50 Prozent der Personen über 65 Jahre ist zumindest ein Gelenk betroffen. Damit hat die Osteoarthritis die höchste Prävalenz aller Arthritiden. Von den Patienten, die jünger als 45 Jahre sind, sind die Mehrzahl Männer, bei den Patienten über 45 Jahre dominieren die Frauen.

Pathogenese und Verlauf
Rheumatoide Arthritis
Die Rheumatoide Arthritis ist durch die Gelenkinfiltration von Entzündungszellen (aktivierte T-Lymphozyten, Mastzellen, Makrophagen) charakterisiert. Die Synovialmembran wird hochgradig vaskularisiert, die Synovialfibroblasten proliferieren und die Entzündungszellen sekretieren eine Vielzahl an Cytokinen und Wachstumsfaktoren in den Gelenkraum.

Diese Mediatoren führen zu einer Freisetzung proteolytischer Enyzme aus den Synovialzellen, wodurch Knochen und Knorpel angegriffen werden (Abb. 16.6.1.2). Im Laufe der persistierenden Synovitis gelangen Proteine und inflammatorische Zellen in die systemische Zirkulation, wo sie wahrscheinlich die extraartikulären Manifestationen der Erkrankung induzieren.

Die Erkrankung führt schnell zu irreversiblen Schädigungen; innerhalb der ersten drei Jahre zeigen 70 Prozent der Patienten entzündlich bedingte Gelenkknorpelschäden. Diese erosiven Veränderungen sind bei 40 Prozent der Patienten innerhalb von sechs Monaten, bei 60 Prozent innerhalb von einem Jahr radiologisch nachweisbar. Handdeformitäten findet man ebenfalls schon bei 31 Prozent der Patienten innerhalb der ersten drei Jahre. Daher ist die Rate krankheitsbedingter Frühverrentung mit 60 Prozent nach 10 Jahren sehr hoch.

Osteoarthritis
Die Osteoarthritis ist durch eine Veränderung der Knorpelgrundsubstanz mit erhöhtem Gehalt an

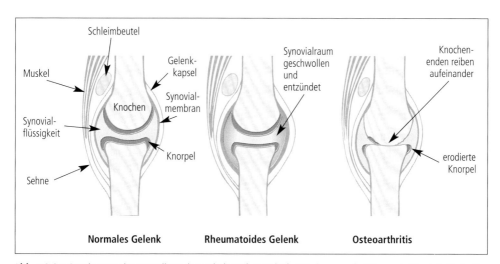

Abb. 16.6.1.2: Schematische Darstellung der pathologischen Gelenkveränderungen bei Rheumatoider Arthritis im Vergleich zur Osteoarthritis

Wasser und einem Verlust an Proteoglycanen und Kollagen gekennzeichnet.

Es kommt zu einem progressiven Schwund an Knorpelsubstanz (Abb. 16.6.1.2).

Als reparative Kompensation des Knorpelschwundes kann es zur Neubildung von Knochensubstanz kommen. Die entstehenden Knochenspangen schränken die Bewegungsfähigkeit des Gelenks weiter ein. Es können reaktive Entzündungsprozesse mit Schwellungen und Ergussbildung am Gelenk auftreten.

Relevante Labor- und andere Messparameter

Rheumatoide Arthritis

Neben den klinischen Befunden (Gelenkschwellungen, symmetrische Verteilung, Morgensteifigkeit der Gelenke) spielen folgende Laborparameter eine Rolle zur Beurteilung der Erkrankung:

▶ *Blutkörperchensenkungsgeschwindigkeit (BSG):* diese ist ein Hinweis auf die Aktivität der Entzündung; Spezimen: Blut. Referenzbereiche für Ein-Stunden-Werte: Frauen < 20 mm, Männer < 15 mm.

▶ *C-reaktives Protein (CRP):* CRP ist ein typisches Akute-Phase-Protein und eine Erhöhung deutet auf ein entzündliches Geschehen hin; Spezimen: Plasma oder Serum. Referenzbereich: bis 0,8 mg/dl.

▶ *Rheumafaktoren:* Rheumafaktoren sind Autoantikörper der IgM-Klasse (seltener IgG oder IgA), die gegen die Fc-Region von IgG-Antikörpern gerichtet sind und mit diesen unter Bildung von Immunkomplexen reagieren; Spezimen: Serum. Referenzbereich bis 40 IE/ml.

Die diagnostische Sensitivität der Rheumafaktoren beträgt 69 Prozent, ihre Spezifität 85 Prozent.

▶ *Antikörper gegen cyclische citrullinierte Peptide (CCP):* Autoantikörper gegen CCP sind spezifischer als Rheumafaktoren und oft schon präklinisch nachweisbar (Frühmarker). Die diagnostische Sensitivität der CCP-Antikörper beträgt 67 Prozent, ihre Spezifität 95 Prozent. Spezimen: Serum. Referenzbereich < 5 U/ml.

Osteoarthritis

Bei der Osteoarthritis sind in der Regel keine Entzündungsmarker im Blut nachweisbar. In der Synovialflüssigkeit finden sich Proteoglycanfragmente und erhöhte Aktivitäten proteolytischer Enzyme. Die Synovialflüssigkeit zeigt eine erhöhte Viskosität und in der Regel nur eine moderate Leukozytose. Neben dem klinischen Befund werden radiologische oder arthroskopische Untersuchungen durchgeführt.

Risiken/Komplikationen

Rheumatoide Arthritis

▶ Chronische Gelenkdeformationen mit Gelenkfehlstellungen,

▶ systemische Komplikationen: Beteiligung von Organen und Organsystemen wie Herz, Lunge, Leber, Niere, Nervensystem, Augen.

Osteoarthritis

▶ Chronische Bewegungseinschränkung mit zunehmender Behinderung.

Therapeutische Ziele

Rheumatoide Arthritis

Das ultimative Ziel der Therapie ist eine Remission der Erkrankung, die jedoch nur selten erreicht wird. Weitere Ziele sind:

▶ Symptomkontrolle: Schmerz, Gelenksteifigkeit und -schwellung reduzieren,

▶ Erhalt der Beweglichkeit und Funktionalität der Gelenke,

▶ Geschwindigkeit der progressiven Gelenk- und Knorpelschädigung verlangsamen,

▶ systemische Komplikationen vermeiden,

▶ Erhalt der Arbeits- und Erwerbsfähigkeit,

▶ Lebensqualität maximieren,

▶ unerwünschte Arzneimittelwirkungen vermeiden oder minimieren.

Osteoarthritis

▶ Symptomkontrolle: Schmerz und Gelenksteifigkeit reduzieren,

▶ Erhalt bzw. Verbesserung der Beweglichkeit und Funktionalität der Gelenke,

▶ Veränderung des Krankheitsverlaufes mit Vermeidung einer Behinderung,

▶ Lebensqualität maximieren,

▶ unerwünschte Arzneimittelwirkungen vermeiden oder minimieren.

Pharmakotherapie: Stufenplan/ Leitlinien der Fachgesellschaften

Rheumatoide Arthritis

Um die Wahrscheinlichkeit und den Schweregrad einer irreversiblen Gelenkschädigung zu reduzieren, ist eine möglichst frühe Diagnose und eine sofortige wirksame pharmakotherapeutische Intervention erforderlich. Eine frühe aggressive Behandlung kann die Progression der Erkrankung verlangsamen. Krankheitsmodifizierende Therapiemaßnahmen innerhalb des »therapeutischen Fensters« (»*window of opportunity*«) ca. 12 bis 16 Wochen nach Krankheitsbeginn können im günstigsten Fall eine komplette und anhaltende Remission erzielen.

Die drei Säulen der Therapie der Rheumatoiden Arthritis sind Antirheumatika (DMARD: *di-sease modifying anti-rheumatic drugs*; Tabelle 16.6.1.1), Corticosteroide und nichtsteroidale Antirheumatika (NSAR) bzw. Analgetika. Die DMARD haben über die symptomatischen Effekte hinaus krankheitsmodifizierende Eigenschaften und sollen einer Gelenkzerstörung vorbeugen bzw. sie verzögern.

Die Reihenfolge der Auswahl eines DMARDs ist nicht klar definiert und wird teilweise kontrovers diskutiert. Eine Strategie des Einsatzes der verschiedenen Therapeutika wird in Tabelle 16.6.1.2 dargestellt.

Osteoarthritis

Das Management der Osteoarthritis beinhaltet zunächst nichtmedikamentöse Maßnahmen, sieht dann eine dem Schweregrad der Symptome

Tabelle 16.6.1.1: Basistherapie mit Antirheumatika (DMARD: *disease modifying anti-rheumatic drugs*)

Substanzklasse	Vertreter	Bemerkung
Antimalariamittel	Hydroxychloroquin Choroquin	moderate Wirksamkeit, Toxizität gering; Einsatz eher bei milder Verlaufsform
Folsäureantagonist	Methotrexat	bestes Nutzen-Risiko-Verhältnis; Erhöhung von Leberwerten kann durch Gabe von Folsäure oder Folinsäure verringert werden
Antiphlogistikum	Sulfasalazin	günstiges Nutzen-Risiko-Verhältnis; Einsatz eher bei milder Verlaufsform
Goldpräparate		Die peroralen Goldpräparate haben eine geringere Wirksamkeit als die parenteralen Zubereitungen; die Wirksamkeit von Gold i.m. ist vergleichbar mit der von Sulfasalazin, D-Penicillamin und Methotrexat, die toxischen Nebenwirkungen und Therapieabbrüche sind jedoch häufiger.
Pyrimidinantagonist	Leflunomid	gute Wirksamkeit, wenig Langzeiterfahrungen
Purinantagonist	Azathioprin	eher Mittel zweiter Wahl
Chelatbildner	D-Penicillamin	eher Mittel zweiter Wahl
Calcineurinantagonist	Ciclosporin	eher Mittel zweiter Wahl
»Biologicals«	Adalimumab Etanercept Infliximab Anakinra	TNFα-inhibierende Substanzen, Indikation für Patienten, die unzureichend auf andere DMARD (einschließlich Methotrexat) ansprachen Interleukin-1-Rezeptorantagonist (IL-1Ra), Indikation für Kombinationstherapie mit Methotrexat bei unzureichendem Ansprechen
Alkylanzien	Cyclophosphamid Chlorambucil	hohe Toxizität, Reservetherapeutika

Tabelle 16.6.1.2: Therapeutische Strategie bei Rheumatoider Arthritis

Therapie	Wirkstoffe	Substanzauswahl	Zusatzoptionen
Basistherapie	Antirheumatika (DMARD)	Monotherapie Substanzauswahl nach Krankheitsaktivität ↓	zusätzlich Corticosteroide lokal oder systemisch bis zum Eintritt der Wirkung der DMARD
		Wechsel auf ein anderes DMARD ↓ Kombinationstherapie ↓ zusätzlich »Biologicals«	zusätzlich NSAR in niedrigster effektiver Dosis bis zum Ansprechen auf die DMARD
Belastungs- abhängige Beschwerden	NSAR* oder Analgetika	bedarfsorientierte Dosiswahl	
Schubtherapie	NSAR* oder Analgetika Corticosteroide	bedarfsorientierte Dosiswahl Dosiserhöhung oder Stoßtherapie	Kombination der Maßnahmen

* NSAR: nichtsteroidale Antirheumatika

angepasste Pharmakotherapie und als letzte Option eine chirurgische Intervention vor (Abb. 16.6.1.3).

Eine kürzlich publizierte Meta-Analyse bzw. ein systematisches Review zur peroralen Chondroitinsulfat- bzw. Glucosamintherapie bei Osteoarthritis sprechen für eine gewisse Wirksamkeit dieser Präparate, die sich bei täglicher Anwendung nach zwei bis drei Jahren zeigen kann.

Nichtmedikamentöse Maßnahmen
▶ Gewichtsreduktion bei Übergewicht,
▶ Physiotherapie,
▶ Ergotherapie und Gelenkschutz,
▶ psychosoziale Unterstützung und Schmerzbewältigung.

Monitoring des therapeutischen Erfolgs
Ein therapeutischer Erfolg zeigt sich in einer Verbesserung der klinischen Symptomatik.

Rheumatoide Arthritis
▶ Verbesserung der klinischen Anzeichen anhand des Disease Activity Score (DAS): Die Aktivität der Erkrankung wird in Punktwerten ausgedrückt, diese basieren auf der
  I. Anzahl druckschmerzhafter Gelenke,
  II. Anzahl geschwollener Gelenke,

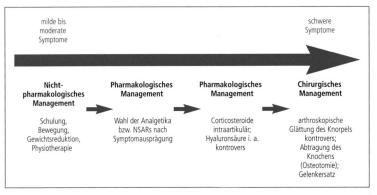

Abb. 16.6.1.3: Management der Osteoarthritis

III. Blutkörperchensenkungsgeschwindigkeit,
IV. Patientenurteil zur Krankheitsaktivität
 (visuelle Analogskala);
▶ radiologische Progression.

Osteoarthritis
▶ Verbesserung der klinischen Anzeichen, z. B. anhand des Western Ontario and McMaster Universities Osteoarthritis Index (WOMAC-Index): Verschiedene Dimensionen der Erkrankung werden anhand von 24 Fragen charakterisiert, beispielsweise die Schmerzausprägung, der Grad der Einschränkung bzw. Behinderung und die Gelenkfunktionalität,
▶ radiologische Progression.

Tabelle 16.6.1.3: Klinisch relevante Interaktionen von Arzneistoffen zur Arthritisbehandlung

Arzneistoff (A)	Interaktion mit (B)	Mechanismus und/oder klinischer Effekt
Chloroquin, Hydroxychloroquin	Arzneistoffe, die das QT-Intervall verlängern, z. B. bestimmte Antiarrhythmika, Antihistaminika, Antipsychotika, Calciumkanalblocker	Gefahr einer ventrikulären Arrhythmie (Torsade des Pointes)
	Antazida	reduzierte Bioverfügbarkeit von Chloroquin
	Ciclosporin	erhöhte Blutkonzentrationen an Ciclosporin mit Nephrotoxizität
	Cimetidin	reduzierte Clearance des Chloroquins, wahrscheinlich Hemung des Metabolismus
	Digitalisglykoside	Erhöhung Serumspiegel Digoxin, Mechanismus unbekannt
	Proguanil	erhöhte Gefahr von Mundgeschwüren
	Praziquantel	reduzierte Bioverfügbarkeit Praziquantel
	Rifampicin	reduzierter Effekt Hydroxychloroquin
Sulfasalazin	Antibiotika	verminderte Aktivierung des Sulfasalazins im Kolon aufgrund reduzierter darmbakterieller Aktivität
	Azathioprin	additive Toxizität
	Digitalisglykoside	reduzierte Serumspiegel Digoxin, wahrscheinlich reduzierte Absorption
	Eisenpräparate	reduzierte Absorption der Eisenpräparate
	Folsäure	reduzierte Absorption der Folsäure
	Talinolol	reduzierte Absorption Talinolol
Methotrexat	Mercaptopurin	erhöhte Bioverfügbarkeit Mercaptopurin
	Alkohol	erhöhte Hepatotoxizität
	Corticosteroide	»steroid-sparender« Effekt, eventuell reduzierter Corticosteroid-Metabolismus
	Cotrimoxazol oder Trimethoprim	hämatologische Veränderungen, möglicherweise aufgrund Hemmung der Dihydrofolatreduktase
	Leflunomid	Gefahr additiver Hepatotoxizität
	NSARs	erhöhte Methotrexat-Toxizität (dosisabhängig)
	Probenecid	erhöhte Serumspiegel Methotrexat
	Retinoide	erhöhte Serumspiegel Methotrexat; erhöhte Hepatotoxizität
Leflunomid Adalimumab, Infliximab, Etanercept	Methotrexat	Gefahr additiver Hepatotoxizität
	Anakinra	potenziertes Risiko für schwere Infektionen; Kombination mit Methotrexat jeweils möglich

Gesundheitssituation und die mögliche Rolle des Apothekers

Bei der Versorgung von Patienten mit Rheumatoider Arthritis wurden folgende Defizite beschrieben:

► regionale Unterversorgung mit internistischen Rheumatologen,

► Defizite bei der Frühdiagnostik: Da bei vielen Patienten eine Diagnose verzögert gestellt wird, kommt bei einer großen Zahl der Patienten eine effiziente Therapie zu spät,

► Defizite bei der medikamentösen Therapie: z. B. erhalten von den Patienten, die nicht von spezialisierten rheumatologischen Fachärzten behandelt werden, nur ca. 20 Prozent eine Therapie mit DMARD,

► Unterversorgung bei komplementären Versorgungsleistungen: So gibt es z. B. Defizite bei der rheumatologischen Patientenschulung.

Der Apotheker kann – optimalerweise in Kooperation und Absprache mit den behandelnden Ärzten – zur Verbesserung einen Beitrag durch Betreuung bzw. Beratung betroffener Patienten bzw. bei Kindern auch ihrer Familien leisten (Patienteninformation, Schulungen, Complianceförderung).

Literatur

Berthold, H.: Klinikleitfaden Arzneimitteltherapie, 2. Aufl., Urban & Fischer München 2003

Bruhn, H. D., Fölsch, U. R.: Lehrbuch der Labormedizin, Schattauer Stuttgart 1999

DiPiro, J. T., Talbert, R. L., Yee, G. C., Matzke, G. R., Wells, B. G., Posey, L. M.: Pharmacotherapy – A Pathophysiological Approach, 7th ed., McGraw-Hill New York 2008

Hunter, D. J., Felson, D. T.: Osteoarthritis. BMJ 2006, 332: 639–642

Schneider, M., Lelgemann, M., Abholz, H. H., Caratti, R., Flügge, H., Jäniche, H., Kunz, R., Krüger, K., Rehart, S., Specker, C.: Interdisziplinäre Leitlinie – Management der frühen rheumatoiden Arthritis, Steinkopff Verlag Darmstadt 2005

Stockley, I. H.: Drug Interactions, 7th ed., Pharmaceutical Press London, 2006

Walker, R., Edwards, C.: Clinical Pharmacy and Therapeutics, 3rd ed., Churchill Livingstone Edinburgh 2003

Willburger, R. E., Müller, K., Knorth, H.: Pharmakologische Therapie der rheumatoiden Arthritis. Dtsch Arztebl 2006, 103: A48–A57

Fachtagung der Düsseldorfer Gesundheitskonferenz am 16. Juni 2004 [http://www.duesseldorf.de/gesundheit/gesundheitskonferenz/Dokumentation_ Fachtagung_Rheuma.pdf], Version 1.1 August 2005

Leitlinien der Deutschen Gesellschaft für Rheumatologie, Nr. 060/002 [http://www.uni-duesseldorf.de/awmf/ll/060-002k.htm], Version 07/2004

Nishimura, K., Sugiyama, D., Kogata, Y., Tsuji, G., Nakazawa, T., Kawano, S., Saigo, K., Morinobu, A., Koshiba, M., Kuntz, K. M., Kamae, I., Kumagai S.: Meta-analysis: diagnostic accuracy of anti-cyclic citrullinated peptide antibody and rheumatoid factor for rheumatoid arthritis. Ann Intern Med 2007; 146: 797–808

 Fragen zur Repetition / Vertiefung

► Welches sind die wichtigsten Unterschiede zwischen Rheumatoider und Osteoarthritis?

► Wodurch ist eine schwere Verlaufsform der Rheumatoiden Arthritis gekennzeichnet?

► Wie wird Synovialflüssigkeit gewonnen? Welches Risiko besteht bei der Probennahme?

► Unter welcher Therapie(kombination) besteht für Patienten mit Rheumatoider Arthritis ein besonders hohes Risiko für gastrointestinale Ulcera?

► Welche weiteren Risikofaktoren für gastrointestinale Ulcera gibt es?

► Wie kann eine effiziente Ulcusprophylaxe betrieben werden?

► Wie lange dauert es durchschnittlich bis zum Wirkungseintritt der DMARD?

Lee, Y. H., Woo, J.-H., Choi, S. J., Ji, J. D., Song, G. G.: Effect of glucosamine or chondroitin sulfate on the osteoarthritis progression: a meta-analysis. Rheumatol Int 2009; Jun 21, DOI 10.1007/s00296-009-0969-5

Black, C., Clar, C., Henderson, R., Maceachern, C., McNa-mee, P., Quayyum, Z., Royle, P., Thomas, S.: The clinical effectiveness of glucosamine and chondroitin supplements in slowing or arresting progression of osteoarthritis of the knee: a systematic review and economic evaluation. Health Technol Assess. 2009; 52: 1–148

P. Högger

16.6.2 Gicht und Hyperurikämie

Beschreibung

Die Bezeichnung »Gicht« *(Arthritis urica)* beschreibt ein heterogenes Spektrum von Erkrankungen, die mit einer Hyperurikämie assoziiert sind. Während eine Hyperurikämie einen biochemischen Zustand bezeichnet, ist Gicht eine klinische Diagnose. Eine Hyperurikämie kann asymptomatisch sein und ist damit eine notwendige, aber nicht hinreichende Bedingung für eine Gichterkrankung. Im Falle einer Gicht finden sich mehrere der folgenden Merkmale:

▶ Hyperurikämie, d. h. erhöhte Harnsäurekonzentrationen im Blut,
▶ wiederholte Episoden akuter Arthritis (Gichtanfall) aufgrund der Einlagerung von Uratkristallen in die Synovialflüssigkeit von Gelenken,
▶ Ablagerung von Uratkristallen im Bindegewebe, Bildung entzündlicher Knoten (Tophi),

▶ Bildung von Uratkonkrementen in den Harnwegen,
▶ akute oder chronische Nephropathie.

Ätiologie/Formen der Gicht

Harnsäure ist das Endprodukt des Purinstoffwechsels. Erhöhte Konzentrationen sind auf eine vermehrte Produktion oder auf eine verminderte Ausscheidungsfähigkeit zurückzuführen.

Prävalenz der Erkrankung

Die Prävalenz einer Hyperurikämie – und damit das Risiko für eine Gichterkrankung – korreliert mit Alter, männlichem Geschlecht, Serumkreatininspiegel, Körpergewicht und Blutdruck. Die Prävalenz für Gicht beträgt ungefähr 0,16 bis 1,36 Prozent.

Pathogenese und Verlauf

Erhöhte Harnsäurewerte können zu Ablagerungen von Uratkristallen in Gelenken, Bindegewebe oder dem Nierenparenchym führen. Bei der Uratkristall-induzierten Entzündung rufen verschiedene Mediatoren eine Vasodilatation, erhöhte Gefäßpermeabilität und Chemotaxis immunkompetenter Zellen hervor. Für die pathobiochemische Reaktionskette im akuten Gichtanfall spielen polymorphkernige Leukozyten eine Schlüsselrolle. Durch die Phagozytose von Uratkristallen kommt es zu einer intrazellulären Lactaterhöhung und einer Freisetzung lysosomaler und proteolytischer Enzyme, die die Entzündungskaskade weiter unterhalten.

Ein akuter Gichtanfall zeigt sich in schnell einsetzenden, sehr starken arthritischen Gelenk-

Tabelle 16.6.2.1: Ursachen einer Hyperurikämie

	Erhöhter Anfall von Harnsäure	Erniedrigte Elimination von Harnsäure
primär/genetisch	Stoffwechsel-/Enzymdefekt mit erhöhter Purinsynthese oder -umsatz	Hyperlaktatämie bei Glucose-6-Phosphatase-Defekt
sekundär/erworben	erhöhte Zufuhr von Purinen mit der Nahrung erhöhter Umsatz an Nukleinsäuren (z. B. maligne Krankheit, zytotoxische Arzneistoffe) Störungen im ATP-Metabolismus: Hypoxie, Alkohol	chronische Niereninsuffizienz, erhöhte renale Reabsorption bzw. verminderte Sekretion der Harnsäure: Thiaziddiuretika, niedrige Dosen Salicylate, organische Säuren (z. B. Milchsäure), Bleivergiftung, Ketoazidose

schmerzen, Schwellungen und allgemeinen Zeichen einer Entzündung (Wärme, Rötung des Gelenks, auch Fieber). Meistens ist nur ein Gelenk betroffen, häufig ist in der Frühphase das Großzehengrundgelenk involviert. Unbehandelt kann ein Gichtanfall 3 bis 14 Tage dauern.

Relevante Labor- und andere Messparameter

Bei Gichtpatienten spielen zwei Messgrößen eine wichtige Rolle:

▶ *Harnsäurekonzentration im Serum/Plasma:* Statistisch betrachtet würde eine Hyperurikämie als eine Harnsäurekonzentration im Serum größer als zwei Standardabweichungen vom Mittelwert der Population definiert werden. Für die Beschreibung des Gichtrisikos definiert man eine Hyperurikämie jedoch als hochgesättigte Uratkonzentration. Referenzbereich: Frauen < 5,7 mg/dl; Männer < 7,0 mg/dl.

▶ *Kreatinin-Clearance:* zur Kontrolle der Nierenfunktion. Die Kreatinin-Clearance wird in der Regel basierend auf der Plasmakreatininkonzentration geschätzt (s. a. 1.4.2).

Risiken/Komplikationen

▶ *Uratsteine in den Harnwegen:* bilden sich bei 10 bis 25 Prozent der Patienten mit Gicht. Das Risiko steigt bei einem sauren pH-Wert des Urins, hoher renaler Ausscheidungsrate der Harnsäure und hochkonzentriertem Harn (geringe Flüssigkeitszufuhr).

▶ *Akute Nephropathie:* Eine Präzipitation von Harnsäure kann zu einer Blockierung des Urinflusses und damit zu einem akuten Nierenversagen führen; dies ist auch eine bekannte Komplikation bei Patienten mit Leukämien unter Chemotherapie.

▶ *Chronische Nephropathie* (»*Gichtniere«):* Die Ablagerung von Uratkristallen im Nierenparenchym kann zur Bildung von Mikro-Tophi führen. Entzündliche Reaktion führen zu einer Minderung der Urin-Konzentrierungsfähigkeit und Proteinurie. Häufig sind eine Hypertonie und Nephrosklerose assoziiert.

Therapeutische Ziele

Die therapeutischen Ziele bei einer medikamentösen Gichttherapie sind:

▶ Beendung eines akuten Gichtanfalls,
▶ Vermeidung weiterer Gichtanfälle,
▶ Vermeidung von Komplikationen (s. o., Nierenschädigung),
▶ Vermeidung unerwünschter Arzneimittelwirkungen,
▶ Verbesserung bzw. Erhalt der Lebensqualität.

Pharmakotherapie: Stufenplan/ Leitlinien der Fachgesellschaften

Akuter Gichtanfall

Entzündung und Schmerzen bei einem akuten Gichtanfall können durch NSAR (z. B. Indometacin, Naproxen, Ibuprofen, Piroxicam) wirksam therapiert werden. Relative Kontraindikationen sind bestehende gastrointestinale Ulcera, be-

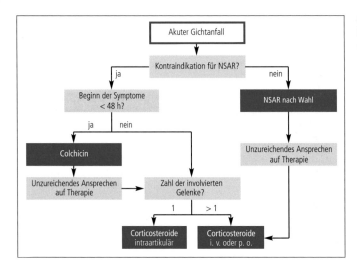

Abb. 16.6.2.1:
Pharmakotherapie des akuten Gichtanfalls

Tabelle 16.6.2.2: Klinisch relevante Interaktionen von Arzneistoffen zur Gichtbehandlung

Arzneistoff (A)	Interaktion mit (B)	Mechanismus und/oder klinischer Effekt
Allopurinol	Azathioprin	erhöhte Serumspiegel Azathioprin
	Mercaptopurin	erhöhte Serumspiegel Mercaptopurin
	Antikoagulanzien	verstärkte antikoagulative Effekte
Acetylsalicylsäure	Urikosurika	verminderter Effekt der Urikosurika
(niedrig dosiert)	Acetylsalicylsäure	antagonisiert Benzbromaron-Effekt
Benzbromaron	Antikoagulanzien	verstärkte antikoagulative Effekte
Probenecid	Cephalosporine	erhöhte Serumspiegel Cephalosporine
	Acetylsalicylsäure	erhöhte Serumspiegel Acetylsalicylsäure
	Indometacin	erhöhte Serumspiegel Indometacin
	Ketoprofen	erhöhte Serumspiegel Ketoprofen
	Naproxen	erhöhte Serumspiegel Naproxen
	Methotrexat	erhöhte Serumspiegel Methotrexat
	Zidovudin	erhöhte Serumspiegel Zidovudin

kannte Überempfindlichkeit, eingeschränkte Nierenfunktion oder Herzinsuffizienz.

Bei einem Therapiebeginn innerhalb von 24 bis 48 Stunden nach Einsetzen der Symptome sprechen 75 bis 95 Prozent der Patienten auf eine Colchicin-Behandlung an. Die perorale Gabe des Colchicins ist mit schlechter gastrointestinaler Verträglichkeit verbunden, unter der ca. 50 bis 80 Prozent der Patienten leiden.

Prophylaktische Kontrolle symptomatischer Hyperurikämie
Urikostatika: Verminderung der Harnsäurebildung
▶ Allopurinol; cave: Dosisanpassung bei eingeschränkter Nierenfunktion
Urikosurika: Steigerung der Harnsäureausscheidung
▶ Benzbromaron
▶ Probenecid

Nichtmedikamentöse Maßnahmen
Akuter Gichtanfall
▶ Ruhigstellung und Kühlung der betroffenen Gelenke

Prophylaxe weiterer Gichtanfälle
▶ *Gewichtskontrolle*: Reduktion von Übergewicht; cave: Eine extreme Fastenkur kann auch einen Gichtanfall provozieren.

▶ *Purinarme Diät, Reduktion des Alkoholkonsums*: Alkohol (Laktatbildung ↑) kann einen Gichtanfall provozieren.
▶ *Ausreichende Flüssigkeitszufuhr*, insbesondere unter Therapie mit Urikosurika.

Monitoring des therapeutischen Erfolgs
Ein Erfolg der medikamentösen Behandlung der Gicht zeigt sich in der Besserung der klinischen Symptomatik, insbesondere:
▶ Verbesserung der Gelenkschmerzen:
Bei einem akuten Anfall sollten die Schmerzen ungefähr acht Stunden nach Therapiebeginn nachlassen, eine vollständige Besserung der Schmerzen und Entzündungszeichen sollte nach 48 bis 72 Stunden erfolgen.
▶ Vermeidung weiterer Gichtanfälle durch Absenkung pathologisch erhöhter Harnsäurekonzentrationen im Serum/Plasma.
▶ Langfristige Überwachung der Nierenfunktion.

Literatur

DiPiro, J. T., Talbert, R. L., Yee, G. C., Matzke, G. R., Wells, B. G., Posey, L. M.: Pharmacotherapy – A Pathophysiological Approach, 7th ed., McGraw-Hill New York 2008

Greiling, H., Gressner, M.: Lehrbuch der Klinischen Chemie und Pathobiochemie, 3. Aufl., Schattauer Verlag Stuttgart 1995

Fragen zur Repetition / Vertiefung

▶ Wieso wird unter exzessivem Alkoholkonsum vermehrt Laktat gebildet? Wieso vermindert Laktat die renale Harnsäureelimination?

▶ Welche Nahrungsmittel sind besonders purinreich?

▶ Warum steigt bei einem sauren pH-Wert des Urins das Risiko für die Bildung von Uratkristallen?

▶ Durch welche Maßnahmen kann eine Harnalkalisierung erreicht werden?

▶ Unter Chemotherapie von z. B. Leukämiepatienten kommt es aufgrund des Zellniedergangs zu einem massiven Anstieg der Harnsäurebildung mit dem Risiko einer akuten Nephropathie. Welcher Arzneistoff, der die Harnsäureausscheidung verbessert, ist zur Vermeidung dieser Komplikationen zugelassen? Was spricht gegen die routinemäßige Anwendung dieses Wirkstoffes bei Gichtpatienten?

▶ Warum ist eine Therapie des akuten Gichtanfalls mit Colchicin nur innerhalb von 48 Stunden sinnvoll?

Marshall, W. J.: Clinical Chemistry, 4th ed., Mosby Edinburgh 2000

Stockley, I. H.: Drug Interactions, 7th ed., Pharmaceutical Press London, 2006

Walker, R., Edwards, C.: Clinical Pharmacy and Therapeutics, 3rd ed., Churchill Livingstone Edinburgh 2003

P. HÖGGER

16.6.3 Osteoporose

Beschreibung

Die Osteoporose ist eine systemische Skeletterkrankung. Sie ist charakterisiert durch eine verringerte Knochenfestigkeit, aus der ein erhöhtes Frakturrisiko resultiert. Dabei spiegelt die Knochenfestigkeit vor allem das Zusammenwirken von Knochendichte und Mikroarchitektur des Knochengewebes wider. Sind als Folge der Osteoporose bereits eine oder mehrere Frakturen aufgetreten, spricht man von einer manifesten Osteoporose.

Ätiologie

Nach der Ursache der Erkrankung unterscheidet man zwei wesentliche Formen der Osteoporose:

▶ Primäre Osteoporose: Darunter werden die postmenopausale (Typ-I-)Osteoporose und die senile (Typ-II-)Osteoporose zusammengefasst. Die primäre Osteoporose macht mit etwa 95 Prozent den Hauptteil aller Osteoporosefälle aus.

▶ Sekundäre Osteoporose: Lediglich etwa 5 Prozent der Erkrankungen werden der sekundären Osteoporose zugerechnet. Diese hat endokrine Ursachen (Hypercortisolismus, Hypogonadismus, Hyperthyreose), wird durch ein Malabsorptionssyndrom hervorgerufen (Zufuhr von $Ca^{2+}\downarrow$, Vitamin D) oder beruht auf iatrogenen Faktoren.

▶ Vereinzelt kommen auch hereditäre Erkrankungen (z. B. Marfan-Syndrom, Homocysteinurie) oder Immobilisation als Ursache in Betracht.

Prävalenz der Erkrankung

In Deutschland betreffen 80 Prozent aller Osteoporosefälle Frauen nach der Menopause, und 30 Prozent der Frauen entwickeln postmenopausal eine klinisch relevante Osteoporose. Nach Angaben der WHO gehört die Osteoporose zu den zehn häufigsten chronischen Krankheiten weltweit. Derzeit erleiden ca. 13 Prozent der Männer und 40 Prozent der Frauen über 50 Jahre einen

Knochenbruch, der auf Osteoporose zurückzuführen ist, und aufgrund der demografischen Entwicklung ist mit einer weiteren Zunahme von Osteoporose-assoziierten Frakturen zu rechnen.

Pathogenese und Verlauf

Beim gesunden Knochen besteht ein Gleichgewicht zwischen Prozessen, die Knochensubstanz aufbauen, und solchen, die sie abbauen (Aktivität von Osteoblasten und Osteoklasten). Die maximale Knochenmasse wird gegen Ende des zweiten Lebensjahrzehnts erreicht und ist abhängig von genetischen Faktoren, Sexualhormonen, dem Lebensstil sowie der mechanischen Belastung. Verschiebt sich das Gleichgewicht hin zu den abbauenden Vorgängen, wird die abgebaute Substanz nicht mehr vollständig ersetzt. Es kommt zu einem Verlust an Knochenmasse, der sich in einer geringeren Knochendichte widerspiegelt. Die Hauptursachen für den Substanzverlust in der zweiten Lebenshälfte sind postmenopausaler Estrogenmangel bei der Frau und Hypogonadismus beim Mann. Die Erkrankung entwickelt sich langsam und meist unbemerkt. Typische Folgen sind Kompressionsfrakturen von Wirbelkörpern, die ohne äußere Gewalteinwirkung auftreten, sowie Frakturen des Oberschenkelhalses und der Arme als Folge von Stürzen.

Relevante Labor- und andere Messparameter

Es sind keine klinischen Symptome bekannt, anhand derer eine Osteoporose diagnostiziert werden kann, bevor Frakturen auftreten. Deshalb ist es auch schwierig, exakte Zahlen anzugeben, die besagen, wie viele Frakturen tatsächlich auf eine Osteoporose zurückzuführen sind. In epidemiologischen Studien konnten aber verschiedene Kenngrößen identifiziert werden, die eine Osteoporose als Ursache oder zumindest mitwirkenden Faktor wahrscheinlich machen:

▶ Frakturhergang: ohne größere Gewalteinwirkung von außen
▶ Lebensalter: Inzidenz steigt ab 60 Jahre exponenziell an
▶ Geschlecht: Inzidenz bei Frauen jeweils 2- bis 3-mal höher als bei Männern gleichen Alters
▶ Lokalisation der Fraktur: Besonders häufig betroffen sind Wirbelkörper, Oberschenkelhals und hüftgelenksnahe Knochen, schultergelenksnahe Oberarmknochen, handgelenksnahe Unterarmknochen.

Die Diagnostik erfolgt durch Kombination verschiedener Elemente.

Die klinische Untersuchung erfasst neben der Frage nach Vorerkrankungen und Behinderungen im Alltag im Wesentlichen Parameter, die in Tabelle 16.6.3.1 aufgelistet sind.

Röntgen der Wirbelsäule

Ergeben sich aus Anamnese und klinischer Untersuchung Verdachtsmomente für das Vorliegen einer Osteoporose und/oder legen Knochenschmerzen und eine Größenabnahme von > 4 cm den Verdacht auf eine degenerative Skeletterkrankung nahe, wird die Wirbelsäule geröntgt. Eine vermehrte Strahlentransparenz im Bereich von Lenden- und Brustwirbelsäule liefert einen deutlichen Hinweis auf Osteoporose. Allerdings ist ohne Vorliegen von Wirbelfrakturen eine sichere Diagnose erst bei einer Verminderung der Knochenmasse um über 30 Prozent möglich. Die Röntgenuntersuchung ist ein wichtiges differenzialdiagnostisches Instrument zur Abgrenzung von Verschleißerkrankungen, entzündlichen Prozessen und Tumorerkrankungen.

Tabelle 16.6.3.1: Faktoren, die den Verdacht auf eine Osteoporose nahelegen

Parameter	Verdacht auf Osteoporose bei
Körpergröße und Gewicht	Größenabnahme > 4 cm, BMI < 20
Wirbelsäulenverformungen	Rundrücken
Status der Rückenmuskulatur	Verspannungen/Verhärtungen
Medikamentöse Anamnese	Glucocorticoide (Langzeit), Hormontherapie

Knochendichtemessung (Densitometrie)
Typisch bei Osteoporose sind ein verminderter Mineralgehalt des Knochens sowie ein erhöhter Verlust an Knochenmasse, der durch Langzeitkontrollen festgestellt werden kann.

▶ Quantitative Computertomografie (QCT) → Messung der Knochen-*Volumen*-Mineraldichte [g/m^3]
▶ Dual-(Energy-)X-Ray-Absorptiometrie (D(E)XA) → Messung der *Flächen*-Dichte des Knochenmineralgehalts [g/cm^2]

Die Knochendichte wird nach WHO als Hauptmerkmal zur Definition der Osteoporose verwendet. Dabei findet der sogenannte »T-Score« Anwendung, der die Abweichung der Knochendichte vom Mittelwert junger gesunder Erwachsener in Standardabweichungen angibt. Eine niedrige Knochendichte ist durch einen T-Wert < −2,0 gekennzeichnet. Dabei ist zu beachten, dass eine Knochendichtemessung an verschiedenen Körperstellen unterschiedliche Ergebnisse hervorbringt.

Labordiagnostik
Es werden Parameter zur Diagnostik herangezogen, die den Knochenstoffwechsel charakterisieren (siehe Tabelle 16.6.3.2).

Risiken/Komplikationen
Die sozioökonomische Bedeutung der Erkrankung ergibt sich aus den Folgen von Knochenbrüchen, die sich sowohl in einer deutlichen Einschränkung der Lebensqualität als auch in einer erhöhten Mortalität zeigen. Des Weiteren sind zu nennen:

▶ Knochenschmerzen,
▶ Deformierungen v. a. infolge von Wirbelkörperbrüchen,
▶ Bewegungseinschränkungen,
▶ Pflegebedürftigkeit,
▶ Tod nach Hüftgelenksfrakturen.

Therapeutische Ziele
Da eine bestehende Osteoporose nicht kurativ behandelt werden kann, sind die therapeutischen Ziele einerseits die Prävention der Erkrankung und andererseits eine Verlangsamung im Progress, um die Folgen so gering wie möglich zu halten. Dabei sind die Hauptziele der Prävention die Förderung der maximalen Knochenmasse im jüngeren Lebensalter und die Minimierung des altersbedingten Knochenabbaus.

Pharmakotherapie
Nach Knochenbrüchen kommt der ordnungsgemäßen Schmerztherapie eine wichtige Bedeutung zu, auf die hier aber nicht eingegangen werden soll.

Prophylaxe und Basistherapie
▶ Orale Calciumpräparate: 1000 mg/d, ab dem 65. Lebensjahr 1500 mg/d
▶ Vitamin D3: 500 bis 1000 IE/Tag

Tabelle 16.6.3.2: Laborparameter der Osteoporose

Laborparameter	Physiologischer Zusammenhang
Serum-Calcium	↑ → primärer Hyperparathyreodismus oder andere Ursachen für Hyperkalzämie ↓ → sekundärer Hyperparathyreodismus, Malabsorption
Serum-Phosphat	↓ → sekundärer Hyperparathyreodismus, Malabsorption
alkalische Phosphatase (AP)	Marker der Osteoblastenaktivität
Pyridinium-Crosslinks	Marker der Osteoklastenaktivität
Gamma-GT	Zur Differenzialdiagnose einer hepatisch bedingten AP-Erhöhung
Serum-Kreatinin	↑ → renale Osteopathie
TSH	< 0,3 mU/l → Risikofaktor für Frakturen

Tabelle 16.6.3.3: Stufenplan der Osteoporose-Therapie

Klinisches Stadium		Therapie
0	präklinische Osteoporose	→ nichtmedikamentöse Maßnahmen, Hormonsubstitution
I	Osteoporose ohne Frakturen	→ nichtmedikamentöse Maßnahmen, Hormonsubstitution, zusätzlich Fluorid, Calcium, Vitamin D3, Bisphosphonate
II	Osteoporose mit Frakturen	analog Stadium II, zusätzlich Analgetika
III	fortgeschrittene Osteoporose	wie Stufe II, bei hohem Lebensalter auch rein symptomatisch

Hormonsubstitution

Aufgrund des kausalen Zusammenhangs zwischen dem Wegfall der knochenschützenden Wirkung der Estrogene und dem häufigen Auftreten der Osteoporose bei postmenopausalen Frauen gehörte die Estrogensubstitution lange Zeit zur Standardtherapie. Nach heutigem Kenntnisstand muss die Entscheidung zur Hormonsubstitution unter sorgfältiger Nutzen-Risiko-Abwägung erfolgen. Die Risiken bestehen v. a. in der Förderung Estrogen-abhängiger Tumoren sowie in der gehäuften Inzidenz von Herz-Kreislauf-Erkrankungen sowie thrombotischen und embolischen Ereignissen. Eingesetzt werden konjugierte Estrogene, Ethinylestradiol und transdermales Estradiol in Kombination mit dem Gestagen Medroxyprogesteronacetat.

Selektive Estrogen-Rezeptor-Modulatoren (SERM)

Tamoxifen hat estrogene Wirkung am Knochen und im Brust- und Uterusgewebe. Raloxifen ist charakterisiert durch estrogene Wirkung am Knochen und antiestrogene Wirkung in Brust- und Uterusgewebe.

Dieselbe estrogene und antiestrogene Wirkung hat Lasofoxifen, ein SERM der dritten Generation, dessen Wirkungen weitgehend durch die Bindung an Estrogenrezeptoren vermittelt werden. Die Wirkungen von Lasofoxifen auf Knochen manifestieren sich als Verringerung der Knochenumsatzmarkerspiegel im Serum und Urin, Steigerung der Knochenmineraldichte und Senkung der Frakturinzidenz.

Bisphosphonate

Bisphosphonate binden an das Hydroxylapatit des Knochens und werden damit in der Folge in die Knochenstruktur eingebaut. Sie vermindern die Aktivität und die Zahl der Osteoklasten durch verminderte Rekrutierung und Steigerung ihrer Apoptose. Bei oraler Applikation muss wegen der schlechten Resorption die Einnahme morgens mindestens 30 Minuten vor der ersten Mahlzeit des Tages erfolgen. Außerdem muss der Patient aufgrund der Gefahr von Ösophagusulzerationen auf die Bedeutung einer ausreichenden Flüssigkeitsmenge (mindestens 200 ml Wasser) sowie die Einnahme in aufrechter Körperhaltung hingewiesen werden. Folgende Wirkstoffe werden zur Behandlung der Osteoporose eingesetzt:

▶ Alendronat (10 mg/d oder 70 mg/Woche p. o.) als bevorzugtes Bisphosphonat, da es die Knochenmineralisierung nicht verringert,
▶ Risedronat (5 mg/d oder 35 mg/Woche),
▶ Etidronat (400 mg/d p. o. für 14 Tage, gefolgt von 500 mg Calcium für 76 Tage),
▶ Zoledronat (4 mg i. v. alle 3 bis 4 Wochen).

Weitere Wirkstoffe

Parathormon (20 µg/d s. c.) wird v. a. bei schweren Formen der Osteoporose und ungenügender Wirksamkeit von Bisphosphonaten eingesetzt.

Calcitonin (100 I.E/d s. c. oder i. v.) hemmt besonders bei hohem Knochenumsatz den Knochenabbau und hat zusätzlich einen analgetischen Effekt.

Fluoride (Natriumfluorid 50 bis 80 mg/d, Natriumfluorophoshat 75 bis 150 mg/d) aktivieren Osteoblasten und erhöhen die Knochenmasse. Besonders zu beachten ist die geringe therapeutische Breite, da in höheren Konzentrationen Fluorid anstelle von Calcium in die Hydroxylapatitkristalle eingebaut wird.

Vitamin-D-Derivate. Zum Einsatz kommen Alfacalcidol, Calcitriol und Dihydrotachysterol.

Tabelle 16.6.3.4: Klinisch relevante Interaktionen von Arzneimitteln zur Behandlung der Osteoporose

Arzneistoff (A)	Interaktion mit (B)	Mechanismus und/oder klinischer Effekt
Alendronat Risedronat	Al-, Ca-, Fe-, Mg-haltige Wirkstoffe z. B. mineralische Antazida, Laxantien, Antianämika, Milch(-produkte)	Komplexbildung; zeitversetzt applizieren
Strontiumranelat	Ca-haltige Wirkstoffe, Nahrung … mineralische Antazida Tetracycline, Chinolone	Bioverfügbarkeit A ↓; zeitversetzt applizieren Bioverfügbarkeit A ↓; zeitversetzt applizieren Komplexbildung ↓; Sr-Behandlung aussetzen
Raloxifen (SERM)	Warfarin u. a. OAKs Colestyramin	Prothrombinzeit ↓; monitoren AUC von A ↓; zeitversetzt applizieren
Calcitonin	Bisphosphonate (s. o.) Herzglykoside, Ca-Antagonisten	Additive Calciumsenkung möglich Zelluläre Elektrolytkonz.-Änderung; B monitoren und Dosis anpassen
Teriparatid (Parathormon-Analogon)	Digoxin	A vorsichtig dosieren und Wirkung von B monitoren
Calcitriol Alfacalcidol Calcifediol	Colestyramin Vitamine ADEK Digitalisglykoside Glucocorticoide	AUC von A ↓; Resorption vermindert Resorptionsminderung von B A vorsichtig dosieren und Wirkung von B monitoren Ca-Aufnahme durch B ↓
Estradiol	Ketoconazol, Itraconazol Phenobarbital, Phenytoin, Primidon, Carbamazepin; Oxcarbazepin Rifampicin, Rifabutin, Nevirapin, Efavirenz Johanniskraut Ampicillin, Tetrazykline Ciclosporin	Spiegel A ↑; CYP 3A4-Hemmung Spiegel A ↓; CYP 3A4-Induktion Spiegel A ↓; CYP 3A4-Induktion Spiegel A ↓; CYP 3A4-Induktion Spiegel A ↓; infolge geschädigter Darmflora Spiegel B ↑; hepatische Elimination von B ↓

Strontiumranelat (2 g/d): Strontiumranelat besteht aus zwei Atomen stabilen Strontiums und einem organischen Rest. Strontium ist knochenaffin und findet sich vorwiegend auf der Kristalloberfläche des Hydroxylapatit, wo es maximal 1 von 10 Calcium-Ionen ersetzen kann. Es hemmt die Osteoklastenaktivität und fördert den osteoblastären Knochenaufbau, mit dem Resultat einer positiven Knochenbilanz. Für den Anwender ist der Hinweis wichtig, dass das Medikament vor dem Zubettgehen, vorzugsweise mindestens zwei Stunden nach dem Essen, eingenommen werden sollte, da Calcium die enterale Strontium-Resorption hemmt.

Nichtmedikamentöse Maßnahmen
Um Osteoporose-assoziierte Knochenbrüche zu vermeiden, kommt der Lebensweise entscheidende Bedeutung zu. Im Sinne der Prävention ist insbesondere auf folgende Punkte zu achten:
▶ ausreichende Versorgung mit Calcium (1000 bis 1500 mg pro Tag, erreichbar durch Calcium-haltige Lebensmittel wie z. B. Milch, Milchprodukte, grünes Gemüse, Kräuter),
▶ ausreichende Versorgung mit Vitamin D (neben entsprechender Ernährung v. a. täglicher Aufenthalt im Freien, um Vitamin-D3-Bildung in der Haut durch UV-Strahlung zu ermöglichen),

▶ Meiden von Risikofaktoren wie Rauchen und übermäßigen Alkoholkonsum,
▶ regelmäßige körperliche Aktivität (ständig wechselnde Belastung und Zug von Sehnen und Muskeln regen die Knochen an, ihre Struktur zu stärken; außerdem sorgt regelmäßige körperliche Aktivität für bessere Koordination und senkt damit das Sturzrisiko).

Nach Knochenbrüchen ist eine schnellstmögliche Mobilisierung wichtig. Dazu kommen neben der medikamentösen Schmerztherapie folgende Maßnahmen zur Anwendung:
▶ Physiotherapie,
▶ Stabilisierung durch Orthesen,
▶ ambulante oder stationäre Rehabilitation,
▶ operative Eingriffe.

Monitoring des therapeutischen Erfolgs
▶ Regelmäßige Überprüfung von Compliance und Verträglichkeit der begonnenen Therapie,
▶ Labordiagnostik,
▶ Knochendichtemessung (zur Verlaufskontrolle sinnvoll im 2-Jahres-Abstand; Messung immer an der gleichen Körperstelle),
▶ Röntgen (bei Bedarf),
▶ Frauen, die mit Hormonpräparaten behandelt werden, sollten mindestens einmal jährlich gynäkologisch untersucht werden.

Mögliche Rolle des Apothekers
Ein Schwerpunkt der pharmazeutischen Beratung liegt in der Prävention einer manifesten Osteoporose. Auf ausreichend körperliche Bewegung ist ebenso hinzuweisen wie auf schädliche Wirkungen von Rauchen und Alkoholabusus. Zu den Risikofaktoren zählen auch andere Erkrankungen (Hyperparathyreoidismus, rheumatische Arthritis, Morbus Bechterew, Diabetes mellitus) und Arzneimittel (Corticoide, Antiepileptika). Patienten und Kunden mit Risikofaktoren ist zu einer ausreichenden Calciumzufuhr (über 500 mg/Tag) zu raten.

Zur Steigerung der Compliance und zur Vermeidung schwerwiegender Nebenwirkungen sind Anweisungen für eine korrekte Arzneimittelanwendung vor allem der Bisphosphonate wichtig.

Literatur

Aktories, K. et al.: Allgemeine und spezielle Pharmakologie. Urban & Fischer Verlag, München – Jena 2005
Baxter; K. (Ed.): Stockley's Drug interactions, 7th ed. Pharmaceutical Press, London-Chicago, 2006
Berthold, H. (Hrsg): Klinikleitfaden Arzneimitteltherapie 2. Auflage. Urban & Fischer Verlag, München – Jena 2003

Fragen zur Repetition / Vertiefung

▶ Welche wesentlichen Osteoporoseformen unterscheidet man hinsichtlich ihrer Ursache?

▶ Nennen Sie Faktoren, die für eine Osteoporose prädisponieren!

▶ Nennen Sie Laborparameter, die zur Diagnose einer Osteoporose herangezogen werden können!

▶ Nennen Sie die verschiedenen Stadien der Osteoporose und zu jedem geeignete medikamentöse Interventionsmöglichkeiten!

▶ Aufgrund welcher Substanzeigenschaften sollte der Apotheker seinen Patienten besonders gründlich in eine korrekte Einnahme von Bisphosphonaten einweisen?

▶ Auf welcher Hypothese beruht der Einsatz von Strontium bei osteoporotischen Prozessen?

Gerdemann, A.; Keiner, D.; Verheyen, F.: Osteoporose. Manuale zur Pharmazeutischen Betreuung, Bd. 9. Eschborn 2006

Herold, G. (Hrsg.): Innere Medizin Eine Vorlesungsorientierte Darstellung, Köln 2001

Kunz, R. et al.: Lehrbuch Evidenzbasierte Medizin in Klinik und Praxis. Dt. Ärzte-Verlag, Köln 2000

Mutschler, E. et al.: Arzneimittelwirkungen, 8. Auflage. Wissenschaftliche Verlags GmbH, Stuttgart 2001

Osteoporose Patientenleitlinie, Dachverband Deutschsprachiger Osteoporose-Selbsthilfeverbände und Patientenorientierter Osteoporose-Organisationen e. V. und Dachverband der Deutschen Osteologischen Wissenschaftlichen Fachgesellschaften, September 2003

Rote Liste 2006, Editio Cantor Verlag

DVO-Leitlinie zur Prophylaxe, Diagnostik und Therapie der Osteoporose bei Frauen ab der Menopause, bei Männern ab dem 60. Lebensjahr, Dachverband Osteologie e. V., www. dv-osteologie.org

Robert-Koch-Institut: www.rki.de

A. GÖBEL/E. STREHL

16.7 Hauterkrankungen und Allergien

16.7.1 Psoriasis

Beschreibung

Psoriasis (Schuppenflechte) ist eine verbreitete chronisch-entzündliche Hauterkrankung. Sie ist charakterisiert durch periodisch wiederkehrende Verschlechterungen (Exazerbationen) und Remissionen verdickter, erythemato-squamöser schuppender Hautareale (Plaques). Die Haut kann von umschriebenen Arealen bis zu großen flächenhaften Bereichen betroffen sein, auch eine Miterkrankung der Nägel ist möglich. Häufig betroffen sind der behaarte Kopf, Ellenbogen, Unterschenkelstreckseiten, Körperstamm mit Betonung der Sakralregion (Region um das Kreuzbein), intertriginöse und genitoanale Zonen. Die psoriatrischen Läsionen sind relativ asymptomatisch, ca. 25 Prozent der Patienten klagen über Juckreiz.

Ein signifikanter Anteil der Patienten zeigt eine Psoriasis-Arthritis, bei der sowohl psoriatrische Läsionen als auch entzündliche, arthritisähnliche Symptome auftreten.

Ätiologie/Formen der Psoriasis

Psoriasis ist eine komplexe und multifaktorielle Erkrankung, die auf eine Wechselwirkung zwischen Umweltfaktoren (exogene und endogene Antigene) und einem spezifischen genetischen Hintergrund zurückgeht.

Basierend auf dem Alter der Erstmanifestation, der Familienanamnese und des HLA-Musters (HLA: Histokompatibilitäts-Antigene) unterscheidet man zwei Psoriasis-Typen:

▶ Typ I (70 Prozent): Erstmanifestation um die zweite Lebensdekade, positive Familienanamnese, Assoziation mit bestimmten Oberflächenantigenen,

▶ Typ II (30 Prozent): späte Erstmanifestation, fehlende Oberflächenantigene des Typs I, meistens milderer Verlauf.

Anhand von etablierten Scores kann der Schweregrad der Psoriasis bestimmt werden. So gehen z. B. in den PASI (*P*soriasis *A*rea and *S*everity *In*dex) die Ausprägung der Symptome Rötung (Erythem), Infiltration und Schuppung sowie das Ausmaß der von diesen Symptomen betroffenen Körperoberfläche ein.

Prävalenz der Erkrankung

In Deutschland beträgt die Prävalenz der Erkrankung mindestens 2 Prozent. Ungefähr 25 Prozent der Patienten zeigen eine schwere Verlaufsform.

Pathogenese und Verlauf

Zu den exogenen Triggerfaktoren, die bei Psoriasis-Patienten zu einer Verschlechterung des Krankheitsbildes führen können, zählen:

▶ *Klimatische Faktoren:* Sonnenschein führt bei 80 Prozent der Patienten zu einer Verbesserung, Kälte bei 90 Prozent der Betroffenen zu einer Verschlechterung der Erkrankung.

▶ *Stress:* Bei 40 Prozent der Patienten verschlechtert sich das Hautbild.

▶ *Alkohol.*

▶ *Infektionen*, z. B. der oberen Atemwege.

▶ *Verletzungen:* Eine psoriatrische Läsion kann sich an der Stelle einer Hautverletzung, z. B. durch Reiben, Venenpunktion, Bisse, chirurgische Eingriffe oder mechanischen Druck etablieren (Koebner-Reaktion; Mechanismus ist nicht bekannt).

▶ *Arzneistoffe:* Lithium, β-Adrenorezeptorblocker, einige Antimalaria-Wirkstoffe, NSARs, ACE-Hemmer, Tetrazykline, Interferone.

Relevante Labor- und andere Messparameter

Bei den diagnostischen Methoden spielen die typischen *klinischen Zeichen* der Psoriasis die wichtigste Rolle. Eine *histologische Untersuchung* (Biopsie) kann zur Diagnosesicherung durchgeführt werden. Zur Bestimmung des HLA-Status eignet sich eine *serologische Analyse; radiologische und szintigraphische Untersuchungen* werden bei Psoriasis-Arthritis eingesetzt.

Risiken/Komplikationen

Bei schwerer Verlaufsform der Erkrankung kann es zu erheblicher Beeinträchtigung der beruflichen Tätigkeit, Problemen im sozialen Umfeld und Depressionen kommen.

Therapeutische Ziele

Die Ziele einer Psoriasis-Therapie sind:

▶ Normalisierung des Hautzustandes: Reduktion von Erythemen, Knötchen und Plaques und Schuppung,
▶ Remission einer Psoriasis-Arthritis,
▶ Vermeidung von Exazerbationen,
▶ Verbesserung der Lebensqualität,
▶ Vermeidung von unerwünschten Arzneimittelwirkungen.

Pharmakotherapie: Stufenplan/ Leitlinien der Fachgesellschaften

Leitlinien mit evidenzbasierter Wirksamkeitsdiskussion der einzelnen Therapieoptionen sollen die Versorgung der Patienten optimieren, Hilfe zur optimalen Durchführung der Therapien geben und den Kenntnisstand der Patienten zu den bestehenden Therapieoptionen verbessern. Neben der Wirksamkeit werden auch Angaben zur Sicherheit/Verträglichkeit bei Induktions- bzw.

Tabelle 16.7.1.1: Pharmakotherapie der Psoriasis: Topische Monotherapie. Prozentzahl der Patienten, die eine PASI-Reduktion um > 75 % erreichen: 60 % (+ + + +), 45 % (+ + +), 30 % (+ +), 15 % (+), 5 % (+/−)

Therapie	Wirksamkeit	Sicherheit/ Verträglichkeit bei Induktionstherapie	Sicherheit/ Verträglichkeit bei Erhaltungstherapie	Kosten/ Nutzen
Calcineurin-Inhibitoren	k. A.	+ +	Nicht indiziert	k. A.
Dithranol	+ +	+ +	Nicht indiziert	+ + +
Corticosteroide	+ + + +	+ + +	+	+ + +
Steinkohlenteer	+/−	+	Nicht indiziert	−
Tazaroten	+ +	+ +	+ +	+ +
Vitamin D_3-/Derivate	+ + +	+ + +	+ + +	+ +

k. A. keine Angabe

Tabelle 16.7.1.2: Pharmakotherapie der Psoriasis: Phototherapie und systemische Monotherapie. Prozentzahl der Patienten, die unter systemischer Therapie eine PASI-Reduktion um > 75 % erreichen: 90 % (+ + + +), 70 % (+ + +), 50 % (+ +), 30 % (+), 10 % (+/−)

Therapie		Wirksamkeit	Sicherheit/ Verträglichkeit bei Induktionstherapie	Sicherheit/ Verträglichkeit bei Erhaltungstherapie	Kosten/ Nutzen
Photo-therapie	UV-B	+ + +	+ + +	Nicht indiziert	+ +
	PUVA: systemisch	+ + + bis + + + +	+	Nicht indiziert	+ +
	PUVA: Creme/Bad		+ +		
Acitretin		+	+	+	+/−
Ciclosporin		+ + bis + + +	+	+	+ +
Fumarate		+ +	+	+ + +	+ + +
Methotrexat		+ +	+	+	+ + +
Biologicals	Etanercept	+ bis + +	+ +	+ +	+
	Infliximab	+ + + bis + + + +	+	+ +	+

Erhaltungstherapie und Kosten/Nutzen-Erwägungen dargestellt (Tabelle 16.7.1.1 und 16.7.1.2). Weiterhin werden die Praktikabilität der Therapie für den Patienten (Zeitaufwand, Handhabung, Anwendungsprobleme) und den Arzt (z. B. Zeitaufwand, Anforderung an Ausstattung und Personal, Honorierung) bewertet (hier nicht aufgeführt).

Das Spektrum der Psoriasis-Behandlung umfasst somit die in Abb. 16.7.1.1 dargestellten Aspekte in Abstufung des Schweregrades der Erkrankung bzw. ihrer aktuellen Ausprägung.

Klinisch relevante Interaktionen von Arzneistoffen zur Psoriasisbehandlung

Klinisch relevante Interaktionen können bei systemisch verabreichten Arzneimitteln auftreten (s. Tabelle 16.7.1.3).

Nichtmedikamentöse Maßnahmen

Neben der topischen und systemischen Pharmakotherapie spielen eine Reihe nichtmedikamentöser Therapieoptionen eine wichtige Rolle bei Psoriasis. Sehr gebräuchlich sind auch Kombinationsbehandlungen aus topischer Wirkstofftherapie und Phototherapie. Im erscheinungsfreien Intervall wird die spezielle Therapie durch eine Pflegetherapie ergänzt. Die nichtmedikamentösen Maßnahmen sind in Tabelle 16.7.1.4 dargestellt.

Monitoring des therapeutischen Erfolgs

Ein therapeutischer Erfolg zeigt sich in der Verbesserung der klinischen Symptomatik, d. h. in einer Verbesserung des Hautbildes und einer Wahrnehmung normaler Alltagsaktivitäten.

Literatur

DiPiro, J. T., Talbert, R. L., Yee, G. C., Matzke, G. R., Wells, B. G., Posey, L. M.: Pharmacotherapy – A Pathophysiological Approach, 7th ed., McGraw-Hill New York 2008

Follmann, M., Sterry, W., Rzany, B.: für die Psoriasis-Leitlinienkerngruppe: Erarbeitung der evidenzbasierten Leitlinie zur Psoriasis vulgaris – Ein Projekt der Deutschen Dermatologischen Gesellschaft (DDG). J Dtsch Dermatol Ges 2005, 3: 678–689

Leitlinien der Deutschen Dermatologischen Gesellschaft, Nr. 013/001 [http://www.uniduesseldorf.de/AWMF/ll/013-001.htm], Version 09/2009

Nast, A., Kopp, I. B., Augustin, M., Banditt, K.-B., Boehnke, W.-H., Follmann, M., et al.: S3-Leitlinie zur Therapie der Psoriasis vulgaris. Journal der Deutschen Dermatologischen Gesellschaft 2009; 4 (Suppl 2): s1–s126

Stockley, I. H.: Drug Interactions, 5th ed., Pharmaceutical Press London, 2001

Walker, R., Edwards, C.: Clinical Pharmacy and Therapeutics, 3rd ed., Churchill Livingstone Edinburgh 2003

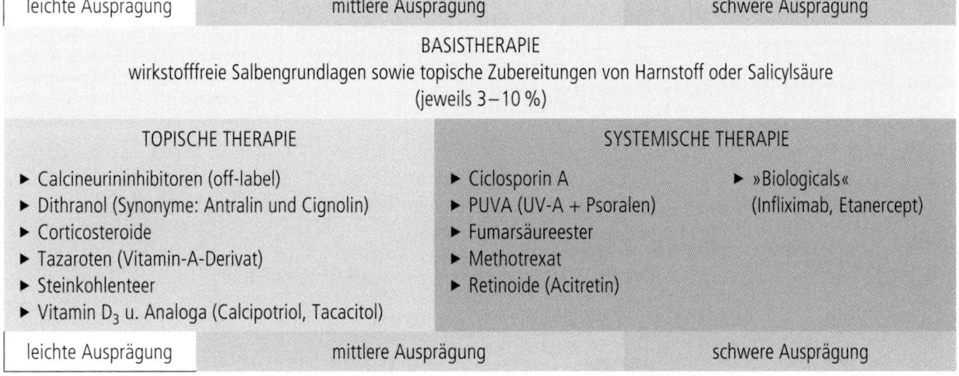

leichte Ausprägung	mittlere Ausprägung	schwere Ausprägung
BASISTHERAPIE wirkstofffreie Salbengrundlagen sowie topische Zubereitungen von Harnstoff oder Salicylsäure (jeweils 3–10 %)		
TOPISCHE THERAPIE	**SYSTEMISCHE THERAPIE**	
▶ Calcineurininhibitoren (off-label) ▶ Dithranol (Synonyme: Antralin und Cignolin) ▶ Corticosteroide ▶ Tazaroten (Vitamin-A-Derivat) ▶ Steinkohlenteer ▶ Vitamin D$_3$ u. Analoga (Calcipotriol, Tacacitol)	▶ Ciclosporin A ▶ PUVA (UV-A + Psoralen) ▶ Fumarsäureester ▶ Methotrexat ▶ Retinoide (Acitretin)	▶ »Biologicals« (Infliximab, Etanercept)
leichte Ausprägung	mittlere Ausprägung	schwere Ausprägung

Abb. 16.7.1.1: Schematische Darstellung der Therapieoptionen bei Psoriasis. Die Anordnung ist alphabetisch und stellt keine Wertung dar.

Tabelle 16.7.1.3: Klinisch relevante Interaktionen von Arzneistoffen zur Psoriasisbehandlung

Arzneistoff (A)	Interaktion mit (B)	Mechanismus oder klinischer Effekt
Retinoide p. o. (Acitretin Etretinat)	Ciclosporin	möglicherweise erhöhte Blutspiegel des Ciclosporins durch Metabolismushemmung
	Methotrextat	erhöhte Serumspiegel Methotrexat; erhöhte Hepatotoxizität
	Mahlzeiten	Resorption der Retinoide durch fettreiche Mahlzeiten erhöht
	Alkohol	erhöhte Serumspiegel des Acitretins
Ciclosporin	Enzymhemmer CYP 3A4/5/7	erhöhte Blutspiegel Ciclosporin
	Enzyminduktoren CYP 3A4/5/7	erniedrigte Blutspiegel Ciclosporin
	ACE-Hemmer	Nephrotoxizität; möglicherweise aufgrund reduzierten renalen Blutflusses
	Aminoglykosidantibiotika	wahrscheinlich additive Nephrotoxizität
	Mahlzeiten, Getränke	Resorption des Ciclosporins durch fettreiche Mahlzeiten, Milch und Grapefruitsaft erhöht
	Methotrexat	Klinische Relevanz nicht geklärt; eventuell erhöhte Nephro- und Hepatotoxizität
	Metoclopramid	erhöhte Blutspiegel Ciclosporin
	Retinoide	möglicherweise erhöhte Blutspiegel des Ciclosporins durch Metabolismushemmung
Tacrolimus	Enzymhemmer CYP 3A4	erhöhte Blutspiegel Tacrolimus
	Enzyminduktoren CYP 3A4	erniedrigte Blutspiegel Tacrolimus
	Grapefruitsaft	Resorption des Tacrolimus erhöht
	Ibuprofen	Nephrotoxizität, möglicherweise durch Hemmung des renalen Blutflusses (Ibuprofen hemmt vasodilatatorische Prostaglandine)
Methotrexat	Mercaptopurin	erhöhte Bioverfügbarkeit Mercaptopurin
	Alkohol	erhöhte Hepatotoxizität
	Corticosteroide	»steroid-sparender« Effekt, eventuell reduzierter Corticosteroid-Metabolismus
	Cotrimoxazol oder Trimethoprim	hämatologische Veränderungen, möglicherweise aufgrund Hemmung der Dihydrofolatreduktase
	NSARs	erhöhte Methotrexat-Toxizität (dosisabhängig)
	Probenecid	erhöhte Serumspiegel Methotrexat
	Retinoide	erhöhte Serumspiegel Methotrexat; erhöhte Hepatotoxizität

Tabelle 16.7.1.4: Nichtmedikamentöse Maßnahmen bei Psoriasis

Pflegetherapie	Wirkstofffreie Cremes und Salben entsprechend Hauttyp und Hautzustand; Ölbäder → Ziel: Hydratisierung und Pflege der Haut
Phototherapie	UV-B-Phototherapie (besonders effektiv ist das Schmalspektrum 310 bis 313 nm)
Balneotherapie	Solebäder, oft in Kombination mit Phototherapie
Psychosoziale Betreuung	Informationsvermittlung Entspannungsmethoden Therapie- und Selbsthilfegruppen

Fragen zur Repetition / Vertiefung

▶ Welche Abgabehinweise sind bei Acitretin essenziell?

▶ Was ist der Hintergrund der Wirkung der biologischen Therapeutika (»Biologicals«)?

▶ Welche(r) Parameter sollte(n) überwacht werden (monitoring), wenn Arzneistoffe mit potenzieller a) Nephrotoxizität, b) Hepatotoxizität verabreicht werden?

▶ Bei welchem Hautzustand sollte man Cremes, bei welchem Salben zur Pflege empfehlen?

P. Högger

16.7.2 Atopische Dermatitis

Beschreibung

Atopische Dermatitis (Synonyme: Neurodermitis, atopisches Ekzem, endogenes Ekzem, Abb. 16.7.2.1) ist eine entzündliche chronisch-rezidivierende Hauterkrankung, die mit einem starken Juckreiz einhergeht. Die Haut kann von umschriebenen Arealen bis zu großen flächenhaften Bereichen betroffen sein.

Auf der geröteten (erythematösen) Haut bilden sich häufig kleine flüssigkeitsgefüllte Papeln, die stark jucken. Kratzen der Hautareale führt zu nässenden Hautverletzungen, später zu Krustenbildung. Hautareale, die chronisch von Ekzemen betroffen sind, zeigen nach einiger Zeit eine typische Verdickung und Vergröberung der Hautstruktur (Lichenifikation). Charakteristisch sind auch die sogenannten atopischen Stigmata: eine ausgeprägte palmare und plantare Hyperlinearität (tiefe Hand- und Fußlinienzeichnung), eine zentrofaciale Blässe oder aber ein Gesichtserythem, eine doppelte Unterlidfalte (Dennie-Morgan-Falte) und eine seitliche Ausdünnung der Augenbrauen (Herthoge-Zeichen).

Ätiologie/Formen der Atopischen Dermatitis

Die komplexen genetischen, umweltassoziierten und immunologischen Mechanismen, die zur Atopischen Dermatitis führen, sind nicht im Detail aufgeklärt. Die hereditäre Komponente der Atopischen Dermatitis ist stark ausgeprägt mit stark erhöhtem Erkrankungsrisiko für Kinder von Eltern mit atopischer Erkrankung.

Die Lokalisation der Ekzeme (Prädilektionsstellen) ist altersabhängig unterschiedlich. Bei Säuglingen und Kleinkindern bis 2 Jahren sind Ekzeme im Bereich der behaarten Kopfhaut (»Milchschorf«), im Gesichtsbereich unter Aussparung der Nase sowie streckseitig an den Extremitäten typisch. Bei älteren Kindern und Erwachsenen findet man die typischen Beugenekzeme (Arme und Kniekehlen), die fast immer symmetrisch auftreten. Weiterhin sind die Ekzeme häufig im Augenbereich lokalisiert, oft findet man Mundwinkel- und Ohrläppchenrhagaden (schmerzhafte Einrisse).

Prävalenz der Erkrankung

Von einer Atopischen Dermatitis sind in Deutschland ca. 1,5 bis 3 Prozent der Erwachsenen und

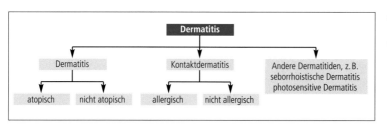

Abb. 16.7.2.1: Unterteilung verschiedener Dermatitiden

ca. 10 bis 15 Prozent der Kinder im Vorschulalter betroffen. Beim Eintritt in die Pubertät zeigen einige Kinder Spontanremissionen. Ein signifikanter Anteil der Kinder mit Atopischer Dermatitis entwickelt im späteren Leben ein Asthma bronchiale und/oder eine allergische Rhinitis.

Die Einteilung des Schweregrads der Erkrankung wird häufig mithilfe des SCORAD-Index (*Scoring Atopic Dermatitis*) vorgenommen. Dies ist ein Aktivitätsscore für die Ausprägung der Atopischen Dermatitis, der objektive und subjektive Parameter erfasst. Dabei werden das flächenhafte Ausmaß und die Intensität der Hautveränderungen erfasst sowie Faktoren wie Juckreiz und Schlaflosigkeit. Im SCORAD-Score können 103 Punkte erreicht werden. Bei 1 bis 25 Punkten spricht man von leichter, bei 26 bis 50 Punkten von mittelschwerer, darüber von schwerer Dermatitis.

Pathogenese und Verlauf

Ähnlich wie bei anderen Erkrankungen des atopischen Formenkreises (Asthma bronchiale, allergische Rhinitis) können spezifische, aber individuell sehr unterschiedliche Provokationsfaktoren zu einer Exazerbation führen (Tabelle 16.7.2.1).

Die Haut von Patienten mit Atopischer Dermatitis hat eine gestörte Barrierefunktion mit erhöhten transepidermalen Wasserverlusten und einer herabgesetzten Fähigkeit der Keratinozyten zur Synthese antimikrobieller Peptide. Die hohe Hautirritabilität und das durch ausgeprägten Juckreiz provozierte Kratzen führen zu weiteren Verletzungen der Hautbarriere und zur Freisetzung proinflammatorischer Zytokine. Diese führen ihrerseits wiederum zur Sekretion juckreiz-auslösender Mediatoren, woraus ein Teufelskreis aus Juckreiz und Kratzen resultiert. Der Juckreiz wird von den Patienten als so quälend empfunden, dass sie den durch Hautverletzung nach Kratzattacken entstehenden Schmerz als erträglicher als den Juckreiz beschreiben.

Relevante Labor- und andere Messparameter

Bei den diagnostischen Methoden spielen die typischen klinischen Zeichen der Atopischen Dermatitis (altersabhängige Ekzemlokalisation) sowie die Familienanamnese die wichtigste Rolle. Charakteristisch sind wie bei anderen Erkrankungen des atopischen Formenkreises (s. 16.3.1 Asthma bronchiale) erhöhte Konzentrationen an Eosinophilen und eosinophilen Proteinen im Blut und Urin. Die Serumkonzentrationen an IgE korrelieren mit dem Schweregrad der Ekzeme.

Risiken/Komplikationen

Häufige Komplikationen der Atopischen Dermatitis stellen Infektionen dar, eine erhöhte Anfälligkeit besteht in Phasen eines akuten Krankheitsschubes:

▶ *Bakterielle Sekundärinfektionen* der durch Kratzen verletzten Hautareale, häufigster Verursacher ist *Staphylococcus aureus*, dessen Toxine eine Entzündung initiieren, verstärken und unterhalten können,

▶ *Virale Infektionen*: Ekzema herpeticatum → Bläschenbildung, meistens hohes Fieber und Lymphknotenschwellung; Todesfälle nach Infektion wurden berichtet,

▶ *Mykotische Infektionen*.

Tabelle 16.7.2.1: Provokationsfaktoren bei Atopischer Dermatitis

Endogene Provokationsfaktoren	Hauttrockenheit Kratzen Schwitzen psychische Belastung
Exogene Provokationsfaktoren	Klima Hautirritation (z. B. Seifen, Parfums, Wollkleidung, Rauch) Allergien Infekte

Therapeutische Ziele

Die Ziele einer Therapie der Atopischen Dermatitis sind:

▶ Kontrolle von Juckreiz und Entzündung,
▶ Vermeidung von Exazerbationen,
▶ ungestörter Nachtschlaf,
▶ Verbesserung der Lebensqualität,
▶ Vermeidung von unerwünschten Arzneimittelwirkungen.

Pharmakotherapie: Stufenplan/ Leitlinien der Fachgesellschaften

Die Therapie des Atopischen Ekzems sollte dem Krankheitsverlauf, dem Umfang der befallenen Fläche und dem Schweregrad angepasst sein. Das Spektrum der Behandlung der Atopischen Dermatitis erfolgt in Abhängigkeit vom Schweregrad der Erkrankung bzw. ihrer aktuellen Ausprägung (Abb. 16.7.2.2).

Als weitere Option für eine topische antientzündliche Therapie sind Teerpräparate zu nennen, die jedoch nur noch bei chronischen Hautveränderungen und nicht bei Kindern eingesetzt werden. Eine Bewertung von pharmakotherapeutischen Ansätzen zur Behandlung der Atopischen Dermatitis basierend auf klinischen Studien ist in Tabelle 16.7.2.2 angegeben.

Klinisch relevante Interaktionen von Arzneistoffen zur Behandlung der Atopischen Dermatitis

Klinisch relevante Interaktionen können bei systemisch verabreichten Arzneimitteln auftreten (s. Tabelle 16.7.2.3).

Nichtmedikamentöse Maßnahmen

Die nichtmedikamentöse Behandlung der Patienten mit Atopischer Dermatitis spielt eine wichtige Rolle. Zum Basisprogramm gehört neben der Vermeidung bekannter Triggerfaktoren die sorgfältige und konsequente Pflege der ausgeprägt trockenen Haut. Dabei sollten die entsprechenden Vehikel phasengerecht ausgewählt werden.

Diese Basistherapie dient der symptomatischen Behandlung der Hauttrockenheit, die bei Neurodermitis ein großes Problem ist. Hauttrockenheit ist mit einem Barrieredefekt verbunden, sie kann direkt zu Juckreiz, Brennen und Entzündung führen. Der Barrieredefekt kann allergische Sensibilisierungen begünstigen.

Akute Kontrolle von Juckreiz und Entzündung
▶ topische Corticosteroide
▶ topische Immunsuppressiva (Tacrolimus, Pimecrolimus)

Erhaltungstherapie
▶ intermittierende topische Corticosteroide
▶ topische Immunsuppressiva (Tacrolimus, Pimecrolimus) beim ersten Anzeichen einer Verschlechterung des Hautzustandes

Schwere/refraktäre Erkrankung
▶ Corticosteroid p. o.
▶ Ciclosporin p. o.
▶ Azathioprin

Abb. 16.7.2.2: Pharmakotherapie der Atopischen Dermatitis

Tabelle 16.7.2.2: Arzneimittel bei Atopischer Dermatitis

Therapie	Wirksamkeitsbelege	Anmerkung
Antihistaminika und Mastzellenstabilisatoren	keine/kontrovers	sedierende Antihistaminika zur Schlafunterstützung sinnvoll; begrenzte Wirksamkeit gegen Juckreiz
Systemische immunmodulatorische Substanzen	vorhanden	Immunglobuline (Anti-IgE-Antikörper) Calcineurininhibitoren: Ciclosporin, Tacrolimus
Systemische antiinflammatorische Substanzen	vorhanden	Corticosteroide

Tabelle 16.7.2.3: Interaktionen bei der Behandlung der Atopischen Dermatitis

Arzneistoff (A)	Interaktion mit (B)	Mechanismus oder klinischer Effekt
Corticosteroide p. o.	Antidiabetika	Hyperglykämische Aktivität der Corticosteroide
	Antihypertensiva	Antagonismus des antihypertensiven Effekts
	β_2-Agonisten	Risiko Hypokaliämie (additive Kaliumverluste)
	Enzyminduktoren CYP 3A4/5/7 (z. B. Carbamazepin)	reduzierte Serumspiegel der Corticosteroide
	Enzymhemmer CYP 3A4/5/7 (z. B. Ketoconazol)	erhöhte Serumspiegel der Corticosteroide
	Antazida	Resorption der Corticosteroide reduziert
Ciclosporin	Enzymhemmer CYP 3A4/5/7	erhöhte Blutspiegel Ciclosporin
	Enzyminduktoren CYP 3A4/5/7	erniedrigte Blutspiegel Ciclosporin
	ACE-Hemmer	Nephrotoxizität; möglicherweise aufgrund reduzierten renalen Blutflusses
	Aminoglykosidantibiotika	wahrscheinlich additive Nephrotoxizität
	Mahlzeiten, Getränke	Resorption des Ciclosporins durch fettreiche Mahlzeiten, Milch und Grapefruitsaft erhöht
	Methotrexat	klinische Relevanz nicht geklärt; eventuell erhöhte Nephro- und Hepatotoxizität
	Metoclopramid	erhöhte Blutspiegel Ciclosporin
	Retinoide	möglicherweise erhöhte Blutspiegel des Ciclosporins durch Metabolismushemmung
Tacrolimus	Enzymhemmer CYP 3A4	erhöhte Blutspiegel Tacrolimus
	Enzyminduktoren CYP 3A4	erniedrigte Blutspiegel Tacrolimus
	Grapefruitsaft	Resorption des Tacrolimus erhöht
	Ibuprofen	Nephrotoxizität, möglicherweise durch Hemmung des renalen Blutflusses (Ibuprofen hemmt vasodilatatorische Prostaglandine)
Azathioprin	ACE-Hemmer	Anämie, Mechanismus ungeklärt
	Allopurinol	verstärkte Effekte des Azathioprins durch Hemmung metabolisierender Enzyme durch Allopurinol
	Antikoagulantien	reduzierter Effekt des Phenprocoumons durch erhöhte Synthese/Aktivierung des Prothrombins durch den Metaboliten Mercaptopurin
	Cotrimoxazol oder Trimethoprim	Myelosuppression
	Doxorubicin	erhöhte Hepatotoxizität

Weitere adjuvante Therapieansätze, die auch kombiniert mit einer Pharmakotherapie eingesetzt werden können, sind in Tabelle 16.7.2.4 gemäß ihrer Wirksamkeitsbelege durch klinische Studien bewertet.

Diätetische Ansätze haben keine in Studien belegte Wirksamkeit. Weitere nichtmedikamentöse Maßnahmen siehe Prävention von Allergien (16.7.5).

Um Hautverletzungen durch Kratzen zu vermeiden, empfiehlt es sich, die Fingernägel kurz zu halten und während der Nacht Baumwollhandschuhe zu tragen.

Monitoring des therapeutischen Erfolgs

Ein therapeutischer Erfolg zeigt sich in einer Verbesserung der klinischen Symptomatik, insbesondere in einer Reduktion des Juckreizes. Weiterhin zeigt sich eine Verbesserung oder Stabilisierung des Hautbildes, verbesserter Nachtschlaf und Verlängerung des stabilen oder erscheinungsfreien Intervalls.

Tabelle 16.7.2.4: Adjuvante nichtmedikamentöse Therapieansätze bei Atopischer Dermatitis

Therapie	Beschreibung	Wirksamkeitsbelege
Phototherapie	UV-B-Phototherapie (besonders effektiv ist Schmalspektrum UV-B); Hochdosis UV-A	vorhanden
Balneotherapie	Salz-Badezusätze	wenige/vorhanden
Fett-Feucht-Umschläge	Auftragen eines Basisexternums (Fettcreme) und Auflegen feuchter Verbände, die mit einem trockenen Verband abgedeckt werden	vorhanden/kontrovers
Diätetische Ansätze	z. B. Borretschöl, Fischöl, Nachtkerzenöl, Vitamin E, Zink; spezielle »Neurodermitis-Diäten«	keine; nur bei nachgewiesener Nahrungsmittelallergie
Patientenschulung	»Kratzkontroll-Techniken«, Entspannungstechniken	vorhanden

Literatur

Abramovits, W.: Atopic dermatitis. J Am Acad Dermatol 2005, 53 (Suppl 1): 86–93

Brown, S., Reynolds, N. J.: Atopic and nonatopic eczema. BMJ 2006, 332: 584–588

Devillers, A. C., Oranje, A. P.: Efficacy and safety of »wet-wrap« dressings as an intervention treatment in children with severe and/or refractory atopic dermatitis: a critical review of the literature. Br J Dermatol 2006, 154: 579–585

DiPiro, J. T., Talbert, R. L., Yee, G. C., Matzke, G. R., Wells, B. G., Posey, L. M.: Pharmacotherapy – A Pathophysiological Approach, 7th ed., McGraw-Hill New York 2008

Hoare, C., Li Wan Po, A., Williams, H.: Systematic review of treatments for atopic eczema. Health Technol Assess 2000, 4: 1–191

Leitlinien der Deutschen Dermatologischen Gesellschaft, Nr. 013/027 [http://www.uni-duesseldorf.de/AWMF/ll/ll_derma.htm], Version 04/2008

Novak, N. N., Bieber, T., Leung, D. Y.: Immune mechanisms leading to atopic dermatitis. J Allergy Clin Immunol 2003, 112: S128–S139

 Fragen zur Repetition / Vertiefung

▶ Wie wird »Atopie« medizinisch definiert?

▶ Welchen Nachteil haben höherprozentige topische Harnstoffzubereitungen bei der Anwendung am Patienten mit Atopischer Dermatitis?

▶ Welche Vehikel dermatologischer Zubereitungen wirken typischerweise rückfettend, kühlend, austrocknend, okklusiv?

▶ Welche Entzündungsmediatoren außer Histamin lösen Juckreiz aus?

▶ Corticosteroide haben unterschiedliche Wirkstärken. Für die topische Anwendung bestimmt neben der Ausprägung des Ekzems auch seine Lokalisation die Stärke der auszuwählenden Substanz. Welche Hautregionen sind von hoher, mittlerer und geringer Empfindlichkeit?

▶ Bei der Anwendung topischer Calcineurininhibitoren (Tacrolimus, Pimecrolimus) kann es in der ersten Behandlungsphase zu einer typischen unerwünschten Wirkung kommen. Welche ist das und warum ist gerade der Patient mit Atopischer Dermatitis darauf hinzuweisen?

O'Donoghue, M., Tharp, M. D.: Antihistamines and their role as antipruritics. Dermatol Ther 2005, 18: 333–340

Proksch, E., Nissen, H. P., Bremgartner, M., Urquhart, C.: Bathing in a magnesium-rich Dead Sea salt solution improves skin barrier function, enhances skin hydration, and reduces inflammation in atopic dry skin. Int J Dermatol 2005, 44: Page 151–157

Stockley, I. H.: Drug Interactions, 7th ed., Pharmaceutical Press London, 2006

Walker, R., Edwards, C.: Clinical Pharmacy and Therapeutics, 3rd ed., Churchill Livingstone Edinburgh 2003

P. Högger

16.7.3 Pilzinfektionen der Haut und Schleimhäute

Beschreibung

Eine Pilzinfektion der Haut, Schleimhäute und Hautanhänge liegt vor, sobald pathogene Pilzspezies die physiologische bakterielle Flora verdrängt bzw. überwuchert haben.

Grundsätzlich lassen sich oberflächliche Pilzinfektionen der Haut, die extern behandelbar sind von tiefen Pilzinfektionen unterscheiden, die ein systemisch wirksames Antimykotikum erfordern.

Oberflächliche Pilzinfektionen der *Haut* werden als Dermatophytosen bezeichnet. Daneben existiert hierfür der Terminus »Tinea« (meist spezifiziert z. B. als Tinea capitis, Tinea corporis, Tinea pedis, …) und im Englischen die Bezeichnung »ringworm«. Dermatophytosen kommen verbreitet vor; sie werden durch die Dermatophytenarten Trichophyton, Epidermophyton oder Mikrosporon verursacht. Daneben gibt es auch Hautinfektionen durch Hefen (Candida), die vornehmlich durch Candida albicans und Candida parapsilosis verursacht werden. Dermatomykosen durch Schimmelpilze sind jedoch – mit Ausnahme der durch Scopulariopsis brevicaulis verursachten Onychomykose – eine Rarität.

Bei Infektionen der *Schleimhäute* sind Candida-Spezies die häufigsten Erreger, allen voran wiederum Candida albicans, gefolgt durch die pathogenen Arten Candida glabrata, Candida parapsilosis, Candida tropicalis, Candida krusei u. a. (vgl. Abb. 16.7.3.1)

Candida albicans ist jedoch auch eine häufige Komponente der normalen Körperflora, z. B. von Mund und Darm. Opportunistische Infektionen wie Mundsoor, Soor-Ösophagitis, Candida-Infektionen des Darms sowie der weiblichen Genitalien, als Vulvitis und Kolpitis in Erscheinung tretend, werden begünstigt durch:

▶ Breitspektrum-Antibiotikatherapie,
▶ Ovulationshemmer,
▶ Eisenmangel,
▶ Schwangerschaft,
▶ Diabetes,
▶ Abwehrschwäche (infolge HIV-Infektion, aggressiver Chemotherapie).

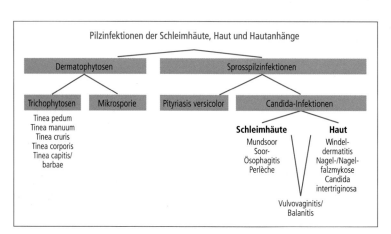

Abb. 16.7.3.1:
Beispiele für oberflächliche Pilzinfektionen, gegliedert nach auslösenden Erregern

Ätiologie/Formen von Pilzerkrankungen der Haut, Schleimhäute, Haare und Nägel

▶ Mundsoor (Erreger: Candida albicans)
Weißliche abstreifbare Beläge (sich nicht zuverlässig durch Schmerzen oder Jucken äußernd) an Rachen, Gaumen oder Zunge bei Säuglingen, insbesondere Frühgeborenen, aber auch bei multimorbiden alten Patienten, insbesondere bei Vorliegen von Risikofaktoren, z. B. Immundefizienz.

▶ Soor-Ösophagitis (Erreger: Candida albicans)
Häufig vergesellschaftet mit Mundsoor: äußert sich durch Schmerzen beim Schlucken und ein retrosternales Druckgefühl. Soor-Ösophagitis ist ebenfalls bevorzugt bei immundefizienten Patienten (s. o.) anzutreffen.

▶ Genitalsoor (Erreger: Candida albicans, andere Candida-Spezies)
Äußert sich bei Frauen als Vulvovaginitis mit Juckreiz, weißlichen Belägen und Ausfluss. Genitalsoor ist eine häufige Partnerinfektion, bei Männern tritt sie üblicherweise als Balanitis in Erscheinung.

▶ Candida-Infektionen der Haut
Auslösend sind meist feuchtigkeitsbedingte Hautmazerationen. Die infizierten Areale z. B. bei Intertrigo, Perianalekzem oder Windeldermatitis sind gerötet, jucken und weisen weißliche bzw. schuppige Beläge auf.

▶ Onychomykose (Tinea unguium) von Finger- und Zehennägeln: (Erreger: zu 90 Prozent Trichophyton rubrum)
Bei einer Onychomykose sind viel häufiger die Zehen- als Fingernägel befallen. Im schlimmsten Fall werden die Nägel total zerstört. Die Prävalenz einer Onychomykose steigt mit dem Lebensalter, insbesondere ab 40 Jahren deutlich an. Bevorzugt tritt sie bei familiärer Prädisposition, bei Rauchern, generellen Gefäßschäden, Diabetes mellitus und HIV auf.

Prävalenz von Pilzinfektionen der Haut und Schleimhäute

Die Häufigkeit des Auftretens richtet sich nach Erreger, Infektlokalisation, Alter und genereller immunologischer Prädisposition des Wirtes (= Patienten) (vgl. Tabelle 16.7.3.1). Selbst von 20 bis 50 Prozent gesunder Individuen können Candida-Spezies, vorwiegend Candida albicans aus dem Oropharynx, isoliert werden. Die Auslöser von Hefeinfektionen der Schleimhäute von immundefizienten Patienten sind in Tabelle 16.7.3.2 aufgelistet. Mykosen der Haut und Hautanhangsorgane sind häufig, beispielsweise ist ein Drittel der Bevölkerung von Fußpilz betroffen, gut 12 Prozent von einer Nagelmykose. Prädisponierende Risikofaktoren für Hautpilzerkrankungen sind – ähnlich denen von Mykosen der Schleimhäute –

▶ steigende Lebenserwartung,
▶ iatrogene Immunsuppression,
▶ Sport-, Fitness- und Wellnessboom,
▶ unmäßiger Alkoholkonsum,
▶ Rauchen,
▶ Zunahme von Erkrankungen wie Diabetes und Durchblutungsstörungen.

Wegen der Vorliebe von Pilzen für höhere Temperaturen und hohe Feuchtigkeit sind derartige Infektionen in tropischen und subtropischen Gegenden deutlich häufiger als in mitteleuropäischen Regionen.

Tabelle 16.7.3.1: Für Pilzinfektionen prädisponierende systemische Faktoren

allgemeine	Immundefekt-bedingte
Malabsorption	verursacht durch
Kachexie	▶ Breitband-Antibiotika
Diabetes mellitus	▶ Corticosteroide
Bestrahlung	▶ Immunsuppressiva
Hämoblastosen	▶ Zytostatika
andere konsumierende	▶ HIV-Infektion
Systemerkrankungen	▶ hohes Lebensalter
	▶ Langzeit-Intensiv-medizin

Pathogenese und Verlauf

Während Candidosen der Haut und Schleimhaut in der Regel von kolonisierenden Candida-Spezies ausgehen, die durch prädisponierende Faktoren begünstigt werden, weisen Dermatomykosen ein breites Spektrum von Erregern auf (vgl. Tabelle 16.7.3.3). Dermatophyten sind vorwiegend anthropophiler und zoophiler Herkunft. Tabelle 16.7.3.4 unterscheidet zwischen häufigen und seltenen Erregern sowie – bei Dermatophyten – ihrer ökologischen Herkunft. Dermatophyten, ausgenommen Trichophyton verrucosum, wachsen nur bei Temperaturen unterhalb 37 Grad optimal und befallen deshalb nur die Haut und ihre Anhangsorgane. Einige zoophile Pilzarten z. B. Microsporum canis, der Erreger der Mikrosporie, sind unabhängig vom Zustand der Infektabwehr des Wirtes obligat pathogen und hochvirulent. Entsprechende Infektionen können deshalb sehr akut verlaufen und beispielsweise infolge Übertragung durch Pflegepersonal in Krankenhäusern

jederzeit auch schwere stationäre Epidemien auslösen. Demgegenüber sind anthropophile und geophile Dermatophyten (z. B. Trichophyton terrestre) in der Regel schwach virulent und werden deshalb stets häufiger bei immunsupprimierten Patienten angetroffen als zoophile Arten. Etwa 80 Prozent aller Dermatophytosen bei Patienten mit Abwehrschwäche werden jedoch durch die anthropophilen Spezies Trichophyton rubrum hervorgerufen. Schimmelpilze (Ausnah-

Tabelle 16.7.3.2: Auslöser oraler Candidosen und von Candida-Ösophagitis bei immunsupprimierten Patienten

Pilzinfektion	Auslöser	Inzidenz [%]
Orale Candidose	Diabetes mellitus	15
	Steroidtherapie über lange Zeit	42
	Nierentransplantation	9
	solide Tumoren (unter Chemotherapie)	7
	Leukämien (unter Chemotherapie)	16
	Bestrahlung	17
	HIV/Aids (nach 1997)	17
	Morbus Sjögren (zum rheumatischen Formenkreis gehörend)	81
Candida-Ösophagitis	solide Tumoren	17
	Myeloproliferatives Syndrom	20
	HIV	18

Tabelle 16.7.3.3:
Dermatomykosen und ihre häufigsten Erreger

Infektion	Erreger
Tinea pedum	Trichophyton rubrum
Tinea manuum	Trichophyton interdigitale
Tinea unguium	Epidermophyton floccosum
Tinea corporis	
Tinea capitis	
Pityriasis versicolor	Pityrosporon ovale
= Tinea versicolor	= Malassezia furfur
= Chromophytose	
= Malasseziasis	
Perlèche	Candida albicans
= Angulus infectiosus	Candida parapsilosis
(= »Faulecke«)	Candida guilliermondii
Candidosis intertriginosa	
Candidosis interdigitalis	
Paronychia candidosa	
Cryptococcosis	Cryptococcus neoformans
Scopulariopsidosis (meist Nägel betroffen)	Scopulariopsis brevicaulis

Tabelle 16.7.3.4: Erreger von Dermatomykosen (Auswahl)

Dermatophyten			
häufige		**seltene**	
anthropophile	*zoophile*	*anthropophile*	*zoophile*
Trichophyton rubrum	Trichophyton mentagrophytes	Trichophyton violaceum	Microsporum gallinae
Trichophyton interdigitale	Trichophyton verrucosum	Trichophyton soudanense	Microsporum nanum
Trichophyton tonsurans	Trichophyton equinum	Trichophyton schoenleinii	Microsporum persicolor
Epidermophyton floccosum	Microsporum canis	Microsporum audouinii	

Hefen	
häufige	**seltene**
Candida albicans	Candida tropicalis
Candida parapsilosis	Candida zeylanoides
Candida guilliermondii	Candida lipolytica
Malassezia furfur (= Pityrosporon ovale)	Candida pelliculosa
Trichosporon mucoides	Cryptococcus neoformans

Schimmelpilze	
häufige	**seltene**
Scopulariopsis brevicaulis	Alternaria alternata
Aspergillus niger	Aspergillus flavus
Aspergillus fumigatus	Mucor
Cephalosporium acremonium	Fusarium oxysporum
	Penicillium

me Scopulariopsis brevicaulis) haben wegen ihrer beinahe fehlenden Virulenz und ihrer ubiquitären Verbreitung meist nur den Status von »Hautverunreinigern«. Dermatopathogene Hefen, die gerade bei Körpertemperatur gut gedeihen, und gleichermaßen Erkrankungen der Haut und Schleimhäute sowie von inneren Organen hervorrufen können, haben eine beträchtliche Virulenz, die nur durch eine stabile immunologische Disposition des Wirtes in Schach gehalten werden kann. Sie sind also typische opportunistische Erreger. Die Nagelmykose ist ein Beispiel für eine sehr hartnäckige Pilzinfektion, die nur durch eine flankierende systemische Therapie eliminierbar ist. Sie kann zwar auch unabhängig von anderen Pilzerkrankungen der Hände und Füße entstehen, ist jedoch normalerweise das Finalstadium von über Jahre bestehender Tinea pedum oder manuum. Onychomykosen treten bevorzugt bei Männern auf und befallen die Zehennägel viermal häufiger als die Fingernägel. Unbehandelt können Onychomykosen Ausgangspunkt für Erkrankungen des gesamten Integuments werden. Hefeinfektionen benötigen neben dem Vorhandensein des Erregers weitere begünstigende Faktoren wie z. B. Diabetes mellitus Typ I, Adipositas, Immunsuppression u. a. Die Patienten erkranken also in der Regel endogen, d. h. am »eigenen« Pilz. Patienten mit einer HIV-Infektion bzw. vollausgebildetem Aids sowie Menschen im vorgerückten Lebensalter sind besonders gefährdet. Mucocutane Candidosen zeigen eine ausgesprochene Tendenz zur Chronifizierung und Rezidivierung, insbesondere bei Patienten mit angeborenen immunologischen oder endokrinologischen Störungen. Dazu gehören Hypoparathyreoidismus, Hypoadrenalismus, Hypothyreose, Diabetes mellitus u. a. Inadäquat behandelt, können sich topische Pilzinfektionen zu lebensbedrohlichen systemischen Formen (z. B. Pilzsepsis, Pneumonie und sonstige schwere pulmonale Formen) entwickeln.

Relevante Labor- und andere Messparameter

Der Nachweis (und ggf. Erregeridentifizierung) einer Hautinfektion durch Pilze wird mikroskopisch erbracht nach Behandlung des Präparates mit 10-prozentiger Kaliumhydroxid-Lösung. Dieser Kaliumhydroxidtest ist schnell, kostengünstig und leicht durchzuführen, während eine Pilzkultur auf Spezial-Nährböden kostspieliger und zeitaufwendiger ist. Für eine topische Behandlung wird gerne auch – entsprechende Erfahrungen vorausgesetzt – allein das klinische Bild zur Diagnose herangezogen. Eine Labordiagnostik (Hämagglutination, Immunfluoreszenz, Immunodiffusion, KBR) mit eventueller Empfindlichkeitstestung ist jedoch in jedem Fall zu empfehlen, wenn eine ergänzende systemische Behandlung für erforderlich gehalten wird.

Einen indirekten Hinweis auf die Wahrscheinlichkeit z. B. einer oralen Candidose gibt die CD^{4+}-Zellzahl besonders bei immuninkompetenten Patienten. Bei einer vermuteten Candida-Ösophagitis muss die Diagnose zum Ausschluss anderer Ursachen ggf. endoskopisch erfolgen (weiße plaqueförmige Pseudomembranen). Alternativ ist hier auch eine kontrastmittelgestützte radiologische Diagnostik möglich.

Risiken/Komplikationen

Risiken einer Pilzinfektion von Haut und Schleimhäuten bestehen in Chronifizierung und Resistenzentwicklung bei inadäquater Wirkstoff-Auswahl. Eine Erysipel-Superinfektion ist nicht selten.

Die Behandlung oberflächlicher Pilzinfektionen wird erschwert durch eine Reihe von Faktoren, die natürliche Abwehrmechanismen unterdrücken bzw. völlig ausschalten. Diese Faktoren sind in Tabelle 16.7.3.1 zusammengefasst.

Therapeutische Ziele

Nach diagnostischer – oftmals genügt auch bereits eine klinische – Erregeridentifizierung, soll dieser durch geeignete topische bzw. – wo erforderlich – systemische Interventionen schnellstmöglich eliminiert werden. Sofern es sich um eine opportunistische Pilzinfektion handelt, soll sowohl die physiologische und hygienische Situation am Infektionsareal nachhaltig verbessert als auch ggf. die Immunkompetenz des Patienten wiederhergestellt bzw. wenigstens gestärkt werden.

Prädisponierende Risikofaktoren – wo gegeben – müssen in der Folge tunlichst vermieden bzw. ausgeschaltet werden.

Pharmakotherapie: Stufenplan/ Leitlinien der Fachgesellschaften

Tabelle 16.7.3.5 gibt die für eine topische Behandlung begrenzter oberflächlicher Pilzinfektionen von Haut und Schleimhäuten geeigneten Wirkstoffe, ihre Indikation(en) und die übliche Anwendungsweise wieder.

Je nach klinischer Situation müssen bei Infektionen der Haut- und Schleimhäute sowie besonders der Nägel und Haare auch systemisch wirksame Antimykotika verabreicht werden. Sie sind in Tabelle 16.7.3.6 zusammengestellt. Auf Griseofulvin, Ketoconazol und Miconazol, für die heute hinsichtlich Wirksamkeit und Verträglichkeit günstigere alternative Wirkstoffe verfügbar sind, wird praktisch nicht mehr zurückgegriffen.

Die Behandlung von Nagelmykosen muss in der Regel systemisch erfolgen und durch die zusätzliche Anwendung von wirkstoffhaltigem Nagellack (vgl. Tabelle 16.7.3.5) ergänzt werden.

Klinisch relevante Interaktionen von Arzneistoffen zur Behandlung von Pilzinfektionen der Haut und Schleimhäute

Bei topischer Anwendung von Antimykotika-Externa sind Interaktionen naturgemäß nicht zu erwarten. Vor Kombinationen aus Antimykotikum und Corticoid muss aber abgeraten werden, da in diesem Fall ein vermeintliches therapeutisches Ansprechen des Antimykotikums durch die antiphlogistische Corticoidwirkung vorgetäuscht werden kann. Ferner ist die immunsupprimierende Aktivität von Corticoiden problematisch. Auch bei oraler Behandlung mit Azolantimykotika sind nachteilige Interaktionen durch gleichzeitig systemisch verabreichte Glucocorticoide zu erwarten. Infolge einer Hemmung des Cytochrom P_{450}-Isoenzyms 3A4 beispielsweise durch Itraconazol

Tabelle 16.7.3.5: Antimykotika zur topischen/externen Applikation

Wirkstoff	Status	Indikation(en): topische Infektion durch	Anwendungsweise
Clotrimazol, Bifonazol, Tioconazol	Rp/apo apo	Dermatophyten, Sprosspilze, Candida, Pityriasis versicolor, … Scopulariopsis brevicaulis	als Cremes, Puder, Lösungen usw. nach Herstelleranweisung
Ciclopirox	Rp/apo	Dermatophyten, Candida, Schimmelpilze, z. B. Scopulariopsis brevicaulis	s. o.; auch als Nagellösung verfügbar flankierend zur system. Therapie
Amorolfin	apo	Dermatophyten, Candida (cutan)	s. o.; auch als Nagellack verfügbar flankierend zur system. Therapie
Naftifin	apo	Dermatophyten, Candida, Schimmelpilze	s. o.
Tolnaftat	apo	Dermatophyten, nicht Candida	s. o.
Terbinafin (auch systemisch!)	apo	Dermatophyten, Candida, Pityrosporon orbiculare, Schimmelpilze	s. o.
Nystatin (auch systemisch!)	apo	Candida, Torulopsis glabrata	s. o.
Natamycin = Pimaricin (auch systemisch!)	Rp	Candida	s. o.; auch als Augentropfen und Lutschtabletten verfügbar
Amphotericin B (auch systemisch!)	Rp	Candida	s. o. als Suspension und Lutschtablette

Rp = verschreibungspflichtig; apo = apothekenpflichtig; Rp/apo = teilweise verschreibungspflichtig

Tabelle 16.7.3.6: Systemisch applizierbare antimykotische Wirkstoffe

Wirkstoff	Indikation(en)	Dosierung
Terbinafin (als Tablette)	Pilzinfektionen der Finger- und Zehennägel schwere therapieresistente Pilzinfektion der Füße; *nicht* Hefepilzerkrankung der Haut	1-mal täglich 250 mg 1 Woche lang dann 1-mal wöchentlich Fußpilz 4 bis 6 Wochen lang Fingernägel 6 bis 12 Wochen lang Fußnägel 12 bis 24 (Großzehnagel) Wochen lang
Itraconazol (als Kapsel oder Lösung)	Dermato-, Onychomykosen, Infektion der Haare, Mund-, Ösophagus-Soor, vulvovaginale Candidose (bei Versagen der lokalen Therapie) Pityriasis versicolor zur Prophylaxe von Systemmykosen besonders, wenn rezidivierend	Einzel- und Tagesdosierung sowie Behandlungsdauer variiert je nach Art der Pilzinfektion deutlich 1-mal täglich 400 mg 1 Woche lang dann 1-mal wöchentlich → Fachinformation
Fluconazol (als Kapsel)	s. Itraconazol	→ Fachinformation

steigt die Konzentration des über CYP 3A4 metabolisierten Corticoids beträchtlich an. Aufschluss über die klinisch relevanten Wechselwirkungsmöglichkeiten von Fluconazol und Itraconazol bei oraler Applikation geben die Tabellen unter VIII des Anhangs. Fluconazol und Itraconazol gehören zu den Wirkstoffen mit den meisten bekannten Wechselwirkungen. Terbinafin ist ein starker Inhibitor des Isoenzyms CYP 2D6. Es sei hier nochmals betont, dass systemische Glucocorticoide wie z. B. Dexamethason aufgrund ihrer Immunsuppression das Durchbrechen opportunistischer Dermatophyten erheblich begünstigen.

Nichtmedikamentöse Maßnahmen

Hierzu zählt vor allem eine gewissenhafte Körperhygiene, die durch die sorgfältige Auswahl der Wasch- und Pflegemittel den physiologischen Säure-Schutzmantel der Haut sowie die natürliche bakterielle Flora bestmöglich erhalten bzw. begünstigen soll. Außerdem sind hier anzuführen:

▶ das Vermeiden von feuchtigkeitsstauenden Kleidungsstücken und Schuhen,
▶ das Einstellen des Rauchens und von übermäßigem Alkoholkonsum,
▶ das Vermeiden von Barfußlaufen auf öffentlichen Flächen oder auf Teppichböden in Hotelunterkünften,
▶ eine Verbesserung der Hygiene in öffentlichen Sportstätten wie Schwimmbädern, Turnhallen, Fitness- und Wellness-Einrichtungen.
▶ Socken täglich wechseln und Schuhe reichlich lüften.

Monitoring des therapeutischen Erfolgs

Eine zuverlässige Sicherung des Behandlungserfolgs bei oberflächlichen Pilzinfektionen lässt sich am besten durch die anfänglich engmaschige Begutachtung durch den Facharzt (Dermatologen) garantieren. Er kann durch entsprechende Abstriche und Kulturen die Eliminierung der Erreger verifizieren und das klinische Behandlungsergebnis beurteilen. Die Frequenz solcher Begutachtungen legt der Arzt fest (engmaschig zu Beginn, periodisch bei sich stabilisierendem Behandlungsverlauf). Im Benehmen mit dem Immunologen bzw. Hämato-Onkologen wird er von seiner Seite die Erfordernisse für den größtmöglichen Behandlungserfolg seitens des Immunstatus des Patienten benennen. Entsprechende Laborergebnisse (Blutbild, Erhebung des CD^{4+}-Status) müssen das klinische Bild ergänzen und bestätigen.

Mögliche Rolle des Apothekers

Insbesondere wenn der Apotheker wegen nicht verschreibungspflichtiger antimykotischer Topika aufgesucht wird, sollte er die Gelegenheit nutzen, auf die beschriebenen nichtmedikamentösen Maßnahmen und Vorsichtsregeln aufmerksam zu machen. Betreffend die Anwendungsdauer von Antimykotika gegen oberflächliche Pilzinfektionen, ist ein kontinuierlicher Appell an die Compliance des Patienten unerlässlich, indem dem Patienten verständlich gemacht wird, dass eine halbherzige bzw. zu kurze Behandlung nicht nur eine Heilung infrage stellt, sondern die Infektion ernstlich verschlimmern kann.

 Fragen zur Repetition / Vertiefung

▶ Nennen Sie grundsätzliche Risikofaktoren für eine Infektion durch Dermatophyten und Hefen.

▶ Nennen Sie einige Erreger von Dermatomykosen und die dazugehörige Bezeichnung des Krankheitsbildes.

▶ Nennen Sie je ein topisches Antimykotikum mit sehr schmalem und mit eher breitem Wirkspektrum (erfasste Erreger benennen)!

▶ Nennen Sie diejenige oberflächliche Pilzinfektion, die die längste klinische Behandlung einfordert.

▶ Welche zwei topisch wirksamen Antimykotika ergänzen jeweils die Lücke im Wirkspektrum des anderen?

Literatur

AWMF online-Leitlinien Dermatologie:
▶ Tinea der freien Haut
▶ Candidose der Haut
▶ Tinea capitis
▶ Onychomykose (Tinea unguium)
▶ orale Candidose
▶ u. a.

Baxter; K. (Ed.): Stockley's Drug interactions, 8th ed. Pharmaceutical Press, London – Chicago, 2008

Berthold, H. (Hrsg): Klinikleitfaden Arzneimitteltherapie 2. Auflage. Urban & Fischer Verlag, München – Jena 2003

DiPiro, S. T, et al.: Pharmacotherapy – A Pathophysiological Approach, 6th ed., 2005. Mc Graw – Hill New York

Ruhnke, M.: Pilzinfektionen bei immunsupprimierten Patienten. Uni-Med Verlag, Bremen – London – Boston

Rutter, P.: Community Pharmacy – Symptoms, Diagnosis and Treatment, 2004. Churchill Livingstone, London – New York – Oxford

Stille, W. et al.: Antibiotika-Therapie: Klinik und Praxis der antiinfektiösen Behandlung 11. Auflage 2004. Schattauer Verlag, Stuttgart New York

Vogel F. et al.: Infektionen in Klinik und Praxis, 2004. Wissenschaftliche Verlagsgesellschaft Stuttgart

E. STREHL

16.7.4 Allergien

Beschreibung
Eine Allergie ist die pathologische Ausprägung einer physiologischen immunologischen Funktion. Dabei richtet sich eine überschießende Immunreaktion gegen nichtpathogene Faktoren, d. h. für den Organismus harmlose Antigene (Allergene). In der Regel wird eine Allergie durch wiederholten Kontakt mit einem Allergen erworben (Sensibilisierung). Die Bereitschaft für eine allergische Reaktion ist genetisch bedingt, daneben spielen die Exposition mit Allergenen und Begleitumstände (z. B. Alter, Infektionen, Immunkompromittierung) eine kritische Rolle für die Manifestation (Abb. 16.7.4.1).

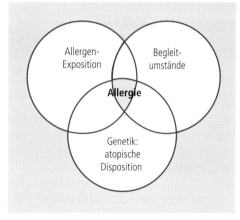

Abb. 16.7.4.1: Faktoren, die für die Manifestation einer Allergie eine Rolle spielen

Erkrankungen des atopischen Formenkreises sind häufig (Asthma bronchiale, Atopische Dermatitis) oder grundsätzlich (allergische Rhinitis/ Rhinokonjunktivitis) mit einer Allergie assoziiert.

Als potenzielle Allergene (Antigene) kommen diverse Substanzen in Betracht, so z. B.
▶ *Umweltallergene*, z. B. Pollen, Schimmelpilzsporen, Tierhaare oder -ausscheidungen
▶ *Kontaktallergene*, z. B. Metalle (Nickel), Farbstoffe, Pflanzen, Latex, Zement
▶ *Nahrungsmittelallergene*, z. B. Kuhmilch, Eier, Nüsse, bestimmte Früchte
▶ *Arzneimittel*, z. B. β-Laktamantibiotika, Röntgenkontrastmittel, NSARs, Sulfonamide.

Die »Hitliste« der zehn häufigsten, im Jahre 2004 diagnostizierten Kontaktallergene lautet: Nickel(II)sulfat, »Duftstoff-Mix« (in Parfums, Seifen, Waschmitteln etc.), Perubalsam, Kobalt(II)chlorid (in nahezu allen Industriezweigen eingesetzt), Kaliumdichromat (Chromate in Ton, Kalk, Zement, Lederbekleidung), Kolophonium (Kleber, Lacke, Bogenharz für Streichinstrumente), Amerchol L-101 (Wollwachsalkoholderivat), p-Phenylendiamin (»Parastoffe«), Quecksilberverbindungen, Dibromcyanobutan + 2-Phenoxyethanol (Konservierungsmittel).

Ätiologie/Formen der Allergie
Basierend auf dem zugrunde liegenden Mechanismus unterscheidet man verschiedene Varianten allergischer Reaktionen (Tabelle 16.7.4.1).

Tabelle 16.7.4.1: Klassifizierung allergischer Reaktionen

Typ	Beschreibung	Charakteristika	Typischer Beginn	Beispiel
I	Sofort-Typ, anaphylaktisch	Allergene binden an IgE auf Mastzellen oder Basophilen → Freisetzung inflammatorischer Mediatoren	15 bis 30 Minuten	Allergische Rhinitis, Asthma, Insektengiftallergie
II	zytotoxisch	Antikörper (IgG oder IgM) binden Antigene, die an der Oberfläche von (Blut-)Zellen fixiert sind → Zytolyse	5 bis 12 Stunden	Agranulozytose Thrombozytopenie
III	Immunkomplexe	Komplexe aus Antigen und Antikörper werden in Kapillarwänden deponiert → Aktivierung des Komplementsystems	3 bis 8 Stunden	Serumkrankheit, Arthusphänomen
IV	Zell-vermittelt, Spät-Typ	Antigene aktivieren Lymphozyten → Freisetzung inflammatorischer Mediatoren	24 bis 48 Stunden	Kontaktdermatitis

Zellvermittelte Allergien vom Spättyp können sich bei Personen mit entsprechender Disposition durch wiederholte Exposition mit dem Allergen zu einer akuten Typ-I-Allergie entwickeln, z. B. bei Patienten mit Atopischer Dermatitis mit Kontaktallergie gegen Latex.

Prävalenz der Erkrankung

Allergien sind häufig und stellen ein bedeutsames gesundheitliches Problem dar. Von einer allergischen Rhinitis oder Rhinokonjunktivitis sind ca. 20 bis 30 Prozent der Erwachsenen und ca. 40 Prozent der Kinder betroffen. Ein Asthma bronchiale kann allergisch bedingt sein (s. Kapitel 16.3.1), eine Atopische Dermatitis durch eine gleichzeitig vorliegende Allergie einen neuen Krankheitsschub erfahren (s. Kapitel 16.7.2). Allergische Reaktionen sind zudem für 6 bis 10 Prozent aller unerwünschten Arzneimittelwirkungen verantwortlich.

Pathogenese und Verlauf

Die Latenzzeit zwischen dem Kontakt mit einem Allergen und dem Auftreten einer allergischen Reaktion ist unterschiedlich lang, sie kann unter Umständen Jahre dauern. Nach erfolgter Sensibilisierung erfolgt bei jedem Allergenkontakt eine Reaktion, die sich in ihrer Heftigkeit sukzessive steigern kann. Typischerweise manifestiert sich die allergische Reaktion häufig an folgenden Organsystemen:

▶ *Haut/Schleimhaut*, z. B. Ekzeme, Exantheme, Urtikaria, Ödeme,
▶ *Atmungsorgane*, z. B. akute Atemnot, Entzündungsreaktionen, Ödeme, Fibrose,
▶ *Gastrointestinaltrakt*, z. B. Erbrechen, Diarrhöen,
▶ *Herz-Kreislaufsystem*, z. B. Blutdruckabfall, Vaskulitis, Blutbildveränderungen, Schock.

Relevante Labor- und andere Messparameter

Bei allergischen Erkrankungen ist die Konzentration des Gesamt-IgG im Serum erhöht und korreliert in der Regel mit der Intensität der Allergenexposition und dem Schweregrad der allergischen Symptome. Referenzintervalle sind in Tabelle 16.7.4.2 angegeben.

Bei Verdacht auf eine allergische Reaktion stehen Testmethoden zur Identifizierung des verantwortlichen Allergens zur Verfügung:

Tabelle 16.7.4.2: Referenzbereiche für Gesamt-IgE-Konzentrationen im Serum

Neugeborene		< 1,5 IU/ml
Kleinkinder	bis 1 Jahr	< 15 IU/ml
Kinder	1 bis 5 Jahre	< 60 IU/ml
	6 bis 9 Jahre	< 90 IU/ml
	10 bis 15 Jahre	< 200 IU/ml
Erwachsene		< 100 IU/ml

- *Hauttests:* Mittels verschiedener Methoden (Reiben, Ritzen, s. c. Spritzen etc.) wird ein verdünntes Allergen aufgebracht und die Reaktion dokumentiert. Nachteilig sind die oft mangelnde Standardisierung und die nicht gesicherte Identifizierung der individuellen Überempfindlichkeit.
- *Provokationstests (Expositionstests):* Testsubstanzen werden unter geeigneten Vorsichtsmaßnahmen in steigender Dosis appliziert; bei kurzzeitig erhöhter Reaktionsbereitschaft (z. B. im Rahmen einer viralen Infektion) kann die Aussagekraft eingeschränkt sein.
- *Radio-Allergosorbent-Test (RAST):* Gibt Hinweise auf eine Arzneimittelüberempfindlichkeit, nachgewiesen wird zirkulierendes spezifisches IgE.

Risiken/Komplikationen
Nach Sensibilisierung kann durch den wiederholten Kontakt mit den Allergenen aufgrund einer erhöhten Bildung von Gedächtniszellen eine immer stärker ausgeprägte allergische Reaktion resultieren. Dies kann bis zur anaphylaktischen Reaktion gesteigert werden:

Eine anaphylaktische Reaktion ist eine akut einsetzende, potenziell lebensbedrohliche Reaktion, an der mehrere Organsysteme (z. B. Haut oder Schleimhaut, Atmungsorgane, Kreislauf, Gastrointestinaltrakt) beteiligt sind.

Eine unzureichend therapierte akutallergische Reaktion kann zu einer chronisch-entzündlichen Erkrankung werden. Möglich ist zudem ein »Etagenwechsel« der Erkrankung, z. B. initiales Vorliegen einer allergischen Rhinitis, die im weiteren Verlauf in ein allergisches Asthma übergeht.

Therapeutische Ziele
Die Ziele einer medikamentös therapierten Allergie sind:
- Verhinderung oder Minimierung allergischer Symptome,
- Vermeidung einer Exazerbation,
- Vermeidung der Ausweitung des Allergenspektrums,
- Vermeidung unerwünschter Arzneimittelwirkungen,
- Verbesserung der Lebensqualität.

Pharmakotherapie: Stufenplan/Leitlinien der Fachgesellschaften
Allergien sind vielgestaltig und können verschiedene Organsysteme betreffen, daher sind die therapeutischen Ansätze ebenfalls unterschiedlich in Bezug auf die Applikationsart (topisch, systemisch) oder das therapeutische Ziel:
- *Symptomatische Therapie:* Diese umfasst verschiedene Arzneistoffklassen (z. B. H_2-Antihistaminika, Glucocorticoide). An dieser Stelle soll nicht auf die spezielle Therapie einzelner Allergien eingegangen werden, zu allergischem Asthma bronchiale, Atopischer Dermatitis und allergischer Rhinokonjunktivitis siehe Kapitel 16.3.1, 16.7.2 und 16.7.5.
- *Kurative Therapie:* Ein immunologisches Therapiekonzept, die Hyposensibilisierung oder Allergen-Spezifische Immuntherapie (SIT), siehe auch 15.4. Dabei wird dem Patienten ein verdünnter Allergenextrakt verabreicht, um eine funktionelle Umorientierung und Immuntoleranz mit verminderter allergischer Reaktionsbereitschaft zu induzieren.

Die Erfolgsaussichten einer SIT sind insbesondere dann gut, wenn die Allergie noch nicht lange besteht, der Patient noch jung ist und wenn eine Sensibilisierung nur gegen nur ein definiertes Allergen stattgefunden hat. So wurden beispielsweise gute Erfolge durch SIT bei Bienengiftallergikern beschrieben. Die Applikation der Allergenextrakte kann subcutan, peroral oder sublingual (SLIT: sublinguale Immuntherapie) erfolgen.

Klinisch relevante Interaktionen von Arzneistoffen zur Allergiebehandlung
Interaktionen von Arzneistoffen zur *symptomatischen* Allergiebehandlung werden hier aufgrund ihrer Heterogenität nicht diskutiert, klinisch relevante Interaktionen von Substanzen zur *kurativen* spezifischen Immuntherapie sind bisher nicht bekannt geworden.

Nichtmedikamentöse Maßnahmen
Die wichtigsten nichtmedikamentösen Maßnahmen sind:

▶ Allergenkarenz nach Sensibilisierung mit identifizierten Allergenen,

▶ Meidung bekannter hochgradig allergener Substanzen, auch wenn noch keine Sensibilisierung stattgefunden hat (z. B. Meidung von Latex bei atopischer Disposition),

▶ Patientenschulung: Symptommanagement einschließlich Therapie- und Notfallplan,

▶ gegebenenfalls frühzeitige (perinatale) Allergieprävention bei Kindern von Allergikern (s. Abb. 16.7.4.2).

Neben den in Abb. 16.7.4.2 aufgeführten Primärpräventionsmaßnahmen sollte die Exposition mit Luftschadstoffen in Innenräumen (z. B. flüchtige organische Verbindungen wie Formaldehyd) und im Außenbereich (Kfz-Emissionen: Stickoxi-

de und Kleinpartikel) so gering wie möglich gehalten werden.

Keine generelle Empfehlung wurde hingegen zum Einsatz von Probiotika ausgesprochen, da es hier lediglich Hinweise auf präventive Effekte bezüglich der Entwicklung eines Atopischen Ekzems gibt. Es gibt einige Belege, dass eine unspezifische Immunstimulation (z. B. Aufwachsen auf dem Bauernhof, Besuch einer Kindertagesstätte in den ersten beiden Lebensjahren, eine oder mehrere ältere Geschwister) vor der Entwicklung von Erkrankungen des atopischen Formenkreises schützen kann. Demgegenüber fehlt der Nachweis eines Zusammenhanges zwischen einer Antibiotikagabe und der Entwicklung einer atopischen Erkrankung.

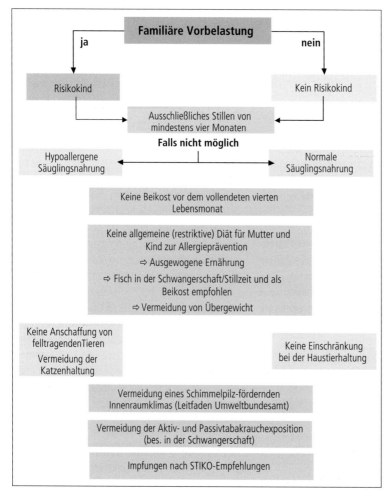

Abb. 16.7.4.2:
Primärprävention von Asthma, Allergischer Rhinokonjunktivitis, Atopischem Ekzem bei Risiko- und Nichtrisikopersonen. Eine familiäre Vorbelastung (Risiko) besteht, wenn mindestens ein Elternteil und/oder ein Geschwisterkind eine Erkrankung aus dem atopischen Formenkreis hat.

Monitoring des therapeutischen Erfolgs

Ein therapeutischer Erfolg zeigt sich in einer Verbesserung der für die jeweilige Allergie typischen klinischen Symptomatik.

Gesundheitssituation und die mögliche Rolle des Apothekers

Der Apotheker kann einen Beitrag durch Betreuung bzw. Beratung betroffener Patienten in folgenden Bereichen leisten:

▸ Informationen zur Allergieprävention,
▸ Informationen zur Allergenvermeidung,
▸ Beratung zur Selbstmedikation von Allergien einschließlich der Grenzen der Selbstmedikation,
▸ Förderung der Compliance bei der Therapie chronisch-allergischer Erkrankungen.

Literatur

Baenkler, H. W.: Warum und wann exazerbieren allergische Symptome? Klinikarzt 2003, 32: 113–118

Berthold, H.: Klinikleitfaden Arzneimitteltherapie, 2. Aufl., Urban & Fischer München 2003

Bruhn, H. D., Fölsch, U. R.: Lehrbuch der Labormedizin, Schattauer Verlag Stuttgart 1999

DiPiro, J. T., Talbert, R. L., Yee, G. C., Matzke, G. R., Wells, B. G., Posey, L. M.: Pharmacotherapy – A Pathophysiological Approach, 7th ed., McGraw-Hill New York 2008

Guillet, G., Guillet, M. H., Dagregorio, G.: Allergic contact dermatitis from natural rubber latex in atopic dermatitis and the risk of later Type I allergy. Contact Dermatitis 2005, 53: 46–51

Oppel, T., Schnuch, A.: Häufigste Auslöser allergischer Kontaktekzeme. Dtsch Med Wschr 2006, 131: 1584–1589

Stockley, I. H.: Drug Interactions, 5th ed., Pharmaceutical Press London, 2001

Walker, R., Edwards, C.: Clinical Pharmacy and Therapeutics, 3rd ed., Churchill Livingstone Edinburgh 2003

Leitlinien der Deutsche Dermatologische Gesellschaft, Nr. 061/016 [http://www.uniduesseldorf.de/AWMF/ll/061-016], Version 03/2009

 Fragen zur Repetition / Vertiefung

▸ Welche Ursachen kann eine nichtallergische Rhinitis haben?

▸ Was ist der Unterschied zwischen einer allergischen und einer pseudoallergischen Reaktion?

▸ Was versteht man unter primärer, sekundärer und tertiärer Prävention?

▸ Was zeichnet hypoallergene Säuglingsnahrung aus?

▸ Welche Impfungen empfiehlt die STIKO für Kinder im ersten Lebensjahr?

P. HÖGGER

16.7.5 Allergische Rhinokonjunktivitis

Beschreibung

Die Allergische Rhinokonjunktivitis (AR) ist eine symptomatische Überempfindlichkeitsreaktion der Nasenschleimhaut, hervorgerufen durch eine IgE-vermittelte Entzündung nach Allergenexposition. Neben der AR klassifiziert man noch die nichtallergische und die infektive Rhinitis. Zu den primären Symptomen der AR zählen Niesen, Juckreiz in der Nasen-/Rachen-/Augenregion, wässrig-klare Sekretion (Rhinorrhoe) und beidseitig behinderte Nasenatmung (Obstruktion). Die AR weist häufig typische Comorbiditäten wie Asthma bronchiale (s. Kap. 16.3.1), Nahrungsmittelallergien, Atopische Dermatitis (s. Kap. 16.7.2) oder Sinusitis auf (Tabelle 16.7.5.1). So erkranken ca. 40 Prozent der Patienten mit AR im

Tabelle 16.7.5.1: Symptome und Comorbiditäten der Allergischen Rhinokonjunktivitis (AR)

Primäre Symptome	Sekundäre Symptome	Comorbiditäten
Niesen	Husten	Konjunktivitis (Juckreiz, Tränen)
Juckreiz	Halsschmerzen	Asthma
Sekretion	Halitosis	Atopisches Ekzem
Obstruktion	Lidödeme	Nahrungsmittelallergie
	Mundatmung/Dyspnoe	Sinusitis
	Schlafstörungen	Gedeihstörung
	Nasale Hyperreaktivität	Eingeschränkte Leistungsfähigkeit
	Konzentrationsstörungen	Zahn- und Kieferfehlstellungen

Tabelle 16.7.5.2: Klassifikation der AR entsprechend des ARIA-Dokuments der WHO

Dauer der Symptomatik	
»Intermittierend«	»Persistierend«
▶ Weniger als 4 Tage pro Woche ODER ▶ Weniger als 4 Wochen im Jahr	▶ mehr als 4 Tage pro Woche ODER ▶ mehr als 4 Wochen im Jahr
Schwere der Symptomatik	
»Gering«	»Mäßig-schwer«
▶ Symptome vorhanden ▶ Symptome beeinträchtigen die 　Lebensqualität nicht (Parameter s. o.)	▶ Symptome vorhanden ▶ Symptome beeinträchtigen die 　Lebensqualität (mind. ein Parameter)

Laufe von acht Jahren zusätzlich an Asthma (»Etagenwechsel«), mehr als 70 Prozent der Asthmatiker leiden auch an einer AR. Dieser Tatsache wurde mit der WHO-unterstützten ARIA-Initiative (»**A**llergic **R**hinitis and its **I**mpact on **A**sthma«) Rechnung getragen, die dazu beitragen soll, das Wissen über allergische Atemwegserkrankungen weltweit auf den neuesten Stand zu bringen und sowohl die Diagnose als auch die Behandlung zu verbessern.

Ätiologie/Formen
der allergischen Rhinokonjunktivitis

Die ältere Einteilung der AR in die saisonale, perenniale und berufsbedingte Form wurde durch eine neue Klassifizierung abgelöst, bei der die Dauer der Symptomatik (intermittierend/persistierend) im Vordergrund steht, die Symptomatik der AR zudem bezüglich ihres Schweregrades (gering/mäßig-schwer) und ihrer Auswirkung auf die Lebensqualität der Patienten definiert (Tabel-

le 16.7.5.2). Als Lebensqualitätsparameter werden die Schlafqualität, schulische/berufliche Leistungen, tägliche und sportliche Aktivitäten herangezogen.

Prävalenz der Erkrankung

Die Lebenszeitprävalenz für AR beträgt mehr als 20 Prozent, die Tendenz ist steigend. Die Erkrankung beginnt meistens im Kindesalter, insgesamt leiden etwa ein Drittel aller Patienten unter einer persistierenden, zwei Drittel unter einer intermittierenden AR.

Pathogenese und Verlauf

Bei der AR steht eine zelluläre Entzündungsreaktion im Vordergrund. Experimentell kann man eine Unterteilung in eine Sofortphase (< 2 Stunden) und Spätphase (2 bis 48 Stunden) treffen. Die allergeninduzierte Freisetzung von Mediatoren wie Histamin, Arachidonsäuremetaboliten und Kininen aus Mastzellen führt zu Sofortreaktionen (Niesen, Juckreiz, Sekretion, Obstruktion). In der Spätphase induzieren – ähnlich wie beim Asthma – Th2-Cytokine ein eosinophiles entzündliches Infiltrat, was zu Symptomen wie nasaler Hyperreaktivität und Blockade führt.

Relevante Labor- und andere Messparameter

Bei der Erstdiagnose können folgende Parameter untersucht werden:

▶ Eosinophile Granulozyten: Die Eosinophilie korreliert mit dem Schweregrad der Atemwegsentzündung; Spezimen: Blut oder Nasensekret. Obere Normgrenze im Blut: 400/μL.
▶ Gesamt-IgE oder besser spezifische IgE-Antikörper; Spezimen: Serum. Obere Normgrenze Gesamt-IgE im Serum: 20 U/ml (s. a. 16.3.1 und 16.7.4).

Risiken/Komplikationen

Vermeidbare Risiken bzw. Komplikationen umfassen:

▶ Entwicklung eines Asthma bronchiale
▶ Schlafstörungen und chronische Erschöpfung
▶ Schlechte Schul-/Arbeitsleistungen
▶ Entwicklung einer chronischen Sinusitis

Therapeutische Ziele

Ziele einer medikamentösen Therapie der AR sind:

▶ Symptomfreiheit und Wahrnehmung normaler Alltagsaktivitäten
▶ Vermeidung unerwünschter Arzneimittelwirkungen
▶ Verhinderung eines Etagenwechsels
▶ Eindämmung des Allergensprektrums (bei Anwendung der spezifischen Immuntherapie)

Tabelle 16.7.5.3: Stufentherapie der allergischen Rhinitis entsprechend ARIA Guideline

Intermittierende Symptome		Persistierende Symptome	
leicht	mittel/schwer	leicht	mittel/schwer
⇨ ⇨	⇨ ⇨	⇨ ⇨	⇨ ⇨
Reihenfolge ohne Präferenz:	Reihenfolge ohne Präferenz:	Reihenfolge mit Präferenz:	
▶ Intranasales oder p.o. H_1-Antihistaminikum und/oder ▶ Vasokonstriktor oder ▶ Leukotrienantagonist (Patienten mit Asthma)	▶ Intranasales oder p.o. H_1-Antihistaminikum und/oder ▶ Vasokonstriktor oder ▶ Intranasales Corticosteroid oder ▶ Leukotrienantagonist (Patienten mit Asthma)	▶ Intranasales Corticosteroid ▶ Intranasales oder p.o. H_1-Antihistaminikum oder ▶ Leukotrienantagonist Bei unzureichendem Erfolg: ▶ Compliance prüfen ▶ Dosis erhöhen ▶ zus. Ipratropium bei starker Rhinorrhoe ▶ zus. Vasokonstriktor oder kurzzeitig p. o. Corticosteroid bei Blockade der Nasenatmung	
Sofern möglich: Vermeidung von Allergenen			
Bei Konjunktivitis zusätzlich ▶ p.o. oder intraokulares H_1-Antihistaminikum oder ▶ intraokulares Cromon			
Erwägung einer Spezifischen Immuntherapie (s. Kap. 15.4.2)			

Pharmakotherapie: Stufenplan/ Leitlinien der Fachgesellschaften

Die spezifische Immuntherapie (s. Kap. 15.4.2) ist für Patienten mit zunehmender Symptomatik beim Vorliegen einer IgG-vermittelten Allergie und einem engen Allergenspektrum in Erwägung zu ziehen. Insbesondere gilt dies für Allergene mit gut dokumentiertem Effekt (Erfolg: Insektengiftallergie > 90 Prozent, Pollenallergie > 80 Prozent, Hausstaubmilbenallergie > 70 Prozent) und bei Verfügbarkeit eines guten Extraktes.

Bei der symptomatischen Therapie der AR wirken die einzelnen Arzneistoffklassen unterschiedlich gut auf einzelne Symptome (Tabelle 16.7.5.4).

Klinisch relevante Interaktionen von Arzneistoffen zur Behandlung der AR

Intranasal bzw. intraocular angewandte Arzneimittel zur Therapie der AR erreichen in der Regel kaum messbare Plasmaspiegel, sodass Interaktionen nicht zu erwarten sind. Daher wird nur auf p. o. eingesetzte Arzneistoffe, hier H_1-Antihistaminika, eingegangen. Für ältere Vertreter dieser Arzneistoffgruppe sind zahlreiche klinisch relevante Interaktionen beschrieben. Dies gilt insbesondere für Arzneistoffe, die das QT-Intervall ver-

längern oder zu einer Hemmung des Metabolismus (CYP3A4) der H_1-Antihistaminika führen.

Nichtmedikamentöse Maßnahmen

▶ Allergenvermeidung, sofern möglich (Pollenflugkalender, Hausstaubmilbensanierung) bzw. Primärprävention (s. Kap. 16.7.4)
▶ Nasenduschen: Nasenspülungen mit physiologischer Kochsalzlösung reduzieren deutlich die Symptome der AR (Evidenzgrad A)
▶ Patientenschulung: Erläuterung des Krankheitsgeschehens, Allergenvermeidung, korrekte und regelmäßige Anwendung der Medikation, therapeutische Optionen.

Monitoring des therapeutischen Erfolgs

Ein therapeutischer Erfolg zeigt sich in einer Verbesserung der klinischen Symptomatik (Symptomfreiheit ohne Einschränkung des täglichen Lebens, ungestörter Nachtschlaf).

Gesundheitssituation und die mögliche Rolle des Apothekers

Der AR kommt eine große sozioökonomische Bedeutung zu; die direkten, indirekten und intangiblen Kosten wurden für Deutschland im Jahr 2000 auf 240 Millionen Euro geschätzt, die Kos-

Tabelle 16.7.5.4: Therapieeffekte der verschiedenen Arzneistoffklassen auf einzelne Symptome der allergischen Rhinitis

	Niesen	Rhinorrhoe	Obstruktion	Jucken	Augensymptome
H_1-Antihistaminika					
p. o.	++	++	+	+++	++
Intranasal	++	++	+	++	0
Intraokular	0	0	0	0	+++
Corticosteroide					
Intranasal	+++	+++	+++	++	++
Cromone					
Intransal	+	+	+	+	0
Intraokular	0	0	0	0	++
Vasokonstriktoren					
Intranasal	0	0	++++	0	0
p. o.	0	0	+	0	0
Anticholinergika	0	++	0	0	0
Antileukotriene	0	+	++	0	++

ten für allergische Atemwegserkrankungen insgesamt auf 5,1 Milliarden Euro.

Besondere Rolle des Apothekers

Apotheker sind häufig die ersten Ansprechpartner für Patienten mit Symptomen der AR, die im Rahmen der Selbstmedikation Rat suchen. Die ARIA-Initiative würdigt die besondere Rolle der Apotheker, indem sie eine eigene Leitlinie zur Erkennung und Therapie der AR für Apotheker herausgegeben hat (»*Management of Allergic Rhinitis Symptoms in the Pharmacy – ARIA in the Pharmacy*«). Ausdrücklich hingewiesen wird

ebenfalls auf die Rolle der Pharmazeutischen Betreuung durch den Apotheker (s. a. Kap. 9).

Der Apotheker kann – optimalerweise in Kooperation und Absprache mit den behandelnden Ärzten – zur Verbesserung einen Beitrag durch Betreuung bzw. Beratung betroffener Patienten bzw. bei Kindern auch ihrer Familien in folgenden Bereichen leisten:

▶ Patientenschulungen (s. o.) haben eine positive Auswirkung auf die krankheitsbezogene Lebensqualität und Symptomhäufigkeit
▶ Complianceförderung

Tabelle 16.7.5.5: Klinisch relevante Interaktionen von Arzneistoffen mit H_1-Antihistaminika

Arzneistoff	Interaktion mit	Mechanismus oder klinischer Effekt
H_1-Antihistaminika	Antimykotika (Azole)	Verlängerung des QT-Intervalls mit Gefahr von *Torsade des Pointes*-Arrhythmien für Astemizol und Terfenadin beschrieben (Plasmaspiegel ⇧)
		Plasmaspiegel anderer Antihistaminika u. U. auch erhöht, jedoch ohne Berichte über Kardiotoxizität
	Grapefruitsaft	Verlängerung des QT-Intervalls mit Gefahr von *Torsade des Pointes*-Arrhythmien für Terfenadin beschrieben (Plasmaspiegel ⇧)
		Absorption von Fexofenadin reduziert, wahrscheinlich aufgrund von Transporterhemmung
	Makrolide	Verlängerung des QT-Intervalls mit Gefahr von *Torsade des Pointes*-Arrhythmien für Astemizol und Terfenadin durch Erythromycin beschrieben (Plasmaspiegel ⇧)
		Plasmaspiegel anderer Antihistaminika u. U. auch erhöht, jedoch ohne Berichte über Kardiotoxizität
	Protease-inhibitoren	Plasmaspiegelerhöhung von Terfenadin nach Gabe von Nelfinavir beschrieben, Verlängerung des QT-Intervalls mit Gefahr von *Torsade des Pointes*-Arrhythmien wahrscheinlich auch für andere Proteasaeinhibitoren
	SSRIs	Kardiotoxizität unter gleichzeitiger Einnahme von Terfenadin und Fluoxetin beschrieben, gilt möglicherweise auch für andere SSRIs
	Chinin	Plasmaspiegelerhöhung von Astemizol beschrieben, Verlängerung des QT-Intervalls mit Gefahr von *Torsade des Pointes*
	Rifampicin	Orale Bioverfügbarkeit von Fexofenadin reduziert, wahrscheinlich aufgrund der Induktion des intestinalen P-Glycoproteins
	Paracetamol	*Torsade des Pointes*-Arrhythmien nach Einnahme exzessiv hoher Dosen von Paracetamol (Fallbericht)

Fragen zur Repetition / Vertiefung

▶ Wie wird die klinische Wirksamkeit der spezifischen Immuntherapie (SIT) im Vergleich zur sublingualen Immuntherapie (SLIT) eingeschätzt?

▶ Über welchen Zeitraum wird eine SIT bzw. SLIT in der Regel durchgeführt?

▶ Welches ist die schwerwiegendste Nebenwirkung einer SIT/SLIT?

▶ Welche Aeroallergene lassen sich leicht, welche nur schwer vermeiden?

▶ Wie erklärt man sich die Wirksamkeit intranasal verabreichter Glucocorticoide auf die Augensymptomatik bei Patienten mit AR?

▶ Welche Glucocorticoide sind in Deutschland zur intranasalen Anwendung zugelassen? Welche davon unterliegen nicht der Verschreibungspflicht?

▶ Welche vasokonstriktorisch wirksamen Substanzen können bei der AR eingesetzt werden? Wie lange sollten sie maximal angewandt werden?

▶ Welche krankheitsspezifischen oder allgemeinen Fragebögen eignen sich zur Erfassung der Lebensqualität von Patienten mit AR?

▶ Wie erfolgt die korrekte Anwendung (Applikation) von a) Nasensprays, b) Nasentropfen?

Literatur

DiPiro, J. T., Talbert, R. L., Yee, G. C., Matzke, G. R., Wells, B. G., Posey, L. M.: Pharmacotherapy – A Pathophysiological Approach, 6th ed., McGraw-Hill New York 2005

Bousquet, J., Khaltaer, N., Cruz, A. A., Denburg, J., Fokkens, W. J., Togias, A. et al.: Allergic rhinitis and its impact on asthma 2008 update. Allergy 2008, 63 (suppl. 86): 8–160

Bachert, C., Borchard, U., Wedi, B., Klimek, L., Rasp, G., Riechelmann, H. et al.: Allergische Rhinokonjunktivitis. Journal der Deutschen Dermatologischen Gesellschaft 2006, 4: 264–275

Skadding, G. K., Durham, S. R., Mirakian, R., Jones, N. S., Leech, S. C., Farooque, S. et al.: BSACI guidelines for the management of allergic and nonallergic rhinitis. Clin Exp Allergy 2008, 38: 19–42

WHO Position Paper. Allergy 1998, 53 (suppl. 44): 1–42

Management of Allergic Rhinitis Symptoms in the Pharmacy – ARIA in the Pharmacy [www.whiar.org]

Stockley, I. H.: Drug Interactions, 5th ed., Pharmaceutical Press London, 2001

P. HÖGGER

16.7.6 Wundbehandlung und Ulcus cruris

Wundarten und Wundheilung

Wird die Haut und darunter liegendes Gewebe geschädigt, ist der menschliche Organismus in der Lage, durch komplexe Reparaturvorgänge diese Wunden wieder zu verschließen. Wunden entstehen durch ein Trauma (Schnitt-, Biss-, Platzwunde, Operationswunde), durch thermische oder chemische Einwirkungen (Verbrennungen, Erfrierungen, Verätzungen) oder durch mangelhafte Versorgung (venös, arteriell, neuropathisch) von Körperregionen unter Ausbildung von Geschwüren (Ulcera). Hierunter fallen die auch als chronische Wunden bezeichneten Krankheitsbilder: Ulcus cruris, Diabetisches Fußsyndrom, Dekubitus, bei denen die Wundheilung massiv behindert ist. Bei ungestörtem Ablauf der Wundheilung ist eine Wunde innerhalb drei Wochen wieder verschlossen. Die einzelnen Prozesse der physiologischen Wundheilung sind sehr komplex, bedingen sich gegenseitig und überlappen sich zeitlich. Vereinfacht lassen sich aufgrund morphologischer Veränderungen folgende drei Wundheilungsphasen unterscheiden:

Reinigungsphase
(exsudative/inflammatorische Phase)
Werden Blutgefäße verletzt, reagieren diese sofort mit Engstellung. Thrombozytenaggregation und Ausbildung eines Fibrinnetzes dichten die Gefäße ab (*Blutgerinnung*). Der initialen Vasokonstriktion folgt rasch eine Vasodilatation mit erhöhtem Stoffwechsel. Wachstumsfaktoren werden freigesetzt und stimulieren den Einstrom von Entzündungszellen, besonders Makrophagen. Die *Gefäß- und Entzündungsreaktion* zeigt sich klinisch durch Rötung, Überwärmung, Schwellung, Schmerzen im Wundbereich. Bakterien, Zelltrümmer und Schmutzpartikel werden aus der Wunde ausgeschwemmt und so die Wunde optimal für den Aufbau neuer Zellen vorbereitet.

Granulationsphase (proliferative Phase)
Gewebeneubildung erfolgt durch Einsprossung neuer Gefäße ins Wundgebiet (Angiogenese) und durch den Aufbau von Bindegewebe (*Granulation*). Hauptakteure sind hierbei die Fibroblasten. Sie produzieren Kollagen und Proteoglykane. Das daraus entstehende Granulationsgewebe ist erkennbar an einer typisch feuchtglänzenden und körnigen Oberfläche von dunkelrosa Farbe.

Epithelisierungsphase (reparative Phase)
Die Umwandlung einiger Fibroblasten zu Myofibroblasten und die Ausreifung der Kollagenfasern führen zur *Wundkontraktion*. Vom Wundrand schieben sich Epithelzellen über das feuchte, glatte Granulationsgewebe und überhäuten dieses mit einer feinen Epidermisschicht (*Epithelisierung*). Die Wunde schließt sich. Das Granulationsgewebe bildet sich zu Narbengewebe um. Die anfangs rötlich erhabene Narbe differenziert sich schließlich über mehrere Monate, sie wird blass und sinkt ein (*Narbenbildung*).

Rascher Wundschluss und minimale Narbenbildung lassen sich erreichen, wenn der Gewebedefekt gering ist, die Wundränder glatt sind und eng aneinanderliegen. Typisch hierfür sind Schnitt- oder Operationswunden. Dies wird als *primäre Wundheilung* bezeichnet. Bei größeren Gewebeverlusten und zerklüfteten Wundrändern laufen die gleichen Prozesse ab, aber langsamer,

aufwendiger, störanfälliger. Die Wunde heilt *offen*. Der Defekt wird zunächst langsam vom Wundgrund aufgefüllt und dann verschlossen. Diese *sekundäre Wundheilung* ist typisch für großflächige, stark kontaminierte und chronische Wunden.

Zahlreiche Faktoren sind inzwischen bekannt, die die Wundheilung positiv wie negativ beeinflussen können. Ein feuchtwarmes Wundmilieu sowie Wundruhe fördern die Aufbauphasen Granulation und Epithelisierung. Fremdkörper (Puderreste, Baumwollpartikel), abgestorbenes Gewebe, Austrocknung, aber auch zahlreiche Arzneistoffe (Wasserstoffperoxid, Chloramphenicol, Neomycin) stören hingegen die Granulation. Neben derartigen lokalen Faktoren beeinflussen zahlreiche patientenspezifische, endogen-systemische Faktoren das Gelingen der Wundheilung: schlechter Ernährungszustand, Grunderkrankungen (Diabetes, venöse bzw. arterielle Insuffizienz), gestörtes Immunsystem, systemisch angewendete Corticoide und Zytostatika.

Prinzipien der modernen Wundbehandlung
Aus den Kenntnissen zu den physiologischen Wundheilungsprozessen und die sie beeinflussenden Faktoren haben sich die Prinzipien der modernen Wundbehandlung entwickelt. Dies ist eine *feuchte Wundbehandlung*, die folgende Therapieziele verfolgt:

▶ Erkennung und Beseitigung der wundauslösenden Störungen, Minimierung von Risikofaktoren (Behandlung von Grunderkrankungen, z. B. Verbesserung der Durchblutungssituation durch Kompressionstherapie bei Ulcus cruris, optimale Diabeteseinstellung beim Diabetischen Fußsyndrom, Druckentlastung bei Dekubitus)

▶ Schaffung eines sauberen Wundbetts als Grundvoraussetzung für die Wundheilung (Wundreinigung, Entfernung von Fremdkörpern, avitalem Gewebe)

▶ Verhindern von Infektionen und Austrocknen der Wunde

▶ Förderung von Granulation und Epithelisierung durch ein feucht-warmes Wundmilieu und Wundruhe.

Neben allgemeinmedizinischen und pflegerischen Maßnahmen sind es vor allem chirurgische Maßnahmen, die eine erfolgreiche Wundbehandlung ermöglichen: Nähen von Platzwunden, Wundreinigung durch Abtragen von avitalem Gewebe (chirurgisches Débridement), Hauttransplantationen. Bei allen Maßnahmen kommen lokale Wundtherapeutika, besonders aber verschiedenste Wundauflagen zum Einsatz und sollen die Wundheilungsphasen gezielt unterstützen.

Wundauflagen

Konventionelle Wundauflagen wie Mull- und Saugkompressen sind weit verbreitet, haben aber verschiedene Nachteile: flächige Sekretaufnahme mit Gefahr von Mazeration des Wundrands, häufige Verbandwechsel, leichtes Verkleben mit dem Wundgrund, bei geringer Sekretmenge Gefahr, dass die Wunde austrocknet.

Weiterentwickelte Wundauflagen, die ein passendes feuchtes Wundmilieu aufrechterhalten, werden den Anforderungen der feuchten Wundbehandlung eher gerecht. Sie werden als hydroaktive Wundauflagen bezeichnet und sind inzwischen in vielfältigen Formen auf dem Markt. Folgende Hauptgruppen lassen sich unterscheiden:

Alginate (z. B. Kaltostat®, Sorbalgon®, Trionic Algosteril®)

Alginate sind meist Calciumalginatfasern, werden aus Braunalgen gewonnen und zu vliesartigen Kompressen und Tamponaden weiterverarbeitet. Die trockenen Fasern wandeln sich beim Kontakt mit Natrium-Ionen im Wundexsudat unter Abgabe von Calciumionen und Quellung in ein feuchtes, sehr saugfähiges Gel um. Dabei werden Bakterien und Zelltrümmer aus der Wunde transportiert und im Gel eingeschlossen. Die Calciumionen wirken blutstillend. Das Gel lässt sich problemlos entfernen. Je nach Exsudatmenge kann die Kompresse oder Tamponade bis zu 2 bis 3 (bis 7) Tagen in der Wunde verbleiben. Alginate eignen sich bei flachen wie tiefen, stark bis mittel sezernierenden Wunden, auch solchen, die verschmutzt und bakteriell stärker kontaminiert sind.

Hydrokolloide (Hydrocoll®, Varihesive®, Comfeel®, Compeed®)

Hydrokolloidverbände bestehen aus einer keim- und wasserdichten Abdeckschicht (Polyurethan oder Schaumstoff) und einer wundzugewandten Matrix aus selbsthaftenden Elastomeren, in die stark quellende Partikel (Carboxymethylcellulose, Pektine, Gelatine) eingebracht sind. Diese Hydrokolloidmasse wandelt sich unter Aufnahme von Sekret im Wundbereich in ein visköses Gel um. Sie verliert dort ihre Haftkraft und bildet eine Blase. Die Wunde bleibt feucht, die Granulation wird gefördert. Je nach Exsudatmenge können Hydrokolloidverbände 1 bis 5 Tage auf der Wunde verbleiben. Sie eignen sich bei flachen leicht bis mittelstark sezernierenden Wunden. Der Patient kann mit Verband baden und duschen. Hydrokolloidverbände dürfen nicht bei klinisch infizierten Wunden eingesetzt werden.

Hydrogele (Hydrosorb®, Suprasorb® G, IntraSite® Gel, Nu-Gel®)

Hydrogele enthalten quellfähige Substanzen (Agar-Agar, Stärke, Polyurethan, Polyacrylamid), zeichnen sich vor allem aber durch einen hohen Wasseranteil (60 bis 95 Prozent) aus. Dadurch eignen sie sich zum Feuchthalten von Wunden, können aber selbst nur begrenzt Wundexsudat aufnehmen. Ihr Einsatzgebiet sind trockene bis schwach sezernierende Wunden. Beläge und Nekrosen werden aufgeweicht und lassen sich leichter entfernen. Sie werden eingesetzt in Form von transparenten Wundauflagen (Gelkompressen) oder halbfesten Zubereitungen (Gel in Tuben).

Schaumstoffe (Allevyn®, Tielle®, Mepilex®, Cutinova® hydro, Syspur-derm®)

Schaumstoffkompressen bestehen aus Polyurethan-Weichschäumen und haben unterschiedliche Porenstrukturen. Offenporige Schaumstoffe eignen sich in der Reinigungsphase, geschlossenporige mit glatter Oberfläche zusätzlich in der Granulationsphase. Sie zeichnen sich durch hohe Saugfähigkeit aus. Einige Produkte haben durch Einlagerung von Polyacrylaten gleichzeitig ein hohes Rückhaltevermögen, wodurch selbst unter Kompression aufgenommene Flüssigkeit in der Wundauflage festgehalten wird. Dies sorgt für ein optimales feuchtes Wundmilieu und bewahrt den Wundrand vor Mazeration (Aufquellen der oberen Hautschichten). Einsatzgebiete sind mäßig bis stark exsudierende Wunden. Je nach

Kompressentyp und Exsudatmenge können Schaumverbände 1 bis 7 Tage auf der Wunde verbleiben.

Semipermeable Wundfolien (Tegaderm®, OpSite® Flexigrid®, Askina® Derm)

Die Wundfolien sind dünne transparente, selbsthaftende Polyurethan-Membranen. Sie sind semipermeabel, d. h. durchlässig für einen Austausch von Luft und Wasserdampf, undurchlässig für Flüssigkeiten und Bakterien. Die Folienverbände können keine Flüssigkeit aufnehmen, verhindern aber, dass die Wunde austrocknet, z. B. in der Epithelisierungsphase. Sie eignen sich bei oberflächlichen, nicht nässenden Wunden sowie bei Operationswunden. Weiter eignen sich semipermeable Wundfolien zum Fixieren anderer Produkte (Kompressen, Alginaten, Schaumstoffen).

Weiter kommen zum Einsatz
▶ *Wirkstofffreie imprägnierte Gazen (Atrauman®, Adaptic®, Urgotül®):* Sie verhindern das Ankleben von Mullkompressen am Wundgrund. Durch ihre gitterartige Struktur lassen sie Wundexsudat in eine darüber liegende Kompresse ungehindert abfließen.
▶ *Silberhaltige Wundauflagen (Contreet®, Atrauman® Ag, Acticoat®):* Wirkprinzip sind Silberkationen, die ein breites bakterizides Wirkungsspektrum haben und zur Keimreduktion im Wundgebiet beitragen.
▶ *Aktivkohlekompressen (Actisorb® Silver 220, Carbonet®):* Sie binden Geruchsmoleküle, Eiweißmoleküle und Bakterien und eignen sich bei überriechenden Wunden.

Lokaltherapeutika zur Wundbehandlung
Wundspüllösungen
Zur Säuberung einer Wunde eignet sich isotonische Kochsalzlösung sowie Ringerlösung, welche zusätzlich Calcium und Kalium enthält. Unkonservierte Wundspüllösungen müssen steril sein.

Enzympräparate
Um Fibrinbeläge in einer Wunde zu entfernen, kann das chirurgische und das autolytische (durch körpereigene Enzyme) Débridement durch lokal aufgetragene proteolytische Enzyme unterstützt werden. Diese Enzympräparate enthalten Kollagenasen (Iruxol® N Salbe) oder Streptokinase/Streptodornase (Varidase Gel oder Lösung). In warmem, feuchtem Milieu können sie Fibrin und denaturiertes Kollagen spalten. Die Beläge werden verflüssigt und lassen sich leichter entfernen. Schwarze trockene Nekrosen werden jedoch nicht beeinflusst.

Antiseptika
Wundantiseptika enthalten Desinfektionsmittel wie PVP-Iod (Betaisodona®, Braunol®), Octenidin (Octenisept®, Octenilin®), Polihexanid (Lavasorb®, Lavarid®, Prontosan®) in wässriger Lösung oder hydrophiler Gelgrundlage. Sie führen zur effektiven Keimreduktion im Wundgebiet und erfassen auch problematische Keime wie MRSA. Ihr Einsatz sollte immer gezielt erfolgen und zeitlich begrenzt sein. Typische Einsatzgebiete sind Desinfektion kontaminierter akuter Wunden, klinisch infizierte Wunden, Transplantationswunden zur Vorbereitung des Wundgrunds, Verbrennungen.

Die Anwendung von Lokalantibiotika in der Wundbehandlung ist weitgehend obsolet. Nachteile sind das schmale Wirkungsspektrum, hohe Raten von Sensibilisierungsreaktionen, unsichere Penetration, Hemmung der Granulation und Resistenzbildungen. Ausnahme ist Silber-Sulfadiazin (Flammazine®), welches noch vereinzelt als Infektionsschutz bei der Behandlung von Verbrennungen eingesetzt wird.

Ulcus cruris
Ulcus cruris bedeutet Unterschenkelgeschwür und stellt sich als offene, meist nässende Wunde dar, die wegen mangelnder Durchblutung über lange Zeit (Wochen bis mehrere Monate und Jahre) nicht abheilt. Je nach Grunderkrankung werden unterschieden:
▶ Ulcus cruris venosum als schwerste Form einer chronischen venösen Insuffizienz,
▶ Ulcus cruris arterosum bei zunehmender Verengung arterieller Gefäße (periphere arterielle Verschlusskrankheit = PAVK),
▶ Diabetisches Ulcus als Spätfolge eines Diabetes mellitus mit arteriellen Mikrozirkulations-

störungen bzw. peripheren Nervenschädigungen.

Das venöse Unterschenkelgeschwür ist mit 57 bis 80 Prozent die häufigste Form aller nicht spontan abheilenden Wunden (arterielle Ulcerationen 4 bis 30 Prozent, gemischt arterio-venöse Ursache ca. 10 Prozent, übrige Formen ca. 10 Prozent). Im Folgenden wird näher auf das am häufigsten vorkommende Ulcus cruris venosum eingegangen.

Beschreibung

Ulcus cruris venosum – umgangssprachlich auch als »offenes Bein« bezeichnet – ist keine eigenständige Krankheit, sondern das Symptom einer Krankheit, der chronisch venösen Insuffizienz (CVI). Es finden sich mehr oder weniger ausgedehnte oberflächliche, offene Hautareale häufig im Knöchelbereich, manchmal zirkulär um den Unterschenkel herum (Gamaschenulcus). Die umgebende Haut ist teilweise sichtbar geschädigt (Hyper- bzw. Depigmentierung, schuppig, rissig).

Prävalenz

Die Häufigkeit eines Ulcus cruris venosum nimmt mit zunehmendem Alter stark zu, Frauen sind häufiger betroffen als Männer. In der Altersgruppe von 70 bis 79 haben in Deutschland 0,3 Prozent ein aktuelles Ulcus cruris. Bei 2,4 Prozent liegt ein abgeheiltes Ulcus cruris vor. Insgesamt wird die Zahl der Bundesbürger mit venös bedingtem Ulcus auf ca. 2 Millionen geschätzt. Die Rezidivrate beträgt über 70 Prozent und korreliert stark mit der Compliance gegenüber der Kompressionstherapie.

Pathogenese und Verlauf

Beim Ulcus cruris venosum liegt eine Rückflussstörung des venösen Bluts aus den unteren Extremitäten vor. Häufige Ursachen sind

▶ eine epifasziale Veneninsuffizienz (Schwäche der oberflächlichen, oberhalb der Faszien, einer bindegewebeartigen Umhüllung der Muskulatur, liegenden Venen) und daraus folgende Venenklappeninsuffizienz mit Übergang auf tiefe Venenabschnitte. Ursachen sind genetische Disposition, langjährige Tätigkeit im Stehen und Sitzen, Schwangerschaft, Übergewicht,

▶ eine subfasziale Veneninsuffizienz (Schwäche der tieferen, unterhalb der Faszien liegenden Venen) meist sekundär durch eine tiefe Beinvenenthrombose.

Wird weniger Blut zum Herzen zurücktransportiert, wird der Druck im tiefen Venensystem erhöht, Blut aus dem oberflächlichen Venensystem staut sich. Es kommt zur Überlastung der Venen, die sich bis in die Kapillaren der Endstrombahn auswirkt. Zunächst kompensiert das Lymphsystem noch die Flüssigkeitszunahme in den Zellzwischenräumen durch vermehrten Lymphfluss. Der mangelhafte Abtransport von Flüssigkeit und Stoffwechselprodukten zeigt sich in Form von Ödemen, Haut- und Gewebeveränderungen. Die klinischen Erscheinungen werden unter dem Symptomenkomplex der chronischen Veneninsuffizienz (CVI) zusammengefasst und lassen sich (nach Widmer) in drei Stadien einteilen:

▶ Grad I: Besenreiserartige Venen um den Knöchel und oberhalb des Fußgewölbes, Knöchelödeme

▶ Grad II: Zusätzlich Hyper- und Depigmentierung der Haut, Unterschenkelödeme, weiße, atrophische Herde durch sklerotische Veränderungen von Cutis und Subcutis (Dermatoliposklerose)

▶ Grad III: Abgeheiltes (IIIa) oder florides (IIIb) Ulcus cruris venosum

Diagnostik

Liegt der Verdacht eines Ulcus cruris venosum vor, so ist eine sorgfältige differenzialdiagnostische Abklärung Grundvoraussetzung für eine effektive Therapie.

▶ Exakte Anamneseerhebung (familiäre Belastung, Begleiterkrankung z. B. Herzinsuffizienz, vorangegangene Thrombosen, Frage nach potenziellen Kontaktallergenen)

▶ Klinische Untersuchung: Inspektion und Abtasten der Beine und Wundregion mit Pulstastbefund

▶ Basisdiagnostik:
Ermittlung des Knöchel-Arm-Druck-Index (KADI) zeigt den Grad einer arteriellen Beteiligung.
Direktionale Dopplersonografie zur Überprüfung der Venenlokalisation und Klappenfunktion der epi-, trans- und subfaszialen Venen.

Funktionelle Untersuchung des Venensystems (z. B. Licht-Reflexions-Rheografie, Photoplethysmografie).

Bei Hinweisen auf Wundinfektion bakteriologischer Abstrich, Blutbild, CRP.

Bei Bedarf histologische Abklärung z. B. von Vaskulitiden und Tumoren.

▸ Erweiterte Diagnostik:
Farbkodierte Duplexsonografie (FKDS) der Venen
Bei großflächigen Ulcerationen (> 100 cm^2): Ernährungsstatus abklären.

Therapeutische Ziele
Im Vordergrund steht die kausale Therapie, in der so weit wie möglich die Druck- und Volumenüberlastung im Venensystem reduziert werden sollte. Ziele der Therapie sind:
▸ Beseitigung/Besserung der subjektiven Beschwerden, besonders vorhandener Schmerzen.
▸ Beseitigung/Besserung der Ödeme und trophischen Störungen im geschädigten Hautgebiet.
▸ Abheilung des Geschwürs.
▸ Verhütung eines Rezidivs.

Behandlung
Die Behandlung richtet sich nach dem vorliegenden Stadium unter weiterer Berücksichtigung von Infektionen und arteriellen Durchblutungsstörungen.

In den überwiegenden Fällen (90 Prozent) gelingt es, einen Ulcus cruris mit Kompressionstherapie kombiniert mit lokaler Wundtherapie zur Abheilung zu bringen.

Kompressionstherapie
Bei der Kompressionstherapie wird der venöse Querschnitt vermindert. Dadurch gelingt es in Kombination mit Bewegung, den Rückstrom zu verbessern, Ödeme zu reduzieren sowie die pathologische Makro- und Mikrozirkulation zu verbessern. Gewünscht ist ein hoher Arbeitsdruck (Druck bei Muskelkontraktion) und ein niedriger Ruhedruck (Druck bei ruhendem Bein). Verwendet werden
▸ Kompressionsverbände (Kurzzugbinden, Zinkleimverbände, Mehrlagen-Verbände),

▸ Kompressionsstrümpfe,
▸ Intermittierende maschinelle Kompression.

Eine Kompression ist nicht oder nur eingeschränkt möglich bei Mitbeteiligung des arteriellen Gefäßsystems (Knöchelarteriendruck < 80 mmHg), bei dekompensierter Herzinsuffizienz, septischer Phlebitis, peripherer Neuropathie.

Lokale Wundtherapie
Neben einer effektiven Kompressionstherapie ist eine saubere Wunde die wichtigste Voraussetzung dafür, dass ein Geschwür mithilfe adäquater Wundauflagen abheilen kann. Störfaktoren wie Nekrosen, Beläge, Reste von Arzneimitteln oder Wundauflagen sind umfassend zu entfernen. Soweit es die klinische Situation erlaubt, erfolgt das Abtragen avitalen Gewebes (Débridement) chirurgisch. Zur Unterstützung können auch Hydrogele oder Enzympräparate (Varidase® Gel, Iruxol® N Salbe) verwendet werden. Wundantiseptika (z. B. Octenisept®) finden nur gezielt intermittierend Anwendung, soweit eine lokale Keimreduktion erforderlich ist.

Ein für die Versorgung eines Ulcus cruris geeigneter Wundverband sollte eine Reihe von Kriterien erfüllen:
▸ Er sollte sehr saugfähig sein, um die besonders in der Entzündungsphase hohen Exsudatmengen aufzunehmen und selbst unter Kompression nicht wieder abzugeben. Es sollte ein feuchtes, aber kein übermäßig nasses Wundmilieu gewährleistet sein.
▸ Ein Anhaften des Verbandes an der Wunde muss unbedingt vermieden werden, um neu gebildetes Gewebe zu schützen.
Bei starker Exsudation eignen sich saugstarke Schaumstoffverbände oder kombinierte Saugkompressen. Bei nachlassender Exsudation entsprechende Schaumstoffverbände oder Hydrokolloide, die Verbandwechselintervalle von 1 bis 5 Tagen erlauben.

Gegebenenfalls sind operative Verfahren indiziert: Ausschaltung insuffizienter epifaszialer bzw. transfaszialer Venenabschnitte durch Entfernung (Venenstripping) oder Verödung (Sklerotherapie), Ulcus-Exzision, Spaltung oder Entfernung der Faszie, Hauttransplantationen zur Deckung sanierter Defekte.

Begleitmaßnahmen

Patienten mit venösen Ulcera leiden häufig an schwachen bis starken Schmerzen im Wundbereich. Je nach Bedarf können folgende Maßnahmen zur Linderung führen:

▶ Rechtzeitige Gabe von Analgetika vor dem Verbandwechsel,
▶ Lokalanästhesie beim Débridement (z. B. durch EMLA® Salbe, Lidocain/Prilocain),
▶ Auswahl schmerzarm zu entfernender Wundauflagen (Schaumstoffe, Alginate, Hydrokolloide),
▶ Orale Analgetika bei nächtlichen Beschwerden,
▶ Hochlagern des betroffenen Beins.

Häufig führt allein die Kompression bereits zu einer Schmerzlinderung.

Systemische Arzneimittel, wie z. B. Pentoxyphyllin, Rostkastaniensamenextrakte, Hydroxyethylrutoside haben allenfalls adjuvanten Charakter. Sie können in keinem Fall eine Kompressionstherapie ersetzen.

Nachbehandlung und Vorbeugung

Zur Rezidivvermeidung eines venösen Ulcus ist eine lebenslange, konsequente Kompressionstherapie erforderlich.

Rolle des Apothekers

Vor dem Hintergrund der häufigen Non-Compliance gegenüber der Kompressionstherapie kann der Apotheker helfen, beim Patienten Verständnis für die Therapie zu erzeugen und ihn zur Mitarbeit zu motivieren. Dies wird ergänzt durch fachgerechtes Anpassen von Kompressionsstrümpfen und -binden mit Beratung zum Anlegen (Anziehhilfen). Beim Auftreten eines Ulcus cruris sowie bei refraktärem Therapieverlauf sollte der Patient einer fachärztlichen Beratung zugeführt werden. Der Apotheker sollte dahingehend beraten, dass ein unkritischer Einsatz von Lokaltherapeutika (Puder, Allergene, »Hausmittel«) verhindert wird.

Literatur

Körber, A., Dissemond, J.: Aktuelle Therapieoptionen des Ulcus cruris venosum. Hartmann WundForum 2005;3: 8–13 und 4: 27–31

Dissemond, J., Ulcus cruris – Genese, Diagnostik und Therapie, Uni-Med Verlag Bremen, 2005

Probst, W., Vasel-Biergans, A.: Wundmanagement, 2. Aufl., Wissenschaftliche Verlagsgesellschaft Stuttgart, 2010

Vasel-Biergans, A.: Wundauflagen Kitteltaschenbuch, 3. Aufl., Wissenschaftliche Verlagsgesellschaft Stuttgart, 2010

Leitlinien zur Diagnostik und Therapie des Ulcus cruris venosum, Hrsg. Deutsche Gesellschaft für Phlebologie, Stand August 2008, www.uni-duesseldorf.de/ WWW/AWMF/

 Fragen zur Repetition / Vertiefung

▶ Was ist unter der modernen feuchten Wundbehandlung zu verstehen?

▶ Welche Vorteile bieten die hydroaktiven Wundauflagen gegenüber den konventionellen Wundauflagen?

▶ Welche Voraussetzungen sollten erfüllt sein, damit eine Wunde unproblematisch verheilen kann?

▶ Welches ist die effektivste Therapiemaßnahme bei einem venös bedingten Ulcus cruris?

▶ Wie beurteilen Sie die lokale Anwendung einer Salbe mit Kamillen-Extrakt auf einem floriden Ulcus cruris?

W. PROBST

C Anhang

I Pharmakokinetische Formelsammlung

$$C_0 = \frac{f \cdot S \cdot D}{V_d}$$

Gleichung 1:
Berechnung der Konzentration nach Gabe einer Initialdosis

$$C_t = C_0 \cdot e^{-k_e \cdot t}$$

Gleichung 2:
Abfall einer Konzentration innerhalb einer beliebigen Zeit

$$t_{\frac{1}{2}} = \frac{\ln 2}{k_e}$$

Gleichung 3:
Umrechnung Halbwertszeit und k_e

$$k_e = \frac{\ln {c_1}/{c_2}}{\Delta t}$$

Gleichung 4:
Berechnung k_e bzw. $t_{\frac{1}{2}}$ bei zwei bekannten Konzentrationen

$$t_{\frac{1}{2}} = \frac{\ln 2 \cdot V_d}{Cl}$$

Gleichung 5:
Berechnung der Halbwertszeit aus Verteilungsvolumen und Clearance

$$C_{pss} = \frac{f \cdot S \cdot {D}/{\tau}}{Cl}$$

Gleichung 6:
Berechnung der mittleren Konzentration im Steady-state

$$t_{\frac{1}{2}a} = \frac{\ln 2}{k_a}$$

Gleichung 7:
Berechnung der Absorptionshalbwertszeit bzw. Absorptionskonstante

$$Q = (1 - Q_0) \cdot \frac{\text{Kreatinin} - \text{Clearance [ml/min]}}{100} + Q_0$$

Gleichung 8:
Berechnung der individuellen Ausscheidungskapazität Q

C_{max} = Maximale Plasma- oder Serumkonzentration z. B. in [mg/l]
C_p = Plasma- oder Serumkonzentration eines Arzneistoffs z. B. in [mg/l]
C_0 = Plasma- oder Serumkonzentration zum Zeitpunkt null z. B. in [mg/l]
C_{pss} = Plasma- oder Serumkonzentration im Fließgleichgewicht z. B. in [mg/l]
Cl = Gesamt-Clearance eines Arzneistoffs z. B. in [l/h] oder [ml/min]
         oder auch in [l/h · kg]
D = Dosis Arzneistoff z. B. in [mg]
f = Anteil an bioverfügbarem Arzneistoff
k_a = Absorptionskonstante 1. Ordnung [h^{-1}]
k_e = Eliminationskonstante 1. Ordnung [h^{-1}]
Q = individuelle Ausscheidungskapazität Q für einen Arzneistoff [ ]
Q_0 = Extrarenal ausgeschiedener bioverfügbarer Dosisanteil eines Arzneistoffs [ ]

S   = Anteil wirksame Substanz (z. B. Base) bei Salzen oder Estern [ ]

t bzw. Δt = Zeitabstand zwischen zwei Konzentrationen [h]

t_{max} = Zeit bis zum Erreichen des Spitzenspiegels nach Gabe [h]

$t_{1/2}$ = Eliminationshalbwertszeit [h]

$t_{1/2a}$ = Absorptionshalbwertszeit [h]

τ = Dosisintervall zwischen den Einzeldosen [h]

V_d = Verteilungsvolumen eines Arzneistoffs in [l/kg] oder auch in [l]

Hilfestellung zur Auswahl pharmakokinetischer Formeln

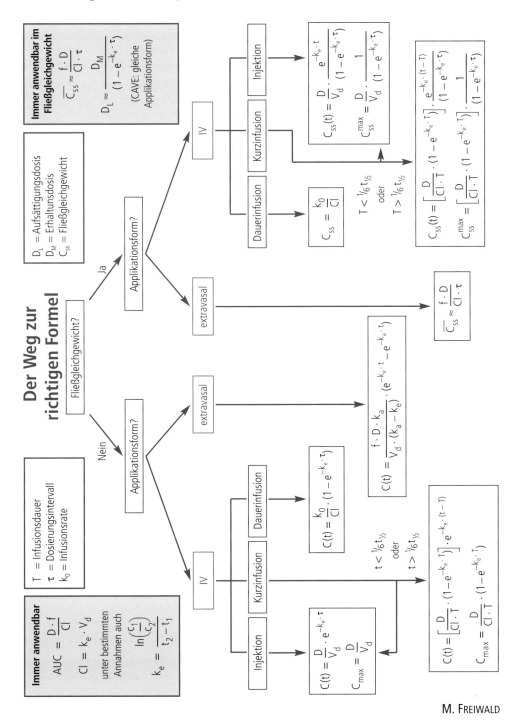

M. FREIWALD

Therapeutische Bereiche ausgewählter Arzneistoffe

Arzneistoffe	Angestrebte Spiegel	Anmerkungen
Carbamazepin Serum	Talspiegel (vor Gabe) 4 bis 12 mg/l	Autoinduktion: $t_{1/2}$ initial 35 Stunden, bei Dauertherapie 11 bis 27 Stunden
Ciclosporin Vollblut	Talspiegel (Blutabnahme vor der nächsten Dosis) 100 bis 200 µg/l bei Nierentransplantation, 200 bis 300 µg/l bei Lebertransplantation	Angestrebte Werte abhängig von Art der Transplantation, Zeit seit Transplantation, Organfunktion, Toxizität und Messmethode
Digitoxin Serum	Talspiegel (vor Gabe) 10 bis 25 µg/l	Wird z. T. zu Digoxin abgebaut → klinisch nicht relevant
Digoxin Serum	Talspiegel (vor Gabe) 0,8 bis 2,0 µg/l (bei Kindern 1,5 bis 2,5 µg/l)	Blutentnahme mindestens 6 Stunden nach der letzten Dosis
Gentamicin Serum	Bei konventioneller Dosierung: Talspiegel (vor Gabe) 0,5 bis 2 mg/l, Spitzenspiegel (30 Minuten nach einer 30-minṭigen Kurzinfusion) 4 bis 10 mg/l Bei verlängertem Dosisintervall: (»Einmaldosis«): Talspiegel < 0,5 (bis 1,0) mg/l	$t_{1/2}$ besonders von der Nierenleistung abhängig Bei verlängertem Dosisintervall liegen die Spitzenwerte nach Gabe bei ca. 20 mg/l, werden aber nicht gemonitert.
Lamotrigin Serum	Talspiegel (vor Gabe) 2 bis 10 (bis 15) mg/l	Bereich der angestrebten Werte nicht fest etabliert
Lithium Serum	Therapie: 0,8 bis 1,3 mmol/l Prophylaxe: 0,6 bis 1,0 mmol/l	Wirkstoffmenge in mmol/l einsetzen
Oxcarbazepin Serum	Talspiegel (vor Gabe) ca. 10 bis 30 mg/l	Bestimmt wird der aktive Metabolit 10-OH-Oxcarbazepin
Phenobarbital Serum	Talspiegel (vor Gabe) 15 bis 40 mg/l	$t_{1/2}$ 50 bis 120 Stunden, zahlreiche Interaktionen
Phenytoin Serum	Talspiegel (vor Gabe) 10 bis 20 mg/l, bei Früh- und Neugeborenen 6 bis 14 mg/l	Dosisabhängige Pharmakokinetik, Proteinbindung 90 Prozent
Tacrolimus Vollblut	Talspiegel (Blutabnahme immer direkt vor der nächsten Dosis) 5 bis 20 µg/l	Angestrebte Werte abhängig von Art der Transplantation und Zeit seit Transplantation
Theophyllin Serum	Talspiegel (vor Gabe) 5 bis 15 mg/l	Rauchen erhöht die Clearance
Valproinsäure Serum	Talspiegel (vor Gabe) 50 bis 100 mg/l	Proteinbindung konzentrationsabhängig 60 bis 90 Prozent
Vancomycin Serum	Talspiegel (vor Gabe) 5 bis 15 (bis 20) mg/l, Spitzenspiegel (1 Stunde nach einer 60-minütigen Infusion) 25 bis 40 mg/l	$t_{1/2}$ besonders von der Nierenleistung abhängig

II Häufig verwendete statistische Signifikanztests

Variablencharakteristik		Stichproben-/Gruppenanzahl			
		2		**≥ 3**	
		unabhängig[1]	abhängig[2]	unabhängig[1]	abhängig[2]
Binär/Dichotom	–	Chi-Quadrat-Test, Fisher's exakter Test	McNemar-Test	Chi-Quadrat-Test, Fisher's exakter Test	Cochran's Q-Test
Nominal	–	Chi-Quadrat-Test, Fisher's exakter Test	–	Chi-Quadrat-Test, Fisher's exakter Test	–
Ordinal	–	Wilcoxon Rangsummentest = Mann-Whitney-U-Test	Wilcoxon Vorzeichenrangtest	Kruskal-Wallis-Test	Friedman-Test
Metrisch diskret od. Metrisch stetig	Normal verteilte Werte	Ungepaarter Student's t-Test	Gepaarter Student's t-Test	F-Test (ANOVA)[3] = one-way ANOVA	ANOVA[3] für Messwertwiederholungen = two-way ANOVA
Metrisch diskret od. Metrisch stetig	Nicht normal verteilte Werte	Wilcoxon Rangsummentest = Mann-Whitney-U-Test	Wilcoxon Vorzeichenrangtest	Kruskal-Wallis-Test	Friedman-Test
Zensiert[4]	–	Log-Rang-Test	–	Log-Rang-Test	–

[1] unabhängige, nicht verbundene Stichproben: z. B. Parallelgruppendesign
[2] abhängige, verbundene Stichproben: z. B. Cross-over-, Prä-Post-, Matched-Pair-Design
[3] ANOVA: Varianzanalyse, sie kann einfaktoriell (one-way) oder zweifaktoriell (two-way) durchgeführt werden
[4] bei Ereignis-Zeit-Analysen, z. B. Überlebenszeiten

Anmerkung: Werden drei oder mehr Stichproben/Gruppen miteinander verglichen, so muss im Anschluss an den jeweiligen statistischen Test ein post-hoc-Test (multiple comparison procedure) durchgeführt werden (z.B. nach Bonferroni, Dunnett, Newman-Keuls, Tukey) um zu identifizieren welche Stichproben-/Gruppenpaare sich im Einzelnen unterscheiden.

Literatur

Bender, R., Lange S., Ziegler, A.: Wichtige Signifikanztests. Dtsch Med Wochenschr 2007, 132: e24–e25
Sachs, L.: Angewandte Statistik. 11. Aufl., Springer Verlag Berlin 2004

P. Högger

III Nomogramme zur Bestimmung der Körperoberfläche

Die Körperoberfläche (KOF) ist die äußere Oberfläche des mit Haut bedeckten Körpers. Sie ist für die Dosierung von Medikamenten (besonders solcher mit geringer therapeutischer Breite wie z. B. Zytostatika) sowie für die Abschätzung des Ausmaßes von Hautverletzungen z. B. bei Verbrennungen wichtig. Die meist verwendeten Formeln zur Abschätzung der Körperoberfläche wurden empirisch aus den Größen Körpergewicht und Körperlänge erstellt. In der klinischen Praxis werden in der Regel einfache Nomogramme verwendet. Nomogramme zur Berechnung der KOF für Erwachsene und Kinder sind unterschiedlich; beispielsweise können von einem Nomogramm zur Berechnung der KOF bei Erwachsenen Körpergrößen zwischen 110 und 220 cm berücksichtigt werden. Die individuelle Körpergröße in cm wird mit dem dazugehörigen Gewicht in kg durch eine gerade Linie verbunden und sodann auf der mittigen Skala der Körperoberfläche (in m²) der dazugehörige Wert abgelesen. Die nachfolgenden ausgewählten vier Rechenformeln zur Bestimmung der Körperoberfläche S (= surface) sind überwiegend das Ergebnis von Multiplikationen mit den Exponenten-Faktoren.

$$S = \sqrt{\frac{L \cdot M}{3600}} \quad \text{(Mosteller-Formel)}$$

$$S = 0,0235 \cdot L^{0,42246} \cdot M^{0,51456}$$
$$\text{(Gehan-George-Formel)}$$

$$S = 0,024265 \cdot L^{0,3964} \cdot M^{0,5378}$$
$$\text{(Haycock-Formel)}$$

$$S = 0,007184 \cdot L^{0,725} \cdot M^{0,425}$$
$$\text{(Dubois-Formel)}$$

S = Körperoberfläche in m², L = Körpergröße in cm, M = Körpermasse in kg

Die Mosteller- und Haycock-Formeln werden bevorzugt zur Bestimmung der Körperoberfläche von Kindern eingesetzt.

Wie bei den Formelbildern zu sehen, sind die Ergebnisse nicht ohne wissenschaftlichen Taschenrechner zu ermitteln. Deshalb ist die Ablesung der KOF aus entsprechenden Nomogrammen schneller und komfortabler.

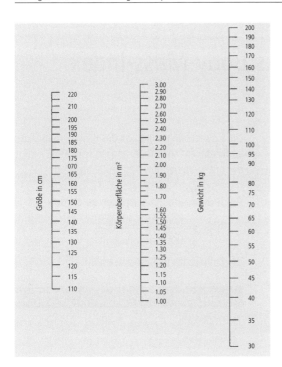

Nomogramm zur Berechnung der KOF
bei Erwachsenen
[aus: http://www.laborlexikon.de/
Lexikon/Abbildungen/
25-Nomogramm_KOF_Erwachsene.htm;
ISSN 1860-966X]

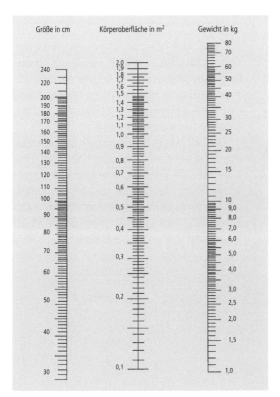

Nomogramm zur KOF bei Kindern
[aus: http://www.laborlexikon.de/
Lexikon/Abbildungen/
24-Nomogramm_KOF_Kinder.htm;
ISSN 1860-966X]

E. STREHL

IV Nomogramm
zur Bestimmung des Body-Mass-Index

Der Körpermasse-Index, oft auch Body-Mass-Index (BMI) genannt, ist eine Maßzahl für die Bewertung des Körpergewichts eines Menschen verglichen mit dem Quadrat seiner Körperlänge. Der BMI wurde von Adolphe Quetelet entwickelt. Der BMI ist zurzeit die einfachste und auch in Klinik und Wissenschaft üblichste Methode zur Klassifizierung der Adipositas. Da der BMI auch bei Kindern eine zuverlässige Berechnungsgrundlage darstellt, ist der früher gebräuchliche Broca-Index heute obsolet geworden. Allerdings gibt selbst der BMI nur einen groben Richtwert an und berücksichtigt sowohl die Statur eines Menschen als auch die individuell deutlich variierende Zusammensetzung des Körpergewichts aus Fett- und Muskelmasse naturgemäß nur annähernd. Zur genaueren Einordnung des BMI können im Einzelfall auch das Geschlecht und das Alter von Bedeutung sein. Die nachfolgende Übersicht, die eine Bandbreite des BMI in Relation zum Alter wiedergibt, trägt diesem Rechnung.

BMI-Werte für Normalgewicht in Abhängigkeit vom Lebensalter:

Alter	BMI
19 bis 24 Jahre	19 bis 24
25 bis 34 Jahre	20 bis 25
35 bis 44 Jahre	21 bis 26
45 bis 54 Jahre	22 bis 27
55 bis 64 Jahre	23 bis 28
> 64 Jahre	24 bis 29

Die Gewichtsklassifikation des BMI (gemäß DGE, veröffentlicht im Ernährungsbericht 1992) folgt der unten stehenden Gegenüberstellung.

Der BMI wird folgendermaßen berechnet:

$$BMI = \frac{Körpergewicht\ [kg]}{(Körpergröße\ [m])^2}$$

Die Einheit des BMI ist also kg/m^2.

Klassifikation	m	w
Untergewicht	< 20	< 19
Normalgewicht	20 bis 25	19 bis 24
Übergewicht	25 bis 30	24 bis 30
Adipositas (Grad I–III)	30 bis 40	30 bis 40
massive Adipositas	> 40	> 40

Der BMI kann aber auch Nomogrammen entnommen werden, indem die individuelle Körperlänge des Menschen mit seinem augenblicklichen Gewicht durch eine Linie verbunden wird und dabei der entsprechende BMI-Wert auf der mittleren Skala abgelesen wird.

Der BMI macht zwar Aussagen über die relative Schwere einer Adipositas, informiert aber nicht über die Körperfettverteilung. Die Körperfettverteilung (WHR) berechnet sich aus Taillenumfang in cm dividiert durch Hüftumfang in cm. Ein erhöhtes Risiko zeigt ein WHR von > 0,85 bei Frauen und von > 1,00 bei Männern.

Klassifikation	BMI	Neben BMI-Tabellen dienen skalierte Nomogramme zur Ermittlung des BMI
Untergewicht	< 18,5	
Normalgewicht	18,5 – 24,9	
Übergewicht	> = 25	
Präadipositas	25 – 29,9	
Adipositas Grad I	30 – 34,9	
Adipositas Grad II	35 – 39,9	
Adipositas Grad III	> = 40	

Größe cm — Gewicht kg — BMI

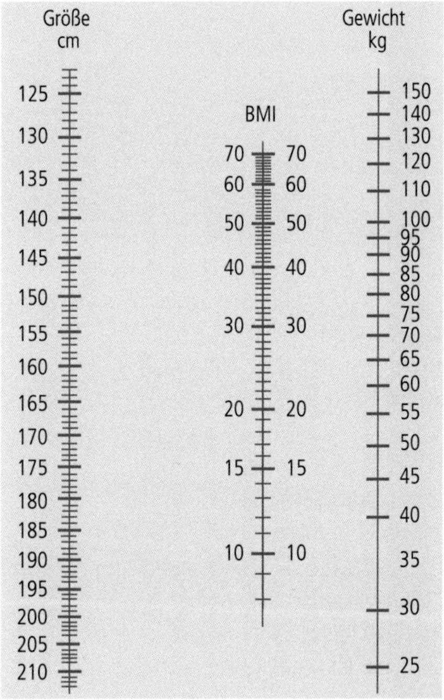

Abb. 1: Die Klassifikation der Adipositas nach BMI

E. STREHL

V Dialysierbarkeit von Pharmaka (Auswahl)

Wirkstoff	Gruppe	Dialysierbar (Hämodialyse)	Angaben zur Dialysierbarkeit (Hämodialyse)	Pharmakokinetische Parameter (Auswahl)	Bemerkungen	Literatur
Amlodipin	Calcium-Antagonist	Nein	–	Halbwertszeit: 35 bis 50 Stunden Proteinbindung: 97,5 % Ausscheidung: renal: 10 % unverändert, 60 % Metabolite Gesamtkörper-Clearance: 25 l/h		16; 31; 36; 41
Atorvastatin	HMG-CoA-Reduktase-Hemmer	Nein	–	Halbwertszeit: 14 Stunden Proteinbindung: > 98 % Ausscheidung: hauptsächlich biliäre Elimination; renal: 1 bis 2 %	Niereninsuffizienz hat keinen Einfluss auf die Plasmaspiegel. Bei Dialyse ist keine Dosisanpassung erforderlich.	17; 33; 36; 41
Bisoprolol	Betablocker	(Ja)*	Dialysabel, Dialyse-Clearance: 50,8 bis 69,6 ml/min	Halbwertszeit: 10 bis 12 Stunden Proteinbindung: ca. 30 bis 36 % Ausscheidung: renal: 50 bis 60 % als unveränderte Substanz Gesamtkörper-Clearance ca. 15 l/h Renale Clearance: 9,6 l/h		9; 28; 35; 36; 37; 41
Captopril	ACE-Hemmer	Ja	Ca. 35 % der Dosis werden während einer Dialysesitzung eliminiert. Hämodialyse-Clearance: 80 bis 120 ml/min Nach einer 4-stündigen Hämodialyse wird eine Supplementärdosis von ca. 25 bis 35 % empfohlen. Bei Peritonealdialyse ist keine Dosisanpassung erforderlich.	Halbwertszeit: 2 Stunden Proteinbindung: 25 bis 30 % Ausscheidung: renal: ca. 95 % (innerhalb von 24 Stunden), davon 40 bis 50 % unverändert Renale Clearance: 0,4 l/kg/h Gesamtkörper-Clearance: 0,8 l/kg/h		1; 6; 14; 25; 26; 35; 36; 39; 40

Fortsetzung nächste Seite

Fortsetzung: Dialysierbarkeit von Pharmaka (Auswahl)

Wirkstoff	Gruppe	Dialysierbar (Hämodialyse)	Angaben zur Dialysierbarkeit (Hämodialyse)	Pharmakokinetische Parameter (Auswahl)	Bemerkungen	Literatur
Carvedilol	Betablocker	Nein	–	Halbwertszeit: 6 bis 10 Stunden Proteinbindung: 98 bis 99 % Ausscheidung: überwiegend biliäre Elimination Renal: < 1 % der Dosis unverändert Gesamtkörper-Clearance: 590 ml/min	Bei Dialyse ist keine Dosisanpassung erforderlich.	5; 11; 22; 24; 36
Clonidin	Zentraler Alpha2-/Imidazolin-Rezeptoragonist	(Nein)**	Nicht dialysierbar	Halbwertszeit: 10 bis 20 Stunden Proteinbindung: 30 bis 40 % Ausscheidung: renal: 70 % innerhalb von 96 Stunden, davon ca. 60 % unverändert Renale Clearance: 133 ml/min Gesamtkörper-Clearance: 180 bis 390 ml/min	Nach Dialyse ist keine Supplementärdosis erforderlich.	3; 8; 27; 35; 36
Enalapril	ACE-Hemmer	Ja	Enalaprilat ist über Hämadialyse dialysierbar (62 ml/min). Hämodialyse-Clearance: 40 bis 70 ml/min, bis zu 60 % Wirkstoffelimination pro Dialysesitzung. Enalaprilat ist auch über Peritonealdialyse dialysierbar.	Halbwertszeit (HWZ): Enalapril: < 2 Stunden Enalaprilat: mehrphasige Elimination, effektive HWZ: 11 Stunden Proteinbindung (Enalaprilat): 50 bis 60 % Ausscheidung: Enalaprilat: überwiegend renal Hauptbestandteile im Urin: 40 % der Dosis als Enalaprilat, 20 % der Dosis als unverändertes Enalapril Renale Clearance Enalaprilat: 100 bis 158 ml/min Renale Clearance Enalapril: 300 ml/min	Enalaprilat ist der wirksame Metabolit von Enalapril.	1; 19; 34; 35; 36; 39; 41

Fortsetzung nächste Seite

Fortsetzung: Dialysierbarkeit von Pharmaka (Auswahl)

Wirkstoff	Gruppe	Dialysierbar (Hämodialyse)	Angaben zur Dialysierbarkeit (Hämodialyse)	Pharmakokinetische Parameter (Auswahl)	Bemerkungen	Literatur
Furosemid	Schleifendiuretikum	Nein	–	Halbwertszeit: 1 Stunde Bei terminaler Niereninsuffizienz: bis zu 24 Stunden Proteinbindung: 95 % Ausscheidung: renal: zwei Drittel, überwiegend unverändert	Proteinbindung kann bei Niereninsuffizienz um bis zu 10 % reduziert sein. Bei Dialyse ist keine Dosisanpassung erforderlich.	2; 4; 13; 29; 35; 36
Losartan	AT$_1$-Antagonist	Nein	Losartan und aktiver Metabolit sind nicht dialysierbar. Über Peritonealdialyse nicht dialysierbar	Halbwertszeit: 2 Stunden Proteinbindung: > 99 % Ausscheidung: renal: 4 % der Dosis unverändert Renale Clearance: 74 ml/min Gesamtkörper-Clearance: 600 ml/min	Bei Dialyse ist keine Dosisanpassung erforderlich.	15; 36; 41; 42
Metformin	Biguanid (orales Antidiabetikum)	Ja	Dialyse-Clearance: bis zu 170 ml/min	Halbwertszeit: 6,5 Stunden Proteinbindung: geringe, vernachlässigbare Proteinbindung Ausscheidung: renal: unverändert (keine Metabolisierung in der Leber) Renale Elimination: 90 % Renale Clearance: > 400 ml/min Gesamtkörper-Clearance: 718 bis 1552 ml/min	Hämodialyse eliminiert Metformin effektiv aus dem Blut. Eine durch Metformin induzierte metabolische Azidose kann durch Dialyse ausgeglichen werden. Bei Niereninsuffizienz (Kreatinin-Clearance < 60 ml/min) kontraindiziert (cave Laktatazidose)	12; 32; 35; 36

Fortsetzung nächste Seite

Fortsetzung: Dialysierbarkeit von Pharmaka (Auswahl)

Wirkstoff	Gruppe	Dialysierbar (Hämodialyse)	Angaben zur Dialysierbarkeit (Hämodialyse)	Pharmakokinetische Parameter (Auswahl)	Bemerkungen	Literatur
Nitrendipin	Calcium-Antagonist	Nein	–	Halbwertszeit: 8 bis 12 Stunden Proteinbindung: 96 bis 98 % Ausscheidung: renal: < 0,1 % der Dosis unverändert Metaboliten werden zu 77 % renal eliminiert. Renale Clearance: 81 bis 87 l/h	Nitrendipin wird durch Metabolisierung vorwiegend über die Leber eliminiert, eine Dosisanpassung bei Niereninsuffizienz ist nicht notwendig.	7; 23; 30; 36
Ramipril	ACE-Hemmer	Ja	Hämodialyse-Clearance Ramiprilat: 20–30 ml/min Nach einer Hämodialyse wird eine Supplementärdosis von 20 % empfohlen. Bei Peritonealdialyse ist keine Dosisanpassung erforderlich.	Halbwertszeit (HWZ): Ramipril: 1 Stunde Ramiprilat: mehrphasige Elimination, effektive HWZ: 13 bis 17 Stunden Proteinbindung: Ramipril: 73 % Ramiprilat: 56 % Ausscheidung: renal: 50 bis 60 % der Dosis als Ramipril und Metaboliten < 2 % werden unverändert im Urin wiedergefunden. Renale Clearance: 10,7 ml/min Renale Clearance von Ramiprilat bei Älteren: 126,8 ml/min	Ramiprilat ist der wirksame Metabolit von Ramipril.	1; 10; 20; 36; 39; 41
Torasemid	Schleifendiuretikum	Nein	–	Halbwertszeit: 3 bis 4 Stunden Proteinbindung: > 99 % Ausscheidung: renal: 80 % der Dosis, davon ca. 24 % als Torasemid (Rest als Metaboliten) Renale Clearance: 10 ml/min Gesamtkörper-Clearance: 40 ml/min	Bei Dialyse ist keine Dosisanpassung erforderlich.	18; 21; 36; 38

* Einige Daten deuten darauf hin, dass Bisoprolol nicht dialysabel ist und daher keine Dosisanpassung notwendig ist.

** 5 % der Dosis werden innerhalb einer fünfstündigen Dialysesitzung eliminiert. Dialyse-Clearance: 59,2 ml/min

Literatur

1. Aronoff, G. R., Berns, J. S., Brier, M. E. (1999): Drug Prescribing in Renal Failure: Dosing Guidelines for Adults. 4. Philadelphia, PA: American College of Physicians.

2. Bennett, W. M., Aronoff, G. R., Golper, T. A. et al. (1987): Drug Prescribing in Renal Failure: Dosing Guidelines in Adults. Philadelphia, PA: American College of Physicians.

3. Bennett, W. M., Aronoff, G. R., Golper, T. A. et al. (1994): Drug Prescribing in Renal Failure. 3. Philadelphia, PA: American College of Physicians.

4. Cutler, R. E., Forrey, A. W., Christopher, T. G., Kimpel, B. M. (1974): Pharmacokinetics of furosemide in normal subjects and functionally anephric patients. Clin Pharmacol Ther 15, 588–596.

5. Deetjen, A., Heidland, A., Pangerl, A., Meyer-Sabellek, W., Schaefer, R. M. (1995): Antihypertensive treatment with a vasodilating beta-blocker, carvedilol, in chronic hemodialysis patients. Clin Nephrol 43, 47–52.

6. Duchin, K. L., Pierides, A. M., Heald, A., Singhvi, S. M., Rommel, A. J. (1984): Elimination kinetics of captopril in patients with renal failure. Kidney Int 25, 942–947.

7. Fachinformation Bayotensin® (12/2004).

8. Fachinformation Catapresan® (05/2005).

9. Fachinformation Concor® (03/2005).

10. Fachinformation Delix® (12/2004).

11. Fachinformation Dilatrend®® (02/2006).

12. Fachinformation Glucophage® (05/2005).

13. Fachinformation Lasix® (01/2005).

14. Fachinformation Lopirin Cor® (11/2002).

15. Fachinformation Lorzaar® (03/2005).

16. Fachinformation Norvasc® (02/2006).

17. Fachinformation Sortis® (05/2006).

18. Fachinformation Unat® (01/2005).

19. Fachinformation Xanef® (01/2006).

20. Fillastre, J. P., Baguet, J. C., Dubois, D., Vauquier, J., Godin, M., Legallicier, B., Luus, H. G., de la Rey, N., Carcone, N., Genthon, R. (1996): Kinetics, safety, and efficacy of ramipril after long-term administration in hemodialyzed patients. J Cardiovasc Pharmacol 27, 269–274.

21. Friedel, H. A., Buckley, M. M. T (1991): Torasemide: a review of its pharmacological properties and therapeutic potential. Drugs 41, 81–103.

22. Gehr, T. W., Tenero, D. M., Boyle, D. A., Qian, Y., Sica, D. A., Shusterman, N. H. (1999): The pharmacokinetics of carvedilol and its metabolites after single and multiple dose oral administration in patients with hypertension and renal insufficiency. Eur J Clin Pharmacol 55, 269–277.

23. Goa, K. L., Sorkin, E. M. (1987): Nitrendipine. A review of its pharmacodynamic and pharmacokinetic properties, and therapeutic efficacy in the treatment of hypertension. Drugs 33, 123–155.

24. Hakusui, H., Fujimaki, M. (1988): Pharmacokinetics of carvedilol in hypertensive patients with renal failure. Drugs 36 (Suppl. 6), 144–147.

25. Hirakata, H., Onoyama, K., Iseki, K. et al. (1981): Captopril (SQ 14225) clearance during hemodialysis treatment. Clin Nephrol 16, 321–323.

26. Hoyer, J., Schulte, K. L., Lenz, T. (1993): Clinical pharmacokinetics of angiotensin converting enzyme (ACE) inhibitors in renal failure. Clin Pharmacokinet 24, 230–254.

27. Hulter, H. N., Licht, J. H., Ilnicki, L. P., Singh, S. (1979): Clinical efficacy and pharmacokinetics of clonidine in hemodialysis and renal insufficiency. J Lab Clin Med 94, 223–231.

28. Kanegae, K., Hiroshige, K., Suda, T., Iwamoto, M., Ohta, T., Nakashima, Y., Ohtani, A. (1999): Pharmacokinetics of bisoprolol and its effect on dialysis refractory hypertension. Int J Artif Organs 22, 798–804.

29. Kelly, M. R., Cutler, R. E., Forrey, A. W., Kimpel, B. M. (1974): Pharmacokinetics of orally administered furosemide. Clin Pharmacol Ther 15, 178–186.

30. Kierdorf, H., Muller, A., Blanke, P. M., Gellert, J., Heintz, B., Ramsch, K. D., Wargenau, M., Kindler, J. (1993): Pharmacodynamics and pharmacokinetics of oral nitrendipine solution in hypertensive patients with advanced renal failure. Eur J Clin Pharmacol 45, 129–134.

31. Kungys, G., Naujoks, H., Wanner, C. (2003): Pharmacokinetics of amlodipine in hypertensive patients undergoing haemodialysis. Eur J Clin Pharmacol 59, 291–295.

32. Lalau, J. D., Andrejak, M., Moriniere, P., Coevoet, B., Debussche, X., Westeel, P. F., Fournier, A., Quichaud, J. (1989): Hemodialysis in the treatment of lactic acidosis in diabetics treated by metformin: a study of metformin elimination. Int J Clin Pharmacol Ther Toxicol 27, 285–288.

33. Lins, R. L., Matthys, K. E., Verpooten, G. A., Peeters, P. C., Dratwa, M., Stolear, J. C., Lameire, N. H. (2003): Pharmacokinetics of atorvastatin and its metabolites after single and multiple dos-

ing in hypercholesterolaemic haemodialysis patients. Nephrol Dial Transplant 18, 967–976.

34. Lowenthal, D. T., Irvin, J. D., Merrill, D., Saris, S., Ulm, E., Goldstein, S., Hichens, M., Klein, L., Till, A., Harris, K. (1985): The effect of renal function on enalapril kinetics. Clin Pharmacol Ther 38, 661–666.

35. McEvoy, G. K. (2006): AHFS Drug Information 2006. Bethesda: American Society of Health-System Pharmacists.

36. Micromedex Medizinisches Informations-System, Vol. 29, 2006, Thomson MICROMEDEX, Colorado, USA.

37. Payton, C. D., Fox, J. G., Pauleau, N. F., Boulton-Jones, J. M., Ioannides, C., Johnston, A., Thomas, P. (1987): The single dose pharmacokinetics of bisoprolol (10 mg) in renal insufficiency: the clinical significance of balanced clearance. Eur Heart J 8 Suppl M, 15–22.

38. Risler, T., Kramer, B., Muller, G. A. (1991): The efficacy of diuretics in acute and chronic renal failure. Focus on torasemide. Drugs 41 Suppl 3, 69–79.

39. Sica, D. A., Gehr, T. W., Fernandez, A. (2000): Risk-benefit ratio of angiotensin antagonists versus ACE inhibitors in endstage renal disease. Drug Saf 22, 350–360.

40. Swan, S. K., Bennett, W.M. (1992): Drug dosing guidelines in patients with renal failure. West J Med 156, 633–638.

41. Sweetman, S. C. (2006): Martindale. The complete drug reference. 34. London, Chicago: Pharmaceutical Press.

42. Toto, R., Shultz, P., Raij, L. et al. (1998): Efficacy and tolerability of losartan in hypertensive patients with renal impairement. Hypertension 31, 684–691.

L. LINSE

VI Pharmaka in Schwangerschaft und Stillzeit

Schwangerschafts-Chiffren

In der Roten Liste® finden sich Hinweise/Chiffren, die die Verordner auf Art und Ausmaß einer Gefährdung und den Wahrscheinlichkeitsgrad des Auftretens einer Schädigung orientierend hinweisen. Diese Schwangerschafts-Chiffren umfassen elf Gruppen; dabei weisen die Ordnungsziffern in aufsteigender Reihenfolge auf eine zunehmende Gefährdung bzw. Unsicherheit oder gänzliches Fehlen wissenschaftlicher Daten hin. In den Gruppen 1 bis 3 finden sich Arzneimittel, von denen mit an Sicherheit grenzender Wahrscheinlichkeit anzunehmen ist, dass sie bereits von einer großen Zahl Schwangerer eingenommen wurden, ohne dass sich bis heute Hinweise auf eine erhöhte Rate an Missbildungen und andere relevante Folgen für den Embryo ergeben hätten. Die Gruppen 4 bis 6 enthalten Arzneimittel, die entsprechend ihren Anwendungsgebieten noch nicht von ebenso vielen schwangeren Frauen eingenommen wurden, nach bisherigen Erfahrungen jedoch keine erhöhte Rate an Missbildungen und andere schwerwiegende Folgen für den Embryo verursachten. In diese Gruppen gehören Arzneimittel, die erst kurze Zeit im Handel sind oder deren Indikationen die Anwendung bei einer großen Zahl Schwangerer ohnehin ausschließt.

Gruppe 7 und folgende enthalten potenziell embryotoxische Pharmaka, die mittel- oder unmittelbare Missbildungen, andere bleibende Schäden oder den Tod des Embryos bzw. schwere Schäden beim Feten auslösen können.

Die FDA klassifiziert nach Risiko in fünf Kategorien (vgl. Tabelle 1).

Arzneimittel(-gruppen) unterschiedlicher Teratogenität

Für einige Arzneimittel wird eine Teratogenität diskutiert, die Einschätzungen der Experten hierzu sind jedoch nicht einheitlich (vgl. Tabelle 3). Werden diese Medikamente topisch angewendet, ist nicht mit teratogenen Konzentrationen im maternalen Blut zu rechnen.

Für eine Vielzahl von Pharmaka kann eine Fetotoxizität (also bei Anwendung ab der 9. Schwangerschaftswoche) als unstrittig gelten (vgl. Tabelle 4). Diese Pharmaka können funktionelle Defekte an Organen sowie kleinere morphologische Anomalien verursachen.

Tabelle 1: FDA-Klassifikation für Arzneimittel in der Schwangerschaft

		Beispiele
A	Kontrollierte Studien bei Schwangeren ergaben keinen Hinweis auf ein Risiko für den Fetus im 1. Trimenon. Möglichkeit der Schädigung ist unwahrscheinlich.	
B	In Tierversuchen keine schädigenden Effekte erkennbar, es existieren aber keine kontrollierten Studien dazu beim Menschen.	Dimenhydrinat
C	Im Tierversuch wurden teratogene oder embryotoxische Effekte gezeigt, es existieren jedoch keine kontrollierten Studien dazu beim Menschen.	Bisacodyl
D	Hinweise auf Risikopotenzial für den Fetus; aufgrund individueller Nutzen-Risiko-Abwägung kann die Anwendung in bestimmten Situationen vertreten werden.	Diazepam
X	In Studien wurden fetale Abnormitäten gezeigt, oder es existieren starke Hinweise auf ein erhöhtes Risiko. Risiko höher als möglicher Nutzen.	Retinoide

Tabelle 2: Teratogene Arzneimittel (Fehlbildungsrisiko zwischen 1:100 bis 1:30 exponierte Embryonen)

Medikament/-gruppe	Schädigung
Aminoglykoside (parenteral)	Oto-/Nephrotoxizität
Androgene	Maskulinisierung
Carbamazepin	Vor allem Neuralrohrdefekte
Cumarinderivate	Multiple Fehlbildungen
Ergotamin	Disruptionsanomalien
Leflunomid	Anophtalmie, Hydrocephalus, Skelettanomalien im Tierversuch bei moderaten Dosen, beim Menschen bislang keine Beurteilung möglich
Lithium	Herz-/Gefäßfehlbildung (nach neueren Publikationen nur gering erhöhtes Risiko)
Misoprostol	Hirnnervendefekte, Extremitätendefekte
Penicillamin	Bindegewebsschäden
Phenobarbital/Primidon/ Phenytoin	Herzfehler, Gesichtsdysmorphien, Extremitätenfehlbildungen
Radiopharmaka	Multiple Defekte z. B. Herzfehler, ZNS-, Nierenfehlbildungen
Retinoide/Vitamin A mehr als 25.000 I. E./die	Multiple Fehlbildungen z. B. Herzfehler, ZNS-, Nierenfehlbildungen
Thalidomid	Extremitätenfehlbildungen
Trimethadion	Multiple Fehlbildungen (Herz, Gaumen, Gesicht)
Valproinsäure	Vor allem Neuralrohrverschlussstörungen
Zytostatika	Multiple Fehlbildungen z. B. Herzfehler, ZNS-, Nierenfehlbildungen

Tabelle 3: Als »schwache Teratogene« diskutierte/eingestufte Arzneimittel
(Fehlbildungsrisiko ≤ 1:1000 exponierte Embryonen)

Medikament/-gruppe	Schädigung
Glucocorticoide	Gaumenspalten
Methimazol	Choanalatresie, tracheoösophageale Fisteln, Aplasia cutis
Trimethoprim/Co-trimoxazol	Neuralrohrdefekte

Es existieren jedoch auch Pharmaka(-gruppen), die als ausreichend erprobt zur Behandlung Schwangerer gelten. Tabelle 5 enthält eine Liste von Indikationen, die mit den dafür angeführten Arzneistoffen/-gruppen ohne erkennbares Risiko behandelt werden können. Dennoch ist die Fachinformation dieser Medikamente auf partielle bzw. spezifische Anwendungsbeschränkungen zu prüfen und die Schwangere bzw. Stillende ggf. individuell zu beraten.

Antibiotika in Schwangerschaft und Stillzeit

Was allgemein gilt, nämlich dass schwere mütterliche Erkrankungen pharmakotherapeutisch behandelt werden müssen, auch wenn sie Risiken für das Kind bergen, trifft ebenso auf schwere Infektionen zu, die häufig auch ein hohes Risiko für die Schwangerschaft darstellen. Es muss also der zu erwartende Erfolg der Pharmakothe-

Tabelle 4: Fetotoxische Arzneimittel

Medikament/-gruppe	Schädigung
ACE-Hemmstoffe	Nierenschäden
Aminoglykoside (parenteral)	Oto-/Nephrotoxizität
Antiphlogistika (nicht steroidal)	Verschluss des Ductus arteriosus
Androgene	Maskulinisierung
Angiotensin-II-Rezeptor-Antagonisten	Nierenschäden
Benzodiazepine	Anpassungsstörung, Atemdepression
Cumarinderivate	Hirnblutung
Ergotamine	Perfusionsstörung, intrauteriner Fruchttod
Glucocorticoide	Wachstumsretardierung
Immunsuppressiva	Knochenmarksdepression
Lithium	Hypotonie, Hypothermie, Hypothyreose
Opioide/Opiate	Entzugssymptome
Psychopharmaka	Anpassungsstörungen
Radioiod (in therapeutischer Dosis)	Multiple Defekte, Leukämie, Schilddrüsenhypoplasie
Tetrazykline (nach der 15. Schwangerschaftswoche)	Gelbfärbung der Zähne (s. a.: Antibiotika in Schwangerschaft und Stillzeit)
Zytostatika	Knochenmarksdepression, Wachstumsretardierung, Immunsuppression

rapie gegen mögliche unerwünschte Wirkungen für den Embryo bzw. den Feten abgewogen werden.

Viele neuere Antibiotika, die bei Schwangeren noch nicht ausreichend erprobt sind, schneiden in der Nutzen-Risiko-Abwägung jedoch auch deshalb eindeutig positiv ab, weil eine etablierte Infektion selbst ja ein erhebliches Risiko darstellt. Somit gibt es also gute Gründe dafür, eine Infektion in der Schwangerschaft schnell und effektiv zu behandeln (vgl. Tabelle 6).

Bei Infektionen, die in der Schwangerschaft besonders schwer verlaufen (z. B. Aids, Tuberkulose, Malaria), kann auf eine lebensnotwendige Therapie mit potenziell toxischen Substanzen jedoch nicht verzichtet werden.

Kontraindizierte Antibiotika

Eine Teratogenität für den Menschen ist zu unterstellen, wenn solche tierexperimentellen Befunde vorliegen. Daher sind folgende Therapeutika mit zytotoxischem oder mutagenem Potenzial während der ersten zwölf Schwangerschaftswochen in der Regel therapeutisch auszuschließen:

▶ Griseofulvin,
▶ Clarithromycin,
▶ Flucytosin,
▶ Ketoconazol,
▶ Chloramphenicol,
▶ Nitrofurantoin,
▶ Metronidazol (nur bei strenger Indikationsstellung anzuwenden!),
▶ Co-trimoxazol (nur wenn unbedenkliche Wirkstoffe ungeeignet!),
▶ Sulfonamide (jedoch indiziert ab 16. Schwangerschaftswoche bei Toxoplasmose),
▶ Trimethoprim (nur bei strenger Indikationsstellung anzuwenden!),

Tabelle 5: Medikamente, die in Schwangerschaft und Stillzeit geeignet erscheinen

Indikation	Wirkstoffe/-gruppen
Allergie	Clemastin, Dimetinden, Loratadin
Asthma	Kurz wirksame β_2-Sympathomimetika zur Inhalation z. B. Reproterol, Salbutamol Lang wirksame z. B. Formoterol, Salmeterol Glucocorticoide Theophyllin
Chronisch entzündliche Darmerkrankungen	Mesalazin, Olsalazin, Sulfalazin Glucocorticoide (Reserve: Azathioprin)
Depression	Mit Einschränkungen: Trizyklika, z. B. Amitriptylin, Clomipramin, selektive Serotonin-Wiederaufnahmehemmstoffe z. B. Sertralin
Diabetes mellitus	Humaninsulin
Gastritis	Antazida lange verfügbare H_2- bzw. Protonenpumpenblocker wie Ranitidin, Omeprazol
Glaukom	β-Rezeptorenblocker Carboanhydrasehemmstoffe Cholinergika
Husten	Dextromethorphan Codein
Hyperemesis	Meclozin, Dimenhydrinat, Metoclopramid
Hypertonie	α-Methyldopa, Metoprolol, Dihydralazin, nach dem 1. Trimenon auch Urapidil u. a.
Migräne	siehe Schmerzen; ggf. auch Sumatriptan
Refluxösophagitis	Omeprazol
Schmerzen	Paracetamol, gegebenenfalls mit Codein Ibuprofen (nur bis Woche 30) gegebenenfalls Tramadol (cave: sub partu-Entzug)

Tabelle 6: Antimikrobielle Wirkstoffe für Infektionen von Schwangeren

Chiffren-Gruppe 1 und 2 weitgehend unbedenklich	Chiffren-Gruppe 4 und 5 der Roten Liste® Sicherheit nicht erwiesen	
Penicillin V, G	Amphotericin B	Pyrazinamid
Mezlocillin	Clavulansäure	Sulbactam
Erythromycin	Fosfomycin	Vancomycin
Fusidinsäure	Piperacillin	Aztreonam
Amoxicillin	Spectinomycin	Fluconazol
Cephalosporine	Teicoplanin	Meropenem
Ethambutol	Azithromycin	Roxithromycin
Isoniazid	Clindamycin	Tazobactam
	Imipenem	Ertapenem

▶ Rifampicin (jedoch bei Tuberkulose unter Vitamin-K-Substitution).

Eine Embryotoxizität und Teratogenität folgender Substanzen ist ebenfalls nicht ausgeschlossen für:
▶ Aciclovir,
▶ Aminoglykoside (bei parenteraler Gabe, *nicht* bei topischer!),
▶ Foscarnet,
▶ Ganciclovir,
▶ Itraconazol.

Nach der 16. Schwangerschaftswoche kontraindizierte Antiinfektiva:
▶ Tetrazykline nur bei vitaler Indikation und Unwirksamkeit anderer Antibiotika (Wachstumsstörungen, Gelbfärbung der kindlichen Zähne),
▶ Aminoglykoside (Gefahr von Innenohrschäden für den Feten),
▶ Chinolone (Gyrasehemmer).

In der letzten Woche vor dem errechneten Entbindungstermin dürfen Sulfonamide und Co-trimoxazol wegen der Gefahr eines Ikterus und einer Bilirubin-Encephalopathie nicht mehr verordnet werden.

Antimikrobielle Substanzen in der Muttermilch

Werden stillende Mütter antibiotisch behandelt, ist immer mit einem Übertritt in die Muttermilch zu rechnen. Dieses ist bevorzugt bei Tetrazyklinen, Aciclovir, Chloroquin, Ethambutol, Isoniazid, i. v. verabreichtem Erythromycin, Metronidazol, Pyrimethamin und Sulfonamiden der Fall. Sind diese Wirkstoffe für das Neugeborene kontraindiziert, sollten sie entsprechend bei der Behandlung der Mutter vorsichtshalber vermieden werden. Es sind jedoch bisher keine schädlichen Wirkungen von Antiinfektiva auf gestillte Neugeborene über die Muttermilch bekannt geworden. Die Mengen in der Muttermilch reichen auch generell nicht für eine Therapie des Kindes aus. Cephalosporine, Aminoglykoside und Co-trimoxazol gelangen in sehr geringen Mengen in die Milch; sie gelten auch nach heutigem Erkenntnisstand als unschädlich für das Neugeborene. Beim Verordnen von für den Säugling potenziell gefährlichen Mitteln sollte auf das Stillen verzichtet werden. Die Rote Liste® enthält auch Hinweise für das Verhalten von Arzneimitteln in der Laktationszeit und differenziert diese mit den Stillzeit-Chiffren La1 bis La5. Bei begründeter Indikation sollte berücksichtigt werden, dass die Eingruppierungen in La1 bis La5 sehr restriktiv und konservativ sind und diese Pharmaka außerdem nur in sehr langen Zeitabständen in Richtung geringerer Bedenklichkeit aktualisiert werden.

Literatur

Briggs, G. et al.: Drugs in Pregnancy and Lactation: A Reference Guide to Fetal and Neonatal Risk, 7. Auflage 2005, Lippincott Williams and Wilkins

Drack, G.: Selbstmedikation in der Schwangerschaft, Therapeutische Umschau 2005, 62: 5–11

Paulus, W.: Krank in Schwangerschaft und Stillzeit, Welche Medikamente dürfen Sie verschreiben? MMW 2005, 147: 1–8

Rote Liste® 2006

Schäfer, C.: Arzneimittel in Schwangerschaft und Stillzeit, PZ Prisma 2006; 13: 69–76

Schäfer, C., Spielmann, H., Vetter, K.: Arzneiverordnung in Schwangerschaft und Stillzeit, 7. Auflage, Urban & Fischer Verlag München 2006

Schäfer, C., Weber-Schöndorfer, C.: Medikamentöse Therapie in der Schwangerschaft, Deutsches Ärzteblatt 2005, 37: 2087–2096

Stille, W. et al.: Antibiotika-Therapie: Klinik und Praxis der antiinfektiösen Behandlung, 11. Auflage 2004, Schattauer Verlag, Stuttgart New York

www.frauen-und-psychiatrie.de

R. RASENACK / E. STREHL

VII Arzneimittel und Verkehr

Die Anforderungen an eine Person, die ein Fahrzeug führt oder in anderer Weise am Straßenverkehr teilnimmt, sind vielfältig. Sie beinhalten komplexe psychomotorische Fähigkeiten, gutes räumliches Sehen, schnelle Informationsverarbeitung, Vigilanz und Urteilsvermögen.

Dementsprechend kann die Fahrtüchtigkeit durch Müdigkeit und Benommenheit beeinträchtigt werden, wobei bestimmte Arzneimittel sowie auch »Drogen« eine maßgebliche Rolle spielen können. Vorstehende Aussagen gelten in gleicher Weise auch für Personen, die Maschinen zu bedienen haben, von denen für den Bediener oder andere sich im Aktionskreis der Maschine aufhaltende Menschen Gefahren ausgehen können. Bei der Betrachtung der Arzneimittel muss unterschieden werden zwischen bestimmungsgemäßem und nicht bestimmungsgemäßem Gebrauch. Letzterer ist einer Beratung naturgemäß kaum zugänglich.

Erkenntnisse werden gewonnen durch Laborexperimente (kontrollierte Bedingungen, jedoch in künstlicher Situation) und/oder empirische Untersuchungen (Analyse von Personen, die im Straßenverkehr durch ihr Verhalten auffällig geworden sind oder in Unfälle verwickelt waren).

Durch den Abgleich der Ergebnisse beider Verfahren wird versucht, deren jeweilige methodische Unzulänglichkeiten auszugleichen.

Tabelle 1 gibt Arzneimittelgruppen wieder, die in erhöhtem Ausmaß die Vigilanz beeinträchtigen.

In erster Linie ist es Aufgabe des Arztes, seine Patienten bezüglich der Auswirkungen der verschriebenen Arzneimittel zu beraten, da er im Rahmen des Behandlungsvertrages zu einer Sicherheitsaufklärung verpflichtet ist. Die »Begutachtungsleitlinien zur Kraftfahrereignung« der Bundesanstalt für Straßenwesen führt dazu aus:

»Die Beurteilung der Anpassungs- und Leistungsfähigkeit eines Kraftfahrers an die Erfordernisse beim Führen eines Kraftfahrzeuges im Zusammenhang mit einer Arzneimittelbehandlung muss in jedem Fall sehr differenziert gesehen werden.« Diese Anweisung zeigt bereits die Schwierigkeit, dass eine pauschale Bewertung praktisch nicht möglich ist.

Der Arzt steht vor der Aufgabe, das Wechselspiel zwischen der Erkrankung des Patienten und dem Arzneimittel zu beurteilen. Beides kann sich auf die Fahrtüchtigkeit auswirken. Diese Zusam-

Tabelle 1: Besonders Vigilanz-beeinflussende Arzneimittelgruppen (nach Mörike, Gleiter)

Arzneimittel, die Schlafstörungen verursachen oder verstärken z. B. Chinolone	
Arzneimittel mit direkter Wirkung auf das ZNS	

Wirkstoffgruppe	Beispiele
Sedativa/Hypnotika	Nitrazepam, Flunitrazepam
Anxiolytika	Bromazepam, Alprazolam
Antidepressiva	Amitriptylin, Doxepin
Psychostimulanzien	Methylphenidat
Antihistaminika (v. a. ältere)	Dimenhydrinat
Muskelrelaxanzien/Myotonolytika	Tetrazepam, Baclofen
Antiepileptika	Primidon, Clonazepam,
Antiparkinsonmittel	Pramipexol, Ropinirol
Opioidanalgetika	Morphin, Fentanylpflaster (in Kombinationstherapie)

Andere, z. B. nicht steroidale Antiphlogistika, orale Antidiabetika

menhänge sind meist komplex und werden im Falle mehrerer Erkrankungen bzw. der Verschreibung mehrerer Arzneimittel noch komplizierter.

Vor diesem Hintergrund sind Wirkstofftabellen zu sehen, die in verschiedenen Publikationen oder Nachschlagewerken eine Orientierung bieten:

Eine umfassende Übersicht findet sich in der Faktensammlung »Drogen und Medikamente im Straßenverkehr« (Herausgeber: Deutscher Verkehrssicherheitsrat. 53222 Bonn, www.dvr.de /http://www.dvr.de/download/e0da88b8-88d8-401fa28b-62df98b7b1d9.pdf)

Die Rote Liste® 2009 (S. 433) weist den Präparaten bestimmte Symbole zu, die im Abschnitt »Arzneimittel und Verkehr« in der Aussage definiert sind:

(V)   Standard-Hinweis
(A)   Alkohol enthaltende Arzneimittel

(RR)   Blutdruck beeinflussende Arzneimittel
(D)   Blutzucker senkende Arzneimittel
(L)   Lokalanästhetika
(N)   Narkosemittel
(S)   Sehleistungsverändernde Arzneimittel, Ophthalmika, Spasmolytika (peripher wirkende Anticholinergika), Cholinergika

Die Hinweise in der Packungsbeilage sind meist unspezifisch, d. h. sie stellen meist nur Standard-Verkehrshinweise dar.

Literatur

Mörike, K., Gleiter, C. H.: Beeinflussung der Fahrtüchtigkeit durch Arzneimittel. Internist, 2002, 43: 889–898

Arzneimittel und Fahrtüchtigkeit im Straßenverkehr. Arzneimittelbrief 2009, 43: 89–91

E. Strehl

VIII Bei älteren Patienten problematische Arzneistoffe

Arzneistoffe und Dosierungen, die entsprechend der überarbeiteten »Beers Liste« von 2003 bei Senioren (> 65 Jahre) vermieden werden sollten, unabhängig von deren Diagnose oder Zustand, geordnet nach Arzneistoffgruppe/Indikationsgebiet.

Zu vermeidendes Arzneimittel	Begründung	Bewertung*
Psychopharmaka		
Höhere Dosierungen von Benzodiazepinen mit kurzer HWZ: u. a. > 3 mg Lorazepam, > 60 mg Oxazepam, > 2 mg Alprazolam, > 15 mg Temazepam, > 0,25 mg Triazolam	Ältere Menschen zeigen eine erhöhte Empfindlichkeit gegenüber Benzodiazepinen, daher sollte die tägliche Gesamtdosis die genannte Menge nicht überschreiten.	++
Benzodiazepine mit langer HWZ (Chlordiazepoxid, Diazepam, Flurazepam)	Verlängerte HWZ bei Älteren (häufig mehrere Tage), dadurch verstärkte Sedierung und erhöhte Sturzgefahr (Risiko von Knochenbrüchen etc.)	++
Doxepin	Stark anticholinerge und sedierende UAW	++
Amitriptylin	Stark anticholinerge und sedierende UAW	++
Fluoxetin (tägliche Anwendung)	Lange HWZ, exzessive ZNS-Stimulation, Schlafstörungen und Agitiertheit	++
Thioridazin	Erhöhtes Risiko für ZNS-UAW und extrapyramidale Störungen	++
Promethazin	Stark anticholinerge Wirkung	++
Amphetamin und andere Psychostimulanzien	Abhängigkeitspotenzial, Hypertonie, Angina pectoris und Herzinfarkt	++
Sämtliche Barbiturate (außer Phenobarbital) außer zur Kontrolle von Epilepsie	Hohes Abhängigkeitspotenzial, stark sedierend	++
Analgetika und Antirheumatika		
Nicht-COX-selektive NSAID mit längerer HWZ über einen längeren Zeitraum: Naproxen und Piroxicam	Risiko von Magen-Darm-Blutungen, Niereninsuffizienz, Hypertonie und Herzinsuffizienz bei chronischem Gebrauch der maximalen Dosierung	++
Indometacin	Höchste Rate an ZNS-UAW aller NSAID	++
Pentazocin	Häufigere ZNS-UAW (Verwirrung und Halluzinationen) als andere Narkotika; sowohl Agonist als auch Antagonist am Morphinrezeptor	++

Fortsetzung nächste Seite

Zu vermeidendes Arzneimittel	Begründung	Bewertung*
Arzneistoffe mit Wirkung bei Herz-Kreislauf-Erkrankungen		
Disopyramid	Stark inotrope Wirkung (Gefahr der Herzinsuffizienz), stark anticholinerg wirksam	++
Amiodaron	QT-Intervall-verlängernd (Risiko der Torsades de Points); mangelnde Wirksamkeit bei Älteren	++
Methyldopa	Bradykardie; kann Depression bei Älteren verstärken	++
Nifedipin (Arzneiformen mit unverzögerter Freisetzung)	Gefahr der Hypotension und Obstipation	++
Ticlopidin	Toxischer als Alternativen	++
Digoxin (maximale Tagesdosis 0,125 mg)	Toxische Effekte bei eingeschränkter Nierenfunktion	+
Reserpin (> 0,25 mg)	Depression, Impotenz, Sedation, orthostatische Hypotension	+
Clonidin	Orthostatische Hypotension und ZNS-UAW	+
Doxazosin	Gefahr der Hypotension, trockener Mund und Miktionsbeschwerden	+
Dipyridamol	Orthostatische Hypotension; Dipyridamol mit verzögerter Freisetzung allein bei artifizieller Herzklappe	+
Antihistaminika		
Hydroxyzin, Cyproheptadin, Dexchlorpheniramin	Alle Antihistaminika können potente anticholinerge Wirkungen haben.	++
Diphenhydramin	Verwirrtheitszustände, Sedierung	++
Antibakterielle Arzneistoffe		
Nitrofurantoin	Sicherere Alternativen erhältlich	++
Geschlechtshormone		
Methyltestosteron	Prostatahypertrophie, kardiale Probleme	++
Estrogene (systemisch, Einzelpräparate)	Nachgewiesene karzinogene Effekte auf Brust und Endometrium und Mangel an kardioprotektiven Effekten bei postmenopausalen Frauen	+
Arzneistoffe mit Wirkung auf den Gastrointestinaltrakt		
Stimulierende Laxantia über einen längeren Zeitraum (z. B. Bisacodyl und pflanzliche Anthranoid-haltige Laxantia)	Gefahr von Darmfunktionsstörungen; Ausnahme bei lang anhaltender Anwendung von Opiaten	++
Paraffin-Emulsion	Risiko der Aspiration und Nebenwirkungen	++
Darmspasmolytika (Butylscopolaminium-bromid, Belladonna, Alkaloide)	Starke anticholinerge UAW, bei ungewisser Wirksamkeit	++

Fortsetzung nächste Seite

Zu vermeidendes Arzneimittel	Begründung	Bewertung*
Cimetidin	Häufiger ZNS-UAW, Verwirrtheitszustände	+
Sonstige Arzneistoffe		
Orphenadrin	Starke Sedierung und anticholinerge Symptome	++
Oxybutynin	Bei der Anwendung wirksamer Dosierungen Nachteil der Sedierung: anticholinerge UAW und Muskelschwäche; bei der Anwendung verträglicher Dosierungen zweifelhafte Wirksamkeit	++
Eisensulfat > 325 mg/Tag	Höhere Dosierungen führen nicht zu mehr Eisenaufnahme, wirken aber stärker obstipierend.	+
Dihydroergotoxinmethansulfonat, Cyclandelat	Nicht effektiv in untersuchten Dosierungen	+

* Das Ausmaß der Kontraindikation wurde als stark (++) oder geringer (+) bewertet.

Abkürzungen:
HWZ: Halbwertszeit
UAW: Unerwünschte Arzneimittelwirkung
ZNS: Zentrales Nervensystem

Literatur

Fick, D. M., Cooper, J. W., Wade, W. E., Waller, J. L., Maclean, J. R., Beers, M. H.: Updating the Beers criteria for potentially inappropriate medication use in older adults: results of a US consensus panel of experts. Arch Intern Med 2003 Dec 8; 163 (22): 2716–2724.

Unangemessene Medikamente bei älteren Patienten: Die Beers-Liste. Arzneimittelbrief 2005; 39: 44.

Vingerhoets, R. W., van Marum, R., Jansen, P. A. F.: De Beers-lijst als hulpmiddel om ernstige geneesmiddelbijwerkingen bij ouderen te voorkomen. Nederlands Tijdschrift voor Geneeskunde 2005; 149: 2099–2103.

K. Taxis

IX Arzneistoffe und Cytochrom-P450-Isoenzyme

Tabelle 1: Substrate, Induktoren und Inhibitoren von Cytochrom-P450-Isoenzymen

CYP-Species	relative Häufigkeit [$\bar{x} \pm s$]	Substrate	Induktoren	Inhibitoren
1 A 2	12,7 ± 6,2	Amitriptylin Clomipramin Clozapin Coffein Estradiol Fluvoxamin Haloperidol Imipramin Mexiletin Naproxen Olanzapin Ondansetron Paracetamol Propranolol Riluzol Ropivacain Theophyllin Tizanidin Verapamil Warfarin Zolmitriptan	Brokkoli Fleisch, verkohlt Insulin Modafinil Omeprazol Rosenkohl Tabak	Amiodaron Cimetidin Ciprofloxacin u. a. Fluorchinolone Fluvoxamin Interferon Methoxsalen
2 B 6	0,2 ± 0,3	Bupropion Cyclophosphamid Efavirenz Ifosfamid Methadon	Phenobarbital Phenytoin Rifampicin	Thiotepa Ticlopidin
2 C 8	18 ± 7 (2C8+2C19)	Paclitaxel Repaglinid Torasemid	Rifampicin	Gemfibrozil Glitazone Montelukast Quercetin Trimethoprim
2 C 9		Amitriptylin Celecoxib Diclofenac Etoricoxib Fluoxetin Fluvastatin Glibenclamid	Rifampicin	Amiodaron Fenofibrat Fluconazol Fluoxetin Fluvastatin Fluvoxamin Isoniazid

Fortsetzung nächste Seite

CYP-Species	relative Häufigkeit [$\bar{x} \pm s$]	Substrate	Induktoren	Inhibitoren
2 C 9		Glimepirid		Lovastatin
		Glipizid		Miconazol
		Ibuprofen		Phenylbutazon
		Irbesartan		Probenecid
		Losartan		Sertralin
		Meloxicam		Sulfamethoxazol
		Naproxen		Teniposid
		Nateglinid		Voriconazol
		Parecoxib		Zafirlukast
		Phenytoin		
		Piroxicam		
		Rosiglitazon		
		Tamoxifen		
		Torasemid		
		Warfarin		
2 C 19		Amitriptylin	Carbamazepin	Chloramphenicol
		Citalopram	Prednison	Cimetidin
		Chloramphenicol	Rifampicin	Esomeprazol
		Clomipramin		Felbamat
		Cyclophosphamid		Fluoxetin
		Diazepam		Fluvoxamin
		Escitalopram		Indometacin
		Imipramin		Isoniazid
		Indometacin		Ketoconazol
		Lansoprazol		Lansoprazol
		Moclobemid		Modafinil
		Nelfinavir		Omeprazol
		Omeprazol		Oxcarbazepin
		Pantoprazol		Pantoprazol
		Phenobarbital		Parecoxib
		Phenytoin		Probenecid
		Primidon		Rabeprazol
		Progesteron		Ticlopidin
		Proguanil		Topiramat
		Propranolol		
		Rabeprazol		
		Teniposid		
		Warfarin		
2 D 6	$1,5 \pm 1,3$	Amitriptylin	Dexamethason	Amiodaron
		Amphetamin	Rifampicin	Bupropion
		Aripiprazol		Celecoxib
		Atomoxetin		Chinidin
		Carvedilol		Chlorphenamin
		Chlorphenamin		Chlorpromazin
		Chlorpromazin		Cimetidin
		Clomipramin		Citalopram
		Clozapin		Clemastin

Fortsetzung nächste Seite

CYP-Species	relative Häufigkeit [x̄ ± s]	Substrate	Induktoren	Inhibitoren
2 D 6	1,5 ± 1,3	Codein		Clomipramin
		Desipramin		Diphenhydramin
		Dextromethorphan		Doxepin
		Dihydrocodein		Doxorubicin
		Donepezil		Duloxetin
		Duloxetin		Escitalopram
		Flecainid		Fluoxetin
		Fluoxetin		Haloperidol
		Fluvoxamin		Hydroxyzin
		Galantamin		Levomepromazin
		Haloperidol		Methadon
		Hydrocodon		Metoclopramid
		Imipramin		Midodrin
		Lidocain		Moclobemid
		Metoclopramid		Parecoxib
		Metoprolol		Paroxetin
		Mexiletin		Propafenon
		Nebivolol		Ranitidin
		Nortriptylin		Ritonavir
		Ondansetron		Sertralin
		Oxycodon		Terbinafin
		Paroxetin		Ticlopidin
		Perphenazin		
		Promethazin		
		Propafenon		
		Propranolol		
		Risperidon		
		Tamoxifen		
		Thioridazin		
		Timolol		
		Tramadol		
		Trimipramin		
		Venlafaxin		
		Zuclopenthixol		
2 E 1	6,6 ± 2,9	Ethanol	Ethanol	Disulfiram
		Isofluran	Isoniazid	
		Paracetamol		
		Sevofluran		
		Theophyllin		
3 A 4,5,7	29 ± 10	Alfentanil	Aprepitant	Amiodaron
		Alprazolam	Barbiturate	Aprepitant
		Amiodaron	Bosentan	Chloramphenicol
		Amitriptylin	Carbamazepin	Cimetidin
		Amlodipin	Dexamethason	Clarithromycin
		Amprenavir	Efavirenz	Delaviridin
		Aprepitant	Glucocorticoide	Diltiazem
		Aripiprazol	Johanniskraut	Erythromycin

Fortsetzung nächste Seite

CYP-Species	relative Häufigkeit [x̄ ± s]	Substrate	Induktoren	Inhibitoren
3 A 4,5,7	29 ± 10	Atazanavir	Modafinil	Fluconazol
		Atorvastatin	Nevirapin	Fluoxetin
		Bosentan	Oxcarbazepin	Fluvoxamin
		Bromocriptin	Phenobarbital	Gestoden
		Budesonid	Phenytoin	Grapefruit-Saft
		Buprenorphin	Pioglitazon	Imatinib
		Buspiron	Rifabutin	Indinavir
		Cabergolin	Rifampicin	Itraconazol
		Carbamazepin		Ketoconazol
		Chinidin		Mifepriston
		Chinin		Nelfinavir
		Chlorphenamin		Norfloxacin
		Ciclosporin		Ritonavir
		Cilostazol		Saquinavir
		Clarithromycin		Sternfrucht
		Codein		Telithromycin
		Coffein		Verapamil
		Cyclophosphamid		Voriconazol
		Dapson		
		Darunavir		
		Dexamethason		
		Dextromethorphan		
		Diazepam		
		Diltiazem		
		Disopyramid		
		Docetaxel		
		Domperidon		
		Donepezil		
		Dutasterid		
		Eletriptan		
		Eplerenon		
		Erythromycin		
		Estradiol		
		Felodipin		
		Fentanyl		
		Finasterid		
		Fluticason		
		Fosamprenavir		
		Galantamin		
		Haloperidol		
		Hydrocortison		
		Ifosfamid		
		Imatinib		
		Imipramin		
		Indinavir		
		Irinotecan		
		Itraconazol		
		Lercanidipin		

Fortsetzung nächste Seite

CYP-Species	relative Häufigkeit [$\bar{x} \pm s$]	Substrate	Induktoren	Inhibitoren
3 A 4,5,7	29 ± 10	Lidocain		
		Lovastatin		
		Maraviroc		
		Methadon		
		Methylprednisolon		
		Midazolam		
		Nateglinid		
		Nelfinavir		
		Nifedipin		
		Nisoldipin		
		Nitrendipin		
		Ondansetron		
		Pimozid		
		Progesteron		
		Propafenon		
		Propranolol		
		Quetiapin		
		Reboxetin		
		Rifabutin		
		Risperidon		
		Ritonavir		
		Salmeterol		
		Saquinavir		
		Sibutramin		
		Sildenafil		
		Simvastatin		
		Sirolimus		
		Solifenacin		
		Tacrolimus		
		Tadalafil		
		Tamoxifen		
		Taxol		
		Telithromycin		
		Teniposid		
		Terfenadin		
		Testosteron		
		Tipranavir		
		Tolterodin		
		Toremifen		
		Trazodon		
		Triazolam		
		Vardenafil		
		Verapamil		
		Vinblastin		
		Vincristin		
		Voriconazol		
		Zaleplon		
		Ziprasidon		
		Zolpidem		
		Zopiclon		

Tabelle 2: Substrate von Cytochrom-P450-Isoenzymen (Auswahl)

Substrat	wird metabolisiert durch CYP							Substanz	wird metabolisiert durch CYP						
	1 A 2	2 B 6	2 C 8/9	2 C 19	2 D 6	2 E 1	3 A 4/5/7		1 A 2	2 B 6	2 C 8/9	2 C 19	2 D 6	2 E 1	3 A 4/5/7
Alfentanil							X	Clomipramin	X			X	X		
Alprazolam							X	Clozapin	X				X		
Amiodaron							X	Codein					X		X
Amitriptylin	X		X	X	X		X	Coffein	X						X
Amlodipin							X	Cyclophosphamid		X		X			X
Amprenavir							X	Dapson							X
Aprepitant							X	Darunavir							X
Aripiprazol					X		X	Desipramin					X		
Atazanavir							X	Dexamethason							X
Atomoxetin					X			Dextromethorphan					X		X
Atorvastatin							X	Diazepam				X			X
Bosentan							X	Diclofenac			X				
Bromocriptin							X	Dihydrocodein					X		
Budesonid							X	Diltiazem							X
Buprenorphin							X	Disopyramid							X
Bupropion		X						Docetaxel							X
Buspiron							X	Domperidon							X
Cabergolin							X	Donepezil					X		X
Carbamazepin							X	Duloxetin					X		
Carvedilol					X			Dutasterid							X
Celecoxib			X					Eletriptan							X
Chinidin							X	Efavirenz		X					
Chinin							X	Eplerenon							X
Chloramphenicol			X					Erythromycin							X
Chlorphenamin					X		X	Escitalopram				X			
Chlorpromazin					X			Estradiol	X						X
Ciclosporin							X	Ethanol						X	
Cilostazol							X	Etoricoxib			X				
Citalopram				X				Felodipin							X
Clarithromycin							X	Fentanyl							X

Fortsetzung nächste Seite

Substrat	wird metabolisiert durch CYP							Substanz	wird metabolisiert durch CYP						
	1 A 2	2 B 6	2 C 8/9	2 C 19	2 D 6	2 E 1	3 A 4/5/7		1 A 2	2 B 6	2 C 8/9	2 C 19	2 D 6	2 E 1	3 A 4/5/7
Finasterid							X	Methadon		X					X
Flecainid					X			Methylprednisolon							X
Fluoxetin			X		X			Metoclopramid					X		
Fluticason							X	Metoprolol					X		
Fluvastatin			X					Mexiletin	X				X		
Fluvoxamin	X				X			Midazolam							X
Fosamprenavir							X	Moclobemid				X			
Galantamin					X		X	Naproxen	X		X				
Glibenclamid			X					Nateglinid			X				X
Glimepirid			X					Nebivolol					X		
Haloperidol	X				X		X	Nelfinavir				X			X
Hydrocodon					X			Nifedipin							X
Hydrocortison							X	Nisoldipin							X
Ibuprofen			X					Nitrendipin							X
Ifosfamid		X					X	Nortriptylin					X		
Imatinib							X	Olanzapin	X						
Imipramin	X			X	X		X	Omeprazol				X			
Indinavir							X	Ondansetron	X				X		X
Indometacin				X				Oxycodon					X		
Irbesartan			X					Paclitaxel			X				
Irinotecan							X	Pantoprazol				X			
Isofluran						X		Paracetamol	X					X	
Itraconazol							X	Parecoxib			X				
Lansoprazol				X				Paroxetin					X		
Lercanidipin							X	Perphenazin					X		
Lidocain					X		X	Phenobarbital				X			
Lornoxicam			X					Phenytoin			X	X			
Losartan			X					Pimozid							X
Lovastatin							X	Piroxicam			X				
Maraviroc							X	Primidon				X			
Meloxicam			X					Progesteron					X		X

Fortsetzung nächste Seite

Substrat	wird metabolisiert durch CYP							Substanz	wird metabolisiert durch CYP						
	1 A 2	2 B 6	2 C 8/9	2 C 19	2 D 6	2 E 1	3 A 4/5/7		1 A 2	2 B 6	2 C 8/9	2 C 19	2 D 6	2 E 1	3 A 4/5/7
Proguanil				X				Terfenadin							X
Promethazin					X			Testosteron							X
Propafenon					X		X	Theophyllin	X					X	
Propranolol	X			X	X		X	Thioridazin					X		
Quetiapin							X	Timolol					X		
Rabeprazol				X				Tipranavir							X
Reboxetin							X	Tizanidin	X						
Repaglinid			X					Tolterodin					X		X
Rifabutin							X	Torasemid				X			
Riluzol	X							Toremifen							X
Risperidon					X		X	Tramadol					X		
Ritonavir							X	Trazodon							X
Ropivacain	X							Triazolam							X
Rosiglitazon			X					Trimipramin					X		
Salmeterol							X	Vardenafil							X
Saquinavir							X	Venlafaxin					X		
Sevofluran						X		Verapamil	X						X
Sibutramin							X	Vinblastin							X
Sildenafil							X	Vincristin							X
Simvastatin							X	Voriconazol							X
Sirolimus							X	Warfarin	X		X	X			
Solifenacin							X	Zaleplon							X
Tacrolimus							X	Ziprasidon							X
Tadalafil							X	Zolmitriptan	X						
Tamoxifen			X		X		X	Zolpidem							X
Taxol							X	Zopiclon							X
Telithromycin							X	Zuclopenthixol					X		
Teniposid				X			X								

Tabelle 3: Inhibitoren von Cytochrom-P450-Isoenzymen (Auswahl)

Inhibitor	1A2	2B6	2C8/9	2C19	2D6	2E1	3A4/5/7	Inhibitor	1A2	2B6	2C8/9	2C19	2D6	2E1	3A4/5/7
Amiodaron	X		X		X		X	Gestoden							X
Aprepitant							X	Glitazone			X				
Bupropion					X			Grapefruit-Saft							X
Celecoxib					X			Haloperidol					X		
Chinidin					X			Hydroxyzin					X		
Chloramphenicol				X			X	Imatinib							X
Chlorphenamin					X			Indinavir							X
Chlorpromazin					X			Indometacin				X			
Cimetidin	X			X	X		X	Interferon	X						
Ciprofloxacin	X							Isoniazid			X	X			
Citalopram					X			Itraconazol							X
Clarithromycin							X	Ketoconazol				X			X
Clemastin					X			Lansoprazol				X			
Clomipramin					X			Levomepromazin					X		
Delaviridin							X	Lovastatin			X				
Diltiazem							X	Methadon					X		
Diphenhydramin					X			Methoxsalen	X						
Disulfiram						X		Metoclopramid					X		
Doxepin					X			Miconazol			X				
Doxorubicin					X			Midodrin					X		
Duloxetin					X			Mifepriston							X
Erythromycin							X	Moclobemid					X		
Escitalopram					X			Modafinil				X			
Esomeprazol				X				Montelukast			X				
Felbamat				X				Nelfinavir							X
Fenofibrat			X					Norfloxacin							X
Fluconazol			X				X	Omeprazol				X			
Fluoxetin			X		X		X	Oxcarbazepin				X			
Fluvastatin			X					Pantoprazol				X			
Fluvoxamin	X		X	X			X	Parecoxib				X	X		
Gemfibrozil			X					Paroxetin					X		

Fortsetzung nächste Seite

Inhibitor	hemmt folgende CYP							Inhibitor	hemmt folgende CYP						
	1 A 2	2 B 6	2 C 8/9	2 C 19	2 D 6	2 E 1	3 A 4/5/7		1 A 2	2 B 6	2 C 8/9	2 C 19	2 D 6	2 E 1	3 A 4/5/7
Phenylbutazon			X					Terbinafin					X		
Probenecid			X	X				Telithromycin							X
Propafenon					X			Thiotepa			X				
Quercetin			X					Ticlopidin			X		X	X	
Rabeprazol				X				Topiramat					X		
Ranitidin					X			Trimethoprim				X			
Ritonavir					X		X	Valdecoxib					X	X	
Saquinavir							X	Verapamil							X
Sertralin			X	X				Voriconazol				X			X
Sternfrucht							X	Zafirlukast				X			
Sulfamethoxazol			X												
Teniposid			X												

Tabelle 4: Induktoren von Cytochrom-P450-Isoenzymen (Auswahl)

Induktor	stimuliert folgende CYP							Induktor	stimuliert folgende CYP						
	1 A 2	2 B 6	2 C 8/9	2 C 19	2 D 6	2 E 1	3 A 4/5/7		1 A 2	2 B 6	2 C 8/9	2 C 19	2 D 6	2 E 1	3 A 4/5/7
Aprepitant							X	Modafinil	X						X
Barbiturate							X	Nevirapin							X
Bosentan							X	Omeprazol	X						
Brokkoli	X							Oxcarbazepin							X
Carbamazepin				X			X	Phenobarbital		X					X
Dexamethason					X		X	Phenytoin		X					X
Efavirenz							X	Pioglitazon							X
Ethanol						X		Prednison					X		
Fleisch, verkohlt	X							Rifabutin							X
Glucocorticoide							X	Rifampicin		X	X	X	X		X
Insulin	X							Rosenkohl	X						
Isoniazid						X		Tabak	X						
Johanniskraut							X								

Literatur

Baxter, K. (Ed.): Stockley's Drug interactions, 8th edition, Pharmaceutical Press, London-Chicago, 2008

Shimada, F., Yamazaki, H., Mimura, M., Inui, Y., Guengerich, F. P.: Interindividual variations in human liver cytochrome P-450 enzymes involved in the oxidation of drugs, carcinogens and toxic chemicals: Studies with liver microsomes of 30 Japanese and 30 Caucasians, J. Pharmacol. Exp. Ther. 1994, 270: 414–23

http://medicine.iupui.edu/clinpharm/ddis/table.asp

E. STREHL / G. ENGEL

X Interferenzen von Arzneimitteln auf die Labordiagnostik

Die Einnahme von Medikamenten kann das Ergebnis von Laboranalysen erheblich beeinflussen. Unplausibel erscheinende Laborparameter oder Befundkonstellationen, die nicht zum klinischen Bild des Patienten passen, sollten auch an eine Arzneimittelinterferenz als mögliche Ursache denken lassen und bei der Fehlersuche immer mit einbezogen und berücksichtigt werden. Ein durch Arzneimittelwirkung verfälschter Laborwert kann, sofern er in seiner Fehlerhaftigkeit unerkannt bleibt, therapeutische Fehlentscheidungen mit erheblichem Gefährdungspotenzial für den Patienten zur Folge haben. Über die Häufigkeit von gestörten Laboranalysen durch Arzneimittelinterferenzen gibt es keine genauen Angaben. Fest steht, dass mit der Zahl der pro Patient verordneten Medikamente (ältere Patienten!) auch die Häufigkeit der durch Arzneimittel veränderten Laborwerte zunimmt.

Arzneimittelinteraktionen auf Laborwerte können in zwei große Gruppen eingeteilt werden. Nach Guder unterscheidet man zwischen sogenannten »Einflussgrößen« und »Störfaktoren« (Abb. 1).

Die *Einflussgrößen* sind *in vivo* wirksam und beeinflussen aufgrund der unmittelbaren pharmakokinetischen oder -dynamischen (erwünschten oder unerwünschten) Arzneimittelwirkung entsprechende Laboranalysen; die Ergebnisse sind diagnostisch verwertbar, da sie den In-vivo-Verhältnissen entsprechen, müssen aber richtig interpretiert werden. So ist z. B. ein Blutzuckeranstieg unter systemischer Corticoidtherapie ein zu erwartender Nebeneffekt, der aber nicht unmittelbare blutzuckersenkende Maßnahmen erfordert, wie es entsprechende Glucosekonzentrationen ohne Corticoidtherapie sonst zur Folge hätten.

Pharmakokinetische Einflussgrößen umfassen die Teilschritte Liberation, Absorption, Distribution, Metabolismus und Elimination (LADME). Interferenzen sind für alle Teilschritte bekannt (s. Tabelle 1).

Pharmakodynamische Einflussgrößen umfassen zum einen intrinsische Wirkungen, die dosisabhängig und vorhersehbar sind. Idiosynkratische Wirkungen hingegen sind dosisunabhängig und nicht vorhersehbar. Die Idiosynkrasie ist

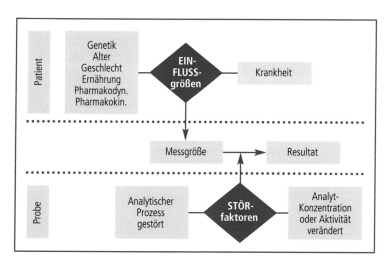

Abb. 1:
Schematische Darstellung der Angriffspunkte von Einflussgrößen und Störfaktoren. Ein Analyt kann in seiner Konzentration/Aktivität neben der Erkrankung als Zielgröße auch von zahlreichen individuellen Parametern (Alter, Geschlecht …) und eben auch von Arzneimitteln beeinflusst werden.

Tabelle 1: Beispiele für Einflussgrößen und Störfaktoren

Wirkstoff	Laborparameter	Interferenz/Mechanismus	Bemerkung
Einflussgrößen/Pharmakokinetik [LADME]			
Colestyramin	Serumeisen erniedrigt	Absorptionsstörung: Colestyramin bildet mit Nahrungseisen einen nicht resorbierbaren Komplex, es kommt längerfristig zur Verminderung des Serumeisens.	LADME
Acetylsalicyl-säure	Bilirubuin erhöht	Distributionsstörung: Acetylsalicylsäure kann Bilirubin aus seiner Plasmaeiweißbindung verdrängen. Es kommt zum Anstieg des Serumbilirubins und einer Umverteilung in lipophile Gewebe wie z. B. das ZNS (Gefahr des »Kernikterus« bei Neugeborenen).	LADME
Phenytoin	Paracetamol	Metabolismus gestört: Durch Enzyminduktion kann Phenytoin die Hepatotoxizität von Paracetamol erheblich steigern, indem verstärkt eine oxidative Metabolisierung erfolgt.	LADME
Indometacin	Harnsäure erhöht	Exkretionsstörung: Indometacin konkurriert mit Harnsäure um den Säure carrier im renalen Tubulussystem. Die Harnsäurekonzentration im Serum steigt an, es kann zur Manifestation eines Gichtanfalls kommen.	LADME
Einflussgrößen/Pharmakodynamik			
β-Blocker	Glucose erniedrigt	Hemmung der β_2-Adrenorezeptor-vermittelten glykogenolytischen Wirkung der Katecholamine, besonders des Adrenalins, in Skelettmuskulatur und Leber	
Corticosteroide	Glucose erhöht	Antiinsulinär, Aktivierung der Gluconeogenese	
Störfaktoren			
Ascorbinsäure	Glucose* falsch erniedrigt mit Glucoseoxidase-Methode	Die Glucoseoxidase-Methode ist das Messprinzip vieler Teststreifen. Als potentes Reduktionsmittel überführt die Ascorbinsäure das in der Messreaktion gebildete Wasserstoffperoxid wieder in Wasser, welches dann in der folgenden Indikatorreaktion mit Peroxidase fehlt, sodass falsch zu niedrige Glucosewerte resultieren.	Glucose-Dehydrogenase-Methode und Glucose-Hexokinase-Methode nicht betroffen
Cephalosporine	Creatinin falsch hoch bei Messung mit Jaffe-Methode	Cephalosporine können genauso wie Creatinin mit Pikrinsäure im alkalischen Milieu einen farbigen Komplex bilden. Das Störpotenzial der verschiedenen Cephalosporine ist sehr unterschiedlich, generell sollte eine Serum-Creatinin-Bestimmung mit der Jaffe-Methode unter Cephalosporintherapie immer bei Talspiegeln, also vor Gabe der nächsten Dosis erfolgen.	Keine Interferenz mit enzymatischer Messmethode

Fortsetzung nächste Seite

Tabelle 1: Fortsetzung

Wirkstoff	Laborparameter	Interferenz/Mechanismus	Bemerkung
Creatin	Creatinin falsch hoch bei Messung mit Jaffe-Methode und enzymatischer Methode	Das Nahrungsergänzungsmittel Creatin entsteht durch Einbau von Wasser in Creatinin; es reagiert mit Pikrinsäure in der Jaffe-Reaktion zu einem Chromogen, auch die enzymatische Reaktion ist gestört, da Creatinkinase in einem ersten Reaktionsschritt Creatinin durch Einbau von Wasser in Creatin umlagert.	
5-Fluorcytosin	Creatinin falsch hoch mit enzymatischer Messmethode	In vivo erfolgt eine Giftung von 5-Fluorcytosin mittels Cytosindeaminase zur Wirkform 5-Fluorouracil. Unter Verbrauch von H_2O wird dabei Ammoniak freigesetzt. In vitro kann durch Creatiniminohydrolase diese Giftungsreaktion nachvollzogen werden. Der dabei frei werdende Ammoniak führt zu einer positiven Interferenz bei der Creatininbestimmung mit dieser Methode. Aus dieser Interferenz ist eine Methode zur quantitativen Bestimmung von 5-Fluorcytosin abgeleitet worden.	Keine Interferenz mit Jaffe-Methode (Pikrinsäure-Farbkomplex)
Traditionelle Chinesische Medizin (Chan Su, Sibirischer und asiatischer Ginseng, Uzara-Wurzeln)	Digoxin falsch hoch	Teedrogen enthalten z. T. chemisch verwandte Stoffe/Substanzklassen, welche in Immunoassays kreuzreagieren und falsch hohe Werte des Analyten vortäuschen können.	
Heterophile Antikörper	Positive und negative Interferenz möglich	Antikörper des Patienten, welche gegen Mausantikörper gerichtet sind, können eine Vielzahl von Immunoassays stören, bei denen murine Antikörper im Testreagenz enthalten sind.	Relativ seltene Störung

* Weitere Analysenverfahren mit Peroxidase als Bestandteil der Mess-/Indikatorreaktion können betroffen sein.

immer eine unerwünschte Arzneimittelnebenwirkung und beruht auf Genmutation (z. B. Glukose-6-Phosphat-Dehydrogenase-Mangel), Genpolymorphismus (z. B. Schnell-Langsam-Acetylierer) oder allergischen Mechanismen (z. B. Agranulozytose bei Metamizol).

Treten unter Medikation Veränderungen von Laborwerten auf, so ist primär der Zusammenhang mit der Medikation zu klären (causality assessment methods): Besteht ein zeitlicher Zusammenhang? Erfolgt Rückbildung nach Absetzen der Medikation? Können andere, nichtmedikamentöse Ursachen ausgeschlossen werden? Gibt es Informationen über vergleichbare Ereignisse (Datenbank)? Wenn möglich erfolgt die Bestätigung des Verdachtes durch In-vitro-/In-vivo-Versuche.

Treten Laborwertveränderungen auf, muss deren klinische Relevanz beurteilt werden. Beispielsweise sind Veränderungen der Leberwerte unter Dauertherapie mit Antiepileptika häufig; die Erhöhung der gamma-Glutamyl-Transferase (GGT) unter Phenytointherapie bis auf das Dreifache des oberen Referenzwertes beruht auf einer Enzyminduktion und ist klinisch ohne Relevanz. Ein Thrombozytenabfall unter Heparintherapie kann auf eine heparininduzierte Thrombozytopenie Typ II hinweisen. Hier sind engmaschige Blutbildkontrollen, weiterführende Untersuchungen sowie unter Umständen eine Änderung der Therapie erforderlich.

Häufigkeit und Ausmaß biologischer Interferenzen sind von mehreren Variablen abhängig. Faktoren wie Behandlungsdauer, Applikationsart, Dosierung bzw. Serumkonzentrationen sind zu berücksichtigen, ebenso ist die Zusammensetzung des Patientenkollektivs (Alter, Geschlecht, Rasse, begleitende Grunderkrankung) entscheidend. Nicht steroidale Antirheumatika (NSAR) verursachen in einem jungen Patientenkollektiv ohne Grunderkrankung bei gelegentlicher Applikation keine Veränderungen der Nierenparameter, Patienten höheren Alters mit Begleiterkrankungen weisen dagegen bei einer Dauermedikation mit NSAR einen erheblichen Anteil an veränderten Nierenfunktionsparametern auf.

In dem Kompendium von Young sind ca. 80 Prozent aller aufgelisteten Arzneimittelinterferenzen als Einflussgrößen kategorisiert.

Deutlich seltener, aber durchaus problematisch, da schwer zu erkennen, ist die Situation für *Störfaktoren* durch *In-vitro*-Interferenzen. Das Medikament stört dabei aufgrund seiner physikochemischen Eigenschaften die Mess- oder Indikatorreaktion einer Analysenmethode. Die Analysenergebnisse spiegeln also nicht die In-vivo-Verhältnisse wider, und die verfälschten Analysenwerte führen leicht zu einer Fehldiagnose. Störfaktoren sind immer stark methodenabhängig, es ist also entscheidend, welches Mess- oder Detektionsprinzip für die Quantifizierung eines Analyten verwendet wird. Durch einen Methodenwechsel können Störfaktoren demaskiert und beseitigt werden.

Prozedere bei Verdacht auf Arzneimittelinterferenzen

▶ Bei ungewöhnlichen Laborergebnissen sollte an eine Arzneimittelinterferenz gedacht werden! Folgende Punkte sind zu erfragen:
 – Diagnose/Grunderkrankung des Patienten?
 – Welche Medikamente wurden verabreicht?
 – Zu welchem Zeitpunkt nach der Dosierung wurde die Probe entnommen?
 – In welchem Zeitraum sind verdächtige Laborwertveränderungen aufgetreten? Gibt

es einen zeitlichen Zusammenhang zu einer eventuell neuen Medikation?
 – Ist das Absetzen/Umsetzen verdächtiger Medikation möglich?
▶ Bei Verdacht auf Arzneimittelinterferenz durch Störfaktoren sollte der entsprechende Analyt mit einer alternativen Labormethode wiederholt werden.
▶ Der Wirkstoff sollte als Reinsubstanz auch einer Probe zugesetzt werden, um zu untersuchen, ob sich Messergebnisse durch Zugabe eines potenziellen Störfaktors ähnlich wie bei einem Interferogramm verändern. Metabolite als Störfaktoren können so allerdings nicht erkannt werden.
▶ Bei dem Hersteller sollte erfragt werden, ob Kenntnisse über mögliche Interferenzen mit dem speziellen Wirkstoff vorliegen.
▶ Über eine Datenbank-Recherche sollte gezielt nach möglichen, unerwünschten Arzneimittelnebenwirkungen gesucht werden.

Literatur

Dasgupta, A., Biddle, D. A., Wells, A., Datta, P.: Positive and negative interference of the Chinese medicine Chan Su in serum digoxin measurement. Elimination of interference by using a monoclonal chemiluminescent digoxin assay or monitoring free digoxin concentration. Am J Clin Pathol. 2000 Aug; 114 (2): 174–149.

Forth, W., Henschler, D., Rummel, W., Starke, K.: Allgemeine und spezielle Pharmakologie und Toxikologie. Urban & Fischer, Mchn.; Auflage: 7. Aufl. (1996)

Glick, M. R., Ryder, K. W., Jackson, S. A.: Graphical comparison of interferences in clinical chemistry instrumentation. Clin. Chem. 32/3 (1986), 470–475

Guder, W. G.: Sampies: From the Patient to the Laboratory. GIT Verlag Darmstadt 1996

Kroll, M. H., Elin, R. J.: Interference with clinical laboratory analyses. Clin Chem. 1994 Nov; 40 (11 Pt 1): 1996–2005.

Meng, Q. H., Irwin, W. C., Fesser, J., Massey, K. L.: Interference of ascorbic acid with chemical analytes Annals of clinical biochemistry. 2005, 42, 475–477

Munzenberger, P., Emmanuel, S.: The incidence of drug-diagnostic test interferences in outpatients. Am. J. Hosp. Pharm. 28 (10) (1971), 786–791

Murphy, J. L., Hurt, T. L., Griswold, W. R., Peterson, B. M., Rodarte, A., Krous, H. F., Reznik, V. M.,

Mendoza, S. A.: Interference with creatinine concentration measurement by high dose furosemide infusion. Crit Care Med. 1989 Sep; 17 (9): 889–890.

Noble, M. A., Harper, B., Grant, A. G., Bernstein, M.: Rapid determination of 5-fluorocytosine levels in blood. 1. Clin. Microbiol. 20 (1984) 996–997.

Pandik, M. K., Burke, J., Gustafson, A. B., Minocha, A., Peiris, A. N.: Drug-induced disorders of glucose tolerance. Ann. Int. Med. 118 (1993), 529–539

Preissner, C. M., Dodge, L. A., O'Kane, D. J., Singh, R. J., Grebe, S. K. E.: Prevalence of heterophile antibody interference in eight automated tumor marker immunoassays Clinical chemistry. 2005, 51, 208–210

Steinbach, G., Pflieger, H., Maier, V.: Falsely increased values for serum creatinine during therapy with cefoxitin. Clin Chem. 1983 Sep; 29 (9): 1700–1701

Sonntag, O., Scholer, A.: Drug interference in clinical chemistry: recommendation of drugs and their concentrations to be used in drug interference studies. Ann Clin Biochem. 2001 Jul; 38 (Pt 4): 376–385.

Taes, Y. E. C., De Vriese, A. S: Analytical and biochemical aspects associated with supra physiological creatine intake. Clinica chimica acta; international journal of clinical chemistry. 2005, 351, 217–219

Weber, J. A.: Zanten AP: Interferences in current methods for measurements of creatinine. Clin. Chem. 37/5 (1991), 695–700

Young, D. S.: Effects of drugs on clinical laboratory tests; 5th Edition. Volume 1; AACC Press, 2000.

Zweig, M. H., Jackson, A.: Ascorbic acid interference in reagent-strip reactions for assay of urinary glucose and hemoglobin. Clin. Chern. 32/4 (1986), 674–677

P. FINDEISEN

XI Häufig verwendete Abkürzungen in der Medizin und ihre Bedeutung

AAA	Abdominelles Aortenaneurysma	APC	Aktiviertes Protein C
AAC	Antibiotikaassoziierte Kolitis	aPTT	activated Partial Thromboplastin Time
AAK	Autoantikörper	AraC	Cytarabin
AAR	Antigen-Antikörper-Reaktion	ARC	AIDS-related complex
AB0	Blutgruppensystem	ARDS	Acute Respiratory Distress Syndrome
ABC	Airways – Breathing – Circulation	ARF	acute renal failure
ABC	ATP-Binding-Cassette	art.	Arteriell
ABP	arterial blood pressure	AS	Aminosäure
ABP	Androgen Binding Protein	AS	Aortenstenose
AC	Arteria carotis	ASAT	Aspartat-Aminotransferase
ACC	Acetylcystein	ASD	atrial septal defect
ACD	Acidum citricum und Dextrose	ASL	Antistreptolysin
ACE	Angiotensin Converting Enzyme	ASS	Acetylsalicylsäure
ACh	Acetylcholin	AST	Aspartat-Aminotransferase
ACS	Akutes Coronarsyndrom	ATC	Anatomisch-therapeutisch-chemisches
ACTH	Adrenocorticotropes Hormon		Klassifikationssystem
ACVB	Aortokoronarer Venen Bypass	ATN	acute tubular necrosis
AD	Alzheimer's disease	ATP	Adenosintriphosphat
ADH	Antidiuretisches Hormon (= Vasopressin)	AUC	area under the curve
ADHS	Aufmerksamkeitsdefizit-Hyperaktivitäts-	AV	Atrioventrikulär
	syndrom	av	Arteriovenös
ADR	adverse drug reaction	AVK	Arterielle Verschlusskrankheit
ADS	Aufmerksamkeitsdefizit-Syndrom	AVR	aortic valve replacement
AF	atrial fibrillation	AWMF	Arbeitsgemeinschaft der Wissenschaf-
AFP	Alpha-1-Fetoprotein		tlichen Medizinischen Fachgesellschaften
AHA	American Heart Association	AZ	Allgemeinzustand
AI	aortic insufficiency	ÄZQ	Ärztliche Zentralstelle für
AIDS	Acquired Immune Deficiency Syndrome		Qualitätssicherung
Ak	Antikörper	AZV	Atemzugvolumen
ALAT	Alanin-Aminotransferase	BAL	Bronchoalveoläre Lavage
ALL	acute lymphocytic leukemia	BB	Blutbild, Betablocker
ALS	2. antilymphocyte serum	BBB	blood-brain barrier
ALS	Amyotrophe Lateralsklerose	BC	breathing capacity
ALT	Alanin-Aminotransferase	BCC	Basal Cell Carcinoma
AMD	Altersabhängige Makuladegeneration	BD	Blutdruck
AMG	Arzneimittelgesetz	BE	Broteinheit
AMI	acute myocardial infarction	BfArM	Bundesinstitut für Arzneimittel und
AML	Akute myeloblastische Leukämie		Medizinprodukte
ANA	antinuclear antibody	BG	Blutgruppe
ANP	Atriales natriuretisches Peptid	BGA	Blutgasanalyse
ANV	Akutes Nierenversagen	BHS	s. BBB
AP	alkaline phosphatase	BKS	Blutkörperchensenkungsgeschwindigkeit
AP	Angina Pectoris	BMI	Body-Mass-Index
APACHE	Acute Physiology And Chronic Health	BMS	Bare Metal Stent
	Evaluation	BMT	bone marrow transplantation

BP	blood pressure		DIC	Disseminierte intravasale Koagulopathie
BPH	Benigne Prostatahyperplasie		DIMDI	Deutsches Institut für Medizinische Dokumentation und Information
BSA	body surface area		DMP	Disease-Management-Programm
BSG	Blutsenkungsgeschwindigkeit		DOE	dyspnea on exertion
BSR	Blutsenkungsreaktion		DPT	diphtheria-pertussis-tetanus
BSV	Bandscheibenvorfall		dpt	Dioptrie
BWS	Brustwirbelsäule		DRG	Diagnosis Related Groups
Ca	Carcinom		DTP	Diphtherie, Tetanus und Pertussis (Keuchhusten)
CAD	coronary artery disease		DVT	deep vein thrombosis
CAPD	kontinuierliche ambulante Peritonealdialyse		EBM	Einheitlicher Bewertungsmaßstab
CBC	Complete Bloodcount		EbM	Evidenzbasierte Medizin
CCB	calcium channel blocker		EBV	Epstein-Barr-Virus
CCT	Craniale Computertomographie		ED	Erektile Dysfunktion
CDC	Centers for Disease Control and Prevention		EEG	Elektroenzephalografie
CDS	Computerized Decision Support		EF	ejection fraction
CEA	Carcino-Embryonales Antigen		EGFR	EGF-Rezeptor
CF	cystic fibrosis		EIA	Enzym-Immuno-Assay
CH	Charrière (Maßeinheit)		EKG	Elektrokardiogramm
ChE	Cholinesterase		ELISA	Enzyme-linked Immunosorbent Assay
CHF	congestive heart failure		EPO	Erythropoetin
CI	confidence interval		ERCP	Endoskopisch retrograde Cholangiopankreatikographie
CK	Creatin-Kinase		ESBL	extended-spectrum betalactamase
CKD	Chronic Kidney Diseas		ESWL	Extrakorporale Stoßwellenlithotripsie
CLL	chronic lymphocytic leukemia		EZ	Ernährungszustand
CML	chronic myelogenous leukemia		FACS	Durchflusszytometrie
CML	Chronische myeloische Leukämie		FEV1	forcierte exspiratorische Vitalkapazität
CMV	Cytomegalievirus		FFP	fresh frozen plasma
CNS	central nervous system		FM	Fibromyalgie
CO	cardiac output		FMS	Fibromyalgiesyndrom
COPD	Chronisch obstruktive Lungenerkrankung		FNB	Feinnadelbiopsie
CPAP	Continuous Positive Airway Pressure		FSH	Follikelstimulierendes Hormon
CPK	Creatin-Phosphokinase		FSME	Frühsommer-Meningoenzephalitis
CPOE	Computerized Physician Order Entry		FUO	fever of unknown origin
CR	complete remission		GABA	Gamma-Aminobuttersäure
CRF	chronic renal failure		GAP	Glycerinaldehydphosphat
CRI	chronic respiratory insufficiency		GBS	Guillain-Barré-Syndrom
CRP	C-reaktives Protein		G-CSF	granulocytes colony stimulating factor
CSF	Cerebrospinal fluid		GER	gastroesophageal reflux
CT	coagulation time		GFP	Gefrorenes Frischplasma
CT	Computertomographie		GFR	Glomeruläre Filtrationsrate
CTP	Cytidintriphosphat		gGT	gamma-Glutamyl-Transpeptidase
CTS	Karpaltunnelsyndrom		GH	growth hormon
CV	cardiovascular		GOLD	Global Initiative for Chronic Obstructive Lung Disease
CVA	cerebrovascular accident		GOT	Glutamat-Oxalat-Transaminase
DANI	Dosisanpassung bei Niereninsuffizienz		GP	glycoprotein
DBP	diastolic blood pressure		GPT	Glutamat-Pyruvat-Transaminase
DD	Differenzialdiagnose		GTT	glucose tolerance test
DDD	Defined Daily Dose		GvHD	Graft-versus-Host-Disease
DES	Drug Eluting Stent		HA	Humanalbumin
DHC	Ductus hepatocholedochus			
DI	diabetes insipidus			

Hb	Hämoglobin	LWS	Lendenwirbelsäule
HbA1c	eine Form des Hämoglobins	MAP	mean arterial pressure
HBP	high blood pressure	MAV	Mund-Antrum-Verbindung
HBV	Hepatitis-B-Virus	MDK	Medizinischer Dienst der Krankenversi-
HCG	Humanes Choriongonadotropin		cherung
HCV	hepatitis C virus	MDR	Multiple Drug Resistance
HD	Hodgkin's disease	MDS	Myelodysplastisches Syndrom
HD	Hämodialyse	MI	Myokardinfarkt
HDL	High-density Lipoprotein	MIC	minimal inhibitory concentration
HEV	Hepatitis-E-Virus	MM	multiple myeloma
HF	Herzschlagfrequenz	MM	malignes Melanom
HF	Hämofiltration	mm Hg	Druckeinheit
HGH	human growth hormone	MOV	Multiorganversagen
HI	Herzindex	MPS	Myeloproliferatives Syndrom
HIT	heparin induced thrombocytopenia	MRSA	Methicillin-resistenter Staphylococcus
HLA	human leucocyte antigen		aureus
HMV	Herzminutenvolumen	MRT	Magnetresonanztomographie
HOPS	Hirnorganisches Psychosyndrom	MS	Multiple Sklerose
HPV	Humanes Papillomvirus	NHL	non-Hodgkin's lymphoma
HR	heart rate	NMH	niedermolekulares Heparin
HSV	Herpes-simplex-Virus	NMRI	nuclear magnetic resonance imaging
HTA	Health Technology Assessment	NSAID	nonsteroidal anti-inflammatory drug
HTx	Herztransplantation	NSTEMI	Nicht-ST-Strecken-Elevations-Myocard-
HWI	Hinterwandinfarkt		infarkt
IBD	inflammatory bowel disease	NVL	Nationale Versorgungsleitlinie
ICU	intensive care unit	NYHA	New York Heart Association
IFN	interferon	OBS	organic brain syndrome
IHD	ischemic heart disease	OMF	Osteomyelofibrose
IIT	Investigator initiated trial	OP	Operation
INR	International Normalized Ratio	PAF	platelet activating factor
IP	intraperitoneal	PAT	paroxysmal atrial tachycardia
ITP	idiopathic thrombocytopenic purpura	PCa	Prostatakarzinom
ITS	Intensivstation	PCA	Patient Controlled Analgesia
ITT	intention-to-treat	PCI	percutaneous coronary intervention
IU	international unit	PCP	pneumocystis carinii pneumonia
IVC	inspiratorische Vitalkapazität	PCR	Polymerase Chain Reaction
KE	Kapselendoskopie	PCT	Procalcitonin
KHK	koronare Herzkrankheit	PDA	Epiduralanästhesie
KOF	Körperoberfläche	PDE	Phosphodiesterase
LDH	Laktatdehydrogenase	PDT	Photodynamische Therapie
LDL	Low Density Lipoprotein	PEF	Peak Expiratory Flow
LE	Lupus erythematodes	PEG	Perkutane endoskopische Gastrostomie
LFT	liver function test	PEI	Paul-Ehrlich-Institut
LH	Luteinisierendes Hormon	Perz.	Perzentile
LH-RH	luteinisierendes-Hormon-Releasing-	PET	Positronen-Emissions-Tomographie
	Hormon	PFT	pulmonary function test
LMWH	low molecular weight heparin	PKU	phenylketonuria
LOS	length of stay	PM	Pacemaker
LS	lumbosacral	PPI	proton pump inhibitor
LSB	Linksschenkelblock	PRP	Platelet Rich Plasma
LTx	Lebertransplantation	PSA	Prostataspezifisches Antigen
LTx	Lungentransplantation	PT	prothrombin time
LVH	left ventricular hypertrophy	PT	Partikel-Therapie

PTCA	perkutane transluminale coronare Angioplastie
PTH	Parathormon
PTS	Postthrombotisches Syndrom
PTT	Partial Thromboplastin Time
PV	Polycythaemia vera
PVD	peripheral vascular disease
QALY	Quality adjusted life year
QOL	quality of life
RA	rheumatoid arthritis
RBC	red blood cells
RDS	Reizdarmsyndrom
RES	Retikuloendotheliales System
RF	renal failure
RLS	Restless-Legs-Syndrom
RR	Riva-Rocci
RRR	Relative Risikoreduktion
rtPA	recombinant tissue plasminogen activator
Rx	verschreibungspflichtig
SAR	Serious Adverse Reaction
SARS	Severe Acute Respiratory Syndrome
SCLC	small cell lung cancer
SE	standard error
SGOT	Glutamat-Oxalacetat-Transferase
SGPT	Glutamat-Pyruvat-Transferase
SIRS	Systemisches inflammatorisches Response-Syndrom
SLE	systemic lupus erythematodes
SNRI	serotonin noradrenaline reuptake inhibitor
SPECT	Single Photon Emission Computer Tomography
SS	Schwangerschaft
SSS	Sick-Sinus-Syndrom
SSW	Schwangerschaftswoche
STD	sexually transmitted disease
STD	sexual transmitted diseases
STH	somatotropes Hormon = Somatotropin
STIKO	Ständige Impfkommission
SVT	supraventricular tachycardia
Tbl	Tablette
TCM	Traditionelle Chinesische Medizin
TEE	Transösophageale Echokardiografie
TENS	Transkutane elektrische Nerven-stimulation
THV	Taille-Hüft-Verhältnis
TIA	Transitorische ischämische Attacke
TNF	Tumornekrosefaktor
tPA	tissue plasminogen activator
TPN	total parenteral nutrition
TSH	Thyreoidea-stimulierendes Hormon
TSS	toxic shock syndrome
TTE	Transthorakale Echokardiografie
TUR	transurethrale Resektion
TVT	tiefe Venenthrombose
TX	Transplantation
UAW	unerwünschte Arzneimittelwirkung
UTI	urinary tract infection
VF	ventricular fibrillation
VHF	Vorhofflimmern
VZV	Varizella-Zoster-Virus
WHR	Taille-Hüft-Verhältnis
ZNS	Zentralnervensystem
ZVD	Zentraler Venendruck
ZVK	Zentraler Venenkatheter

E. STREHL

XII Wichtige Krankheitserreger und geeignete Antibiotika

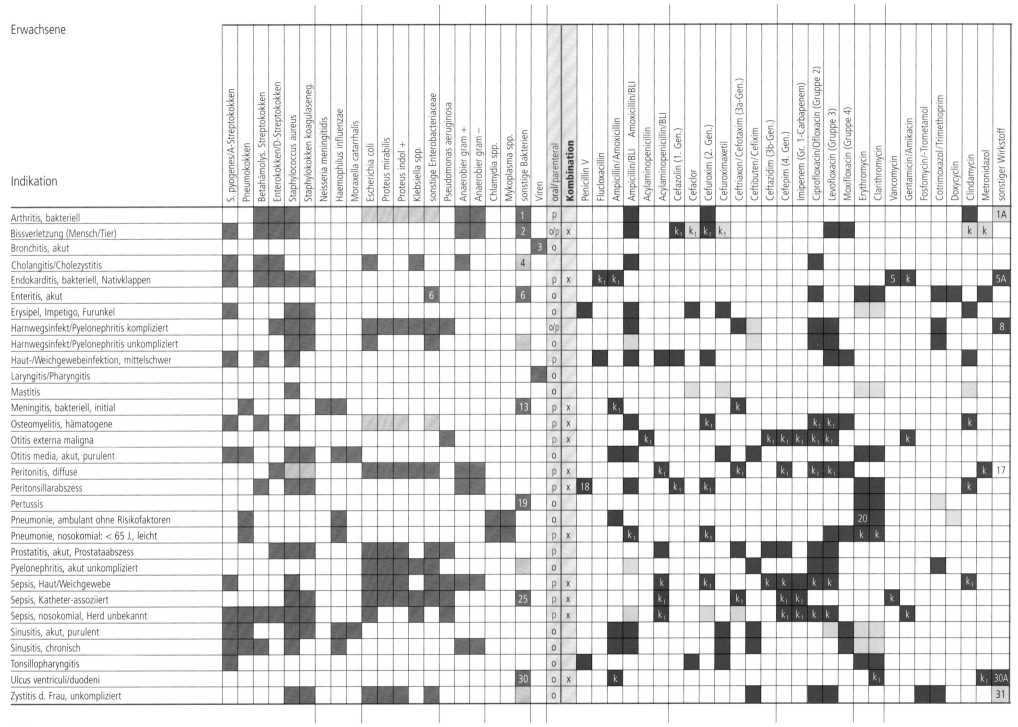

■ = Erreger häufig
■ = Erreger selten
■ = Wirkstoff 1. Wahl
■ = Wirkstoff 2. Wahl

Kommentar

1 = Neisseria gonorrhoeae
1A = bei MRSA/MRSE: Linezolid
2 = Pasteurella multocida, Bartonellen
3 = symptomatische Behandlung, keine Antibiotika

4 = Clostridium perfringens
5 = bei Penicillin-Unverträglichkeit
5A = Rifampicin in Kombination
6 = Salmonella, Shigella, Yersinien, Campylobacter, Vibrio
8 = Ertapenem

13 = Listerien
17 = auch Ertapenem
18 = als Sequenztherapie
19 = Bordetella pertussis, Bordetella parapertussis
20 = auch Azithromycin

25 = Propionibakterium, Corynebacterium jeikeium
30 = Helicobacter pylori
30A = plus Protonenpumpenhemmer
31 = auch Nitrofurantoin

hellblaue Präparate = wenn Sepsis ambulant erworben

k = Präparat wird mit einem k₁-Präparat zur Spektrumserweiterung kombiniert

Quellenangaben

Vogel, F. et al.: Chemotherapy Journal, 2004, 13: 46–105
Lode, H. et al.: Chemotherapy Journal, 2006, 15: 129–44

E. STREHL

Stichwortverzeichnis